Ärztliches Leben und Denken im arabischen Mittelalter

Islamic History and Civilization

STUDIES AND TEXTS

VOLUME 135

The titles published in this series are listed at *brill.com/ihc*

Ärztliches Leben und Denken im arabischen Mittelalter

Von

Johann Christoph Bürgel

Bearbeitet von

Fabian Käs

BRILL

LEIDEN | BOSTON

Umschlagbild: Arzt bereitet Medizin in einem Kessel
Miniatur aus einer arabischen Übersetzung von Dioskurides' *De materia medica*
Bagdad 621/1224
New York, The Metropolitan Museum of Art, 13.152.6
(Wikimedia Commons, PD-old)
Der arabische Text auf dieser Seite entspricht *Mat. med.* V 54,2–55 (ed. Wellmann), stammt jedoch nicht aus einer der bekannten Übersetzungen von Iṣṭifān, an-Nātilī, al-Malaṭī oder Mihrān! Das New Yorker Blatt gehörte neben 30 weiteren in Streubesitz befindlichen Folia ursprünglich zur Istanbuler Handschrift Ayasofya 3703 (vgl. Grube, E.J., Materialien zum Dioskurides Arabicus, in *Aus der Welt der islamischen Kunst. Festschrift Ernst Kühnel*, Berlin 1959, 163–194, hier: 172–178; s.a. unten S. XXXVI). Der Wortlaut dieser Handschrift, die bislang in textgeschichtlicher Hinsicht noch nie vertieft untersucht wurde, entspricht zumeist der üblichen Übersetzung Iṣṭifān ibn Basīls. Zumindest Teile des Abschnitts über gewürzte Weine (nämlich V 42–72) weichen aber stark von den erwähnten arabischen Versionen ab.

Library of Congress Cataloging-in-Publication Data

Names: Bürgel, J. Christoph | Käs, Fabian.
Title: Ärztliches Leben und Denken im arabischen Mittelalter / von Johann Christoph Bürgel ; bearbeitet von Fabian Käs.
Description: Leiden : Brill, 2016. | Series: Islamic history and civilization, ISSN 0929-2403 ; 135 | In German. | Includes bibliographical references and indexes.
Identifiers: LCCN 2016029423 (print) | LCCN 2016029937 (ebook) | ISBN 9789004326101 (hardback : alk. paper) | ISBN 9789004326163 (E-book)
Subjects: LCSH: Medicine, Arab. | Medicine, Medieval. | Physicians–Arab countries–History.
Classification: LCC R143 .B87 2016 (print) | LCC R143 (ebook) | DDC 610.917/4927–dc23
LC record available at https://lccn.loc.gov/2016029423

Typeface for the Latin, Greek, and Cyrillic scripts: "Brill". See and download: brill.com/brill-typeface.

ISSN 0929-2403
ISBN 978-90-04-32610-1 (hardback)
ISBN 978-90-04-32616-3 (e-book)

Inhaltsverzeichnis

Vorwort XI
Quellenübersicht XV

Einleitung 1

I **Orts- und Grenzbestimmungen der Medizin** 8
1 Die Definition der Medizin (*ḥadd aṭ-ṭibb*) 8
2 Die Einteilung der Medizin (*taqsīm/aqsām aṭ-ṭibb*) 11
a *Die „natürlichen" und die „notwendigen" Dinge* 14
3 Die Legitimität der Medizin (*ṣiḥḥat aṭ-ṭibb*) 17
a *Das* tawakkul-*Problem* 20
b *Die rationale Rechtfertigung der Heilkunst, namentlich bei Ibn Hindū* 24
c *Die religiöse Rechtfertigung der Heilkunst* 34
d *Die Rechtfertigung der Medizin aus dem Hadith* 36
e *Die Rechtfertigung der Medizin aus dem Koran* 41
4 Der Adel der Medizin (*šaraf aṭ-ṭibb*) 47
a *Ar-Ruhāwīs Kapitel über den „Adel der Heilkunst"* 48
b *Ibn Hindūs Kapitel über den „Adel der Heilkunst"* 50
5 Die medizinischen Schulen (*firaq aṭ-ṭibb*) 52
a *Ibn Hindūs Kapitel über die medizinischen Schulen* 55
6 Die Erkenntnismittel der Medizin 65
a *Bei Ibn Hindū* 65
b *Bei Ibn abī Uṣaibiʿa* 68
c *Bei ar-Ruhāwī* 85
d *Zusammenfassung* 86
7 Das Ideal der „Symmetrie" (*iʿtidāl*) 89

II **Die Ausbildung der Ärzte** 95
1 Eignung und Berufswahl 95
2 Allgemeine Umrisse des Medizinstudiums 107
a Qirāʾa *und* ḫidma – *„Lektüre" und „Dienst"* 107
b *Zur Rolle des Lehrers* 108
c *Zur Frage der medizinischen Lehrstätten* 110
3 Der Unterricht im *maǧlis* 111
4 Der Unterricht am Hospital (*bīmāristān*) 119
5 Die praktische Lehrzeit (*ḫidma*) 123

6 Der Lehrstoff I: Die propädeutischen Fächer 126
a *Die Logik* 129
b *Sonstige Fächer: bei Ṣāʿid* 132
c *Sonstige Fächer: bei Ibn Hindū* 134
d *Sonstige Fächer: bei Ibn Riḍwān und ar-Ruhāwī* 138
7 Der Lehrstoff II: Der Alexandrinische Kanon 140
a *Gründe für die Entstehung des Kanons laut arabischer Überlieferung* 140
b *Die angeblichen Autoren des Kanons* 143
c *Die Schriften des Kanons* 148
d *Vorzüge und Mängel des Kanons in der Sicht arabischer Ärzte* 156
8 Allgemeine Bildungsbestrebungen 163
9 Die Spezialisierung 171
10 Die Prüfung der Ärzte (*miḥnat/imtiḥān al-aṭibbāʾ*) 177
a *Ar-Ruhāwīs Prüfungskapitel* 180
b *ar-Rāzīs Prüfungsschrift* 183
c *Ṣāʿids Prüfungskapitel* 188
d *Ibn Buṭlāns „Gastmahl der Ärzte“* 190
e *as-Sulamīs Prüfungsfragen* 193
f *Die Prüfung der Ärzte in den Ḥisba-Büchern* 195
g *Einzelprüfungen* 204
h *Gruppenprüfungen* 209
i *Zusammenfassung* 214

III Die praktische Berufsausübung des Arztes 216

A ERSCHEINUNGSFORMEN DES ARZTES 216
1 Lebensführung und Berufsethik 216
a *Allgemeine Vorstellungen über die rechte Lebensführung des Arztes* 219
b *Äußere Erscheinung, Körperpflege und Kleidung* 221
c *Standesbedingtes Verhalten* 225
d *Der deontologische Aspekt* 229
e *Die Rolle des hippokratischen Eides* 235
f *Über den „Eid“ hinausgehende arztethische Forderungen* 237
g *Ausmaß und Grenzen ärztlicher Barmherzigkeit im Hinblick auf die Art und den Status der Krankheit* 241
h *Ausmaß und Grenzen ärztlicher Barmherzigkeit im Hinblick auf den sozialen Status des Kranken* 243

i *Ausmaß und Grenzen ärztlicher Barmherzigkeit im Hinblick auf die Konfession des Kranken* 248
j *Schlussbemerkung* 250
2 Der Erfolgsarzt 251
a *Spürsinn* (ḥads) *und Prognose* (taqdimat al-maʿrifa) 254
b *Der Topos vom Puls der Liebeskranken* 259
c *Der Topos von der Erweckung Scheintoter* 266
d *Die Rolle der Suggestionskraft* 273
3 Der Scharlatan 276
a *Der Scharlatan bei ar-Ruhāwī* 281
b *Der Scharlatan bei ar-Rāzī* 285
c *Scheinoperationen* 290
d *Zusammenfassung* 295
4 Der Arzt als Hüter der Gesundheit 297
a *Der Begriff der* ḥimya 299
b *Der Weingenuss und das Hören von Musik* 303
c *Der Geschlechtsgenuss* 306
5 Der Arzt als Heilender I: Der Arzt im Sprechzimmer, im Krankenzimmer und im Hospital 310
6 Der Arzt als Heilender II: Psychotherapeutica 317
a *Die Lehren über den psychosomatischen Zusammenhang und die daraus resultierende Zuständigkeit des Arztes für seelische Leiden* 317
b *Das suggestive und autosuggestive Moment im Heilungsprozess* 324
c *Schocktherapie* 332
d *Psychopharmaka* 335
e *Zusammenfassung* 339

B ZUR STELLUNG DES ARZTES IN DER GESELLSCHAFT: DER ARZT UND SEINE PARTNER 340
1 Arzt und Laie 340
a *Die Unwissenheit der Laien als Bedingung ärztlicher Existenz* 342
b *Die Unwissenheit der Laien als Gefährdung ärztlicher Existenz* 346
2 Arzt und Herrscher 348
a *Bewertung des Hofdienstes seitens der Ärzte* 349
b *Karrieren berühmter Hofärzte* 354
c *Hofkarrieren ehemals unbekannter Ärzte* 356

d *Die üblichen Obliegenheiten des Hofarztes* 357
e *Betrauung mit Hofämtern* 360
f *Ehrungen und Privilegien* 366
g *Arroganz und Koketterie* 368
h *Strafen und Willkürakte* 371
3 Der Arzt und sein Kollege 376
4 Arzt und Apotheker 379
5 Verantwortlichkeit und Straffälligkeit 382

IV **Koordinaten und Perspektiven** 387
1 Das griechische Erbe 387
a *Die orientalistische Diskussion über die Rezeption der Antike im Islam* 388
b *Bemerkungen zur Rezeption der vorgalenischen Antike bei Ibn abī Uṣaibiʿa* 394
c *Das Bild Galens bei Ibn abī Uṣaibiʿa* 400
d *„Orientalisches" und „Griechisches" in der Galen-Rezeption bei anderen arabischen Autoren* 408
e *Rezeption und Assimilation* 416
2 Die Islamisierung der Medizin 419
a *Die Bedeutung der Prophetenmedizin* 423
b *Ärztliche Kritik an der Prophetenmedizin* 432
c *Die Islamisierung des „ärztlichen Lebens"* 434
d *Die Stellung der jüdischen und christlichen Ärzte* 437
e *Zusammenfassung* 444
3 Der Niedergang der arabischen wissenschaftlichen Medizin 446
a *Das Verfalls-Klischee* 449
b *Symptome und Ursachen des Verfalls der Heilkunst nach Ansicht arabischer Ärzte* 451
c *Ibn Ǧumaiʿs Kapitel über die Ursachen des Verfalls der Heilkunst* 454
d *Schlusswort* 458

English Summaries 461
Abkürzungsverzeichnis 468
Literaturverzeichnis 470
I Liste der in Beirut, Istanbul und Bursa eingesehenen medizinischen arabischen Handschriften 470
II Sonstige arabische Quellen (Texte und Übersetzungen) 483
III Griechische Quellen 490

Vorwort

Der Kern der vorliegenden Untersuchungen erwuchs aus der Beschäftigung mit einer arabischen Quelle, deren Titel deutsch „Die Bildung des Arztes" lautet, einem bis vor wenigen Jahren verloren geglaubten Werk, dessen Bedeutung darin liegt, dass es als eines der frühesten Dokumente die arabische Rezeption der ethisch-philosophischen Aspekte der galenischen Medizin spiegelt. Nachdem Fuat Sezgin 1961 meinen Lehrer Albert Dietrich auf die wichtige Quelle hingewiesen hatte, schlug dieser mir vor, sie zur Grundlage meiner Habilitationsschrift zu machen, wobei zunächst nur an Edition und kommentierte Übersetzung gedacht war.

Die nächsten Jahre verbrachte ich jedoch mit Sprachstudien und einer allgemeinen Erweiterung des Horizonts; längere Krankheiten kamen dazwischen. 1964 wandte ich mich literaturwissenschaftlichen Fragen zu; und erst 1965 kehrte ich auf dem Weg über das Problem der Galen-Kritik im Islam zur Medizingeschichte zurück.[1]

Entscheidende Fortschritte brachte eine mit Mitteln der Deutschen Forschungsgemeinschaft im September/Oktober 1966 durchgeführte siebenwöchige Reise nach Beirut, Istanbul und Bursa. Während dieser Wochen konnte ich in einer Reihe repräsentativer Bibliotheken mehr als 90 arabische Manuskripte medizinischen Inhalts von Autoren aus dem 3./9. bis zum 9./16. Jahrhundert[2] einsehen und gewann dadurch nicht nur einen Überblick über Charakter und Entwicklung des medizinischen Schrifttums, sammelte nicht nur eine Fülle wichtiger Gesichtspunkte für meine Arbeit, sondern stieß auch auf eine Reihe bisher unbekannter oder doch in ihrer Bedeutung nicht erkannter Manuskripte.

Der reiche im Orient gesammelte Stoff weckte aber auch den Wunsch, die mehr und mehr sich erweiternde Thematik zum Gegenstand einer größeren Monographie zu machen. Den Ausschlag gab dann der Umstand, dass im

---

1 Die Ergebnisse dieser Studien habe ich in zwei Arbeiten niedergelegt, die dank freundlicher Vermittlung durch Herrn Professor Albert Dietrich als „Nachrichten der Akademie der Wissenschaften in Göttingen" erschienen: *Averroes ‚contra Galenum': das Kapitel von der Atmung im* Colliget *des Averroes als ein Zeugnis mittelalterlich-islamischer Kritik an Galen* (NAWG, Philologisch-Historische Klasse; 1967,9), Göttingen 1968; *Die ekphrastischen Epigramme des Abū Ṭālib al-Ma'mūnī. Literaturkundliche Studie über einen arabischen Conceptisten* (NAWG, Philologisch-Historische Klasse; 1965,4), Göttingen 1966.

2 Die Jahrhunderte und Jahreszahlen geben wir im Allgemeinen in beiden Ären, der islamischen und der christlichen, an.

Sommer 1967 eine englische Übersetzung der „Bildung des Arztes" von Martin Levey erschien.[3] Herr Dietrich billigte den neuen Plan, und im September 1967 begann ich mit dessen Ausführung. Die Habilitationsschrift reichte ich im Sommer 1968 bei der philosophischen Fakultät der Universität Göttingen ein. Die Habilitation erfolgte im Sommer 1969. Kurz danach erhielt ich einen Ruf nach Bonn, wo ich die Nachfolge von Prof. Spies übernehmen sollte. Gleichzeitig luden mich die Universitäten Bern und Fribourg zu einem Probevortrag ein, um den neugegründeten sogenannten Koordinationslehrstuhl für Islamwissenschaft zu besetzen. Da beide Fakultäten ja sagten, hatte ich nun die Wahl zwischen Bonn und Bern – eine der schwierigsten Entscheidungen meines Lebens. Ich entschied mich für Bern und Fribourg, wo ich den Lehrstuhl in den folgenden 25 Jahren bis zu meinem Eintritt in den Ruhestand im Jahr 1995 innehatte. Mehrere Anläufe, die Habilschrift während dieser Periode druckfertig zu machen, scheiterten jeweils am Mangel an Zeit und Gelegenheit. Erst vor wenigen Jahren trat dann die Konstellation ein, die es ermöglichte, die Arbeit zu veröffentlichen.

Zu Titel und Inhalt sei kurz folgendes bemerkt: Der wohl von Paul Diepgen geprägte Begriff des „ärztlichen Lebens", der lange Zeit als titelbildend vorschwebte, ist später bewusst um das ärztliche Denken erweitert worden; denn wenn auch Leben und Denken natürlich immer mehr oder weniger miteinander verknüpft sind, so lassen sich doch beide Sphären auch deutlich voneinander abheben, und für theoretische Untersuchungen wie die unseren erweist sich eine solche Scheidung sogar als sehr praktisch: Teil 1 und 4 gelten vor allem dem Denken, Teil 2 und 3 dem Leben des arabischen Arztes.

Wir sprechen zudem von arabischem, nicht von islamischem Mittelalter, weil einerseits ein nicht unbeträchtlicher Teil unserer Quellen von Juden oder Christen verfasst ist, andererseits wir uns bewusst und mit nur verschwindend geringen Ausnahmen auf die Auswertung arabischer Quellen beschränkt haben. Damit ist auch ein bestimmter, ziemlich einheitlicher Kulturraum umschrieben, der sich, mit dem Schwergewicht auf dem Irak und Syrien und dem Zentrum in der Kalifenstadt Bagdad, im Westen über Ägypten bis zum Maġrib

3 *Medical Ethics of Medieval Islam with Special Reference to al-Ruhāwī's „Practical Ethics of the Physician"*, Philadelphia 1967. Die Übersetzung ist jedoch so fehlerhaft, dass es nicht überflüssig erscheint, eine deutsche Übersetzung des namentlich durch die komplizierte, zu unübersichtlichen Schachtelsätzen neigende Syntax nicht immer leicht verständlichen Textes zu veröffentlichen. Einzelheiten über die Levey'sche Arbeit ersieht man auch meiner Rezension, die in der Reihe *Göttingische Gelehrte Anzeigen* 220 (1968), 215–227, erschienen ist.

und al-Andalus erstreckt und im Osten das etwa bis zum Jahre 1000 praktisch ausschließlich – und danach auch noch weithin – arabisch schreibende Persien einbegreift.

Schwieriger steht es mit dem Begriff Mittelalter, da ja das islamische Mittelalter im Grunde bis an die Schwelle der Neuzeit gewährt hat. Als zeitliche Grenze mag hier der Ausgang des abbasidischen Kalifats im Jahre 1258 n. Chr. dienen, zumal, da auch unsere biographische Hauptquelle etwa zu diesem Zeitpunkt endet. In einzelnen Fällen wurde diese Grenze jedoch bewusst überschritten, um Ausblicke auf die spätere Entwicklung mit ihren charakteristischen Richtungsänderungen zu ermöglichen.

Untersucht wurden in erster Linie Quellentexte; die Auseinandersetzung mit Sekundärliteratur nimmt schon deswegen nur einen geringen Raum ein, weil es zu den meisten der hier berührten Gegenstände von arabistischer Seite kaum Vorarbeiten gibt. Verzeichnet sei, dass das Quellenmaterial hier größtenteils erstmals in eine europäische, fast ausnahmslos erstmals in die deutsche Sprache übersetzt ist, wobei die Übersetzungen umfangmäßig den weitaus größeren Anteil unserer Arbeit ausmachen. Zur Vermeidung von ermüdender Langatmigkeit, wie sie mittelalterlichen Texten nicht selten anhaftet, ist des Öfteren zu dem Mittel der Paraphrase gegriffen; der Text kann dadurch stilistisch gerafft werden, ohne inhaltlichen Kürzungen zu unterliegen.

Dass das vorliegende Resultat Lücken und Mängel aufweist, ist mir natürlich bewusst. Namentlich der Gräzist, aber auch der Medizinhistoriker, wird manches vermissen; sie werden es aber dem Autor nachsehen, wenn er als Arabist das Schwergewicht auf seinen, den arabisch-islamischen Bereich, gelegt hat. Der Versuch, die griechischen Wurzeln aufzuzeigen, ist jedenfalls nach Kräften und unter Heranziehung einschlägiger Sekundärliteratur, unternommen worden, wobei freilich auf Vollständigkeit verzichtet werden musste. Angesichts der unleugbaren Schwierigkeit des Gegenstandes, die mit der mehrere Disziplinen umspannenden Thematik gegeben ist, und durch den Umstand, dass die Phänomene in einer „Sekundärkultur zweiter Stufe"[4] untersucht werden, noch wesentlich erhöht wird, angesichts auch der Tatsache, dass es sich um einen ungeachtet mancher Vorarbeiten über Einzelaspekte im ganzen vorbildlosen Versuch handelt, angesichts schließlich der in jedem Fall begrenzten menschlichen Möglichkeiten, darf vom Leser Verständnis für etwa ihm störend begegnende Mängel erbeten werden.

---

4 Diese Klassifizierung gebraucht A. Weber in seiner *Kulturgeschichte als Kultursoziologie* 220–235, bes. 223.

Es ist mir Pflicht und Bedürfnis, an dieser Stelle eine Reihe von Personen und Institutionen zu nennen, denen ich zu Dank verpflichtet bin. An erster Stelle gilt mein Dank meinem verehrten Lehrer Herrn Professor Albert Dietrich, der das in dieser Studie verwirklichte Konzept gebilligt, die Entwicklung der Arbeit mit Interesse begleitet und gefördert, mich sachkundig beraten, und mir insbesondere auch jene entscheidende Orientreise dienstlich ermöglicht hat. Herzlich danken möchte ich auch dem damaligen Göttinger Gräzisten Professor Karl Deichgräber für seine zahlreichen wertvollen Auskünfte und Beratungen. Mündlich und schriftlich berieten mich außerdem die Herren Professoren, Dozenten und wissenschaftlichen Assistenten Peter Bachmann, Berlin, Lawrence Conrad, London, Michael Frede, Göttingen, Oliver Overwien, Berlin, Martin Plessner, Jerusalem, Fuat Sezgin, Frankfurt a.M., Heinrich von Staden, Princeton, Gotthard Strohmaier, Berlin, Manfred Ullmann, Tübingen, Richard Walzer, Oxford, Dominik Wujastyk, London. Ihnen allen sei an dieser Stelle herzlich gedankt. Auch wiederhole ich hier gern meinen früher abgestatteten Dank gegenüber der Deutschen Forschungsgemeinschaft, von deren entscheidendem Anteil an dem Zustandekommen dieser Arbeit oben die Rede war. Mein warmer Dank gebührt ferner den Herausgebern der Reihe IHC (Islamic History and Culture) Professor Hans Hinrich Biesterfeldt, Bochum, und Professor Sebastian Günther, Göttingen, die sich für die Aufnahme meiner Arbeit in die erwähnte Reihe eingesetzt haben. Und hier ist die Stelle, auch dem Verlag Brill in Leiden zu danken, dass er der Einreihung meiner deutschen Arbeit in die überwiegend englischsprachige Serie zugestimmt hat.

Schließlich sage ich Dr. Fabian Käs, Biburg, meinen herzlichen Dank dafür, dass er sich der Göttinger Habilschrift von 1968 angenommen und sie durch die Einarbeitung der in dem hinter uns liegenden halben Jahrhundert erschienenen Fachliteratur aktualisiert hat. Er erledigte auch die Digitalisierung und Formatierung des Manuskripts und erstellte die Indices. Ihm vor allem verdanke ich es, dass die Arbeit nach so langer Zeit in der vorliegenden Form erscheinen kann.

Alles das wäre aber nicht möglich gewesen, ohne die stete, liebevolle und selbstlose Umsorgung durch meine Frau Gertraude Tissafi Bürgel, der ich auch an dieser Stelle meinen herzlichen Dank abstatten möchte.

Johann Christoph Bürgel
Lörrach, den 5. Juli 2016

Quellenübersicht

Zweck dieser Übersicht ist es, eine Einführung in Charakter und Inhalt der wichtigsten von mir benutzten Quellen zu geben, durch Zusammenfassung in Gruppen einen Überblick über das gesamte für unsere Thematik relevante arabische Quellenmaterial zu vermitteln, sowie schließlich auf die Stellen der vorliegenden Arbeit hinzuweisen, in denen wichtige Quellenabschnitte verarbeitet sind.

I. Biographische Quellen:
  a) Allgemeine Biographien-Sammlungen
  b) Ärzte- und Gelehrten-Biographien
    1. Isḥāq ibn Ḥunain, *Taʾrīḫ al-aṭibbāʾ*
    2. Ibn Ǧulǧul, *Ṭabaqāt al-aṭibbāʾ wa-l-ḥukamāʾ*
    3. Ibn Ṣāʿid al-Andalusī, *Ṭabaqāt al-umam*
    4. al-Manṭiqī as-Siǧistānī, *Ṣiwān al-ḥikma*
    5. al-Baihaqī, *Tatimmat Ṣiwān al-ḥikma*
    6. Ibn abī Uṣaibiʿa, *ʿUyūn al-anbāʾ fī ṭabaqāt al-aṭibbāʾ*
    7. Ibn al-Qifṭī, *Taʾrīḫ al-ḥukamāʾ*

II. Isagogische, protreptische, deontologische Schriften
    1. ar-Ruhāwī, *Adab aṭ-ṭabīb*
    2. Ibn Hindū, *Miftāḥ aṭ-ṭibb*
    3. Ṣāʿid ibn al-Ḥasan, *at-Tašwīq aṭ-ṭibbī*
    4. Ibn Buṭlān, *Daʿwat al-aṭibbāʾ*
    5. Ibn Riḍwān, *al-Kitāb al-Nāfiʿ fī taʿlīm ṣināʿat aṭ-ṭibb*
    6. Ibn Ǧumaiʿ, *al-Maqāla aṣ-Ṣalāḥīya fī iḥyāʾ aṣ-ṣināʿa aṭ-ṭibbīya*

III. Medizinische Handbücher

IV. Prophetenmedizinische Literatur

V. *Ḥisba*-Literatur

VI. Kontrovers-Literatur

VII. Philosophische Texte

VIII. Verstreutes

I Biographische Quellen

a *Allgemeine Biographien-Sammlungen*

Die arabische Literatur ist außerordentlich reich an biographischen Sammelwerken. Die Auswahlprinzipien dieser Werke sind verschiedene: Man hat die

Gelehrten einzelner Jahrhunderte ebenso zusammengefasst wie die einzelner Städte (in den Stadtchroniken). Das häufigste Prinzip ist jedoch das „Klassen"-Prinzip, wobei „Klasse" (*ṭabaqa*; w. „Schicht") hier in einem spezifischen Sinne gebraucht wird. Die umfassendste „Klasse" ist die der *udabāʾ*, der „Literaten" oder einfach „Gebildeten." Daneben können aber auch die einzelnen gebildeten Berufsgruppen als „Klassen" in Erscheinung treten, und so eben auch die „Ärzte." Wie stark sich diese Auswahlprinzipien inhaltlich bemerkbar machen, zeigen zwei der namhaftesten Biographien-Sammlungen, beide im 7./13. Jahrhundert entstanden, nämlich das „Literaten-Lexikon" (*Muʿǧam al-udabāʾ*) des griechischen Freigelassenen Yāqūt (gest. 1229 n. Chr.) und die „Todesjahre großer Männer" (*Wafayāt al-aʿyān*) von Ibn Ḫallikān (gest. 1282 n. Chr.). Zu Yāqūts vielbändigem Lexikon besitzen wir einen nach Klassen geordneten Index (Grammatiker, Linguisten, Poeten etc.), der zeigt, dass Ärzte als solche in diesem Werk nicht berücksichtigt sind, sondern, falls überhaupt, allein in ihrer Eigenschaft als Literaten Aufnahme gefunden haben. So ist es bezeichnend, dass die Biographie Ibn Hindūs, des Verfassers des „Schlüssels der Medizin", also eine unserer wichtigsten Quellen, eine Beziehung des Biographierten zur Medizin nicht einmal erahnen lässt: er erscheint hier vielmehr allein als Sekretär, als begabter Literat und Dichter. Zwar fehlt es nicht völlig an für uns bedeutsamen Fundstellen, wie etwa in der Biographie des Ibrāhīm ibn Hilāl aṣ-Ṣābiʾ (vgl. unten S. 105); andererseits kann man durchaus einen ganzen Band durchblättern, ohne auf medizinhistorisch Relevantes zu stoßen. Lässt dieser Befund auf ein ziemliches Desinteresse Yāqūts an Medizin schließen, so wird unsere Vermutung dadurch bestätigt, dass auch sein nicht weniger umfangreiches geographisches Lexikon medizinisch belangvoller Stellen fast völlig ermangelt, wie der verdienstvolle Sachindex von O. Rescher dartut. Das heißt aber, dass Yāqūts Literaten-Lexikon für eine systematische Auswertung vorerst ausscheiden musste. Ganz ähnlich ist auch der Eindruck, den man nach längerer Lektüre in Ibn Ḫallikāns Biographien gewinnt: Auch hier herrscht das rein literarisch-historische Interesse so eindeutig vor, dass die zu erwartenden Ergebnisse eine systematische Durchkämmung angesichts der bemessenen zur Verfügung stehenden Zeit nicht rechtfertigten. Eine Ausdehnung dieser Konsequenz auf die übrigen Werke allgemeiner Biographie erschien umso angezeigter, als eine recht umfängliche spezielle, Ärzten, Naturwissenschaftlern und Philosophen gewidmete biographische Literatur existiert, die bei weitem nicht ausgeschöpft war, und die uns so reichlich mit Stoff versorgte, dass Umschau in weiterer biographischer Literatur sich vorläufig abgesehen von ihrer zeitlich bedingten Undurchführbarkeit auch sachlich als entbehrlich erwies.

b *Ärzte- und Gelehrten-Biographien*

1 Isḥāq ibn Ḥunain, *Taʾrīḫ al-aṭibbāʾ* (3./9. Jh.)

Die dem Titel nach vielversprechende „Geschichte der Ärzte" von dem seinem Vater an Gelehrsamkeit nicht nachstehenden Sohn des „Meisterübersetzers" ist leider nur ein kurzes und ziemlich unbedeutendes „Buch, in dem er den Anfang der Heilkunst behandelt und die Namen einiger Weiser und Ärzte erwähnt."[1] Der erste, gewichtigere Teil, der die mythischen Überlieferungen über die Ursprünge der Heilkunst behandelt, ist verwandt mit entsprechenden Passagen aus dem Kommentar zum „Eid" des Hippokrates, aber weniger ausführlich. Der zweite Teil stützt sich auf die Philosophen-Geschichte des Johannes Philoponos, ist jedoch inhaltlich „unzusammenhängend, sprunghaft und ganz kindisch"[2] und reicht über eine dürftige Aufzählung griechischer Ärzte von Asklepius bis Philoponos mit ihren Namen und Lebensaltern, eingeteilt in Perioden des Lernens und des Lehrens, kaum hinaus. Eine Edition mit englischer Übersetzung und kurzer Einleitung wurde von F. Rosenthal vorgelegt (Isḥāq b. Ḥunain, *Taʾrīḫ*).

Viten griechischer Gelehrter und Dichter, z. B. Platos, Hippokrates', Galens und Asklepius' beinhaltet die *Muḫtār al-ḥikam wa-maḥāsin al-kalim* betitelte Sentenzensammlung von Mubaššir ibn Fātik, die z. T von Isḥāq ibn Ḥunain abhängt.[3] Der Text der „Auswahl der Weisheitssprüche" ist 1958 von A. Badawi ediert worden.

Kommen wir nun zu den Biographien-Sammlungen, die Ärzte der islamischen Ära betreffen. Da die vermutlich reichhaltigen *Manāqib al-aṭibbāʾ* („Verdienste der Ärzte")[4] des Buḫtīšūʿiden ʿUbaidallāh ibn Ǧibrāʾīl (gest. um 450/1058) nicht erhalten, sondern nur in wenigen Fragmenten bekannt sind (vgl. unten unter Nr. 6), beginnen wir mit einem ähnlichen Werk, das ein andalusischer Arzt schon etwa ein halbes Jahrhundert früher verfasste:

2 Ibn Ǧulǧul, *Ṭabaqāt al-aṭibbāʾ wa-l-ḥukamāʾ* (4./10. Jh.)

„Die Klassen der Ärzte und Weisen" des Andalusiers Ibn Ǧulǧul bilden neben den verlorenen „Verdiensten der Ärzte" die wichtigste Vorstufe für Ibn abī Uṣaibiʿas „Nachrichten-Quellen." Es handelt sich um ein Auftragswerk für einen hohen umaiyadischen Würdenträger, der um die Darlegung der Anfänge der Medizin gebeten hatte. Ibn Ǧulǧul benutzt für die vorislamische Zeit ausgefallene Quellen, darunter, was im arabischen Raum völlig singulär ist, die lateini-

1 Ibn abī Uṣaibiʿa, *ʿUyūn* I, 201,-6 = B 275,-6.

2 Rosenthal, Oath 59.

3 Ullmann, *Medizin* 229–230; Rosenthal, *Fortleben* 46–49.

4 Vgl. Ullmann, *Medizin* 230.

sche Chronik des Orosius sowie die Chronik des Isidor von Sevilla. Den wichtigsten Teil seines Werkes bildet aber dennoch das Kapitel über die andalusischen Ärzte, das denn auch Ibn an Uṣaibiʿa stark verwendet hat. Der Hauptfehler seines Buches wurde von Ibn al-Qifṭī schon getadelt: er liegt in seiner allzu großen Knappheit: „Er hat ein kleines Werk über die Geschichte der Weisen (d. h. Philosophen) verfasst, das jedoch den Ansprüchen nicht genügt (w.: keinen Kranken heilt). Wie konnte er nur so wenig von so viel anführen, wo er sich doch an sich gut darauf verstand, (Material) anzuführen!?" (*kāna ḥasana l-īrādi*; Qifṭī, *Ḥukamāʾ* 190,5–6). Der Text liegt in einer kritischen, mit reichem und wertvollem Anmerkungsapparat ausgestatteten Edition von Fuʾad Sayyid vor.

3 Ibn Ṣāʿid al-Andalusī: *Ṭabaqāt al-umam* (5./10. Jh.)
Eine weitere von Ibn abī Uṣaibiʿa gelegentlich zitierte Quelle sind die „Klassen der Nationen", die ebenfalls im 5./11. Jahrhundert entstanden, ein Werk, in dem es weniger um einzelne Gelehrte, als um das Verdienst der verschiedenen damals bekannten Nationen um die Wissenschaft geht (vgl. unten S. 27, Anm. 54). Die in ihm enthaltenen wenigen Biographien andalusischer Ärzte finden sich ausnahmslos bei Ibn abī Uṣaibiʿa wieder. Bemerkenswert ist das negative Urteil, das Ṣāʿid über das andalusische Heilwesen seiner Zeit fällt (vgl. unten S. 450).

Der Text liegt in einer schlechten Edition von L. Cheikho vor; R. Blachère hat ihn ins Französische übersetzt. Beide Publikationen sind ausführlich rezensiert von M. Plessner (Ibn Ṣāʿid 325–357). Der Aufsatz enthält neben einer sehr anerkennenden Würdigung dieses Gelehrten zahlreiche Emendationen zum Text. Ein Passus zur Geschichte der Wissenschaft bei den Griechen ist übersetzt von Rosenthal, *Fortleben* 59–64.

4 al-Manṭiqī al-Siǧistānī, *Ṣiwān al-ḥikma* (4./10. Jh.)
Der „Logiker aus Siǧistān" (= Seistan) war einer der berühmtesten Aristoteliker seiner Zeit.[5] Seine Kenntnisse der Antike hat er in der „Truhe der Weisheit"

5 Er war ein Schüler des christlichen Aristotelikers Yaḥyā ibn ʿAdī und verfasste u. a. Aristoteles-Kommentare für ʿAḍud ad-Daula, den bekannten kulturfreudigen Dynasten des 4./10. Jh. (Qifṭī, *Ḥukamāʾ* 282–283; b. a. Uṣaibiʿa, *ʿUyūn* I, 312–313 = B 427–428). Besondere Aristoteles-Kommentare erwähnt Brockelmann (*GAL* S I, 377–378) jedoch nicht; diese scheinen also verloren zu sein. Das negative Urteil De Boers (*Philosophie* 114–116) gründet auf at-Tauḥīdīs Urteil, wonach in as-Siǧistānīs Zirkel nicht nur „Empedokles, Sokrates, Plato u. a. mehr genannt werden als Aristoteles", sondern die Gespräche sich in Wortspielerei und Mystizismus erschöpften. At-Tauḥīdī war zwar ein geistvoller Schriftsteller, als Schüler as-Siǧistānīs auch über die Gespräche in dessen Kreis informiert; dennoch muss man seinem Urteil wohl mit Skep-

niedergelegt, einem Werk, in dem jedoch das Interesse an Apophthegmen im Vordergrund steht. Eine Liste der Gelehrten, die in der „Truhe der Weisheit“ eigene Biographien haben, gibt Rosenthal, *Fortleben* 57–59. Das Werk ist nur in Epitomen erhalten; ein *Muḫtaṣar Ṣiwān al-ḥikma* betitelter Auszug stammt von ʿUmar ibn Sahlān as-Sāwī (ca. 540/1145). Von einem anonymen Bearbeiter rührt ein *Muntaḫab Ṣiwān al-ḥikma* her.[6]

5 Ẓahīr ad-Dīn al-Baihaqī, *Tatimmat Ṣiwān al-ḥikma* (6./12. Jh.)

Die „Ergänzung der ‚Weisheitstruhe‘“ auch unter dem Titel „Geschichte der Weisen des Islam“ bekannt, ist für uns ungleich wichtiger als das Grundwerk, da sie Gelehrte der islamischen Ära behandelt.[7] Das gnomologische Interesse steht zwar auch hier im Vordergrund, doch ist das biographische Material nichtsdestoweniger recht beträchtlich, und konnte auch für unsere Thematik mehrfach herangezogen werden. Der arabische Text ist ediert von M. Šafīʿ (Lahore 1935; mir nicht zugänglich) und M. Kurd ʿAlī (Damaskus 1946). M. Meyerhof hat das biographische Material unter Weglassung der Weisheitssprüche in englischer Sprache zugänglich gemacht (Lit.-vz. IV. Meyerhof, Bayhaqī).

6 Ibn abī Uṣaibiʿa, *ʿUyūn al-anbāʾ fī ṭabaqāt al-aṭibbāʾ* (7./13. Jh.)

Im Mittelpunkt der biographischen Quellen steht ein Werk, das man ohne Frage zu den wichtigsten und faszinierendsten der arabischen Literatur rechnen darf, die Ärzte-Biographien des Ibn abī Uṣaibiʿa, betitelt „Nachrichten-Quellen über die Klassen der Ärzte.“ Ibn abī Uṣaibiʿa, Sohn eines Augenarztes und selber Arzt, lernte schon während seiner Ausbildung in Kairo, wo er am Nāṣirī-Hospital studierte, und später in Damaskus, wo er im Dienste Saladins stand und am Nūrī-Hospital wirkte, das Heilwesen seiner Zeit und manchen bedeutenden Arzt kennen – zählt er doch allein 20 im Dienste Saladins stehende Berufskollegen auf. Mit dem Heilen verband er das Schreiben: Er nennt an eigenen Werken in seinen *ʿUyūn* ein Werk über „Richtige astrologische Voraussagen“ (*iṣābāt al-munaǧǧimīn, ʿUyūn* I, 281,6–7 = B 377,3), zwei Werke über therapeutische Erfahrungen und Heilerfolge (*ḥikāyāt al-aṭibbāʾ fī ʿilāǧāt al-adwāʾ*; I, 313,17–18 = B 419,10) und *at-taǧārib wa-l-fawāʾid* (II, 214,17–18 = B 697,18–19), worin er sich – falls nicht in einem weiteren Werk – auch über die psychotherapeutische Behandlung Manisch-Depressiver verbreitet hat (*wa-qad ǧarā amṯālu ḏālika li-ǧamāʿatin … fī mudāwātihim bi-l-umūri l-wahmīyati. wa-qad*

---

sis begegnen. Verfasste er doch auch ein dickes Buch zur Verketzerung zweier bedeutender Wesire seiner Zeit!

6 Ullmann, *Medizin* 229.

7 Ullmann, *Medizin* 231.

ḏakartu kaṯīran min ḏālika fī ġairi hāḏā l-kitābi; I, 279,23–24 = B 375,7–8). (Über die hier anvisierten Suggestiv-Heilungen vgl. unten S. 324 ff.). Der Plan einer gesonderten Galen-Biographie blieb wahrscheinlich unausgeführt (I, 85,11 = B 127,6). Aber auch von den übrigen eben genannten Werken ist, soweit man weiß, nichts erhalten.

Worin besteht nun der besondere Wert dieser Ärzte-Biographien? Kein Kenner teilt heute wohl noch die Auffassung ihres verdienstvollen Herausgebers August Müller (Geschichte 269) der ihn ziemlich ausschließlich in den darin enthaltenen anderswo fehlenden historischen Nachrichten erblickte.

Gewiss, der außerordentliche Reichtum der von Ibn abī Uṣaibiʿa benutzten Quellen bildet einen der Vorzüge seines Werkes, und dies in zweifacher Hinsicht. Einmal sind uns hier in der Tat Fragmente mancher wichtigen verlorenen Quelle erhalten. Das gilt zunächst für antikes ins Arabische übersetztes Schriftgut wie die Auszüge aus dem Galen zugeschriebenen Kommentar zum „Eid" des Hippokrates (Näheres darüber vgl. unten S. 68 f.) oder die autobiographischen Bruchstücke, vor allem aus Galens Prüfungsschrift; es gilt für die späthellenistische Zeit, die u. a. durch die Philosophengeschichte des Johannes Philoponos repräsentiert ist, und es gilt natürlich auch für die islamische Epoche, wobei man vor allem an die oben angeführten „Verdienste der Ärzte" denken mag, oder an jene Berichte aus frühabbasidischer Zeit, für welche als Gewährsmann Yūsuf ibn Ibrāhīm al-Ḥāsib (der „Rechner" d. h. Astrologe), genannt wird, und die sich durchweg durch ihren hohen Informationswert, sowie Dramatik und atmosphärische Dichte auszeichnen.[8] Zum anderen ist Ibn abī Uṣaibiʿa, was Müller schon hervorgehoben hat, ein überaus sorgfältiger Exzerptor seiner Quellen gewesen, wie man durch Vergleich mit erhaltenen Texten leicht feststellen kann. Müller tut aber unserem Autor unrecht, wenn er ihm vorwirft,

8 Yūsuf, bekannt als Ibn ad-Dāya („Sohn der Amme"), war Klient des Prinzen Ibrāhīm ibn al-Mahdī (b. a. Uṣaibiʿa, *ʿUyūn* I, 183,24 = B 256,1). Er hatte einen Sohn Aḥmad, der als Verfasser einer *Risāla fī l-Mukāfaʾa* („Sendschreiben über die Belohnung") und eines Buches *Ḥusn al-ʿuqbā* („Über die gute Folge") ebenfalls von Ibn abī Uṣaibiʿa erwähnt wird (I, 190,-9 = B 264,7–8; I, 207,-11 = B 286,19). Yūsuf dürfte identisch sein mit dem von al-Masʿūdī (*Murūǧ* VI, 305) genannten Gewährsmann Yūsuf ibn Ibrāhīm ibn al-Mahdī (Vermutlich ist hier einfach *maulā* vor Ibn al-Mahdī zu ergänzen). Der Sohn Aḥmad war Sekretär im Dienst der Ṭūlūniden (GAL I, 149; S I, 229). Seine Prosa behandelt und lobt Z. Mubarak (*La prose arabe au IVᵉ siècle de l'Hégire*, Paris 1931; freundlicher Hinweis von Herrn Prof. Dietrich). Es wäre reizvoll zu wissen, ob die Berichte bei Ibn abī Uṣaibiʿa, die offensichtlich aus einem Werk Aḥmads entnommen sind, ihr literarisches Gewand dem Sohn oder dem Vater verdanken; darüber ist Mubarak jedoch nichts zu entnehmen; ihm scheinen vielmehr die Auszüge in den *ʿUyūn* damals noch unbekannt gewesen zu sein.

seine Vorlagen völlig unkritisch kopiert zu haben. Zumindest ist einschränkend festzustellen, dass sich eine Reihe von Gegenbeispielen finden. So zitiert er etwa eine Nachricht über das Ende des Ḥunain ibn Isḥāq nach Ibn Ǧulǧul und jenem eben erwähnten Aḥmad ibn Yūsuf ibn Ibrāhīm, und weist anschließend darauf hin, dass diese Überlieferung nicht stimmen könne, da Ḥunain selber in seiner autobiographischen Skizze abweichende Angaben mache.

Diese werden dann anschließend angeführt. Analog verfährt Ibn abī Uṣaibiʿa in der ar-Rāzī-Biographie. Er teilt jene Berichte mit, wonach ar-Rāzī einen geeigneten Platz für das ʿAḍudī-Krankenhaus ausmachte, indem er an verschiedenen Stellen Bagdads Fleischstücke aufhängte, und dann jene wählte, wo das Fleisch sich am längsten frisch erhielt, und wonach er von ʿAḍud ad-Daula aus über hundert Ärzten zum Vorsteher (*sāʿūr*) des Krankenhauses auserlesen wurde. Anschließend stellt er fest: „Richtig ist meiner Meinung nach, dass ar-Rāzī vor ʿAḍud ad-Daula lebte. Er hat also nur in dem Krankenhaus verkehrt bevor es ʿAḍud ad-Daula erneuerte" (*ʿUyūn* I, 310 = B 415).

Der gleichen kritischen Intention entspringt es, wenn Ibn abī Uṣaibiʿa mehrere Seiten darauf verwendet, nachzuweisen, dass Galen kein Zeitgenosse Christi war, wie es damals wohl weithin, und sogar von Gelehrten, angenommen wurde. Er nennt den unter Nr. 5 genannten al-Baihaqī als Beispiel, und tatsächlich findet sich Entsprechendes in der Biographie Nr. 23 (Näheres vgl. unten S. 401).

Die Bedeutung Ibn abī Uṣaibiʿas liegt nun aber durchaus nicht nur in seinen quellenkritischen, sondern vielmehr in den literatur- und kulturhistorischen Informationen, d. h. namentlich in den einem großen Teil der über 400 Biographien beigegebenen Werkverzeichnissen, die insgesamt mehrere tausend Titel umfassen, sowie in den zahllosen Fakten und Details aus dem Leben des mittelalterlichen Arztes, die sich über das ganze Werk verstreut finden.

Sein Werk, das in der kleingedruckten Ausgabe Müllers ziemlich genau 600 Seiten umfasst, zählt 15 Kapitel. Auf ein erstes, die Anfänge der Heilkunst behandelndes Kapitel folgen vier der griechischen Antike von Asklepios bis Galen gewidmete Kapitel. Das 6. Kapitel behandelt Johannes Philoponos, den bekannten in Alexandrien kurz vor Anbruch des Islam tätigen Aristoteles-Kommentator (vgl. unser Kapitel „Der alexandrinische Kanon"). Im 7. Kapitel sind neun Ärzte der frühislamischen und umaiyadischen Epoche – darunter der legendäre al-Ḥāriṯ ibn Kalada[9] biographiert. Die restlichen Kapitel behandeln die eigentliche Glanzzeit der arabischen Medizin, das halbe Jahrtausend vom Anfang des abbasidischen Kalifats bis zu seinem Untergang, den Ibn abī

9 Ullmann, *Medizin* 19.

Uṣaibiʿa als Zeitgenosse erlebte. Abgesehen von dem 8. Kapitel, das die „Klasse der syrischen Ärzte, die zu Beginn der Abbasiden blühten", und dem 9., das „Übersetzer-Ärzte, die die Schriften der Medizin und andere Werke aus der griechischen in die arabische Sprache übertrugen, sowie die (Persönlichkeiten), für die sie übersetzten", behandelt, sind diese Kapitel nach geographischen Zonen eingeteilt.

Bei aller Ordnungsarmut und Ungeformtheit, wie sie für die gesamte biographische Literatur des arabischen Mittelalters charakteristisch sind, lassen sich doch gewisse konstante Elemente erkennen, die aber nicht viel mehr als den Rahmen abgeben, innerhalb dessen ein biographischer Stoff beliebigen Umfangs in beliebiger Folge ausgebreitet wird (man vgl. unsere Wiedergabe der Galen-Biographie unten S. 400 f.). Da ist einmal die stereotype Eröffnung, bestehend in einer kürzeren oder längeren Reihe lobender Epitheta, nicht selten in Reimprosa, die auf den Namen des Arztes folgen und in der Regel ein paar allgemeine Angaben über Lehrer und betriebene Studien, bzw. beherrschte Wissenschaften, selten aber nur nähere Angaben über den Bildungsweg einschließen; da ist zum andern, wie schon gesagt, das Werkverzeichnis, das, falls es existiert, den Artikel beschließt. Ferner bemüht sich der Verfasser, die Lebensdaten, namentlich das Todesjahr, mitzuteilen. Von einer gewissen Wiederkehr sind schließlich, aber nur bei ganz berühmten Ärzten, jene Abschnitte, in denen unter der Überschrift *wa-min kalām fulān* („Auswahl aus den Sentenzen des Sowieso …") Apophthegmen zitiert werden.

Zu diesen strukturellen Gemeinsamkeiten kommen stoffliche Präponderanzen: An erster Stelle ist hier der Umstand zu nennen, dass fast alle Biographien dieses Werkes solche von Hofärzten sind. Damit ist gesagt, dass das meiste, was wir in ihnen über Bildungsniveau, Privilegien etc. erfahren, nicht den Durchschnittsarzt, sondern eine Elite betrifft, was aber natürlich nicht heißt, dass es außerhalb der Höfe keine bedeutenden Ärzte gegeben hätte. Zu den vorwiegenden Zügen der *ʿUyūn al-anbāʾ* gehört ferner das anekdotische Interesse ihres Autors. Er würzt sein Buch in ähnlicher Weise mit Schrulligem und Merkwürdigem, wie es sein Zeitgenosse Usāma ibn Munqiḏ in seinen berühmten Memoiren tut.[10] Ihn interessiert das ärztliche Leben nicht als abstrakt-historische Institution, sondern allein in seinen konkret-individuellen Erscheinungen. Er registriert nicht den Standard der Errungenschaften für die Kulturhistorie späterer Jahrhunderte, sondern er schreibt das Außergewöhnliche auf zur Belehrung und Ergötzung seiner Kollegen und Zeitgenossen.

10 Vgl. meine Rezension des Neudrucks der Hitti'schen Übersetzung in ZDMG 115 (1965), 376–377.

Dennoch ist er kein bloßer Anekdotenerzähler. Vielmehr verrät er in der Auswahl seines Stoffes ein gutes Gespür für das Charakteristische. Zwar ist es in gewisser Weise berechtigt, wenn Müller zu besonderer Vorsicht gegenüber den auf mündlichen Quellen beruhenden Berichten und Erzählungen rät; für unsere Untersuchungen behält aber auch Material von ausgesprochen anekdotischem Charakter seinen Wert, insofern es typische Vorstellungen reflektiert.[11] Der historische Sinn unseres Autors offenbart sich aber auch darin, dass er nicht einer bestimmten politischen oder religiösen Tendenz zuliebe seine Quellen frisiert oder einseitig ausschlachtet. Darin unterscheidet er sich also wohltuend von den in seiner Epoche so häufigen Hofchronisten, die *nolens volens* die Geschichte zugunsten ihrer Herren drapieren mussten. Aber auch jene Verketzerung nichtmuslimischer, namentlich jüdischer Ärzte, wie sie in manchen Quellen begegnet,[12] liegt unserm Autor absolut fern. Mindestens zwei Drittel seiner Biographien betreffen ja Juden und Christen, und er hält hier mit Lob ebenso wenig zurück, wie er sich scheut, die Schikanen mancher muslimischer Herrscher gegenüber ihren Ärzten, gleich welcher Konfession, dar- und damit bloßzustellen, wobei er sich im Übrigen, ähnlich wie das auch Usāma tut, jedes Urteils in der Regel enthält. Kurz, Ibn abī Uṣaibiʿa gibt uns ein ungeschminktes, und dabei sehr differenziertes und vielfältiges Bild vom Leben und Denken mittelalterlicher Ärzte, besonders plastisch in den Berichten aus seinem eigenen Erleben, die für die Mitte des 7./13. Jahrhunderts einen erstaunlichen Hochstand des islamischen Heilwesens beweisen.

Der arabische Text ist, wie gesagt, von A. Müller ediert, und mit vorzüglichen Indices ausgestattet (leider aber kein „Kulturindex"). Der Verf. benutzte außerdem einen druckfehlerreichen aber in schöner Type gesetzten Beiruter Druck, auf den in allen Quellenverweisen mit „B" hingewiesen wird. Die einleitenden Kapitel des Werkes sind von Sanguinetti (*Extraits*) übersetzt worden. Eine Zusammenstellung der zahlreichen übersetzten Einzelstücke und sonstiger Literatur über Ibn abī Uṣaibiʿa gibt A. Müller selbst in seiner Einleitung S. XXXV Es sei daher hier nur die oben erwähnte den Autor und sein Werk aus souveräner Kenntnis heraus, aber vielleicht doch einseitig, weil ohne rechten Blick für die medizinhistorische Bedeutung, wertende Arbeit *Über Ibn Abi Oçeibiʿa und seine Geschichte der Ärzte* von August Müller angeführt. Aus dem

11 Vgl. z.B. die Abschnitte „Der Topos vom Puls der Liebeskranken", „Der Topos von der Erweckung Scheintoter" im Kapitel „Der Erfolgsarzt" (III.A.2).

12 Vgl. den Abschnitt „Die Stellung der nichtmuslimischen Ärzte" im Kapitel „Die Islamisierung der Medizin" (unten S. 437).

biographischen Teil sind einige Standardberichte in zahlreiche europäische medizinhistorische Handbücher eingedrungen. Das meiste von dem, was wir anführen, war jedoch bisher noch unausgewertet.

In den 1970er Jahren plante Lothar Kopf eine englische Übersetzung, die von Martin Plessner mit einem ausführlichen Kommentar versehen werden sollte. Das Projekt wurde jedoch nicht zu Ende gebracht. Eine maschinenschriftliche Rohfassung wurde unlängst von Roger Pearse in der „National Library of Medicine" (Bethesda, Maryland) aufgefunden und 2011 im Internet veröffentlicht.[13] Bedauerlicherweise ist diese Übersetzung nur eingeschränkt benutzbar, da sie mit unzähligen Fehlern aller Art durchsetzt ist, was erklärt, warum sie seinerzeit nicht publiziert wurde. Die vermutlich von Plessner stammenden Anmerkungen, decken nur einen kleinen Teil des Textes ab.

Seit 2013 arbeitet eine gemeinsame Forschungsgruppe der Universitäten Oxford und Warwick an einer neuen kritischen Edition des arabischen Texts nebst kommentierter englischer Übersetzung (http://krc2.orient.ox.ac.uk/alhom/index.php/en/). Es ist sehr zu erhoffen, dass dieses vom Wellcome Trust geförderte Projekt bald zu einem erfolgreichen Abschluss kommen möge, wodurch dieser bedeutende Text einem breiteren Publikum zugänglich würde.

7 Ǧamāl ad-Dīn ʿAlī ibn Yūsuf al-Qifṭī, *Iḫbār al-ʿulamāʾ bi-aḫbār al-ḥukamāʾ* (7./13. Jh.)

„Die Unterrichtung der Gelehrten über die Lebensumstände der Weisen", kurz „Geschichte der Weisen" (*Taʾrīḫ al-ḥukamāʾ*) genannt, wurde von einem Zeitgenossen Ibn abī Uṣaibiʿas verfasst und kommt dessen *ʿUyūn al-anbāʾ* an Inhalt und Umfang am nächsten. Er behandelt jedoch außer Ärzten auch andere Naturwissenschaftler. Für seine Arzt-Biographien hat er Ibn abī Uṣaibiʿa so stark ausgeschrieben, dass sie – jedenfalls in der epitomierten Form, in der uns sein Werk vorliegt – fast ausnahmslos mit denen bei Ibn abī Uṣaibiʿa völlig oder nahezu identisch sind.[14] Während das Original von al-Qifṭīs Werk als verloren gelten muss, hat sich eine Abkürzung seines jüngeren Zeitgenossen Muḥammad ibn ʿAlī al-Ḫaṭībī az-Zauzanī, u. d. T. *al-Muntaḫabāt al-multaqaṭāt min Taʾrīḫ al-ḥukamāʾ*, erhalten,[15] die von Lippert unter al-Qifṭīs Namen herausgegeben wurde. Da aber der Umfang der erhaltenen Kurzfassung des Qifṭī'schen Werkes kaum die Hälfte der *ʿUyūn* ausmacht[16] ergibt sich, dass diese Quelle

---

13 Siehe Lit.-vz. IV: Kopf, *History*.

14 In der Ausgabe von J. Lippert sind aufgrund der Vorarbeiten von A. Müller die Entsprechungen immer am Rande verzeichnet.

15 Ullmann, *Medizin* 231.

16 Al-Qifṭīs Werk hat in Lipperts Ausgabe 444 Seiten. Legt man einen Durchschnitt von 20

wesentlich weniger reichhaltig als die *ʿUyūn* ist. Besondere, bei Ibn abī Uṣaibiʿa fehlende Nachrichten über Ärzte wie z.B. der ausgedehnte Artikel über Abu l-Ḥasan ibn Sinān[17] sind außerordentlich selten.

II Isagogische, protreptische, deontologische Schriften

Schon früher habe ich darauf hingewiesen, dass der Anteil dieses Schrifttums am Gesamtaufkommen der arabischen medizinischen Literatur ein recht geringer ist. Mag das an sich natürlich erscheinen, so deutet doch die Tatsache, dass wiederum noch der größte Teil dieser Schriften nicht erhalten ist, auf ein deutliches Desinteresse an diesem pragmatisch nicht unmittelbar verwertbaren Schrifttum hin. Einige gewichtige Werke sind jedoch erhalten:

1 *Isḥāq ibn ʿAlī ar-Ruhāwī*, Adab aṭ-ṭabīb (*Ende des 3./9. Jh.*)
Charakter und Inhalt der „Bildung des Arztes" habe ich bereits in zwei Aufsätzen beschrieben; eine Wiederholung ist hier nicht erforderlich. Es sei nur nochmals gesagt, dass der Wert dieser Schrift in ihrem hohen Alter, in dem Reichtum ihres Zitatenschatzes (Plato [Phaidon!], Hippokrates, Galen) und in eigenen Ansichten und Erfahrungen des Autors liegt, der sein ganzes Werk im Dienste des Adels der Heilkunst verfasst hat.

Kapitelübersicht:

1. Von der Überzeugung und dem Glauben, welche der Arzt vertreten, und von den feinen Sitten, nach welchen er seine Seele und seinen Charakter bilden soll (vgl. u. Kap. II.1).
2. Von den Verrichtungen, mittels deren der Arzt seinen Körper und seine Glieder pflegen soll (benutzt in Abschnitt III.A.1.b).
3. Wovor der Arzt sich hüten und was er meiden muss (vgl. Kap. III.A.1).
4. Was der Arzt den Betreuern der Kranken empfehlen muss.
5. Über die Sitten der Besucher der Kranken (vgl. Kapitel III.A.5).

Zeilen à 12 Wörtern zugrunde, so ergibt das 106.560 Wörter. Demgegenüber umfasst der Text der *ʿUyūn* in der Müller'schen Ausgabe ziemlich genau 600 Seiten à 32 Zeilen zu rund 15 Wörtern. Das ergibt 288.000 Wörter. Dieses Verhältnis von fast 1:3 verschiebt sich aber zugunsten al-Qifṭīs, wenn man in Rechnung stellt, dass Ibn abī Uṣaibiʿa sehr häufig – mitunter mehrere Seiten lang –, al-Qifṭī dagegen nur recht selten Verse zitiert.

17 Qifṭī, *Ḥukamāʾ* 397–402.

6. Über die Dinge, welche der Arzt bei einfachen und zusammengesetzten Drogen wissen muss (vgl. Kap. III.B.4).
7. Was der Arzt den Kranken und diejenigen, welche ihn pflegen, fragen soll (vgl. Kap. III.A.5).
8. Was Gesunde und Kranke vonseiten des Arztes für wahr annehmen und was sie ihm anvertrauen sollen (vgl. Kap. III.B.1).
9. Darüber, dass Gesunde und Kranke den Anordnungen des Arztes Folge leisten müssen (vgl. Kap. III.A.5, III.B.1 und 3).
10. Welche Anweisungen der Kranke seiner Familie und seiner Dienerschaft geben soll.
11. Wie sich der Kranke seinen Besuchern gegenüber verhalten soll (wiederholt im Wesentlichen den Inhalt des 5. Kapitels).
12. Vom Adel der Heilkunst (vgl. die ausführliche Inhaltswiedergabe dieses Kapitels in Kapitel I.4).
13. Darüber, dass der Arzt entsprechend seinem Rang in der Heilkunst von jedermann geehrt werden muss, am meisten aber von den Königen und den Edlen des Volkes (vgl. vor allem Kap. III.B.2).
14. Über seltsame Erlebnisse verschiedener Ärzte, teils Fälle von frühzeitiger Diagnose, welche den Arzt anspornen sollen, die Methoden der Voraussage zu erlernen, teils solche amüsanter Natur, welche den Arzt anspornen sollen, den Bildungsgrad seiner Patienten in Erfahrung zu bringen, damit der Schaden nicht dem Arzt zur Last gelegt werde (vgl. Kap. III.A.5 und III.B.5).
15. Darüber, dass nicht jeder, der es erstrebt, für die Ausübung der Heilkunst geeignet ist, sondern nur die, welche nach Veranlagung und Charakter ihrer würdig sind (vgl. Kap. II.1).
16. Die Prüfung der Ärzte (vgl. die ausführliche Inhaltswiedergabe in Abschnitt II.10.a).
17. In welcher Weise die Könige den unter den Ärzten eingetretenen Missstand beheben können, wie die Menschen durch die Medizin zu ihrer Wohlfahrt geleitet werden und wie das im Altertum war (vgl. Kap. II.10 Anfang).
18. Zur Warnung vor den Betrügereien der Scharlatane, die sich als Ärzte ausgeben, und über den Unterschied zwischen ihren und den (wahren) ärztlichen Kunstgriffen (vgl. Kap. III.A.3, Abschnitte a und c).
19. Über schlechte Gewohnheiten, die zwar weit verbreitet sind, aber sowohl dem Kranken wie den Ärzten Schaden bringen (vgl. Abschnitt III.A.3.a).
20. Was der Arzt zur Zeit seiner Gesundheit für seine Krankheit und während seiner Jugend für sein Alter aufspeichern und vorbereiten soll (vgl. Abschnitt III.A.1.f und h).

Literaturhinweise zu ar-Ruhāwī: Bürgel, „*Adab* und *i'tidāl* in ar-Ruhāwīs *Adab aṭ-ṭabīb* etc."; Bürgel, „‚Die Bildung des Arztes'. Eine arabische Schrift zum ‚ärztlichen Leben' aus dem 9. Jahrhundert"; M. Levey, *Medical Ethics of Medieval Islam with Special Reference to Al-Ruhāwī's „Practical Ethics of the Physician"* (enthält eine vollständige, aber überaus fehlerreiche Übersetzung der „Bildung des Arztes" mit kurzer Einleitung, vgl. oben s. XII, Anm. 3). Eine Faksimileausgabe des Unikums aus Edirne wurde 1985 vom „Frankfurter Institut für Geschichte der arabisch-islamischen Wissenschaften" herausgegeben; Drucke des arabischen Textes wurden 1992 von ʿAsīrī und im selben Jahr von as-Sāmarrāʾī vorgelegt. Von 1993 datiert eine weitere Studie zu *Adab aṭ-ṭabīb* von M. ʿAwaḍ.

2 *Abu l-Faraǧ ʿAlī ibn al-Ḥasan Ibn Hindū,* Miftāḥ aṭ-ṭibb (*Ende des 4./10. Jh.*)

Es handelt sich um eine philosophisch-systematische Einführung in die Medizin, die der Literat und Philosoph Ibn Hindū – es ist fraglich, ob er überhaupt ausübender Arzt war – auf Wunsch, wie er sagt, derer verfasst hat, die von seiner Einleitungsschrift in die Philosophie begeistert wurden.[18] Ibn Hindū behandelt ausschließlich theoretische Fragen, und zwar weithin solche, die sonst in kaum einem Werk berührt werden. Das Werk, in äußerst prägnantem Stil geschrieben, umfasst 10 Kapitel.

Kapitelübersicht:

1. Ansporn zum Studium der Künste im Allgemeinen, der Heilkunde im Besonderen. Ausgehend von dem Gedanken der antiken Polis als eines organischen Ganzen, in dem jeder Einzelne auf das Ganze und das Ganze auf jeden Einzelnen angewiesen ist, wird die Notwendigkeit und Verdienstlichkeit der Berufsausübung und insbesondere des Heilberufes dargelegt.
2. Bestätigung der Medizin (Inhaltswiedergabe in Kapitel 1.3).
3. Definition der Medizin (Inhaltswiedergabe in Kapitel 1.1).
4. Der Adel der Medizin (Inhaltswiedergabe in Kapitel 1.4).
5. Die Teile der Medizin (Inhaltswiedergabe in Kapitel 1.2),
6. Die Schulen der Medizin (Inhaltswiedergabe in Kapitel 1.5).
7. Die Methoden, mittels deren die Heilkunst ihr Wissen gewinnt (Inhaltswiedergabe in Kapitel 1.6).

---

18 Vgl. auch Dietrich, *Medicinalia* 199, Nr. 92.

8. Was der Arzt von den Wissenschaften wissen muss, um in seiner Kunst vollkommen zu sein (Inhaltswiedergabe in Kapitel II.6).
9. Über die Art, wie der Medizinstudent fortschreiten soll und über die Anordnung der Lektüre (Inhaltswiedergabe in Kapitel II.7)
10. Medizinische Termini und Definitionen. Dieses Kapitel ist das weitaus längste; es enthält eine umfangreiche Einführung in die medizinische Terminologie.

Das Werk ist – mit Exzerpten aus dem 9. Kapitel – vorgestellt bei Dietrich, *Medicinalia* Nr. 92. Eine erste Edition wurde 1989 von M. Muḥaqqiq und M.T. Dānišpažūh vorgelegt. Eine weitere besorgte 2002 ʿAlī al-Manṣūrī. Eine englische Übersetzung von Aida Tibi, die mit nützlichen Anmerkungen von Emilie Savage-Smith versehen ist, erschien 2010 (Tibi, *Key*).

3 *Ṣāʿid ibn al-Ḥasan,* at-Tašwīq aṭ-ṭibbī *(5./11. Jh.)*

Das Werk steht inhaltlich der „Bildung des Arztes“ am nächsten; der Verfasser weist aber nicht entfernt die gleiche Quellenkenntnis wie ar-Ruhāwī auf. Nach seinem Titel „Medizinische Ermunterung“ ist es ein Protreptikos; wir bezeichnen es daher auch später mitunter so. Behandelt werden ethische und deontologische Fragen; die Scharlatanerie wird ausführlich beschrieben. Wichtig für uns wurde vor allem das zweite Kapitel, weil hier eines der frühesten Beispiele für die Verwendung von Koran- und Prophetenworten zur Rechtfertigung der Heilkunst in einem medizinischen Text vorliegt, sodann der Abschnitt über die propädeutischen Fächer im vierten Kapitel und schließlich das siebente Kapitel mit bemerkenswerten Prüfungsfragen.

Kapitelübersicht

1. Einleitung des Buches und Grund seiner Abfassung. Argumentiert mit dem Verfallsmotiv und spricht von „Wiederbelebung.“
2. Hinweis auf den hohen Rang der Heilkunst (vgl. oben).
3. Eigenschaften des fähigen Arztes, der den Vorrang verdient gegenüber dem, der sich diese Kunst anmaßt und beilegt (von uns benutzt im Kapitel II.1).
4. Die Bedingungen und Gesetze, welche der hippokratische Arzt in die Tat umsetzen und vertreten muss (zur Auswertung vgl. oben).
5. Sitten (*ādāb*) und Empfehlungen und Regeln (*qawānīn*), an die sich der Arzt in seinem Haus, unter der Menge, auf den Märkten, bei den Kranken und in den Krankenhäusern halten muss (benutzt im Kapitel III.A.1).
6. Argumentation dessen, der sich diese Kunst anmaßt (*muddaʿin*) und

(Versuch der) Rechtfertigung, dass er die Theorie, die Lektüre, Forschung und Disputation vernachlässigt.

7. Anekdoten über „unterentwickelte“ (*mutaḫallif*) Ärzte und einige Verschreibungen (in Manuskripten) und Fehler, die ihnen unterlaufen sind. Das Kapitel ist aufschlussreich für die Unzulänglichkeit der arabischen Schrift und die Gefahren ihrer Mehrdeutigkeit in medizinischen Texten.
8. Prüfung des Arztes und Befragung mit medizinischen Fragen, durch die er sein Denken trainieren kann (benutzt in Abschnitt II.10.c).
9. Was die Behandlung des Arztes zunichtemacht und was ihn entschuldigt in den Fällen, wo dies für ihn vonnöten ist (benutzt in Kapitel III.B.5).
10. Widerlegung von Vorstellungen, die sich die Menge über die Medizin macht, hervorgebracht durch Scheinvertreter derselben (*muntaḥil*). Enthält u.a. interessante Nachrichten über von der Schulmedizin abweichende Laienvorstellungen.
11. Kurze Ermahnungen, die dem, der sie bewahrt und danach handelt, die Gesundheit verschaffen und ihn davor behüten, in die Hände unfähiger Ärzte zu fallen (kurze Diätetik).
12. Seltene Vorfälle im Zusammenhang mit Ärzten, die ich gehört und erlebt habe, ernste und heitere (enthält u.a. eine sehr drastische Beschreibung eines homosexuellen Arztes).
13. Beschluss des Buches (zitiert im Kapitel III.B.1).

Der arabische Text des *Tašwīq* wurde 1968 von O. Spies herausgegeben. Dessen Schüler S.E. Taschkandi legte im selben Jahr eine kommentierte Übersetzung des Textes vor.[19]

4 *Ibn Buṭlān,* Daʿwat al-aṭibbāʾ (*5./11. Jh.*)

Das „Gastmahl der Ärzte“ ist unter allen von uns verwendeten Quellen vielleicht die literarisch wertvollste. Eine nähere Beschreibung des Werkes, das wir im Prüfungskapitel ausgewertet haben, findet sich unten S. 190.

Kapitelübersicht:

1. Eröffnung des Buches, Lobpreisung Bagdads und Beschimpfung Maiyāfāriqīns wegen der dort eingetretenen (ärztlichen) Geschäftsflaute (*kasād*). Dahinter verbirgt sich ein indirektes Lob auf die in Maiyāfāriqīn herrschenden Marwāniden (vgl. unten S. 191, Anm. 283).

19 Siehe Literaturverzeichnis unter: (II.) Ṣāʿid, *Tašwīq* (ed. Spies); (IV.) Taschkandi, *Tašwīq*.

2. Beschreibung der Tafelgänge (des Gastmahls) und Anführung von Argumenten, die davon abhalten, die dargereichten Gerichte zu genießen: Der später als Scharlatan zu entlarvende Gast wird, ebenso wie die zu seiner Prüfung versammelten Ärzte, von dem Gastgeber bewirtet. Da der Gast jedoch eingangs über Magenbeschwerden geklagt hat, hält ihm der Wirt, der ja „Internist" ist (vgl. unser Kapitel über die „Spezialisierung") bei jeder neu aufgetragenen Speise bestimmte Diätregeln vor – eine deutliche Ironisierung der antiken Diätetik.
3. Beschreibung des Trinkgelages und der Lust und was für Fragen dabei gestellt wurden: Der Gast wird gefragt, welcher Fachrichtung er angehört: er bezeichnet sich zunächst als Physikus (bzw. „Internist"), wird (im 4. Kapitel) geprüft und entlarvt; Entsprechendes wiederholt sich in den folgenden Kapiteln.
4. Abschätzung (*iʿtibār*) des Physikus durch Fragen, die seinen „Rang" offenbaren und seine Torheit enthüllen. (Die Prüfungsfragen dieses Kapitels geben wir im Abschnitt II.10.d wieder).
5. Befragung des Augenarztes nach Dingen, die er unbedingt wissen muss.
6. Abschätzung des Chirurgen hinsichtlich der Kenntnis der Anatomie und der Funktionen der Glieder (*al-manāfiʿ*, d.h. *wohl manāfiʿ al-aʿḍāʾ*).
7. Prüfung des Aderlassers über die für ihn notwendige Kenntnis der Funktionen.
8. Abschätzung der Apotheker hinsichtlich der Kenntnis der einfachen und zusammengesetzten Heilmittel.
9. Über die Eifersucht der Ärzte und ihren Gesinnungswandel gegen den Kranken.
10. Entschuldigung des weggeschickten Arztes und Kritik an dem Wegschickenden.
11. Über die Missachtung der Heilkunst seitens der ungebildeten Menge und deren Widerlegung.
12. Beschluss des Buches und Nennung der Ursache des Abbruches des Besuches und des Fortzuges.

Der arabische Text ist von B. Zalzal 1901 in Alexandria zu Druck gebracht worden. Ein kurzes Resümee, eigentlich mehr eine Anzeige, lieferte Mahmoud Sedky, *Un banquet de médecins* etc. (Kairo 1928). Es folgten weitere Editionen des arabischen Textes, u.a. 1985 von F. Klein-Franke. Derselbe verfertigte auch eine deutsche Übersetzung (Klein-Franke, *Ärztebankett*).

5 *Ibn Riḍwān,* **al-Kitāb an-Nāfiʿ fī taʿlīm ṣināʿat aṭ-ṭibb** (*5./11. Jh.*)

„Das nützliche Buch über den medizinischen Unterricht“ ist nicht vollständig erhalten, der erhaltene Teil in mancher Hinsicht enttäuschend. So würde man etwa gerade unter diesem Titel Ausführliches über die propädeutischen Fächer oder über den medizinischen Lehrbetrieb erwarten. Beides fehlt. Andererseits findet sich mancherlei Wichtiges für die Stellung zu den antiken Autoritäten, sowie ein medizinhistorischer Abriss mit allerlei Theorien über die Ursachen des Verfalls der Heilkunst und Vorschlägen zu deren Behebung. Eine Inhaltsangabe des erhaltenen Teiles findet sich bei Meyerhof/Schacht, *Controversy* 20–28. Der arabische Text wurde 1986 von as-Sāmarrāʾī ediert.

6 *Ibn Ǧumaiʿ,* **ar-Risāla aṣ-Ṣalāḥīya fī iḥyāʾ aṣ-ṣināʿa aṭ-ṭibbīya** (*6./12. Jh.*)

Das Saladin gewidmete „Sendschreiben über die Wiederbelebung der medizinischen Kunst“ ist eine Reformschrift, die in besonders intensiver und realistischer Weise den Ursachen des Verfalls nachspürt und Wege zur „Wiederbelebung“ aufzeigt. Auf den Inhalt des 2. Kapitels gehen wir im letzten Kapitel (IV.3) ein.

Kapitelübersicht:

1. Dinge, die im Hinblick auf die Absicht dieser Epistel vorangestellt werden müssen, in zwei Abschnitten, erstens: Darlegung des Adels der Heilkunst, und ihres Nutzens und des intensiven Bedürfnisses nach ihr, zweitens: Hinweis auf die Schwierigkeit der Heilkunst und auf die Ursachen, weshalb es fast unmöglich ist, Vollkommenheit in ihr zu erzielen und weshalb ihre hervorragenden Vertreter sich so selten finden und Unwissenheit und Versagen die meisten beherrschen, die sie ausüben (soweit die Überschrift) (an mehreren Stellen benutzt).
2. Hinweis auf die Ursachen des Verfalls (vier synonyme Ausdrücke) der Heilkunst (vgl. IV.3).
3. Hinweis auf den Weg zur Wiederbelebung (mehrere synonyme Ausdrücke) der Heilkunst. Das Kapitel enthält kaum Originelles, ein Umstand, der im methodischen Ansatz begründet liegt: Man erzielt laut Ibn Ǧumaiʿ die Reformation, wenn man einfach alle in Kapitel 2 genannten Ursachen in ihr Gegenteil verkehrt.

Meyerhof hat einen Passus aus diesem Werk übersetzt in „Sultan Saladin’s Physician on the Transmission of Greek Medicine to the Arabs.“ Eine Edition und englische Übersetzung des Sendschreibens hat H. Fähndrich 1983 vorgelegt

(b. Ǧumaiʿ, *Ṣalāḥīya*). Der Text der *Risāla* ist auch in der Faksimileausgabe mit kleinen Schriften Ibn Ǧumaiʿs enthalten (b. Ǧumaiʿ, *Rasāʾil* 411–477 = Ms. Istanbul, Topkapı Saray, Ahmet III. 2136, fol. 206ᵃ–239ᵃ).

III Medizinische Handbücher

Viele der medizinischen Handbücher beginnen mit kürzeren oder längeren Proömien, die, wenn auch häufig stereotyp, für unsere Thematik von Bedeutung sind. Hier findet man nämlich den Topos der Rechtfertigung der Medizin in der einen oder anderen Form ebenso wie das Verfallsmotiv u.ä. Arztethische Fragen können hinzutreten, Ausführungen über den Adel oder die Schwierigkeit der Heilkunst u.a.m. Besonders ergiebig ist z.B. das Vorwort des *Firdaus al-ḥikma* („Paradies der Weisheit") des ʿAlī ibn Rabban aṭ-Ṭabarī (3./9. Jh.), das wegen seiner guten durch die Edition von Ṣiddiqī noch erhöhten Übersichtlichkeit auch für medizinische Fragen herangezogen wurde.

Die mancherlei weiteren Handbücher, aus deren Einleitungen wir zitieren, hier im Einzelnen aufzuführen, wäre nicht sinnvoll. Sie finden sich im Literaturverzeichnis. Hingewiesen sei aber auf folgende zwei besonders häufig bzw. intensiv benutzte Werke: Ibn Sīnā, *al-Urǧūza fī ṭ-ṭibb* (= *Poème de la médecine*; Wende vom 4./10. zum 5./11. Jh.). Das berühmte im Mittelalter ins Lateinische übersetzte Lehrgedicht mit 1.326 Doppelversen ist durch die Edition von H. Jahier und A. Noureddine ebenfalls gut zugänglich (die beigefügte französische Übersetzung ist allerdings sehr ungenau), der Stoff durch systematische Gliederung und zahlreiche Überschriften überschaubar, das Gedicht selber zudem nicht etwa, wie man erwarten könnte, durchaus hölzern und trocken, sondern in einer recht geschmeidigen Sprache, manchmal sogar mit Eleganz und Witz abgefasst. Mehrere Übersetzungsproben werden dieses Urteil, hoffe ich, bestätigen.

Das zweite Werk, auf das wir hier schon hinweisen wollen, ist Muẓaffar Ibn Qāḍī Baʿlabakk, *Mufarriḥ an-nafs* (7./13. Jh.). Diesen höchst originellen „Seelen-Erquicker", ein Handbuch der Psychohygiene und -therapie, das erst 2007 von Ḥannūn und Ṣabbāġ herausgegeben wurde,[20] behandeln wir ausführlich unten S. 335 ff.

An letzter Stelle sei hier schließlich noch Ibn al-Maṭrāns *Bustān al-aṭibbāʾ* genannt. Der „Garten der Ärzte" des ebenso kapriziösen (vgl. unten S. 370) wie hochgebildeten Arztes am Hofe Saladins – seine Bibliothek umfasste mehr als

20 Siehe Lit.-vz. II., b. Qāḍī Baʿlabakk, *Mufarriḥ*.

10.000 Bände[21] – ist eine Blütenlese medizinischer Literatur, – Lesefrüchte, die auf jeder Seite den Kenner verraten, der nach dem Ungewöhnlichen Ausschau hält. Äußerungen maßgeblicher Autoritäten zu bestimmten schwierigen oder umstrittenen Problemen wechseln mit Auszügen aus selteneren Schriften, so werden etwa Rufus, Empedokles, Demokrit neben anderen antiken und islamischen Autoren zitiert.[22] Aber auch Ibn al-Maṭrāns eigene Stimme fehlt nicht: Er kommentiert und polemisiert auch mitunter (vgl. z.B. unten S. 73). Das Buch ist inhaltlich, soweit ich bisher sehe, völlig ungeordnet, dabei aber eine Fundgrube für Medizinhistoriker, die es wert wäre, durch Edition und Übersetzung, vor allem aber durch Indices, erschlossen zu werden.

IV Prophetenmedizinische Literatur

Die nähere Bewandtnis dieser Literaturgattung wird unten S. 423ff. erläutert. Als Quelle dienten für Hadithe, d.h. Aussprüche, die der islamischen Überlieferung zufolge von dem Propheten Muḥammad stammen, die medizinischen Abschnitte in al-Buḫārīs *Ṣaḥīḥ* (3./9. Jh.), der führenden der sechs klassischen Hadith-Sammlungen, sowie diejenigen einer späten Kompilation aus den sechs Grundwerken, at-Tabrīzīs *Miškāt al-maṣābīḥ* („Nische der Lampen"; 8./14. Jh.). Für letzteres Werk wurde auch die englische Übersetzung von James Robson herangezogen. An eigentlicher prophetenmedizinscher Literatur wurden vor allem zwei Werke benutzt:

Ǧalāl ad-Dīn as-Suyūṭī, *Ṭibb an-nabīy* (Ende des 9./15. Jh.). Dieses reichhaltige Werk repräsentiert eine Spätstufe der „Prophetenmedizin" in ihrer volkstümlichen Ausprägung. Auch allerlei apokryphes jüdisches und christliches Gut ist inkorporiert. Der Text ist zugänglich durch die englische Übersetzung von C. Elgood (Lit.-vz. II., Suyūṭī, *Ṭibb*).

21 Ibn abī Uṣaibi'a, *'Uyūn* II, 178,23 = B 655,14.

22 Ein Stück aus Rufus' *Buch über den Kauf von Sklaven* hat Rosenthal zusammen mit weiteren Rufus-Zitaten aus ar-Rāzīs *Ḥāwī* in seinem *Fortleben* 269–278 übersetzt; der Passus aus Ibn al-Maṭrāns *Bustān* steht auf S. 278. Ein Exzerpt aus Rufus' *40 Abhandlungen* steht auf fol. 79^{b}.: „Rufus berichtet nach Hippokrates, dass in einem Volk der Menschen die Frauen die Rolle der Männer spielten (*kānat ... muḏakkarāt*). Wenn sie daher Knaben gebaren, kugelten sie ihnen die Gelenke aus (?), damit sie nicht stärker würden als ihre (fem.) Frauen und wenn sie Mädchen gebaren, trainierten sie sie, bearbeiteten sie und rüsteten sie zu, bis Kraft, Männlichkeit und Kühnheit an ihnen hervortraten." Ein Fragment von Demokrit aus Ibn al-Maṭrāns *Bustān* hat G. Strohmaier bearbeitet (Sonnenstäubchen 1–19 = id., *Demokrit bis Dante* 3–21). Empedokles wird auf fol. 14^{a} zitiert: „Durch Erde begreifen wir die Erde" etc. (über die vier Elemente).

Ǧamāl ad-Dīn as-Surramarrī, *Šifāʾ al-ālām fī ṭibb ahl al-islām* (8./14. Jh.) verkörpert demgegenüber die wissenschaftliche Richtung der Propheten-Medizin, die bei as-Surramarrī überdies militant islamisches Gepräge hat. Das Werk zitieren wir zunächst in dem Abschnitt „Die Rechtfertigung der Medizin aus dem Koran" (unten S. 41 ff.) und behandeln es sodann ausführlich in dem Kapitel „Die Islamisierung der Medizin." Albert Dietrich hat auf die Wichtigkeit dieser Quelle in seinen *Medicinalia* (Nr. 50) ausdrücklich hingewiesen und für eine Edition plädiert.

V Ḥisba-Literatur

Ḥisba ist das Amt des *muḥtasib*, des Sitten- und Gewerbevogtes in der islamischen Welt, dessen Obliegenheit die Überwachung der öffentlichen Moral im weitesten Sinne war. Er hatte ebenso für die Einhaltung religiöser Vorschriften einschließlich des Fastenmonats und des Weinverbots zu sorgen, wie er für die Aufrechterhaltung von Sitte und Ordnung im öffentlichen Leben und die Redlichkeit und Rechtlichkeit in Beruf und Handel verantwortlich war. Die *Ḥisba*-Bücher zählen denn auch vor allem eine lange Reihe von Berufen auf und verzeichnen, worauf der *muḥtasib* jeweils zu achten habe. Die zwei bekanntesten Werke dieser Art enthalten auch Kapitel über die damals üblichen Richtungen des Heilberufes (Näheres unten S. 195 ff.).

VI Widerlegungs- und Kontroversliteratur

Sie ist vor allem aufschlussreich für die Einstellung gegenüber den antiken Autoritäten. Widerlegungen Galens durch ar-Rāzī und al-Fārābī habe ich in meiner Studie „*Averroes contra Galenum*" behandelt und beziehe mich in entsprechenden Ausführungen dieser Untersuchungen darauf. Als charakteristisch für die Kontroversliteratur mag der streitbare Brieftausch zwischen Ibn Buṭlān und Ibn Riḍwān erinnernd erwähnt sein (Meyerhof/Schacht, *Controversy*). Die Thematik ist damit natürlich nicht mehr als angeschnitten; der nächste Schritt müsste eine bibliographische Übersicht sein.

VII Philosophische Texte

Bestimmte Themen unserer Arbeit hätten gewiss eine weit stärkere Vertrautheit mit philosophischen Texten erfordert. Auch hier war jedoch Beschränkung unvermeidlich. Benutzt wurden mit großem Gewinn al-Fārābīs *Fuṣūl al-madanī* („Aphorismen des Staatsmanns"), zugänglich durch Dunlops Edition und Übersetzung, die ebenso wie sein durch Mahdī ediertes *Kitāb al-Milla* („Buch der Religion") Parallelen zwischen Arzt und Staatsmann ziehen. Benutzt wurde auch al-Fārābīs „Philosophie des Aristoteles" als Indikator der aristotelischen Seelenlehre in arabischer Sicht, sowie Ibn Sīnās dem Verf. schon von der Arbeit an *„Averroes contra Galenum"* vertrautes *Kitāb an-Nafs* („Buch der Seele") aus der philosophischen Enzyklopädie *Šifā' an-nafs* („Genesung der Seele") (zugänglich in mehreren Editionen, darunter der mit vorzüglichen Indices von F. Rahman), das wichtigen Aufschluss gab über den für die Disposition des Erfolgsarztes wichtigen Begriff *ḥads* („Spürsinn", „Intuition").

VIII Verstreutes

Die bisher angeführten Quellen ließen sich in Form von Gruppen vorstellen. Natürlich gehören auch die zahlreichen außerdem benutzten Quellen bestimmten Gruppen an; diese jedoch stehen in keiner erkennbaren Beziehung mehr zu unserer Thematik. Es handelt sich gewissermaßen um Zufallsfunde in verstreuten Quellen, so dass für eine weitere Gruppierung weder Anlass noch hinreichend Stoff vorhanden war. Ich denke etwa an eine Stelle in Yāqūts *Muʿǧam al-buldān* (vgl. oben unter I.a) über die Beziehung zwischen Armut und Gesundheit, auf die ich durch Reschers Sachindex gestoßen bin, an ähnliche Stellen in Ibn Ḫaldūns *Muqaddima*, auf die Rosenthals Indices hinweisen, oder einen Vers von Abū Nuwās über den Geisteskranken, der sich vor der Peitsche des Arztes fürchtet, entdeckt bei der Lektüre von E. Wagners „Abū Nuwās" u. a. m. Was unserer Forschung noch dringend fehlt, sind Sachindices, „Kulturregister" – die übliche Beschränkung auf Namenindices, die vielleicht auf das überwiegend genealogische, im beduinischen Stammesbewusstsein wurzelnde Geschichtsinteresse der Araber zurückgeht, sollte endlich überwunden werden. Rescher hat sich mit der Anfertigung solcher Register ein viel zu wenig gewürdigtes Verdienst erworben. Aber für wichtigste Werke der arabischen – und natürlich ebenso der persischen, türkischen etc. Literaturen (was könnte etwa ein Kulturregister zu Niẓāmīs Epen bedeuten!) – fehlen sie nach wie vor. Da kein Mensch zahllose dicke Bände durchlesen kann (vernünftigerweise wird man dies nicht einmal wollen), um einen Beleg für irgend ein

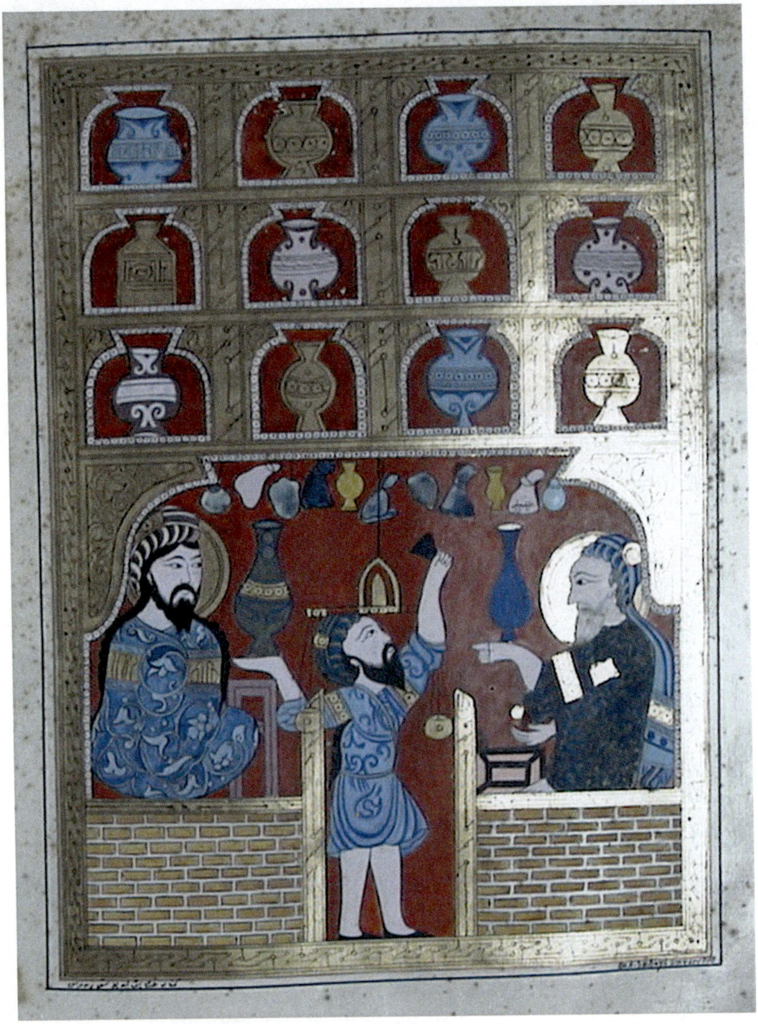

Apothekenszene. Miniatur aus einer arabischen Übersetzung von Dioskurides' De materia medica.
MS. ISTANBUL, AYASOFYA 3703, FOL. 2B; VGL. OBEN S. IV

kulturhistorisches Detail zu finden, muss damit gerechnet werden, dass solche Belege verborgen bleiben, bis sie zufällig zutage treten, um dann Lücken zu füllen oder scheinbar lückenlos Gefügtes zu sprengen. „Und bei Ihm sind die Schlüssel des Verborgenen; Er kennt sie allein" (Koran 2:59/59).[23]

---

23 Koranstellen werden sowohl nach der Zählung der ägyptischen Staatsausgabe (vor dem Schrägstrich), wie nach der Flügel'schen Zählung angegeben.

Einleitung

Medizin ist Wissenschaft vom Menschen und an Menschen ausgeübte Kunst. Sie hat daher notwendig auch eine anthropologische, eine ethische, eine philosophische Seite. Das mag eine Binsenweisheit sein; dennoch hat es Zeiten gegeben, die in der Medizin nicht mehr als eine Naturwissenschaft erblicken wollten. Und in ähnlicher Weise hat auch die Medizinhistorie nicht immer den nötigen Blick für die geisteswissenschaftliche Komponente ihres Faches gehabt.[1] Namen wie Diepgen, Leibbrand und Schipperges, zu denen sich vonseiten der Gräzistik Gelehrte wie Deichgräber, Edelstein, Jäger, Wenkebach u. a. hinzugesellten, zeigen allerdings, dass es inzwischen nicht an Forschern gefehlt hat, denen die Geistesgeschichte der Heilkunde am Herzen lag.

Das ärztliche Denken, das – wenn auch nicht notwendig – das rein fachliche Denken begleitet, ist schon in der griechischen Antike fassbar als ein Nachdenken über die Wurzeln, die Erkenntnisquellen und Erkenntnisbegrenzungen der ärztlichen Kunst, über ihre Beziehungen zu Religion und Philosophie, zu Magie und Psychologie, Rechtsprechung und Staatskunst, und setzt sich ähnlich auch im Islam fort. Es ist sozusagen der metaphysische Überbau der physischen Existenz des Arztes; es speist sich ebenso aus überlieferten Formeln wie aus aktuellen Erfahrungen dieser Physis, es ist eine Funktion dieser Physis im allgemeinen wie dann darüber hinaus natürlich auch im individuellen Sinn, wie andererseits diese physische Existenz eine Funktion ihres Überbaus ist, wiederum sowohl individuell wie allgemein gesehen. Das ist mehr noch und anders als das problematische *Quod animi mores corporis temperamenta sequantur* des Galen eine Wechselwirkung, die, wenn sie in Wahrheit besteht, eigentlich bedeuten würde, dass man das ärztliche Leben und das fachliche Denken vergangener Epochen nicht untersuchen kann, ohne diesen Überbau zu beachten und ebenso wenig oder noch weniger den Überbau behandeln, ohne die damit korrespondierenden materiellen Gegebenheiten im Blick zu behalten. Wir haben daher die Aspekte des ärztlichen Lebens möglichst weitgreifend einbezogen und uns nur hinsichtlich des rein fachmedizinischen Bereiches beschränkt, ohne natürlich gelegentlich nötig scheinenden Klärungen fachlicher Probleme auszuweichen.

Wurde aus dem bisher Gesagten schon deutlich, dass ärztliches Denken in dem hier gemeinten Sinne in allgemeinste geistige Bereiche vordringt, mensch-

1 Vgl. die unter diesem Aspekt ausgewählte Übersicht über die medizinhistorische Literatur der letzten Jahrhunderte bei Heischkel-Artelt, Medizingeschichtsschreibung 202–237.

 | DOI: 10.1163/9789004326163_002

liche Grundfragen tangiert, und dass es mithin eine allgemein lohnende Aufgabe sein muss, Wegen dieses Denkens in den maßgeblichen Epochen der Vergangenheit nachzuspüren, so gilt diese Feststellung, wenn nicht in erhöhtem Maße, so doch in spezifischer Weise für die mittelalterlich-islamische Kultur. Wenn diese Kultur, wir erwähnten es schon, von Alfred Weber als „Sekundärkultur zweiter Stufe" (die griechische ist ihm eine solche erster Stufe) bezeichnet wird, so scheint diesem Wort das Verdikt des Epigonalen innezuwohnen; und gewiss haften der islamischen Kultur als einer synkretistischen Erbkultur nachklassische Züge an. Sucht man jedoch das Wesen einer Kultur nicht in ihren Neuschöpfungen, sondern in der Art, wie sie Altes übernimmt und das Erbe verwaltet und verwandelt, so findet man Typisches und sogar Originelles genug.

An dieser Stelle mag es gut sein, ganz kurz eine Reminiszenz über die Wurzeln der arabischen Wissenschaft einzuschalten. Die arabische Geisteskultur manifestiert sich, lange vor dem Islam beginnend, zunächst vor allem in ihrer glanzvoll-herben, glutvoll-starren Beduinenpoesie, neben die am Morgen des Islam, als auch sprachlich bedeutendes Dokument, der Koran und sodann weitere religiöse, juristische, historische Texte treten; sie erlebt eine eigentliche wissenschaftliche Blüte aber erst nach der Übersetzung großer Teile der griechischen Wissenschaft, z.T. auf dem Umweg über das Syrische, ins Arabische, ein Prozess, der unter den frühen Abbasiden-Kalifen in der ersten Hälfte des neunten nachchristlichen Jahrhunderts vor sich ging.

Unter den Umaiyaden (erste islamische Kalifen-Dynastie von 651–750) gab es zwar natürlich auch eine gewisse geistige Tätigkeit, auch wohl schon einzelne Übersetzungen – eine Bewegung, wie die durch die Abbasiden und die für sie tätigen Übersetzer ausgelöste hat es jedoch nicht gegeben, wenn auch in jüngster Zeit einige Gelehrte bestrebt sind, der arabischen Wissenschaft unter den Umaiyaden weit mehr Bedeutung als bisher üblich beizumessen.[2]

Die Manifestation des ärztlichen Lebens und Denkens in unseren Quellen reicht jedenfalls über die frühen Abbasiden kaum zurück. Was wir über frühere Ärzte erfahren, ist dürftig und großenteils legendär. Die Grundlagen der arabischen Medizin als eigenständiger Wissenschaft wurden mithin erst in der zweiten Hälfte des 8. Jahrhunderts gelegt und zwar nicht zuletzt durch die

2 Als wichtigster Protagonist dieser Auffassung darf wohl F. Sezgin angesehen werden, der sie in seiner *Geschichte des arabischen Schrifttums* mit Vehemenz verfocht. Auch M. Grignaschi setzt sich im Hinblick auf nach seiner Ansicht unter den Umaiyaden entstandene arabische Übersetzungen pseudoaristotelischer Briefe an Alexander für diese Auffassung ein (Grignaschi, Rasāʾil 7–15).

christlichen aus Gondeschapur nach Bagdad berufenen Ärzte. In den folgenden Jahrhunderten entfaltete sie sich zu immer hellerem Glanz, um erst nach 1258, nach dem Ende des abbasidischen Kalifats infolge komplexer Faktoren zu erlöschen, auf die wir am Ende dieses Buches näher zu sprechen kommen.

Es ist nun kein Geheimnis und mehrfach ausgesprochen worden, dass mit der Medizin, deren man, wie es ja schon „die Alten“ zu sagen pflegten, in keinem Volke entraten kann, und die mit dem wachsenden Wohlstand der Kalifen- und Fürstenhöfe nur noch dringlicher gefragt war, – dass mit dieser Medizin, richtiger durch die Besten der sie Ausübenden, auch andere bei den Griechen groß gewordene Wissenschaften im Islam in Blüte kamen, einige davon als propädeutische Fächer zum ärztlichen Studium gehörig, andere aus Lust und innerem Antrieb gepflegt. Die Ärzte waren in der Tat, wie Goitein treffend formuliert hat, jahrhundertelang „die Fackelträger der säkularen Bildung, die berufsmäßigen Verbreiter der Philosophie und der Naturwissenschaften“[3] in der islamischen Kultur; sie waren es gewiss nicht als einzige, aber doch mehr als alle anderen Berufsgruppen. Sie standen jedoch – und damit kommen wir auf das Spezifische der islamischen Kultur zurück – sie standen mit diesem griechischen Erbe einer weithin wissenschaftsfeindlichen Orthodoxie gegenüber, für die das im Koran so häufige *ʿilm* („Wissen“, „Wissenschaft“) nur das Wissen von Gott und dafür erforderliche, nicht aber säkulare Wissenschaften legitimierte.[4] Ja Islam und Griechentum, jedenfalls eine bestimmte im Abendland wirksame Art von Griechentum (vgl. unser Kapitel IV.1 „Das griechische Erbe“) waren wesensmäßige Gegensätze. Und die Spannung wurde dadurch erhöht, dass ein großer Teil, nach manchen unserer Quellen sogar der weitaus überwiegende Teil der Ärzte Christen, Juden und Sabier waren, also auch konfessionsmäßig im Gegensatz zu ihrer Umgebung standen, so sehr die unter den Gebildeten waltende Toleranz diese Gegensätze zu verdecken vermochte. So wurden die Ärzte, die Heiler leiblicher Leiden, soweit sie sich nicht islamisch anpassten, für die Orthodoxie zu einer Art Bazillenträger; in jedem Fall waren sie eines der geistig virulentesten Elemente der islamischen Gesellschaft des Mittelalters.

Damit ist nun aber deutlich, wieso die so häufig gestellte und immer neu zu stellende Frage nach dem Wesen der islamischen Kultur an der Geschichte

---

3 Goitein, Medical Profession 177.

4 Grundlegend behandelt ist dieser Gegensatz von I. Goldziher in seiner Studie *Stellung der alten islamischen Orthodoxie zu den Wissenschaften*. Die Medizin kommt allerdings darin nur ganz am Rande zur Sprache. Kritik an Goldzihers These, die man selbstverständlich nicht verabsolutieren darf, übte in jüngerer Zeit etwa Gutas, *Greek Thought* 167–170. Siehe hierzu unten Kapitel IV.1 und IV.2.

der Ärzte nicht nur nicht vorbeisehen darf, sondern sogar hier wichtige Aufschlüsse für dieses Kernproblem der Islamwissenschaft zu erwarten sind. Das wichtigste Ergebnis unserer Untersuchungen, ganz allgemein gesagt, ist denn auch die Verdeutlichung jener erstaunlichen geistigen Beweglichkeit. Gewiss ist die Wucht der Autorität überwältigend; in den rein medizinischen Fragen wagt man am Ererbten kaum zu rütteln. Aber gerade in den „letzten Fragen", in dem Überbau, steht These gegen These, zeigen sich Strömungen von fast entgegengesetzter Richtung. Es wird etwas sichtbar von dem jahrhundertelangen Ringen der Geister, dem Wogen der Elemente in dem gewaltigen Schmelztiegel jener Kultur, die es vermochte, aber eben erst nach Jahrhunderten vermochte, ein einheitliches Ganzes zu schaffen, eine schöne Harmonie, deren Nachklang noch das Abendland des 18. und 19. Jahrhunderts faszinierte, man denke etwa an Goethes

> „Flüchte du, im reinen Osten
> Patriarchenluft zu kosten"

oder an Hegel, der im Islam „im eigentlichsten Sinne des Wortes die Religion der Erhabenheit" erblickt und „die einfache sich selbst gleiche Klarheit des Mohammedanismus" der „Zufälligkeit, Verwicklung und Partikularität" des Abendlandes gegenüberstellt.[5] Erst eine nähere Erkundung des Vorderen Orients brachte die ernüchternde Erkenntnis, dass morbide Stagnation anstelle der einstigen Harmonie getreten war. Ansätzen zu dieser Stagnation, Störungen aber auch der Harmonie zwischen Griechentum und Orient vonseiten einer militanten Orthodoxie begegnen wir auch in einigen unserer medizinischen Texte.

Unsere Quellen entstammen einem Zeitraum von mehr als einem halben Jahrtausend; die Anordnung des Stoffes in unseren Untersuchungen ist nicht chronologisch sondern systematisch. Nicht jede Quelle trägt zudem einen deutlichen Stempel ihres Jahrhunderts. Dennoch wird der aufmerksame Leser eines nicht verkennen: Die langsam, aber unentrinnbar zunehmende islamische Färbung, vergleichbar einem osmotischen Vorgang, der nur durch Sättigung zum Stillstand kommt. Die einst unter den Ärzten so reichlich vorhandenen Protagonisten des Griechentums nehmen ab, verschwinden schließlich wohl ganz von der Bildfläche.

5 In dem Gedicht *„Hegire"*, das den *West-östlichen Diwan* eröffnet. Die Hegel-Zitate stammen aus *System der Philosophie III* (Hegel, *Sämtliche Werke* x, 76) und *Geschichtsphilosophie* (ibid. xi, 305, 453). Weitere Urteile über den Islam sind zusammengestellt bei Glockner, *Hegel-Lexikon* s.v. „Mohammedanismus."

So sind also unsere Untersuchungen zum ärztlichen Leben und Denken im arabischen Mittelalter, müssen sie sich auch mitunter auf rein medizinhistorische Aspekte verengen, doch in stärkerem Maße islamwissenschaftlich ausgerichtet, als es vom Titel her scheinen mag, und in gewissen Grenzen, hoffen wir, mögen sie ein Beitrag zur Erkenntnis menschlichen Wesens und Geistes überhaupt sein.[6]

Abschließend sei ein kurzes Wort zum Stand der arabistischen Forschung gesagt, das zugleich als nachträgliche Rechtfertigung obiger Ausführungen dienen mag, deren Inhalt manchem vielleicht als selbstverständlich erschienen ist. Entgegen nämlich der anscheinend handgreiflichen Bedeutung des ärztlichen Lebens für die Islamwissenschaft sind bisher gezielte Vorstöße in der von uns eingeschlagenen Richtung kaum unternommen worden, einige wenige Aspekte, wie Krankenhauswesen, medizinischer Unterricht und ärztliche Prüfung ausgenommen, die schon in Leclercs *Histoire de la médecine arabe* kurz behandelt, durch Ahmad Issa Beys verdiente Studie *Histoire des Bimaristans (Hôpitaux) à l'époque islamique* weiter gefördert wurden, von einer erschöpfenden Behandlung aber ebenfalls noch weit entfernt sind. (Unsere Untersuchungen bringen neues Material für medizinischen Unterricht und Prüfungswesen, dürfen aber ebenfalls nicht beanspruchen, den Gegenstand abschließend zu behandeln.) Von dem Stand, den die Medizingeschichte mit Unterstützung der Gräzistik dank Gelehrter wie der oben Genannten für die antike Medizin erreicht hat, ist also die Islamwissenschaft noch weit entfernt.

Dessen ungeachtet werden aber natürlich in zahlreichen früheren Arbeiten Gegenstände unserer Thematik berührt; nur scheint es uns im Hinblick auf die Vielzahl und Verschiedenartigkeit der letzteren nicht sinnvoll, diese Arbeiten hier im Einzelnen zu nennen, vielmehr werden wir das von Fall zu Fall nachholen. Lediglich einige führende Namen sollen schon jetzt genannt sein.

An erster Stelle muss an den deutschen Arzt Max Meyerhof (1874–1945) erinnert werden, der wie kein zweiter in der ersten Hälfte des 20. Jahrhunderts die arabistische Medizingeschichte um mannigfache und wichtige Kenntnisse bereichert hat. Sein Interesse galt zwar hauptsächlich anderen Gebieten, namentlich der Überlieferungsgeschichte und der Drogenkunde, die er beide

6 Was wir hier für die Geschichte der Ärzte aufzuzeigen versucht haben und in der unten folgenden Arbeit des Weiteren zu erweisen hoffen, hat Martin Plessner in einem umfassenderen Sinne bereits in seiner Frankfurter Antrittsvorlesung von 1931 programmatisch gefordert; vgl. *Die Geschichte der Wissenschaften im Islam als Aufgabe der modernen Islamwissenschaft* (Philosophie und Geschichte Heft 31), Tübingen; Neufassung unter dem Titel *Die Bedeutung der Wissenschaftsgeschichte für das Verständnis der geistigen Welt des Islams* (Philosophie und Geschichte 82), Tübingen 1966.

neben zahlreichen kleineren Studien durch solche Standardwerke wie das grundlegende *Von Alexandrien nach Bagdad* und die vorbildliche Edition des Drogenkommentars des Maimonides bereicherte. Er lieferte aber doch auch Beiträge von zentraler Bedeutung für unsere Thematik, sei es auch nur dadurch, dass er Texte zugänglich machte, so etwa al-Baihaqīs wichtige *Geschichte der Philosophen im Islam* durch eine englische Paraphrase, die wir, da der Druck des Textes selten ist, dankbar benutzten, oder die für die Geschichte der griechischen Bildung im Islam aufschlussreiche Kontrovers-Korrespondenz zwischen Ibn Buṭlān und Ibn Riḍwān, zwei führenden Ärzten des 5./11. Jh., die er gemeinsam mit Joseph Schacht (1902–1969) edierte und übersetzte, wobei dem Buch auch ein englisches Resümee des *Nützlichen Buches über den medizinischen Unterricht* von Ibn Riḍwān beigefügt wurde. Die beiden Gelehrten übersetzten auch einen Passus aus der 25. Abhandlung der Aphorismen des Maimonides ins Englische, der für die Geschichte der Galen-Kritik im Islam bedeutsam ist.[7] Die für uns nützlichen Arbeiten Meyerhofs sind damit bei weitem nicht erschöpft; doch ersehe man das Weitere aus dem Literaturverzeichnis.[8] Genannt sei hier auch das immer noch wertvolle Buch *Arabian Medicine* (1921) des vor allem durch seine persische Literaturgeschichte berühmt gewordenen englischen Arztes Edward Granville Browne (1862–1926), das stark geistesgeschichtlich ausgerichtet ist und z.B. ein paar Geschichten über psychotherapeutische Heilungen mitteilt, ohne allerdings die Problematik der arabischen Psychotherapie im Zusammenhang aufzurollen. Franz Rosenthal (1914–2003) lieferte eine vorbildliche Bearbeitung der arabischen Testimonien des Galen zugeschriebenen Kommentars zum „Eid" des Hippokrates (= Oath); in seinem *Fortleben der Antike im Islam*[9] machte er durch Übersetzung auch einige typische medizinische Texte (meist aus arabischen Fassungen griechischer Quellen) bekannt und in seinem Buch *Technique and Approach of Muslim Scholarship* gab er wichtige Einblicke in die Geisteshaltung muslimischer Gelehrter, ihre Einstellung zur Autorität, Ansicht über Entwicklung in den Wissenschaften u.a.m., wie wir sie ähnlich auch bei unseren Ärzten finden. Hinge-

---

7 Auf diese Galen-Kritik habe ich in meiner Studie *Averroes contra Galenum* hingewiesen und einen Passus daraus zitiert, ohne damals von der sehr abgelegen erschienenen oben genannten Arbeit Kenntnis zu besitzen.

8 Man vgl. auch die Bibliographie der Werke Meyerhofs von J. Schacht in *Osiris* 9 (1950), 7–32.

9 Siehe hierzu auch den Forschungsbericht von H.H. Biesterfeldt, Secular Graeco-Arabica – Fifty years after Franz Rosenthal's *Fortleben der Antike im Islam*, in *Intellectual History of the Islamicate World* 3 (2015), 125–157. Derselbe hat unlängst auch höchst interessante biographische Notizen Rosenthals veröffentlicht: Franz Rosenthal's *Half an Autobiography*, in *Die Welt des Islams* 54 (2014), 34–105.

wiesen sei auch auf seine wichtige Zusammenstellung arabischer Kommentare zu dem ersten Aphorismus des Hippokrates: *Life is Short, the Art is Long* ... etc. S.D. Goitein (1900–1985) stellte aus den Funden der Geniza einen nützlichen Aufsatz *The Medical Profession* ... etc. zusammen, der manches unserer anderwärts gewonnenen Ergebnisse bestätigte. Sehr hilfreich und verdienstvoll ist die Übersetzung eines prophetenmedizinischen Werkes aus dem 9./15. Jh. (as-Suyūṭī) durch Cyril Elgood (1893–1970), der übrigens auch in seiner *Medical History of Persia and the Eastern Caliphate* (1951) Interesse für die ärztliche Prüfung u. ä. zeigt, ohne freilich wesentlich Neues beizusteuern.

Heinrich Schipperges (1918–2003) verfasste eine Reihe kleiner Aufsätze zu Fragen des Standes und der Ethik des mittelalterlichen Arztes, die zwar auf arabistischem Gebiet kaum Neues enthalten, aber durch ihre geistesgeschichtliche Sichtweise, ihre Perspektiven und namentlich die Vergleiche mit Verhältnissen des lateinischen Mittelalters wertvoll sind.

Hier darf und möchte ich schließlich meinen Lehrer Albert Dietrich (1912–2015) nicht unerwähnt lassen. Seine *Medicinalia Arabica* gehören zwar nicht in die Reihe der eben genannten Beiträge, als Hilfsmittel waren sie mir aber gleichwohl von unschätzbarer Bedeutung. Es genügt zu sagen, dass ich diesem Werk den Hinweis auf Ibn Hindūs *„Schlüssel der Medizin"* verdanke, einer Quelle, die den gesamten ersten Teil meiner Untersuchungen stark inspiriert hat, sowie auf as-Surramarrīs *Šifāʾ al-ālām*, eine ebenfalls hochbedeutsame Quelle, die das Phänomen der „Islamisierung der Medizin" besonders eindringlich verdeutlicht (für beide Werke vgl. die folgende Quellenübersicht). Die *„Medicinalia"* hatten, damals noch als Druckfahnen, mich schon in den türkischen Bibliotheken begleitet und wurden mir nach ihrem Erscheinen zu einem unentbehrlichen Ratgeber.

Die letzten Jahrzehnte des 20. Jahrhunderts und der Beginn des 21. haben natürlich große Fortschritte für die arabische Medizingeschichte mit sich gebracht. Es würde den Rahmen dieser selektiven Übersicht sprengen, die in diesem Zeitraum erschienenen zahlreichen Quelleneditionen, Detailstudien und Ansätze einer Gesamtdarstellung einzeln zu besprechen. Nicht unerwähnt bleiben dürfen hier aber die grundlegenden Werke von Fuat Sezgin (*Geschichte des arabischen Schrifttums* Bd. III) und Manfred Ullmann (*Die Medizin im Islam*). Mit der Nennung dieser nach wie vor unverzichtbaren Quellenführer beschließen wir diese knappe Übersicht.

ERSTER TEIL

Orts- und Grenzbestimmungen der Medizin

1 Die Definition der Medizin (*ḥadd aṭ-ṭibb*)

Medizinische Einleitungswerke und allgemeine medizinische Handbücher beginnen in der Regel mit einer Definition der Medizin bzw. mit einer Beschreibung ihres Zweckes (*ġaraḍ*), was inhaltlich ziemlich auf das Gleiche hinausläuft. Es braucht kaum gesagt zu werden, dass die Formeln, denen man hier begegnet, durchweg aus der antiken Medizin übernommen sind und sich – vermutlich ohne Ausnahme – auf die von Galen in seinen *Definitiones medicae* angeführten fünf Definitionen der τέχνη ἰατρική zurückführen lassen.[1]

Die Definition, der man in den arabischen Texten am häufigsten begegnet, kreist um die beiden Begriffe Gesunderhaltung und Heilung und geht damit auf die Abgrenzung zurück, die auch Galen als die häufigste bezeichnet: ἰατρική ἐστι τέχνη διαιτητική ὑγιαινόντων καὶ θεραπευτική νοσούντων (Kühn XIX, 351,5) Es liegt im Wesen der Sache, dass es sich bei allen sonstigen Definitionen, sofern sie überhaupt den Kern der Sache treffen, um nur wenig abweichende Variationen dieser Grundformel handelt.

Erwähnt sei, wegen ihrer besonders konzisen, dadurch aber missverständlichen und missverstandenen Formulierung, die Definition, mit der Ibn Sīnā sein berühmtes *Canticum de medicina* (*al-Urǧūza fī ṭ-ṭibb*) eröffnet (d. h. den eigentlichen Lehrtext, nach Prosa-Vorwort und gereimter Doxologie): „Die Medizin ist die Erhaltung von Gesundheit und die Heilung von Krankheit, die auf einer Ursache im Körper (beruht), woraus ein Symptom (entsteht)."[2]

---

1 Kühn XIX, 350–351, Nr. 9. Über Definition der Medizin in alexandrinischen Kommentaren zu *De Sectis* berichtet O. Temkin, De Sectis 417–418. Für die Geschichte antiker Definitionen der Medizin ist aufschlussreich: Englert, *Thrasybulos* 4–31.

2 *Aṭ-ṭibbu ḥifẓu ṣiḥḥatin bur'u maraḍ * min sababin fī badanin ʿanhu ʿaraḍ* (b. Sīnā, *Poème* 12, v. 17). Der Schluss *ʿanhu ʿaraḍ* kann auch bedeuten „woraus (bezogen auf *sabab*/Ursache) sie (d. h. die Krankheit) entstanden ist." Der lateinische Übersetzer Armangaud de Blaise hat denn auch so übersetzt: *Medicina est conservatio sanitatis, et curatio aegritudinis, quae accidit ex causa quae in corpore existit* (*Poème* 110). Recht verschwommen ist die französische Übersetzung (nicht nur in diesem Vers!): „La médecine est l'art de conserver la santé et éventuellement de guérir la maladie survenue dans le corps." Für unsere Übersetzung spricht, dass wenn *ʿaraḍ* Verb wäre, damit eigentlich nichts anderes ausgedrückt würde als durch *min* vorher schon ausgedrückt ist, nämlich der Zusammenhang zwischen *sabab* und *maraḍ*. Als

 | DOI: 10.1163/9789004326163_003

Während nun aber die Definition der Heilkunst meist schnell und mehr oder weniger als gedankenlose Pflichtübung erledigt wird, widmet Ibn Hindū dem Gegenstand ein kurzes, aber inhaltsreiches Kapitel, dem wir uns jetzt näher zuwenden wollen.

Ibn Hindū beginnt mit einigen allgemeinen Feststellungen über Sinn und Nutzen von Definitionen und führt dann folgendes aus:

> Die Alten haben die Medizin auf mancherlei Weise definiert. Die Definition, in der sie alle übereinstimmen, lautet: „Sie ist eine Kunst, die sich mit den Körpern der Menschen befasst und ihnen Gesundheit verschafft."[3] Das heißt folgendes: Sie haben „Kunst" und nicht „Wissenschaft" gesagt, weil letztere sowohl die einzelnen Teile wie die Gesamtheit der Teile betreffen kann. Daraus würde aber folgen, dass ein Teil der Medizin „Medizin" und der ihn Wissende „Arzt" wäre.[4] Mit dem Wort „Kunst" (*ṣinā'a*/τέχνη) entspricht dagegen die Definition nur der Vollendung der (einzelnen) Teile dieser Wissenschaft in sich selbst.[5]
>
> Sie haben gesagt: „befasst sich mit den Körpern" zur Unterscheidung zwischen der Medizin und den übrigen Künsten, die sich nicht mit den

Substantiv in der Bedeutung „Symptom" stellt es dagegen einen Terminus dar, der mit „Körper" und „Ursache" eine Trias von Termini bildet, die Galen zu Beginn seiner *Ars medica* im Anschluss an seine dortige Definition der Medizin anführt: Die Medizin ist die Wissenschaft von den Gesunden und den Kranken und denen, die keines von beidem sind, und dies jeweils im Hinblick auf den Körper, die Ursache und das Symptom (Kühn I, 307; vgl. auch unten S. 10, Anm. 6). Und Ibn Sīnā vereint *sabab, 'araḍ* und *maraḍ* nochmals in V. 20, *'araḍ* und *maraḍ* in V. 984 und 987.

3 Zugrunde liegt der von Galen in den „Medizinischen Definitionen" angeführte Satz: ἰατρικὴ τέχνη ἐστὶ περὶ τὰ ἀνθρώπων σώματα καταγινομένη ὑγιείας περιποιητική (Kühn XIX, 350,paen.).

4 Nach ar-Ruhāwī muss sich der Arzt sogar auf einen Teil der Medizin beschränken, da es einem einzelnen Menschen unmöglich sei, die ganze medizinische Wissenschaft zu beherrschen (vgl. unten S. 171). Bei Ibn Hindū, der als Philosoph spricht, ist bezeichnenderweise von Spezialisation nie die Rede, vgl. aber das Folgende.

5 Ibn Hindū, *Miftāḥ*, ed. Manṣūrī 38,11 (Tibi, *Key* 15): *lammā qālū ṣinā'atan, lam yanṭabiqi l-ḥaddu illā 'alā kamāli aǧzā'i hāḏa l-'ilmi fi n-nafsi.* Der Sinn dürfte sein, dass nur die Medizin als Ganzes den Namen „Wissenschaft" verdiente, während bei den einzelnen Teilen nur von τέχνη geredet werden könne. In der Tat ist in unseren Texten fast ausschließlich von der „τέχνη der Medizin" bzw. der medizinischen τέχνη (*ṣinā'at aṭ-ṭibb/aṣ-ṣinā'a aṭ-ṭibbīya*) die Rede. Wir übersetzen das regelmäßig mit „Heilkunst", Während wir das bloße Wort *ṭibb* durch „Medizin" wiedergeben. Der Ausdruck *'ilm aṭ-ṭibb* – „Wissenschaft der Medizin" ist dagegen sehr selten. Ibn Sīnā verwendet ihn bezeichnenderweise in seiner Biographie, da er als Philosoph sich eben nicht mit der bloßen τέχνη begnügen durfte (vgl. unten S. 344).

Körpern befassen, wie die Schreinerei und die Juwelierkunst etc. Dann spezifizierten sie sie auf den Körper des Menschen, denn auch die Veterinäre befassen sich mit Körpern. Und da es auch andere Künste gibt, die sich mit dem menschlichen Körper befassen, wie alle Berufe, die nicht der Natur sondern der Kosmetik dienen (*tunsabu ila z-zīna*), wie die Kunst des Frisierens und die Kunst der Kämmerinnen, mussten sie zwischen ihnen und der Medizin unterscheiden und fügten hinzu „verschafft ihnen Gesundheit." Denn der Haarschneider (*muzaiyin*) befasst sich zwar mit dem menschlichen Körper, verschafft ihm aber nicht Gesundheit. Mit dem „Verschaffen der Gesundheit" meinen sie die Erhaltung der Gesundheit, solange sie vorhanden ist, und deren Rückgewinnung, wenn sie verloren ist.

Man hat auch folgendermaßen definiert: „Medizin ist das Wissen von den Gesundheitsdingen, den Krankheitsdingen und den Dingen, die keines von beidem sind."[6]

IBN HINDŪ, *Miftāḥ*, Kap. III, fol. 11ᵃ–12ᵇ; ed. Manṣurī 37–40 (Tibi, *Key* 15–16)

Es folgt die Auffächerung in Körper, Ursachen und Symptome entsprechend der oben in Anm. 2 erwähnten Stelle im ersten Kapitel von Galens *Ars medica* (Kühn I, 307). Mit der dritten Kategorie sind die nicht völlig gesunden Körper, z. B. von Greisen, Genesenden, nur an einem Organ, z. B. der Hand, Erkrankten, oder Menschen von schwankender Gesundheit gemeint, wie die an einem Überschuss Gelber Galle Leidenden, denen es im Sommer schlecht und im Winter gut geht, oder an einem Überschuss von Trockenheit, denen es in der Jugend gut, später schlecht geht.

Wer die diesbezüglichen allgemeinen Gesetze kennt, kann die einzelnen Fälle behandeln.[7] Das ist also der wahre Arzt und so lautet die richtige Definition der Medizin.

---

6 Ibn Hindū, *Miftāḥ*, ed. Manṣūrī 39,8 (Tibi, *Key* 16). In dem von Temkin (*Janus* 188) untersuchten alexandrinischen Kommentar zu *De sectis* wird diese Definition – *Medicina est disciplina sanorum egrotantium atque neutrorum* – dem Herophilus zugeschrieben. Ebenso notiert Ibn al-Maṭrān in seinem „Garten der Ärzte": „Summarien zu *De sectis*: ein Passus, der besagt, dass der erste, der den ‚dritten Zustand', der weder Gesundheit noch Krankheit ist, herausgefunden hat, Herophilus war" (b. -Maṭrān, *Bustān* fol. 32ᵇ). Letzterer war auch in den galenischen *Def. med.* (Kühn XIX, 351,3), von denen die weiteren Quellen abhängen dürften, mit folgender Aussage zitiert worden: ἄλλως κατὰ Ἡρόφιλον. ἰατρική ἐστι τέχνη ὑγιεινῶν καὶ νοσερῶν καὶ οὐδετέρων.

7 Ibn Ǧumaiʿ betont demgegenüber gerade die Schwierigkeit, diese Gesetze auf den Einzelfall anzuwenden, (b. Ǧumaiʿ, *Ṣalāḥīya* fol. 214–215, ed. Fähndrich, arab. 17–18, engl. 13–14).

Neben den streng wissenschaftlichen Definitionen, wie sie insbesondere Ibn Hindūs an philosophischem Denken geschulte Darlegungen beinhalten, begegnen wir in unseren Quellen manchmal auch weniger strengen, ja geradezu saloppen Formeln, didaktischen Devisen, wie sie Lehrer ihren Schülern übermittelt haben mögen. So heißt es in einer kleinen Schrift des jüdischen Arztes Yaʿqūb ibn Isḥāq[8] unter Berufung auf Hippokrates und Galen: „Die Heilkunst ist die richtige Dosierung für jeden einzelnen Kranken" (*ṣināʿatu ṭ-ṭibbi huwa miqdāru mā yuqaddaru li-kulli marīḍin*). In der großen Enzyklopädie *aš-Šāmil fī ṭ-ṭibb* („das Umfassende [Buch] über die Medizin") von Abu l-Muslim aš-Šīrāzī wird der legendäre Ḥāriṯ ibn Kalada gefragt: „Was ist die Medizin?" und antwortet: „Die Prophylaxe und die Aufrechterhaltung der Symmetrie."[9] Bei Ibn Hindū heißt es einmal lapidar: „Die wahre Medizin ist der Syllogismus!" (vgl. unten s. 131).

2 Die Einteilung der Medizin (*taqsīm/aqsām aṭ-ṭibb*)

Ibn Sīnā lässt in seinem medizinischen *Canticum* dem eben zitierten Vers über die Definition (v. 17) die folgenden fünf Verse über die Einteilung der Medizin folgen:

Die Kunst teilt sich in Wissen und in Tun
das Wissen muss in dreierlei beruh'n:
Die sieben, die „natürliche" man nennt,

8 Er wirkte im 6./12. Jh. in Kairo und Damaskus. Albert Dietrich behandelt mehrere Stücke von ihm in seinen *Medicinalia Arabica*, darunter jedoch nicht die hier benutzte, die in der Sammelhandschrift Beirut 303 die Seiten 128–158 umfasst. Der Anfang lautet: *qāla š-šaiḫu r-raʾīsu l-fāḍilu l-failasūfu Yaʿqūbu bnu Isḥāqa l-Isrāʾīlīyu: hāḏihi maqālatun allaftuhā ḥīna saʾalanī baʿḍu l-aṭibbāʾi fī taʾlīfihā limā raʾā min ġalaṭi l-aṭibbāʾi.* Die oben zitierte Stelle steht auf s. 156.

9 Ms. Istanbul, Ahmet III. 2108 (vgl. Lit.-vz. I., Nr. 85), fol. 76: *al-ḥimyatu wa-ḥimāyatu l-iʿtidāli.* Bei Ibn abī Uṣaibiʿa antwortet er dagegen auf die Frage, Anuschirwans „Was ist die Wurzel der Medizin?" „*al-azm!*" und erklärt dieses Wort dann mit „die Kontrolle der Lippen und das sanfte Walten mit den Händen" (d.h. die kontrollierte Ernährung und – im Krankheitsfall – die geschickte Behandlung; b.a. Uṣaibiʿa, *ʿUyūn* I, 110,-5–6 = B 163,2–3). Das Wort *azm*, das Kopf (*History* 210) mit „restraint" übersetzt, soll den Lexika zufolge bedeutungsgleich mit *ḥimya* sein (Lane I, 54c). Näheres über die Begriffe *ḥimya* und *iʿtidāl* siehe unten im Kapitel „Das Ideal der Symmetrie" (I.7; s. 89 f.) und im Abschnitt „Der Begriff der *ḥimya*" (III.A.4; s. 299 f.).

die sechs, die als „notwendige" man kennt,
und weit're drei, wovon die Bücher schreiben:
die Ursach', das Symptom, sowie das Leiden.
Das Tun des Arztes zwei Gebiete birgt:
in einem er nur mit den Händen wirkt;
im andern kommt die Wirkung aus den Drogen
und aus der Nahrung, welche wohlgewogen.

IBN SĪNĀ, *Poème*, V. 18–22

Das ist – in gereimter und auf äußerste Konzisheit reduzierter Form – eine Gliederung der medizinischen Wissenschaft, wie wir sie ähnlich in der Regel zu Beginn medizinischer Kompendien – wo sie mitunter, etwa in Ibn Hubals *Muḫtārāt*, als Disposition fungiert – und daneben auch in Ibn Hindūs „Schlüssel" antreffen, dessen fünftes Kapitel die „Teile der Medizin" behandelt.[10] Wenn wir von „ähnlichen" Einteilungen sprachen, so heißt das freilich nicht, dass die Unterschiede etwa nur im Stilistischen lägen. Vielmehr weist die Terminologie erhebliche Schwankungen auf, und sogar die Einteilung selber ist in den einzelnen Texten alles andere als einheitlich. Diese Sachlage hat uns bewogen, hier wenigstens einen Einblick in die Problematik zu geben.

Wie anders als in den zitierten Versen eine Gliederung der Medizin ausfallen konnte, das zeige uns zunächst ein Zitat aus den „Rangstufen der Wissenschaften" von Ibn Ḥazm (nach der Übersetzung von Rosenthal):

> Die Medizin zerfällt in zwei Teile, nämlich die Seelenmedizin, die von der Logik aus das Übermaß und die Unzulänglichkeit in ethischen Dingen beseitigt und zum Einhalten des rechten Maßes und dadurch zur Besserung und Heilung der Sitten führt, und die Körpermedizin, die sich mit den Naturen (Säften) des Körpers und der Zusammensetzung der Gliedmaßen beschäftigt wie auch mit den Krankheiten, ihren Ursachen,

10 Die von Temkin untersuchten Kommentare (vgl. oben s. 8, Anm. 1) berichten von zwei Einteilungen (der antiken Ärzte); eine umfasst zwei Teile, nämlich Theorie und Praxis, wobei die Theorie in Physiologie, Ätiologie und Semiotik, die Praxis in Hygiene und Therapie unterteilt werden; die andere beginnt sofort mit den Unterteilen der ersten und umfasst daher fünf Teile (Temkin, De Sectis 420). Man beachte die anders lautenden Einteilungen, die wir oben wiedergeben. Ibn Sīnās Einteilung (und Definition!) der Medizin wurde übrigens von Yaʿqūb al-Isrāʾīlī kritisiert (vgl. Dietrich, *Medicinalia* 180, Zeile 5–6). Al-Masīḥī beklagt in der Einleitung seiner „Hundert (Kapitel) über die Medizin" die in der Einteilung herrschende Willkür und Unordnung (vgl. unten s. 418).

> den Medizinen, durch die sie bekämpft werden können, und der Aussonderung von wirksamen Medizinen und Nahrungsmitteln. Die Körpermedizin zerfällt ihrerseits in zwei Teile, nämlich (1) mit den Händen zu unternehmende Operationen (Chirurgie), zum Beispiel das Einrenken von Gliedmaßen, das Öffnen von Geschwüren, Kauterisation, Amputation, und (2) Krankheitskontrolle mittels der in den Medizinen ruhenden Kräfte. Weiterhin ist sie in die folgenden zwei Teile geteilt: (1) die Bewahrung der Gesundheit, so daß man nicht krank wird, und (2) im Falle von Krankheit deren Heilung.
>
> IBN ḤAZM, *Marātib al-ʿulūm*, Übersetzung Rosenthal, *Fortleben* 87–88

Die sonst übliche Grundeinteilung der Medizin in Theorie und Praxis ist hier also gar nicht berücksichtigt. Gesundheitserhaltung und Krankheitsbehandlung sind aus der Definition der Heilkunst (vgl. Kapitel I.1) in deren Gliederung übernommen, – ein Verfahren, das auch in anderen Quellentexten begegnet und von der Sache her durchaus berechtigt erscheint. Besonders auffällig ist, dass der Körpermedizin eine Seelenmedizin zur Seite gestellt wird. Die in den Quellen häufig berührte und nicht einheitlich beantwortete Frage, ob der Arzt nur für den Körper, oder aber für Körper und Seele des Menschen zuständig sei, bildet jedoch ein gesondertes Problem, dessen Erörterung in einem späteren Kapitel erfolgen soll.

Ibn Ḥazm war nun freilich, so könnte man einwenden, kein Arzt, also kein Fachmann. Aber auch wenn man nur die Fachliteratur berücksichtigt, bleibt das Bild recht uneinheitlich. Die terminologischen Schwankungen beginnen im Grunde schon bei dem Worte „Teil" selbst: Ar-Ruhāwī versteht unter den „Teilen" (*aǧzāʾ*) der Medizin die Fachrichtungen.[11] Ibn Hindū verwendet dagegen das gleiche Wort neben *qism* im hier vorliegenden Sinne.[12] Aber auch seine Einteilung weicht von der Ibn Sīnās ab, wie die folgende Übersicht zeigt:

Theorie	
umfassend die Kenntnis:	1) der natürlichen Dinge
	2) der Ursachen
	3) der Symptome

11 Näheres darüber im Kapitel „Spezialisation" (II.9).

12 So auch Ruhāwī, *Adab* fol. 92b,17.

Praxis
umfassend: 1) Schutz der Gesundheit
- wozu gehört:
  - 1) Hygiene (*ḥifẓ aṣ-ṣiḥḥa ʿalā l-iṭlāq*)
  - 2) Prophylaxe (*at-taqaddum fi l-ḥifẓ*)
  - 3) Pflege der Genesenden (*tadbīr an-nāʿiš*)
    - bestehend aus:
      - a) Altenpflege
      - b) Kinderpflege
      - c) Rekonvaleszentenpflege

2) Wiederherstellung der Gesundheit
- wozu gehört:
  - 1) Behandlung mit Diät, Gymnastik und dergl.
  - 2) „Behandlung mit der Hand" (= Chirurgie) wie Spalten, Amputieren, Brennen, Einrenken

Auch Ibn Hindū übernimmt also Gesundheitserhaltung und Krankheitsbehandlung aus der Definition in die Gliederung. Die Dreiteilung der Gesundheitserhaltung mit der ausdrücklichen Wiedergabe griechischer Begriffe ist dabei besonders bemerkenswert.

Das 5. Kapitel Ibn Hindūs[13] ist jedoch im Grunde enttäuschend, da der Autor nicht nur darauf verzichtet, die schwankende Terminologie zu erörtern, sondern obendrein auch noch die „notwendigen Dinge" zu nennen vergisst. Gerade dieser Terminus ist aber problematisch, werden doch die „notwendigen Dinge" von anderen Autoren als die „natürlichen", von wieder anderen als die „nicht natürlichen" bezeichnet. Wir stoßen hier auf die auffälligste terminologische Schwankung und wollen dieses Problem, unter bewusster Ausklammerung weiterer Einzelheiten des Einteilungsschemas, im Folgenden wenigstens deskriptiv klären. Die Frage der Entstehung der verschiedenen Termini kann nur oberflächlich berührt werden.

a *Die „natürlichen" und die „notwendigen" Dinge*

Unter den „natürlichen Dingen" verstehen Ibn Sīnā, Ibn Hindū, Ibn Hubal und viele andere Autoren die sechs bzw. sieben Dinge, „die im Körper von Natur aus vorhanden sind, aus denen er sich zusammensetzt und auf denen seine Existenz beruht" (*bihā qiwāmuhū*).[14] Es sind die Elemente, die Mischung, die

13 Ibn Hindū, *Miftāḥ*, ed. Manṣūrī 51–54; Tibi, *Key* 21–22.

14 Ibn Hindū, *Miftāḥ* fol. 15^{a},17; ed. Manṣūrī 52,1–2; Tibi, *Key* 21. Sie werden von Ibn Hindū und

Säfte, die Organe, die Pneumata als Träger der Kräfte (fehlt bei Ibn Hindū), die Kräfte und die Wirkungen der Kräfte.[15]

Die sechs notwendigen Dinge sind bei Ibn Sīnā die Luft, Essen und Trinken, Schlafen und Wachen, Bewegung und Ruhe, Entleerung und Verhaltung (*iḥtiqān*) und die seelischen Akzidentien. In Ibn Hubals *Muḫtārāt* erscheinen eben diese sechs als „die Dinge, die nicht natürlich sind" (I, 8,2), später allerdings dann auch als „die sechs notwendigen Faktoren (*asbāb*), die Gesundheit und Krankheit gemeinsam betreffen" (*muštarak li-*; I, 124) und nochmals als „die allgemeinen Faktoren, die weder natürlich sind noch abweichend von der Natur (so bezeichnet Ibn Hubal die Trias: Ursache, Krankheit, Symptom) sondern Gesundheit und Krankheit, sowie den Zustand, der zwischen beiden liegt[16] gemeinsam betreffen" (I, 125).

Die Bezeichnung dieser Dinge als „nicht natürliche" (*laisat bi-ṭabīʿīya*) bzw. „unnatürliche" (*ġair aṭ-ṭabīʿīya*) findet sich auch sonst.[17]

Tatsächlich wurden aber auch die sechs „notwendigen" bzw. „nicht natürlichen" Dinge von manchen Autoren als die „natürlichen Dinge" bezeichnet, so z.B. von Ibn Riḍwān in seiner von Meyerhof behandelten Schrift über das Klima von Kairo *Fī dafʿ maḍārr al-abdān*.[18] In al-Masīḥīs „Buch der Hundert"

---

anderen auch als die *arkān* (w. „Säulen") bezeichnet, während Ibn Sīnā, und Ibn Hubal diesen Namen korrekterweise für die Elemente (bei Ibn Hindū und sonst: *ustuquṣṣāt*) verwenden.

15 As-Surramarrī unterscheidet in seiner „Heilung der Schmerzen" (vgl. die ausführliche Würdigung dieses Werkes im Kapitel „Die Islamisierung der Medizin" IV.2) natürliche und von der Natur abweichende Sachen (*ašyāʾ*). Die natürlichen zählen laut ihm 11, nämlich Elemente, Säfte, Mischungen, Glieder, Kräfte der Glieder (hier werden aber in der Erklärung Qualitäten und Kräfte miteinander vermischt!), Wirkungen, Pneumata, Lebensalter, Farben (!) („Weiß weist auf Schleim, Rot auf Blut hin" etc.), Statur (*saḥna*) und Geschlecht. Die Zahl der unnatürlichen (sie werden bei ihm ausdrücklich mit den von der Natur abweichenden gleichgestellt!) gibt er mit neun an. Tatsächlich zählt er dann aber die *sex res non naturales* auf (wobei er die Paare entgegen der üblichen Gepflogenheit doppelt zählt) und fügt noch das „Bad" hinzu (fol. 7^b–8^a).

16 Vgl. oben S. 10, Anm. 6.

17 Z.B. in *Ṣaid al-ḫāṭir* von Ibn al-Ǧauzī (vgl. Lit.-vz. I, Nr. 19), Ms. Ahmet III. 2132 *passim* und in *aš-Šāmil fi ṭ-ṭibb* von Abū Muslim Ibn abi l-Ḫair, Ms. Ahmet III. 2108, Anfang (vgl. Lit.-vz. I., Nr. 85). Es sei hier bemerkt, dass *Ṣaid al-ḫāṭir* von Ibn al-Ǧauzī laut GAL I, 505, Nr. 49 ein homiletisches Werk ist, das übrigens auch gedruckt vorliegt. Da Ibn al-Ǧauzī als Verfasser eines stark von Prophetenmedizin durchsetzten medizinischen Kompendiums mit dem Titel *Luqaṭ al-manāfiʿ fi ṭ-ṭibb* („Nützliche medizinische Brocken" – vgl. Dietrich, *Medicinalia* Nr. 46) bekannt ist, erscheint es mir sehr zweifelhaft, dass er gleichzeitig diese solide gearbeitete, seriöse Isagoge verfasst haben sollte.

18 Vgl. Meyerhof, Climate and Health 211.

lesen wir, unter den „natürlichen Dingen" könne man entweder die sechs *arkān* (vgl. oben; er lässt wie Ibn Hindū die Pneumata weg), oder aber die „Umstände" (*ḥālāt*) des menschlichen Körpers (später nochmals als „die natürlichen Umstände des Körpers" bezeichnet) verstehen.[19] Damit meint er jedoch nicht die sechs „notwendigen Dinge" (diese bezeichnet er wie Ibn Hubal als „gemeinsame Faktoren"), sondern vielmehr eine Reihe von weiteren Begriffen, nämlich Lebensalter, Körperbau, Geschlecht, persönliche Mischung, Gewohnheiten, Jahreszeiten. und Wohnverhältnisse.

Damit ist nun aber die verwirrende Vielfalt der Terminologie noch nicht erschöpft; ar-Ruhāwī bietet eine weitere Variante: Bei ihm sind die „natürlichen Dinge" eine Kombination der sechs „notwendigen Dinge", zweier *arkān* (bzw. „natürlicher Dinge" nach der Terminologie Ibn Sīnās und anderer) sowie einiger der Faktoren, die al-Masīḥī als „natürliche Umstände des Körpers" bezeichnet. Ar-Ruhāwī kennt somit insgesamt 13 „natürliche Dinge" und behandelt sie in folgender Reihenfolge: Luft (*Adab* fol. 20^{a}), Bewegung und Ruhe (21^{a}), Speisen und Getränke (30^{a} und 33^{a}), Entleerung und Verhaltung (37^{a}), Schlafen und Wachen (39^{a}), seelische Akzidentien (40^{b}), verändernde Wirkungen (*taġāyīr*) der Länder auf die Körper gemäß ihrer Lage (43^{b}), Verändernde Wirkungen der Berufe und Tätigkeiten auf die Körper (45^{b}), Kräfte des Körpers (47^{a}), Lebensalter (ohne Überschrift, 47^{b}), Körperbau (*saḥna*, 49^{a}), Natur (d.h. Mischung) des Körpers (50^{a}).

Gemeinsam ist allen diesen Faktoren, dass sie in Ausgewogenheit, in Eukrasie bzw. Symmetrie erhalten werden müssen.[20] Ar-Ruhāwīs Zusammenstellung befriedigt jedoch insofern nicht, als er affizierende und affizierte Faktoren vermischt. Die Frage, ob diese terminologische Verwischung ar-Ruhāwī persönlich oder seinen Quellen zur Last zu legen ist, kann erst nach genauer Prüfung der letzteren entschieden werden. Demgegenüber ist die Ibn Sīnā'sche Terminologie klar: Den „natürlichen" Dingen, aus denen sich der Körper aufbaut, stehen die für seinen Fortbestand „notwendigen" gegenüber. Dass diese letzteren von den einen als „natürlich" von den anderen als „nicht natürlich" bezeichnet werden, dürfte sich aus der Ambivalenz dieser Faktoren erklären lassen, die alle dem Körper sowohl nützen als auch schaden können.

---

19 Masīḥī, *Mi'a*, ed. Sanagustin 30.

20 Näheres siehe im Kapitel „Das Ideal der Symmetrie" (I.7).

3 Die Legitimität der Medizin (*ṣiḥḥat aṭ-ṭibb*)

Die Verteidigung der Heilkunst gegenüber Feinden und Verächtern ist einer jener medizinliterarischen Topoi, den die arabischen Ärzte von „den Alten“ übernahmen und weiterentwickelten. Die hippokratische Schrift „Von der Kunst“ polemisiert zwar nur gegen zwei Kategorien von Widersachern, nämlich einmal allgemein „Leute, die sich eine Kunst daraus gemacht haben, von den Künsten schlecht zu reden“,[21] zum andern jene, „die unter Hinweis auf die Todesfälle der Kunst die Existenz absprechen wollen.“[22] Neben dieser empirischen Kritik dürfte es aber auch an theoretisch fundierten Angriffen auf die Heilkunst schon in der Antike nicht gefehlt haben. Bekannt ist ja jenes „böse Wort“ (ἀργὸς λόγος), das megarische Philosophen den Stoikern unter ihrem Schulhaupt Chrysipp (gest. um 205 v. Chr.) entgegenhielten, um sie der absurden Konsequenzen ihres Determinismus zu überführen:

> Si fatum tibi est ex hoc morbo convalescere, sive tu medicum adhibueris, sive non adhibueris, convalesces; item, si fatum tibi est ex hoc morbo non convalescere, sive tu medicum adhibueris sive medicum non adhibueris, non convalesces; et alterutrum fatum est: medicum ergo adhibere nihil attinet.
>
> CICERO, *De fato* 28–29

Chrysipp fand dafür den etwas sophistischen Ausweg der „Mitvorherbestimmung“: Bei Vorgängen, die nicht „einfach“ (*simplicia*) sondern (mit einer Bedingung) „verbunden“ (*copulata*) sind, ist die Bedingung vom Fatum mitbestimmt, ist *confatale: „tam enim est fatale medicum adhibere quam convalescere.“*[23]

Damit waren Fragen und Antworten vorgeprägt, wie sie in ähnlicher Form auch die islamische Welt immer neu beschäftigen sollten. Namentlich der Fatalismus der Stoa setzte sich – ungeachtet nicht durchaus identischer Voraussetzungen – in dem islamischen Prädestinationsglauben und einer spezifischen von den Sufis geschaffenen und von al-Ġazālī subtil zum System entwickelten Form von Gottvertrauen (*tawakkul*) fort. Es liegt daher nahe, hier den Haupt-

---

21 Vgl. Diller, *Hippokrates* 189.

22 Hipp., *De arte*, c. 7; Diller, *Hippokrates* 192 (CMG I,1,13, Z. 7–8); vgl. die ausführliche Widerlegung dieses Arguments bei Ibn Hindū unten S. 31 f.

23 Vgl. Cicero, *De fato* 28–30 = Cicéron, *Traité du destin. Texte établi et traduit par* Albert Yon, 15 (XII,28-XIII,29); zur mutmaßlichen Herkunft des „bösen Wortes“, ibid. Introduction XXV, note 1; deutsche Übersetzung und Erörterung bei Schmekel, *Forschungen* 260.

gegner der Medizin im islamischen Raum zu suchen. So schreibt etwa Karl Opitz:

> In medizinischer Hinsicht zwingt diese Prädestination, zumal wenn sie so kalt und starr wie im Islam gepredigt wird, zu einem verhängnisvollen Nihilismus, wie er sich z. B. in den Worten jenes Abschreibers eines medizinischen Kodex äußert: „Wenn es dem Kranken beschieden ist, gesund zu werden, wird er es auch ohne Wein (als Arznei) werden." Dann ist jede Therapie überhaupt zwecklos, ja als schwächlicher Versuch, Gottes Willen zu durchkreuzen, lächerlich oder sündhaft.
>
> OPITZ, *Medizin im Koran* 8

Und Adolf Mez schreibt in seiner *Renaissance des Islâms* (356): „Die Frommen wollten von einer ärztlichen Behandlung nichts wissen" und begründet damit seine Behauptung, dass die Stiftung von Krankenhäusern eine rein weltliche Angelegenheit gewesen sei. Beides ist in dieser undifferenzierten Form nicht richtig. Krankenhäuser wurden im Islam sehr wohl auch aus religiösen Motiven, vor allem auf Grund von Gelübden gestiftet;[24] und unter den Frommen gab es ebenso dezidierte Befürworter der Heilkunde, wie es unter denen, die ihr aus dem einen oder anderen Grunde ablehnend gegenüberstanden, zumindest religiös Indifferente, wenn nicht gar Areligiöse gab. Dass sich jedoch die Medizin auch im Islam und gerade während ihrer Glanzzeit einer Front von Zweiflern, Leugnern und Verächtern gegenübersah, unterliegt jedenfalls keinem Zweifel.

Es ist ja charakteristisch genug, dass ein so witziger, weltoffener, belesener und vielgelesener Autor wie der schreib- und streitfreudige Belletrist al-Ǧāḥiẓ im 3./9. Jahrhundert eine „Niederreißung der Medizin" verfasste. Sie ist nicht erhalten und über ihren Inhalt m. W. nichts bekannt. Die bei al-Ǧāḥiẓ an sich denkbare Möglichkeit eines literarischen Scherzes scheidet jedoch aus, da zwei so bedeutende Ärzte wie ar-Rāzī und Ibn Mandawaih diese Schrift in leider ebenfalls nicht erhaltenen Traktaten widerlegt haben.[25]

Charakteristisch für die Spötter sind aber z. B. auch Verse auf den Tod großer Ärzte und Philosophen wie die folgenden, bei denen man nicht recht weiß, ob

---

24 So hatte z. B. der Marwānide Nāṣir ad-Daula, der im 5./11. Jh. Maiyāfāriqīn regierte, während einer schweren Krankheit seiner Tochter gelobt, im Falle ihrer Genesung den Betrag ihres Gewichtes in Dirhams zu stiften. Auf den Rat seines Arztes Zāhid al-ʿulamāʾ verwandte er diese Summe dann für den Bau eines Krankenhauses (b.a. Uṣaibiʿa, *ʿUyūn* I, 253 = B 341).

25 Vgl. *GAL*, S I, 246.

sie aus Skepsis, frommer Weltverachtung oder hämisch-bigottem Vergnügen an der Machtlosigkeit der Heilkunst gegenüber dem Tod entstanden sind:

> Hippokrates ging einst gelähmt dahin;[26]
> der Plato starb an seinen Brustfellplagen;
> hin ging an Schwindsucht Aristoteles;
> Galenos starb, dieweil er krank am Magen.[27]
> Abū ʿAlī ist eines Tags an Ruhr
> verschieden – und sein „Canon" half ihm nichts.[28]
> Arznei für Krankheit gibt es nur bei dem,
> der zu dem Ding sagt; „sei!" – und schon geschicht's.[29]
>
> DIETRICH, *Medicinalia* 195–196 (vgl. Bürgel, *Allmacht* 181)

Weitere Arten von Gegnern der Heilkunst werden wir aus Ibn Hindūs unten wiedergegebenem Kapitel kennenlernen. Bevor wir uns jedoch ihm zuwenden, muss das Wesen des *tawakkul* als zweifellos bedeutendster gegen die Heilkunst gerichteter islamischer Kraft erläutert werden, und dies umso mehr, als wir hierfür nicht auf das mitunter recht verzerrte oder dürftige Spiegelbild der Widerlegungen angewiesen sind, sondern einen Zeugen vom Range al-Ġazālīs befragen können, während andererseits die Polemiker bei den medizinischen Autoren die Kenntnis des *tawakkul*-Problems mehr oder weniger voraussetzen. Hinzu kommt, dass in abendländischen medizinhistorischen Arbeiten – Opitz kann in diesem Punkte als Maßstab gelten – das Problem in der Regel nur oberflächlich gestreift wird.

---

26 Vgl. b.a. Uṣaibiʿa, *ʿUyūn* I, 28,13 = B 49,12 „es wird gesagt, Hippokrates sei an Lähmung gestorben."

27 Vgl. b.a. Uṣaibiʿa, *ʿUyūn* I, 82,-9 = B 124: „es wird gesagt, er sei an Diarrhoe (*ḏarab*) gestorben."

28 Ibn Sīnā starb laut b.a. Uṣaibiʿa (*ʿUyūn* II, 9 = B 445) an Kolik. Hier zitiert dieser auch die folgenden boshaften Verse, die auf Ibn Sīnās philosophisches Hauptwerk, das „Buch der Heilung" und eine kleinere philosophische Schrift von ihm mit dem Titel „Buch der Rettung" anspielen und zugleich mit den Worten „Ich sah Ibn Sīnā die Männer befehden" offensichtlich seine neuplatonisch gefärbte Philosophie, mit der er sich in Widerspruch zu „den Männern" der Tradition und der Orthodoxie setzte, kritisieren:

> Ich sah Ibn Sīnā die Männer befehden –
> nun starb er an Kolik den kläglichsten Tod;
> es konnte sein Übel „Die Heilung" nicht heilen,
> noch Rettung vorm Tode „Die Rettung" ihm bot.

29 Vgl. Koran 16:40/42 und oft.

a *Das* tawakkul-*Problem*

Wenn wir uns in den folgenden Ausführungen auf das 35. Buch der „Wiederbelebung der Religionswissenschaft" von al-Ġazālī (gest. 1111), betitelt „Über das Einheitsbekenntnis und das Gottvertrauen", stützen, so aus mehreren Gründen; erstens, weil al-Ġazālī „in der mystischen Vertiefung des *Tawakkul* -Begriffes weiter vordrang als irgend einer der Vorgänger",[30] zum andern, weil er in besonders detaillierter Weise die Auswirkung des *tawakkul* auf die Anwendung von Heilmitteln behandelt, und schließlich auch, weil dieses Buch in der deutschen Bearbeitung von Hans Wehr besonders zugänglich ist.

Al-Ġazālī entwickelt sein System des *tawakkul* in enger Verbindung mit dem Begriff des *tauḥīd*. *Tauḥīd* bedeutet an sich nur „Einsmachung" und bezeichnet den Monotheismus im Gegensatz zur *taṯniya* („Zweimachung" = Dualismus) der Parsen und zum *taṯlīṯ* („Dreimachung" = Trinität) der Christen. Mit dem Ausbau einer systematischen Theologie kamen jedoch neuartige, subtile Deutungen des *tauḥīd*-Begriffes auf und gleichzeitig erweiterte und vertiefte sich die Auslegung des entgegengesetzten Begriffes *širk* („Beigesellung"), womit im Koran ursprünglich nur der Polytheismus gemeint war.[31] So bezeichnet es al-Ġazālī wie vor ihm zahlreiche Sufis (vgl. die Nachweise in Wehrs Einleitung) als *širk*, die Willensfreiheit zu lehren und auf die leblose Natur zu vertrauen.[32] Letzteres ist dabei nicht weniger bedeutsam als ersteres. Al-Ġazālī zufolge sind es nämlich Einflüsterungen des Satans, wenn man z. B. das Keimen und Sprossen der Saat auf den Regen oder die Fahrt der Schiffe auf Wind und Wellen zurückführt. Haben doch alle Phänomene ihren Ursprung in Gott als dem einzigen wirkenden Prinzip. Es ist also ein Irrtum, wenn man die Aufeinanderfolge von Vorgängen so deutet, als wenn einer aus dem andern entstünde und irgendetwas außer Gott in sich kausale Wirkung haben könnte.[33] Die Sünde des *širk* begeht man mithin, wenn man für die Erreichung seiner Zwecke (mögen sie noch so gut sein) sich auf die Wirksamkeit irdischer Mittel (*asbāb*) verlässt, und damit gewissermaßen Gott eine außer ihm errichtete Kausalität „beigesellt." Die allgemeine Lösung des Problems lag in der Formel, man dürfe sich der Mittel bedienen, sofern man nicht ihnen selbst sondern allein Gott die

30 Goldziher, Sûfismus 55. Zum *tawakkul*-Problem im Allgemeinen siehe auch Perho, *Prophet's Medicine* 65–70. Vgl. auch Bürgel, *Allmacht* 177–178.

31 Für Einzelheiten vgl. im Wensinck/Kramers, *Handwörterbuch*, s. v. *shirk*.

32 Ġazālī, *Iḥyā'* IV, 213,27: *al-iltifāt ila ḫtiyār al-ḥayawānāt, al-iltifāt ila l-ğamādāt*.

33 In diesem Punkte sind also die Voraussetzungen des islamischen Gottvertrauens denen des stoischen Fatalismus diametral entgegengesetzt, da dort alles Geschehen durch einen unentrinnbaren Kausalnexus bestimmt ist, während der Determinismus im Islam einzig auf dem göttlichen Willen beruht.

Wirkung zuschreibe. Die Debatte der Frommen kam mit dieser Formel jedoch nicht zur Ruhe, sondern kreiste weiter um die Frage, wie weit und unter welchen Bedingungen man sich der Mittel bedienen dürfe. Einem extremen, aber schon vor al-Ġazālī von vielen Sufis überwundenen Standpunkt zufolge erforderte wahres Gottvertrauen die Unterlassung jeder Art von Bemühung (*tark as-saʿy*), also natürlich auch den Verzicht auf medizinische Behandlung (*tark at-tadāwī*). Dagegen sprachen freilich nicht nur die allgemeinen Daseinsbedingungen, sondern auch die Tatsache, dass der Prophet der Überlieferung nach durchaus nicht alle Bemühung unterlassen und insbesondere ärztliche Hilfe in Anspruch genommen, andern empfohlen und sich sogar mitunter selber als Arzt betätigt hatte.[34] Alle diese Widersprüche sucht al-Ġazālī durch ein System zu lösen, das im Wesentlichen folgende Züge aufweist:

Er unterscheidet drei Manifestationen des Gottvertrauens: *Wissen, Zustand* (*ḥāl*) und *Handlung*. Die Handlungen dienen entweder der Erreichung bzw. Bewahrung von Nützlichem oder der Abwehr bzw. Entfernung von Schädlichem. Die Mittel, deren man sich zu diesen Zwecken bedient, teilt er in *sichere* (*maqṭūʿ bihā*), *vermutlich wirksame* (*maẓnūna*) und *vermeintlich wirksame* (*mauhūma*).[35]

Die Anwendung der *sicheren* Mittel, zu denen etwa Brot und Wasser zum Stillen von Hunger und Durst gehören, ist dem Gottvertrauenden nicht nur gestattet, sondern sogar Pflicht. Die Mühe der Nahrungsaufnahme etwa aus Gottvertrauen zu verweigern, wäre absurd. „Denn wenn du erwartest, daß Gott in dir eine Sättigung ohne Brot erschaffe, oder in dem Brot eine Selbstbewegung zu dir hin hervorrufe, oder daß er einen Engel in Dienst stelle, um es dir vorzukauen und in deinen Magen zu befördern, so kennst du nicht den Brauch Gottes des Allerhöchsten."[36] Was die *vermutlich wirksamen* Mittel anlangt, so sind es solche, deren Wirkung zwar nicht gewiss ist, deren Folgeerscheinung jedoch in der Regel nicht ohne sie eintritt. Man darf sich ihrer bedienen (immer unter der Voraussetzung, dass man ihnen selber keine Wirkung beimisst), kann es aber auch unterlassen. Die Anwendung *vermeintlich wirksamer* Mittel ist dagegen mit dem Gottvertrauen unvereinbar.

Uns scheint hier freilich das Gottvertrauen in sein Gegenteil verkehrt, indem es doch eigentlich dann am größten sein müsste, wenn die Aussicht auf die Wirksamkeit der Mittel am geringsten ist. Das ist jedoch nicht der einzige Widerspruch in al-Ġazālīs System. Die Bevorzugung der sichereren Mittel hebt

---

34 Näheres dazu folgt im Kapitel „Die Islamisierung der Medizin" (IV.2, unten S. 419).

35 Wehr (*Iḥyāʾ* 49) übersetzt: „absolut sichere", „wahrscheinliche", „nur vermutliche."

36 Wehr, *Iḥyāʾ* 50.

er dadurch auf, dass er eine weitere Unterscheidung vornimmt zwischen *offenbaren* und *verborgenen*, und den verborgenen Mitteln den Vorzug gibt (Wehr, *Iḥyāʾ* 52), womit gemeint ist, dass etwa das Warten auf plötzlich und unvermutet eintreffende Nahrung mehr Gottvertrauen beweist als der rationale Nahrungserwerb (l. c. 53 und 61–62). Auf der anderen Seite setzt sich der wahrhaft Erleuchtete über die Skrupel der Durchschnittsfrommen gegenüber der Benutzung der Mittel hinweg. Achten diese doch im Grunde mehr auf ihr Gottvertrauen als auf Gott und begehen damit wiederum eine, wenn auch sehr subtile, Art von „Beigesellung." So erklärt sich die Unbefangenheit, mit der der Prophet sich medizinischer Mittel bediente (l. c. 101).[37]

Gleichzeitig ist auch laut al-Ġazālī die höchste Stufe des Gottvertrauens diejenige, bei welcher „der Mensch vor Gott dem Allerhöchsten in seinem Tun und Lassen wie der Tote in den Händen des Leichenwäschers ist" und „die feste Gewissheit (besitzt), dass er nur Vollzugsort der Betätigung, des Betätigungsvermögens, des Willens, der Erkenntnis und der sonstigen (göttlichen) Attribute ist, und dass alles sich unter höherem Zwang vollzieht" (l. c. 45). Al-Ġazālī räumt aber auch ein, dass dieser höchste Zustand des Gottvertrauens nur von kurzer Dauer ist, da auch „die gänzliche Abwendung des Geistes von der Rücksichtnahme auf eigene Kraft und Stärke und die sonstigen äußeren Mittel nicht von Dauer" sein kann (l. c. 46).

Auf dieses System bezieht al-Ġazālī nun auch die medizinische Frage, die er als Sonderfall der „Anwendung von Mitteln gegen zu befürchtende Schädigung" (l. c. 80–82) behandelt. Die Einteilung der Mittel ist die oben mitgeteilte. Als sichere Mittel werden wiederum Brot und Wasser angeführt. Zur zweiten Kategorie gehören die üblichen medizinischen Drogen und Therapien wie Oxymel, Aderlass, Schröpfen. Der Unterschied zwischen den beiden Kategorien besteht nur darin, dass die Behandlung von Hunger durch Brot evident und für jeden verständlich, die Behandlung z. B. der Gelbsucht durch Oxymel dagegen nur einigen Auserwählten begreiflich ist und dass weiter die Wirkung der Medikamente auf zahlreichen schwer zu erkennenden Voraussetzungen beruht, was bei der Wirkung von Wasser und Brot nicht der Fall ist (l. c. 92). „Die Wirkung folgt jedoch mit völliger Sicherheit auf das Mittel, sobald die erforderlichen Voraussetzungen gegeben sind, und dies alles unter der Leitung und nach der unwiderstehlichen Anordnung des Verursachers der Mittel. Es schadet demnach dem Gottvertrauenden nicht, wenn er sich ihrer bedient, wofern sein Blick nur auf den Verursacher der Mittel gerichtet ist, nicht aber auf den

37 Andererseits wird dieses (angebliche) Verhalten Muḥammads aber auch damit erklärt, dass er hierin den Schwachen entgegenkam.

Arzt und die Arznei." „Das Gottvertrauen unter Heranziehung von Heilmitteln ist also ein in Wissen und innerem Zustand bestehendes Gottvertrauen (d.h. es manifestiert sich nur in diesen beiden Formen, nicht aber im Handeln, vgl. die eingangs genannten drei Ausdrucksformen des Gottvertrauens), wie dies über die Arten schadenabwehrender und Nutzen herbeiziehender Handlungen oben gesagt wurde. Die ausgesprochene Nichtanwendung von Heilmitteln ist dagegen keineswegs Bedingung beim Gottvertrauen." (l. c. 93). Nichtanwendung von Heilmitteln und Verheimlichung der Krankheit ist aber ebenso wenig Sünde und kann sogar verdienstvoll sein, wenn der Kranke dabei sein Seelenheil im Auge hat: „Der Mensch kann mit der Nichtanwendung von Heilmitteln den Zweck verfolgen, eine längere Dauer der Krankheit herbeizuführen, um die Belohnung dafür durch geduldiges Ertragen der göttlichen Heimsuchung zu erlangen oder um sich in der Fähigkeit des Erduldens zu erproben" (l. c. 96). „Das Verheimlichen der Krankheit und das Verbergen von Armut und sonstigen Heimsuchungen gehört zu den Schätzen der Frömmigkeit" (103). Der Auffassung, dass Verzicht auf medizinische Behandlung in jedem Falle verdienstvoller sei, tritt al-Ġazālī allerdings ausdrücklich und unter Hinweis auf die *sunna* des Propheten entgegen.

Zu meiden sind dagegen auch im medizinischen Bereich in jedem Fall die Mittel der dritten Kategorie, die nur „vermeintlich" wirksam sind. Als solche führt al-Ġazālī Kauterisation, Heilzauber (*ruqya*) und Vogelorakel (*ṭīra*) an. In diesen Dingen äußere sich eine für Gottvertrauende nicht geziemende „zu weitgehende Initiative."[38] Zugrunde liegt dieser merkwürdigen Zusammenstellung ein Hadith, das al-Ġazālī hier nicht anführt, dessen Kenntnis er jedoch beim Leser voraussetzt. In diesem Hadith beschreibt Muhammad eine Schar von 70.000 Auserwählten, die am Jüngsten Tage das Paradies betreten werden, ohne Rechenschaft ablegen zu müssen, als jene, „die ihre Zuflucht nicht zu Heilzauber, Vogelorakel und Kauterisation nehmen, sondern auf ihren Herrn vertrauen."[39]

Vom Kauterisieren ist allerdings noch in einer Reihe weiterer Hadithe die Rede. Das Kauterisieren wird darin als eines der drei Elemente des Heilens neben Honig und Schröpfen bezeichnet;[40] doch folgen die Zusätze „Aber meiner Gemeinde verbiete ich das Brennen" bzw. „aber ich liebe es nicht, kaute-

38 Wehr, *Iḥyā'* 102. Im Arabischen: *ta'ammuqun fi t-tadbīrāti lā yalīqu bi-l-mutawakkilīna* (Ġazālī, *Iḥyā'* IV, 251).

39 Buḫārī, *Ṣaḥīḥ* VII, 109, *bāb* 17, 2. Hälfte: *humu llaḏīna lā yastarqūna wa-lā yataṭaiyarūna wa-lā yaktawūna wa-'alā rabbihim yatawakkalūna*.

40 Buḫārī, *Ṣaḥīḥ* VII, 106 *bāb* 3 und 4.

risiert zu werden."[41] Der Heilzauber wird in mehreren Hadithen gestattet.[42] Später berufen sich daher fromme Ärzte auf diese Hadithe, um die Zulässigkeit sowohl des Kauterisierens als auch des Heilzaubers zu beweisen.[43]

Al-Ġazālīs im Ansatz so klares System des Gottvertrauens erweist sich somit im Einzelnen als recht widersprüchlich. Indem er die ṣūfischen Auslegungen des Gottvertrauens und die philosophisch-theologischen Konsequenzen des *tauḥīd*-Begriffes ebenso wie die Lehren des Koran und der Hadith-Tradition mit ihren mancherlei abstrusen zeitgebundenen Vorstellungen und schließlich auch die Bedingungen des sittlichen Lebens und die Unterschiede der menschlichen Natur zu berücksichtigen sucht, kann er die erstrebte Harmonie bei aller seiner Frömmigkeit nur mittels sophistischer Raffinesse erzielen. Besonders befremdlich ist es für den modernen Leser, dass die Mittel, denen der Gottvertrauende doch keine Wirkung beimessen soll, dennoch nach dem Grad ihrer Wirksamkeit bewertet werden.

Hinsichtlich der Anwendung von Heilmitteln klafft der Widerspruch besonders stark, weil hier der von al-Ġazālī nicht geleugneten Verdienstlichkeit des Verzichts das überlieferte Verhalten des Propheten entgegensteht. Die Verdienstlichkeit der Nichtanwendung wird, wenn auch modifiziert, aufrechterhalten. Die Zulässigkeit der Anwendung von Heilmitteln hängt von dem Grad der Mittel ab, über diesen aber entscheidet nicht die *ratio* in letzter Instanz sondern die fromme Tradition.

Der Vorzug und die unleugbare Größe der Ġazālī'schen Erörterung des *tawakkul*-Problems liegt in ihrer differenzierten Systematik, durch die sie über die meist recht oberflächlichen Stellungnahmen in medizinischen Werken hoch hinausragt.

Den ärztlichen Argumenten zur Rechtfertigung der Heilkunst – zunächst den rationalen und danach den religiösen – wollen wir uns nunmehr zuwenden.

b *Die rationale Rechtfertigung der Heilkunst, namentlich bei Ibn Hindū*

Das häufigste Argument für die Rechtmäßigkeit der Medizin ist die Feststellung, sie werde von allen Menschen gleichermaßen benötigt, es gebe daher keine Nation, in der sie fehle und keine Religion, die sie verdamme.[44] Hier ist

41 So nochmals Buḫārī, *Ṣaḥīḥ* VII, 109, *bāb* 17, 1. Hälfte.

42 Buḫārī, *Ṣaḥīḥ* VII, 113, *bāb* 32–34.

43 Vgl. unser Kapitel „Die Islamisierung der Medizin" (IV.2).

44 Z.B. Ṭabarī, *Firdaus* 1; Ṣā'id, *Tašwīq*, ed. Spies fol. 5^b = Taschkandi 71, und in vielen andern Quellen.

allerdings zu vermerken, dass dieser These außerhalb ärztlicher Kreise nicht immer uneingeschränkt zugestimmt wurde.

Nach Ibn Ḫaldūn, der in seinen berühmten Prolegomena ja auch auf die Medizin zu sprechen kommt, werden Ärzte nämlich nur in den Städten benötigt, und sind infolgedessen auch nur dort zu finden. Die Ursache erblickt der Autor in dem ungesunden Leben der Städter: Sie haben nicht genügend Bewegung, atmen die durch Abfälle verdorbene Stadtluft[45] und ernähren sich vor allem ungesund infolge ihres Wohlstandes. Die Beduinen dagegen haben gute Luft, Bewegung und sind aus Armut gezwungen, sich vernünftig zu ernähren.[46]

In jedem Fall war aber die Heilkunst, repräsentiert durch die Ärzte, in den Städten und namentlich an den Höfen unentbehrlich. Ar-Ruhāwī ist eifrig darauf bedacht, diese Unentbehrlichkeit zu erweisen, indem er die Schwierigkeit der Medizin betont, den Laien scharf vom Fachmann abhebt und behauptet, dass man des ärztlichen Rates auch als Gesunder, also ständig, bedürfe.[47] Ibn Rabban aṭ-Ṭabarī führt in seinem „Paradies der Weisheit" aus, man solle in keinem Lande wohnen, in dem vier Dinge fehlen: Eine gerechte Regierung, fließendes Wasser, brauchbare Heilmittel und ein kundiger Arzt; und dieses Wort, das in mehreren medizinischen Texten wiederkehrt, lässt sich, wie Schipperges nachgewiesen hat, bis ins lateinische Mittelalter verfolgen.[48]

---

45 Die diesbezüglich horrenden Zustände im Kairener Stadtteil al-Fusṭāṭ beschreibt Ibn Riḍwān, vgl. Meyerhof, Kairo 197–214, bzw. id., Climate and Health 211–235.

46 Ibn Ḫaldūn, *Muqaddima*, übersetzt von F. Rosenthal II, 375–376. Diese Theorie bildet ein integrierendes Glied der soziohistorischen Zyklus-Theorie Ibn Ḫaldūns, wonach sich neue Dynastien jeweils aus den unverbrauchten, aber auch rohen Kräften nomadischer Stämme rekrutieren. Nach Stabilisierung der Verhältnisse nehmen sie die städtische Kultur an und erreichen dadurch zunächst einen Gipfel kulturell-politischer Wirksamkeit, erliegen dann aber der städtischen Verweichlichung und werden durch neue Kräfte verdrängt.

Der Gedanke, dass Armut am ehesten Gesundheit verbürge, findet sich schon in Yāqūts geographischem Wörterbuch belegt (*Buldān*, ed. Wüstenfeld II, 449,3): Er gibt hier eine allegorische Legende wieder, die mit den Worten beginnt: „Als Gott die Dinge erschuf, sprach der Verstand: ‚Ich gehe in den Irak!' – ‚Und ich mit!', setzte das Wissen hinzu." Die Erzählung setzt sich nach dem gleichen Schema fort, bis schließlich die Armut mit den Worten „Ich will zu den Beduinen!" auftritt und die Gesundheit zur Gefährtin erhält (Vollständige Wiedergabe in Rescher, *Jâqût*, s.v. „Charaktereigenschaften").

47 Näheres siehe in den Kapiteln „Arzt und Laie" (III.B.1) und „Der Arzt als Hüter der Gesundheit" (III.A.4).

48 Sehr ergiebig für das lateinische Mittelalter ist Schipperges, „Motivation und Legitimation des ärztlichen Handelns", in id. et al., *Krankheit, Heilkunst, Heilung* 447–489. Bei Ṣāʿid (*Tašwīq*, ed. Spies fol. 7^a,4, Taschkandi 74) steht: *iḏ kānat kullu baldatin fāḍilatin taḥtāǧu*

Die ausgedehnteste rational argumentierende Apologie der Heilkunst findet sich m.W. in Ibn Hindūs „Schlüssel der Medizin." Dieses Werk ist unter den uns bekannten Quellen die einzige, die ein eigenes und ausführliches Kapitel zu dieser Frage enthält.[49] Es trägt den Titel *Iṯbāt ṣināʿat aṭ-ṭibb*, was etwa soviel wie „Bestätigung …", „Gültigkeitserklärung …" oder „Positive Wertung der Heilkunst" bedeutet. Darin führt uns Ibn Hindū eine Reihe von Gruppen vor, die die Heilkunst entweder für sinnlos oder für sündig oder für beides zugleich halten, und sucht jede von ihnen zu widerlegen.[50] Der Inhalt des Kapitels ist – in freier Paraphrase – der folgende:

Die Vertreter der Verstandeswissenschaften (im Unterschied zu den mit der Offenbarung befassten Wissenschaften?) stimmen in der positiven Wertung der Medizin überein und ebenso die breite Masse, soweit sie über gesunden Menschenverstand verfügt (*salimat ʿuqūluhum*); Pseudowissenschaftler (*al-adʿiyāʾ fī l-ʿulūm*) und unverbesserliche Toren erklären sie dagegen mitunter für nichtig und verleiten auch andere sie abzulehnen.

Einige (α) tun das aus Neigung zu allem Nichtigen und Neid gegenüber jedem Berufstätigen (*ḏū ṣināʿa*, w.: „der eine Kunst hat"), andere (β) in der Annahme (*tawahhuman*), dass der Versuch zu heilen ein Einmischen (*muzāḥama*) in Gottes Schiedsspruch (*qaḍāʾ*) und Vorherbestimmung (*qadar*) darstelle, wieder andere (γ), weil sie es für unwahrscheinlich halten (*istibʿādan*), dass der Mensch fähig sein könne, die verborgenen Geheimnisse der Heilkunst zu entschlüsseln; noch andere (δ) schließlich sagen: Gäbe es die Heilkunst, so würden die Ärzte alle Kranken heilen.[51]

Ibn Hindū kündigt nun hierzu eine ausführliche Stellungnahme an und gelangt dann mittels eines Exkurses, in dem er die gegenseitige Beeinflussung der Körper darlegt, zunächst zu dem Begriff „Natur", der eben nichts anderes besage, als dass ein Körper fähig sei, zu wirken und Wirkungen zu erleiden (*taʾṯīr wa-qubūl at-taʾṯīr*); die Natur sei der von Gott im Körper zentrierte Träger (*qūwa rakazahā llāh*) von Veränderungen, von Gesundheit und Krankheit, Leben und Tod.

---

ilā sulṭānin ʿādilin wa-ṭabībin ʿālimin wa-nahrin ǧārin wa-sūqin qāʾimatin – „jede tüchtige Stadt bedarf nämlich eines gerechten Sultans, eines kundigen Arztes, eines fließenden Stromes und eines ständigen Marktes."

49 Ibn Hindū, *Miftāḥ*, Kap. II, fol. 4^a–11^a, ed. Manṣūrī 21–33; Tibi, *Key* 8–13.

50 Ibn Hindūs Kapitel geht damit weit hinaus über die hippokratische Apologie „Von der Kunst", an die es von ferne erinnert.

51 Auch die Schrift „Von der Kunst" beginnt mit einer Abwehr der Angriffe gegen die Künste im allgemeinen, wendet sich dann aber sogleich gegen jene, die die Heilkunst tadeln, weil sie nicht alle Kranken heilt.

Von hier aus entwickelt Ibn Hindū in Kürze das Wesen der Heilkunst: Der menschliche Körper ist gesund, wenn alle diese Wirkungen im Gleichgewicht sind, krank in dem Maß, wie dieses gestört ist. Sitzt er z.B. in der Sonne, so bewirkt das eine ständig wachsende Erwärmung, die zunächst nicht schadet, schließlich aber ein Quotidian-Fieber (*ḥummā yaum*) auslösen kann. Ein wenig Wein fördert die Verdauung, zu viel bewirkt Krankheiten etc. Nimmt er eine ausgewogene Qualität zu sich, so bleibt er gesund, falls nicht, so weicht seine Gesundheit um den Betrag der Unausgewogenheit der betreffenden Qualität von ihrer Ausgewogenheit ab. Überwiegt eine Qualität, so kann sie durch ihr Gegenteil auf ihr Normalmaß reduziert werden. Es folgt eine Reihe einfacher Beispiele. Die Aufgabe der Kunst ist es nun, durch Erweiterung des überlieferten Wissens von diesen einfachen auf schwierige Prozesse schlussfolgernd überzugehen. Aristoteles sagt: Alle Handwerke beginnen mit dem Geringfügigen (*yasīr*), werden aber entwickelt, bis die Seele vielerlei Geringfügiges in ihrer Vorstellung zusammenfasst und eine Kraft entfaltet, die den Namen Geschick (*ḥiḏq*) oder Fähigkeit (*mahāra*) verdient.[52] Auf diese Weise wurde auch die Heilkunst erschlossen, die – eine Lehre, die uns auch bei Ṣāʿid[53] begegnet – in Ansätzen in der menschlichen Natur angelegt ist. Durch Naturbeobachtung, durch Erprobung spezifischer Eigenschaften und durch die Anwendung des syllogistischen Verfahrens begründeten Inder, Perser und Griechen die Heilkunst, während sich die kulturlosen (*ǧāhila*) Nationen, wie Araber, Türken, Skythen (bzw. Slawen/*Ṣaqāliba*) und Schwarzafrikaner auf die Wirkung der Natur verließen.[54]

52 Wörtlich so nicht bei Aristoteles; Anklänge finden sich *Metaph.* 980b 28, 981a 12; freundl. Hinweis von M. Frede, Göttingen.

53 Ṣāʿid, *Tašwīq*, ed. Spies fol. 7^{a},7; Taschkandi 74.

54 Vgl. die abweichende Einteilung bei Ṣāʿid al-Andalusī, die auf al-Masʿūdī, *Tanbīh*, ed. de Goeje, 77–79 und 83–84 zurückgeht: An den Wissenschaften interessierte Völker: Inder, Perser, Chaldäer, Hebräer, Hellenen, Rūm (Ce nom désigne à la fois les Romains, les Byzantines et même les Chrétiens en général; Ṣāʿid, *Ṭabaqāt*, Trad. Blachère 18, n. 6), Ägypter (des Altertums) und Araber (!). Nicht an Wissenschaft interessiert sind: Chinesen, Gog und Magog, Türken, Burṭās, Sarīr, Chasaren, Ǧurzān, Kasaken, Alanen, Slaven (Skythen), Bulgaren, Russen, Burǧān, Berber und die Bewohner des Sudan: Abessinier, Nubier, Zanǧ, Ghana (Ṣāʿid, *Ṭabaqāt* 7–8, franz. 35). Die arabische Literatur kennt detaillierte Charakteristiken der einzelnen damals bekannten Völker. Neben der Einteilung in kulturfreudige und kulturlose Nationen zeigt sich der Trend, eine ausgleichende Gerechtigkeit in der Bewertung walten zu lassen und jeder Nation bestimmte Vorzüge zuzubilligen. Wichtig ist das Stichwort der „Ewigen Weisheit." In seinem *Kitāb al-Ḥayawān* schreibt al-Ǧāḥiẓ, dass die Weisheit aller Nationen ihren Weg in die arabische Literatur in einem langsamen Überlieferungsprozess von Nation zu Nation und Generation zu Generation gefunden habe,

Hippokrates' Ausspruch „Das Leben ist kurz, die Kunst ist lang" (*Aph.* I,1) haben manche daher als Ansporn ausgedeutet, medizinische Schriften zu verfassen, da man angesichts der Tatsache, dass ein Leben für die Erforschung der Heilkunst nicht ausreicht, das erarbeitete Wissen in Büchern niederlegen müsse.[55] Von hieraus, sagt Ibn Hindū, sei nun über die Verächter der Heilkunst zu reden.

(α) Was die Untätigen (*baṭṭālūn*) anlangt, so haben wir nicht mehr Veranlassung als die Vertreter anderer Berufe, mit ihnen zu disputieren; denn sie erklären alle Berufe für nichtig und sind im Grunde einfach faul. Vermutlich gehören sie zu denen, mit denen zu diskutieren Aristoteles verwehrt, indem er gleichzeitig empfiehlt, für sie zu beten, sie zu züchtigen oder staatlich gegen sie vorzugehen (*ad-duʿā' lahum, ta'dīb, iqāmat as-siyāsa ʿalaihim*). Er sagt nämlich in seiner Topik (*K. fī l-Ǧadal*), dass es Probleme gibt, über die man nicht disputieren darf, entweder weil sie wegen ihrer Dunkelheit der Versenkung bedürfen und sich raschem Denken nicht erschließen, wie z.B. die Probleme des Atoms (*al-ǧuz'*) und des Entstanden- oder Nichtentstandenseins der Welt, oder weil sie völlig klar sind, und man nur bitten kann, dass Gott dem Frager einen klaren Sinn verleiht, wenn z.B. einer fragt, ob das Feuer brennt oder der Schnee kalt ist, ferner Fragen, die gegen die staatsbürgerliche Gesinnung (*siyāsa*) verstoßen und die religiösen Satzungen verunglimpfen: denn in solchen Fällen muss der Fragende gezüchtigt bzw. von vornherein an seiner Äußerung gehindert werden. Hierher gehören Fragen wie die, warum man den Eltern Pietät erweisen müsse, warum die reine Seele nicht getötet werden dürfe etc. Schließlich gibt es eine vierte Kategorie von Fragen; über sie darf man diskutieren, weil sie weder ganz dunkel noch ganz klar sind.[56]

Wer nun die Medizin leugnet, verstößt nach Ibn Hindū gegen den Rat des Aristoteles hinsichtlich der zweiten und dritten Kategorie: Während Gebildete und Ungebildete den Nutzen der Ärzte und Erfolg der meisten Behandlungen vor Augen haben, leugnet er gleichsam die Helle des Morgens. Und er vergeht sich gegen die Politik, indem er der Menge diesen Nutzen vorenthält und sie

---

ein Gedanke der dann in Miskawaihs „Ewiger Weisheit" (*Ǧāwīḏān Ḫiraḏ*) zum Programm erhoben wird: „Der Titel *Ǧāwīḏān Ḫiraḏ* ist gewählt worden, um dem Leser kundzutun, dass das geistige Vermögen (*ʿuqūl*, pl. zu *ʿaql* – ‚Verstand') aller Nationen das gleiche ist. Es unterscheidet sich nicht gemäß den einzelnen Ländern, es wechselt nicht in den einzelnen Perioden. Es vergreist nicht!" Diese und weitere Auszüge und Quellenhinweise bei Rosenthal, *Technique* 71–72.

55 Vgl. Rosenthal, Aphorism 229.

56 Vgl. die ähnlichen Passagen in der arabischen Übersetzung der Topik: Badawī, *Manṭiq Arisṭū* II, 469–470 und 487.

von einem angemessenen Leben abbringt. Kann jemand nötiger haben, dass man für ihn betet um die Gabe der Wahrnehmung (*ḥiss*) oder dass man (wenn anderes nicht hilft) ihn züchtigt wie einen Frevler?!

(β) Was aber diejenigen anlangt, die befürchten, dass die Anerkennung der Existenz der Medizin ein Eingriff in Gottes Walten sei (*an yakūna l-iqrāru bi-wuǧūdi ṭ-ṭibbi muzāḥamatan li-llāhi fī qaḍā'ihī li-l-ʿabdi*), so dürften sie (wenn sie sich folgerichtig verhalten wollten) nicht essen, wenn sie hungrig, nicht trinken, wenn sie durstig sind; denn vielleicht hat Gott ihnen bestimmt, Hungers und Durstes zu sterben? Wenn sie essen und trinken, greifen sie also (u. U.) schon in Gottes Beschluss ein. Die medizinische Therapie aber stört (*ḫāṭala*) Gott nicht mehr als das Essen bei Hunger etc. Denn der Arzt tut ja nichts anderes, als dass er den, dessen Körper heiß ist, veranlasst, ihn zu kühlen, kalt, zu erhitzen, verstopft, zu lösen etc. Nur dass die Menge eben völlig fragmentarische Vorstellungen von der Heilkunst hat, während der Arzt die Zusammenhänge (*ǧumal mu'allafa, abwāb muṣannafa*) erkennt.[57] Man möge sich also nicht wundern, ruft Ibn Hindū aus, dass er jene auffordere, sich bei Hunger des Essens und bei Durst des Trinkens zu enthalten, da ihre Überzeugung sie ja zu Schlimmerem verleite.

Es folgen nun drei sehr anschauliche und z. T. recht ketzerische Erzählungen, von denen vor allem die erste deutlich zeigt, dass sich die vorausgehenden Ausführungen nicht nur gegen Prädestinarier strenger Observanz, sondern auch gegen jene richten, die im Vertrauen auf die Wunderkräfte, die sie dem Koran beimessen, auf die rationale Medizin glauben verzichten zu können.

Erste Erzählung: Ein ungebildeter Ḥāfiẓ (Korankenner) im Ṣūfīgewande kommt zu einem Schlangenbeschwörer und fordert ihn auf, ihm die Schlange zu geben, die er gerade vorführt (es ist eine seiner giftigsten), er wolle den Umstehenden die Gewalt (*ʿaẓama*) des Korans beweisen. Der Beschwörer willfahrt nach langem Widerstreben und nachdem er sich, die Zuschauer zu Zeugen anrufend, von aller Verantwortung freigesprochen, dem unnachgiebigen Drängen des Mannes, der kaum die Schlange genommen und zu rezitieren begonnen hat, als er auch schon tödlich gebissen zusammenbricht. Der Sultan, der den Vorfall untersuchen lässt, spricht den Mann frei, befiehlt aber die Vernichtung seiner Tiere.[58]

---

57 Man beachte, dass Ibn Hindūs Argumentation hier ziemlich plump ist, und damit hinter der komplizierten *tawakkul*-Lehre, wie sie al-Ġazālī etwa ein Jahrhundert nach ihm entwickelte, weit zurückbleibt.

58 Ibn Hindū, *Miftāḥ*, ed. Manṣūrī 28–29; Tibi, *Key* 11. Bisher sind mir keine weiteren Belege für diese Erzählung bekannt.

Zweite Erzählung: Ein Theologe (*mutakallim*) namens Muhammad b. ʿAbdallāh al-Iskāfī[59] wurde von heftigem Darmfluss befallen. Ein mitfühlender Freund brachte einen Arzt zu ihm, der ihm darmschließende Mittel (*taḥbisu ṭ-ṭabīʿa*) verschrieb. Der Kranke veranlasste jedoch den Arzt, ihm Mittel mit einer gegenteiligen, für Diarrhoe schädlichen Wirkung zu nennen, die er alsbald beschaffen ließ und einnahm, um seine Überzeugung von der Nichtigkeit der Heilkunst vor den Augen seines Freundes unter Beweis zu stellen. Sein Leiden verschlimmerte sich jedoch und führte binnen kurzem zum Tode.[60]

Dritte Erzählung: Das Schulhaupt der Naturverleugner (*zaʿīm al-firqa an-nāfiya li-ṭ-ṭabʿ*) befehdete den Arzt-Philosophen Abu l-Ḫair ibn al-Ḫammār, den Lehrer Ibn Hindūs, und hetzte die Menge gegen ihn auf (*yuġrī l-ʿāmmata bi-ibḏāʾihī*). Dann aber bekam er Kopfweh und fragte Abu l-Ḫair um Rat, worauf dieser ihm empfahl, jenes die Naturen (*ṭabāʾiʿ*) verleugnende Buch unter seinen Kopf zu legen, damit Gott ihn heile.[61]

(γ) Was diejenigen anlangt, die die Heilkunst in Anbetracht ihrer Schwierigkeit leugnen, so sind sie Narren (*raʿāʿ*), die nichts ahnen von der Kraft des Verstandes, die, den Menschen von Gott verliehen, sich über jede andere Kraft erhebt und in jede Verborgenheit eindringt (*mutafalfila*). Gibt es doch Künste, die komplizierter (*aġmaḍ*) als die Medizin, ja wahre Zauberei und Wunderwerk (*ʿain as-siḥr wa-ḥadd al-iʿǧāz*) sind, wie die Astronomie, die mit ihren Berechnungen der Größen und Entfernungen der Gestirne etc. in der Tat höher steht und weiter ausgreift als wir (Ärzte) (*hiya minnā bi-l-manāṭ al-aʿlā wa-l-marmā al-aqṣā*), oder wie die Musik mit ihrer Kenntnis der Beziehungen zwischen Tönen und Zahlen und deren Entsprechungen in der menschlichen Seele, sowie ihrer Fähigkeit, Instrumente zu bauen, die gemäß diesen

---

59 Nach Tibi, *Key* 107, 10 (Savage-Smith) handelt es sich um den Muʿtaziliten Abū Ǧaʿfar Muḥammad b. ʿAbdallāh al-Iskāfī (st. 240/854).

60 Ibn Hindū, *Miftāḥ*, ed. Manṣūrī 29; Tibi, *Key* 11. Bisher keine weiteren Belege.

61 Ibn Hindū, *Miftāḥ*, ed. Manṣūrī 29; Tibi, *Key* 11. Die gleiche Geschichte zitiert b. a. Uṣaibiʿa, *ʿUyūn* II, 323 = B 429 unter Nennung des *Miftāḥ aṭ-ṭibb* als Quelle in dem Artikel über Abu l-Ḫair. Doch ist hier statt von Verleugnern der Natur von solchen der Medizin die Rede (*ǧamāʿatun kānū yanfūna min ṣināʿati ṭ-ṭibbi, zaʿīmu l-firqati n-nāfiyati li-ṭ-ṭibbi* etc.). Goldziher hat in seinen „Materialien zur Entwicklungsgeschichte des Sûfismus" das Zitat aus b. a. Uṣaibiʿa verwertet, aber insofern missverstanden, als er Abu l-Ḫair selber für das Haupt jener Schule und für den Verfasser des Buches erklärt, das er „dem Patienten" gegen Kopfschmerz unter sein Kissen zu legen rät! Die gleiche Geschichte steht auch in der *Tatimma* des al-Baihaqī (Meyerhof, Bayhaqī Nr. 46, Biographie Ibn Hindū). Hier ebenfalls: „a book on the abrogation of the *medical* science."

Beziehungen auf die Seele wirken. Wer die Musik ausübt, spielt (*ʿabiṯa*) mit Seelen und Körpern, er kann sein Instrument so benutzen, dass es lachen oder weinen macht, Freude oder Trauer erregt.

Die Macht der Musik verdeutlicht Ibn Hindū mit folgender Geschichte: Ein begabter Musiker hatte Gegner, die beabsichtigten, ihn zu überfallen. Eines Tages saß er gesellig im Kreise von Gefährten, als seine Feinde ihn bemerkten und auf ihn zueilten. Da jener Weise keine Waffen bei sich trug, ergriff er sein Instrument und spielte in der Tonart (*ṭarīqa*), die die Gelenke schwach und lose macht, und alsbald erschlafften die Glieder der Feinde und die Waffen entsanken ihnen.[62]

Wenn man nun aber beschreibt, auf welche Art die Erforschung der Heilkunst stattfand, hört das Staunen auf, denn Aristoteles sagt: Es staunt nur, wer nicht die Ursachen kennt.[63] Dass das Staunen aufhört, wenn man die Ursache kennt, zeigt auch jene Erzählung von der Schüssel und dem Ei (die von ferne an das „Ei des Kolumbus" erinnert!): Ein Mann, der einen anderen in Verlegenheit bringen wollte (*fī sabīl al-muʿāyāt*), forderte ihn auf, ein Ei mit der Spitze auf den Boden einer umgekehrten Schüssel zu stellen, worauf dieser, erstaunt, dass das möglich sein sollte, sich nach dem Kunstgriff erkundigte. Als nun aber der Mann Sand auf den Boden der Schüssel tat und das Ei alsbald darauf ruhte, sagte sein Gefährte: „Das hätte ich auch gewusst und gekonnt!" So erscheinen die Mittel der Forschung, sobald sie erläutert werden, dem Menschen einfach, und er erkennt, dass sie in seinem Inneren verankert (*markūza*) und in seiner Natur (*ġarīza*) verborgen waren.

(δ) Was schließlich diejenigen anlangt, die die Medizin für nichtig halten, weil angeblich viele Kranke unter den Händen der Ärzte sterben, so haben sie die Sache nicht genügend bedacht und machen sich nicht klar, was der Arzt auf sich nimmt und wofür er einsteht. Jede Kunst hat nämlich ein Ziel und ein Objekt, auf das sie einwirkt. So ist das Ziel der Schreinerei die Herstellung von Türen, Stühlen (*asirra*) und Sesseln (*karāsī*), ihr Objekt das Holz. Wie nun aber nicht jedes Holz taugt, daraus Türen zu machen, z.B. das wurmstichige oder knotige, so ist es auch mit der Medizin. Ibn Hindū wiederholt noch einmal, was ihr Ziel und was ihr Objekt ist, und führt dann aus: Nicht jeder Körper taugt, dass ihn der Arzt behandele, wie z.B. der Körper des chronisch (*zamin*)

62 Ibn Hindū, *Miftāḥ*, ed. Manṣūrī 30–31; Tibi, *Key* 12. Die Herkunft dieser Erzählung konnte ich bisher nicht nachweisen.

63 Nach der Aussage eines Aristoteles-Kenners scheint es sich hier um pseudo-aristotelisches Gut zu handeln; nannte doch Aristoteles vielmehr das Staunen den Ursprung der Philosophie.

Gelähmten, des Blinden, des Kahlköpfigen und des von der dritten Art des hektischen Fiebers Befallenen.[64]

Die Künste zerfallen ferner in zwei Gruppen. Bei der einen ist das Gelingen (*kamāl*) von Anfang bis Ende an den Menschen gebunden, wie z. B. in der Schreinerei. Bei der anderen sind Anfang und Voraussetzungen mit dem Menschen verbunden, ihr Gelingen dagegen hängt von Gott und der Natur ab (*maukūl ilā*). Hierher gehört z. B. die Landwirtschaft: Das Pflügen, Säen und Bewässern geschieht durch den Bauern, das Wachsen und Gedeihen durch Gott. Und auch die Medizin gehört zu dieser Art. Gott hat es dem Menschen in die Hand gegeben, seine Gesundheit zu schützen. Wenn ihr ein Akzidens zustößt und jener „Verwalter" (*qaiyim*, sc. der Kräfte des Körpers) eine Unterstützung an Nahrung oder Arznei erhält, wehrt Gott das Akzidens ab und schickt ihm die Gesundheit zurück. Diesen Verwalter nennen die Philosophen „Natur", die Theologen – Friede sei über ihnen! – „Engel."[65] Laut Ibn Hindū beschreibt Hippokrates diesen Faktor daher mit folgenden Worten: Die Natur genügt zur Heilung der Krankheiten, der Arzt ist ein Diener der Natur. Hinsichtlich der Heilung liegt nicht mehr bei ihm, als sie (sc. die Natur) genau mit der Stütze zu versorgen, deren sie als Mittel bedarf, die Gesundheit zu schützen und die Krankheiten zu vertreiben.

Der Erfolg hängt ab von dem Vermögen der Natur und ihrer Verknüpfung (?, vielleicht *inʿiqād?, inqiyād* ed. Manṣūrī 33,5) mit dem Körper, der Angemessenheit des Mittels und dem Ausmaß der Hindernisse, die die Natur von ihrem Erstrebnis trennen. Wie nun der Bauer nicht getadelt und seine Kunst nicht für falsch erklärt wird, wenn er ihr als Landwirt Genüge getan hat durch Pflügen des Bodens und Auswahl der richtigen Zeit für Aussaat und Bewässerung, dann aber eine große Hitze kommt und den Wuchs verdirbt – so ist der Arzt nicht zu tadeln und seine Kunst nicht zu bemängeln, wenn der Kranke nicht unter seinen Händen genest, obwohl er ihn nach Maßgabe seiner Kunst behandelt und

64 Durch Star Erblindete wurden jedoch mitunter durch Operation (*qadḥ*) geheilt, z. B. laut Ruhāwī, *Adab* fol. 102^{b},5: *ḥattā tabaṣṣara man qad ʿamiya.*

65 Worauf sich Ibn Hindū (ed. Manṣūrī 33; Tibi, *Key* 13) hier speziell bezieht, vermag ich nicht zu sagen. Doch sei auf eine Überlieferung hingewiesen, in welcher der Prophet die folgenden Erkenntnisse zur Zeugungslehre beisteuert: Im Mutterleib wohnt ein Engel, der Gott um einen Samentropfen anfleht, und später, sobald der Embryo die Form eines Blutklumpens (*ʿalaqa*, das Wort kommt mehrfach im Koran vor, z. B. „Wir haben euch aus Staub, danach aus einem Samen, danach aus einem Blutklumpen erschaffen." Q 22:5/5) erlangt hat, das Geschlecht mit dem Ausruf „O Herr, ein Mann!" – „O Herr, ein Weib!" ankündigt (Suyūṭī, *Ṭibb*, Elgood 171). Zu arabischen Theorien über die Zeugung siehe Weisser, *Vererbung*.

ihm weder Rat noch Vorkehrung vorenthalten hat. Wenn man nun aber die Künste, deren Gelingen nicht allein von uns abhängt, betrachtet, findet man, dass sie meistens, wenn auch nicht generell, Erfolg haben, wie etwa die Kunst der Kriegführung, der Seefahrt und der Landwirtschaft. Wenn man aber die Medizin für nichtig erklärt, durch welche die kranken Körper meist, wenn auch nicht generell, gesunden, so muss man alle möglichen Künste (*ar-rimm wa-ṭ-ṭimm min aṣ-ṣināʿāt*) für nichtig erklären, was verheerenden Schaden bewirken würde.

Soweit Ibn Hindū. Es scheint mir wichtig, im Anschluss an dieses sehr reichhaltige Kapitel folgendes hervorzuheben: Ibn Hindū argumentiert zwar überwiegend als Rationalist und spart Pietisten und Irrationalisten gegenüber nicht mit seinem Spott. Das zentrale religiöse Problem der Heilkunst aber, die Frage nach dem göttlichen Anteil am Heilungsprozess, beantwortet er in der in seiner Zeit unter den Ärzten üblichen etwas verschwommenen Weise, die im Grunde sich von dem Standpunkt der Prophetenmedizin kaum unterscheidet: Der Arzt verabfolgt die Therapie, Gott schenkt die Heilung. Und während Ibn Hindū den gedachten Verderb einer Ernte noch sehr deutlich auf einen erkennbaren Faktor, die Hitze, zurückführt, verzichtet er darauf, die Analogie hierzu im Bereich der Medizin zu entfalten. Was hätte er auch als Gegenstück der Hitze anführen sollen? Klimatische Einflüsse gewiss mit an erster Stelle. Aber Ibn Hindū dürfte zu klug und zu nüchtern gewesen sein, um sich nicht einzugestehen, dass Heilungsprozesse oft genug durch unerkannte Faktoren gestört werden; und eben darum hat er wohl davon abgesehen, der Wirkung der Hitze auf die Ernte Analoges in der Heilkunst gegenüberzustellen. Anders gesagt: Ibn Hindū wagt es nicht, die Heilung einer Krankheit als notwendige Folge einer fehlerfreien, von erkannten Faktoren nicht gestörten Therapie hinzustellen. Macht es seinem praktischen Wirklichkeitssinn auch alle Ehre, dass er sich nicht zu der Behauptung versteigt, wenn ein Patient trotz richtiger Behandlung nicht genese, liege das entweder am Patienten oder an seiner Umgebung,[66] so muss es doch erstaunen, mit welcher Selbstverständlichkeit er hier seinen Rationalismus in theologische Erklärungen umschlagen lässt. Dabei ist seine Einteilung der Künste im Grunde eine willkürliche; denn auch der Schreiner kann ja durch außerhalb seiner Macht liegende Faktoren an der Vollendung seiner Arbeit gehindert werden, während auf der anderen Seite die Abhängigkeit etwa des Seefahrers vom Wetter sich durch technische Anstalten mehr oder weni-

66 Dies ist schon die Auffassung der hippokratischen Schrift „Von der Kunst" (vgl. Diller, *Schriften* 193); ar-Ruhāwī denkt ähnlich. Vgl. auch unser Kapitel „Verantwortlichkeit und Straffälligkeit" (III.B.5).

ger verringern lässt; d.h. der Unterschied zwischen den beiden Kategorien ist eigentlich kein prinzipieller sondern nur ein gradueller. Aber diese scheinbar so rationale Einteilung dient Ibn Hindū, mag es ihm bewusst gewesen sein oder nicht, vielleicht nur dazu, die Tatsache zu verschleiern, dass hier die Grenzen der *ratio* erreicht sind oder jedenfalls in seiner Zeit erreicht waren. Was wir vermissen, ist ein deutlicheres Eingeständnis dieser Grenzen.

Dessen ungeachtet bezeugt Ibn Hindūs Haltung einen erfreulich freien Geist, und einen Standpunkt, der von dem anderen jetzt zu behandelnden derer, die die Heilkunst aus Koran und Sunna rechtfertigen, deutlich verschieden ist.

c *Die religiöse Rechtfertigung der Heilkunst*

Die Religion Muḥammads strebte danach, alle profanen Erscheinungen des Lebens entweder zu eliminieren oder zu islamisieren, sei es oft auch nur äußerlich durch den Auftrag eines gewissen islamischen Firnisses. Aber wie sie den „Schriftbesitzern" (Christen, Juden, Sabiern – einschließlich der später diesen Namen annehmenden Sternanbeter von Harran – und Zoroastriern) in seltener und rühmlicher Toleranz begegnete, so schuf sie auch den Wissenschaften, die zunächst ja vor allem die genannten Gruppen als Erben der hellenistischen Tradition bewahrten, eine weite Toleranzzone, die jahrhundertelang währte und zunächst dadurch nicht geringer wurde, dass die Pflege dieser Wissenschaften weithin in muslimische Hände überging. Die Toleranz wurde freilich nicht von allen Muslimen geübt. Es gab orthodoxe Kreise, die diesem Vorgang mit Skepsis, wenn nicht gar feindlich gegenüberstanden, da sie ihn – und ganz zu Recht – als ein retardierendes, vielleicht sogar gefährdendes Moment innerhalb des islamischen Integrationsprozesses erkannten, dessen Ziel ja die lücken- und rückhaltlose Einordnung aller Lebensbereiche in den Raum der *šarīʿa*, des islamischen Gesetzes, war.[67]

Wenn also Erscheinungen, die der Islam nicht ausdrücklich bejahte, ungeachtet weitreichender Toleranz leicht das Odium des Suspekten auf sich zogen,

67 Vgl. z.B. das Urteil eines hervorragenden Kenners, Ch. Snouck Hurgronje: „Muslim Law has always aimed at controlling the religious, social and political life of mankind in all its aspects, the life of its followers without qualification, and the life of those who follow tolerated religions to a degree, that prevents their activities from hampering Islam in any way." (Rezension zu Sachau, E., *Muhammedanisches Recht* etc, in ZDMG 53 [1899]; wiederabgedruckt in: Snouck Hurgronje, *Verspreide Geschriften* II, 367–414 [bes. 369]; auszugsweise wiederabgedruckt in: id. *Selected Works* [Bousquet/Schacht 264] unter dem Titel „On the Nature of Islamic Law"). Zur religiösen Rechtfertigung der Medizin siehe auch Bürgel, *Allmacht* 180–183.

so ist es verständlich, dass namentlich die Vertreter der antiken Wissenschaften bestrebt waren, ihr Fach von einem solchen Makel zu befreien, indem sie seine Legalität auf der Basis der islamischen Satzungen, d.h. aus Koran uni Hadith, zu erweisen suchten.

Im Bereich der Medizin waren die Träger derartiger islamischer Argumentationen zwei deutlich verschiedene Gruppen: Auf der einen Seite standen die Vertreter der wissenschaftlichen (galenischen) Medizin, welche sich der frommen Formeln vor allem im Hinblick auf die Orthodoxie, der sie keine Angriffsfläche bieten wollten, bedienten, ohne jedoch sich innerlich unbedingt mit ihnen zu identifizieren oder vor sich selber einer solchen Rechtfertigung zu bedürfen. Zu dieser Gruppe wäre etwa Ṣāʿid ibn al-Ḥasan, der Verfasser des *Tašwīq*, zu rechnen. Auf der anderen Seite standen die Frommen, für welche die Bejahung der Heilkunst durch Hadith und Koran, ja die Verpflichtung, sie auszuüben als gutes Werk, A und O ihrer ärztlichen Betätigung war – eine Haltung, die u.U. das Bestreben einschloss, auch die antiken Lehrer der Medizin dem Propheten unterzuordnen, sein Licht das ihre überstrahlen zu lassen, was zu Gefährdungen führte, von denen später die Rede sein soll.

Es ist übrigens zu bedenken, dass die religiöse Begründung der Heilkunst kein dem Geiste der galenischen Medizin durchaus fremdes Unterfangen war. Galen übernahm ja von Hippokrates den Gedanken des ἰατρὸς ἰσόθεος, er sah im Heilen eine Nachahmung göttlichen Wirkens, im Gesunderhalten eine Voraussetzung allen menschlichen Wirkens bis hin zur Erfüllung religiöser Pflichten und in der Medizin eine Wissenschaft, die wie keine andere die Augen für die Wunder der Weisheit des Schöpfers (δημιουργός) zu öffnen vermöchte. Dieser auch von ar-Ruhāwī stark betonte Gedanke ist ja der Grundklang der Schrift *De usu partium*.[68] Und schließlich erschien Galen den Arabern durch das Medium des von ihnen für echt gehaltenen Kommentars zum Eid des Hippokrates sogar als der Vertreter der theurgistischen Auffassung vom Ursprung der Medizin.[69]

Ar-Ruhāwī wandelt also in Galens Spuren, wenn er es unternimmt, der Heilkunst eine Art religiöser Weihe zu verleihen. Seine Argumente sind dabei im Wesentlichen die eben genannten.[70] Er zitiert – mit einer Ausnahme –

---

68 Auf Galens „hymnische Ausführungen in *De usu part.* über die herrliche Ordnung, die im menschlichen Organismus dank der unüberbietbaren Schöpferkraft des Demiurgengottes waltet", weist Deichgräber in seiner Studie *Galen als Erforscher des menschlichen Pulses* (35) hin. Zur „Mächtigkeit" des hippokratischen Arztes, siehe auch Bürgel, *Allmacht* 170–176.

69 Vgl. unser Kapitel: „Die Erkenntnismittel der Medizin" (I.6).

70 Die meisten dieser Argumente finden sich im 12. Kapitel seines Werkes, „Über den Adel der Heilkunst", vgl. unser folgendes Kapitel.

weder Hadith noch Koran, wie das später durchaus auch Nichtmuslime aus den oben genannten Gründen tun. Aber auch jener eine Ausspruch, den er anführt, und der später als angebliches Prophetenwort Berühmtheit erlangte (vgl. unten), wird bei ihm nicht als solcher gekennzeichnet. Ar-Ruhāwī schrieb eben noch zu einer Zeit, als die Medizin überwiegend in den Händen von Juden, Christen und Sabiern lag und keine Verbeugung vor der Orthodoxie erforderlich war. In dem Maß wie dies für notwendig erachtet wurde, nimmt dann der Umfang der frommen Proömien zu, was freilich nicht heißt, dass sich ein kontinuierliches Wachstum konstatieren ließe, da einzelne souveräne Geister, wie etwa Ibn Sīnā im *Canon*, Averroes im *Colliget*, sich über den Zwang der Sitte hinwegsetzten.

Wie es scheint, begnügte man sich zunächst damit, die Legitimität der Medizin nur aus der Tradition zu erweisen, da diese probates Material darbot, während andererseits der Koran in Sachen Heilkunst nichts Einschlägiges zu enthalten schien. Die Frage, ab wann auch Koranworte zu diesem Behufe von Ärzten zitiert wurden, wagen wir nicht zu beantworten, vermuten aber, dass ein entsprechender Beleg im ersten Kapitel der „medizinischen Ermunterung" des im 5./11. Jahrhundert blühenden Ṣāʿid einer der frühesten sein dürfte. Entsprechend dieser Entwicklung wurde der folgende Stoff geordnet.

d *Die Rechtfertigung der Medizin aus dem Hadith*

Im Mittelpunkt dieser Rechtfertigung stehen zwei Aussprüche, deren einen, wie gesagt, schon ar-Ruhāwī anführt, allerdings als anonyme Gnome und an wenig zentraler Stelle. Später fehlt dieses Wort in kaum einem Vorwort medizinischer Werke, und gilt, obwohl in keiner kanonischen Traditionssammlung belegt, allgemein als Prophetenausspruch. Der im 9./15. Jh. wirkende Polyhistor as-Suyūṭī dürfte daher mit seinem Hinweis ziemlich allein stehen, dass der Urheber der Worte in Wirklichkeit nicht Muḥammad sondern aš-Šāfiʿī sei.[71] Der Satz lautet wie folgt: „Es gibt zweierlei Wissen(schaft): Körperwissen(schaft) und Glaubenswissen(schaft)" (*al-ʿilmu ʿilmāni: ʿilmu l-abdāni wa-ʿilmu al-adyāni*).

Neben dieser Form begegnet seltener auch eine zweite, in der das „Glaubenswissen" an erster Stelle genannt wird.[72] Ar-Ruhāwī stellt, wie die meisten

---

71 Suyūṭī, *Ṭibb*, Elgood 124. In dem Werk *al-Iʿlām bi-manāqib al-Islām* („Darlegung der Verdienste des Islam"), auf das wir unten s. 43 näher eingehen, wird dagegen ʿAlī ibn abī Ṭālib, der Schwiegersohn des Propheten, als Urheber dieses Wortes genannt (Rosenthal, *Fortleben* 96).

72 So z.B. in as-Surramarrīs *Šifāʾ al-ālām* und überhaupt in medizinischen Werken ausgesprochen orthodoxer Provenienz.

Autoren, die „Wissenschaft von den Körpern“ voran und fügt auch schon jenen Kommentar hinzu, den man später meist damit verbunden findet: Wegen des Adels, den der Urheber dieses Ausspruches der Medizin beimaß und wegen des Nutzens, den sie für die Wissenschaft von den religiösen Dingen besitze, habe er (implicite) die Medizin an erster Stelle genannt (*fa-li-šarafi ṭ-ṭibbi ʿindahū qaddamahū wa-li-nafʿihī fī ʿilmi l-adyāni badaʾa bihī*).[73]

Das gleiche Wort taucht dann bei Ṣāʿid als Prophetenwort auf, wiederum mit Voranstellung des *ʿilm al-abdān* und mit der gleichen Ausdeutung dieser Anordnung. Das Wort wird ferner manchmal durch die eine oder andere Variante ersetzt oder begleitet. So zitiert z. B. Ṣāʿid folgenden Satz als den Ausspruch eines „weisen Vorfahren“: „Es gibt zweierlei Wissenschaften, die Naturwissenschaft und die (religiöse) Gesetzeswissenschaft“ (*ʿilm aṭ-ṭabīʿa, ʿilm aš-šarīʿa*).[74] Ibn al-Azraq führt folgende Variante an: „Es gibt zweierlei Wissenschaften, eine Wissenschaft für die Religion und eine Wissenschaft für die Welt. Die Wissenschaft der Religion ist die Gesetzeskunde (*fiqh*) die Wissenschaft der Welt die Medizin“ (Hs. Veliyüddin 2489,1). Schließlich kommen Amplifikationen und bloße Anspielungen vor. So schreibt der im 4./10. Jh. wirkende Abū Sahl as-Siǧzī im Vorwort seiner „Medizinischen Sendschreiben“: „Wenn die Wissenschaften auch in viele Teile und beachtliche Arten zerfallen, so sind es im Endresultat doch nur zwei Wissenschaften und zwei Arten, auf denen man gründet: Die Glaubenswissenschaft, auf der der Bestand des Islam, und die Körperwissenschaft, auf der der Bestand der Leiber beruht.“[75] Und Faḫr ad-Dīn ar-Rāzī (gest. 606/1209) spielt im Vorwort zu seinem *Canon*-Kommentar wie folgt auf das Wort an: „Zu den edlen Wissenschaften gehört die Körperwissenschaft, die der wahre Prophet in die Nähe der Glaubenswissenschaft gerückt hat …“[76]

Neben den Ausspruch von den zwei Wissenschaften tritt nun häufig ein zweiter, dessen prophetischer Ursprung im Unterschied zu dem ersten im Islam nie bestritten wurde; al-Buḫārī hat ihn in die Sammlung der „echten“ Aussprüche aufgenommen und an signifikanter Stelle, zu Beginn des Buches über die Medizin, angebracht. Er lautet hier: „Gott schickt keine Krankheit herab, wenn er nicht eine Heilung dafür herabschickt.“[77] Statt *šifāʾ* findet man in den medizinischen Texten jedoch meist *dawāʾ* – „Arznei“,[78] was sicherlich

73 Ruhāwī, *Adab* fol. 79ᵃ,2–3.

74 Ṣāʿid, *Tašwīq*, ed. Spies fol. 6ᵃ,4, Taschkandi 71–72.

75 Dietrich, *Medicinalia* 66,6–8 (des arab. Textes).

76 Dietrich, *Medicinalia* 78,4–5 (des arab. Textes).

77 Buḫārī, *Ṣaḥīḥ*, VII, 106: *mā anzala llāhu dāʾan illā anzala lahū šifāʾan*. Das Wort ist auch in anderen kanonischen Traditionssammlungen belegt: Abū Dāwūd, *Sunan* (Kairo 1371/1952) II, 331; Tirmiḏī, *Ṣaḥīḥ* (Kairo 1350/1931) VIII, 192; Ibn Māǧa etc.

78 Diese Variante ist auch bei Dāwūd und at-Tirmiḏī (ll. cc.) belegt.

kein Zufall ist. *Šifāʾ* wird im Koran mehrfach im übertragenen Sinne metaphysischer Heilung gebraucht; den Ärzten, die dieses Hadith anführen, kommt es aber gerade darauf an, die Inanspruchnahme irdischer Heilung zu rechtfertigen (vgl. auch unten s. 42).[79] Nahm man freilich diese abgeänderte Fassung wörtlich, so war „ein Medikament" etwas wenig für eine Krankheit, zumal wenn man bedenkt, dass etwa ar-Rāzī fordert, ein guter Arzt müsse beinahe für jedes Leiden eine Auswahl von Drogen im Gedächtnis haben, um dem jeweiligen Geschmack seines Patienten entgegenkommen zu können.[80] So ist erklärlich, dass man gerade in dem Proömium einer Pharmakopöe folgender Amplifikation dieses Ausspruches begegnet: „Gott erschafft keine Krankheit, ohne 70 Drogen dafür zu erschaffen."[81]

Das Wort – namentlich in der Form, die *dawāʾ* statt *šifāʾ* verwendet – richtet sich vor allem gegen die Prädestinarier und bietet eine Lösung im Sinne des Chrysipp'schen *confatale*: Nicht nur die Krankheit ist von Gott vorherbestimmt, sondern auch die Heilung, genauer gesagt: die Inanspruchnahme von Arzt und Medikament (vgl. oben s. 17). Das zeigt sich ganz deutlich in einem Hadith, welches Ibn al-Uḫūwa im Abschnitt über die Ärzte anführt:

> Nach Abū Huraira:[82] Ein Gefährte des Propheten erkrankte am Tage von Uḥud.[83] Da rief der Prophet zwei in Medina anwesende Ärzte zu ihm und bat sie, ihn zu behandeln. Sie sagten: „O Gesandter Gottes, in der *ǧāhilīya* pflegten wir zu behandeln und allerlei Praktiken anzuwenden (*naḥtālu*). Seit aber der Islam kam, gibt es doch nur noch Gottvertrauen (w.: „… ist er nur G." – *fa-mā huwa illā t-tawakkul*)!" Er sagte: „Behandelt ihn. Denn der die Krankheit herabschickt, der schickt die Arznei herab und legt dann die Heilung hinein!" So behandelten sie ihn und er genas.
>
> IBN AL-UḪŪWA, *Maʿālim* 165–166

79 Aus dem gleichen Grunde dürfte auch das Koranwort: „Wenn ich krank bin, so heilt Er mich" für Rechtfertigungszwecke nicht oder kaum verwandt worden sein (vgl. unten s. 42).

80 Dies fordert ar-Rāzī in einer kleinen Schrift, auf die wir unten s. 234 näher eingehen.

81 Al-Kutubī: *Mā lā yasaʿu ṭ-ṭabība ǧahluhū*, Ms. Veliyüddin 2538,2a (Lit.-vz. I., Nr. 40). Über den Verfasser und sein Werk vgl. Dietrich, *Medicinalia* Nr. 48.

82 Zeitgenosse des Propheten und bekannter Überlieferer von umstrittener Glaubwürdigkeit. Unter seinem Namen laufende, nachweislich erfundene Hadithe sind aber eher von späteren Fälschern als von Abū Huraira erfunden, vgl. den Artikel „Abū Hurayra" von Robson in EI².

83 Bei Uḥud fand im Jahre 3/625 eine wichtige, für den Propheten ungünstig verlaufende Schlacht mit seinen mekkanischen Gegnern statt.

Das gleiche Anliegen begegnet auch in einer Geschichte, die zwar nicht dem kanonischen Traditionsgut entstammt, aber den gleichen Geist atmet. Ṣāʿid erzählt sie unter Berufung auf Ibn Qutaiba[84] im Vorwort seiner „Medizinischen Ermunterung": Ein Prophet, der von einer Schwäche befallen wird und Gott sein Leid klagt, erhält von ihm den Befehl, sich Fleisch und Milch zu kochen und zu essen, das werde ihn stärken.[85] Gott hätte freilich, fährt der Text fort, den Propheten auch ohne Fleisch und Milch stärken können, tat es aber aus unerforschlicher Weisheit nicht. Die Tendenz der Erzählung wird durch einen Zusatz wiederum verdeutlicht, den wir bei einem sehr späten Autor, dem 1099/1688 verstorbenen ʿAbd al-Wāḥid al-Maġribī im Vorwort seines *Canon*-Kommentars *Tuḥfat al-muḥibb fī ṣināʿat aṭ-ṭibb* (etwa: „Freundes-Gunst: Über die Ärztliche Kunst") damit verbunden finden. Er lautet: „Daher wurde Mose – Friede sei über ihm! – als er sich weigerte, die Arznei einzunehmen, mit folgenden Worten (von Gott) getadelt: Willst du meine Weisheit durch dein Vertrauen (*tawakkul*) auf mich zunichtemachen?!" (Ms. Nuruosmaniye 3470, fol. 2[a]) Der Zusatz ist doppelt bemerkenswert da er in besonders unverhüllter Form den *tawakkul* in seiner Auswirkung auf die Medizin (Anwendung von Drogen!) attackiert und überdies das Fortleben solcher Auseinandersetzungen für eine sehr späte Zeit bezeugt.

Als einzige weitere Parallele vermag ich nur eine heitere Episode aus Ibn Buṭlāns „Gastmahl der Ärzte" anzuführen. Hier stellt der Gastgeber die Schädlichkeit bestimmter Süßigkeiten seinem Gast vor Augen, erzählt von dem Kalifen al-Maʾmūn, der trotz Zahnschmerzen nicht auf den Rat seines Leibarztes Buḫtīšūʿ hören wollte, weist darauf hin, dass der Verständige nicht dem Genuss den Vorzug vor der Gesundheit gebe, und fragt dann seinen Gast, wofür er sich zu entscheiden gedenke, worauf der erwidert: „Auf Schmausen und Gottvertrauen!" (*ʿalā l-akli wa-l-ittikāli ʿalā llāh*).[86]

Verurteilt die Geschichte von Mose die Passivität von Kranken, die es aus Gottvertrauen unterlassen, auf rationale Heilmethoden zu rekurrieren, so geißelt Ibn Buṭlān jene Gesunden, die aus dem gleichen Grunde den Verlust ihrer Gesundheit riskieren, wobei er die Fragwürdigkeit dieser Art Gottvertrauen dadurch entlarvt, dass er es mit einer höchst unheiligen Versessenheit auf Süßigkeiten koppelt.

---

84 Bekannter Literat des 3./9. Jh. Welchem seiner Werke die folgende Erzählung entnommen ist, konnte ich bisher nicht feststellen.

85 Ṣāʿid, *Tašwīq* ed. Spies fol. 6[b]; Taschkandi 73. Diese Legende erinnert an die Stärkung Elias durch Wasser und geröstetes Brot, vgl. 1. Könige 19,4–5.

86 Ibn Buṭlān, *Daʿwa*, ed. Klein-Franke 23,7; id. *Ärztebankett* 72.

Aber nicht nur die Laien, Gesunde wie Kranke, konnte der Glaube an die absolute Prädestination korrumpieren, sondern auch die Ärzte, indem er ihnen die Möglichkeit gab, im Falle eines negativen Ausgangs der Behandlung die Verantwortung von sich auf Allah abzuwälzen. Dies ist der Gesichtspunkt, unter welchem ar-Ruhāwī den Glauben an den *qadar* offen kritisiert: Jedem Scharlatan sei damit Tür und Tor zu verantwortungslosem Treiben geöffnet. Und auch diese, wie man vermuten darf, nur allzu berechtigte Kritik steht nicht allein, wir finden sie in dem witzigen Poem eines anonymen Verfassers wieder, das in Form von Verhaltensmaßregeln das Wesen des Quacksalbers beschreibt. Es liegt uns in einer besonders gelungenen Übersetzung Friedrich Rückerts vor. Die letzten Verse lauten:

> Welch Kranker dir mag kommen,
> sei bang nicht, und verschreib
> ihm etwas, das dir einfällt,
> und schicks ihm in den Leib.
> Wenn er genest: mein Mittel
> hat das Leben ihm verlängt,
> und wenn er stirbt: vom Himmel
> war ihm der Tod verhängt.
>
> RÜCKERT, *Orientalische Dichtung*, ed. Schimmel 278

In diesem Zusammenhang soll noch einer Tradition gedacht sein, die sich offenbar gegen jene richtet, die zwar im Leiden nicht tatenlos verharren, jedoch statt bei einem Arzt bei einem Scharlatan oder auch einem Heiligen oder frommen Wundertäter Hilfe suchen. Das Hadith, das sich in der Sammlung von Ärztebiographen des Ibn Ǧulǧul und ähnlich auch bei Ibn abī Uṣaibiʿa findet, berichtet, dass der Prophet den Heerführer Saʿd ibn abī Waqqāṣ während einer Krankheit besucht und gesagt habe: „Geh zu (b.a. Uṣaibīʿa: Holt ihm) al-Ḥāriṯ b. Kalada; denn er ist ein Mann, der sich auf Medizin versteht (*raǧul yataṭabbab*)."[87] Im Unterschied zu allen jenen Überlieferungen, in denen der Prophet selber als Arzt auftritt, wird hier also der Kranke an den Arzt der Zeit Muḥammads, den „Arzt der Araber" verwiesen (*ṭabīb al-ʿArab, aṭabb al-ʿArab*), von dem galt, er habe seine Ausbildung in Gondeschāpūr erfahren.[88]

---

87 Ibn Ǧulǧul, *Ṭabaqāt* 54; b.a. Uṣaibīʿa, *ʿUyūn* I, 110.

88 Dieses Hadith fehlt bei al-Buḫārī, steht aber bei Abū Dāwūd (Kairo 1348) II, 153. Ein mittelalterlicher Kommentator legt dieses Hadith sogar dahingehend aus, dass es gestattet sei, ungläubige Ärzte aufzusuchen, sofern sie zur Zunft gehörten (*dalla ḏālika ʿalā annahū ǧāʾizun an yušāwara ahlu l-kufri fī ṭ-ṭibbi iḏā kānū min ahlihī*); vgl. die Fußnote zu diesem

Man begegnet neben den angeführten gelegentlich auch anderen angeblichen Aussprüchen des Propheten in den Proömien medizinischer Werke. So zitiert etwa Ṣā'id[89] folgende Worte: „Der Magen ist das Haus der Krankheit, die Vorsicht (*ḥimya*) der Anfang der Heilung. Belasset jedes Körperwesen bei seiner Gewohnheit" (*fa-'auwidū kulla ḏī ǧasadin mā 'tāda*). – „Der Magen ist ein Teil des Körpers und die Adern münden in ihn ein. Ist also der Magen gesund, so werden auch die Adern gesund sein; ist der Magen krank, werden auch die Adern krank sein."[90]

Diese und ähnliche Sätze stehen freilich nicht unmittelbar im Dienste der Rechtfertigung der Medizin und bleiben hinsichtlich ihrer Bedeutung und ihrer Häufigkeit in medizinischen Werken weit hinter den angeführten „Standard-Hadithen" zurück.

Die medizinischen Kapitel der kanonischen Hadith-Sammlungen wurden übrigens zur Grundlage einer eigenen Literatur-Gattung, der sogenannten „Prophetenmedizin", die das relativ spärliche Material angeblich authentischer Prophetenworte um Zutaten aus anderen Quellen, auch jüdischen und christlichen, vermehrte. Einige Autoren erstrebten eine Verschmelzung zwischen Prophetenmedizin und galenischer Medizin. Alle diese Anstalten lassen sich in ihrem Kern auf das Bestreben zurückführen, die Heilkunst religiös zu begründen, was ihre Erwähnung an dieser Stelle erforderte. In ihrem Umfang und Anliegen weit über die uns hier beschäftigende Erscheinung der frommen oder scheinfrommen Rechtfertigung der Heilkunst hinausgehend, bilden sie jedoch ein gesondertes Phänomen, das später zu erörtern sein wird.

e *Die Rechtfertigung der Medizin aus dem Koran*

Hatte man sich, wie gesagt, anfangs offenbar damit begnügt, Prophetenworte zugunsten der Medizin ins Feld zu führen (die Möglichkeit, dass diese nur

---

Hadith in F. Sayyids Ibn Ǧulǧul-Edition mit weiteren Belegen. In der „Prophetenmedizin" des as-Suyūṭī stehen Überlieferungen ähnlich der obigen neben anderen, in denen der Prophet selbst als Arzt fungiert, z.B. zur Ader lässt (Suyūṭī, *Ṭibb*, Elgood 145) oder kauterisiert (146, 170) oder einfach Mittel verschreibt (130). Neben Überlieferungen, die es billigen, einen Arzt zu rufen, stehen andere, die den Verdienstcharakter des passiven Erduldens betonen (124–126). Ähnliches findet sich z.T. schon in den kanonischen Hadith-Sammlungen.

89 Ṣā'id, *Tašwīq*, ed. Spies fol. 6ᵃ,6; Taschkandi 72.

90 Zum Begriff der *ḥimya* vgl. unten S. 299f. Der medizinische Teil im *Ṣaḥīḥ* des at-Tirmiḏī beginnt mit einem kurzen Abschnitt über *ḥimya* (ed. Kairo 1350/1931, VIII, 188–189). Das obige Hadith über die *ḥimya* ist darin jedoch nicht enthalten. Das zweite obige Hadith steht in at-Tabrīzīs *Miškāt al-maṣābīḥ* II, 518, Nr. 4566. Statt „Teil" heißt es hier sinnvoller „Becken" bzw. „Wasserreservoir" (*ḥauḍ*).

erfunden oder dem Propheten in den Mund gelegt wurden, weil der Koran zur Heilkunst so wenig zu sagen hatte, sei nur am Rand gestreift), so konnten sich doch wahrhaft fromme Freunde der Heilkunst erst zufrieden geben, wenn sie jene auch im Koran begründet fanden.

Was hatte nun das Heilige Buch diesem Anliegen zu bieten? – Die Wörter „Arzt" (*ṭabīb*), „Medizin" (*ṭibb*) und „Droge" (*dawāʾ*) kommen im Koran nicht vor. Das Wort „Krankheit" begegnet 23 mal, jedoch ausschließlich in übertragener Bedeutung: „... in deren Herzen eine Krankheit ist", so werden die Ungläubigen qualifiziert (Q 2:10/9bis; 5:52/47; 8:49/51; 9:125/126; 22:53/52; 24:50/49; 33:12/12; 33:32/32; 33:60/60; 47:20/22; 47:29/31). „Krank" bzw. „der Kranke", „die Kranken" kommt insgesamt achtmal vor und zwar ausschließlich in Versen, die im Rahmen ritueller Gesetze bestimmte Erleichterungen für Krankheit und ähnliche Fälle verkünden bzw. Ersatzleistungen festsetzen (Q 2:184/180; 2:185/181; 2:196/192; 4:43/46; 4:102/103; 5:6/8; 9:91/92; 24:61/60; 48:17/17; 73:20/20). Als Verb kommt die gleiche Wurzel einmal vor, und zwar in dem Vers: „Wenn ich krank bin, so heilt Er mich" (Q 26:80/80). Der Vers spricht zwar im konkreten Sinne von Krankheit und Heilung, ist aber für die Rechtfertigung der rationalen Medizin offenbar ungeeignet, wird jedenfalls in uns bekannten Quellen nicht zitiert. Vielleicht liegt das daran, dass er – im Unterschied zu jenem Hadith, das vom „Herabsenden" der Heilung (oder besser noch: „der Droge") spricht und damit eine menschliche Inanspruchnahme, die sich als Verpflichtung zur Mitwirkung ausdeuten lässt, impliziert – die Heilung selber als göttlichen Akt hinstellt. „Heilen" (als Verb) kommt außerdem einmal (Q 9:13/13), „Heilung" dreimal in übertragener, der genannten Verwendung von „Krankheit" entsprechender Bedeutung vor, z. B. „Wir senden hinab vom Koran, was eine Heilung und eine Barmherzigkeit für die Gläubigen ist" (Q 17:82/84; die andern beiden Stellen: Q 10:57/58; 41:44/44). Zu erwähnen ist schließlich, dass das Wort „Heilung" (bzw. „Arznei") ebenfalls einmal im konkreten Sinn vorkommt und zwar in folgendem Vers, dem einzigen, der – vielleicht neben dem vom Nutzen des Weines (s. u.) – auf die therapeutische Anwendung von Naturprodukten zu sprechen kommt: „Aus ihren (sc. der Bienen) Leibern kommt ein Trank verschieden an Farbe, in dem eine Arznei ist für den Menschen" (Q 16:69/71). Merkwürdigerweise wird auch dieser Vers kaum je zur Rechtfertigung der Medizin angeführt, obwohl er – sollte man meinen – am ehesten unter allen möglichen dafür geeignet gewesen wäre.[91]

91 Eine Ausnahme bildet as-Surramarrī, der diesen Vers anführt als „Ermunterung aus dem Koran, sich (zulässiger) Drogen zu bedienen" (*Šifāʾ al-ālām* fol. 74^{b}).

Es war also jedenfalls nicht leicht und erforderte schon ein gewisses Maß an Phantasie und Findigkeit, die Medizin – und Ähnliches gilt auch für andere profane Wissenschaften – im Koran bestätigt zu sehen. Aber wenn es modernen muslimischen Koranauslegern gelang, die Mikroben und das Telephon, das elektrische Licht und den zoologischen Garten, die Atombombe und sogar die Fliegenden Untertassen in dem Heiligen Buch zu entdecken[92] so erscheint das entsprechende Unterfangen mittelalterlicher Gelehrter im Nachhinein relativ einfach.

Wie die antiken Wissenschaften unter Heranziehung von Koranversen religiös gerechtfertigt wurden, illustriert z.B. ein von Franz Rosenthal durch Übersetzung bekannt gemachter Abschnitt in dem Werk des Abu l-Ḥasan al-ʿĀmirī (gest. 382/992) mit dem Titel „Darlegung der Verdienste des Islām" (*al-Iʿlām bi-manāqib al-Islām*). Al-ʿĀmirī polemisiert darin einerseits gegen solche Frommen, die den Wert der Wissenschaften bestreiten, auf der anderen Seite führt er – neben rationalen Argumenten – Koran- und Hadithsprüche zu ihrer Rechtfertigung an, und dies sogar für anscheinend so neutrale Wissenschaften wie die Arithmetik.

Al-ʿĀmirī dürfte als Gelehrter des 4./10. Jahrhunderts einer der ersten sein, der in dieser Weise die griechischen Wissenschaften mit islamischem Firnis versieht. Die Koranverse, die er anführt, sind bezeichnend für die Art von Exegese, sofern man überhaupt von Exegese reden kann. Wo der nüchterne Betrachter kaum einen schwachen Anklang wahrnimmt, erkennt der fromme oder fromm erscheinen wollende Gelehrte den gewünschten Zusammenhang, die Wurzel seiner Wissenschaft im göttlichen Wort. Folgendes sind die Verse, die al-ʿĀmirī anführt:

Arithmetik: „Wir haben sie berechnet und gezählt" (Koran 19:94/94) und: „Er hat alle Dinge gezählt." (Koran 72:28/28; vgl. Rosenthal, *Fortleben* 94).

Astronomie: (Wörtliches Zitat nach Rosenthal 95): „Darum hat Gott alle, die darauf verzichten, sich mit dieser edlen Wissenschaft zu beschäftigen, getadelt und gesagt (Koran 30:8/7, in nicht ganz wörtlicher Wiedergabe): ‚Haben sie nicht über die Erschaffung der Himmel und der Erde nachgedacht? Gott hat dies nur zur Wahrheit erschaffen.' Dagegen hat Er die, die mit Interesse für die edle Astronomie gesegnet sind, gelobt und gesagt (Koran 3:191/188): ‚Diejenigen, die Gott erwähnen im Stehen und im Sitzen und auf ihren Seiten und die über die Erschaffung der Himmel und der Erde nachdenken' usw."

Medizin: (al-ʿĀmirī nennt sie neben der Kochkunst und der Färberei [!] als Beispiel für die Naturwissenschaften und führt folgenden Vers an): „In der

92 Vgl. Goldziher, *Richtungen* 356; Baljon, *Interpretation* 89.

Schöpfung der Himmel und der Erde und im Unterschied von Nacht und Tag und in dem Schiff, das über das Meer befördert, was den Menschen nützt, und in dem Wasser, das Gott vom Himmel hernieder sendet zur Belebung der toten Erde und in allen Tieren, die er auf Erden verbreitet hat, und in dem Wechsel der Winde und in den Wolken, die zur Fronarbeit gezwungen sind zwischen Himmel und Erde, sind in der Tat Zeichen für verständige Leute" (Koran 2:164/159; Rosenthal 96–97).

Sprachen die für die Arithmetik und die Astronomie angeführten Verse immerhin deutlich von Dingen, mit denen sich diese Wissenschaften befassen, so scheint der für die Heilkunst beigebrachte Vers einer solchen Beziehung zu ermangeln, es sei denn, man wollte an den Einfluss der Witterung auf die Gesundheit und die Verwendung tierischer Heilmittel denken, wovon jedoch in den Quellen nicht die Rede ist. Man entdeckte stattdessen eine andere Beziehung, wie der Kommentar Ṣāʿids zeigt, zu dessen Vorwort wir nunmehr zurückkehren.

Ṣāʿid[93] zitiert zwei Koranverse, von denen der eine, wenn auch natürlich keine Rechtfertigung der Heilkunst, so doch immerhin eine gewisse Rechtfertigung der Verwendung des Weines als Heilmittel enthält: „Sie werden dich befragen nach dem Wein und dem Glücksspiel. Sprich: in beiden liegt große Sünde und Nutzen für die Menschen!" (Koran 2:219/215 – Die Fortsetzung: „Die Sünde in ihnen ist jedoch größer als ihr Nutzen", lässt Ṣāʿid sicherlich nicht zufällig weg!). Die Anführung dieses Verses zeigt deutlich, dass es orthodoxe Kreise gab, die das Weinverbot auch auf die Medizin ausdehnen wollten (Näheres dazu unten S. 303).

An zweiter Stelle zitiert dann Ṣāʿid[94] von dem Vers, der uns eben schon bei al-ʿĀmirī begegnete, den Teil: „… und in den Schiffen, welche das Meer durcheilen mit dem, was den Menschen nützt …" und fügt hinzu: „In den Kommentaren (*at-tafsīr*) heißt es, damit seien die Myrobalanen[95] gemeint. Andere sagen: Nein, alles was auf Schiffen befördert wird – Drogen und anderes."

In späteren Werken wird eine Reihe weiterer Verse zitiert, deren keiner allerdings stärker als die bisher angeführten zu überzeugen vermag. Besonders bezeichnend ist das Proömium eines Werkes, das von Albert Dietrich[96] als „eigentümliches Werk, das eine nähere Betrachtung verdient", vorgestellt wor-

---

93 Ṣāʿid, *Tašwīq*, ed. Spies fol. 6a,14; Taschkandi 72–73.

94 Ṣāʿid, *Tašwīq*, ed. Spies fol. 6b,1; Taschkandi 73; vgl. Bürgel, *Allmacht* 183.

95 Man unterschied diverse Arten von Myrobalanen; alle wurden aus Indien eingeführt und fanden mannigfache Verwendung als Drogen, vgl. Dietrich, *b. Ǧulǧul* 27–29, Nr. 1–3; Kircher, *Chirurgie* Nr. 23.

96 Dietrich, *Medicinalia* 117, Nr. 50.

den ist und den eben bezeichneten Typus einer Mischung aus Prophetenmedizin und wissenschaftlicher Medizin in besonders ausgeprägter Form repräsentiert. Der charakteristische Titel dieser von dem kaum bekannten Yūsuf ibn Muḥammad as-Surramarrī (gest. 776/1374) verfassten Schrift lautet „Heilung von Schmerzen – Medizin für die Anhänger des Islam" (*Šifāʾ al-ālām fī ṭibb ahl al-islām*). Nachdem der Autor in der langen in Reimprosa schwelgenden *ḥamdala* bereits ein Bekenntnis zur Prophetenmedizin abgelegt hat, beginnt er die eigentliche Einleitung mit folgenden Worten:

> Die Gesunderhaltung der Seele gehört zu den wichtigsten Pflichten und die Rücksicht auf die körperliche Gesundheit zu den vordringlichsten Obliegenheiten, Gott sagt: „Tötet euch nicht selbst, denn Gott hat mit euch Erbarmen" (Koran 4:29/33).[97] Gott sagt (ebenso): „Stürzt euch nicht mit eigenen Händen ins Unglück" (Koran 2:195/191); denn auf der körperlichen Gesundheit beruht das rechte Vollbringen in religiösen und weltlichen Dingen und die Ordnung himmlischer und irdischer Geschäfte. Das aber erreicht man nicht ohne die Kenntnis der Medizin, mittels deren man das Schädliche vom Nützlichen und das „Ziehende" vom „Stoßenden"[98] unterscheidet. Sie gehört zu den edelsten Wissenschaften und ihre Pflege zu den wichtigsten Dingen. Gott der Erhabene hat seine Geschöpfe an drei Stellen seines glorreichen Buches auf die Prinzipien der Körpermedizin hingewiesen. Diese Prinzipien sind drei: Die Erhaltung der Gesundheit, die Vorsicht (*ḥimya*) vor schädlichen Dingen und die Entleerung verderblicher Stoffe. So sagt er im „Fasten-Vers": „Wer unter euch krank ist oder auf Reisen, (der soll) eine Anzahl anderer Tage (fasten)" (Koran 2:184/180). Er erlaubt also das Fastenbrechen dem Kranken im Hinblick auf seine Krankheit, die ihn entschuldigt, und dem Reisenden im Hinblick auf die (notwendige) Erhaltung seiner Gesundheit und Kraft, damit sie nicht vom Fasten auf der Reise zugrunde gehen, da ja die heftige Bewegung und die durch die Reise bewirkte (stärkere) Auflösung (der Nahrungsstoffe im Körper) und der Mangel an Nahrung, die das Aufge-

97 Die Anführung dieses Verses im Rahmen pro-medizinischer Schriftstellen leitet as-Surramarrī später (fol. 74^{b}) selber aus dem exegetischen Prinzip ab, dass jedes Gebot die Negierung seines Gegenteiles einschließe und umgekehrt (*fa-l-amru bi-š-šaiʾi nahyun ʿan ḍiddihī wa-bi-l-ʿaks*).

98 Anspielung auf die *dynamis*-Vorstellungen der antiken und arabischen Medizin. Ar-Ruhāwī nennt als Unterteile der „natürlichen" (bzw. „triebhaften"/*šahwānīya*) Kraft bzw. „Seele" die „ziehende" (ἑλκτική), „festhaltende" (καταστατική), „verdauende" (πεπτική) und „stoßende" (πρωστική) Kraft (Ruhāwī, *Adab* fol. 47^{b},17); vgl. *HGM* I, 395.

löste ersetzen könnte, zusammenkommen, mithin die Kraft schwindet und in Schwäche verkehrt wird. In dem Vers von der Pilgerfahrt sagt er: „Und wer von euch krank ist oder einen Schaden am Haupt hat, der leiste Ersatz dafür mit Fasten, einem Almosen oder einem Opfer" (Q 2:196/192). Da gestattet er also dem Kranken, oder wer an seinem Kopf an Läusen oder Krätze oder anderem leidet, sein Haupt in geweihtem Zustande zu scheren,[99] um die Materie der schädlichen Dünste, die den Schaden an seinem Kopf bewirkt haben, indem sie unter dem Haar eingeschlossen waren, zu purgieren. Wenn er nämlich seinen Kopf schert, öffnen sich die Poren und jene Dämpfe treten aus. Analog verhält es sich mit der Entleerung von anderen Dingen, deren Einschluss im Körper schädlich ist. Dinge deren Einschluss oder Unterdrückung (*mudāfaʿa*) im Körper schädlich sind, gibt es zehn: Das Blut, wenn es andringt (*nabaʿa?*), das Sperma, wenn es in Wallung ist, Urin, Kot, Wind, Erbrechen, Niesen, Schlaf, Hunger und Durst.[100] Die Zurückhaltung jedes dieser zehn Dinge verkörpert die Gattung einer Krankheit. Gott aber hat durch die Rede von der Ausleerung des geringsten unter ihnen, nämlich des im Kopfe eingeschlossenen Dampfes, dazu angespornt, auch die Dinge zu purgieren, bei denen es schwieriger ist; wie es ja der Methode des Korans entspricht, durch das Geringere auf das Höhere hinzuweisen (fol. 2^{b}), Und in dem Vers der Waschung sagt er: „Wenn ihr krank seid oder auf Reisen oder es kommt einer von euch vom Abtritt oder ihr habt die Frauen berührt, und ihr findet kein Wasser, dann verrichtet die ‚Sandwaschung' mit gutem Hochlandsand" (Q 4:43/46 = 5:6/9). Da gestattet er also dem Kranken, vom Wasser zum Sand abzuweichen aus Vorsicht für ihn, auf dass sein Körper keinen Schaden nehme. Damit ist aber auf die Vorsicht vor allem, was, von außen oder von innen, schaden könnte, hingewiesen. So hat also der Erhabene seine Knechte auf die Prinzipien der Medizin und den komprimierten Extrakt ihrer Regeln an diesen drei Stellen hingewiesen. Und der Prophet – Gott spende ihm Frieden und Heil! – hat gesagt: „Gott sendet keine Krankheit herab, ohne (auch) eine Droge herabzusenden, nur der

99 Zu den Obliegenheiten des „Geweihten Zustandes" (*iḥrām*), den der Mekka-Pilger entweder mit Beginn seiner Reise oder spätestens in der Nähe von Mekka antritt, gehört es, die Haarschur zu unterlassen (vgl. Wensinck/Kramers, *Handwörterbuch*, s.v. *iḥrām*).

100 Diese Zusammenstellung ist mir aus anderen medizinischen Werken nicht bekannt, doch ist leicht zu erkennen, dass eine Vermischung mehrerer *res non naturales* vorliegt. Ob diese auf Irrtum oder Eigenwilligkeit beruht (vgl. auch die oben S. 15, Anm. 15 erwähnten Abweichungen as-Surramarrīs von den üblichen Schemata), vermag ich nicht zu entscheiden.

eine weiß es, der andere nicht." (*ʿalimahū man ʿalimahū wa-ǧahalahū man ǧahalahū*). Die Gelehrten des Islam haben dann aus Gottes Wort und dem Wort seines Gesandten eine Medizin entwickelt, zu deren Handhabung die geschicktesten Ärzte des Altertums nicht fähig waren, wie es auch das Koranwort: „Esst und trinkt und schweift nicht aus!" – (Q 7:31/29) zeigt. Es wird nämlich überliefert, dass ein ungläubiger Arzt,[101] als er diese Worte hörte, Muslim wurde und dazu sagte: „Ich habe hundert Bücher über die Medizin verfasst und mein Leben damit verbracht und habe hundert Worte daraus ausgewählt, von denen ich glaubte, dass ‚etwas dahinter' sei (*warāʾahā šaiʾun*), und meinte, ich hätte es weit gebracht im Extrahieren. Aber Gottes Wort ‚Esst und trinkt und schweift nicht aus!' erschöpft alles, was ich verfasst und extrahiert habe" etc.

SURRAMARRĪ, *Šifāʾ*, Hs. Fatih 3584, fol. 1^b–2^b (teilweise abgedruckt in Dietrich, *Medicinalia* 118–119, Nr. 50; vgl. Bürgel, *Allmacht* 187).

4 Der Adel der Medizin (*šaraf aṭ-ṭibb*)

Der „Adel (bzw. die Würde) der Medizin" ist ein Topos, der ähnlich wie der von der „Legitimität der Medizin" in kaum einem Proömium eines medizinischen Werkes fehlt. Beide Topoi sind auch inhaltlich eng miteinander verknüpft.[102] Manche Argumente, die für die Legitimität der Heilkunst angeführt werden, gelten auch für ihre Würde und umgekehrt, so vor allem dies, dass sie die Vorbedingung für alle übrigen Tätigkeiten einschließlich der religiösen Verrichtungen sei, und dass der Arzt als Heilender göttliche Intentionen verfolge. Daneben ergibt sich aber der Adel der Heilkunst mit Notwendigkeit aus ihrem Objekt, denn jede Kunst ist ebenso edel, wie ihr Objekt (Ibn Hindū unterscheidet zwischen Objekt und Ziel, vgl. unten).

Die meisten dieser Argumente – vielleicht alle – sind natürlich schon in der antiken Literatur zu finden. Die Araber kannten eine angeblich von Galen verfasste Schrift über die „Ehrung der Medizin" (*tašrīf aṭ-ṭibb*), die von Ṯābit ibn Qurra zu einem Summarium verarbeitet wurde, sonst aber offenbar sehr selten

---

101 Der Text hat *firāḫ*, pl. zu *farḫ* – „Küken", „Spross." Man würde an dieser Stelle etwas wie *fuḥūl* „Koryphäen" (w.: „Hengste") erwarten. „Spross" ist jedenfalls völlig unpassend; aber eine überzeugende Konjektur ist mir bis jetzt nicht gelungen.

102 Ibn Ǧazla, der 466/1073–1074 vom Christentum zum Islam übertrat, verfasste ein „Sendschreiben betreffend den Ruhm der Medizin und ihre Übereinstimmung mit dem religiösen Gesetz und die Widerlegung derer, die sie schmähen" (b. a. Uṣaibiʿa, *ʿUyūn* I, 255 = B 343).

zitiert wird (mir ist kein Beleg bekannt).[103] Stattdessen werden diesbezügliche Zitate aus anderen galenischen Schriften herangezogen, wie sich im Verlauf unserer Darstellung noch zeigen wird. Vor allem aber ist die Idee des Adels an sich Spiegel einer von der Antike ererbten festgefügten Weltordnung, innerhalb deren alle Dinge ihre mehr oder weniger bestimmte hierarchisch gestufte *dignitas* oder *virtus* haben.[104] Reizvoll ist es dabei zu sehen, wie die Medizin, die neben der Philosophie und – im Islam – der Gesetzes- bzw. Koranwissenschaft ziemlich an der Spitze jener Hierarchie steht, mit diesen beiden um den ersten Platz streitet.

Sehr ausführlich treten uns diese und ähnliche um den genannten Topos kreisende Gedanken im 12. Kapitel der „Bildung des Arztes" und im 4. Kapitel des „Schlüssel der Medizin" entgegen, die beide den Titel „Über den Adel der Heilkunst" tragen. Der Gegenstand ist freilich auch in gesonderten Schriften behandelt worden.[105] Ihr Inhalt dürfte aber nicht wesentlich über das hinausgehen, was diese beiden Kapitel bieten, deren Inhalt im Folgenden kurz skizziert sei.

a *Ar-Ruhāwīs Kapitel über den „Adel der Heilkunst"*

Ar-Ruhāwī beginnt sein 12. Kapitel[106] mit der erwähnten These, dass die Gesundheit die Vorbedingung für die Ausübung aller menschlichen Tätigkei-

103 Ibn abī Uṣaibiʿa (*ʿUyūn* I, 218,20) erwähnte diese *Ǧawāmiʿ mā qālahū Ǧālīnūs fī Kitābihī fī Tašrīf ṣināʿat aṭ-ṭibb* in der Liste mit Werken von Ṯābit b. Qurra (cf. GAS III, 262). In Ḥunains *Risāla* fehlt eine solche Schrift Galens; auch bei Schubring (*Bemerkungen*) oder Fichtner (*Corp. Gal.*) wird sie nicht erwähnt.

104 Vgl. Grunebaum, *Dichtkunst* 139; id. *Mittelalter* 297, Anm. 15.

105 Ṯābit ihn Qurra verfasste außer der erwähnten Bearbeitung auch eine eigene Schrift (nicht erhalten?) über das gleiche Thema mit dem umständlichen Titel „Buch der Elite über die Ehrung (*tašrīf*) der Heilkunst und die Rangordnung ihrer Vertreter und die (Notwendigkeit der) Stärkung der am Leben Geschädigten unter ihnen (*taʿzīz al-manqūṣīn minhum bi-n-nufūs*) und die Bekundung, dass die Heilkunst die bedeutendste Kunst ist" (b. a. Uṣaibiʿa, *ʿUyūn* I, 219,20–21 = B 299,18–19). Ibn Riḍwān verfasste eine „Abhandlung über den Adel der Medizin" (*Maqāla fī Šaraf aṭ-ṭibb*), die in der Hs. Istanbul, Hekimoğlu Ali Paşa 691, fol. 111ª–120ᵇ erhalten ist. Teile dieser Schrift, in der Ibn Riḍwān die Medizin Hippokrates' und Galens verklärt und sich kritisch über den Nutzen von späteren medizinischen Pandekten, Kommentaren und Summarien äußert, wurden von A. Dietrich in folgenden Publikationen untersucht: „ʿAlī ibn Riḍwān über den Wert medizinischer Lehrbücher (*kanānīš*)", in *Studi in onore di Francesco Gabrieli nel suo ottanesio compleanno*, Rom 1984, I, 269–277; „ʿAlī ibn Riḍwān über den Wert medizinischer Kommentare (*tafāsīr*)", in: *Yād-Nāma in memoria di Alessandro Bausani* (Studi orientali 10), Rom 1991, II, 59–74.

106 Ruhāwī, *Adab* fol. 77ᵇ–79ᵇ.

ten sei; die Heilkunst sei daher die edelste Kunst. Hieran schließt sich, zunächst scheinbar ohne Zusammenhang, ein Exkurs über die zulässigen Erkenntnismittel der medizinischen Wissenschaft, der jedoch ar-Ruhāwī dazu dient, aus der, wie er einräumt, nicht zu bestreitenden Tatsache, dass auch die prophetische Schau zu ihnen gehöre, wiederum den hohen Adel der Heilkunst zu erweisen und zu einer weiteren These überzuleiten: der von der Göttlichkeit der Heilkunst und des Arztes, für die sich ar-Ruhāwī auf Galen beruft, der in seinem Kommentar zum „Eid" des Hippokrates die Medizin eine „göttliche Belehrung" genannt habe.[107] Tatsächlich eifere ja der Arzt, indem er gesund erhalte und heile, dem göttlichen Wirken nach. Weiterer Segen der Medizin liege darin, dass sie dem Einsichtigen zur Erkenntnis der Einzigkeit, Güte, Weisheit und Allmacht Gottes verhelfe,[108] dass sie mit der Gesundheit auch die Vorbedingung für die Erfüllung religiöser Pflichten schaffe (der Gedanke taucht ebenfalls schon bei Galen auf, vgl. das unten folgende Zitat aus seinem Protreptikos) und dass sie schließlich dem Arzt ein glückliches, erfülltes Leben und jenseitigen Lohn einbringe. Ar-Ruhāwī führt nun ein paar der bekannten Argumente für die Legitimität (*ṣiḥḥa*) der Heilkunst an und geht dann auf profanere und konkretere Aspekte des Adels der Heilkunst über: Die Hochachtung vor dem Arzt beruhe vor allem auf seiner Fähigkeit zu richtiger Prognose. Die Untertanen eines Reiches gehorchen dem König, dieser gehorcht dem Arzt.[109] Herrscherfrauen vertrauen ihm Geheimnisse an, die sie sogar vor ihren eigenen Männern verschweigen.

---

107 Ar-Ruhāwī bezieht sich hierbei auf ein Zitat aus dem „Eid", das er im ersten Kapitel (fol. 8^b^) gebracht hat. Da dieser Passus auch in Ibn abī Uṣaibiʿas Ausführungen über die Erkenntnismittel der Medizin zitiert wird, geben wir ihn dort wörtlich wieder (vgl. unten S. 73 mit Anm. 178).

108 Dieser Gedanke steht im Vordergrund von Galens *De usu partium*, vgl. oben S. 35, Anm. 68.

109 Vgl. einen entsprechenden Ausspruch Hārūn ar-Rašīds über seinen Arzt Ǧibrāʾīl ibn Buḫtīšūʿ, den wir unten S. 366 mitteilen. Eine komische Parallele zu diesem Argument, vielleicht sogar eine Persiflage, findet sich in Tausend und einer Nacht. Da sagt ein Barbier zu einem König (in Littmanns Übersetzung; *Tausend und eine Nacht* I, 352–353 = *Alf laila wa-laila* [Būlāq 1252] I, 91): „Mein Gebieter, ich glaube gar, du kennst meinen Rang nicht; denn wahrlich meine Hand ruht auf den Häuptern der Könige und Emire und Wesire und der Weisen und Gelehrten; und der Dichter sagt von einem meinesgleichen:

Ein jedes Gewerbe ist gleichwie ein Schmuckstück;
Doch dieser Barbier ist die Perle am Band.
Er steht über jedem, der Weisheit besitzet;
Der Könige Häupter sind unter seiner Hand."

Zum Schluss seines Kapitels wendet sich ar-Ruhāwī gegen den Einwand, die Philosophie sei erhabener als die Medizin. Gewiss, die Philosophie, die die Aufgabe der Seelenführung habe, sei adelig wegen des Adels ihres Objektes. Sie sei Seelenmedizin und mithin jeder Philosoph Arzt, ebenso wie jeder vorzügliche Arzt Philosoph sei. Aber sie könne eben doch nur der Seele helfen, während der Arzt Leib und Seele zu helfen wisse.[110]

Ar-Ruhāwī vermischt, wie man sieht, theoretische und praktische, fromme und weltliche Argumente. Im Übrigen ist es, wie er mehrfach betont, eines der Hauptanliegen seines Buches, den Adel der Heilkunst zu erweisen und damit zum gründlichen Studium anzuspornen.[111]

b *Ibn Hindūs Kapitel über den „Adel der Heilkunst"*

Ibn Hindūs Kapitel[112] ist, wie zu erwarten, systematischer aufgebaut als das ar-Ruhāwīs. Er führt zunächst aus, dass jede Kunst Objekt und Ziel (*ġaraḍ*) habe und dass der Adel der einzelnen Künste vom Adel dieser beiden abhängig sei. Bei der Juwelierskunst ist z. B. das Objekt edel: Gold und Silber, bei der Kanzlei- bzw. Sekretärskunst das Ziel: Die Verherrlichung des Königs und die Fähigkeit, sein Sprachrohr zu sein (*qiyāmuhū maqām lisān al-malik*). In der Medizin sind beide edel.

Es folgt dann ein Zitat aus Galens Protreptikos (*Kitāb al-Ḥaṯṯ ʿalā ṣ-ṣināʿāt*)[113] das folgenden Wortlaut hat:

> Die Medizin ist die vorzüglichste aller Künste, wofür man zweierlei Gesichtspunkte als Beweis anführen kann: Der erste ist das Vermögen (*miqdār*) dieser Kunst und die Reichweite des von ihr angestrebten Zweckes: Die Gesundheit ist nämlich eine Sache, ohne welche weder die Verrichtung einer guten Tat, noch die Erlangung eines Genusses möglich sind. Und es gibt ja nichts drittes, was die Menschen erstreben oder wessen sie bedürfen; sondern alles, was die Menschen für die Regelung eines weltlichen Geschäftes oder ihres Lebensunterhaltes vornehmen, fällt unter diese zwei Gattungen. Mithin ist sie die vorzüglichste Kunst, sofern sie die Gesundheit erhält, mittels deren man zum fernsten Ziel gelangt. Der zweite Gesichtspunkt ist, dass, wer behauptet, dass die Medizin nicht die vorzüglichste Wissenschaft sei, Gott zuwiderhandelt

110 Näheres über den Kompetenzstreit zwischen Arzt und Philosoph siehe unten S. 317 ff.

111 Z. B. Ruhāwī, *Adab* fol. 24^{b},2.

112 Ibn Hindū, *Miftāḥ*, Kap. IV, ed. Manṣūrī 43–47.

113 Der medizinische Teil von Galens protreptischer Schrift ist bekanntlich griechisch verloren.

(*ʿānada*) und sein Walten schmäht; sehen wir doch, dass er (oder: sie?) täglich in allen bewohnten Städten die Kranken heilt.

IBN HINDŪ, *Miftāḥ*, ed. Manṣūrī 44 (vgl. Tibi, *Key* 17)

Ibn Hindū trifft nun eine Unterscheidung zwischen einem der Heilkunst „an sich", d.h. substantiell zukommenden Adel und Dingen, die den Adel einer Kunst akzidentiell erhöhen, wobei er diese letzteren wiederum in irdische – wie Ansehen, Reichtum, Ruhm – und in himmlische Güter – nämlich Rang bei Gott und Lohn im Jenseits – differenziert. Es folgen dann zwei berühmte Geschichten aus der Antike, die auch ar-Ruhāwī und zwar im 13. Kapitel, das ja mit seiner Sammlung ruhmvoller Arztkarrieren aus Antike und islamischer Ära noch ganz dem profan-konkreten Aspekt des Adels der Heilkunst gewidmet ist, anführt. Es handelt sich um die von beiden für einen historischen Vorgang gehaltene Heilung des Leidens der Proitiden durch den Seher Melampus[114] sowie um eine weitere Erzählung folgenden Inhalts:

Ein Arzt namens „Qūrālīs" (so nach der Schreibung bei ar-Ruhāwī; Die Köprülü-Hs. des *Miftāḥ* hat stattdessen Bwḏʾlyryws) wurde während einer Seereise an das Land „Fārīqī" verschlagen. Nachdem er die Tochter des Königs dieses Landes von einem nicht genannten Leiden geheilt hat, gibt sie ihm der Herrscher zur Gattin und setzt ihn zu seinem Erben ein.[115] Der Name des Arztes ist als Podaleirios zu lesen. Er ist einer der beiden Söhne des Asklepios – der andere heißt Machaon –, die schon in der Ilias als Helden und Ärzte genannt werden. Herr Strohmaier, Berlin, war so freundlich, mir zu schreiben, dass diese Geschichte nach Stephanos Byzantios (7. Jh. n. Chr.) bei W.H. Roscher[116] mitgeteilt wird: Auf der Heimfahrt vom trojanischen Krieg wird Podaleirios im Sturm nach Karien (Κάρικη = Qārīqī) verschlagen, von einem Ziegenhirten gerettet und vor den König Damaithos geführt. Dessen Tochter Syrna war gerade vom Dach gefallen. Podaleirios heilt sie durch Aderlass, erhält sie daraufhin zur Gemahlin und die karische Halbinsel zum Geschenk.

Ibn Hindū erwähnt dann, dass Galen in diesem Zusammenhang die Sage von der Erhebung des Asklepios in die Reihen der Engel erzähle, wobei er freilich nicht an Ärzte von der Qualität der gegenwärtigen gedacht habe. Mit dieser etwas abrupten Wendung richtet Ibn Hindū sein Augenmerk für einige

114 Darstellung und Deutung dieses Mythos z. B. bei Ranke-Graves, *Mythologie* § 72 g–k. Aber während in der arabischen Version Melampus für seine Heilung belohnt wird, fordert er in den griechischen Berichten von vornherein ein Drittel des Königreiches als Honorar!

115 Ruhāwī, *Adab* fol. 82ᵃ,10–11; b. Hindū, *Miftāḥ* fol. 13ᵇ,14–15, ed. Manṣūrī 45; Tibi, *Key* 18.

116 Roscher, W.H., *Ausführliches Lexikon der griechischen und römischen Mythologie*. Band 3,2, Leipzig 1909, Sp. 2586–2591 (G. Türk).

Zeilen auf die Scharlatane seiner Zeit, deren erbärmliche Praxis mit dem hippokratischen Ideal des stolzen, fähigen, pflichtbewussten Arztes nichts gemein habe, und schließt dann mit einer ebenfalls auch von ar-Ruhāwī (und sonst oft) erzählten Geschichte sein Kapitel:[117] Hippokrates lehnte es ab, in die Dienste des Perserkönigs (Artaxerxes I.) zu treten, obwohl dieser immensen Lohn und dem griechischen Herrscher einen mehrjährigen Waffenstillstand angeboten hat, weil er es als Verrat an seinem Lande angesehen hätte, im Krieg dem Feinde zu helfen.[118]

Wie das Zitat aus dem Protreptikos zeigt, konnte man sich auf Galen berufen, wenn man für die Medizin den obersten Platz in der Hierarchie der Wissenschaften beanspruchte. In der Regel wurde das denn auch von den Ärzten der islamischen Ära, gleich welcher Konfession, getan. Wir haben ja gesehen, wie das Wort von den zwei Wissenschaften (vgl. oben S. 36 f.) in der Regel mit Voranstellung der „Wissenschaft von den Körperdingen" zitiert und entsprechend interpretiert wurde. Daneben findet man aber gelegentlich auch ein freiwilliges Zurücktreten auf den zweiten Platz. So sagt etwa al-Kāzarūnī (gest. 758/1357) im Vorwort zu seinem *Muġnī* – einem Kommentar zum *Mūǧiz* des Ibn an-Nafīs, der seinerseits ein Kommentar zu Ibn Sīnās *Canon* ist –: „Wie gesagt wird, ist die Theologie (w.: göttliche Wissenschaft) die edelste Wissenschaft, danach kommt die Wissenschaft der Medizin."[119]

Wird die Frage der Rangstellung der Wissenschaften von den Vertretern anderer Disziplinen behandelt, dann muss die Medizin sich u. U. mit noch geringeren Plätzen begnügen – eine Erscheinung, die uns in dem Kapitel über die Stellung der Medizin zu den andern Wissenschaften noch näher beschäftigen wird.

5 Die medizinischen Schulen (*firaq aṭ-ṭibb*)

Die Existenz der drei maßgeblichen Schulen der antiken Medizin, der Dogmatiker, Empiriker und Methodiker, konnte auch den arabischen Ärzten nicht unbekannt bleiben, da sie ja durch die obligatorische Lektüre von Galens Schrift *De sectis*[120] darüber informiert sein mussten und auch sonst bei Befas-

117 Ibn Hindū, *Miftāḥ*, ed. Manṣūrī 46; Tibi, *Key* 19; vgl. Ruhāwī, *Adab* fol. 80[b]–81[a].

118 Auf diese bei den Arabern häufig zitierte Erzählung kommen wir unten im Kapitel „Arzt und Herrscher" (III.B.2, S. 350) nochmals zu sprechen.

119 Das Zitat stammt aus einem Ms. in der Privatsammlung des Dr. F.S. Haddad, Beirut; zu diesem Kommentar vgl. im übrigen Dietrich, *Medicinalia* Nr. 33.

120 Vgl. dazu unser Kapitel „Der alexandrinische Kanon" (II.7).

sung mit seinem Schrifttum natürlich immer wieder auf Erwähnungen und Beurteilungen dieser Schulen stießen. Es nimmt mithin nicht wunder, dass man in den arabischen Quellen gelegentlich Äußerungen über die medizinischen Schulrichtungen der Antike findet. Umfang und Charakter des diesbezüglichen arabischen Interesses sind jedoch bisher kaum beachtet, geschweige denn einer näheren Untersuchung unterzogen worden.[121] Es ist mithin auch die Frage ungeklärt, wie weit es sich bei den genannten Äußerungen lediglich um reizvolle historische Reminiszenzen oder aber Reflexe noch lebendiger Phänomene handelt.

Wenn ar-Ruhāwī in seinem Prüfungskapitel (*Adab* fol. 92^{b}) fordert, dem Kandidaten solle als erstes die Frage vorgelegt werden, welcher medizinischen Schule er angehöre, so scheint das dafür zu sprechen, dass für ihn eine solche Zugehörigkeit noch zu den Selbstverständlichkeiten des ärztlichen Daseins gehörte. Ar-Rāzī erweckt einen ähnlichen Eindruck, wenn er gesonderte Prüfungen für Empiriker und Dogmatiker vorsieht.[122] Ṣāʿid nennt unter den für den Arzt notwendigen Kenntnissen dagegen zwar auch die Schulen der Medizin; doch der kurze Vermerk, er müsse ihre Lehrmeinungen kennen und wissen, warum die dogmatische Schule Recht hat und die anderen geschmäht werden,[123] deutet darauf hin, dass mit der Dogmatisierung der galenischen Medizin im Islam auch die von Galen vertretene dogmatische Schule[124] sehr bald zur verbindlichen und einzig zulässigen Richtung für die arabischen Ärzte wurde. In Ibn Riḍwāns „Nützlichem Buch" tauchen in der Tat die Schulen nur noch als historische Reminiszenz auf. Es ist nicht mehr davon die Rede, dass der

121 Allerdings hat Owsei Temkin in seinen „Studies on Late Alexandrian Medicine" mehrere alexandrinische Kommentare, darunter einen in arabischer Übersetzung, zu *De sectis* untersucht. Der Einfluss, den die alexandrinische Medizin auf die arabische ausgeübt hat, wird darin augenfällig (vgl. z.B. unten s. 54f.).

122 Rāzī, *Miḥna*, ed. Iskandar 510–511.

123 Ṣāʿid, *Tašwīq*, ed. Spies fol. 16^{b},15; Taschkandi 92.

124 So jedenfalls sahen es in der Regel die arabischen Autoren, wenn auch eine Einsicht in sein eklektisches Wesen bei ihnen nicht völlig fehlt. So schreibt z.B. Ibn Riḍwān, es sei eine Eigentümlichkeit Galens, dass er manchmal als Dogmatiker, manchmal als Empiriker schreibe, und sein Buch *De simplicibus remediis* sei gar nach den Prinzipien der Methodiker verfasst (Meyerhof/Schacht, *Controversy* 24). Hierzu zwei maßgebliche abendländische Urteile: Deichgräber weist darauf hin, dass Galen, „wenn er überlieferte Lehren verschiedener Schulen synkretistisch verbindet, doch eben nicht nur zusammenschreibt, kein Plagiator ist" (Deichgräber, *Puls* 4). Iwan von Müller (*Beweis* 420) schreibt: „Nicht für eine bestimmte Schule wollte er Propaganda machen, sondern den Weg vorzeichnen, der zur idealen Schule der objektiven Wahrheit führe und so die ‚beste Sekte' begründen lehre."

Arzt der dogmatischen Schule anzugehören habe, sondern die Forderung lautet lediglich, er müsse Logik studieren, um sich des Syllogismus bedienen zu können.[125] Die Namen der Schulen, die Zugehörigkeit zu einer solchen, spielen denn auch in Ibn abī Uṣaibiʿas Ärzte-Lexikon keine Rolle mehr. Was jedoch fortlebte, solange die arabische Medizin blühte, war die beherrschende Bedeutung, die die führenden Ärzte dem syllogistischen Verfahren beimaßen.

Das heißt nun freilich nicht, dass alle arabischen Ärzte faktisch Dogmatiker waren. Ein großer Teil von ihnen dürfte vielmehr im Beruf auf ein rein empirisches Verfahren „abgesunken" sein. Und eben gegen die Gefahr dieses „Absinkens" – denn in den Augen der dem Syllogismus Verschworenen war es ein solches; ar-Rāzīs unbefangenes Geltenlassen der Empiriker ist eine Ausnahme – dürfte es sich richten, wenn vom Lernenden die Kenntnis der Schulen gefordert wird. Methodiker im ursprünglichen Sinne scheint es dagegen nicht gegeben zu haben. Wenn Ibn Riḍwān ar-Rāzī vorwirft, er sei, wie viele andere seiner Zeitgenossen, ein Anhänger der methodischen Schule gewesen,[126] so ist das wohl nur als Invektive zu verstehen, entbehrt jedenfalls, soweit ich sehe, jeder greifbaren Grundlage.[127] Die Bezeichnung aber, die die Araber zur Wiedergabe ihres Namens gewählt hatten, *ahl al-ḥiyal* – „Leute der Kunstgriffe" oder „Methoden" – und vor allem das davon abgeleitete Partizip *muḥtāl*, das z. B. Ibn Hindū alternativ mit *ahl al-ḥiyal* im Sinne von „Methodiker" benutzt[128], lebte fort als Etikettierung für Scharlatane, die fehlendes Können durch List und Betrug zu ersetzen suchten.

Auffällig ist, dass in unseren Quellen auf das Wesen der Schulen meist nicht näher eingegangen wird. Offenbar glaubte man im Hinblick auf Galens *De sectis*, das wie gesagt an der Spitze der obligatorischen Fachlektüre stand, darauf verzichten zu können. Umso bemerkenswerter ist es, dass gerade Ibn Hindūs

---

125 Meyerhof/Schacht, *Controversy* 20, 26, 28.

126 Meyerhof/Schacht, *Controversy* 28.

127 Eine positive Würdigung der Methodiker gibt Leibbrand, *Heilkunde* 89–90; z. B. „Die Person des Arztes wurde beim Methodismus in ganz anderer Weise tatkräftiges Schöpfertum bis zur Hybris. Der Methodismus kapituliert nicht, daher gerät auch die früher vernachlässigte chronische Krankheit ins Blickfeld" (s. 96; vgl. auch unsere Anm. 185, unten s. 457). In diesem Sinne könnte man ar-Rāzī – abgesehen von der Hybris – im Hinblick auf von ihm überlieferte Heilerfolge wohl als Methodiker bezeichnen. Aber das meinte natürlich Ibn Riḍwān nicht mit seiner Invektive. Er mag eher einen Mangel an Theorie im Sinn gehabt haben, in der Art wie auch Ibn Sīnā von ar-Rāzī sagte (in der Übersetzung Meyerhofs, Tatimma 136, Nr. 5): „He was the painstaking busybody who occupied himself with the examination of urine and faeces."

128 Vgl. b. Hindū, *Miftāḥ*, ed. Manṣūrī 70,ult. (*al-firqa al-muḥtāla*).

im Mittelalter vielgelesener „Schlüssel der Medizin“ ein eigenes sehr ausführliches Kapitel über diesen Gegenstand enthält. Ohne Frage repräsentiert es die gängigen diesbezüglichen Ansichten gebildeter arabischer Ärzte jener Zeit und soll daher hier ausführlich vorgestellt werden. (Unsere Wiedergabe ist eine freie, aber eng am Text bleibende Paraphrase).

a *Ibn Hindūs Kapitel über die medizinischen Schulen*

Ibn Hindūs Hauptquelle für seine Liste mit Ärzten[129] war offenkundig der vierte Abschnitt, Τίνες προέστησαν τῶν τριῶν αἱρέσεων, von Galens *Introductio sive medicus* (Kühn XIV 683,5–684,10). Während die Ärzte hinsichtlich des Zieles der Medizin einer Meinung sind, gehen die Ansichten über die Methoden, mittels deren die Heilmittel zu erschließen sind, auseinander (siehe das folgende Kapitel).

Einige sagen, allein durch Erfahrung sei dieses möglich. Ihre berühmtesten Vertreter sind Qrn von Makedonien,[130] ʾylwnyws von Lwyth,[131] Isrʾbywn der Alexandriner[132] und Snǧyǧs.[133] Sie heißen „Leute der Erfahrung“, weil sie sich auf sie stützen und mit ihr begnügen.

Andere sagen: Die Erfahrung allein genügt nicht, vielmehr müssen sich Erfahrung und Analogieschluss gegenseitig stützen. Sie heißen „Leute des Analogieschlusses“ (= Dogmatiker). Ihre Vertreter sind Hippokrates, Diokles, Praxagoras[134] Erasistratos, Asklepiades und Galen.[135] Sie stellen das Wort „Analogie“ heraus weil sie die Analogie der Erfahrung hinzufügen.

---

129 Ibn Hindū, *Miftāḥ* fol. 16ᵃ-24ᵃ, ed. Manṣūrī 57–71, hier 57; Tibi, *Key* 23.

130 Die folgenden Namen stimmen mit den bei Temkin (De Sectis 428) aus dem cod. add. 23407 des British Museum mitgeteilten, die ihrerseits in den meisten lateinischen Fassungen wiederkehren, größtenteils überein. Der vorliegende Name ist als Akron zu lesen; *min ahl Maqdūnīya* beruht vielleicht auf einer Entstellung aus al-Aqraġīṭī (so bei b. -Nadīm, *Fihrist* 286) bzw. al-Aqraġanṭīnī (so bei Temkin). In jedem Fall ist Akron von Agrigent gemeint, der später statt des eigentlichen (Philinos von Kos) als Gründer der Schule angesehen wurde (vgl. Deichgräber, *Empirikerschule* 270).

131 Apollonios von Kition (der Zusatz fehlt bei Temkin); vgl. Deichgräber, *Empirikerschule* 262; Tibi, *Key* 108, Anm. 21.

132 Serapion der Alexandriner, vgl. Deichgräber, *Empirikerschule* 255.

133 Sextus Empiricus (vgl. Tibi, *Key* 109, Anm. 23). Dieser dem Arabischen besonders fremde Name ist in der bei Temkin mitgeteilten Liste besser überliefert: (Snḥṭs zu verbessern in Syǧṭs, der *rasm* ist also in Ordnung).

134 Nach Praxagoras fügt der genannte Kodex noch Philotimos (Qwlwtyms) ein.

135 Galen fehlt in dem genannten Kodex. In Galens *Introductio sive medicus*, von der Ibn Hindū ja abhängt, steht an dieser Stelle Κιανός. Ibn Hindūs *Ǧālīnūs* könnte prinzipiell eine

Im Altertum trat eine weitere Schule hervor, „Leute der Kunstgriffe" („Schliche", „Tricks" bzw. „Methoden") genannt. Sie behaupteten, dass sie Erfahrung und Analogieschluss zusammen anwendeten, waren aber weit davon entfernt. Ihre Hauptvertreter sind Themison, Thessalos und Soranos.[136] Sie werden „Leute der Kunstgriffe" genannt, weil sie angeblich die Medizin durch Kunstgriffe vereinfachen (*iḫtiṣār*, w.: „epitomieren"), wobei sie aber Dinge weglassen, die Dogmatiker und Empiriker für nötig halten.

Im Folgenden begründet Ibn Hindū die Notwendigkeit einer eingehenden Behandlung dieser Schulen zunächst wie Ṣāʿid damit, dass es gelte, der richtigen unter ihnen zu folgen, und fügt dann eine Reihe persuasiver Vergleiche und Gnomen an, die den Zweck haben, den Leser auf die folgenden langen Ausführungen einzustimmen, deren Wiedergabe hier jedoch überflüssig ist. Danach wendet er sich der Erörterung der einzelnen Schulen zu.

Die *Empiriker* sind der Ansicht, dass die Medizin durch die Erfahrung erforscht wird. Erfahrung ist das Ergebnis einer Sinneswahrnehmung, die die gleiche Wirkung eines Dinges zu wiederholten Malen und unter veränderten Umständen registriert: *Scammonium*[137] treibt z. B. die Galle bei verschiedenen Körpern mit verschiedenen Mischungen aus. Die Empiriker sagen daher: Alle Regeln und Gesetze der Medizin sind durch vier Dinge gewonnen: Zufall, Willen, Nachahmung (*tašbīh*) und Übertragung auf Ähnliches. Es handelt sich dabei um eine deutliche Weiterentwicklung des sogenannten „Empirischen Dreifußes", d. h. der drei Prinzipien, in denen Glaukias um 180 v. Chr. die Lehren der Empiriker zusammenfasste, nämlich τήρησις (eigene Beobachtung), ἱστορία (Überliefertes) und ἡ τοῦ ὁμοίου μετάβασις Übertragung auf ähnliche Fälle (vgl. HGM I, 316). Zufällig gewonnene Erfahrung nannten die Empiriker αὐτοματικὴ πεῖρα, absichtlich gewonnene αὐτοσχέδιος πεῖρα, die auf natürlichem Zufall beruhende Erfahrung hieß φυσικὴ πεῖρα, die auf akzidentiellem τυχικὴ πεῖρα. Die in der antiken Literatur üblichen Beispiele sind großenteils die gleichen wie bei Ibn Hindū.[138]

Verschreibung dieses Namens sein. Nach anderer Deutung soll es sich entgegen Kühns Lesung bei Κιανός gar nicht um eine eigenständige Person handeln (Vilas, H. von, *Der Arzt und Philosoph Asklepiades von Bithynien*, Wien 1903, 12; vgl. RE XI,1, Sp. 374). Vielmehr könnte dieses Κιανός oder Κιηνός ein Beiname des unmittelbar vorher aufgelisteten Asklepiades von Bithynien (RE II,2, Sp. 1632 [39. A.]) sein, der aus Kios/Prusias stammte.

136 In dem Kodex stehen zwei weitere Namen, N'mys al-'dyġy und My'n'nd's, was Temkin als Menemachus bzw. Menodotus und Mnaseas zu deuten vorschlägt.

137 *Scammonium* ist der eingetrocknete Milchsaft der Purgierwindenwurzel (vgl. Kircher, *Chirurgie* Nr. 229; Dietrich, *Diosc. triumph.* IV 160).

138 Vgl. Deichgräber, *Empirikerschule* 292–293.

Zufall: Es gibt zwei Arten von Zufall, einen natürlichen und einen akzidentellen. Mit natürlichem Zufall sind z. B. Nasenbluten, Schweiß, Erbrechen oder ähnliche Dinge gemeint, die dem Menschen von Natur aus ohne erkennbare Ursache zustoßen und ihm schaden oder nützen. Mit dem akzidentellen Zufall meint man Dinge, die ihm ohne sein Bestreben oder einen Naturdrang zustoßen und ihm nutzen oder schaden, wie etwa, dass ein Kranker hinfällt und blutet oder durch ein Gelüst veranlasst wird, kaltes Wasser zu trinken. Diese beiden Arten heißen Zufall, weil sie ohne Willen oder freie Wahl eintreten.

Willen: Hierunter ist die willentliche Erprobung aufgrund eines Motives zur Erprobung, sei es ein Traum o. ä., zu verstehen.

Nachahmung: Sie bedeutet, dass der Arzt eine bestimmte Wirkung nachahmt, die er aufgrund der erwähnten Faktoren, nämlich Natur, Akzidens und Intention, in Erfahrung gebracht hat. Wenn er z. B. beobachtet, dass ein an Blutfieber Erkrankter dadurch Besserung erfährt, dass er, sei es von der Natur, sei es durch ein Akzidens, sei es durch menschlichen Willen veranlasst, aus der Nase blutet, so wendet er alsdann den Aderlass bei allen an diesem Fieber Erkrankten an, ahmt mit seinem Tun also die Wirkung des Zufalls oder willentlichen Eingriffs nach. Auf diese Weise ist der größte Teil der empirischen Medizin gewonnen worden. Zugrunde liegt die μιμητικὴ πεῖρα. Deichgräber (*Empirikerschule* 294–295), weist darauf hin, dass deren Aufführung als τρίτον εἶδος τῆς ἐμπειρίας, z. B. in Galens *De sectis*, wenig sinnvoll ist, da sie ja einfach nur die Anwendung der genannten Erfahrungen darstellt.

Übertragung: Sie liegt vor, wenn Ärzte, mit einer ihnen unbekannten Krankheit konfrontiert, sich auf erprobte Heilmittel berufen und die Übertragung auf ähnliche Fälle zum Werkzeug ihres Vorgehens machen. Das geschieht auf dreierlei Weise:

1. Übertragung eines Heilmittels von einer Krankheit auf eine ihr ähnliche, z. B. die Übertragung kühlender Mittel von dem *ḥumra* („Röte“/Erysipel) genannten auf das *namla* („Ameise“/Herpes) genannte Geschwür.
2. Die Übertragung eines Heilmittels von einem Organ auf ein ihm ähnliches, z. B. vom Oberarm auf den Oberschenkel.
3. Verwendung einer Arznei anstelle einer ihr ähnlichen, z. B. bei der Behandlung von Durchfall die Verwendung von Mispel anstelle von Quitten; denn beide wirken zusammenziehend. Die Empiriker behaupten, dass diese dritte Art von Übertragung nicht zur medizinischen Methode werden darf, ohne erprobt worden zu sein, dass jedoch einmalige Erprobung genügt, um dem fraglichen Mittel den Rang mehrfach erprobter Arzneien zu geben, da das Wissen von der Richtigkeit dieser Arznei im Grunde schon vor der Erprobung vorhanden ist und durch die einmalige Erprobung nur noch vervoll-

ständigt wird. Die Übertragung bedarf nach ihrer Ansicht großer Geschicklichkeit und Erfahrung, während die früher genannten Erfahrungen jedem zugänglich sind, der sie versucht. Zugrunde liegt hier das 3. Prinzip des „empirischen Dreifußes" (das 2., die ἱστορία, klingt bei Ibn Hindū in den Worten „Bewahrung und Beobachtung" [*ḥifẓ wa-raṣd*] nur kurz an): ἡ τοῦ ὁμοίου μετάβασις mit ihren Unterarten (1.) ἀπὸ πάθους ἐπὶ πάθος, (2.) ἀπὸ τόπου ἐπὶ τόπον, (3.) ἀπὸ τοῦ πρόσθεν ἐγνωσμένου βοηθήματος ἐπὶ τὸ παραπλήσιον.[139]

Die *Dogmatiker* leugnen nicht, dass sinnliche Wahrnehmung und Erfahrung zwei gültige Prinzipien für die Begründung der Wissenschaften und Künste sind, vertreten jedoch die Ansicht, dass man von keiner Kunst eine Vorstellung entwickeln kann (w. „dass keine Kunst in der Seele steht …"), ohne diese beiden unter Hinzunahme des Analogieschlusses (*qiyās*) gedanklich zu verarbeiten und so die Gesetze zu erschließen, deren man in der Medizin oder in anderen Künsten bedarf. Denkvermögen und die Kunst des Syllogismus müssen also betätigt werden, damit man die Mischung der Körper und die Kräfte der sie verändernden Faktoren (*asbāb*) erkennt.

Diese Faktoren sind zweierlei (*ḍarbān*): einmal solche, die den Körper notwendig verändern, nämlich folgende sechs: Die umgebende Luft, Bewegung und Ruhe, Speisen und Getränke, Schlafen und Wachen, Entleerung und Verhaltung und schließlich die seelischen Affekte, zum andern solche, die ihn nicht notwendig verändern, wie Schwert, Feuer und dergleichen.

Auf die gleiche Weise erschließt man auch die Art der Krankheit, von deren Kenntnis die richtige Wahl der Therapie abhängt, d.h. z.B. kühlende Mittel für auf Hitze beruhende Leiden etc. und ebenso verfährt man hinsichtlich des Ausmaßes der Krankheit und der danach zu bemessenden Quantitäten der Drogen.

Diese Dinge gehören zu dem, was man „Feststellung der Grundlagen" (*ṯabāt al-arkān*) nennt, d.h. der sichtbaren Umstände (*šawāhid*), auf denen die Behandlung aufbaut, als da sind die Kräfte des Kranken, sein Alter, seine Mischung, die jeweilige Jahreszeit, die Beschaffenheit der Luft an dem betreffenden Tage, sowie die des Wohnortes des Kranken, seine Gewohnheiten und sein Beruf (zusammen mit den sechs den Körper notwendig verändernden Faktoren bilden die letztgenannten bei ar-Ruhāwī die Gruppe der „natürlichen Angelegenheiten", vgl. den entsprechenden Abschnitt oben s. 14f.). Die Dogmatiker sagen: dadurch, dass man diese Dinge generell kennt und sie auf den

139 Deichgräber, *Empirikerschule* 301–302.

Individualfall anzuwenden versteht, erschließt man die Ursache jeder Krankheit, kennt die Kräfte, die sie heilen, und kann die Behandlung souverän durchführen.

Die Empiriker stimmen in den meisten dieser Dinge mit den Dogmatikern überein, denn beide Parteien stützen sich ja auf gleiche Faktoren, eben die Krankheit und die sichtbaren Umstände, auf welchen die besagte „Feststellung der Grundlagen" beruht, und beide wenden für eine Krankheit eine (und dieselbe) Therapie an. Überhaupt sind jene Dinge, aus denen die Dogmatiker auf die richtige Therapie schließen, die gleichen, die auch die Empiriker als Erfahrungstatsachen einer bestimmten Krankheit im Gedächtnis bewahren.

Der Unterschied zwischen ihnen ist jedoch, dass die Empiriker ihr Wissen über die Krankheit, die sichtbaren Umstände und alles, was die Therapie betrifft, auf gespeicherten Beobachtungen aufbauen (*bi-l-ḥifẓ wa-r-raṣd*), die Dogmatiker dagegen auf Ableitung (*istidlāl*).

Die Empiriker richten sich also, wenn sie einen Kranken behandeln, nach ihren Erfahrungen an einem früheren Kranken, der hinsichtlich Art und Ausmaß der Krankheit, Mischung, Alter usw. dem zu Behandelnden entsprach. Die Dogmatiker leiten dagegen mittels des ihre Vorstellung beherrschenden Gesetzes (*qad qāma fī nufūsihim qānūn*) die jeweils erforderliche Behandlung unter Berücksichtigung der genannten Faktoren ab. Die Empiriker entsagen dem (*yastaʿfūna min*) Syllogismus im Hinblick auf mögliche Meinungsverschiedenheiten und weil sie nicht glauben, dass er in jedem Fall die sichere Wahrheit erbringt. Fehler seien also nicht ausgeschlossen; diese aber, anders als etwa im Tischlerberuf, sind (wenn sie schwerwiegend sind) nicht wieder gut zu machen.[140] Die Empiriker vernachlässigen auch die Anatomie (Sektion?) und viele andere Dinge, von denen die Dogmatiker Gebrauch machen und sie für notwendig halten.[141]

Die *Methodiker* kümmern sich weder um die (verändernden) Faktoren noch um Gewohnheiten, Lebensalter, Jahreszeiten, Mischungen, Länder, Kräfte,

---

140 Der gleiche Topos findet sich schon in der Schrift „Von der ärztlichen Kunst": „Dabei werden die übrigen Künste an leicht reparierbarem Material ausgeübt, die einen an Holz, die anderen an Leder …" (also sogar der Beruf ist der gleiche geblieben!) Diller, *Schriften* 197. Er begegnet aber auch in der arabischen Literatur mehrfach.

141 Die Ablehnung der Vivisektion und Anatomie entsprang dem Skeptizismus der Empiriker. Sie hielten sie für grausam und überflüssig, indem sie argumentierten, dass man die inneren Teile des Leibes auch durch Öffnung nicht kennen lernen könne, da sie beim Sterbenden und Toten anders als im gesunden Organismus beschaffen seien, vgl. *HGM* I, 316 und *RE* V,2, 2516–2524, s.v. „Ἐμπειρικοί" (M. Wellmann). Zur „pyrrhoneischen Skepsis" der Empiriker vgl. im übrigen Deichgräber, *Empirikerschule* 279–280.

Organe.[142] Bei den Krankheiten berücksichtigen sie nicht die Einzelfälle mit ihren Besonderheiten, da diese unendlich seien, sondern beschränken sich auf die Kenntnis allgemeiner Leitsätze (*al-ǧumal al-ʿāmmīya*), die nach ihrer Meinung sich dem Verstand einprägen und als theoretische Grundlage am besten geeignet sind (*an-naẓaru fīhā aǧwad*). Diese Leitsätze sind nach ihrer Ansicht drei: nämlich die „Verfestigung" (*al-istimsāk*), die „Lockerung" (*al-istirsāl*) und eine Kombination aus beiden.[143]

Mit „*Verfestigung*" meinen sie das Festsitzen (*iḥtibās*) der Schlacken, die den Körper verlassen sollen, wie Verschluss (*asr*), Stauung (*ḥaṣr*) usw., mit „*Lockerung*" das übermäßige Entleeren dieser Schlacken wie *al-ḫlqh*[144] und unablässiges Urinieren (*salis al-baul*), mit der *Kombination aus beiden* Krankheiten, die beide Symptome verbinden, wenn z.B. ein Auge wegen übermäßigen Tränenflusses anschwillt.

Sie lehren, dass die Behandlung dieser drei Arten entweder durch Regelung von Essen und Trinken, Bewegung und Ruhe, Schlafen und Wachen oder durch chirurgische Eingriffe (*ʿilāǧ al-yad*) oder durch Arzneien geschehen solle. Der Verfestigung müsse durch Lockerung, der Lockerung durch Verfestigung begegnet werden, dem Zusammengesetzten durch Behandlung der stärkeren Komponente.

Von hier aus müsse er nun, so fährt Ibn Hindū fort,[145] zur Widerlegung der Empiriker und Methodiker schreiten und beweisen, dass die Dogmatiker Recht haben.

Die Erfahrung der *Empiriker* hat keinen Zugang zu allen Methoden (*laisa lahā maḏhabun ṣināʿīyun ʿalā sāʾiri ṭ-ṭuruqi*), mittels deren die einzelnen Berufe zu den Regeln (*aḥkām*) ihrer Kunst gelangen, denn alle Berufe haben allgemeine Gesetze (*canones* – *qawānīn*), kraft deren sie erlangen, was sie erstreben (nämlich die Vollendung *kamāl* – d.i. die Entelechie – ihrer Kunst), denn bekanntlich ist der kein Sekretär, der, wenn man ihn beauftragt, über ein

142 Zu dieser Aufzählung vgl. unsere Ausführungen über die „natürlichen" und die „notwendigen" Dinge, oben S. 14ff.

143 Es handelt sich um die sogenannten „Kommunitäten." Man beachte die Wiedergabe durch *al-ǧumal al-ʿāmmīya* bzw. *al-ʿāmmīyāt*, was Ibn Hindū bewusst im Unterschied zu *al-kullīyāt* „die Generalia" gebraucht haben dürfte – Die weiteren Termini lauten *status strictus* (στέγνωσις), *status laxus* (ῥύσις) und *status mixtus*, vgl. *HGM* I, 329, Diepgen, *Geschichte* 107.

144 Vermutlich eine Nebenform zu *ḫalāq* „Diarrhoe" (vgl. Dozy, *Supplément*, s.v.). Manṣūrī (ed. b. Hindū, *Miftāḥ* 64,9) punktiert *ḫalfa*, was inhaltlich nicht passt (vgl. Freytag I, 518a: *ḫalfa* – defectus appetitus propter morbum).

145 Ibn Hindū, *Miftāḥ*, ed. Manṣūrī 64–65; Tibi, *Key* 27.

bestimmtes Thema zu schreiben, nur Dinge schreibt, die andere vor ihm schon geschrieben haben, und der kein Maler, der, wenn man ihn auffordert, ein Bild zu malen, lediglich eine Vorlage kopiert (die dem gegenwärtigen Aussehen nicht entspricht; das soll heißen, die Empiriker, die nichts tun, als das Frühere schematisch zu kopieren, sind im Grunde keine Ärzte).[146]

Wenn nun die Empirikerschule die Kunst des Syllogismus verachtet, so ergibt sich die Verkehrtheit eines solchen Verhaltens schon in den logischen Schriften, wo ja zu Tage tritt, dass es verlässliche Methoden und Gesetze gibt, mittels deren man, ausgehend von den offenbaren, über die verborgenen Dinge der Heilkunst ein unbezweifelbares Wissen erlangen kann, und dass mithin Meinungsverschiedenheiten über das Syllogistisch-Erschlossene nicht den Syllogismus selber infrage stellen, sondern nur diejenigen betrifft, die ihn anwenden, weil sie nämlich entweder die Regeln der Logik nicht beherrschen, oder von Fanatismus (*ʿaṣabīya*) und Rechthaberei (*ṭalab riyāsa wa-ġalaba*) befallen sind.

Wer den Syllogismus für nichtig erklärt, tut das entweder mithilfe eines Syllogismus oder durch ein Aperçu (*badīhat al-ʿaql*). Im ersten Fall hebt er seinen eigenen Syllogismus auf, im zweiten ist sein Aperçu dasjenige, was nichtig ist. Die meisten Menschen bedienen sich denn auch seiner im Alltags- und Glaubensleben. Im Übrigen würde die Annullierung des Syllogismus eine Annullierung der Künste, Wissenschaften, religiösen Belange, Beratungen und Planungen implizieren.

Die Stärke der *Dogmatiker* ist, dass sie den Dingen auf den Grund gehen, das Natürliche zu erhalten und das Nichtnatürliche zu beseitigen suchen und unter Berücksichtigung von Symptomen und Ursachen das jeweils Notwendige erschließen. Die Empiriker dagegen haben keine Vorstellung von den (inneren) Ursachen (*ʿilal*) und Gesetzen, den bedingenden und ausschließenden Faktoren der Dinge, sie gehen einer Sache nicht auf den Grund (*lā yanẓurūna fī nafsi l-amri*), sondern halten sich an ihre (am Äußeren haftenden) Beobachtungen und basieren infolgedessen ihre Therapie immer auf uneigentliche Faktoren (*yastaḫriǧūna ʿilāǧa š-šaiʾi min ġairihī abadan*).

146 Der Vergleich wirkt zunächst, namentlich hinsichtlich der Malkunst recht erstaunlich, scheint er doch von dieser nicht nur Originalität, sondern auch individuelle Ähnlichkeit zu fordern, sofern man jedenfalls in der individuellen Entsprechung das *tertium comparationis* bezüglich des syllogistisch denkenden Arztes erblickt. Das Porträt war ja ein im islamischen Mittelalter nicht gepflegtes Sujet. Mithin würde Ibn Hindū indem er diesen Vergleich aus einer Vorlage ziemlich gedankenlos übernommen hätte, einen doppelten Lapsus begangen haben im Lichte der Maxime, die hier erläutert werden soll! Der Anstoß entfällt jedoch, wenn man das *tertium comparationis* vielmehr lediglich in der Fähigkeit erblickt, allgemeine Gesetze auf den Einzelfall anzuwenden.

Die *Methodiker* haben in ihrem Wahn, das überflüssige wegzulassen und die Kunst zu komprimieren, der Medizin großen Schaden zugefügt. Was sie nämlich für überflüssig halten, sehen die andern beiden Schulen für grundlegend an. So lassen sie die (äußeren) Ursachen bzw. Faktoren (*asbāb*) außer Acht, obwohl doch bekannt ist, dass etwa Schwertstreich und Tierbiss zwei mögliche Ursachen für eine Durchtrennung des Gewebes (*tafarruq al-ittiṣāl*, eigentl. „Auflösung der kontinuierlichen Verbindung") sind, ohne deren Kenntnis man diese nicht (erfolgreich) behandeln kann. Nehmen wir an, ein Mensch wird von einem tollwütigen Hund gebissen, der ihm eine Stelle des Körpers zermalmt. Dass der Hund tollwütig ist, erkennt man aus den eindeutigen Symptomen: Er hat hervorquellende Augen, eine heraushängende Zunge und einen schlaffen Schwanz; der Gebissene leidet an unstillbarem Durst. Die Behandlung ist hier die gleiche wie bei einem Biss durch sonstige giftige Tiere: entweder äußerlich durch heiße Drogen, die auf die Wunde gelegt werden, wobei deren Öffnung erweitert und das Gift aus ihr ausgezogen werden soll, oder innerlich durch Stoffe, die das Gift absorbieren, z.B. Theriak. Wenn man das nicht tut und die Wunde (bzw. das Geschwür) vernarbt, geht der Kranke nach kurzer Zeit an Hydrophobie (*yafzaʿu min al-māʾ*) zugrunde (die Angst vor Wasser ist ein klassisches Symptom der Tollwut). Daher müssen also derartige Gewebsspalten geweitet werden.

Was dagegen durch Schwert, Feuer oder unvergiftete Pfeile entstanden ist, braucht nur zuzuwachsen und zu vernarben. Damit ist klar, dass die Beachtung der ursächlichen Faktoren dringend erforderlich ist.

Auf der gleichen Linie liegt die Vorschrift, dass man keine Kinder und keine Greise zur Ader lassen darf, weil die einen zu schwach und die andern zu blutarm und ihre Körper zu trocken und kalt sind.[147] Die Lebensalter müssen also beachtet werden. Und das gleiche gilt für die geographische Lage, denn in Ländern mit ausgewogenem Klima ist der Aderlass zulässig, im kalten Norden und heißen Süden dagegen zu vermeiden, weil er wegen der klimatischen Belastungen dort nicht vertragen wird. Auch die Unterschiede der Glieder sind zu beachten, denn ein Geschwür z.B. wird anders behandelt, je nachdem ob es am Auge (…), am Ohr (mit Weinessig und Rosenöl), am Zäpfchen (mit Maulbeersirup) oder am Bein (mit Umschlägen und Warmwasserbad) auftritt.

„Lockerung" (*istirsāl*) ist keine Krankheit schlechthin, sondern nur, wenn die Stoffe der natürlichen Ausscheidung im Übermaß davon betroffen werden, oder aber solche, die den Körper normalerweise nicht verlassen, wie z.B.

147 Entsprechende Vorschriften finden sich in den Anweisungen für Aderlasser in den Ḥisba-Werken, vgl. unten S. 198.

das Blut. Aber selbst die übermäßige Ausscheidung natürlicher Stoffe, z.B. an Krisentagen, oder der Abgang von Blut, können der Gesundheit förderlich sein.

Es ist auch kein Verdienst einer Kunst, kurzgefasst zu sein, so dass man in Kürze ihr Wissen erschöpfen kann, wie ebenso wenig ein „Mehr-als-genug" ein Verdienst ist; sondern der Ruhm der Kunst ist, in sich selbst vollkommen zu sein (*faḫru ṣ-ṣināʿati an takūna fī nafsihā kāmilatan*). Plato sagt: „Die Kunst liegt zwischen Zuviel und Zuwenig …"[148]

Wenn die umfassende Formel (*al-ǧumla*) genügte, wie die Methodiker behaupten, könnte man sich in der Zoologie ja mit der Gattung, d.h. dem „Tier" begnügen, was doch nicht genügt, weil jede Art nicht nur am Tiersein teilhat, sondern sich von den anderen durch Besonderheiten unterscheidet, deren Kenntnis die Kenntnis dieser Art ausmacht.

Ibn Hindū schließt sein Kapitel mit einem instruktiven Exempel, das beweisen soll, wieso in einem konkreten Fall nur der *Dogmatiker* dank seines syllogistischen Verfahrens souverän zu schalten weiß, während der *Empiriker* mangels dieses Verfahrens in der Erkenntnis der therapeutischen Möglichkeiten stark eingeengt, der *Methodiker* aber, der nur die „Kommunitäten" ohne die Besonderheiten beachtet, geradezu zum Irrtum verdammt ist.

Das Exempel lautet in wörtlicher Übertragung folgendermaßen:[149] Galen, der aus der Theorie wusste, dass in einer schwärenden Stelle des Körpers die Schlacken der „dritten Verdauung",[150] d.h. „Schmutz" und „Schweiß" entstehen, die sich ja auch an den übrigen Stellen des Körpers bilden, wobei aber hinzukommt, dass wegen der Unfähigkeit des Geschwürs, die angezogene Nahrung umzuwandeln, sich dort Schlacken im Übermaß sammeln, war sich im Klaren darüber, dass in dem Geschwür gesundes Fleisch erst wachsen könne, nachdem er es von Schmutz gereinigt, und den Schweiß ausgetrocknet haben würde und dass dies nur möglich sei mit Drogen von leicht abgeschwächt reinigender Wirkung. Nachdem er so die Natur der Krankheit erkannt hatte, schritt er fort zur Erfassung der Natur des Heilmittels: Da er wusste, dass der Grünspan eine mehr als reinigende, nämlich geradezu stechende Wirkung hat, so dass er das gesunde Fleisch angreift, dass andererseits das aus Wachs und Öl hergestellte

148 Ein Einzelnachweis für diesen *locus communis* der antiken und mittelalterlichen Ethik ist mir nicht zur Hand.

149 Ibn Hindū, *Miftāḥ*, ed. Manṣūrī 69; cf. Tibi, *Key* 29–30.

150 Die Verdauung oder „Kochung" der Nahrung vollzieht sich in drei Stufen: im Magen, in der Leber und schließlich in den einzelnen Organen bzw. Körperteilen. Mit den Begriffen *wasaḫ* und *ʿaraq* sind hier offenbar die beiden Wundsäfte ῥύπος und ἰχώρ gemeint, die Galen unterscheidet (z.B. in *De meth. med.*, Kühn x, 176,1–10).

qīrūṭī[151] nicht nur nicht reinigt, sondern das Geschwür mit einem schmutzigen Grind überzieht (*yalbasu l-ǧarḥata wasaḫan wa-waḍaran*) schloss er, dass, wenn er die beiden vereinte, einerseits *al-qīrūṭī* die Schärfe des Grünspans mildern und selber so viel Schärfe annehmen würde, dass es reinigt, ohne das gesunde Fleisch anzugreifen, andererseits die Zusammensetzung der beiden ein Heilmittel ergeben müsste, das das Fleisch wachsen lässt, obwohl eines der beiden nicht diese Wirkung hat. Als er das (theoretisch) erschlossen hatte, probierte er es aus und fand es also. So haben also die Dogmatiker eine sehr, sehr große Bewegungsfreiheit (*maǧāl*).

Die *Empiriker* können dagegen so nicht verfahren, weil sie über die Wahrnehmung ihrer Sinne nicht hinausgehen. Die sensuellen Wissenschaften sind aber äußerst ärmlich und dürftig im Vergleich zu den intellektuellen.

Die *Methodiker*: Nachdem er (sc. der „methodische" Arzt) gelernt hat, dass das Geschwür eine Krankheit der „Verfestigung" ist und jede Verfestigung der Lockerung bedarf, handelt er falsch und vergeht sich damit an den Kranken. Das Geschwür auf den Außenflächen des Körpers kann nämlich zwar mit lösenden Medikamenten aufgelöst werden, das Geschwür in Leber oder Magen darf dagegen nicht mit bloßen Lösungs- und Lockerungsmitteln behandelt werden, weil sie die Kräfte der beiden (genannten) lebensnotwendigen Organe schwächen. Deren Kräfte müssen also erhalten werden, indem man in den Verbänden und Drogen adstringierende mit lösenden Mitteln mischt.

Hier endet das Exempel, dem Ibn Hindū noch einen Bericht Galens über eine entsprechende Erfahrung anfügt: Attalos, das Haupt der Methodiker, behandelte ein hartes Lebergeschwür des Kynikers Theagenes mit reinen Löse- und Lockerungsmitteln. Den Rat Galens, adstringierende Drogen hineinzumischen, befolgte er nicht, sondern verspottete ihn mit den Worten, seine eigene Therapie sei schließlich schon vor Aufkommen der (galenischen) „Geheimmedizin" angewandt worden. Beim nächsten Besuch fand er jedoch den Patienten tot, wie Galen es vorausgesagt hatte.[152]

---

151 Es handelt sich um die Wachssalbe κηρωτή (vgl. Ullmann, *Medizin* 299) – freundlicher Hinweis von Herrn L. Richter-Bernburg.

152 Ibn Hindū, *Miftāḥ*, ed. Manṣūrī 70–71; Tibi, *Key* 30. Die Erzählung von Attalos und Theagenes (und nicht „Thessalos und Diogenes!") steht in Galens *De meth. med.* XIII,15 (Kühn X, 909–915).

6 Die Erkenntnismittel der Medizin

Der Gegenstand dieses Kapitels ist mit dem des voraufgehenden ziemlich eng verknüpft. Nicht zufällig lässt denn auch Ibn Hindū dem Kapitel über die medizinischen Schulen eines „Über die Methoden, mittels deren die Heilkunst erschlossen wurde“ folgen.[153] Verwandte Ausführungen größeren Umfangs finden sich außerdem, soweit ich sehe, nur noch in der Einleitung zu Ibn abī Uṣaibiʿas Ärzte-Lexikon. Die beiden Abschnitte sind nicht nur an sich, sondern vor allem in ihrem Verhältnis zueinander aufschlussreich; werden doch in ihnen zu wichtigen Aspekten dieses Komplexes sehr verschiedene Standpunkte vertreten. Die Fragen, um die es dabei geht, betreffen in erster Linie die Anfänge der Heilkunst, ihre erkenntnismäßige Grundlegung, dann aber auch ihre Entwicklung zu einer Wissenschaft und schließlich die Möglichkeiten fortschreitender Bereicherung ihres empirischen Wissens. Es versteht sich von selbst, dass der weltanschauliche Standpunkt die Stellung zu diesen Problemen stark präjudizieren musste. Ibn Hindū zeigt sich mithin hier, wie schon in seinen Ausführungen zur Frage der Legitimität der Heilkunst, als engagierter Rationalist, während Ibn abī Uṣaibiʿa nicht nur als referierender Historiker sondern auch in seiner persönlichen Sicht der Dinge theurgische Faktoren unvoreingenommen gelten lässt.

Im Folgenden geben wir zunächst die Ausführungen dieser beiden Autoren wieder, behandeln dann ar-Ruhāwīs ziemlich sporadische Äußerungen zu der vorliegenden Frage und zeigen schließlich, dass die beiden von Ibn Hindū und Ibn abī Uṣaibiʿa vertretenen Standpunkte bestimmte Richtungen innerhalb der arabischen Ärzteschaft verkörpern.

a *Bei Ibn Hindū*

Ibn Hindū beginnt sein Kapitel mit einer Polemik gegen die fromme Verbrämung der Frage nach der Herkunft der Heilkunst. Die ungebildete Menge rede angesichts einer schwer zu erschließenden Wissenschaft gern von prophetischen Gaben (*taufīq min Allāh li-baʿḍ anbiyāʾihī*) und göttlicher Eingebung (*ilhām*). Aber auch die Inder verträten diese Ansicht, da sie die Methode des Erschließens (*istinbāṭ*) nicht verständen.[154]

153 Ibn Hindū, *Miftāḥ*, Kap. VII, ed. Manṣūrī 75–78; Tibi, *Key* 31–33.

154 Vgl. die Auszüge aus indischen medizinischen Werken in aṭ-Ṭabarīs *Firdaus al-ḥikma*, auf denen Ibn Hindū hier möglicherweise fußt; vom göttlichen Ursprung der Medizin ist dort S. 557–558 die Rede. Zur Rezeption indischer Quellen bei Ibn Rabban, siehe: Siggel, A., *Die indischen Bücher aus dem Paradies der Weisheit über die Medizin des ʿAlī ibn Sahl Rabban aṭ-Ṭabarī*, Wiesbaden 1951. Eine detailreiche Analyse der in al-Rāzīs *Ḥāwī* zitierten indischen

Demgegenüber sei festzustellen, dass der Empfang göttlicher Offenbarungen zwar den Menschen unter allen Lebewesen auszeichne, aber nur die dem Verstand unzugänglichen, insbesondere dem syllogistischen Verfahren verschlossenen Bereiche betreffe. Die göttliche Eingebung wirke ihrerseits zwar in allen tierischen Lebewesen, beziehe sich aber wiederum nur auf Dinge, die der Mensch mit dem Verstand erfassen und mit dem Denken erschließen könne, wie das Weben der Spinnen, der Bau des Holzwurms und das Heilungsuchen vieler erkrankter Tiere.

Da nun der Mensch die Medizin mit dem Verstand erschließen und in ihre verborgenen Geheimnisse eindringen könne (*yataġalġal ilā kawāminihī*), sei es absurd, sie als Offenbarung oder Eingebung anzusehen, denn in der Philosophie sei bewiesen, dass Gott nichts Unnotwendiges tue.[155]

Galen habe mit überzeugender Klarheit nachgewiesen, dass, wenn dem Menschen die Medizin eingegeben sei (*ulhima*), er unmöglich andere Künste erschließen könnte (die ihm nicht ebenfalls eingegeben seien); denn die Spinne könne nichts außer ihrem Netz, die Biene nichts außer ihrem Honig produzieren.[156] Der Mensch habe also die Medizin erschlossen (*istanbaṭa*), indem er zunächst, gestützt auf (1) zufällig sich ereignende, (2) bewusst erprobte oder (3) in Träumen geschaute Dinge, sowie (4) auf die Beobachtung tierischer Instinkthandlungen (*al-mušāhad min ilhām al-ḥayawānāt*, w.: „… Eingebung der Tiere") Grundlagen schuf, und dann durch gedankliche Durchdringung und Anwendung des syllogistischen Verfahrens diese verfestigte und weiterentwickelte.

Im Folgenden gibt Ibn Hindū (*Miftāḥ*, ed. Manṣūrī 76–77) Beispiele für die eben aufgeführten Quellen medizinischer Erfahrung, nämlich:

1. *Zufällige Entdeckung eines Heilmittels*:
   α) Die Griechen erzählen, dass einige Knaben in einem Dickicht (*ġiyāḍ*) spielten und Früchte sammelten. Einer von ihnen probierte „Lorbeernüsse" (*ḥabb al-ġār*).[157] Wenig später wurde er von einer Schlange gebis-

---

Werke wurde unlängst von O. Kahl vorgelegt: *The Sanskrit, Syriac and Persian Sources in the Comprehensive Book of Rhazes*, Leiden 2015, 7–27; 71–159.

155 Das entspricht der aristotelischen teleologischen Naturerklärung die auch Galen, namentlich in *De usu partium*, vertritt.

156 Ebenso sagt Galen zu Beginn der Schrift „Über die medizinische Erfahrung": „Die Heilkunst wurde am Anfang lediglich durch den Analogieschluss in Verbindung mit Erfahrungen gefunden und entfaltet. Und heutzutage weiß auch nur der gut mit ihr umzugehen, der diese beiden Dinge anwendet." (Galen, *Experience*, ed. Walzer 1).

157 Kircher, *Chirurgie* Nr. 187; Dietrich, *Dioscurides triumphans* Nr. I 45.

sen, deren Biss normalerweise tödlich wirkt, blieb jedoch am Leben. Er forschte nach den Ursachen und erkannte so die Wirkung von Lorbeernüssen.[158]

β) Galen erzählt: Ein Aussätziger war wegen Ansteckungsgefahr ausgestoßen und lebte außerhalb der Stadt von pflichtmäßigen Almosen. Eine in seiner Nähe rastende Gesellschaft entdeckte eine tote Schlange in einem ihrer Weinkrüge. Sie überließ diesen Krug dem Aussätzigen, um seinem Leiden ein Ende zu machen. Nachdem er von dem Wein genossen hatte, begann sich seine Haut zu schälen und er genas. So wurde die lepraheilende Wirkung von Schlangenfleisch entdeckt.[159]

2. *Bewusste Erprobung*: Man erprobte jedes Nahrungs- und jedes Arzneimittel an Körpern mit verschiedenen Mischungen und schrieb ihm die Wirkung zu, die es immer aufs Neue zeitigte.
3. *Erkenntnisse aus Träumen*: Viele Kranke sahen im Traum eine Erscheinung, die ihnen befahl, diese oder jene Droge zu nehmen. Sie folgten dem Befehl nach dem Erwachen und erlangten Heilung.
4. *Beobachtung tierischer Instinkthandlungen*: Den Einlauf hat man angeblich von einem Küstenvogel mit langem Schnabel (gemeint ist der Ibis, vgl. unten s. 82) gelernt, der bei Kolik den Schnabel voll Brackwasser nimmt und es sich in den After gießt, wovon die Kolik vergeht.[160]

Nachdem die Weisen diesen Grund gelegt hatten, stellten sie Überlegungen folgender Art an: Wenn alle Drogen, die man durch Erprobung als „warm" befunden hat, einen beißenden Geschmack haben, so ist dieser beißende Geschmack ein Anzeichen für die „Wärme" auch aller übrigen noch unerprobten Drogen. Es folgen zwei weitere Beispiele.

Mit dieser Methode, von Verständigen angewandt, kann die Heilkunst erschlossen werden, wäre sie auch subtiler als Zauberei, verborgener als die Verborgene Welt (*ġaib*), zumal, wenn der (geistige) Ertrag zahlreicher Menschenleben dafür verwertet wird und verschiedene Völker zusammenarbeiten. Sind doch auch in die griechische Therapeutik viele indische und persische, und ebenso in die persische viele griechische Behandlungsweisen eingedrungen.[161] Mit der Überlieferung, „dass Alexander nach seinem Sieg über die Perser

---

158 Lorbeerfrüchte enthielt auch ein dem älteren Andromachos zugeschriebener Theriak, vgl. unten s. 79, Anm. 200.

159 Vgl. die Parallelerzählung bei Ibn abī Uṣaibiʿa unten s. 80 mit Anm. 201.

160 Eine Variante dieser Erzählung (außer der bei Ibn abī Uṣaibiʿa) findet sich auch bei Ṣāʿid (*Taświq*, ed. Spies fol. 8^b; Taschkandi 77). Der Vogel ist hier eine Rabenart.

161 Das Eindringen persischer Elemente in die griechische Medizin erklärt Ibn Hindū selbst

deren religiöse Bücher verbrannte, die wissenschaftlichen aber nach Griechenland brachte", schließt Ibn Hindū sein Kapitel.[162]

b *Bei Ibn abī Uṣaibiʿa*

Weit umfangreicher als Ibn Hindūs relativ kurzes und konzises Kapitel sind die diesbezüglichen Ausführungen Ibn abī Uṣaibiʿas, der das erste Kapitel seines Ärzte-Lexikons der „Art der Entstehung der Heilkunst und der Anfänge ihres Auftretens" gewidmet hat.[163] Schon die Überschrift deutet freilich an, dass Ibn abī Uṣaibiʿas Interessen etwas anders als die Ibn Hindūs gelagert sind. Stand bei Ibn Hindū der wissenschaftstheoretische Aspekt im Vordergrund, so zeigt sich Ibn abī Uṣaibiʿa auch in dem Eröffnungskapitel seines Werkes vor allem als Historiker. Dieses zerfällt in zwei große Teile, deren erster im Wesentlichen in Anlehnung an den vermutlich pseudogalenischen Kommentar zum „Eid des Hippokrates", sowie unter Heranziehung eines längeren Zitates aus Ibn al-Maṭrāns „Garten der Ärzte" verschiedene Ansichten über die Ursprünge der Heilkunst referiert, während der zweite in fünf Abschnitten die nach Ibn abī Uṣaibiʿas Auffassung möglichen Erkenntnismittel der Medizin behandelt und damit das eigentliche Pendant zu Ibn Hindūs Kapitel bildet.

Bevor wir uns Ibn abī Uṣaibiʿa zuwenden, bedarf jedoch der eben erwähnte Kommentar einer kurzen Erörterung. Dass Galen einen solchen zum „Eid" verfasst habe, konnte von informierten arabischen Ärzten des Mittelalters nicht bezweifelt werden; besaß man doch einen Text dieses Titels in arabischer Übersetzung. Ḥunain sagt davon in seinem Sendschreiben: „Dieses Buch besteht aus einem einzigen Teil. Ich habe es ins Syrische übersetzt und dazu einen Kommentar hinzugefügt, den ich für die schwierigeren Stellen davon angefertigt habe. Ḥubaiš hat es ins Arabische übersetzt für abu l-Ḥasan Aḥmad ibn Mūsā. Auch ʿĪsā ibn Jaḥyā hat es übersetzt."[164] Franz Rosenthal hat nun die

---

im Folgenden, hinsichtlich der indischen mag er an die Überlieferung gedacht haben, wonach Asklepios zusammen mit dem ersten der drei Hermes nach Indien gereist sei (b. a. Uṣaibiʿa, *ʿUyūn* I, 16 = B 31).

162 „The Greek legend of the appropriation of Persian science by Alexander was known to the Muslims and was skilfully exploited by men such as Abū Sahl ibn Nawbaḫt, in order to prove the Persian origin of Muslim science" (Rosenthal, *Technique* 73b, mit Quellenverweisen, vgl. auch oben S. 27, Anm. 54).

163 Ibn abī Uṣaibiʿa, *ʿUyūn* I, 4–15; Kopf, *History* 5–27. Das ganze Kapitel hat B.R. Sanguinetti (*Extraits*) vor über hundert Jahren ins Französische übersetzt. Auf seine Anmerkungen wird hier im Folgenden mit Sang. verwiesen.

164 Ḥunain, *Mā turǧima* (A), Nr. 87.

ihm bekannten arabischen Testimonien und Fragmente dieses Kommentars – einige kürzere Zitate in ar-Ruhāwīs „Bildung des Arztes“ konnte er noch nicht kennen – zusammengestellt und in einem sehr fundierten Anmerkungsapparat erläutert.

Gegliedert in die drei Abschnitte: „On the origin of medicine“, „On Asclepius“, „Concerning the biography of Hippocrates“, führt er zunächst die Fragmente vor und diskutiert im Anschluss daran die Frage der Echtheit, ohne jedoch zu einem eindeutigen Ergebnis zu gelangen: „There is nothing in our fragments that points directly to Galen, but they also contain nothing that could not have been said by him.“ – „Galen's authorship can be neither confirmed nor rejected.“[165] Rosenthal neigt allerdings doch eher der Auffassung zu, dass es sich um das Werk eines anonymen heidnischen Autors, oder eines solchen „who wrote as a pagan would have written“ (Oath 85) zwischen dem 2. und dem 6. Jahrhundert n. Chr. handelt, wobei er wiederum dem 2. Jh. den Vorzug gibt (l. c. 86).[166] Gewisse christliche Einflüsse sind laut Rosenthal in den Fragmenten unverkennbar, so wenn von Opfern, die man *Gott im Namen des Asklepios* darbrachte, oder von Heilungen, die *Gott durch Asklepios und Serapis* verlieh (Hervorhebung nach Rosenthal) und ähnlichem die Rede ist. Rosenthal, der hierin Eingriffe der christlichen Übersetzer erblickt,[167] geht offenbar davon aus, dass Galen oder der anonyme heidnische Autor des Kommentars sich selbstverständlich mit den griechischen Mythen identifizieren musste (oder jedenfalls keine monotheistischen Vorstellungen haben konnte), während derartige Vorstellungen in einer christlichen Ära ihres anstößigen Charakters hätten beraubt werden müssen, weil sonst Galens Autorität gefährdet worden sei. Demgegenüber ist jedoch eine Reihe von Fakten zu bedenken: nämlich zunächst, dass Galen in *De usu partium* oft von dem Schöpfer, bzw. von Gott (δημιουργός, θεός) redet, dessen Macht sich in der Schöpfung offenbare, ferner, dass eine eigentliche „Bereinigung“ des Kommentars nicht vorliegt, da eine solche doch wohl die Ausmerzung der überirdischen Rolle von Asklepios und Serapis erfordert hätte, und schließlich, dass uns eine Äußerung Ḥunains überliefert ist, worin er seine Leser auffordert, in antiken Texten nur die wissenschaftlichen, nicht die religiösen Dinge ernst zu nehmen, da die Autoren

165 Rosenthal, Oath 86; vgl. Overwien, Eid 82.

166 Karl Deichgräber versicherte mir, dass er die Möglichkeit, Galen könne der Verfasser dieses Kommentars sein, für ausgeschlossen hält.

167 Wie weitgehende Eingriffe sich christliche Übersetzer, vielleicht sogar Ḥunain selber, tatsächlich erlaubten, hat G. Strohmaier durch eine gründliche Analyse der arabischen Artemidor-Übersetzung in seiner Studie „Die griechischen Götter in einer christlich-arabischen Übersetzung“ aufgezeigt.

selber nicht daran geglaubt, sondern sie nur mit Rücksicht auf die Öffentlichkeit geschrieben hätten (zitiert von Ibn al-Maṭrān im „Garten der Ärzte", *Bustān* fol. 58b).[168]

Die Feststellung, dass die Fragmente nichts enthalten, was Galen nicht gesagt haben könnte, bedarf insofern einer Einschränkung, als die hier ausgesprochene positive Bewertung der Inspiration[169] im Gegensatz zu dem von Ibn Hindū angeführten Galen-Zitat steht, welches die Inspiration als Erkenntnisquelle der Heilkunst mit aller Entschiedenheit ablehnt.

Falls Ibn Hindū, was wahrscheinlich ist, den Kommentar gekannt hat, so würde also schon dessen theurgistischer Standpunkt eine Erklärung dafür liefern, wieso er ihn in seinem Kapitel nicht benutzt hat. Ähnliches gilt für die Nachrichten über angeblich mit den Anfängen der Medizin verbundene Völker oder Personen: Man darf einerseits vermuten, dass Ibn Hindū zu sehr Rationalist und zu wenig Historiker war, um sich für sie zu interessieren, und man versteht andererseits Ibn abī Uṣaibiʿa, wenn er als Medizinhistoriker nicht darauf verzichtete, gerade diese mit Namen verbundenen Traditionen an die Spitze seiner Ärztegeschichte zu stellen, mochte er auch ihre Fragwürdigkeit nicht verkennen.

Mit einem Hinweis auf eben diese eröffnet er denn auch sein Kapitel; Es sei aus mehreren Gründen schwer, dieses Thema fundiert zu erörtern, nämlich im Hinblick (1) auf die zeitliche Entfernung, (2) das Fehlen einer einheitlichen zuverlässigen antiken Überlieferung und (3) (eigentlich eine Begründung für den zweiten Punkt:) die Tatsache, dass die Autoren, die sich über diesen Gegenstand verbreitet haben, Anhänger stark kontroverser Schulrichtungen gewesen seien.

Von den folgenden Ausführungen des ersten Teiles geben wir hier nur das für unseren Zusammenhang Wichtige wieder, und verweisen im Übrigen auf Rosenthals (bzw. Sanguinettis) Übersetzung.

Ibn abī Uṣaibiʿa zitiert nun zunächst aus dem Kommentar zum „Eid" den Überblick über die verschiedenen Ansichten vom Ursprung der Medizin: Hiernach lassen sich zwei grundsätzliche Auffassungen unterscheiden, die mit denen über den Anfang der Welt korrespondieren, d.h. man hält auch die Heilkunst entweder für uranfänglich oder für entstanden. Letztere Auffassung wird nun weiter aufgefächert: Die einen sagen, die Medizin sei zugleich mit dem Menschen erschaffen als eines der Dinge, von denen das mensch-

168 Diese Äußerung hat Rosenthal inzwischen selbst aufgegriffen und bekannt gemacht (*Fortleben* 45–46); Strohmaier verwertet sie ebenfalls.

169 Ibn abī Uṣaibiʿa, *ʿUyūn* I, 10,1–5 = Rosenthal, Oath 60, fragm. 1c.

liche Gedeihen abhänge. Die anderen, und das sind die meisten, sagen: sie ist später „herausgefunden."[170] Die Vertreter dieser Auffassung gliedern sich wiederum in zwei Gruppen: Nach Ansicht der einen ist die Heilkunst den Menschen von Gott eingegeben (*inna llāha alhamahā n-nāsa*); zu ihr gehören Galen,[171] Hippokrates und alle Anhänger der dogmatischen Schule, sowie die griechischen Dichter.[172] Nach Auffassung der anderen haben sie die Menschen „herausgefunden." Zu dieser Gruppe gehören Teile der Empiriker und Methodiker, sowie der Sophist (*al-muġāliṭ*) Thessalos[173] und Phili-

---

170 Über den Begriff des „Herausfindens" in der Antike vgl. man Kleingünther, Πρώτος εὑρέτης. Ἐξευρίσκειν wird im Arabischen durch *ḫrǧ* x wiedergegeben, vgl. das Glossar von P. Bachmann, zu Galen, *Philosoph*.

171 Rosenthal weist auf folgendes hin: „The express reference to Galen shows that this passage cannot have been derived from the work ascribed to him. It may go back to Ḥunayn's notes (d.h. die erläuternden Zusätze, von denen Ḥunain in seiner oben zitierten Mitteilung über die Übersetzung des Kommentars spricht). In fact, in the *Ta'rîkh al-aṭibbâ'*, Isḥâq b. Ḥunayn omitted this sentence as well as the concluding sentence of the paragraph (in dem die Methodiker und Empiriker erwähnt werden), certainly because they did not belong to the original Commentary" (Oath, footnote 13). Zur Rolle der Intuition, die, wie wir sahen, Ibn Hindū mit Berufung auf Galen leugnet, ist Folgendes zu bemerken: Tatsächlich lässt Galen die Intuition als Quelle medizinischen Wissens gelten. So beschreibt er etwa die Art, wie er nach jahrelangem Bemühen wichtige Erkenntnisse über die Pulsdiagnose (namentlich die Aufeinanderfolge von Diastole und Systole) erlangte, im Sinne einer Erleuchtung. Deichgräber hat gezeigt, dass Galen hier platonisch beeinflusst ist, und dass diese Einstellung tatsächlich auch im Bereich der medizinischen Schulen ein unterscheidendes Merkmal bildet: „Daß die Empiriker, um die medizinischen Richtungen durchzugehen, einem solchen Weg, dem der Erleuchtung, auch wo sie an ihren Auffassungen nicht starr festhalten, keinen Raum geben, ist klar, und daß die Methodiker ebenfalls ausfallen, bedarf keines Beweises; das Fehlen entsprechender Partien ist hier ein gültiges Argument *ex silentio*" (Deichgräber, *Puls*, 22–23).

172 Die Einbeziehung der griechischen Dichter ist von der Sache her einleuchtend. Es sei aber vermerkt, dass die Araber selber zu jenen kaum eine Beziehung hatten. Ihre Namen sind zwar in Mubašširs *Ṣiwān al-ḥikma* überliefert (vgl. die Liste bei Rosenthal, *Fortleben* 57–58). Im Übrigen verbanden sie allenfalls mit Homer eine gewisse Vorstellung vgl. Kraemer, J., Arabische Homerverse, in *ZDMG* 106 (1956), 259–316 und Pormann, P.E., The Arabic Homer: An Untold Story, in *Classical and Modern Literature*, 2007, 27–44.

173 Es handelt sich um den unter Nero in Rom wirkenden Arzt Thessalos von Tralles, einen bekannten und oben von Ibn Hindū auch angeführten Vertreter der methodischen Schule (vgl. s. 56). Das Attribut *muġāliṭ* übersetzt Rosenthal mit Sophist, weist aber in der Anm. darauf hin, dass das Wort eigentlich bedeute: „a person who tries to lead someone else into error." Seine weiteren Vermutungen über die Herkunft dieses Beinamens können hier

nos.[174] Sie sind aber wiederum verschiedener Ansicht über den Ort und die Mittel der Herausfindung. Im Folgenden zählt der Text jene schon erwähnten Namen und legendären Überlieferungen auf, die wir hier übergehen wollen.

Der Text kehrt dann zur Eingebungstheorie zurück und gibt weitere Erläuterungen für diese: Die Eingebung erfolgt, sagen manche, durch Träume und führen als Argument an, dass eine Vielzahl von Menschen im Traum wahrgenommene Heilmittel im Wachen anwandten und Heilung fanden und mit ihnen alle, die später diese Arznei benutzten. Andere sagen: Gott inspiriert die Heilkunst durch Erfahrungen. Sie führen als Argument die Überlieferung von einer an Schwermut, Dyspepsie und Amenorrhoe leidenden Frau im alten Ägypten an, die mit großem Appetit Alant (*rāsan*)[175] genoss und dadurch Heilung fand, worauf die Droge für die genannten Leiden zur allgemeinen Anwendung kam.[176]

Die aber sagen, dass Gott die Heilkunst erschaffen habe, führen als Argument an, dass es der menschlichen Vernunft nicht möglich sei, eine so gewaltige Wissenschaft herauszufinden. Dies ist die Ansicht Galens,[177] der in seinem Kommentar zum „Eid des Hippokrates" folgendes ausführt: „Wir glauben, dass es am treffendsten und angemessensten ist, wenn wir sagen: Gott hat die Heilkunst erschaffen und sie den Menschen eingegeben. Eine so gewaltige Wissenschaft kann nämlich der menschliche Verstand nicht (von sich aus) erreichen, vielmehr hat Gott, dem allein ihre Schöpfung möglich ist, sie erschaffen. Denn wir sehen nicht ein, inwiefern die Medizin ‚besser' (*aḥsan* – gemeint

---

übergangen werden. Es sei statt dessen darauf hingewiesen, dass das Wort *muġāliṭ* auch in der Einleitung zu al-Maǧūsīs *Malakī* in einem ähnlichen Sinne vorkommt, so dass denn auch Leclerc wohl zu Recht hier mit „les sophistes" übersetzt hat (Leclerc, *Histoire* I, 384). In Ṣā'ids Protreptikos begegnet das Adjektiv außerdem ausdrücklich als Epithet für die Sophisten: *as-sūfisṭā'īyūn al-mumauwihūn al-muġāliṭūn* (Ṣā'id, *Tašwīq*, ed. Spies fol. 12^b,15; Taschkandi 83).

174 Philinos von Kos, Schüler von Herophilos, war eines der Häupter der empirischen Schule. Vielleicht ist aber auch Philon gemeint, der ein methodischer Arzt, Zeitgenosse und Freund Plutarchs war und von Galen erwähnt wird (Sang. 243, Anm. 1). Rosenthal entscheidet sich für Philinos (Oath, footn. 15).

175 Wurzel von Inula helenium, vgl. Dietrich, *Dioscurides triumphans* Nr. I 24.

176 Rosenthal weist darauf hin, dass diese Überlieferung griechischen Kommentaren zufolge auf eine Stelle im 4. Gesang der Odyssee zurückgehe (δ 219–229; Übs. Voss), wonach ein „Mittel gegen Kummer und Groll und aller Leiden Gedächtnis" … „Helenen einst die Gemahlin Thons, Polydamna, in Aigyptos geschenkt" (Oath, footn. 16, vgl. auch n. 26).

177 Das Argument, die Erschließung der Medizin sei zu schwierig für den menschlichen Verstand, ist ganz sicher ungalenisch. Man vgl. die Gegenargumente Ibn Hindūs oben s. 30 und s. 65f.

ist aber eigentlich: ‚schlechter'!) sein soll als die Philosophie, von der man glaubt, dass sie von Gott an den Tag gebracht ist" (*istiḫrāǧuhā kāna min ʿindi llāhi*).[178]

Es folgt nun ein längeres Exzerpt aus Ibn al-Maṭrāns „Garten der Ärzte", worin sich dieser Autor mit Ausführungen eines gewissen Abu l-Farağ Ǧābir al-Maġribī (oder al-Maʿarrī – bei b. a. Uṣaibiʿa: Abū Ǧābir al-Maġribī) auseinandersetzt, der mit allerlei pseudophilosophischen Argumenten zu beweisen sucht, dass die Heilkunst Offenbarung und Eingebung sein müsse. Ibn al-Maṭrān widerlegt diese Argumente und bezeichnet den ganzen Passus zu Recht als gänzlich konfus. „Zwar hat Galen in seinem Kommentar zum ‚Eid' gesagt: ‚Dies ist eine auf Offenbarung und Eingebung beruhende Kunst' und Plato in der Politik: ‚Asklepios war ein Begnadeter, Inspirierter.'[179] Dennoch ist es ein Irrtum, die Erschließung (*istinbāṭ*) dieser Kunst durch den Verstand abzulehnen, und ihn damit für schwach zu erklären, der doch Gewaltigeres als die Heilkunst erschlossen hat" (vgl. den entsprechenden Passus bei Ibn Hindū oben s. 30). Ibn al-Maṭrān entwirft dann ein anschauliches Bild vom Werden und Wachsen medizinischer Wissenschaft durch Erfahrung und Erfahrungsaustausch, das er

---

178 Ar-Ruhāwī zitiert – offensichtlich nach der gleichen Übersetzung wie Ibn abī Uṣaibiʿa (es finden sich nur ganz geringfügige Abweichungen) – diesen ganzen Passus im ersten Kapitel seiner „Bildung des Arztes", verfolgt aber dabei nur den Zweck, mit diesem und ähnlichen Zitaten aus antiken Autoren die Notwendigkeit und sozusagen „Klassizität" frommer gottesfürchtiger Haltung seitens des Arztes zu erweisen (Ruhāwī, *Adab* fol. 8[b]). Später bezieht er sich dann nochmals auf dieses Zitat in einem kurzen Passus, der tatsächlich von den Erkenntnisquellen der Heilkunst handelt. Aber auch hier hat ar-Ruhāwī im Grunde anderes im Auge (vgl. oben s. 49 Anm. 107). – Der Vergleich der Medizin mit der Philosophie klingt einerseits sehr galenisch, doch wirkt er andererseits befremdlich, da die Gleichheit ausgerechnet in der göttlichen Abkunft bestehen soll, zumal wenn man eine Stelle in der pseudogalenischen *Introductio* hinzunimmt, wonach alle Künste die Erfindungen von Götterkindern sind (Kühn XIV, 674). Dieses ganze Zitat fehlt übrigens bei Rosenthal, der statt dessen eine ähnliche Stelle, ebenfalls aus dem Kommentar, die Ibn abī Uṣaibiʿa im zweiten Abschnitt des zweiten Teils zitiert, hier einfügt.

179 Rosenthal hat merkwürdigerweise das Zitat in dem Manuskript der Army Medical Library, das auch ich benutzt habe, nicht gefunden: „The text does not appear in the manuscript of Ibn al-Maṭrān's work" etc. Der ganze Passus findet sich jedoch gegen Ende des ersten Teiles (*Bustān* fol. 86[a]) unter der Überschrift *taʿālīq Abi l-Farağ Ǧābir al-Maʿarrī* (ebenso wenig nachweisbar wie der von b. a. Uṣaibiʿa stattdessen genannte Abū Ǧābir al-Maġribī) *ʿalā Kitāb Ǧālīnūs al-Fuṣūl* (sic!). Es folgt dann ein Satz, offenbar aus dem Aphorismen-Kommentar des Galen, dann eine *išāra* über den Unterschied zwischen *ǧumal, iḫtiṣār* und *ǧawāmiʿ* und danach unter der erneuten Überschrift *išāra* der von Ibn abī Uṣaibiʿa zitierte Text.

mit folgenden Worten abschließt: „Die Kunst wurde schließlich so subtil und verfügte über so feine Möglichkeiten, dass sie wahre Wunderdinge herausfand und Unerhörtes erschloss. Da hatte etwa einer etwas herausgebracht, erprobt und als richtig erfunden; ein zweiter, der kam, fand dies vor, bewahrte es auf und maß anderes daran und ergänzte die Kunst bis sie vollkommen war. Angenommen, dass einer Einspruch erhob, so finden wir doch viele übereinstimmen; wenn ein Früherer fehlte, korrigierte ein Späterer; was ein Älterer ermangelte, ergänzte ein Neuerer. So geht es in allen Künsten, wenigstens glaube ich das am ehesten.“[180]

Ibn al-Maṭrān lässt einen Bericht nach Ḥubaiš folgen, der jedoch, wie Ibn abī Uṣaibiʿa anschließend beweist, von Galen stammt: Ein Mann, der ein Stück Leber auf die Blätter einer bestimmten Pflanze gelegt hat, stellt nach kurzer Zeit fest, dass diese das Fleisch völlig zersetzt haben. Er treibt daraufhin mit dieser (tödlich wirkenden Gift-)Pflanze heimlich Handel, bis er ertappt und zum Tode verurteilt wird.[181] Ein Parallelbericht aus islamischer Zeit besagt, dass ein Mann in der Nähe von Medina auf einem bestimmten Gras schlief, das ihm – und später auch anderen, die es sich vor die Nase hielten – Nasenbluten verursachte.

Ibn al-Maṭrān ist überzeugt, dass es für jede Droge mit einer bestimmten Wirkung eine Gegendroge gebe, und dass es Aufgabe und Möglichkeit des findigen Verstandes sei, diese jeweils auf experimentellem Wege zu entdecken. Er verweist schließlich auf Galens Schrift „Darüber, wie jede Kunst herausgefunden wurde“ (*Kaifa kāna stiḫrāǧu ǧamīʿi ṣ-ṣināʿāti*)[182] und stellt abschließend fest, dass das, was Galen dort ausgeführt habe, über seine eigenen hier mitgeteilten Vorstellungen nicht hinausgehe.

Zum Abschluss des ersten Teiles betont Ibn abī Uṣaibiʿa, nun wieder selber das Wort ergreifend, dass er alle diese Ansichten in ihrer Vielfalt nur referiert habe, weil es ja seine Absicht gewesen sei, die Theorien der verschiedenen Richtungen zu beschreiben. Man habe nun jedenfalls gesehen, wie schwierig es sei, angesichts dieser Widersprüche die Frage des Ursprungs zu klären. Doch komme der darüber nachdenkende Verstand zu dem Ergebnis, dass es so abwegig nicht sei, die Anfänge der Heilkunst in den eben genannten Dingen, oder doch den meisten von ihnen, zu suchen. Mit der Feststellung, dass

180 Den letzten Satz zitiert Rosenthal in dem Abschnitt „Progressive Development within Successive Generations“ in *Technique* 69b, der für diesen Zusammenhang sehr aufschlussreich ist.

181 Kühn XI, 336, wiedergegeben in Ilberg, *Galens Praxis* 280.

182 Ein solcher Titel findet sich weder in Ḥunains *Mā turǧima*, noch in den Galenbibliographien von Schubring und Fichtner.

die Heilkunst, weil für den Menschen unentbehrlich, sich bei allen Völkern vorfinde, nur in verschiedener Ausprägung je nach Klima und Ernährungsweise – mehr Krankheiten bei differenzierterer Nahrung! – und verschiedenem Niveau je nach Intelligenz[183] schließt der Autor den ersten Teil des Kapitels.

Der zweite Teil beginnt mit dem Satz: „Erwähnen wir nun also (einige) Faktoren (w.: „Teile"), die an dem Ursprung dieser Kunst beteiligt sind, nach Maßgabe des Möglichen." Alsdann folgen fünf uns schon bekannte Kategorien, nämlich Offenbarung, Wahrtraum, Zufall, Tierbeobachtung und Eingebung – das eigentliche Experiment fehlt, wie man sieht (wird aber im Nachwort wenigstens erwähnt). Alle diese Kategorien belegt Ibn abī Uṣaibiʿa reichlich mit Beispielen, wie der folgende stichwortartige Überblick dartun möge.

1 Offenbarung

Ibn abī Uṣaibiʿa vermeidet hier das Wort *waḥy* und umschreibt: „Einiges davon ist ihnen von Propheten und Heiligen – *aṣfiyāʾ* – zuteil geworden."

α) Prophetenwort (Tradent: Ibn ʿAbbās): Salomo sieht beim Beten Bäume vor sich wachsen und fragt sie nach ihren Namen. „Waren sie zum Pflanzen bestimmt, wurden sie gepflanzt, waren sie zum Heilen (oder: als Arznei – *dawāʾ*) bestimmt, wurden sie aufgeschrieben."[184]

β) Jüdische Überlieferung: Gott offenbarte Mose das „Buch der Heilungen."

γ) Überlieferung der Ṣābiʾer: Die Arznei wurde durch Vermittlung von Priestern und Frommen in ihren Tempeln empfangen, teils durch Traum, teils durch Eingebung; andere Ṣābiʾer sagen: sie fand sich im Tempel geschrieben von unbekannter Hand bzw. eine weiße Hand kam heraus, auf welcher die Medizin geschrieben war (sic!).

δ) Weitere Überlieferung der Ṣābiʾer: Šīṯ (Seth) brachte die Heilkunst zum Vorschein; er hatte sie von Adam geerbt.[185]

---

183 Ibn abī Uṣaibiʿa stellt sich damit also in Widerspruch zu der oben s. 27, Anm. 54 erwähnten Lehre von der „Ewigen Weisheit", vgl. aber auch die ähnliche Auffassung Ibn Ḫaldūns, oben s. 25.

184 Die Erzählung findet sich auch in der Einleitung von as-Sulamīs Prüfungsschrift, der sich hierfür auf Ibn al-Ǧauzī beruft (Sulamī, *Imtiḥān*, ed. Leiser/Khaledy, arab. 4,14; engl. 28–29 mit Anm. 14).

185 Diese Tradition fand auch Aufnahme in die prophetenmedizinische Literatur: „Tradition says that Seth was the first to reveal medicine having inherited it from his father Adam" (Suyūṭī, *Ṭibb*, Elgood 129; siehe auch Sulamī, *Imtiḥān*, ed. Leiser/Khaledy, arab. 4,11; engl. 28 [nach Ibn al-Ǧauzī]).

ε) Überlieferung der Magier (Zoroastrier): Zarathustra brachte Schriften über Wissenschaften, insgesamt, wie sie behaupten, 12.000 in Büffelleder gebundene Bände, 1.000 davon über Medizin.[186]

ζ) Von Nabatäern, Assyrern, Chaldäern, Chasidäern (Kasdānīyūn) und anderen Alt-Nabatäern wird behauptet, dass sie die Anfangsgründe der Heilkunst entdeckten und dass Hermes Trismegistos[187] die Wissenschaften vom Irak nach Ägypten brachte, von wo aus sie nach Griechenland gelangten.

η) Nach Mubaššir ibn Fātik: Alexander ließ die zoroastrischen Bücher über Astronomie, Medizin, Philosophie ins Griechische übersetzen und die Originale verbrennen (vgl. die abweichende Version bei Ibn Hindū oben s. 67).

θ) Nach Abū Sulaimān al-Manṭiqī (as-Siǧistānī): Nach Ibn ʿAdī[188] kam die Wissenschaft von den Indern nach Griechenland. Al-Manṭiqī bemerkt dazu: „Ich weiß nicht, woher er das hat."[189]

ι) Meinung einiger jüdischer Gelehrter: Der „Herausfinder" der Heilkunst ist Yūfāl b. Lāmah b. Matūsalah (= Jubal, Sohn des Lamech, Sohn des Methusael).[190]

---

186 Diese Überlieferung gehört natürlich in den Rahmen der Bestrebungen, Persien als das Ursprungsland der Gelehrsamkeit hinzustellen, vgl. oben s. 68, Anm. 162. Einen speziellen Beleg vermochte mir Walther Hinz, den ich danach fragte, nicht anzugeben.

187 *Hirmis al-harāmisa al-mutallat bi-l-ḥikma*; sonst ist gewöhnlich vom ersten, zweiten und dritten Hermes die Rede, so beginnen etwa Ibn Ǧulǧuls „Klassen der Ärzte und der Weisen" mit den Biographien der drei Hermes. Man vgl. auch den Artikel „Hirmis" von M. Plessner in der EI².

188 Abū Zakarīyāʾ Yaḥyā ibn ʿAdī (gest. 364/975) „ist als hervorragendster Schüler des al-Fārābī, als Schulhaupt der Logiker nach ihm und als wohl bedeutendster christlich-arabischer Philosoph allgemein anerkannt" (Meyerhof, Alexandrien 417).

189 Ibn ʿAdī soll dieser Gedanke gekommen sein (*waqaʿa ilaihi*) angesichts bestimmter eindrucksvoller indischer Wissenschaften. As-Siǧistānīs Zweifel gilt also wohl der Berechtigung dieses Eindrucks, wenn er dazu bemerkt: *lastu adrī min aina waqaʿa lahū ḏālika*; vgl. hierzu auch Rosenthal, *Technique* 73b.

190 Dahinter verbirgt sich eine alte Verbindung zwischen Heilkunst und Musik, wie sie ja auch *expressis verbis* in unseren Quellen noch oft begegnet; denn von Jubal „sind hergekommen die Geiger und Pfeifer" (Genesis 4,21).

2 Wahrträume

α) Galen im Buch vom „Aderlass“:[191] Er erhält im Traum zweimal die Weisung, den Aderlass an der Arterie zwischen Daumen und Zeigefinger vorzunehmen, folgt der Weisung und findet Heilung von „einem alten Schmerz an der Stelle, wo Leber und Zwerchfell verbunden sind.“ – Ein ihm bekannter Mann in Pergamon ist durch einen ebenfalls im Traum ihm angeratenen Aderlass an der Handvene genesen.[192]

β) Galen im 14. Kapitel von *De methodo medendi*: Einer seiner Patienten, an Zungenschwellung leidend, sieht während der Behandlung, die durch einen Galen widersprechenden Arzt gefährdet wird, im Traum eine Erscheinung, die Galens Ratschlag lobt, und empfiehlt, gepressten Gartenlattich (*ʿuṣārat al-ḫaṣṣ*) in den Mund zu legen, was Galens Rat entsprach, kühlende Arzneien zu verwenden („Lattich ist kalt und feucht im dritten Grad“).[193]

γ) Galen im Kommentar zum „Eid“: „Alle Menschen können bezeugen, dass es Gott ist, der ihnen die Heilkunst inspiriert durch Träume und Gesichte, die sie von schweren Leiden retten. Finden wir doch unzählige Menschen, denen die Heilung von Gott (direkt) zuteil wurde, andere, denen sie durch Vermittlung von Serapis und Asklepios zuteil wurde in den Städten Epidauros, Kos und meiner Heimatstadt Pergamon. Überhaupt gibt es in allen Tempeln der Griechen und anderer Völker die Heilung von schweren Krankheiten durch Träume und Gesichte.“[194]

---

191 Das Zitat stammt aus Galens *De curandi ratione per venae sectionem*, wo vom selten geübten, weil gefährlichen, Aderlass an Arterien die Rede ist. Es entspricht XI, 314,16–315,7 der Kühn'schen Ausgabe. Jenes Werk wurde im Arabischen mit anderen Schriften zum selben Thema als ein einziges *K. fī l-Faṣd* zusammengezogen (cf. *GAS* III, 115–116, Nr. 115). Es sei hier auch auf eine weitere, thematisch verwandte pseudogalenische Schrift hingewiesen: *Fī l-Ḥaǧāma wa-l-mibḍaʿ wa-l-ʿalaq min kutub Buqrāṭ* („Über das Schröpfen, die Lanzette und die Koagulation aus den Schriften des Hippokrates“; Ritter/Walzer, Arab. Übers. 820, Nr. 37).

192 Galen, *De curandi ratione per venae sectionem* cap. 23 (Kühn XI, 315). Der Mann ist hier ein *minister dei Pergami*; im Übrigen stimmt das Zitat mit dem Original überein (Sang. 266, Anm. 1).

193 Galen, *De meth. med.* XIV, cap. 8 (Kühn X, 971–972; Sanguinetti 267, Anm. 2); vgl. Kircher, *Chirurgie* Nr. 87.

194 Den letzten Satz („Überhaupt …“) hält Rosenthal für nicht mehr zum Text gehörig. Über ein angebliches Wort Galens, das die Tempelmedizin über die wissenschaftliche stellt, vgl. unten S. 407.

δ) Oribasius in seinem großen *Kunnāš*:[195] Ein an Blasensteinen leidender von Oribasius ohne Erfolg behandelter Patient träumt, er solle einen Fischadler (*ṣafrāǧūn*)[196] verbrennen und von der Asche essen bis zur Heilung, was er mit Erfolg tut.[197]

ε) Einem maghribischen Kalifen erscheint nach langer erfolglos behandelter Krankheit der Prophet Muḥammad im Traum und sagt zu ihm: „Öle dich mit ‚nicht' und iss ‚nicht', so wirst du Heilung finden!" Erwacht, ließ er die Traumdeuter kommen, von denen aber nur einer, mit dem segensreichen Namen ʿAlī ibn abī Ṭālib al-Qairawānī, in der Lage war, des dunklen Wortes Sinn zu klären: Das Wörtchen „nicht" war eine Anspielung auf den Koranvers: „... von einem gesegneten Ölbaum, nicht östlich und nicht westlich, dessen Öl fast schon brennt, ohne vom Feuer berührt zu sein." (Q 24:35/35). „Nicht" stand also für „Öl." Der Kalif befolgte nun den Befehl und fand natürlich Heilung.[198]

ζ) Ibn Riḍwān in seinem Kommentar zu Galens *De sectis*: Galen erscheint dem seit Jahren an Migräne (*ṣudāʿ*) leidenden Ibn Riḍwān im Traum und gibt ihm die Anweisung, ihm *De methodo medendi* vorzulesen. Nachdem er die ersten sieben Kapitel gelesen hat, wird er geheißen, sich am Hinterhaupt zur Ader zu lassen. Er tut dies nach dem Erwachen und genest.

η) ʿAbdallāh ibn Zuhr[199] in seinem Werk *at-Taisīr*: Als Student an einem die Augen affizierenden Brechfieber erkrankt, erhält er im Traum den Rat, die Augen mit Rosenwein zu behandeln. Erwacht, wendet er, nach Billigung seines Vaters, das Traummittel an, das sich als äußerst wirksam erweist. „Ich habe es seitdem immer zur Stärkung der Augen angewandt bis zur Abfassung dieses Buches."

---

195 Wahrscheinlich sind seine „Siebzig Abhandlungen" gemeint, vgl. b. -Nadīm, *Fihrist* I, 292; b.a. Uṣaibiʿa, *ʿUyūn* I, 103.

196 Vgl. Dozy, *Supplément*, s.v.: Das Wort kommt von lat. *ossifragus*. Die von Sanguinetti (268, Anm. 2) angeführte Etymologie *ṣafrāʾ* (gelb) und *ǧūn* (?, pers. Vogel) ist also hinfällig. Die Araber kannten das Wort auch aus Dioskurides.

197 Daremberg hat vergeblich versucht, die Stelle in den überlieferten Teilen von Oribasius' *Collectiones* zu finden (Sang. 268, Anm. 3).

198 Herkunft der Erzählung bisher nicht nachgewiesen.

199 Der berühmte Avenzoar des lateinischen Mittelalters, ein Freund des Averroes, zu dessen die Generalia (*kullīyāt*) der Medizin enthaltendem *Colliget* Ibn Zuhr im *Taisīr* die notwendige, die Particularia umfassende Ergänzung lieferte vgl. Bürgel, *Averroes contra Galenum* 273, Anm. 2.

Ibn abī Uṣaibiʿa betont abschließend, dass es keine Seltenheit sei, dass neue Mittel durch Wahrtraum erfahren und dann allgemein bekannt würden.

3 Zufall

α) Andromachos II.[200] wurde durch drei zufällige Erfahrungen veranlasst, Vipernfleisch für die Herstellung von Theriak zu verwenden: Erste Erfah-

200 Andromachos hießen zwei als Erfinder von Heilmitteln bekannt gewordene Ärzte, Vater und Sohn, die als Archiater im Dienste Neros standen (RE I,2, 2153–2154); der Sohn wurde 65 n. Chr. beim Tode des Vaters auf diesen Posten erhoben. Der Vater hat eine Sammlung hinterlassen, die die Beschreibung zahlreicher von ihm selbst erfundener zusammengesetzter Drogen enthält. Die berühmteste seiner Schöpfungen ist das γαλήνη genannte Gegengift, das zwar im Wesentlichen eine Imitation des Mithridatischen Antidoton war, aber darüber hinaus einige weitere Ingredienzien, darunter getrocknete Vipern, enthielt. Er hat es in einem Nero gewidmeten griechischen Gedicht beschrieben, das uns durch Galen überliefert ist (*De antid.* lib. I, c. 6; *De Ther. ad. Pisonem* c. 6 u. 7). Der Sohn hat keine Schriften hinterlassen, doch spricht Galen des Öfteren von Heilmitteln, die Andromachos der Jüngere erfunden oder beschrieben hat, z.B. *De compos. med. sec. loc.*, lib. VI, c. 6 und *De compos. med. sec. genera*, lib. IV, c. 5 (Sang. 272 n. 1). Auf die Frage welcher der beiden im vorliegenden Bericht gemeint ist, geht Sanguinetti nicht ein; doch kann, wenn schon der Vater Vipern verwandte, eigentlich nur dieser gemeint sein. „II.“ wäre dann also in „I.“ zu verbessern.

In einem Johannes Philoponos beigelegten Kompendium zu einer Galen-Schrift über die Latwerge (*maʿǧūnāt*, bzw. *K. at-Tarāyīq li-Ǧālīnūs bi-Tafsīr Yaḥyā an-Naḥwī;* GAS III, 159 Nr. 2; siehe oben S. 67, Anm. 158) wird von dem älteren Andromachos berichtet, er sei der erste gewesen, der einen Theriak herstellte, mit dem er seinen von einer Schlange gebissenen Sklaven geheilt habe. Das Mittel bestand aus vier Ingredienzien: Lorbeerfrüchten, Enzian, Myrrhe und Kostwurz (Meyerhof, Philoponos 17). Dieses wurde dann von Herakleides um vier weitere Drogen vermehrt, nämlich weißen Pfeffer, Zimt, Safran und Kassienzimt; durch Hinzufügen von Honig wurden es dann neun. Das von Galen wiedergegebene „Neunerheilmittel“ (ἐννεαφάρμακον) des Herakleides bestand dagegen aus Myrrhe, Opoponaxgummi, Mohnsaft, Zaunrübenwurzel (Bryonia), Osterluzeirinde (Aristolochia), Bertramwurz (Pyrethrum), Rautensamen, Kreuzkümmel (Cuminum L.) und Asphaltkleesamen (Psorea bituminosa L.) (l. c. 17). Andromachos der Jüngere, der nach dem genannten Kompendium aber erst Jahrhunderte später als der Ältere lebte, soll auch nach diesem Text als erster Vipernfleisch in den Theriak hineingebracht haben. Meyerhof weist aber ebenfalls darauf hin, dass dieser Ruhm laut Galen dem Vater zukommt. Eine im 13. Jh. n. Chr. entstandene Wiener Handschrift (Österreichische Nationalbibliothek Cod. A.F. 10 [Flügel 1462], fol. 2ᵇ) dieses Textes (der dort mit *Ǧawāmiʿ al-Maqāla al-ūlā min Kitāb Ǧālīnūs fi l-Maʿǧūnāt* überschrieben ist, vgl. Saman, T. al; Mazal, O., *Die arabische Welt und Europa*, Graz 1988, 327, Nr. 203) enthält sogar eine bildliche Darstellung dieser Erzählung, die vielfach in Publikationen zur arabischen Medizin abgebildet wurde (z.B. Karwath,

rung: Andromachos versorgt die Pflüger eines nahe gelegenen Landgutes regelmäßig mit Proviant und inspiziert ihre Arbeit. Eines Tages bringt er ihnen einen großen Weinkrug, in dem die Arbeiter eine schon zerfallende Viper entdecken. Der Rest der Erzählung entspricht der von Ibn Hindū – mit anderem Anfang erzählten (vgl. oben a.1.β).[201]
Zweite Erfahrung: Sein Bruder Apollonios,[202] ein Landvermesser im Dienste des Königs, wird unter einem Baume rastend im Schlummer von einer Viper gestochen. Er rechnet mit dem Tode, schreibt sein Testament und hängt es an den Baum. Dabei erblickt er eine Wasserlache zu Füßen des Baumes, trinkt davon und verspürt augenblicklich Besserung. Als er daraufhin das Wasser untersucht, entdeckt er zwei tote Vipern, für Andromachos ein Beweis, dass Vipernfleisch gegen Vipernbisse hilft.[203]
Dritte Erfahrung: Die Vergiftung des Lieblingssklaven des Königs mit Opium wird durch einen kurz darauf erfolgenden Vipernbiss wirkungslos.[204]

J., Zwei pharmazeutische Kostbarkeiten der Wiener Nationalbibliothek: Der griechische Dioskurides vom Jahre 512 n. Chr. und der arabische Galenus vom Jahr 1200 n. Chr., in *Pharmazeutische Monatshefte* 5 [1924], 61–68, hier 66).

201 Kühn XII,312–314. Diese und vier weitere Schlangengeschichten stehen in den Ὑποτυπώσεις ἐμπειρικαί, vgl. Bonnet, *Subfiguratio* 58–60. Einen ähnlichen Vorfall wie den obigen führt Wellmann, *Archigenes* 37 aus Aretaios an, vgl. Illberg, *Praxis* 279–280, wo diese Fälle kurz wiedergegeben werden. Ein Parallelfall aus islamischer Zeit steht bei b.a. Uṣaibiʿa, *ʿUyūn* II, 179: Ibn al-Maṭrān, der Verfasser des „Garten der Ärzte", wird auf Reisen von einem Aussätzigen, den die Krankheit schon entstellt hat, um Rat angegangen. Er empfiehlt ihm: „Iss Vipernfleisch!" Auf der Rückreise begrüßt ihn an der gleichen Stelle ein schöner Jüngling und erklärt, er sei jener Aussätzige; der Genuss der Vipern habe ohne Zuhilfenahme weiterer Drogen die Heilung bewirkt. Von einer ähnlichen Zufallsheilung eines *Wassersüchtigen* durch den Genuss einer Speise, von der eine Viper gefressen und dann darauf gespien hatte, berichtet ar-Rāzī (b.a. Uṣaibiʿa, *ʿUyūn* I, 312–313 = B 418–419; Tanūḫī, *Farağ* 327–328) Bei at-Tanūḫī wird ein weiterer Fall der letzten Art berichtet: Ein totkranker Wassersüchtiger muss seine Pilgerfahrt unterbrechen, kommt so zu Beduinen, die sich von Vipern ernähren und wird dadurch geheilt (*Farağ* 322–323). Die beiden Wassersüchtigen essen bewusst von dem Schlangenfleisch bzw. -auswurf, um zu sterben; fiktive Abwandlung des gleichen Grundmotivs ist daher nicht ausgeschlossen.

202 In dem von Meyerhof behandelten Text, der die drei Erfahrungen des Andromachos wie b.a. Uṣaibiʿa berichtet (was Meyerhof entgangen zu sein, scheint) heißt der Bruder Ṭūlūnūs (Meyerhof, Philoponos 18).

203 Außer der Parallele in dem erwähnten Kompendium kenne ich keine weiteren; auch Meyerhof gibt für diese Geschichte keine Quelle. Bei Ilberg ist sie nicht erwähnt.

204 Abweichend bei Galen: „Ein andermal (es war in der Nähe von Pergamon) wollte eine

β) Ein hoffnungslos an Wassersucht Erkrankter will sich noch einmal an ihm lange verbotenen Genüssen des Gaumens ergötzen und speist gekochte Heuschrecken, woraufhin er wider alles Erwarten genest. Einer der behandelnden Ärzte erkundet den Händler, und von diesem den Ort, wo er die Heuschrecken gejagt hat. Er findet ihn bedeckt mit Seidelbast (*māzariyūn* – Daphne mezereum), einem Mittel, das zwar an sich gegen Wassersucht hilft, aber so heftig wirkt, dass es meist nicht verschrieben wird. Durch die doppelte „Kochung" im Magen der Heuschrecken und im Kochtopf wurde es aber bekömmlich, ohne seine Wirkung zu verlieren.[205]

γ) Der Asklepiade Apollon (?) heilte ein Geschwür am Arm in kürzester Zeit dadurch, dass er es mit Hauswurz (*ḥaiy al-ʿālam*)[206] kühlte. Dies ist angeblich die erste Droge, die man erkannte.[207]

4 Beobachtung an Tieren

α) Ar-Rāzī im *Kitāb al-Ḫawāṣṣ*:[208] Die Schwalben (*ḫuṭṭāf*) holen, wenn ihre Jungen von Gelbsucht befallen sind, den „Stein der Gelbsucht" (*ḥaǧar al-*

---

junge Sklavin, die viele Liebhaber hatte, ihren kranken (d.h. aussätzigen [J.C.B.]) Herrn auf gleiche Art (mit Vipernfleisch [J.C.B.]) vergiften, aber auch dem schlug das zum Heile aus" (Ilberg, *Praxis* 280 – eine der fünf Schlangengeschichten aus der *Subfiguratio empirica*). Meyerhof (Philoponos 18) deutet den Namen des Königs als Paktolos und schlägt als Emendation Ptolemaios vor.

205 Diese Geschichte kommt bei Ibn abī Uṣaibiʿa später nochmals in der Biographie eines im 6./12. Jh. lebenden Wāsiṭer Arztes namens Abū Ṭāhir ibn al-Baraḫšī vor. Ihm soll, dem auf namentlich genannte Überlieferer zurückgehenden Bericht zufolge, diese Geschichte mit einem seiner Patienten passiert sein. Ibn abī Uṣaibiʿa fügt jedoch hinzu: „Das ist eine alte Geschichte. … Der Kadi at-Tanūḫī hat sie in seinem Buch ‚Befreiung nach Bedrängnis' ebenfalls erwähnt" (*ʿUyūn* I, 256–257 = B 345–346). Tatsächlich steht sie dort (*Faraǧ* 321–322) in völlig paralleler Form. At-Tanūḫī lebte jedoch bekanntlich im 4./10. Jh. und die Geschichte hat sich nach ihm in Basra zugetragen!

206 Sempervivum arboreum, vgl. Kircher, *Chirurgie* Nr. 69; Dietrich, *Dioscurides triumphans* Nr. IV 80.

207 Die Bedeutung Apolls, als des Vaters des Asklepios, für die Medizin ist bekannt. Den Arabern galt er als der erste griechische Arzt (die drei Hermes waren u.a. auch mit Medizin befasst, aber nicht in Griechenland ansässig!) und Begründer der syllogistischen Methode; wertvolle Gedanken über den Weg von *Apollo medicus* zu *Christus medicus* in der abendländischen Medizin entwickelt Schipperges, *Lebend. Heilkunde* 17–18. Die Quelle obiger Überlieferung vermag ich vorläufig nicht anzugeben.

208 Ein *Kitāb Ḫawāṣṣ al-ašyāʾ* „Buch der Proprietäten der Dinge" von ar-Rāzī ist GAL G I, 235 Nr. 11 verzeichnet. Das Zitat stammt aus dem Lemma *ḫuṭṭāf* von ar-Rāzīs *Ḫawāṣṣ* (Ms. Kairo, *Dār al-Kutub al-Miṣrīya*, Ṭibb 141, fol. 119ᵃ–136ᵇ; fol. 128ᵃ,2), wo als Quelle das „alte

yaraqān), einen kleinen gelben Stein, den sie kennen, herbei. Sie legen ihn in ihr Nest und die Jungen werden gesund. Wenn der Mensch diesen Stein benötigt, streicht er die Jungen mit Safran an, was die Schwalben veranlasst, den Stein zu holen.[209]

β) Wenn das Adlerweibchen Schwierigkeiten beim Legen hat, bringt der Adler den unter dem Namen *qilqil* bekannten Stein, der immer klappert (*taqalqala*), obwohl man nichts in ihm findet. Er ist als „Adlerstein" bekannt und wird bei schweren Geburten benutzt.[210]

γ) Nach dem Winterschlaf reiben die Schlangen ihre Augen an Fenchel; das beseitigt die Trübung des Blickes, die der lange Aufenthalt im Dunklen bewirkt.[211]

δ) Galen im „Buch von den Klistieren" (*Kitāb al-Ḥuqan*):[212] Nach Herodot hat der Ibis den Menschen zur Erfindung des Klistiers angeregt (vgl. oben a.4).[213]

5 „Eingebung" = Instinkt

Obwohl es sich um eine eigene Kategorie handelt, die, wie wir sahen, Ibn Hindū für den Menschen als überflüssig ablehnt, könnten die Beispiele, die Ibn abī Uṣaibiʿa hier bringt, auch alle unter der vorigen Rubrik eingeordnet sein, da sie

---

Tierbuch" genannt wird. Die Erzählung vom Schwalbenstein ist seit der Antike vielfach belegt (Käs, *Mineralien* I, 455–458).

209 Laut ad-Damīrī, *Ḥayāt al-ḥayawān al-kubrā* („Das große Tierleben") I, 246, wo das gleiche Phänomen beschrieben wird, stammt dieser Stein aus Indien und hat rote und schwarze Streifen. „Der Pfiffige (*muḥtāl*, sonst auch: ‚Scharlatan') hängt ihn sich an oder kratzt etwas davon ab, löst es in Wasser und trinkt davon und findet mit Allahs Hilfe Heilung."

210 Zum Adlerstein (*ḥaǧar al-ʿuqāb, ḥaǧar an-nasr*, bzw. *iktamakt*), siehe Käs, *Mineralien* I, 276–283. Die Legende ist vielfach belegt und kann auf antike Quellen zurückgeführt werden. Ibn abī Uṣaybiʿas (*ʿUyūn* I, 13,2) alternativer Name *qilqil* ist hingegen sonst unbekannt (vgl. Käs I, 490).

211 Die gleiche Sache bei Ṣāʿid, *Tašwīq*, ed. Spies fol. 8[a]–[b]; Taschkandi 76.

212 Diese Schrift, aller Wahrscheinlichkeit nach nicht von Galen, ist griechisch nicht erhalten. Der in Dresden erhaltene lateinische Text ist „aus einer von Honein aus dem Griechischen ins Arabische, danach von Kalonymus ins Hebräische übertragenen Handschrift hervorgegangen" (Reich, *Galenhandschrift* 1–8). Der arabische Titel *Fi l-Ḥuqan* wird allerdings von Ḥunain weder in seiner *Risāla* noch in dem „Anhang über die in Galens Pinax nicht verzeichneten echten und die unechten Galen-Schriften" erwähnt (Ḥunain, *Mā turǧima* A, B; vgl. Ullmann, *Medizin* 59, Nr. 98; GAS III, 128, Nr. 100).

213 Den Ibis, der seinen Schnabel mit Meer- oder Nilwasser füllt, diesen in den After einführt und auf diese Weise Koliken kuriert, findet man tatsächlich in der Galenischen Schrift *Introductio sive medicus* (Kühn XIV, 675,13–16), wo auch Herodot erwähnt ist.

ausschließlich der Tierwelt entstammen. Zwar sagt der Autor eingangs, „dass ein Teil der Heilkunst auch auf dem Weg der Inspiration *wie* bei den meisten Tieren" gewonnen sei; man erfährt aber nicht, was er sich im Hinblick auf den Menschen darunter vorgestellt hat. Die Beispiele sind die folgenden:

α) Es wird gesagt: Wenn der Falke Magenweh hat, jagt er einen Vogel, den die Griechen δρύοψ (d. i. der Grünspecht) nennen, frisst von seiner Leber und erholt sich unverzüglich.[214]

β) Die Katzen fressen im Frühling Gras, bzw. Kräuter (*ḥašīš*), notfalls auch die an Besen verarbeiteten Palmblätter (*ḫūṣ al-makānis*). Die göttliche Eingebung drängt sie dazu, weil es für ihre Gesundheit nötig ist. Wenn sie durch giftige Tiere verwundet worden sind oder etwas Giftiges gefressen haben, suchen sie Stellen, wo Sesam oder Ölbäume wachsen, fressen davon und erholen sich.[215]

γ) Es wird erzählt: Wenn Pferde (oder Kamele: *dawābb*) im Frühling Oleander fressen, schadet es ihnen; sie suchen daher eilends nach einem Kraut, das als Gegengift gegen Oleander wirkt und werden dadurch gerettet.[216] Ibn abī Uṣaibiʿa fügt einen aktuellen Vorfall hinzu, der diese Meinung bestätigt.

δ) Dioskurides: Die wilden Ziegen auf Kreta fressen, wenn sie von Pfeilen getroffen sind, die in ihrem Körper stecken bleiben, die *maškaṭarā mašīr* (d. i. Origanum dictamnus) genannte Pflanze, eine Art *fūtang* (Minze, Mentha spicata).[217] Dann fallen die Pfeile ab, ohne ihnen zu schaden.[218]

ε) Bericht des Kadi Naǧm ad-Dīn (ʿUmar b. Muḥammad b. al-Kuraidī)[219] an Ibn abī Uṣaibiʿa: Der Storch wehrt einen feindlichen Vogel, der sein Nest zu überfallen und die Eier zu zerstören pflegt, dadurch ab, dass er ein Kraut (*ḥašīša*), dessen Geruch dieser Vogel nicht vertragen kann, ins Nest unter die Eier legt.[220]

---

214 Lesung nach Sanguinetti 283, n. 1; Bisher keine weiteren Nachweise.

215 Ähnliches steht auch bei Ṣāʿid, *Tašwīq*, ed. Spies fol. 9ª, Taschkandi 77.

216 Ähnliches findet sich auch bei Ṣāʿid, l. c.

217 Zu *maškaṭarā mašīr* und ähnlich, siehe Dietrich, *Diosc. triumph.* Nr. III 35 und Dozy, s. v. Zu *fūḏanǧ*, siehe Dietrich, *Diosc. triumph.* Nr. III 35. Mit der Schreibung *fūdanǧ* bei Ibn al-Baiṭār, *Ǧāmiʿ* III, 170.

218 Das Zitat stammt aus Dioskurides, *De materia medica*, III 32,1. Die Erzählung findet sich auch in Iṣṭifāns arabischer Übersetzung (ed. Dubler, 254,11, III 29).

219 Persönlicher Gewährsmann Ibn abī Uṣaibiʿas in vier Fällen, vgl. Müllers Index, s. v. Naǧm ad-Dīn.

220 Laut Damīrī, *Ḥayāt* I, 246 wehrt vielmehr die oben 4α genannte Schwalbe (*ḫuṭṭāf*) auf

ζ) Ibn Malkā in seinem Werk *al-Muʿtabar fī l-ḥikma*: Der Igel hat in seinem Bau Türen, die er öffnet und schließt, je nach dem, ob ihm bekömmliche oder ihm schädliche Winde wehen.[221]

η) Ibn Malkā (wie eben): Jemand beobachtete eine Trappe, die mit einer Viper kämpfte, sich ihr aber von Zeit zu Zeit entwand und zu einer Gemüsepflanze (*baqla*) eilte, von der sie fraß. Der Beobachter riss die Pflanze aus, während die Trappe kämpfte. Als sie das nächste Mal kam, fiel sie nach einigem Suchen tot zu Boden; sie hatte also die Pflanze als Droge verwendet (*tataʿālağu bihā*).[222]

θ) Ibn Malkā (wie eben): Das Wiesel frisst Raute, um sich für den Kampf mit der Schlange zu stärken.[223]

ι) Ibn Malkā: Die Hunde fressen, wenn sie an Darmwürmern leiden, indische Narde (*sunbul*),[224] erbrechen und scheiden die Würmer aus.[225]

κ) Ibn Malkā: Störche behandeln ihre Wunden mit Bergthymian (*aṣ-ṣaʿtar al-ğabalī*).[226]

λ) Stiere vermögen zwischen ähnlichen Kräutern zu unterscheiden: sie weiden nur das ihnen Bekömmliche ab, das übrige lassen sie trotz ihrer Fressgier und Dummheit beiseite.[227]

Damit sind die Beispiele für die fünfte Kategorie, die „Inspiration" bei Tieren, beendet, Ibn abī Uṣaibiʿa schließt den Passus mit folgender Nutzanwendung:

---

diese Weise die Fledermaus (*ḫuffāš*) ab, und zwar mittels Sellerie-Stengeln (*quḍbān al-karafs*).

221 In Ibn Malkās bekanntem Kompendium aristotelischer Philosophie *al-Muʿtabar fī l-ḥikma* („Das beispielhafte Buch über die Weisheit") finden sich zwar des Öfteren ähnliche Gedanken, namentlich in dem Abschnitt *al-ḥikam al-mustafāda min an-nabāt wa-l-ḥayawān* („Die Weisheit, die man von den Pflanzen und den Tieren lernt"); die obigen Beispiele sind in diesem Abschnitt jedoch nicht enthalten und scheinen sich auch sonst in der verfügbaren Ausgabe (Haiderabad 1938, 157–158) nicht zu finden. Herr Dr. G.-G. Hana, der sich mit diesem Werk befasste, war so freundlich, es daraufhin für mich durchzusehen, konnte aber nichts Entsprechendes finden.

222 Vgl. Anm. 221.

223 Vgl. Anm. 221. Die Angabe über Wiesel und Raute ist seit Aristoteles (*Hist. anim.* 612a28 Bekker) vielfach belegt (siehe b. al-Ğazzār, *Ḫawāṣṣ*, Nr. 40, 85–86).

224 Vgl. Dietrich, *Diosc. triumph.* Nr. I 6; Kircher, Chirurgie Nr. 128.

225 Vgl. Anm. 221.

226 Vgl. Anm. 221.

227 Auch dieses Beispiel stammt vermutlich aus dem *Muʿtabar*, vgl. also nochmals Anm. 221.

> Wenn also schon den unverständigen Tieren die Dinge inspiriert werden, die ihnen zum Wohl und Nutzen gereichen, wie viel mehr ist dann der verständige, unterscheidende, mündige (*mukallaf*) Mensch als das edelste Lebewesen dessen würdig. Das ist das stärkste Argument derer, die glauben, dass die Medizin lediglich eine göttliche Inspiration und Leitung seiner Geschöpfe ist.
>
> IBN ABĪ UṢAIBIʿA, *ʿUyūn* I, 14,10–12

Es folgt ein dem ganzen Kapitel geltender Epilog, der zunächst die Entwicklung der Heilkunst zu einer Wissenschaft schildert: Aufgrund der genannten Erkenntnisquellen, nämlich Eingebung, Erfahrung (die aber unter den fünf Kategorien gar nicht vorkam!) und Zufall, und durch Hinzunahme des syllogistischen Verfahrens, sei man zur Herausfindung von Ursachen und Beziehungen und schließlich zur Aufstellung „Allgemeiner Gesetze und Prinzipien, von denen Lernen und Lehren ausgeht" gelangt. „Wenn nämlich die Vollkommenheit erreicht ist, schreitet man im Unterricht von den Generalia zu den Particularia fort, aber bei der Erschließung (geht der weg) von den Particularia zu den Generalia."

Ibn abī Uṣaibiʿa kommt dann nochmals auf die Frage des Ursprungsortes zu sprechen, und betont, dass es nicht notwendig sei, hier einen einzelnen herauszusondern. Der Augenschein könne überdies über die tatsächlichen diesbezüglichen Verdienste eines Volkes keine untrügliche Auskunft geben, da es immer denkbar sei, dass „durch himmlische oder irdische Faktoren" ein einmal erreichtes Wissen zunichte gemacht werde. So habe Hippokrates zwar die Heilkunst kodifiziert, weil das Erbe der Asklepiaden zu erlöschen drohte; er sei aber nicht der erste gewesen, der überhaupt medizinische Bücher verfasst habe, sondern nur der erste Asklepiade, der dies getan habe. Asklepios selber sei der erste, der medizinische Lehren konzipiert habe (*takallama fī šaiʾin min aṭ-ṭibb*). Mit diesen Worten leitet Ibn abī Uṣaibiʿa zum zweiten Kapitel seines Buches über „Klassen der Ärzte, denen Teile der Heilkunst bekannt wurden (*ẓaharat lahum*) und die ihre Initiatoren waren" über.

c *Bei ar-Ruhāwī*

Im Lichte der voraufgehenden Ausführungen vermögen wir den Standort ar-Ruhāwīs zu bestimmen, der in dem Kapitel über den „Adel der Heilkunst" exkursweise auf die Erkenntnismittel zu sprechen kommt. „Die Werkzeuge, mit welchen die Berufe und die Künste ‚herausgefunden' werden, sind zwei: Der Analogieschluss und die Erfahrung" (*Adab* fol. 77^{b}). Für die Medizin seien diese beiden jedoch nicht ausreichend. Das Argument, welches ar-Ruhāwī hierfür anführt, die ersten Menschen hätten ja zwischen nährenden und schädlichen Pflanzen nicht unterscheiden können, und seien daher u. U. durch giftige Drogen getötet worden, beweist jedoch nichts, da es die in diesem Zusammenhang – z. B. von Ibn Hindū und auch Ibn abī Uṣaibiʿa – angestellte Überlegung außer Acht lässt, dass ein einzelnes Leben sowieso nicht ausreichen konnte, ein größeres medizinisches Wissen anzusammeln; d. h. die Tatsache, dass die sinnliche Wahrnehmung des einzelnen Menschen nicht ausreichte, die Heilkunst zu begründen, beweist nicht, dass auch die summierte sinnliche Wahrnehmungskraft des Menschengeschlechtes dafür ungenügend war. Ar-Ruhāwī stellt sich mit seinem Argument aber jedenfalls in die Reihen derer, die, wie (Pseudo-)Galen im Kommentar zum „Eid", die Heilkunst für zu schwierig halten, als dass sie der menschliche Verstand erschlossen haben könnte. Er akzeptiert denn auch ausdrücklich Traum und prophetische Gabe (*takahhun*) und beruft sich dafür auf Galen, nämlich auf dessen auch von Ibn abī Uṣaibiʿa zitiertes Traumerlebnis (vgl. oben b.2.α) aus dem Buch vom Aderlass, sowie auf die unmissverständliche Äußerung im Kommentar zum „Eid", die ar-Ruhāwī bereits im ersten Kapitel seiner „Bildung des Arztes" zitiert und die er nun hier rückverweisend in Erinnerung bringt. Hatte ar-Ruhāwī das Wort im ersten Kapitel neben ähnlichen Aussprüchen von Plato, Aristoteles, Hippokrates und Galen angeführt, um die Notwendigkeit frommer Gesinnung als Grundbedingung ärztlichen Lebens aus den antiken Autoren zu erweisen, so geht es ihm auch hier im 12. Kapitel nicht eigentlich um die Erkenntnismittel, wie schon die flüchtige, quasi in Parenthese stehende Behandlung des Stoffes dartut, sondern um die Sonderstellung der Medizin; denn in der Tatsache, dass Traum und Prophetie für sie unentbehrliche Erkenntnismittel seien, da sie also, wie Galen es ausgedrückt habe, „eine göttliche Belehrung" (*taʿlīm min Allāh*) sei, erweise sich ja unter anderem ihr Adel.

d *Zusammenfassung*

Die Unterschiede zwischen den Ausführungen Ibn Hindūs und Ibn abī Uṣaibiʿas sind deutlich und aufschlussreich. Sie offenbaren einmal, wie gesagt, eine verschiedene Interessenrichtung, indem bei Ibn Hindū das wissenschaftstheoretische, bei Ibn abī Uṣaibiʿa das historische Interesse im Vordergrund steht (was sich nicht nur in der reichen Darbietung historischer oder pseudohistorischer Nachrichten bei Ibn abī Uṣaibiʿa und deren völligem Fehlen bei Ibn Hindū, sondern auch in den von beiden angeführten Beispielen zeigt, die der Historiker genauer überliefert),[228] zum anderen – und das ist in diesem Zusam-

228 Ibis als Erfinder des Klistiers a.4 = b.4.δ; Theriak-Wirkung des Vipernfleisches a.1.β = b.3.α.

menhang wesentlich – eine fast gegensätzliche Auffassung im Hinblick auf die theurgische Komponente der Heilkunst. Die beiden Autoren erscheinen hierin als die Exponenten zweier Richtungen, einer rationalistischen und einer theurgistischen (aber gesondert von der Prophetenmedizin!), die sich durch einige Jahrhunderte arabischer Ärztegeschichte verfolgen lassen dürften. Beide berufen sich auf Galen, wobei aber die Frage offen bleiben muss, ob die im Wesentlichen auf den Kommentar zum „Eid" sich stützende theurgistische Richtung nicht einer apokryphen Quelle gefolgt und damit einem Irrtum, dessen Ausmaß im Lichte authentischer Quellen zu bestimmen wäre, zum Opfer gefallen ist.

Der rationalistischen Richtung gehört neben Ibn Hindū und dem von Ibn abī Uṣaibiʿa zitierten Ibn al-Maṭrān z. B. auch Ibn Sīnā an, der eine kleine Schrift mit dem Titel *ad-Dustūr aṭ-ṭibbī* – „Das medizinische Grundgesetz" verfasst hat, die mit den Worten beginnt, „Das erste, womit sich der Arzt befassen muss, ist der Syllogismus." Ganz wie Ibn Hindū preist auch Ibn Sīnā dieses Mittel als das A und O der medizinischen Wissenschaft.[229] Die von ar-Ruhāwī und Ibn abī Uṣaibiʿa vertretene theurgistische Richtung findet sich z. B., auch bei al-Ġazālī – hier allerdings in extremer Form – belegt: In seinem „Retter vom Irrtum" sucht er den Rationalisten das Prophetentum dadurch näher zu bringen, dass er auf die Astronomie und die Medizin verweist, Wissenschaften, die sich durch Empirie nicht erschließen ließen, sondern *nur* durch Inspiration.[230] Gegenüber dezidierten Rationalisten war dieses Argument freilich fehl am Platze!

In der Regel vertragen sich Inspiration, Empirie und Syllogismus recht gut miteinander, wie es den Ausführungen ar-Ruhāwīs und Ibn abī Uṣaibiʿas ja zu entnehmen ist. Der Meinungsunterschied beginnt immer erst an der Frage, ob man das eine oder das andere allein für ausreichend hält. So sagt etwa al-Kutubī in der Einleitung der Schrift „Was der Arzt unbedingt wissen muss" zunächst: „Gott hat dem Menschen in seiner umfassenden Güte die verschiedenen Klassen von Heilmitteln erschaffen und ihm die Art ihrer Anwendung eingegeben (*alhama*)", wendet sich aber später entschieden dagegen, dass *ilhām* ohne *qiyās* ausreichend sei.[231] Al-Kutubī denkt dabei an die medizinische Praxis, die ohnehin die meisten Ärzte ausschließlich im Auge haben, wenn sie zu die-

229 Neben den beiden *GAL* S I, 827,95c genannten Hss. sei hingewiesen auf zwei weitere, die Verf. in Istanbul aufstöberte: Fatih 2900, fol. 214ª. und Hamidiye 1448, fol. 492ª–493ᵇ.

230 Vgl. Ġazālī, *Munqiḏ* (ed. Jabre), franz. 113; arab. 52.

231 Kutubī, *Mā lā yasaʿ*, Hs. Veliyüddin 2538 am Anfang (vgl. Lit.-vz. I, Nr. 40).

sem Thema Stellung nehmen. Dass für die Praxis „Inspiration“ allein genügte – dies wird nun freilich kein ernsthafter Arzt behauptet haben. Dagegen war es umgekehrt ein Gemeinplatz, von „Empirie“ und „Syllogismus“ als den beiden unerlässlichen, sich gegenseitig ergänzenden aber – ohne dass das ausdrücklich betont wird – offensichtlich auch ausreichenden Erkenntnismitteln medizinischer Praxis zu reden. Diese Haltung, so rationalistisch sie sich geben mag, ist jedoch in ihrer erstaunlichen Überschätzung der medizinischen Möglichkeiten im Grunde recht unrealistisch: Sie fingiert, dass, abgesehen von einigen unheilbaren Leiden, an denen sich der Arzt von vornherein nicht versuchen soll, er die Geheimnisse der Medizin kenne und nichts die Heilung hindern könne, solange nur die Patienten seinen Vorschriften folgen und keine Unfälle auftreten.

Demgegenüber gibt es nun eine skeptische Richtung, die, wenn man so will, die säkulare Schwester der inspiratorischen Richtung ist: Sie gibt zu, dass ihre Erkenntnismittel nicht ausreichen, rekurriert aber nicht auf göttliche Eingebung, sondern beschränkt sich mit der Feststellung: „Das meiste in der Medizin ist Annahme und Vermutung; wie selten kommt in ihr etwas Sicheres vor!“[232] Der markanteste Vertreter dieser Richtung im Islam ist ar-Rāzī. In anderen Künsten, sagt er, wissen die Menschen z. T. mehr als notwendig, wenn sie z. B. einen Bau in Marmor aufführen oder Gewänder aus Gold und Seide weben, in der Medizin haben sie dagegen „noch nicht das Notwendige erreicht.“[233] „In der Medizin ist die Wahrheit ein unerreichbares Ziel.“[234]

---

232 Ibn abī Uṣaibiʿa, *ʿUyūn* II, 252–253 = B 743: *akṯaru ṭ-ṭibbi ḥadsun wa-taḫmīn wa-qallamā yaqaʿu fīhi l-yaqīn*; weitere Beispiele für diesen Topos bringt Rosenthal, *Technique* 67.

233 Stammt aus ar-Rāzīs Erörterungen über die Ursachen der Scharlatanerie, vgl. unten S. 289.

234 Das gleiche Wort steht schon in den „Medizinischen Merkwürdigkeiten“ (*an-Nawādir aṭ-ṭibbīya* des Yūḥannā b. Māsawaih, Ms. Göttingen, ar. 99, Anfang). Es lebt in solchen Aussprüchen die Skepsis der antiken Empiriker fort, denen ar-Rāzī ja bekanntermaßen nahestand. Auch ihnen galt: „Theoretisieren ist bei der Medizin selbst oft nötig, wenn auch nicht in Beziehung auf verborgene Ursachen und natürliche Verrichtungen. Denn die ärztliche Kunst beruht nun einmal auf Vermutungen, und es zeigt sich bei ihr sehr oft nicht allein unsere Vermutung, sondern auch die Erfahrung als unrichtig“ (Darstellung der Empiriker im Proömium der „Medizin“ des Celsus, nach Leibbrand, *Heilkunde* 87–88).

7 Das Ideal der „Symmetrie" (*iʿtidāl*)

Was es mit dem Begriff der Symmetrie bzw. Eukrasie in der antiken und mittelalterlichen Medizin auf sich hat, ist dem Fachmann nicht verborgen; auch scheint die Erörterung dieses Begriffes nicht in den Rahmen unserer Untersuchungen zu gehören. Auf der anderen Seite steht jedoch die „Symmetrie" so im Mittelpunkt des ärztlichen Denkens jener Epochen – und begegnet uns infolgedessen auch auf den folgenden Blättern so häufig, dass wir nicht darauf verzichten konnten, ihre Bedeutung hier nochmals zu erläutern und hervorzuheben.[235]

Das Ideal der Symmetrie, aus der „Harmonie" der ionischen Naturphilosophen erwachsen, wurde von den Pythagoreern zu einem zentralen Begriff der Ethik erhoben. Schon hier trat es in Verbindung mit einer primitiven Humorallehre auf und galt als die in Leib und Seele zu erzielende bzw. erhaltende Grundlage gesunden und vorbildlichen Lebens.[236] Der Gedanke wurde von den größten griechischen Philosophen (Demokrit, Plato, Aristoteles) und gleichzeitig von der hippokratischen Medizin übernommen und modifiziert, gelangte über beide Kanäle an die Stoa und zu Galen und erlebte schließlich eine bedeutende Renaissance mit dem Wiedererwachen der griechischen Wissenschaft im Islam.[237] Es darf mithin nicht wundernehmen, dass die Symmetrie der Kerngedanke, das Schlüsselwort der arabischen ebenso wie der hippokratisch-galenischen Medizin ist. Und das gleiche gilt auch für die philosophische Ethik des Islam, wie sie sich neben der koranischen Ethik und einer populären Mischform durch die Jahrhunderte behauptete.[238]

Durch Schriften wie Galens „Über den Charakter" (Περὶ ἠθῶν) und „Dass die Kräfte der Seele der Mischung des Körpers folgen" wurde nicht nur eine Lehre über den Zusammenhang zwischen Leib und Seele, sondern eine ganze

235 Man vgl. auch meinen Aufsatz „*Adab* und *iʿtidāl* in ar-Ruhāwīs *Adab aṭ-ṭabīb*", wo ich insbesondere den engen Zusammenhang zwischen dem Begriff der „Symmetrie" (*iʿtidāl*) und dem der „Bildung" (*adab*) aufgezeigt habe.

236 Der Begriff der Symmetrie findet sich auch in den arabischen Quellen noch gelegentlich mit dem Namen des Pythagoras verknüpft. So wird dem Philosophen z.B. der Satz beigelegt: „Wer seinen Magen beherrscht (d.h. sich vernünftig ernährt), bringt damit alle seine Glieder in die Nähe der Symmetrie." (b. Buṭlān, *Daʿwa*, ed. Zalzal 22, ed. Klein-Franke 15,14, id. *Ärztebankett* 63). Auch die unter Pythagoras' Namen laufenden „Goldenen Worte" enthalten wiederholt Hinweise auf die Symmetrie; vgl. Miskawaih, *al-Ḥikma al-ḫālida* (*Ǧāwiḏān-i ḫirad*), ed. ʿA. Badawi, deutsch von Rosenthal, *Fortleben* 165–166.

237 Vgl. Bürgel, *Adab* 97, bes. Anm. 21.

238 Vgl. Bürgel, *Adab* Anm. 32.

medizinisch-philosophische Ethik in die galenische Medizin inkorporiert.[239] Die schon im Kapitel über die „Einteilung der Medizin" (I.2) berührte Frage, ob der Arzt auch für die Seele zuständig sei, nimmt von hier aus ihren Ausgang.[240]

Was bedeutet nun Symmetrie im medizinischen Bereich? Sie bedeutet Eukrasie (*ḥusn al-mizāǧ*), Wohlgemischtheit oder Ausgewogenheit der Säfte (*aḫlāṭ*) und Qualitäten (*kaifīyāt*) und damit Gesundheit. „Zweck der Medizin ist die Bewahrung der Ausgewogenheit (*iʿtidāl*) der ‚Naturen' (d.h. Mischungen) der Körper und ihrer Restituierung, wenn sie verloren gegangen ist." So lesen wir auf den ersten Blättern so mancher medizinischen Grundschrift.[241] Und ar-Ruhāwī macht den Symmetrie-Begriff zu einem der Schlüsselworte seines ganzen Werkes:[242]

> Da sich die menschlichen Körper dauernd umsetzen und verändern, weil sie aus gegensätzlichen Stoffen, deren einer den anderen überwindet, gemischt sind und weil sie so erschaffen sind, dass sie den meteorologischen Einflüssen unterliegen, bedürfen sie der Ausgleichung (*taʿdīl*, w.: „In-Symmetrie-Versetzen") von in ihnen überhand nehmenden Mängeln und Überschüssen und der Kompensierung (*muqābala*) jeder starken Qualität durch eine entgegengesetzte, damit auf diese Weise jede Mischung ihr spezifisches Gleichgewicht erlangt, wodurch jeder Körper in den Stand gesetzt wird, seine Funktionen vollständig und richtig zu vollführen.[243] Diese Ausgleichung (*taʿdīl*) und die damit verbundenen Dinge, ... bilden das wichtigste Prinzip der Heilkunst, und wer derselben und dessen, was dazu gehört, kundig ist, ist der (wahre) Arzt.
>
> RUHĀWĪ, *Adab* fol. 70^{b},1

---

239 Zur Schrift *Quod animi mores corporis temperamenta sequuntur*, vgl. man die Edition von Biesterfeldt. Die arabische Epitome von *De moribus* wurde von P. Kraus herausgegeben (Lit.-vz. II, Galen, *Aḫlāq*). Man vergleiche auch Walzer, New Light on Galen's Moral Philosophy 82–96 (= *Greek into Arabic* 142–156). Walzer sucht hier vor allem den Einfluss des Poseidonios nachzuweisen (l. c. 143).

240 Vgl. unten im Kapitel „Der Arzt als Heilender II" (III.A.6).

241 Hier zitiert nach dem Ibn al-Ǧauzī beigelegten *Ṣaid al-ḫāṭir*/ „Wildbret des Gemütes" (Ms. Istanbul, Ahmet III. 2132, fol. 1^{a}; vgl. Lit.-vz. I, Nr. 19).

242 Vgl. Bürgel, *Adab* 97–99.

243 *Li-yaʿtadila bi-ḏālika l-mizāǧu l-iʿtidāla llaḏī yaḫuṣṣu kulla mizāǧin wa-yatimmu* (*bihī*) *li-kulli badanin an yaʿmala aʿmālahu ṣ-ṣaḥīḥata t-tāmmata.*

Ar-Ruhāwī geht denn auch auf die Bedeutung der Mischung noch näher ein; sie ist ja eines der 13 „natürlichen Dinge", denen er unter dem übergeordneten Aspekt der Symmetrie gesonderte Abschnitte widmet. Unter der Überschrift „Die Natur des Körpers" (*ṭabīʿat al-badan*) führt er etwa folgendes aus:

Das Wort Natur bedeutet bei Hippokrates mehrere Dinge: Bald die Mischung des Körpers, bald seine Form (?, *haiʾa*), bald die die Handlungen lenkende Kraft, meistens aber doch die Körpermischung. Die letztere zu kennen, ist für die Erhaltung der Gesundheit unbedingt notwendig. Zwar kann man nicht die Merkmale jeder individuellen Mischung kennen, hat doch jeder Mensch eine andere! Doch haben schon die Alten bestimmte Grundtypen festgestellt, deren Kenntnis für jeden, der den Titel Arzt zu Recht führen will, unerlässlich ist.[244] Es sind neun Typen: die vier einfachen Mischungen warm, kalt, feucht, trocken, und die vier zusammengesetzten warm-feucht, warm-trocken, kalt-feucht und kalt-trocken, sowie eine allerdings nur in der Theorie bestehende Mischung, in der die gegensätzlichen Qualitäten warm und kalt bzw. feucht und trocken in ausgewogenem Verhältnis vorhanden wären.

Die Kennzeichen der warm-trockenen Mischung sind z.B.: breite Brust, dicke Adern, starker Puls, tapfere Gesinnung, muskulöser Körper, feste Gelenke, bräunliche straffe Haut, üppiges schwarzes Haar, fettarmer, schlanker Leib. Die Gegensätze dieser Eigenschaften kennzeichnen den Körper kaltfeuchter Mischung. Weitere Beispiele zu geben, unterlässt ar-Ruhāwī absichtlich, da es ihm, wie er an dieser und anderen Stellen betont, nur darum geht, die Verständigen zum selbständigen Studium anzuspornen (*Adab* fol. 50ᵃ–ᵇ).

Wichtige Ausführungen über die Mischung macht dieser Autor auch in dem Abschnitt über die „Kräfte des Körpers und ihre Funktionen." Nachdem er von der erzeugenden Kraft (*qūwat at-taulīd*), die den Embryo bildet und der ausbildenden Kraft (*al-qūwa al-murabbiya*), die bis zur vollen Entwicklung der Glieder wirksam ist, gesprochen hat, kommt er auf die Unterschiede der Lebensalter und ihrer Mischungen zu sprechen, die der Arzt kennen müsse. Das Kindesalter – führt er aus – hat die feuchteste Mischung, weil der Embryo aus Blut und Samen besteht, das Greisenalter die trockenste. Ebenso ist die Mischung des Kindesalters am wärmsten, denn das Leben entsteht aus Samen, Blut und

244 Bezeichnend ist in diesem Zusammenhang eine Information bei Ibn abī Uṣaibiʿa: Der Kalif al-Maʾmūn wurde bei einer ernsten von verschiedenen Ärzten erfolglos behandelten Krankheit von seinem Bruder Abū ʿĪsā aufgefordert, Ǧibrāʾīl ibn Buḫtīšūʿ zu konsultieren (der bei dem Kalifen damals in Ungnade stand): „denn er kennt unsere Mischungen seit der (d.h. unserer) Kindheit" (*ʿUyūn* I, 128,24 = B 189,-3; vgl. auch unten S. 373).

Pneuma, und alle drei sind warm. Das Greisenalter hat eine kalte Mischung und ist folglich anfällig für kalte Krankheiten. Die Mischung des Jugendalters ist nach landläufiger Ansicht warm, doch die Meinungen der Gelehrten darüber gehen auseinander. Nach Galens „Über die Mischung" ist die Hitze des Kindesalters größer, aber weniger intensiv als die des Jünglingsalters. Andere haben die Lebensalter den Körpersäften, Elementen und Jahreszeiten gleichgeordnet. Damit kommt ar-Ruhāwī auf jene Ausweitung des antiken Viererschemas zu sprechen, wie sie bei Galen erstmals zum System durchgebildet hervortritt.[245]

Ar-Ruhāwī gibt folgende Zuordnung:

Lebensalter	**Qualitäten**	**Säfte**	**Elemente**	**Jahreszeiten**
Kindesalter:	warm-feucht	Blut	Luft	Frühling
Jugend:	warm-trocken	Gelbe Galle	Feuer	Sommer
Erwachsenenalter:	kalt-feucht	Schleim	Wasser	Herbst
Greisenalter:	kalt-trocken	Schwarze Galle	Erde	Winter

Demgegenüber lautet das Schema Galens, das auch Hauptfarben, Kardinalorgane und Fieberarten einbezieht, folgendermaßen:[246]

245 Vgl. Schöner, *Viererschema* 87: „Hier (sc. in der Schrift *De natura hominis* des *Corpus Hippocraticum*) fand Galen das Viererschema der Kardinalsäfte, das er dann – in Anlehnung an diese Schrift, an andere Schriften des C.H. oder (unabhängig vom C.H.) an später entwickelte Zuordnungen (Elemente/Qualitäten bei Aristoteles!) – mit den vier Hauptfarben, Kardinalorganen, Elementarqualitäten, Elementen, Jahreszeiten, Lebensaltern usw. endgültig zu einem Makro- und Mikrokosmos umschließenden System ausbaute, wobei ihm, soweit wir feststellen können, eben die Pneumatiker, an Poseidonios anknüpfend, am meisten vorgearbeitet hatten." Jedoch: „Man muß das ganze Werk in eins nehmen; bei der Betrachtung von Einzelschriften wird man dagegen auf Unvollständigkeiten, Diskussionen, Aspektverschiebungen, Variationen stoßen." Zur hippokratischen Medizin im Allgemeinen kann auf Nutton, *Ancient Medicine* 72–103, Jouanna, J., Die Entstehung der Heilkunst im Westen, in Grmek, *Geschichte* 28–80, sowie die Einführung von Schubert/Leschhorn, *Hippokrates* 310–378, verwiesen werden (jeweils mit weiterer Literatur).

246 Nach Schöner, *Viererschema* 92.

Blut – rot und süß
warm und feucht
Luft
Herz
Frühling
Kindheit
kontinuierliches Fieber

Gelbe Galle – bitter
warm und trocken
Feuer
Leber
Sommer
Jugend
Tertiana-Fieber
männliches Prinzip

Schleim – weiß und salzig
kalt und feucht
Wasser
Gehirn
Winter
Greisenalter
Quotidiana-Fieber
weibliches Prinzip

Schwarze Galle – scharf
kalt und trocken
Erde
Milz
Herbst
Mannesalter
Quartana-Fieber

Der Unterschied in den Zuordnungen fällt sofort ins Auge: Bei ar-Ruhāwī ist das Erwachsenenalter bzw. der Herbst kalt und feucht und Wasser und Schleim zugeordnet, das Greisenalter kalt und trocken und Erde und Schwarzer Galle zugeordnet; bei Galen ist es umgekehrt. Ar-Ruhāwī übernimmt damit (direkt oder indirekt) die aristotelische Zuordnung, nach welcher das Greisenalter „erdig", trocken und kalt, und ebenso der Herbst feucht, der Winter trocken und kalt sind.[247]

Die Mischung ist also im Grunde immer eine solche der Qualitäten. Sie wird ausgewogen genannt, wenn der Mensch gesund ist; tatsächlich steht aber immer eine Qualität oder ein Qualitäten-Paar im Vordergrund und gibt der Mischung den Namen, während die Variabilität der Verhältnisse die Unendlichkeit der individuellen Mischungen ermöglicht.[248] Die gesunde Mischung

247 Schöner, *Viererschema* 70. Allerdings diskutiert auch Galen die Frage, ob die Greise feucht und kalt oder trocken und kalt seien; l. c. 92–93.

248 „Die absolut gute Mischung (Eukrasie), bei der alle vier Qualitäten gleichmäßig ver-

wird erhalten, indem man sie vor äußeren Störungen bewahrt, ihr also nur Ausgewogenes, aber zugleich dem individuellen Mischungscharakter Angepasstes (ἁρμόττον, προσῆκον = *muwāfiq*)[249] zukommen lässt, was bedeutet, dass man die Faktoren der Außenwelt ständig auf ihre Angemessenheit hin überprüfen und Unausgewogenes ausgewogen machen (*ʿdl* II) muss. Die Erhaltung der Gesundheit erfolgt, so lautet die summarische Formel, durch Gleichartiges.

Krankheiten entstehen dementsprechend durch Störungen der Mischung, beruhen auf dem Überhandnehmen einer Qualität und werden mithin durch eine künstliche Vermehrung der entgegengesetzten Qualität, sei es physikalisch oder medikamentös, behandelt: „Krankheiten werden durch Gegensätzliches geheilt."[250]

Es ist keine Frage, dass das Symmetrie-Ideal in seiner Einfachheit und umfassenden Anwendbarkeit als allgemeine Lebensformel etwas Bestechendes hat. Es handelt sich, so scheint es wenigstens zunächst, um ein dynamisches, individuell zu gestaltendes Prinzip. „Es ist die Form, in der die Notwendigkeit einer normativen Regulierung menschlicher Lebenshaltung dem überindividualisierten ... Geist der Zeit (gemeint ist das 4. Jahrhundert v. Chr.) am leichtesten zugänglich ist."[251]

Dennoch hat auch dieses Prinzip, wie alle scheinbar einfachen Lebensformeln, seine deutlichen Grenzen und auch Schwächen. Auf dem Gebiete der Ethik führte es nur allzu leicht dazu, dass das „mittlere Maß" (μεσότης, arab. *wasaṭ*) – bekanntlich die aristotelische Definition der Tugend in deutlicher Anlehnung an die „Symmetrie" – in Mittelmäßigkeit erlahmte.[252] Im medizinischen Bereich konnte es die Ärzte zu einem oberflächlichen Schematismus in der Therapie verleiten, aufseiten der Patienten dagegen zu einer überängstlichen Prophylaxe oder sklavischer Abhängigkeit von Ärzten führen, die als Berater bei der Bestimmung des individuell Bekömmlichen unentbehrlich schienen. Beispiele für derartige Erscheinungen bieten unsere Quellen nicht selten; und wir werden in späteren Kapiteln Gelegenheit haben, solche vorzuführen.[253]

---

teilt sind, kommt in der Praxis nicht vor, auch die Gesundheit kann nicht mit ihr identisch gesetzt werden, sondern muß als eine verhältnismäßig geringe Abweichung davon betrachtet werden" (Schöner, *Viererschema* 93, mit Verweis auf Kühn II, 609). Auch ar-Ruhāwī bringt diesen Umstand deutlich zum Ausdruck.

249 Vgl. Bürgel, *Adab* Anm. 27.

250 *Šifāʾu ḍ-ḍiddi bi-ḍ-ḍidd* (= *contraria contrariis curantur*).

251 W. Jaeger, *Paideia* II, 54–55, vgl. Bürgel, *Adab* Anm. 27.

252 Vgl. die Beispiele aus dem islamischen Bereich in Bürgel, *Adab* 100.

253 Vgl. unten S. 299 ff. und S. 359.

ZWEITER TEIL

Die Ausbildung der Ärzte

1 Eignung und Berufswahl

Die deontologischen Werke pflegen mit allem Nachdruck zu betonen, dass nicht jeder, der diese Absicht hege, für die Ausübung des ärztlichen Berufes geeignet sei. Ar-Ruhāwī widmet diesem Thema sogar ein gesondertes Kapitel, nämlich das 15., „Darüber, dass nicht jeder, der es erstrebt, für die Ausübung der Heilkunst tauglich ist, sondern nur die, welche nach Veranlagung und Charakter ihrer würdig sind." Ibn Hubal schickt seiner „Medizinischen Auswahl" einen „Abschnitt über die für die Heilkunst Begabten" (*mustaʿidd*) voraus. Ähnliche, aber weniger ausführliche Passagen finden sich bei Ṣāʿid, Ibn Ǧumaiʿ und anderen Autoren. Ihre Ausführungen wurzeln natürlich im Wesentlichen in antiken Vorstellungen. Es ist hier vor allem das sogenannte[1] „Testament des Hippokrates" zu nennen, dessen Wortlaut uns bei Ibn abī Uṣaibiʿa überliefert ist. Wir führen ihn hier zusammenhängend an, obwohl ein Teil des Textes sich nicht auf sozusagen angeborene Tugenden bezieht, sondern in der späteren Praxis zu befolgende Verhaltensmaßregeln darstellt:

> Das Testament des Hippokrates
>
> Der Medizinstudent soll aus freiem Geschlecht stammen, von guter Naturveranlagung, jugendlich an Jahren, von ebenmäßigem Wuchs und harmonischem Gliederbau sein; er soll verständig und beredt sein und in der Beratung richtige Ansichten äußern. Er sei keusch und mutig, liebe das Geld nicht, beherrsche sich im Zorn, entschlage sich seiner aber nicht völlig und sei nicht einfältig. Er sei teilnehmend und mitleidig mit dem Kranken und bewahre die Geheimnisse; denn viele Kranke vertrauen uns Leiden an, von denen sie nicht wollen, dass jemand außer uns davon erfährt. Er ertrage, beschimpft zu werden; denn manche, die an Kopffieber[2] leiden und aus Melancholie im Wahn reden, begegnen uns mit dergleichen; das müssen wir also von ihnen ertragen und wissen, dass es

1 *Al-waṣīya*, vgl. GAS III, 39, Nr. 12a; Fichtner, *Corp. Hipp.* Nr. 172.

2 *Mubarsam* (w. „an Brustfellentzündung leidend"). Das persische Fremdwort *birsām* (Steingass 174; *bar-sām* „a pain in the breast, an oppression, wind, or swelling in the stomach; pleurisy", cf. Dozy I, 71b *birsāmī* – pleurétique), von dem sich das Partizip ableitet, wurde

 | DOI: 10.1163/9789004326163_004

nicht (absichtlich) von ihnen (geschieht), sondern dass die Ursache die krankhafte Abweichung von der Natur ist.

Der Haarschnitt seines Kopfes sei ebenmäßig, er soll ihn nicht kahl schneiden, aber auch nicht den ganzen Schopf stehen lassen, die Fingernägel soll er nicht übermäßig schneiden, aber auch nicht über den Rand der Fingerspitzen hinauswachsen lassen. Seine Gewänder sollen weiß, rein und geschmeidig sein, er soll nicht eilig gehen, denn das deutet auf Leichtsinn, aber auch nicht schleppend, denn das deutet auf seelische Mattigkeit. Wenn er zu einem Kranken gerufen wird, soll er sich gravitätisch (*mutarabbiʿan*) hinsetzen und seinen Zustand mit Ruhe und Bedächtigkeit erkunden, nicht mit Unruhe und Aufregung. Diese Gestalt, diese Kleidung und dieses Auftreten (*tartīb*) sind meiner Meinung nach besser als jedes andere.

IBN ABĪ UṢAIBIʿA, *ʿUyūn* I, 26[3]

In Fortsetzung dieses „Testamentes“ werden bei ar-Ruhāwī, in jener schematisierenden, häufig klischeehaften und zu Antithesen neigenden Denk- und Darstellungsweise, die ein Erbgut der Antike ist und auch bei den Arabern in der Behandlung ethischer Fragen häufig durchschlägt (vgl. dazu unten S. 412), zwei Typen entwickelt und gegenübergestellt: Auf der einen Seite jener unwürdige und gefährliche Aspirant, dessen Streben nicht auf die Heilkunst als solche, sondern nur auf den durch sie zu erlangenden Gewinn gerichtet ist, auf der anderen der geeignete Idealtyp, der an Leib und Seele die „Symmetrie“ verkörpert. Im ersten Kapitel entwickelt ar-Ruhāwī darüber hinaus die religiösen Überzeugungen, die nach seiner Meinung eine unabdingbare Voraussetzung für ein rechtes ärztliches Wirken bilden.

Ar-Ruhāwī gibt also im Grunde dem ethischen Moment entscheidenden Vorrang.[4] Da wir jedoch die ärztliche Ethik in einem späteren Kapitel ausführlich behandeln werden, sollen hier die Erfordernisse der mehr äußerlichen angeborenen Eignung anhand der arabischen Quellen behandelt sein. In dieser Hinsicht ist nun Ibn Hubals Abschnitt besonders charakteristisch. Das antike Ideal der Symmetrie, dessen Neigung, in toten Normen zu erstarren, sich auch in dem eben zitierten „Testament“ erkennen lässt, begegnet uns bei Ibn Hubal

---

schon früh auch auf die Phrenitis übertragen (Dozy I, 71a; Ullmann, *WGAÜ* 742). Häufiger wird die φρένιτις aber mit dem Fremdwort *sirsām* (Freytag II, 308a capitis inflammatio) gleichgesetzt (Steingass 674 *sarsām* „stupefied; frenzy, delirium““).

3 Vgl. auch die Übersetzung von Rosenthal, *Fortleben* 253–254.

4 Das sagt er selbst ausdrücklich (*Adab* fol. 51^b,1–2): „… erstrebten wir doch mit der ‚Bildung des Arztes‘ an erster Stelle die Heilung seiner Seele und die Formung seines Charakters“ etc.

als detaillierter Index fester Postulate, die überdies vorwiegend die körperliche Beschaffenheit des idealen Arztes betreffen. Er führt aus (*Muḫtārāt*, I, 5–7):

> Jeder Mensch hat eine bestimmte abgegrenzte Begabung für die Aufnahme von Künsten und Wissenschaften, gemäß welcher er geprägt ist. Wenn er sich (ausschließlich) dem widmet wofür er begabt und geprägt ist, nützt er sich und anderen, wenn er aber diese Grenze überschreitet, schadet er anderen und sich. Die Künste wachsen und entfalten sich dadurch, dass sie von den dafür Begabten und Geprägten ausgeübt werden und sie schrumpfen und verfallen dadurch, dass sie von anderen ausgeübt werden. Den für die Philosophie Geprägten erkennt man an der Richtigkeit seiner Mischung, der Harmonie seiner Glieder und der Lauterkeit seines Charakters. So ist etwa der Umfang seines Kopfes ausgewogen im Verhältnis zum Brustkorb, und seine Gestalt ist natürlich, wie das in der Anatomie des Schädels dargelegt werden wird. Wenn nämlich der Kopf im Verhältnis zum Brustkorb zu groß ist, so deutet das auf Feuchtigkeit des Hirns und Blödigkeit des Sinns; ist er zu klein, so deutet das auf Hitzigkeit, Leichtsinn und Tollkühnheit; das gleiche gilt für den Brustkorb im Verhältnis zum Bauch: Ist der Bauch gewaltig im Verhältnis zum Thorax, so deutet das auf Fressgier, Lüsternheit und Narrheit; ist der Thorax sehr viel größer als der Bauch, so deutet das auf Hitzigkeit und Jähzorn. Am schlimmsten ist es, wenn seine gewaltige Ausdehnung sich sowohl nach vorne wie nach hinten erstreckt. Wünschenswert ist in dieser Hinsicht, dass der Brustkorb, wenn man ihn vom Kehlkopfknorpel zum Nabel rechnet, den Bauch um das Stück von diesem Knorpel bis zum oberen Ende des Brustbeins (?, *al-labba*) an Länge übertreffe.
>
> Zu den Dingen, die bei einem Studenten dieser Kunst (sc. der Heilkunst) wünschenswert sind, gehört Folgendes: Er sollte schön von Aussehen und Gestalt, von einnehmendem Wesen, nicht mürrisch und finster, sondern so beschaffen sein, dass die Seelen sich sehnen, ihn zu sehen, und sich aufheitern, wenn sie mit ihm reden und ihm oft begegnen. Er sei von mittlerer Statur, weder fett noch mager – notfalls aber besser mager; seine Hautfarbe sei ein ins Rote spielendes Weiß, sofern er aus Ländern stammt, in denen diese Hautfarbe häufig ist, oder habe jedenfalls die natürliche Tönung, welche auch immer es sei. Die Stirn sei breit im Vergleich zum Gesicht und habe einen breiten Raum zwischen den Brauen, die Augen seien von blauschwarzer Farbe und gleichsam lachend oder als blickten sie ständig auf einen angenehmen Gegenstand; ihre Form sei ausgewogen, weder hervorquellend noch eingesunken, notfalls aber lieber eingesunken; die Wangen seien glatt, der Bart (am Kinn) klein, an den Wan-

gen leicht. Der Wuchs sei ebenmäßig, nicht geneigt, die Schulterblätter nicht zu weit vorstehend, die Oberarme seien lang, die Hände flächig und schmalseitig, die Innenfläche nicht fleischig, die Finger lang, das Gesäß eben (*mamsūḥ al-ʿağīza*). Die Oberschenkel seien mäßig befleischt, die Beine gerade, die Füße nur leicht befleischt und die Sohlen von deutlicher Höhlung; er setze sie beim Schreiten in Gesichtsrichtung; sein Schritt sei weit und sein Tritt leicht; er sei bedächtig doch ohne Schwerfälligkeit.

Sein Charakter sei lobenswert: er halte die Mitte zwischen Hast und Säumigkeit, zwischen Feigheit und Tollkühnheit, wenn auch der Zage, Säumige unter den Ärzten an sich besser ist als der Voreilige, Tollkühne; denn wo der eine (bereits) falsch behandelt hat, hat der andere (nur) die richtige Behandlung versäumt. Die Mitte halte er auch zwischen gravitätischem und leichtfertigem Wesen, doch ist das Gravitätische besser, zwischen Jähzorn und (innerer) Erloschenheit, zwischen Gepränge und Zurückgezogenheit, zwischen Verschwendung und Geiz. Er sei scharfer Sinne, von wacher Intelligenz, liebe die Tugenden und die Weisheit und kümmere sich um die Dinge, (kurz) er sei von gutem Charakter, leutselig (*ṭaliq aš-šamāʾil*), redegewandt, wahrhaftig, religiös gesinnt und genieße den Ruf von Verschwiegenheit und Keuschheit.

Es ist auch wünschenswert, dass man an ihm das Stigma von Erfolg und Glück wahrnehme, denn Segen ist nötig vor und nach (allem menschlichen) Bemühen; wünschenswert ist auch, dass er die Gabe wahrer klargefügter und deutbarer Träume habe. Das deutet auf die Fähigkeit wahrer Divination (*ḥudūs*), und ein Großteil der Wurzeln dieser Kunst kommt nun einmal aus dieser Richtung.

IBN HUBAL, *Muḫtārāt* I 5,22–7,11[5]

Eine solche detaillierte Festlegung dessen, was das „Testament“ noch ganz allgemein mit „harmonischem Gliederbau“ umschreibt, ist freilich auch keine arabische Erfindung, sondern hat seine Wurzeln in der antiken Physiognomik, die ihrerseits wiederum eigentlich nur die logische Folge des Symmetrie-Gedankens und der Lehre der gegenseitigen Bedingtheit von Körper und Seele war. Denn wenn feststand – wie es der Titel einer Galen-Schrift besagt – „Dass die Kräfte der Seele der Mischung des Körpers folgen“, so musste ja auch umgekehrt der Körper, die äußere Erscheinung des Menschen, ein Indiz seiner seelischen Beschaffenheit sein. „Hüte dich vor jedem, der eine mangelhafte Kör-

5 Auf die Bedeutung des letzten Passus gehen wir im Kapitel „Der Erfolgsarzt“ (unten S. 251f.) näher ein.

perbildung oder ein (angeborenes) Körpergebrechen hat gleich wie vor einem Feind!" So ermahnt der anonyme Autor den Herrscher (angeblich ist es Alexander der Große) in dem physiognomischen Abschnitt des pseudoaristotelischen „*Secretum secretorum*" und gibt im Anschluss daran eine Schilderung der „ausgewogensten Beschaffenheit", die deutliche Parallelen zu Ibn Hubals Text aufweist.[6] Und Ibn Riḍwān fasst diese Auffassung hinsichtlich der medizinischen Wissenschaft in folgender Maxime zusammen:

> Der Lehrer der Heilkunst ist derjenige, in dem sich die (erforderlichen) Eigenschaften vereinigen, nachdem er in der Heilkunst zur Vollkommenheit gelangt ist. Der Lernende ist derjenige, dessen Physiognomik darauf hinweist, dass er eine gute Natur (*ṭabʿ*) und eine reine Seele besitzt, dass er begierig ist, unterrichtet zu werden, scharfsinnig und mit gutem Gedächtnis für das Erlernte begabt.
>
> IBN RIḌWĀN APUD IBN ABĪ UṢAIBIʿA, *ʿUyūn* II, 103,7 = B 565,12

Es bestätigt nur die den physiognomischen Indizien beigemessene Bedeutung, wenn eben derselbe Ibn Riḍwān, der „dunkelhäutig und von unschöner Gestalt war", gegen jene, die ihn seiner Hässlichkeit wegen schmähten, eine polemische Schrift verfasste, „in welcher er, wie er behauptet, beweist, dass es nicht erforderlich sei, dass der fähige Arzt ein schönes Gesicht habe."[7] Tatsächlich war gemäß jener antiken Theorie, die nach ihrer Kodifizierung in Galens besagter Schrift den Ärzten sakrosankt sein müsste, die Verbindung einer edlen Seele mit einem hässlichen Körper schwer denkbar. Ibn Buṭlān scheut sich denn auch nicht, im Verlauf seiner bekannten Kontroverse mit Ibn Riḍwān ironisch

6 „Die ausgewogenste, Herrschern angemessene Beschaffenheit umfasst mittleren Wuchs, schwarzes Haar, schwarze und tiefliegende Augen, rundes Gesicht, weißliche ins rötliche spielende oder bräunliche Hautfarbe in Verbindung mit vollkommenem Körperbau und ausgewogenem Wuchs und einem mittelgroßen, weder zu kleinen noch zu großen Kopf. (Dieser Typ) spricht wenig und nur, wenn es nötig ist, mit nicht zu lauter und nicht zu leiser Stimme. Er neigt zur Magerkeit, jedoch nicht übermäßig, und seine Natur neigt zur schwarzen und gelben Galle. Das ist die für dich und deine Gefährten ausgewogenste und gefälligste Beschaffenheit und Körperbildung." Im Anschluss hieran gibt der Text Beispiele für die Bedeutung einzelner Abweichungen von diesem Ideal: „Weiches Haar deutet auf Feigheit … wer große hervorquellende Augen hat, ist neidisch, dreist, faul und unzuverlässig, besonders, wenn sie blau sind" etc. (ps.-Aristoteles, *Sirr* 118–119).

7 *Wa-kāna bnu Riḍwāna aswada l-launi; wa-lam yakun bi-l-ǧamīli ṣ-ṣūrati. wa-lahū maqālatun fī ḏālika yaruddu fīhā ʿalā man ʿaiyarahū bi-qubḥi l-ḫilqati. wa-qad baiyana fīhā, bi-zaʿmihī, anna ṭ-ṭabība l-fāḍila lā yaǧibu an yakūna waǧhuhū ǧamīlan* (b. a. Uṣaibiʿa, *ʿUyūn* II, 242,6 = B 326,13; Biographie Ibn Buṭlāns, in der Biographie Ibn Riḍwāns fehlt Hinweis auf diese Schrift).

auf die Schlüsse hinzuweisen, die man im Hinblick auf jene Schrift Galens doch wohl aus seinem Äußeren zu ziehen habe. Freilich ist er nicht nur selber ein gebranntes Kind, sondern auch zu intelligent, um die Wirklichkeit der Theorie zu opfern. Er redet daher im gleichen Traktat von den Gegensätzen, die oft zwischen körperlichen und geistigen Qualitäten bestünden: Der prächtige Körper von Sportlern sei oft mit dürftiger Vernunft verbunden, während geistige Menschen oft schwächliche oder gar hässliche Körper besäßen, wofür u. a. der bekannte Belletrist al-Ǧāḥiẓ „der Glotzäugige" – als Beispiel genannt wird.[8]

Ar-Ruhāwī errichtet an der Zufahrt zur Heilkunst eine weitere Barriere, die einst Hippokrates schon ausdrücklich beseitigt hatte. Er lässt nämlich keinen Zweifel bestehen, dass er im Grunde nur Arztsöhnen echte Chancen einräumt. Die Einweisung in das medizinische Wissen und Handwerk, die jene von Kindheit an durch ihre Eltern erführen, sei eine Mitgift, die kein in einem andern Handwerk Tätiger seinem Sohne vermitteln könne. Ar-Ruhāwī bemerkt offensichtlich nicht, dass diese Beschränkung im Widerspruch steht zu der entscheidenden von ihm kurz zuvor rühmend berichteten Tat des Hippokrates, der ja eben die asklepiadische Beschränkung des medizinischen Unterrichtes auf den Kreis der leiblichen Söhne aufgehoben und durch das geistige Vater-Sohn Verhältnis zwischen Lehrenden und Lernenden ersetzt hatte.[9]

---

8 Meyerhof/Schacht, *Controversy* 99 – Bezeichnend ist in diesem Zusammenhang auch folgende Geschichte aus Ibn abī Uṣaibiʿas *ʿUyūn* (II, 84–85 = B 543): Aḥmad ibn Ṭūlūn suchte einen Arzt für seinen Harem, der auch in seiner Abwesenheit am Hof Dienst tun sollte, und fragte seinen Leibarzt Saʿīd ibn Theophil nach einem solchen. Nun hatte Saʿīd einen Sohn „von schöner Gestalt, intelligentem Geist und guter Kenntnis in der Medizin." Den empfahl er dem Herrscher. Der ließ ihn sich vorführen, sagte aber, als er ihn erblickte: „Dieser taugt nicht zum Dienst an den Haremsdamen. Ich brauche für sie einen von guter Kenntnis und hässlicher Gestalt!" Um keinen Fremden einzuführen, der sich dann womöglich ihm widersetzen oder gegen ihn intrigieren würde, brachte nun Saʿīd seinen alten Mauleselknecht in entsprechender Verkleidung vor Aḥmad, und der akzeptierte ihn. Ein Kollege tadelte Saʿīd dafür mit folgenden Worten: „Es hätte doch auch unter den Arztsöhnen einen Hässlichen gegeben, der aber von guter Erziehung und gutem Stamme und dafür tauglich gewesen wäre! Du aber hast die (Würde der) Kunst preisgegeben (*istarḫaṣta ṣ-ṣanʿa*). Bei Gott, Abū ʿUṯmān, wenn er Einfluss gewinnt, wird die Niedrigkeit seiner (ursprünglichen) Stellung und die Erbärmlichkeit seiner Herkunft wieder zum Vorschein kommen!" Theophil war verblendet (*ġrr*) genug, diese Worte mit einem krampfhaften Lachen (*ḍḥk* VI) zu erwidern. Tatsächlich wusste sich aber der neue Arzt durch die üblichen Scharlatan-Methoden, Mittel zur Förderung von Fett (*šaḥm!*) und Empfängnis, zur Verschönerung von Farbe und Haarwuchs, bei den Harems-Damen in Kürze beliebt zu machen und begann bei nächster Gelegenheit auch gegen seinen früheren Herrn und Gönner zu intrigieren (über dessen weiteres Schicksal bei Aḥmad vgl. unten S. 374).

9 Diesen Umstand erwähnt auch Ibn abī Uṣaibiʿa in seiner Hippokrates-Biographie (*ʿUyūn* I,

Wie schwer es tatsächlich auch in der islamischen Welt Nichtarztsöhne mitunter hatten, aufzusteigen, wenn ihnen nicht hohe Abkunft über dieses Manko hinweghalf, zeigt etwa die Karriere des Māsawaih, eines Mannes von niedriger Herkunft, die allerdings ar-Ruhāwī – erneut in scheinbarem Widerspruch zu seiner Feststellung über die Eignung – als leuchtendes Beispiel eines ärztlichen Erfolgsweges schildert.[10] Noch über dem Sohn Māsawaihs, dem glänzenden Hofarzt Yūḥannā, lag der Schatten der Abkunft des Vaters. Als er durch die anmaßende, für damalige Ohren in der Tat schockierende Behauptung, er wisse mehr als Hippokrates und Galen, Ǧibrāʾīl ibn Buḫtīšūʿ, den einstigen Gönner und späteren Gegner seines Vaters aus dem altehrwürdigen Ärztegeschlechte der Buḫtīšūʿs, erzürnte – vermutlich war die Behauptung nicht einmal so ernst gemeint, sondern diente dem alleinigen Zweck, Ǧibrāʾīl, dem er den Ausspruch zutragen ließ, zu empören – führte der also Gereizte dieses Verhalten auf die niedere Herkunft Māsawaihs zurück: „Das ist der Lohn dessen, der eine Kreatur nicht an den Platz stellt, wo sie hingehört, und das ist der Lohn dessen, der sich des Pöbels annimmt und in eine so edle Kunst Leute einführt, die nicht hineingehören!"[11] Yūḥannā seinerseits warf Ḥunain, den späteren „Meisterübersetzer", der ihm als aufgeweckter Schüler mit Fragen zusetzte, aus seinem Kolleg mit dem Bedeuten, der Sohn eines Wechslers habe mit Medizin nichts zu schaffen.[12] Schwer hatte es auch der eben genannte Ibn Riḍwān als Sohn eines Bäckers. Durch Armut und Abkunft offensichtlich ver-

---

24,19 = B 43,paen.). In den entsprechenden Biographien bei Ibn Ǧulǧul (*Ṭabaqāt* 16–17) und al-Qifṭī (*Ḥukamāʾ* 90–91) fehlt er.

10 Ruhāwī, *Adab* fol. 84ª,15; b.a. Uṣaibiʿa, *ʿUyūn* II, 171–172 = B 242–243.

11 *Hāḏā ǧazāʾu man waḍaʿa ṣ-ṣanīʿata fī ġairi mauḍiʿihā, wa-hāḏā ǧazāʾu mani ṣṭanaʿa s-sufla, wa-adḫala fī miṯli hāḏihi ṣ-ṣināʿati š-šarīfati man laisa min ahlihā*, b.a. Uṣaibiʿa, *ʿUyūn* II, 174,15 = B 245,11.

12 Zu den Dingen, die ihn seinem Herzen entfremdeten, kam der Umstand, dass Ḥunain der Sohn eines Wechslers aus Ḥīra war. Die Bewohner von Gondeschapur und die dortigen Ärzte mieden (nämlich) besonders die Leute von Ḥīra, und es missfiel ihnen, dass ein Kaufmannssohn in ihre Kunst (d.h. eben die Heilkunst) eindringen sollte. Nun stellte Ḥunain eines Tages bezüglich einer Sache, die gerade bei ihm (sc. Yūḥannā) gelesen wurde, eine Frage, um das Gelesene zu verstehen (*saʾala ... masʾalata mustafhimin limā yuqraʾu*). Da wurde Yūḥannā wütend und rief: „Was haben denn die Leute von Ḥīra mit dem Erlernen der Heilkunst zu schaffen?! Geh zu dem Sowieso, deinem Verwandten, der gebe dir 50 Dirham, davon kauf du dir kleine Körbe um einen Dirham und Arsen (?) um drei Dirhams; für den Rest kauf dir Wechselmünze (*fulūs*) aus Kūfa und Qādisīya; und Arsen aus Qādisīya in die Körbe. Dann setze dich an die Straße und schrei: ‚Gute Wechselmünze für Almosen und Ausgaben!' und verkauf die Münzen, denn das ist dir vertrauter als diese Kunst!" (b.a. Uṣaibiʿa, *ʿUyūn* I, 185,6 = B 257,ult.).

hindert, bei einem Lehrer zu studieren, brachte er sich sein gewaltiges Wissen autodidaktisch aus Büchern bei.

Dass derartige Vorurteile durch die Jahrhunderte fortlebten, kann man wohl auch daraus schließen, dass Ibn Hubal im weiteren Verlauf seines Abschnittes über die für die Heilkunst Begabten sich mit aller Entschiedenheit gegen die Sitte wendet, nur Arztsöhne zum Arztberuf zuzulassen:

> Dieser Umstand hatte den Niedergang der Künste und den Schwund der Wissenschaften bewirkt, denn wie mancher vorzügliche intelligente Gelehrte zeugt einen blöden, törichten Sohn und umgekehrt. So wird der Begabte verhindert, und die Kunst an Unbegabte verschleudert, bei denen alle Mühe verloren ist. Plato hat daher diese Sitte missbilligt und sie unterbunden und sie einer gleichbleibenden Saat verglichen, die immer wieder auf das gleiche Land gesät wird. Aristoteles hat in einem Schreiben an Alexander (ebenfalls) diese Sitte missbilligt und gesagt: „Die Wissenschaften dürfen nicht den (leiblichen) Erben überlassen bleiben; denn sie nehmen die Mühe der Aneignung (dann womöglich) nicht auf sich, haben von deren Erfordernissen keine Ahnung und wissen auch nicht, was es mit dem Bewahren (der Wissenschaft) auf sich hat. Vielmehr muss man die Wissenschaften und Künste den von Natur aus dafür Begabten als Pfründe (*waqfan*) überlassen. Denn wenn jemandes Natur einer Kunst oder Wissenschaft zuneigt, so kann er sie auch studieren."
>
> IBN HUBAL, *Muḫtārāt* I, 3,7–17

Ibn Hubal berichtet dann von einer angeblichen Sitte der Antike und führt uns damit zur Frage der Entdeckung bzw. Auswahl der Begabten:

> Einige der Alten haben die Vertreter der (einzelnen) Künste in ihren (typischen) Gestalten und Formen an die Wände der Gemächer malen lassen, dann führte man die Jünglinge hinein und ließ die Bilder auf ihre Natur wirken. Wenn nun einer an dem Bild eines Handwerkers oder Wissenschaftlers Gefallen fand, studierte er dessen Kunst oder Wissenschaft.
>
> IBN HUBAL, *Muḫtārāt* I, 3,17–19

Diese Überlieferung scheint auf die gleiche Quelle zurückzugehen, wie eine ähnliche aber weit ausführlichere in den Sendschreiben der Lauteren Brüder. Hier wird von einem König erzählt, der seinen Söhnen einen Palast erbauen und auf den Wänden im Innern die Berufe abbilden und beschreiben lässt, die er ihnen zugedacht hat. An der Decke des Schlosses ist das Himmelsgewölbe, auf dem Boden die Erde, an den Wänden sind die Wissenschaften und Handwerke abgebildet. Es beginnt im Zentrum (*ṣadr*) des Raumes mit der Medizin und den Naturwissenschaften. Dann folgen weitere Wissenschaften und Künste. Die ganze Erzählung wird jedoch schließlich allegorisch gedeutet: Der König ist Gott, die Söhne die Menschen, der Raum mit seinen Gemächern stellt die Gestalt des Menschen dar; „… die abgebildeten Bildungsgüter bedeuten die wunderbare Zusammensetzung seines Körpers und die verzeichneten Wissenschaften die Kräfte und Erkenntnisse seiner Seele.“[13] Vermutlich beruhen beide Stellen auf einer unterschiedlichen Auswertung einer Stelle in Ḥunains *Nawādir al-falāsifa*, die Rosenthal in Erinnerung gebracht hat:

> Diese Philosophenversammlungen hatten ihren Ausgangspunkt darin, daß die Herrscher der Griechen und anderer Nationen ihre Kinder in der Philosophie zu unterrichten pflegten und ihnen allerlei literarische Bildung beibrachten. Sie errichteten für sie Häuser aus Gold, die mit vielerlei Bildern bemalt waren, die dazu dienen sollten, die Herzen zu erlaben und die Augen auf sich zu lenken. Die Kinder verweilten in den Bilderhäusern, um mit Hilfe der in ihnen befindlichen Bilder erzogen zu werden …
>
> ḤUNAIN, *Nawādir al-falāsifa*, Übs. Rosenthal, *Fortleben* 104

Während jedoch Ḥunain nur von einer erzieherischen Wirkung der Skulpturen spricht, hat Ibn Hubal diesen Umstand offenbar als Berufswahl interpretiert.[14]

Laut ar-Ruhāwī sollen die Auswahl der Geeigneten die Lehrenden vornehmen. Ihnen obliegt es auch, einen offensichtlich schlecht bestellten Acker – dieses Bild verwendet er – in den rechten Zustand für die edle Saat zu bringen.

---

13 Iḫwān aṣ-ṣafāʾ, *Rasāʾil* II, 299–300.

14 Die gleiche Methode der Berufswahl wird – wiederum als Gepflogenheit der griechischen Herrscher – auch in Ibn Buṭlāns „Gastmahl der Ärzte“ erwähnt, hier allerdings mit dem bemerkenswerten Vorspann: „Die griechischen Herrscher hatten eine Gewohnheit: sie ließen keinen eine Kunst lernen ohne seine Geburt(skonstellation) (*maulid*) zu erwägen, weil sich nämlich das jedem Menschen Eingeprägte besonders stark in seiner Geburt(skonstellation) zeigt. Wer nun eine solche nicht aufzuweisen hatte (weil seine Geburtsstunde nicht bekannt war?), den führte man in ein Haus, in dem die Handwerke abgebildet waren“ etc. (b. Buṭlān, *Daʿwa*, ed. Zalzal 52; ed. Klein-Franke 42,14; id. *Ärztebankett* 96). Dass Ibn Buṭlān astrologiegläubig war, wissen wir auch aus seiner Biographie. In diesem Punkt war er sich mit seinem Kontrahenten Ibn Riḍwān übrigens einig: „Die Hinweise der Gestirne bei meiner Geburt zeigten an, dass mein Beruf (*ṣināʿa* = ‚Kunst‘) die Medizin sei“ – schreibt er in seiner Autobiographie (b. a. Uṣaibiʿa, *ʿUyūn* II, 99 = B 561).

Gelingt dies nicht, dann ist der Unterricht abzubrechen (*Adab* fol. 89ᵃ). Wie weit hier an eine staatliche Beteiligung oder Verantwortung gedacht ist, bleibt offen; doch vertritt ar-Ruhāwī ja grundsätzlich die Ansicht, dass es Sache der Herrschenden sei, die fähigen Ärzte zu fördern, den untauglichen das Handwerk zu legen.

Ibn Ǧumaiʿ bezeichnet im dritten Kapitel seiner Reformschrift neben der Sorge um die Lehrenden und die Ausübenden der Medizin die um ihre Studenten ausdrücklich als Aufgabe des Staates und nennt als deren Teile die Auswahl der voraussichtlich Begabten, die Unterstützung der Mittellosen unter ihnen sowie die Auszeichnung der Besten zum Ansporn für die übrigen.[15]

Liegt die erforderliche Begabung und Eignung vor, so kommt das – nach manchen Autoren – fast schon einer Berufung gleich. Dieser Gedanke, der sich, mindestens in Ansätzen, mit antiken Zitaten belegen lässt und so auch von unsern Autoren mitunter belegt wird,[16] taucht bei ar-Ruhāwī immer wieder auf. Für ihn ist der wahre Arzt von Gott berufen, ja geradezu erwählt: „... Gott, der den Menschen die Heilkunst verliehen und sie vorzüglichen Menschen anvertraut (w.: geschenkt) hat, die würdig sind, sie zu erlernen ...“ (*Adab* fol. 4^{b},9–10). Die Heilkunst „ist von Gott an besondere Menschen (*ḫawāṣṣ min ḫalqihī*) verliehen, die seine Taten nachahmen und aus seiner Weisheit schöpfen“ (*Adab* fol. 78^{b},5–6). Ähnlich im Resultat, aber rationaler in der Begründung sind die philosophisch fundierten Gedanken, die Ibn Hindū im ersten Kapitel seines „Schlüssels“ entwickelt. Die Menschen sind aufeinander angewiesen, da keiner alle für die Stillung der menschlichen Bedürfnisse erforderlichen Künste beherrschen, geschweige denn ausüben kann. Jedem fällt daher innerhalb der Polis (*madīna*) eine seiner Begabung gemäße Aufgabe zu, wobei auch die niedrigste nicht ohne Würde (*šaraf*) ist. Würdelos ist nur der, der die Früchte fremden Fleißes genießt, ohne selber etwas zu leisten.[17]

---

15 Ibn Ǧumaiʿ, *Ṣalāḥīya* fol. 231^{b},7–10 u. 17–18, ed. Fähndrich, arab. 39, engl. 28.

16 Man vgl. etwa Ṣāʿid, *Tašwīq*, ed. Spies fol. 23^{b},15 (Taschkandi 103–104): „Jeder Mann, dem Gott Wissen verliehen und damit beschenkt hat, Kranke zu heilen, und dessen Herzenshärte dahin gerät, dass er ihnen nicht mehr aufrichtig rät und nicht beisteht, ist von allem Guten fern, fern von der Medizin und der Vergleichbarkeit mit ihren Vertretern.“ Dieses Wort stammt laut Ṣāʿid von Hippokrates (vgl. Hipp., *Praec.* 6, Littré IX, 256–258, siehe unten S. 238); es bezieht sich zwar mehr auf die moralische Verpflichtung des ausgebildeten Arztes als auf die Berufswahl; der Gedanke einer Berufung aufgrund von Gott verliehener Gaben ist aber darin doch ausgesprochen.

17 Ibn Hindū, *Miftāḥ* fol. 2^{b}, ed. Manṣūrī 14–15, Tibi, *Key* 3–4 – Das entspricht den staatsphilosophischen Vorstellungen, wie sie Aristoteles in der „Nikomachischen Ethik“ und der „Politik“ entwickelt.

Andere sehen die Dinge – was die Begabung anlangt – noch nüchterner. Nach Ṣāʿid ist „die Heilkunst in der Anlage der Verständigen vorgeprägt der Potenz nach, auch wenn sie nicht *in actu* als Ärzte erfunden werden."[18] Ṣāʿid schließt denn auch sein Buch mit den Worten: „Wir haben unser Ziel, zur Medizin anzuspornen, erreicht. Das heißt nun aber nicht, dass jeder Medizin studieren soll; jedoch ist es unziemlich für einen Gebildeten, nicht zu wissen, wie er sich verhalten und was er vermeiden soll" etc.[19]

Somit standen sich also zwei Erfordernisse gegenüber: Kam es auf der einen Seite darauf an, genügend Begabte für das Medizinstudium zu gewinnen, so galt es andererseits, die Unbegabten oder charakterlich Ungeeigneten nach Kräften davon abzuhalten. Wie dies in der Praxis gehandhabt wurde, darüber fehlen uns fast jegliche Anhaltspunkte. In der Regel wird die Wahl des Berufes schon durch die Eltern getroffen worden sein. Galen konnte, wie in allem anderen, so auch hierin als Vorbild gelten. Ibn abī Uṣaibiʿa und Ṣāʿid zitieren jene Stelle, in welcher er davon berichtet, dass sein Vater ihn ursprünglich nur zum Studium der Philosophie bestimmt hatte, dann aber durch ein Traumgesicht veranlasst wurde, ihn auch in Medizin unterrichten zu lassen.[20]

Ähnliche Fälle kennen wir auch aus der islamischen Ära: Der berühmte Stilist und Kanzlist in buyidischen Diensten Ibrāhīm abū Isḥāq ibn Hilāl aṣ-Ṣābiʾ (gest. 384/994)[21] war von seinem Vater für den Arztberuf bestimmt worden und musste denn auch wider seinen Willen einige Jahre Medizin studieren, bis es ihm durch einen überzeugenden Erweis seiner besonderen literarischen Begabung gelang, die Zustimmung seines Vaters für den Verfolg seiner eigentlichen Wünsche zu erwirken.[22] Ibn abī Uṣaibiʿa gibt uns weitere Beispiele für solche väterlichen Entscheidungen: So bestimmte etwa sein eigener Großvater, der selber Arzt war, zwei seiner Söhne, darunter Ibn abī Uṣaibiʿas Vater, für den Arztberuf (*qaṣada ilā taʿlīmihimā ṣināʿata ṭ-ṭibb*), „weil er wusste, dass sie Würde besitzt und dass die Menschen ihrer häufig bedürfen und dass einer, der sie ausübt, wenn er nur die damit verbundenen Verpflichtungen erfüllt, Ansehen und Wohlstand auf Erden und einen hohen Rang im Jenseits erlangt."[23] Und auch der durch sein Standardwerk über Chirurgie bekannte christliche Arzt Ibn al-Quff, ein Schüler Ibn abī Uṣaibiʿas, verdankte

18 Ṣāʿid, *Tašwīq*, ed. Spies fol. 8ª, Taschkandi 76.

19 Ṣāʿid, *Tašwīq*, ed. Spies fol. 54ᵇ, Taschkandi 160; vgl. auch unten im Kapitel „Arzt und Laie" (III.B.1).

20 Ibn abī Uṣaibiʿa, *ʿUyūn* I, 71 = B 110; Ṣāʿid, *Tašwīq*, ed. Spies fol. 16ª; Taschkandi 91.

21 Vgl. über ihn z.B. das ihm gewidmete Kapitel meiner „Hofkorrespondenz" 112–121.

22 Yāqūt, *Muʿǧam al-udabāʾ* II, 54–56.

23 Ibn abī Uṣaibiʿa, *ʿUyūn* II, 246–247 = B 732.

es seinem Vater, dass er die für ihn später so ehrenvolle Arztlaufbahn einschlug (*qaṣada abūhu taʿlīmahu ṭ-ṭibb*).[24]

Bezeichnend dürfte schließlich auch der Fall des jungen Rašīd ad-Dīn Abū Ḥulaiqa sein. Sein Vater Muhaḏḏab ad-Dīn al-Fāris, der ebenfalls Arzt war und im Dienste der Aiyubiden al-Malik al-ʿĀdil (gest. 615/1218) und al-Malik al-Kāmil (gest. 635/1238) stand, hatte ihn zunächst zum Offiziersberuf bestimmt. Eines Tages jedoch stellte al-ʿĀdil die Intelligenz des 8-jährigen Knaben in einem langen Gespräch fest und sagte daraufhin zu Muhaḏḏab ad-Dīn: „Dieser dein Knabe ist ein intelligenter Bursche. Lass ihn nicht das Soldatenhandwerk (*al-ǧundīya*) erlernen! Soldaten haben wir viele. Auf Eurem Haus ruht Segen (*antum bait mubārak*); und von Eurer Heilkunst haben wir manchen Segen erfahren. Schick ihn zu dem Arzt Abū Saʿīd nach Damaskus, dass der ihn in der Heilkunst unterrichte!" Selbstverständlich befolgte der Vater diesen Ratschlag.[25]

Der Entschluss, Medizin zu studieren, konnte aber natürlich auch in einem späteren Stadium und aus freiem Ermessen erfolgen. Über die Motive, die einen solchen Entschluss bewirkten, wird – das nimmt nicht Wunder – kaum je etwas gesagt. In der Regel wird es ein legitimes Gemisch aus egoistischen und altruistischen Beweggründen gewesen sein; nicht selten freilich dürfte eben jene Aussicht auf Erfolg, Reichtum und Ehren im Vordergrunde gestanden haben, gegen die ar-Ruhāwī und seine Mitstreiter im Geiste Galens zu Felde ziehen, nicht ohne sich an den Karrieren derer mehr oder weniger neidvoll zu weiden, die als fähige Ärzte im Dienste der Heilkunst zu höchsten Ehren gelangten. Echte wissenschaftliche Begeisterung bewegte den großen ar-Rāzī zum Studium der Heilkunst laut einer Geschichte, deren Kern sicherlich echt ist, wenn auch die Angabe, der Vorfall habe sich im ʿAḍudī-Hospital in Bagdad abgespielt, nicht stimmen kann, da dieses erst Jahrzehnte nach ar-Rāzīs Tod gegründet wurde. Es spricht jedoch nichts dagegen, dass das früher an der Stelle des ʿAḍudī bestehende Hospital gemeint ist. Ar-Rāzī, der übrigens Arztsohn war, sei, so besagt unser Bericht, mit über dreißig Jahren nach Bagdad gekommen, habe dort jenes Krankenhaus besucht und in Gesprächen mit einem Apotheker und einem Arzt so gelehrte Auskünfte bekommen, dass besagter Entschluss in ihm erwachte.[26] Für Ibn Sīnā war das Medizinstudium anscheinend nur ein kurzes aber notwendiges Intermezzo im Rahmen seines *Studium generale*.[27]

---

24 Ibn abī Uṣaibiʿa, *ʿUyūn* II, 273 = B 768.

25 Ibn abī Uṣaibiʿa, *ʿUyūn* II, 123–124 = B 590–591.

26 Ibn abī Uṣaibiʿa, *ʿUyūn* I, 309 = B 414–415.

27 Vgl. unten S. 344 und Anm. 314.

Al-Yabrūdī, ein christlicher Landwirt, wurde Arzt, nachdem er einen Straßenbader darüber belehrt hatte, wie er einem Fehler beim Aderlass, der gefährlich zu werden drohte, abhelfen könne.[28] Und – dies sei als Kuriosum zum Schluss hier erwähnt – Abū Bakr az-Zahrī entschloss sich zum Medizinstudium, um den durch entsprechende Künste erworbenen Spitznamen aš-Šaṭranǧī – „der Schachspieler" – loszuwerden.[29]

2 Allgemeine Umrisse des Medizinstudiums[30]

a Qirā'a *und* ḫidma – *„Lektüre" und „Dienst"*

Ähnlich wie noch in der Gegenwart bestand auch im arabischen Mittelalter die Ausbildung des Medizinstudenten aus zwei wesentlich verschiedenen Grundformen des Lehrens und Lernens: Die *qirāʾa* (w.: „Lesen"), d.h. das Studium der Fachliteratur, sei es nun in der Form privater Lektüre, sei es in der Form von „Vorlesungen" (in etwas anderem Sinn als heute, wie sich gleich zeigen wird), hatte durch eine praktische Lehrzeit, die in der Regel als *ḫidma* („Dienst") bezeichnet wird, ergänzt zu werden. Die „Vorlesungen" fanden in der bekannten im islamischen Orient bis an die Wende der Neuzeit üblichen Weise statt; d.h. der Student „las vor dem Professor", wie es die arabische Vokabel *qaraʾa ʿalā* zum Ausdruck bringt, und der Professor „ließ lesen" (*aqraʾa*), d.h. er hörte zu, korrigierte, stellte Fragen und belehrte. Natürlich hat es auch längere Vorträge der Professoren gegeben, namentlich bei einem größeren Hörerkreis; die Regel war das jedoch nicht, und erfolgte wohl eher von Fall zu Fall, wie es uns von ar-Rāzīs Unterricht überliefert ist (vgl. unten S. 113).

Bemerkenswert ist noch der terminologische Gebrauch des Verbes *ištaġala* – „arbeiten" im Sinne von „studieren" (meist mit *ʿalā* – „bei" verbunden) und des Partizips *muštaġil* im Sinne von „Student." In seiner Bedeutung umfas-

---

28 Ibn abī Uṣaibiʿa, *ʿUyūn* II, 141 = B 610.

29 Ibn abī Uṣaibiʿa, *ʿUyūn* II, 80 = B 536.

30 Das Buch *„Materials on Muslim Education in the Middle Ages"* von A.S. Tritton enthält ein Kapitel über „Philosophy, Medicine, etc." Der Abschnitt „Medicine" reicht von S. 175–180, kommt jedoch über ein paar zufällig zusammengetragene Einzelheiten nicht hinaus und leidet überdies an der Unkenntnis der Fachtermini, so wird (Hippokrates') *Taqdimat al-maʿrifa* für „Probably the Book of Hunain" (Ḥunains Eisagoge/*al-Madḫal fī ṭ-ṭibb?*) gehalten, seine „Aphorismen" werden mit „Sections" übersetzt. Einen lesenswerten Überblick bietet hingegen Strohmaiers Artikel „Ärztliche Ausbildung im islamischen Mittelalter", in *Klio* 61 (1979), 519–524 (nachgedruckt in *Von Demokrit bis Dante* 391–396).

sender als *qara'a*, lässt dieser Terminus zunächst vermuten, dass er für jene Studenten verwandt wurde, die neben dem Bücherstudium auch an praktischen Übungen teilnahmen. Diese Annahme wird jedoch durch die Belege nicht bestätigt. So liest man z.B. *qara'a ʿalaihi ǧamāʿatun min al-muštaġilīna wa-ntafaʿū bihī*[31] – „Eine Gruppe von Studenten *las* vor ihm und profitierte von ihm" oder: *wa-kuntu ǧtamaʿtu bihī wa-štaġaltu ʿalaihi fī Kitābi Rumūzi l-kunūzi min taṣnīfihī*[32] – „Ich war mit ihm zusammen gewesen und hatte bei ihm über dem Buch *Rumūz al-kunūz* (‚Symbole der Schätze'), einem seiner Werke, gearbeitet." Hier handelt es sich keinesfalls um praktische Übungen (übrigens auch nicht um ein medizinisches Werk), und trotzdem wird der Ausdruck *ištaġala* verwandt. Für die Lernenden kommt im Übrigen auch der Ausdruck *tilmīḏ* „Schüler, Jünger", sowie das Verb *talmaḏa* – „Schüler sein" vor. Für die Lehrenden werden die Ausdrücke *muʿallim* – „Lehrer", *mudarris* – „Dozent", *ustāḏ* – Professor und – namentlich, wenn eine persönliche Beziehung zu dem genannten Lehrer zum Ausdruck gebracht werden soll – der Ausdruck *šaiḫ* gebraucht.[33]

b *Zur Rolle des Lehrers*

Über die Frage, ob ein Unterricht bei Lehrern notwendig sei oder ob es genüge – oder gar besser sei –, sich den Lernstoff selber aus Büchern beizubringen, wurde im allgemeinen nicht diskutiert, weil die Tradition des Lehrers gerade auf dem Gebiet der Heilkunst seit der Antike gewissermaßen geheiligt und als Institution zu selbstverständlich war, um infrage gestellt zu werden. Wenn ein so bedeutender Geist wie Ibn Riḍwān dies dennoch tat, so hat man darin wohl mehr eine kuriose Laune, die sich aus seiner Biographie übrigens leicht erklären lässt (vgl. oben s. 101), als eine ernstzunehmende Theorie zu erblicken. Sein nicht erhaltener Traktat „Darüber, dass das Studium der (Heil)kunst aus Büchern erfolgreicher ist als das bei Lehrern" rief eine Gegenschrift seines Kontrahenten Ibn Buṭlān hervor, der in sieben philosophisch gefärbten Argumenten – jedoch ohne Widerlegung einzelner Gesichtspunkte Ibn Riḍwāns – die allgemein übliche Ansicht untermauerte. Nennenswerte Einzelheiten über die Prozedur des Unterrichts erfährt man daraus nicht.[34]

---

31 Ibn abī Uṣaibiʿa, *ʿUyūn* II, 171.

32 Ibn abī Uṣaibiʿa, *ʿUyūn* II, 174.

33 Ob es sich hierbei einfach um synonyme Ausdrücke handelt, oder ob Differenzierungen ähnlich der im Gebrauch von *šaiḫ* zum Ausdruck kommenden bestehen, müsste durch Sichtung weiteren Belegmaterials entschieden werden.

34 Die Gegenargumente Ibn Buṭlāns zitiert b. a. Uṣaibiʿa, *ʿUyūn* II, 101–102 = B 563–564.

Weiteren Aufschluss zu diesem Thema geben einige Sätze Ḥunains in seinem „Sendschreiben über die syrischen und arabischen Galen-Übersetzungen", die, obwohl in der Fachliteratur mehrfach angeführt, wegen ihrer Wichtigkeit hier nochmals zitiert seien:

> Dies sind also die Bücher,[35] auf deren Lektüre man sich an der Stätte der medizinischen Lehre in Alexandria zu beschränken pflegte, und zwar pflegte man sie in dieser Anordnung zu lesen, in der ich ihre Aufführung vorgenommen habe. Man pflegte sich jeden Tag zur Lektüre und Interpretation eines Hauptwerkes von ihnen zu versammeln, wie sich heutzutage unsere christlichen Freunde an den Stätten der Lehre, die als σχολή bekannt sind, jeden Tag zu einem Hauptwerk von den Büchern der Alten zu versammeln pflegen. Was aber die übrigen Bücher anlangt, so pflegte man sie nur einzeln, ein jeder für sich allein, zu lesen, nachdem er sich durch jene Bücher, die ich aufgeführt habe, eingeübt hatte; wie unsere Freunde heutzutage die Kommentare der Bücher der Alten lesen.
>
> ḤUNAIN, *Mā turǧima* A 18,19[36]

Ibn Hindū scheint diese Sätze zu kommentieren, wenn er im „Schlüssel" bemerkt, der Sinn des Alexandrinischen Schriftenkanons sei es nicht gewesen, die Lektüre der Studenten auf diese Schriften zu beschränken, vielmehr seien dies die Bücher, die eines Erklärers (*mufassir*) bedürften, weitere Werke könne der Student mittels der gewonnenen Basis dann allein studieren.[37]

Ar-Ruhāwī kommt zweimal auf den Unterricht bei einem Lehrer zu sprechen. Der ersten Stelle, die negativ feststellt, dass eine zeitweilige Lehrzeit (*ḫidma*) bei einem beliebigen Arzt in seinem „Laden" (*dukkān*) sowie eine Reihe weiterer flüchtig angeeigneter Kenntnisse keine ausreichende Berufsbildung darstellten, lässt sich entnehmen, dass nicht jeder Arzt, auch wenn er über einen *dukkān* verfügte, als geeigneter Lehrer galt, und dass das Praktikum offenbar eine Mindestzeit währen musste, ohne dass wir allerdings erfahren, wieviel diese Mindestzeit betrug.[38] Die zweite Stelle steht im 15. Kapitel und wurde oben schon ausgewertet (vgl. oben S. 103). Ṣāʿid fordert ausdrücklich, der Arzt müsse bei bekannten Lehrern studiert haben (*an yakūna … maʿrūfa*

35 Gemeint sind die ersten 20 Titel in Ḥunains Aufzählung.

36 Übersetzung nach Bergsträsser; mit leichten Abweichungen; zitiert in: Meyerhof, Alexandrien 399, ders. „Science and Medicine", in: Arnold/Guillaume, *Legacy* 319.

37 Ibn Hindū, *Miftāḥ* fol. 31^b, ed. Manṣūrī 93 (vgl. 90), Tibi, *Key* 41.

38 Ruhāwī, *Adab* fol. 4^b,14.

l-ustāḏīna wa-š-šuyūḫ), deren Wissen und Rang aber auch an ihm offenbar sein müsse, damit er sich zu Recht auf sie beziehen könne (*ẓāhiran ʿalaihi maʿa ḏālika ʿilmuhum wa-faḍluhum li-yaṣiḥḥa nasabuhū ilaihim*).[39]

War es Erfolg verheißend, Schüler bedeutender Lehrer zu sein, so gereichte es zum Ruhm, bedeutende Schüler ausgebildet (*ḫarrağa*)[40] oder der Nachwelt hinterlassen zu haben (*ḫallafa*, b.a. Uṣaibiʿa mehrfach). Bezeichnend ist der Zorn Ğibrāʾīl ibn Buḫtīšūʿs über jenen Ausspruch Yūḥannās, er wisse mehr als Hippokrates und Galen. Diese Behauptung, klagt Ğibrāʾīl, der selbst einmal Yūḥannās Lehrer gewesen war, „wird keiner vernehmen, ohne den, der ihn ausgebildet hat, zu schmähen …"[41] „Zweifellos gibt es unter den Lehrern manchen, der für den Unterricht (*al-ištiġāl ʿalaihi*) eine glückliche und gesegnete Veranlagung (*baraka wa-saʿd*) besitzt, ebenso wie es in den einzelnen Wissenschaften mit manchen Büchern im Unterschied zu anderen der Fall ist." Dies sagt Ibn abī Uṣaibiʿa von einem seiner eigenen Lehrer, Raḍīy ad-Dīn ar-Raḥbī, der seinerseits von sich behaupten konnte: „Alle, die bei mir ausdauernd studiert haben, sind von Erfolg gesegnet (*saʿadū*) und die Menschheit profitiert von ihnen."[42]

c *Zur Frage der medizinischen Lehrstätten*

In den oben zitierten Sätzen Ḥunains war davon die Rede, dass man an der „Schule" von Alexandrien zwanzig Galen-Schriften schulmäßig zu lesen und zu interpretieren pflegte, so „wie sich heutzutage unsere christlichen Freunde an den Stätten der Lehre, die als σχολή bekannt sind, jeden Tag zu einem Hauptwerk von den Büchern der Alten zu versammeln pflegen." Meyerhof[43] hat daraus folgendes geschlossen: „Evidemment, la tradition universitaire hellénistique était encore tout à fait vivante au milieu du IXème siècle, et ceci à la cour d'un des khalifes les plus orthodoxes et réactionnaires (sc. al-Mutawakkil)." Aber gab es – außer dem an einigen christlichen Klöstern fortlebenden Schulbetrieb,[44] außer der berühmten philosophisch-medizinischen Akademie in Gondešāpūr – öffentliche Schulen, wo Philosophie, Medizin und andere Wissenschaften gelehrt wurden? Offensichtlich nicht während der ersten Jahrhunderte des Islam: „Es liegen überhaupt keine Nachrichten über das Beste-

39 Ṣāʿid, *Tašwīq*, ed. Spies fol. 12^{a},6–8, Taschkandi 82.
40 Ibn abī Uṣaibiʿa, *ʿUyūn* I, 175 = B 246.
41 Ibn abī Uṣaibiʿa, *ʿUyūn* I, 175 = B 245–246.
42 Ibn abī Uṣaibiʿa, *ʿUyūn* II, 193–194 = B 673.
43 Meyerhof, Ecrits Galéniques 47.
44 Die Lehrtätigkeit in den syrischen Klöstern behandelt z.B. O'Leary, *Greek Science*.

hen öffentlicher wissenschaftlicher Institutionen in Bagdad aus dieser Zeit vor."[45] Was Meyerhof hier im Zusammenhang mit dem Fortleben hellenistischer Philosophenschulen im Islam konstatiert, formuliert er an anderer Stelle speziell im Hinblick auf die Situation der Medizin: „… il ne parait pas que de vraies écoles de médecine aient été créées avant le XIIe siècle ou il y avait, par exemple, l'école Daḫwāriyya a Damas."[46] Es sei hinzugefügt, dass für ar-Ruhāwī und Ibn Hindū das Wort σχολή (*uskūl*) nur noch eine historische Erinnerung bedeutet. Beide erwähnen es als Bezeichnung des Ortes, wo die Alexandriner ihre „16 Bücher" zu lesen pflegten. Aber beide halten es auch für nötig, das Wort zu erklären. Ar-Ruhāwī (*Adab* fol. 97^{b}) tut das mit dem auf Vergangenes weisenden Satz: *a'nī mauḍi'an kāna lahum li-t-ta'līm* – „ich meine einen Ort, den sie für den Unterricht hatten"; Ibn Hindū gibt sich wissenschaftlicher, wenn er darlegt, die Vokabel sei syrisch und bedeute (1.) den Unterricht, (2.) die Stätte des Unterrichts.[47]

In welcher Form und an was für Örtlichkeiten fand nun aber der medizinische Unterricht statt? Zwei charakteristische Formen heben sich voneinander ab: Der Unterricht im mehr oder weniger privaten Zirkel (*maǧlis*) und der im Hospital (*bīmāristān*). Davon soll jetzt die Rede sein.

3 Der Unterricht im *maǧlis*

Trotz der Spärlichkeit der Auskünfte, die wir im ganzen über die Formen des medizinischen Unterrichtes besitzen, ist deutlich, dass viele der bedeutenden Ärzte mehr oder weniger öffentliche Vorlesungen mit einer gewissen Regelmäßigkeit abhielten, die weit häufiger als in Hospitälern oder besonderen medizinischen Schulen wie der eben erwähnten Daḫwārīya in privaten Räumlichkeiten stattfanden. Raum und Veranstaltung werden mit dem Wort *maǧlis* – w.: „Sitzort", d. h. „Sitzung" oder „Sitzungssaal" bezeichnet – ein Wort, das Ibn abī Uṣaibi'a auch für die öffentlichen Vorlesungen Galens[48] und Ibn al-Qifṭī für die medizinischen Lehrveranstaltungen in Alexandrien und Gondešāpūr

45 Meyerhof, Alexandrien 413.

46 Meyerhof, Surveillance 133.

47 Ibn Hindū, *Miftāḥ* fol. 29^{b},16–17; ed. Manṣūrī 90; Tibi, *Key* 39; vgl. Dietrich, *Medicinalia* 200, Anm. 2.

48 Vgl. b. a. Uṣaibi'a, *'Uyūn* I, 75,5 = B 114,-3; I, 75,9,17,18,22 = B 115,2,9,13; I, 80,5 = B 121,4. Auch Alexander von Aphrodisias hatte ein *maǧlis 'āmm yudarrisu fīhi l-ḥikma* – „… in dem er ‚die Weisheit' lehrte" l. c. II, 69,-4 = B 106,11.

verwendet.[49] Solche Sitzungen hielten in der islamischen Welt übrigens natürlich nicht nur die Ärzte ab, sondern auch die Vertreter anderer Geistesdisziplinen, vor allem die Traditionsgelehrten[50] und die *udabāʾ* – „Literaten" die auf solchen Sitzungen oder für solche Sitzungen manchmal auch eigens Bücher verfertigten, deren für je eine Sitzung bestimmten Abschnitten sie denn auch den Namen „Sitzung" statt Kapitel erteilten.[51] In der medizinischen Literatur ist eine solche Einteilung m.W. nicht verwandt worden.

Einer der ersten Ärzte der islamischen Ära, von dem mit Sicherheit bekannt ist, dass er solche Sitzungen abhielt, war der schon mehrfach erwähnte Yūḥannā ibn Māsawaih. Wir besitzen darüber folgende aufschlussreiche Notiz von Yūsuf ibn Ibrāhīm (vgl. über ihn oben s. xx):

> Unter allen *maǧlis*-Veranstaltungen der Ärzte, Theologen und Philosophen, die ich in der Stadt des Heils (i. e. Bagdad) erlebte, waren die des Yūḥannā am belebtesten. Dort versammelten sich nämlich alle Klassen der Gebildeten (i. e. Vertreter der verschiedenen Disziplinen). Auch machte Yūḥannā sehr gern derbe Späße, und mancher, der kam, kam ihretwegen. Er war reizbarer und jähzorniger als Ǧibrāʾīl ibn Buḫtīšūʿ; und sein Jähzorn pflegte ihn zu Ausdrücken hinzureißen, die (die Zuhörer) zum Lachen brachten. Am gelungensten waren seine Zirkel, wenn er „Flaschen" beschaute. Ich und Ibn Ḥamdūn ibn ʿAbd aṣ-Ṣamad ibn ʿAlī, mit dem Beinamen Abu l-ʿĪr-ṭurid[52] und Isḥāq ibn Ibrāhīm ibn Muḥammad ibn Ismāʿīl mit dem Beinamen Baiḍ al-Baġl[53] hatten ihn aufs Korn genommen (*tawakkalnā bihī*), um seine Anekdoten aufzubewahren. Und zwar spiegelte ich vor, sein Schüler in der Logik zu sein (w. „stellte eine Schülerschaft [*talmaḏa*] bei ihm im Lesen der Bücher der Logik zur Schau") und jene spiegelten vor, seine Schüler in der galenischen Medizin zu sein.
>
> APUD IBN ABĪ UṢAIBIʿA, *ʿUyūn* I, 175–176 = B 247

---

49 Qifṭī, *Ḥukamāʾ* 71,15; 133,20.

50 Authentischen Aufschluss über den Lehrbetrieb bei den Traditionariern gibt as-Samʿānīs *Adab al-imlāʾ wa-l-istimlāʾ*, Hrsg. von Max Weisweiler unter dem Titel „*Die Methodik des Diktatkollegs*" (Publications de la Fondation De Goeje, 14), Leiden 1952.

51 Auch Bücher wurden so betitelt, z.B. *maǧālis Ṯaʿlab*; weitere Beispiele in *GAL* S III, Index s.v. *maǧlis*.

52 Der Beiname bedeutet „Die Karawane wurde vertrieben"; liest man *ʿair* statt *ʿīr*, so hieße er „der Wildesel wurde gejagt."

53 Das heißt „Eier des Maulesels", vermutlich in obszönem Sinn.

Nicht weniger aufschlussreich ist eine kurze Notiz über ar-Rāzīs Unterricht:

> Er pflegte in seinem Zirkel zu sitzen, umgeben von seinen Schülern, die von ihren Schülern umgeben waren, hinter denen weitere Schüler saßen. Dann trat gewöhnlich ein (kranker) Mann vor und beschrieb seine Beschwerden den ersten (Schülern), auf die er stieß. Besaßen diese Wissen (so war es gut), falls nicht, wandte er sich an die nächsten. Trafen die das Richtige (war der Fall erledigt), falls nicht, ergriff ar-Rāzī (selber) das Wort zu dem Fall (*takallama r-Rāzīyu fī ḏālika*).
>
> IBN ABĪ UṢAIBIʿA, *ʿUyūn* I, 310–311 = B 416.

Über ein weiteres berühmtes *maǧlis*, das des Arztes Ibn Ḫaṭīb ar-Raiy, wird uns Ähnliches berichtet:

> Seine Zirkel zeichneten sich durch große Erhabenheit aus; er war so stolz, dass er sich selbst vor Königen nicht beugte. Wenn er dozierte (w.: „sich zum Unterricht setzte"), saßen in seiner Nähe eine Reihe seiner älteren (oder: „bedeutenderen" – *kibār*) Schüler wie Zain ad-Dīn al-Kiššī, al-Quṭb al-Miṣrī und Šihāb ad-Dīn an-Nīsābūrī.[54] Ihnen folgte der Rest der Schüler gemäß ihren Rangstufen. Wenn nun einer über eine wissenschaftliche Frage sprach, disputierten jene älteren Schüler mit ihm, und wenn ein schwieriges Problem oder eine ausgefallene Wortbedeutung besprochen wurden, nahm der *šaiḫ* an ihrem Gegenstand Anteil und sprach über jenes Thema auf unbeschreibliche Weise.
>
> IBN ABĪ UṢAIBIʿA, *ʿUyūn* II, 23 = B 462

Schließlich sei der besonders inhaltsreiche Bericht über den Zirkel des auch unter dem Namen ad-Daḫwār bekannten Muhaḏḏab ad-Dīn ʿAbd ar-Raḥīm ibn ʿAlī, eines Lehrers des Ibn abī Uṣaibiʿa angeführt. Er stand im Dienste der Aiyubiden al-Malik al-ʿĀdil und später al-Malik al-Ašraf, war am Nūrī-Krankenhaus in Damaskus tätig, war nach der Beschreibung seines berühmteren Schülers ein hervorragender Arzt, dessen Heilerfolge an Hexerei grenzten (*ka-annahū siḥr*), und machte sich schließlich noch einen besonderen Namen dadurch, dass er seinen Palast als medizinische Schule unter dem Namen ad-Daḫwārīya stiftete, über deren weiteres Schicksal uns Ibn abī Uṣaibiʿa aber leider nicht

---

54 Von diesen Ärzten ist bei Ibn abī Uṣaibiʿa nur al-Quṭb al-Miṣrī näher nachzuweisen: Er verfasste einen Canon-Kommentar; seine Biographie steht *ʿUyūn* II, 30 = B 471. Die übrigen Namen fehlen bei Ibn abī Uṣaibiʿa ebenso wie in al-Baihaqīs *Tatimma* und al-Qifṭīs *Taʾrīḫ al-ḥukamāʾ*.

viel berichtet.[55] Dieser ad-Daḫwār, bzw. Muhaḏḏab ad-Dīn, war auch ein großer und sehr gesuchter Lehrer, scheint aber im Unterschied zu seinem Kollegen Ibn abī l-Ḥakam, der am Nūrī unterrichtete (vgl. unten s. 121), das Lehren im eigenen Haus bevorzugt zu haben. Der Bericht über den Unterricht ad-Daḫwārs setzt mehrmals an, um dann von längeren Abschweifungen unterbrochen zu werden, die wir im Folgenden weglassen bzw. später am entsprechenden Orte nachholen.

> Nachdem der Scheich Muhaḏḏab ad-Dīn in Damaskus Wohnsitz genommen hatte, begann er Medizin zu lehren (*šaraʿa fī tadrīsi ṣināʿati ṭ-ṭibbi*). Viele Leute, darunter angesehene Ärzte, versammelten sich bei ihm, um vor ihm zu lesen und auch ich (d. h. Ibn abī Uṣaibiʿa) blieb in Damaskus, um vor ihm zu lesen. Früher hatte ich übrigens schon bei ihm im Heerlager studiert, da mein Vater und Muhaḏḏab ad-Dīn im Dienste des großen Sultans (d. h. al-ʿĀdil) standen.[56] Ich fuhr aber nun fort, ihn regelmäßig aufzusuchen zusammen mit der Schar (seiner Studenten) und begann mit der Lektüre der Bücher Galens …
>
> IBN ABĪ UṢAIBIʿA, ʿUyūn II, 242 = B 731

Ibn abī Uṣaibiʿa kommt nun auf praktische Erfahrungen im Krankenhaus an der Seite des großen Lehrers zu sprechen, die wir im folgenden Abschnitt wiedergeben, und setzt dann die Schilderung des Unterrichtes wie folgt fort:

> Muhaḏḏab ad-Dīn ʿAbd ar-Raḥīm ibn ʿAlī – Gott hab ihn selig! – pflegte, wenn er im Krankenhaus fertig war und die Kranken unter den Häuptern und Großen des Reiches untersucht hatte, in seinen Palast zurückzukommen und mit Lektüre, Studium (*dars*) und Forschung (*muṭālaʿa*) zu beginnen. Außerdem brauchte er unbedingt Abschriften (und fertigte daher solche an; vgl. unten). Wenn er damit fertig war, ließ er die Schar (der Studenten) herein. Sie traten ein, und es kam eine Gruppe nach der anderen, Ärzte und Studenten (*muštaġilūn*). Jeder von ihnen las seine Lektion (*dars*), und er sprach mit ihm darüber und machte sie ihm, je nach seinem Vermögen, verständlich. Er erörterte (auch) mit den Ausge-

---

55 Allerdings erwähnt er die Namen einiger Lehrer, die dort tätig waren (*ʿUyūn* II, 244–245 = B 733–734).

56 Aufschlussreich für die ärztliche Versorgung eines Militärlagers ist der Bericht, den wir unten s. 213 wiedergeben. Eine Monographie über diesen Gegenstand fehlt m. W. noch. Von „ambulanten Krankenhäusern" (Issa Bey, *Bimaristans* 89) zu sprechen, scheint mir etwas übertrieben.

zeichneten unter ihnen den Stoff, sofern eine Stelle weiterer Erörterung bedurfte oder eine Schwierigkeit enthielt, die Erläuterung erforderte. Er unterrichtete (w. „ließ lesen“) keinen Studenten, ohne eine Abschrift des Textes, den der betreffende Student las, in der Hand zu halten, hineinzublicken und zu vergleichen. Und wenn die Abschrift dessen, was er las, einen Fehler enthielt, befahl er ihm, diesen zu korrigieren. Die Abschriften des Scheichs Muhaḏḏab ad-Dīn, die vor ihm gelesen wurden, waren alle äußerst korrekt, und das meiste hatte er selbst geschrieben. Auch fehlten neben den medizinischen Büchern und Lexika, die er benötigte, nie der *Ṣiḥāḥ* des al-Ǧauharī, der *Muǧmal* des Ibn Fāris und das Pflanzenbuch von Abū Ḥanīfa ad-Dīnawarī[57] an seinem Arbeitsplatz. Wenn die Menge mit dem Lesen fertig war, erholte er sich, aß etwas, und machte sich dann für den Rest des Tages ans Memorieren, Studieren, Erkunden, indem er den größten Teil der Nacht studierend durchwachte.

IBN ABĪ UṢAIBIʿA, *ʿUyūn* II, 243 = B 732–733 (cf. Issa Bey, Bimaristans 96)

Ibn abī Uṣaibiʿa kommt dann noch ein drittes Mal auf den Unterricht seines Lehrers, nun aber in einer späteren Phase, wenige Jahre vor dessen Tod, zu sprechen. Muhaḏḏab ad-Dīn ist 626/1230 von dem neuen Herrscher al-Malik al-Ašraf wiederum zum „Haupt der Ärzte“ ernannt worden und richtet (erneut?) einen Zirkel für den Unterricht in der Heilkunst ein (*ǧaʿala lahū maǧlisan li-tadrīsi ṣināʿati ṭ-ṭibbi*). Schon vorher haben sich jedoch gewisse Lähmungserscheinungen an seiner Zunge eingestellt, die sich bald so verschlimmern, dass er oft nur noch schwer zu verstehen ist. Indessen „die ‚Schar‘ pflegte vor ihm zu disputieren, und wenn eine Bedeutung schwer zu verstehen war, äußerte er sich dazu so kurz und gehaltvoll wie möglich. Manchmal war ihm aber das Sprechen zu mühsam; dann schrieb er an eine Tafel, so dass es die ‚Schar‘ sehen konnte.“ Er versuchte, durch Medikamente seinem Leiden abzuhelfen, kam aber mehr und mehr von Kräften und starb 628/1232.[58]

Der Unterricht – das sei hier angefügt – scheint nicht selten bis ins hohe Alter fortgeführt worden zu sein:

Abu l-Bayān ibn al-Mudauwar war kurz nach seinem 60. Lebensjahr schon so gebrechlich, dass er das Haus nicht mehr verlassen konnte. „Während der Zeit seiner Abgeschiedenheit in seinem Hause unterbrach er jedoch nicht die

57 Al-Ǧauharī und Ibn Fāris: bekannte Philologen des 4./10. Jh. (*GAL* G I, 128 u. 130); ad-Dīnawarī: bekannter Philologe des 3./9. Jh. (*GAL* G I, 123), vgl.: Thomas Bauer: *Das Pflanzenbuch des Abū Ḥanīfa ad-Dīnawarī. Inhalt, Aufbau, Quellen*, Wiesbaden 1988.

58 Ibn abī Uṣaibiʿa, *ʿUyūn* II, 244 = B 733.

Beschäftigung mit der Medizin und sein Raum wurde nicht leer von seinen Schülern (*talāmīḏ*) und Studenten (*muštaġilīn ʿalaihi*) und Patienten etc."[59]

Der bekannte Arzt und Literat Ibn Hubal erblindete mit 75 Jahren durch einen Hieb ins Auge. Er verzog dann von Mardin nach Mossul, wo ihn Lähmungserscheinungen alsbald ans Haus fesselten. „Er pflegte auf einem Sessel zu sitzen und von seinen Medizinstudenten und anderen aufgesucht zu werden."[60]

Maǧlis-Veranstaltungen führte wahrscheinlich die Mehrzahl aller bedeutenden Ärzte durch. Hier einige weitere Namen aus Ibn abī Uṣaibiʿa:

- Faḫr ad-Dīn al-Mārdīnī: *maǧlis ʿāmm li-t-tadrīs* – „allgemeiner Zirkel für den Unterricht" (*ʿUyūn* I,300 = B 402).
- Ibn Ǧumaiʿ: *maǧlisun ʿāmmun li-llaḏīna yaštaġilūna ʿalaihi fī ṣināʿati ṭ-ṭibbi* – „allgemeiner Zirkel für die, die bei ihm die Heilkunst studieren" (II, 113 = B 576).
- Muhaḏḏab ad-Dīn ibn an-Naqqāš: *maǧlis ʿāmm li-l-muštaġilīna ʿalaihi* – „allgemeiner Zirkel für seine Studenten" (II, 162).
- Muwaffaq ad-Dīn as-Sulamī: desgleichen mit dem Zusatz *bi-ṭ-ṭibb* – „in der Medizin" (II, 192 = B 636).
- Saʿd ad-Dīn ibn Muwaffaq ad-Dīn as-Sulamī: desgleichen mit dem Zusatz *bi-ṣināʿat aṭ-ṭibb* – „in der Heilkunst" (II, 192 = B 671).
- Rafīʿ ad-Dīn al-Ǧīlī: *maǧlisun li-l-muštaġilīna ʿalaihi fī anwāʿi l-ʿulūmi wa-ṭ-ṭibbi* – „Zirkel für seine Studenten in den mancherlei Wissenschaften (die er beherrschte) und (in) der Medizin" (II, 171 = B 647).
- Rašīd ad-Dīn ibn aṣ-Ṣūrī: *maǧlisun li-ṭ-ṭibbi wa-l-ǧamāʿatu yataraddadūna ilaihi* – „Zirkel für die Medizin, den eine Schar (von Schülern) häufig besuchte" (II, 217 = B 700).
- Rašīd ad-Dīn ʿAlī ibn Ḫalīfa: *ǧaʿala lahū maǧlisan ʿāmman li-tadrīsi ṣināʿati ṭ-ṭibbi wa-štaġala ʿalaihi ǧamāʿatun* – „Er richtete einen eigenen allgemeinen Zirkel zum Unterricht der Heilkunst ein und eine ‚Schar' studierte bei ihm" (II, 250 = B 740).

Was der immer wiederkehrende Ausdruck *ʿāmm* – „allgemein" bedeuten soll, ist nicht klar. Er kann sich nicht auf den stofflichen Inhalt beziehen, da dieser meist ausdrücklich auf Medizin beschränkt wird. So ließe sich am ehesten an Sinngebungen wie „öffentlich", „allgemein zugänglich" denken. Es kann frei-

59 Ibn abī Uṣaibiʿa, *ʿUyūn* II, 115 = B 580.

60 Ibn abī Uṣaibiʿa, *ʿUyūn* I, 304 = B 408.

lich kein Zweifel bestehen, dass alle diese Veranstaltungen weder „allgemein" noch „öffentlich" im uneingeschränkten Sinne waren. Jener Teil der Bevölkerung, den man im Gegensatz zu *ḫāṣṣ* – „Elite" mit dem gleichen Worte *ʿāmm* bezeichnete, das ungebildete anonyme Volk also, hatte hier bestimmt keinen Zutritt. *ʿĀmm* kann sich also nur auf die Zulassung weiterer Kreise von Gebildeten beziehen, wie er z. B. den Zirkel Yūḥannās charakterisiert zu haben scheint. Immerhin mussten aber auch dort jene eben erwähnten Anekdotensammler Studenten spielen, um nicht aufzufallen. Durch den Zusatz „für seine Studenten" und dergleichen wird die Qualifikation des „Allgemeinen" vollends wieder aufgehoben. Doch darf aus der häufigen, aber nicht durchgehenden Verwendung des Adjektivs wohl geschlossen werden, dass es auch Zirkel gab, die noch exklusiver, noch weniger „allgemein", als die so bezeichneten waren.[61]

Nachrichten über den Ausschluss bestimmter Personenkreise, der nicht schon aus dem Namen der Veranstaltung ersichtlich wäre, finden sich nur ganz spärlich. Ibn abī Uṣaibiʿa berichtet von zwei Fällen, in denen zwar das Wort *maǧlis* nicht verwandt wird, die Sache aber zweifellos vorliegt. In beiden Fällen handelt es sich um den Ausschluss von Nichtmuslimen.

„Saʿīd ibn Hibatallāh ließ prinzipiell keinen Juden bei sich studieren." Ibn Malkā der große Arzt-Philosoph – er trat als alter Mann aus verletztem Stolz[62] zum Islam über und verfluchte die Juden – musste den Pförtner bestechen, um vom Vestibül (*dihlīz*) des Hauses aus dem Unterricht lauschen zu können. Schließlich fand er Gelegenheit, Saʿīd eine Probe seines Wissens zu geben: Als einmal alle versammelten Schüler vor einer gestellten Frage die Waffen streckten, trat Ibn Malkā aus seinem Versteck und gab nicht nur die richtige Antwort, sondern nannte auch den Tag und die Stunde einer früheren Vorlesung, in der der Meister jenes Problem erläutert hatte, woraufhin er offiziellen Zutritt erhielt.[63]

Raḍīy ad-Dīn ar-Raḥbī, der schon genannte Lehrer Ibn abī Uṣaibiʿas, „hielt es für richtig, prinzipiell keinen Nichtmuslim (*ḏimmī*) in der Medizin zu unterrichten." Aber auch er machte Ausnahmen, wenn auch seinen eigenen Worten nach insgesamt nur zwei, nämlich gegenüber ʿImrān „dem Israeliter" und

---

61 Beispiele für die Schwierigkeit, Aufnahme in den Zirkel eines berühmten Lehrers zu finden, bringt Goitein aus der Geniza (Medical Profession 185–186).

62 So laut Ibn abī Uṣaibiʿa. Der *Tatimma* des al-Baihaqī zufolge trat er dagegen über, als er in der Schlacht zwischen dem Kalifen al-Mustaršid (reg. 512/1118–529/1135) und dem Ġaznawiden-Sultan Masʿūd gefangen genommen und mit dem Tode bedroht wurde. Durch den Übertritt rettete er sein Leben (l. c. 191, Nr. 93).

63 Ibn abī Uṣaibiʿa, *ʿUyūn* I, 278 = B 374.

Ibrāhīm ibn Ḫalaf, dem Samaritaner, deren hartnäckigen Bitten er sich nicht hatte widersetzen können. Beide wurden tüchtige Ärzte.[64]

Eine andere Möglichkeit wäre, dass das Wort *ʿāmm* hier so viel wie kostenfrei bedeutet. Der Unterricht dürfte nämlich in der Regel nicht umsonst gewesen sein. Dafür spricht, dass Ibn Ǧumaiʿ[65] die Unterstützung mittelloser Studenten fordert und dass Ibn Riḍwān, der keine Mittel besaß, (notgedrungen?) auch ohne Lehrer blieb. Das Verhalten des bekannten Literaten al-Mubarrad, der „nie umsonst und für Entgelt nie mehr als den (genauen) Gegenwert zu unterrichten pflegte", dürfte auch unter den medizinischen Lehrern keine Ausnahme gebildet haben.[66]

Über die Höhe der für den Unterricht üblichen Bezahlungen – sie dürfte natürlich von Fall zu Fall sehr geschwankt haben – fehlt es jedoch, soweit ich sehe, fast völlig an Angaben. Wenn der erwähnte Muhaḏḏab ad-Dīn ʿAbd ar-Raḥīm ibn ʿAlī seinem Lehrer Faḫr ad-Dīn al-Mārdīnī, mit dem zusammen er einen Teil des avicennischen Canon durchgearbeitet hatte, monatlich 300 Dirham anbot, um ihn zum Aufschub seiner Heimreise von Damaskus nach Mardin zu bewegen, bis sie den Canon beendet hätten, so gibt dies kaum einen Anhalt, da besondere Umstände auch einen besonderen Preis bewirkt haben könnten. Übrigens wies al-Mārdīnī das Angebot mit den Worten zurück: „Die Wissenschaft ist überhaupt nicht verkäuflich!"[67]

Aus diesen und ähnlichen Auskünften lässt sich ein ungefähres Bild über den medizinischen Zirkel gewinnen: Es war eine nach Form und Inhalt nicht einheitlich definierte, mehr oder weniger regelmäßig stattfindende Versammlung einer kleineren oder größeren Zahl von Schülern und wissbegierigen Ärzten – u. U. auch anderen Gebildeten – im Hause eines ärztlichen Lehrers, auf welcher doziert, am kranken „Fall" demonstriert, gelesen und korrigiert, gefragt und disputiert wurde. Die Versammlung hatte zwar u. U. Öffentlichkeitscharakter, war aber in der Regel auf einen Kreis von Sachverständigen beschränkt.[68]

---

64 Ibn abī Uṣaibiʿa, *ʿUyūn* II, 193 = B 673.

65 Ibn Ǧumaiʿ, *Ṣalāḥīya* fol. 232ª; ed. Fähndrich, arab. 39–40, engl. 28.

66 Yāqūt, *Muʿǧam al-udabāʾ* I, 131.

67 Ibn abī Uṣaibiʿa, *ʿUyūn* II, 300 = B 402. In einem an Maimonides gerichteten Brief, worin ein Vater für seinen Sohn um einen Studienplatz bei dem berühmten Gelehrten nachsucht, beruft der Schreiber sich nicht nur darauf, dass gerade ein Platz frei geworden sei, sondern stellt auch ein höheres Honorar in Aussicht (Goitein, Medical Profession 185). Über die tatsächlichen Kosten des Unterrichts bei Maimonides ist damit natürlich nichts ausgesagt. Der christliche Arzt Amīn ad-Daula Ibn at-Tilmīḏ wird in al-Baihaqīs *Tatimma* gerühmt, sein jährliches Gehalt von ca. 20.000 Dinar für Studenten und Fremde (von Meyerhof mit „foreign scholars" interpretiert) ausgegeben zu haben (l. c. 187 Nr. 87).

68 Goitein (Medical Profession 184–185) kommt anhand des Geniza-Materials zu folgendem

4 Der Unterricht am Hospital (*bīmāristān*)

Der medizinische Unterricht am Krankenhaus ist eine Einrichtung, die die islamische Kultur bekanntlich zusammen mit dem Krankenhaus von Gondešāpūr, jener im Wesentlichen von persischen Nestorianern getragenen Akademie übernahm, die neben einem Krankenhaus mit medizinischen Lehrveranstaltungen auch über eine Sternwarte mit Unterricht in Astronomie verfügte.[69]

Man kann vermuten, dass mit der Gründung des ersten Hospitals nach dem besagten Vorbild unter Hārūn ar-Rašīd auch jene Form des Unterrichtes im islamischen Heilwesen heimisch wurde. Dabei ist freilich zu unterscheiden zwischen einem beiläufigen Unterrichten in den Krankensälen, etwa bei Gelegenheit von Visiten, in der Art wie uns dies Ibn abī Uṣaibiʿa selbst aus seiner Lehrzeit bei ad-Daḫwār berichtet,[70] und einem geregelten Unterricht in einem gesonderten Raum. Hinsichtlich der erstgenannten Form kann es wohl keinen Zweifel geben: Jeder Arzt, der überhaupt an einem Hospital tätig war und Schüler hatte, dürfte darauf bedacht gewesen sein, die reiche Anschauung, die ein Krankensaal zu bieten hat, seinen Studenten nutzbar zu machen. Diese Art Belehrung gehört jedoch eher in den Bereich des sogenannten „Dienstes" (*ḫidma*) und wird daher im folgenden Abschnitt behandelt. Was aber die zweite Form anlangt, so finden sich darüber nur sehr wenig eindeutige Belege. Zwar ist mit dem Fehlen solcher Belege noch nichts bewiesen; denn dieses könnte statt auf dem Fehlen der fraglichen Institutionen auch auf deren Selbstverständlichkeit beruhen. Dagegen spricht aber, dass wir über das medizinische *maǧlis* auch aus früher Zeit detaillierte Berichte besitzen. Da ein sicherer Schluss nicht möglich ist, verzichten wir auf weitere Argumente und führen im Folgenden nur eine Reihe von Belegen an, die – was freilich Zufall sein mag – chronologisch geordnet von unbestimmten Andeutungen zu klaren und ins einzelne gehenden Angaben sich entwickeln.

Resultat: „The reading of public lectures to medical students seems not to have been common practice. Where this was done, the biographers made a special point of it" (Ibn Ǧumaiʿ wird als Beispiel angeführt). „Normally, however, one or several students would get what we would call private tutoring from a physician of established fame and would also practice under his or another's supervision, the two aspects of study not always being combined."

69 Vgl. EI^2 s.v. „Gondeshapur."

70 Ibn abī Uṣaibiʿa, *ʿUyūn* II, 242–243.

Ǧibrāʾīl ibn Buḫtīšūʿ gründete im Auftrag von Hārūn ar-Rašīd das erste Krankenhaus in Bagdad und setzte den schon erwähnten Yūḥannā ibn Māsawaih zum Chefarzt und Präzeptor (w.: „Haupt") seiner Schüler ein.[71]

In den zwanziger Jahren des 4./10. Jahrhunderts kam Ǧibrāʾīl ibn ʿUbaidallāh aus dem Haus der Buḫtīšūʿs nach Bagdad, um Medizin zu studieren. Er war Schüler verschiedener Ärzte und „hielt sich an (*lāzama*) das Hospital, die Wissenschaft und den Unterricht."[72]

Ein halbes Jahrhundert später, im Jahre 371/982, öffnete das ʿAḍudī-Hospital in Bagdad seine Pforten, das der kulturfreudige Buyide ʿAḍud ad-Daula kurz vor seinem Tode errichtet hatte. Es dürfte nicht nur das erste wirklich bedeutende Hospital der islamischen Ära sondern auch richtungweisend für manche späteren Gründungen gewesen sein.[73] Von den 24 Ärzten, die ʿAḍud ad-Daula in seinem Hospital in Dienst nahm, war zumindest einer gleichzeitig dort als Lehrer tätig: Ibrāhīm ibn Baks, der ebenso wie sein Sohn ʿAlī zu den bekannten Übersetzern aus dem Griechischen bzw. Syrischen ins Arabische gehört. Durch den Verlust seines Augenlichtes wurde er gezwungen, seine ärztliche Tätigkeit einzuschränken, „setzte sie (aber) nach Kräften fort und unterrichtete Medizin am ʿAḍudī-Hospital, nachdem es ʿAḍud ad-Daula errichtet hatte, und fand davon sein Auskommen."[74] Spätestens ab 406/1015 war der bedeutende christliche Philosoph Abu l-Faraǧ ibn aṭ-Ṭaiyib als Arzt und Lehrer im ʿAḍudī tätig.[75]

Stellen die beiden zuletzt angeführten Belege die ersten eindeutigen Zeugnisse für den Unterricht am Hospital dar, so sagen sie doch nichts über die Form dieses Unterrichtes. Deutlicher ist das nächste Zeugnis: Zāhid al-ʿUlamāʾ, Arzt im Dienste des ebenso genuss- wie kulturfreudigen Marwāniden Naṣīr

71 Ibn abī Uṣaibiʿa, *ʿUyūn* I, 175–176 = B 245.

72 Ibn abī Uṣaibiʿa, *ʿUyūn* I, 144 = B 210.

73 Es wird bald als Neubau, bald als Renovation eines früheren Krankenhauses hingestellt; – vgl. z. B. b. a. Uṣaibiʿa, *ʿUyūn* I, 310 = B 415, wo nebeneinander *bny* („bauen"), *ǧdd* II („erneuern") und *ʿmr* II („instand setzen") gebraucht werden. Das Gebäude stand auf dem Areal des ehemaligen „Ewigkeits-Palastes" (*ḫuld*) der Abbasiden, wurde im ganzen Orient unter dem Namen ʿAḍudī-Krankenhaus berühmt und hatte eine mehr als 300-jährige Geschichte, ehe es im Jahre 656/1258, wahrscheinlich durch Hulagus Horden, vernichtet wurde vgl. Le Strange, *Baghdad* 103–105; Mez, *Renaissance* 357 und Spuler, *Iran* 265–267.

74 So laut b. a. Uṣaibiʿa, *ʿUyūn* I, 244 = B 329; (Biographie Ibrāhīms); bei der Aufzählung der am ʿAḍudī-Krankenhaus tätigen Ärzte wird allerdings stattdessen Ibrāhīms Sohn ʿAlī genannt (l. c. I, 313 = B 415); die Verwechslung ist umso leichter erklärlich, als beide bekannte Übersetzer waren.

75 Ibn abī Uṣaibiʿa, *ʿUyūn* I, 239.

ad-Daula in Maiyāfāriqīn, bewegte diesen Herrscher nicht nur zur Gründung eines Krankenhauses, sondern verfasste auch ein leider nicht erhaltenes Buch über Krankenhäuser.[76] Ein weiteres Werk, das einer seiner Schüler, al-Ḥasan ibn Sahl,[77] nach seinem Tode zusammenstellte, enthält in seinem zweiten Teil „Aphorismen und Antworten", die er in dem wissenschaftlichen Zirkel erteilte, der im Fāriqī-Krankenhaus regelmäßig stattfand.[78]

Der letzte hier anzuführende Beleg ist bereits durch Issa Bey bekannt gemacht worden und übertrifft in der Tat alle früheren bei weitem an Detailliertheit und Anschaulichkeit.

> Šams ad-Dīn abu l-Faḍl ibn abi l-Farağ, der unter dem Namen al-Muṭāwiʿ bekannte Augenarzt – Gott habe ihn selig! – erzählte mir (d.h.: Ibn abī Uṣaibiʿa), dass er abu l-Mağd ibn abi l-Ḥakam im Krankenhaus erlebt habe und dass er mit ihm von einem Kranken zum anderen gehen, ihren Zustand zu inspizieren und ihre „Fälle" zu erwägen pflegte. Dabei standen die Aufseher (*mušārifūn*) und Krankenpfleger (*al-quwwām li-* [lies: *bi-*?] *ḫidmati l-marḍā*) dienstbereit vor ihm; und alle Drogen und Maßnahmen,[79] die er den Kranken verschrieb, wurden ihnen ungesäumt und ohne Nachlässigkeit verabfolgt. Nachdem er damit fertig und zur Burg hinaufgestiegen war und die Kranken unter den Spitzen des Reiches untersucht hatte, pflegte er zurückzukommen und in dem großen Iwan des Krankenhauses, der ganz mit Teppichen ausgeschlagen war, Platz zu nehmen und die Lehrbücher kommen zu lassen (*yuḥḍiru kutuba l-ištiġāli*). Nūr ad-Dīn – Gott habe ihn selig! – hatte diesem Krankenhaus eine große Menge medizinischer Bücher gestiftet, die in den beiden im Vorderteil (*ṣadr*) des Iwans befindlichen Schränken (aufgestellt waren). Eine Gruppe von Ärzten und Studenten (*muštaġilūn*) pflegten zu ihm zu kommen und sich vor ihn hinzusetzen; dann fanden medizinische Unter-

---

76 *Kitāb al-Bīmāristānāt* (b. a. Uṣaibiʿa, *ʿUyūn* I, 253 = B 341). Es hat Ibn abī Uṣaibiʿa als Quelle für den Bericht über ar-Rāzīs Hinwendung zur Medizin gedient (l. c. I, 309 = B 414).

77 A. Müller vermischt ihn in seinem Index mit dem bekannten Gouverneur des Kalifen al-Maʾmūn gleichen Namens, mit dem er aber natürlich nichts zu tun hat. Obige Notiz stammt aus der Biographie des Zāhid al-ʿUlamāʾ; über seinen Schüler sind mir keine weiteren Belege greifbar.

78 Dieses Krankenhaus, benannt nach Maiyāfāriqīn, der Residenz seines Erbauers, wurde von dem Marwāniden Naṣīr ad-Daula errichtet, vgl. oben S. 18, Anm. 24.

79 *Mudāwāt, tadbīr. Mudāwāt* ist die Behandlung mit Drogen (*dawāʾ*), demnach dürfte *tadbīr* sich auf diätetische Regimina und physikalische Therapie (Umschläge, Bäder etc.) beziehen.

> suchungen statt, und er ließ die Schüler (*talāmīḏ*) lesen und arbeitete und disputierte mit ihnen und schaute in die Bücher für die Dauer von drei Stunden; dann ritt er nach Hause.
>
> IBN ABĪ UṢAIBIʿA, *ʿUyūn* II, 155 = B 628

Was sagen nun die deontologischen Schriften über das Studium im Hospital? Im Ganzen überraschend wenig. Bei ar-Ruhāwī fehlt, wie gesagt, jeder direkte Hinweis. Ṣāʿid empfiehlt dem *fertigen* Arzt häufigen Besuch des Krankenhauses. Die bemerkenswerten Ratschläge, die er seinen Lesern in diesem Zusammenhang erteilt, beziehen sich also auf die spätere Erweiterung des ärztlichen Wissens. Da man aber auch von den Studenten Ähnliches erwartete, wie es eine von Browne übersetzte Aufforderung al-Maǧūsīs im *Liber Regius* beweist,[80] seien Ṣāʿids Worte hier wiedergegeben. Die erste allgemeine Forderung findet sich in seinem dritten Kapitel über die „Eigenschaften des tüchtigen Arztes …" und lautet:

> … er behandle viel, bemühe sich um ständige Krankenpraxis und -pflege, besuche häufig die Hospitäler, studiere die medizinischen Gesetze, übe sich in der Kunst der Logik und erforsche die mathematischen Wissenschaften …
>
> ṢĀʿID, *Tašwīq*, ed. Spies fol. 12^{b},1 (cf. Taschkandi 83).

Im fünften Kapitel über „die guten Sitten, Empfehlungen und Gesetze, die der Arzt in seinem Haus, unter der Menge und auf den Märkten, bei den Kranken und in den Hospitälern befolgen muss" wird zum Spitalbesuch dann folgendes ausgeführt:

> Er besuche regelmäßig die Hospitäler, mache dort Dienst und inspiziere die seltenen Kranken (d.h. „Fälle"), die er dort findet; denn an solchen Plätzen erlebt man oft Krankheiten, von denen man nie gehört und in keinem Buch gelesen, sondern vielleicht gemeint hatte, sie könnten gar nicht existieren. … Sieht er nun einen dieser seltenen Fälle, so schreibe er ihn in sein Merkheft (*dustūr*) und bewahre es auf, ihm selber und ande-

80 Auch nach al-Maǧūsī gehört zu den Obliegenheiten des Medizinstudenten regelmäßiger Besuch der Krankenhäuser, unermüdliche Beobachtung der Zustände und Umstände der dortigen Patienten, möglichst in Gemeinschaft mit den fähigsten Medizinprofessoren, häufige Untersuchung der Symptome und Rekapitulation dessen, was man darüber gelesen hat. Tut er das und formt gleichzeitig seinen Charakter, so sind ihm Erfolg und Ansehen sicher (vgl. Browne, *Medicine* 56–57).

ren zu Nutzen. Im Krankenhaus setze er sich an den ihm gebührenden Platz, zeige Ruhe und Gesetztheit (*sakīna, waqar*), lausche den Klagen der Kranken und derer, deren Angelegenheit ihn angeht, aufmerksam, mit Wohlwollen und dem Bemühen, ihnen seine Rezepte verständlich zu machen.

ṢĀʿID, *Tašwīq*, ed. Spies fol. 22ᵇ–23ᵃ (cf. Taschkandi 102)

Ibn Ǧumaiʿ[81] ist vielleicht der einzige, der bei der Besprechung des Studienweges auf das Krankenhaus zu reden kommt; aber auch er betrachtet es nur als Stätte der praktischen Ausbildung, die dem Bücherstudium folgen soll (vgl. unten S. 124).

5 Die praktische Lehrzeit (*ḫidma*)

Alle Quellen zum ärztlichen Leben stimmen darin überein, dass das Studium der medizinischen Fachliteratur durch eine praktische Lehrzeit ergänzt werden müsse. Die Terminologie ist hier allerdings nicht einheitlich und auch die Angaben über das in der praktischen Lehre zu Erlernende schwanken sehr.

Ar-Ruhāwī spricht von einer *ḫidma*, die unerlässlich für das Erlernen der Zubereitung von Drogen und bei einem Meister (*ustāḏ*) des Drogenhandwerks zu absolvieren sei (*Adab* fol. 64ᵃ,11). Wenn er an anderer Stelle eine zeitweilige *ḫidma* im *dukkān* eines beliebigen Arztes als ungenügend kritisiert, so bezieht sich diese Kritik wohl nur auf die ungenügende Frist und die mangelnde Kompetenz des zum Lehrer Gewählten, nicht aber auf den Ort, wo die *ḫidma* stattfinden soll; d.h. ar-Ruhāwī fordert eine genügend lange *ḫidma* im *dukkān* eines tüchtigen Arztes. Gerade der im eigenen „Laden" tätige Arzt wird ja – anders als der Krankenhausarzt – einen Großteil seiner Drogen selber zubereitet haben. Ar-Ruhāwīs Nichterwähnung des Krankenhauses steht mithin in einer gewissen inneren Beziehung zu seiner Forderung eines Drogenpraktikums. Im Übrigen ist aber der Apotheker (*ṣaidanānī*) für ihn eine durchaus bekannte Größe.

Bei Ṣāʿid ist ebenfalls von der *ḫidma* in den Hospitälern die Rede, der der Arzt sich widmen solle;[82] doch erblickt Ṣāʿid hierin eine Verpflichtung des fertigen Arztes, die er im Rahmen einer ganzen Reihe weiterer solcher Verpflichtungen aufführt. Er empfiehlt, wie gesagt, dem Arzt, seltene und unbekannte Krank-

---

81 Ibn Ǧumaiʿ, *Ṣalāḥīya* fol. 231ᵇ, ed. Fähndrich, arab. 39, engl. 28.

82 Ṣāʿid, *Tašwīq*, ed. Spies fol. 22ᵇ,12 *yuwāẓibu ʿalā duḫūli l-bīmāristānāti wa-l-ḫidmati fīhā*; Taschkandi 102.

heiten, wie sie im Hospital häufiger als anderswo zu sehen seien, genau zu beobachten und die Symptome in sein Merkheft zu notieren.

Ibn Hindū[83] spricht von dem Augenschein (*mušāhada*), durch welchen im Anschluss an das Bücherstudium die Übung (*durba*) erlangt werde, äußert sich aber nicht näher, auf welche Bereiche sich dieser erstrecken solle.

Ibn Riḍwān verlangt, dass gleichzeitig mit dem Bücherstudium ein praktischer Unterricht in den verschiedenen Zweigen der Medizin: Orthopädie, Chirurgie und Ophthalmologie, Drogenkunde und Diätlehre stattfinde.[84]

Besonders umfangreiche und grundsätzliche Ausführungen zur Frage der praktischen Ausbildung finden sich bei Ibn Ǧumaiʿ in seinem Kapitel über die Schwierigkeiten des Medizinstudiums, zu denen er auch die Aneignung ausreichender Erfahrung rechnet:

> Wenn nämlich der Arzt alles oben Erwähnte wissensmäßig beherrscht, und dies in seinem Intellekt verankert wird und so gegenwärtig ist, dass er es sich leicht und wann er will aus sich heraus vor Augen führen kann, muss er das Vermögen erwerben, die allgemeinen Gesetze, die er kennt, auf den Einzelfall zu übertragen und unmittelbar praktisch anzuwenden. Denn die allgemeinen Gesetze und überhaupt alles (theoretische) Wissen, das die Heilkunst umfasst, reicht für sich allein nicht aus, um damit das Ziel der Kunst zu erreichen, nämlich: die Gesundheit den Gesunden zu erhalten, den Kranken zurückzuerstatten. Man erreicht diese Stufe vielmehr erst, wenn (zu dem Wissen) das Vermögen des besagten (wissensgemäßen) Tuns hinzukommt. So verhält es sich ja mit allen der Heilkunst vergleichbaren Künsten: Sie alle kann ein Mensch nur unter zwei Voraussetzungen sich so aneignen, dass er verdient, danach benannt zu werden: Die eine ist die Aneignung aller Kenntnisse, die die betreffende Kunst umfasst, in dem Maß, dass sie fest im Intellekt verankert sind, die zweite ist die Aneignung des Vermögens, aus diesen Kenntnissen heraus im Einzelfall souverän (*malakatan*) zu handeln. Daher haben die Alten die praktische Kunst definiert (indem sie sagten): Sie ist ein Vermögen, etwas aufgrund von Kenntnis zu tun. Dieses Vermögen, aufgrund von Kenntnissen, die die Kunst umfasst, zu wirken, kann der Mensch nicht dadurch erlangen, dass er (nur) erlernt, was die in jener Kunst verfassten Bücher enthalten; denn die Bücher enthalten nur die allgemeinen Dinge; die partikulären Dinge, ich meine die den gesunden und kran-

83 Ibn Hindū, *Miftāḥ*, ed. Manṣūrī 95; Tibi, *Key* 42.

84 Meyerhof/Schacht, *Controversy* 26.

> ken Individuen spezifischen, können dagegen die Bücher nicht umfassen. Das hat Galen schon angedeutet zu Anfang seines *Ars parva* betitelten Buches und ausdrücklich gesagt zu Anfang seines *Sendschreibens an Glaukon* sowie an anderen Stellen seiner Schriften.[85] Vielmehr lässt sich dies Vermögen nur durch lange Übung und Praxis (*irtiyāḍ, tamarrun*) und Anleitung (*taḫarruǧ*) in unmittelbarer Ausübung der ärztlichen Tätigkeiten (*mubāšarat aʿmāl aṭ-ṭibb*) und häufigem Umgang mit ihren Particularia – wobei (natürlich) die zugehörigen Kenntnisse erworben sein und bei der Ausübung zur Verfügung stehen müssen – erreichen; und dies namentlich bei tüchtigen Professoren. Dass die direkte Ausübung erst erfolge, wenn dem Ausübenden die betreffenden Kenntnisse als Wissen zur Verfügung stehen, habe ich deswegen zur Bedingung gemacht, weil viele Leute, ja selbst solche, die Wissen und Kenntnisse zu besitzen behaupten, glauben, dass einer, der lange Zeit Kranke gepflegt hat, – ohne aber vorher sich Kenntnisse so angeeignet zu haben, dass sie in seinem Intellekt verankert und seinem Gedächtnis gegenwärtig wären –, zu den Ärzten zu rechnen sei, und dass die lange Dauer der erwähnten Krankenpflege, nämlich derjenigen ohne vorherige Aneignung der betreffenden Kenntnisse, ihm ein (gewisses praktisches) Wissen (*dirāya*) und Geschicklichkeit in ärztlichen Operationen vermittele; die Allgemeinheit nennt ihn „praktischen Arzt" (*ṭabīb ʿammāl*), eine Sache, die fast schon zu den Gemeinplätzen der Menge gehört und für richtig gilt. Die Sache ist jedoch nicht so, wie sie glauben, denn wer auf dieser Stufe steht, ist wie einer, der im Dunklen herumtappt ...
>
> IBN ǦUMAIʿ, *Ṣalāḥīya* fol. 214ᵇ,5–215ᵇ,2; ed. Fähndrich arab. 17–18, engl. 13–14.

Später kommt Ibn Ǧumaiʿ dann noch zweimal auf die praktische Ausbildung zu sprechen. Die erste der beiden Stellen steht im Zusammenhang mit dem Alexandrinischen Kanon, Hier führt der Autor aus, dass die Alexandriner die ersten vier Bücher dieses Kanons (*De Sectis, Ars parva, De pulsibus ad tirones, Ad Glauconem*) wegen ihres wichtigen Inhalts an die Spitze des Studiums gestellt hätten und fährt fort:

> Wenn ihn (sc. diesen Inhalt) der Studienanfänger erlernt und (gleichzeitig) unter der Leitung eines tüchtigen Meisters hier und da mit ärztlichen

85 Der Gedanke, dass die Particularia der Medizin unendlich und mithin in Büchern nicht vollständig darlegbar seien, ist ein *locus communis* der medizinischen Literatur; er findet sich z.B. auch in einem charakteristischen Passus einer Schrift Ibn Ǧumaiʿs, vgl. unten S. 345.

> Tätigkeiten in Berührung kommt (*bāšara aʿmālahā baʿḍa l-mubāšarati*), vermag er einige ärztliche Tätigkeiten soweit selbständig auszuführen (*yataṣarrafu fī baʿḍi aʿmāli ṭ-ṭibbi taṣarrufan* etc.), dass er die damit verbundene Lust (*laḏḏa*) zu kosten bekommt und – sofern er recht hochgesinnt ist – angespornt wird, nach ihrer Vervollkommnung zu streben, wie auch, dass er damit, falls er arm ist, unverzüglich Geld verdienen kann, um sein Studium fortzusetzen.
>
> IBN ǦUMAIʿ, *Ṣalāḥīya* fol. 222b,1–10, ed. Fähndrich, arab. 27, engl. 20

Die letzte Stelle ist jene schon erwähnte über die Aufgaben des Staates, deren erste die Sorge um die Lehrenden darstelle. Vorzügliche und erfahrene Ärzte sind auszuwählen und in Dienst zu stellen (*yunṣabū*), einmal zum Unterricht in den antiken medizinischen Texten, zum anderen ...

> ... zur Anleitung (*taḫrīǧ*) und Unterweisung (*tadrīs*) der Studenten im Umgang (*muzāwala*) mit den Kranken unter ihrer Aufsicht, was am besten in den Hospitälern geschieht, weil sie der Ort sind, wo Ärzte und Kranke zusammenkommen und in ihnen die vollkommene Übung in den Arbeiten dieser Kunst erzielt wird, (allerdings nur) unter Aufsicht darin erfahrener Professoren.
>
> IBN ǦUMAIʿ, *Ṣalāḥīya* fol. 231b,14–17; ed. Fähndrich, arab. 39, engl. 28[86]

6 Der Lehrstoff I: Die propädeutischen Fächer

Unter propädeutischen Fächern wollen wir hier im Anschluss an unsere arabischen Quellen eine Reihe von nicht medizinischen Wissenschaften verstehen, die nach Ansicht maßgeblicher Autoren von dem angehenden Arzt mehr oder weniger intensiv betrieben werden sollten. Die Forderung, dass dies vor dem Studium der Medizin zu geschehen habe, ist damit nicht immer *expressis verbis* verbunden, findet sich aber so häufig, dass man darin eine *communis opinio* erblicken kann. Ibn Hindū behandelt diese Fächer im 8. Kapitel seines „Schlüssels" unter dem Titel: „Aufzählung dessen, was der Arzt von den Wissenschaften kennen muss." Ṣāʿid widmet ihnen den größten Teil seines 4. Kapitels: „Bedingungen und Gesetze, die der hippokratische Arzt befolgen und vertre-

86 Den Satz, dass der Unterricht am Hospital am erfolgreichsten sei, zitiert Meyerhof in einem Anhang zu „Surveillance" (134), wo er erstmals auf Ibn Ǧumaiʿs Reformschrift hinweist.

ten muss."[87] Ibn Ǧumaiʿ führt im 1. Kapitel seiner Reformschrift eine Reihe von Dingen an, die der Arzt außer seiner Kunst wissen oder über die er verfügen müsse.[88] Dabei kommen allerdings u.a. auch deontologische Fähigkeiten zur Sprache; und das ganze Kapitel steht unter dem Aspekt der Schwierigkeit der ärztlichen Kunst, an der es liege, dass so wenig tüchtige Ärzte vorhanden seien. Ibn Riḍwān hat in seinem „Nützlichen Buch" ein Kapitel (das 6.) über Dinge, die dem Medizinstudium vorausgehen sollen. Zwar werden hier vornehmlich Fragen der charakterlichen Eignung behandelt; gegen Ende kommt die Rede aber auch auf die propädeutischen Fächer (Meyerhof/Schacht, *Controversy* 25–26). Ibn Riḍwān berichtet ferner, dass er selber in Befolgung einer Weisung Galens mit dem Studium der Mathematik und der Logik begonnen habe (l. c. 20) und erinnert an anderer Stelle daran, dass man das Medizinstudium in Alexandria durch die Lektüre von vier logischen Schriften einzuleiten pflegte (l. c. 26). Leider verloren ist eine Schrift von Zāhid al-ʿUlamāʾ, deren Titel man etwas frei mit den Worten wiedergeben könnte: „Über die für den Medizinstudenten obligatorischen propädeutischen Wissenschaften."[89]

Während sich nun aber hinsichtlich der medizinischen Fachliteratur an der Akademie von Alexandria ein fester Kanon von Schriften, der sogenannte „Alexandrinische Kanon" (vgl. das folgende Kapitel) herausgebildet hatte, deren Lektüre auch dem Medizinstudenten des arabischen Mittelalters zur Pflicht gemacht wurde, herrschte über das außermedizinische, in vorbereitenden Studien zu erwerbende Wissen – offensichtlich mangels einer jenem Kanon gleichwertigen Tradition – keine so einheitliche Auffassung.

Hippokrates hatte in der Schrift „Von der Umwelt" erklärt, dass die Astronomie „nicht wenig zur ärztlichen Kunst beiträgt" – ein Satz, der von den späteren astrologiebeflissenen Ärzten gern zu ihrer Rechtfertigung herangezogen wurde.[90] Galen zitiert diesen Satz in seiner Schrift „Dass der vorzügliche Arzt Philosoph ist" (bzw. „... sein muss")[91] und fügt hinzu, dass die „ihr zugrundelie-

87 Ṣāʿid, *Tašwīq*, ed. Spies fol. 13ᵃ–19ᵇ.

88 Ibn Ǧumaiʿ, *Ṣalāḥīya*, ed. Fähndrich, arab. 21–22, engl. 16–17.

89 Ibn abī Uṣaibiʿa, *ʿUyūn* I, 253 = B 341 *fīmā yaǧibu ʿalā l-mutaʿallimīna li-ṣināʿati ṭ-ṭibbi taqdīmu ʿilmihī*.

90 Es sei darauf hingewiesen, dass Ibn Ǧumaiʿ dieses Wort zitiert und sogleich betont, dass damit nicht die Astrologie (*ṣināʿat aḥkām an-nuǧūm*) sondern die Astronomie (*ʿilm al-haiʾa*) gemeint sei (*Ṣalāḥīya* fol. 218ᵃ, ed. Fähndrich, arab. 21–22, engl. 16), was ja deutlich zeigt, dass das Wort auch anders gedeutet wurde. In astrologischem Sinne gebraucht es auch der astrologiegläubige Ibn Buṭlān, aber offenbar schon in entstellter Form, vgl. Meyerhof/ Schacht, *Controversy* 94 mit Anm. 32.

91 Der Titel dieser Schrift ist bekanntlich verschieden überliefert, ihr Inhalt und die gale-

gende“ Wissenschaft der Geometrie dadurch mit Notwendigkeit ebenfalls für die Medizin von Nutzen sei. Mehr noch aber hebt er in der gleichen Schrift die Bedeutung der Logik hervor, ohne deren Beherrschung kein tüchtiger Arzt denkbar sei.[92] Da beide Schriften den Arabern bekannt waren,[93] waren ihnen hiermit schon gewisse Maßstäbe gesetzt, die sich schwer übersehen ließen. Hinzu kam die *eo ipso* richtungweisende Biographie Galens, die in mancherlei Fragmenten ebenfalls den Arabern bekannt wurde.[94] Ein längeres Zitat in Ṣā'ids Protreptikos (z.T. auch von Ibn abī Uṣaibi'a zitiert) ist hierfür bezeichnend:

> Du musst jedoch wissen, dass wer diese beiden Wissenschaften (sc. Philosophie und Medizin) zu beherrschen beabsichtigt, intelligent, von gutem Gedächtnis und sehr strebsam sein muss, freudig bereit, Mühen auf sich zu nehmen; auch muss er das Glück haben, das mir (sc. Galen) zuteilwurde, indem ich bei meinem Vater seit meiner Kindheit in den Wissenschaften der Geometrie und Arithmetik ausgebildet wurde. Er bildete mich nämlich bis zu meinem 15. Lebensjahr ständig in allen Wissenschaften und Übungen, in denen die Jünglinge ausgebildet werden. Dann übergab er mich dem Unterricht in der Logik, wobei er damals vorhatte, mich nur in Philosophie unterrichten zu lassen. Er träumte aber einen Traum, der ihn veranlasste, mich (auch) in Medizin unterrichten zu lassen. So übergab er mich dem Unterricht in der Medizin, als ich 17 Jahre alt war.

---

nische Auffassung scheinen eher dafür zu sprechen, dass er nicht die Form einer Aufforderung sondern einer Aussage haben müsse; denn nach Galen *ist* eben der tugendsame Arzt *eo ipso* auch Philosoph; diese Ansicht vertritt übrigens auch E. Wenkebach in seiner Studie „Der hippokratische Arzt als das Ideal Galens“, 158. In der Auswahl der einen oder anderen Form des Titels konnte sich schon eine bestimmte Auffassung offenbaren. So ist es etwa charakteristisch für ar-Ruhāwī, dass er sich für die Aussageform entscheidet (*fī anna ṭ-ṭabīb al-fāḍil failasuf, Adab* fol. 110ᵇ,8). Eine Zusammenstellung der bei den Arabern üblichen Titelformen gibt P. Bachmann in: Galen, *Philosoph* 7.

92 Vgl. Galen, *Philosoph* Zeilen 23, 95, 104 des arabischen Textes (Kap. 1, S. 14; Kap. 3, S. 22).

93 Die Schrift „Von der Umwelt“ (Περὶ ἀέρων, ὑδάτων, τόπων = *Fi l-Hawā' wa-l-mā' wa-l-masākin* – bei ar-Ruhāwī mit dem Titel *Fi l-Buldān wa-l-miyāh wa-l-ahwiya* zitiert) ist handschriftlich erhalten (vgl. Ritter/Walzer, Arab. Übs. 803, Nr. 1; GAS III, 36, Nr. 8). Der Übersetzer ist Ḥunain. Ar-Ruhāwī, der lange Auszüge aus dieser Schrift bringt, fußt jedoch auf einer anderen Übersetzung. Galens Abhandlung über den besten Arzt, ebenfalls von Ḥunain übersetzt, liegt in der mehrfach erwähnten Edition von Bachmann vor (Lit.-vz. II, Galen, *Philosoph*).

94 Vgl. unsern Abschnitt IV.1 „Das Bild Galens bei Ibn abī Uṣaibi'a und anderen“ unten S. 400 f.

> Er befahl mir aber das begonnene Philosophie-Studium neben dem Studium der Medizin fortzusetzen. So befasste ich mich mein ganzes Leben mit den Themen der Medizin und der Philosophie, nachdem ich aufgrund des Glückes, das mir, wie erwähnt, durch meinen Vater zufiel, ein beträchtliches Maß davon erlernt hatte. Auch lernte nie jemand mit mir zusammen, ohne dass ich ihn alsbald überflügelte und selber zum Lehrer des Gelernten wurde.
>
> ṢĀʿID, *Tašwīq*, ed. Spies fol. 16a–b (cf. Taschkandi 91); cf. b.a. Uṣaibiʿa, *ʿUyūn* I, 71 = B 110

Im Anschluss an diese und ähnliche Stellen erörtern die arabischen deontologischen Schriften die propädeutischen Fächer des Medizinstudiums, und zwar am ausführlichsten Ṣāʿid und Ibn Hindū.[95]

Da nicht nur bei ihnen beiden, sondern auch bei anderen Autoren, die sich zu diesen Fragen äußern, die Logik die wichtigste Stelle einnimmt, empfiehlt es sich, deren Rolle als propädeutisches Fach des Medizinstudiums zunächst in einem gesonderten Abschnitt zu behandeln.

a *Die Logik*

Wenn die tonangebenden Ärzte der Antike und des arabischen Mittelalters forderten, der Aspirant der Medizin müsse sich mit der Logik vertraut machen, so meinten sie damit natürlich nicht, die Fähigkeit logisch zu denken – diese war selbstverständliche Voraussetzung – sondern eine ernsthafte Befassung mit der aristotelischen Logik. Dies entsprach den Forderungen Galens.

Galen ist nicht nur der eigentliche Schöpfer des Arzt-Philosophen – ein Begriff, der bei ihm ja stark ethisch gefärbt war – sondern er hat darüber hinaus die Logik zu einem integrierenden Bestandteil der Medizin zu machen gesucht. Von seinen rund 400 Schriften sind nicht weniger als circa ein Zehntel logischen Fragen gewidmet.[96] War er auch vermutlich nicht der Urheber der sogenannten „Galenischen Figur"[97], so setzte er doch gegenüber Aristoteles neue Akzente, mag man diese nun als Fortschritt oder als Rückschritt werten. Es ging ihm nämlich weniger um die reine Theorie als um die praktische Ver-

95 Die im Folgenden vorgetragenen theoretischen Forderungen finden ihre Ergänzung in den praktischen Bildungsbestrebungen, die wir im 8. Kapitel behandeln.

96 Vgl. die Aufzählung dieser Schriften bei Prantl, *Logik* I, 560–561, Kollesch/Nickel, Bibliographia 1379, sowie den Artikel „Logic" von B. Morison in Hankinson, *Companion* 66–115.

97 Vgl. Prantl, *Logik* I, 570, Hauptquelle dieser angeblichen Erfindung Galens, die Prantl als „einfältige Spielerei" bezeichnet, ist ein diesbezüglicher Angriff des Averroes.

wendbarkeit der Logik als ἀποδεικτική μέθοδος; er erblickte in ihr ein Mittel, „das von andern eingeschlagene Verfahren auf seine Richtigkeit sicher zu prüfen und die eigenen Versuche in der Lösung eines Problems wohl gelingen zu lassen." Eine seiner wichtigsten logischen Schriften ist denn auch eine Apodeiktik, die den Arabern nicht unbekannt blieb.[98] Und in der Tat, mithilfe der Logik widerlegte Galen aristotelische Irrtümer, so wenn er etwa bewies, dass der Sitz der sinnlichen Wahrnehmung das Hirn, nicht das Herz sei, oder dass kein Körperglied sich ohne Mitwirkung von Muskeln und Nerven bewegen könne – Beweise, deren Stichhaltigkeit von Aristotelikern bis hin zu Averroes bestritten wurde.[99] Er erschloss die Wirksamkeit einer noch unerprobten Droge mithilfe der Analogie u.a.m.[100]

Aber nicht nur für solche besonderen Fälle war die Logik vonnöten, sie war für die Praxis der gesamten galenischen Medizin schlicht unentbehrlich; denn sie bildete, in Gestalt des Analogieschlusses oder syllogistischen Verfahrens, das verbindende Glied zwischen den Generalia und den Particularia der Medizin. Die Heilkunst war in allgemeinen Gesetzen kodifiziert, die unter Berücksichtigung einer Reihe individueller Umstände *per analogiam* auf den Einzelfall anzuwenden waren. Der Analogieschluss (συλλογισμός, arab. *qiyās*) war daher eines der Schlüsselworte der galenischen Medizin, wie es die Losung jener medizinischen Schule war, der Galen, nicht ohne eklektisch auch aus den anderen Schulen zu schöpfen, sich zugehörig wusste: der Schule der Dogmatiker, die die Araber, das Wesentliche treffend, als *ahl* (oder *aṣḥāb*) *al-qiyās* – „Leute des Syllogismus" bezeichneten. *Qiyās* ist auch eines der Schlüsselworte von ar-Ruhāwīs „Bildung des Arztes", die sich in dieser, wie in so mancher anderen Hinsicht, als von galenischem Geiste durchtränkt zeigt. Und die großen arabischen Ärzte insgesamt lassen nie einen Zweifel daran, dass der tüchtige Arzt zu den *aṣḥāb al-qiyās* zu gehören habe. So ist es verständlich, dass das Kapitel über die medizinischen Schulen in Ibn Hindūs „Schlüssel" mehr Aufschluss über den Nutzen der Logik für die Medizin gibt als die entsprechende Stelle in dem über die propädeutischen Fächer.

---

98 Vgl. Bürgel, *Averroes ‚contra Galenum'* 282 mit Anm. 3.

99 Bürgel, *Averroes* 284–286.

100 Müller, *Beweis* 452–454. Auf die negativen Seiten des dogmatischen Analogiedenkens hat Leibbrand (*Heilkunde* 107) hingewiesen, so etwa, dass es Galen dazu führte, die Ergebnisse der Schweine- und Affenanatomie vorbehaltlos auf den Menschen zu übertragen oder die weiblichen Geschlechtsorgane den männlichen gleichzusetzen. Die Annahme eines weiblichen Spermas findet sich noch bei Averroes, vgl. Bürgel, *Averroes ‚contra Galenum'* 293.

War es Galens Größe, dass er die Logik so stark in sein System integrierte, und bildete, wie Iwan von Müller meint, die Konsequenz, mit der er es tat, eine der Ursachen für seine anderthalb Jahrtausende währende Geltung,[101] so wurde doch auch eben dieses Unterfangen zu einem der Punkte, die ihm vonseiten der Philosophie eine immer neu auflebende Kritik eintrugen. Wir kommen auf die Frage seiner Autorität später noch zu sprechen.

Hier genügt es zu sagen, dass diese kritische Haltung, die, im Interesse einer klaren Scheidung zwischen Arzt und Philosoph, bei Averroes darin gipfelte, Galen überhaupt ein Mitspracherecht in philosophischen Dingen abzusprechen,[102] sich natürlich auch auf die Ansicht auswirkte darüber, welche propädeutischen Fächer für den Arzt erforderlich seien.

Bei Ibn Hindū zeigt sich diese Tendenz schon ganz deutlich. Er wendet sich zunächst gegen Galens These, dass der vorzügliche Arzt Philosoph sei (oder sein müsse), mit den Worten: „Galen hat im Zuge seiner Verherrlichung der Medizin den Arzt zum Philosophen gemacht."[103] Dann führt er anhand der antiken Einteilung der Philosophie in theoretische und praktische Wissenschaften die einzelnen Disziplinen vor, nicht ohne Herablassung mehrmals dazu bemerkend, dass der Arzt qua Arzt (*bi-mā huwa/min ḥaiṯu huwa ṭabīb*) davon nichts oder nur wenig zu wissen brauche. Hinsichtlich der Logik ist er zwar anderer Ansicht. Er behandelt sie aber nicht innerhalb des Kanons der philosophischen Wissenschaften, sondern im Anschluss an diese als „Organon" (*āla*) der Philosophie. So kann er eine gehörige Beherrschung der Logik vom Arzt fordern, ohne ihn damit „zum Philosophen zu machen." Folgendes sind seine Worte:

> Was die Logik anlangt, welche ein Instrument der Philosophie ist, nämlich die Wissenschaft vom Analogieschluss und vom Beweis, so gehört es zu den dringendsten Verpflichtungen des Arztes, dass er sie kenne und darin wohl bewandert sei, ja sie beherrsche und in ihrer Gesamtheit ergründe, denn die wahre Medizin ist der Analogieschluss (*aṭ-ṭibb al-ḥaqīqī huwa l-qiyās*), wie wir das früher dargelegt und bewiesen haben; und nichts lässt sich verwirklichen, weder innerhalb ihres theoretischen noch innerhalb ihres praktischen Teils ohne die Anwendung der Kunst der Logik, wie das aus ihrer Definition vollkommen deutlich wird. Denn die Philosophen stimmen ja darin überein, dass die Kunst der Logik die-

101 Müller, *Beweis* 244.

102 Vgl. Bürgel, *Averroes* 316.

103 Näheres über das Verhältnis zwischen Medizin und Philosophie folgt unten s. 317 ff.

jenige ist, die die Wahrheit von der Lüge im Gebiet der Aussagen und das Echte vom Nichtigen im Bereich der Dinge und das Falsche vom Richtigen auf dem Gebiet der Handlungen unterscheidet.

IBN HINDŪ, *Miftāḥ* fol. 29ª,1–8; ed. Manṣūrī 86; Tibi, *Key* 37–38

Für Ibn Rušd sind dann „die Ärzte" einschließlich Galens *a priori* Leute, die von Logik nicht viel und jedenfalls nicht genug verstehen.[104] Aber gerade darum sollte auch er von den angehenden Ärzten eine gründliche Übung in dieser Kunst gefordert haben, und hat es vielleicht auch getan. Die deontologischen Schriften jedenfalls tun dies mit allem Nachdruck – neben Ibn Hindū auch Ṣāʿid, Ibn Riḍwān und Ibn Ǧumaiʿ.

Eine Ausnahme bildet scheinbar ar-Ruhāwī. Er fordert nirgends ausdrücklich die Kenntnis der Logik, wie er ja auch sonst keine Bedingungen hinsichtlich propädeutischer Studien stellt, sondern lediglich ausreichende Begabung und den Glauben an Gott, Prophetentum und Jenseits voraussetzt, dabei zur Festigung des letzteren die Lektüre antiker und islamischer Philosophen empfehlend, falls die Heiligen Schriften nicht ausreichen sollten. Ar-Ruhāwī (*Adab* fol. 98ª) nennt zwar in Abweichung von der üblichen Zusammenstellung als 16. Buch des alexandrinischen Kanons die galenische Apodeiktik (*K. al-Burhān*), nimmt sie aber von den obligatorischen Texten aus: Nur der *ṭabāʾiʿī* i. e. φυσικός[105] solle sie lesen, aber auch er nicht unbedingt, denn ihr Verständnis setze Kenntnisse in der Logik und Geometrie voraus (*Adab* fol. 98ª,13–14). Auf der anderen Seite lässt die Anlage seiner Schrift, vor allem die zentrale Stellung, die er, wie gesagt, dem Analogieschluss einräumt, keinen Zweifel daran, dass er selbst sich mit Logik befasst hat, und dies im Grunde auch von seinen Lesern erwartete. Dafür spricht auch, dass ar-Ruhāwī eine Schrift über die Dialektik,[106] wenn auch nur für Anfänger, verfasst hat, die er im Text erwähnt, und deren Lektüre er wohl nur aus Bescheidenheit nicht ausdrücklich empfiehlt.

b *Sonstige Fächer: bei Ṣāʿid*

Ṣāʿid handelt, wie gesagt, im 4. Kapitel seines *Tašwīq* von den propädeutischen Fächern.[107] Nachdem er kurz über die Wichtigkeit der Logik gesprochen und einige Anwendungsbereiche des Syllogismus genannt hat, führt er etwa folgendes aus:

104 Vgl. Bürgel, *Averroes ‚contra Galenum‘* 291.

105 Näheres zu diesem Terminus vgl. unten im Kapitel „Die Spezialisierung" (II.9).

106 Ruhāwī, *Adab* fol. 76ᵇ,14: *al-Madḫal li-l-mubtadiʾīn bi-ʿilm al-ǧadal.*

107 Ṣāʿid, *Tašwīq*, ed. Spies fol. 13ª–19ᵇ, Taschkandi 84–97.

Von der *Arithmetik* soll der Arzt die Multiplikation und die Division, sowie die Proportionsrechnung (*an-nisba*) erlernen, jedoch ohne seine Zeit mit der Ergründung für ihn entbehrlicher Probleme in Anspruch zu nehmen. Die Arithmetik benötigt er einmal, um die Quantitäten von Diäten und Drogen bemessen zu können – was übrigens voraussetzt, dass er sich die Kenntnis der bei den einzelnen Völkern verschiedenen Maße und Gewichte und ihres Verhältnisses zueinander angeeignet hat –, zum andern für die Berechnung der Krankheitsdauer.

Von der *Astronomie* muss er gleichfalls das Unentbehrliche wissen, die Gestalt der Erde (lies *al-arḍ* statt *al-amrāḍ!*), ihre Lage im Himmelsgewölbe, ihre Einteilung nach Klimata und Ländern und die geographischen Längen und Breiten der Länder, d.h. ihre Entfernung vom Sonnenuntergang und vom Äquator,[108] die Reihenfolge der Sphären und ihre Bewegungen, die Beschaffenheit der Gestirne und ihre Bahnen im Lauf der Jahre, Monate, Tage und Stunden, ihren Eintritt in die „Häuser", ihre Konjunktionen (*qirānātihā wa-ttiṣālātihā*) und ihre Entfernung von der Sonne, die Anfänge der Sonnen- und Mondmonate, die Auswirkung des Eintritts der Sonne in die „Häuser" auf warme und kalte Jahreszeit, die Zeit der Auf- und Untergänge von Sonne und Mond, den Umfang der Stunden bei Tag und bei Nacht und schließlich die Stellung des Mondes zu den „Häusern" und seine Lichtmenge, namentlich zu Anfang der akuten Krankheiten und während derselben – da dies für eine richtige Beurteilung der Krisen, der Frage ob sie vollständig (*tāmm*) oder unvollständig, positiv oder negativ sind, unerlässlich ist. Dieser Abschnitt schließt mit Worten, die deutlich an den Anfang des Prognostikons von Hippokrates anklingen, und den Wert unterstreichen, den die Kenntnis dieser vor allem für die Prognose bedeutsamen astronomisch-meteorologischen Fakten besitzt. Angefügt wird als ausdrückliches Zitat der Satz über die Bedeutung der Astronomie aus der Schrift „Von der Umwelt", den wir oben schon angeführt haben.

Geometrie: Er muss die Bedeutung von Punkt und Linie, Fläche und Körper kennen, die Arten der Linien und Winkel und den Unterschied ihrer Lagen sowie die Arten der Oberflächen und Körper und ihrer Formen und die dafür verwandten Termini und „ein wenig von ihren Besonderheiten" (*yasīran min ḫawāṣṣihā*), jedoch ohne Vertiefung im Hinblick auf „die Kürze des Lebens und die Länge der Kunst." Er muss wissen, dass die runde Wunde (*qarḥa*), langsam zuheilt, da das Fleisch schwer auf ihr nachwächst, während es auf Wunden von winkeliger Form schnell wächst und zwar am schnellsten bei

108 Vgl. hierzu Jwaideh, W., *The Introductory Chapters of Yāqūt's Muʿjam al-buldān*, Leiden 1959, 60.

spitzen Winkeln. Er muss auch wissen, dass die Sonnen- und Sehstrahlen sich auf geraden Linien bewegen und dass die Sehstrahlen beim Erfassen des Gesehenen einen Kegel beschreiben, dessen Spitze das Zentrum der „eisartigen Feuchtigkeit" (Glaskörper) und dessen Basis die Umgrenzung des gesehenen Gegenstandes ist, wobei sich der Winkel der Kegelspitze nach der Größe des Objektes richtet.

Von der *Musik* muss er die Bewegungen und die Pausen (*fatarāt*) und die Zeitverhältnisse zwischen Bewegung und Ruhe und deren Anordnung und die Tonarten und Melodien (*al-luḥūn wa-n-naġam*) kennen, und die „breite", „schwere", „heisere" (?), „feine" und „mittlere" Stimme unterscheiden und seine Finger in der Berührung der Saiten üben, da ihm das für die Pulskunde nützlich ist.[109]

c *Sonstige Fächer: bei Ibn Hindū*

Ibn Hindū, der ja von der Philosophie herkommt, baut seine diesbezüglichen Ausführungen systematischer auf als Ṣāʿid. Er widmet dem Thema, wie gesagt, ein eigenes Kapitel mit dem Titel „Was der Arzt von den Wissenschaften wissen muss, um in seiner Kunst vollkommen zu sein."[110] Da seine Darlegung sich in wesentlichen Punkten von der Ṣāʿids unterscheidet, geben wir sie im Folgenden ebenfalls in freier Paraphrase wieder:

Ibn Hindū beginnt mit jener schon erwähnten Polemik gegen die These Galens, dass der vorzügliche Arzt Philosoph sei. Nachdem er so gewissermaßen die Medizin in ihre Schranken verwiesen hat, bedeutet er den Ärzten, nicht ohne eine gewisse Herablassung, was sie qua Ärzte zu wissen nötig haben und was nicht. Er behandelt die Wissenschaften anhand einer an antike Muster angelehnten Einteilung der Philosophie, d.h. er nennt als zum theoretischen Teil der Philosophie gehörig die Physik (*ʿilm aṭ-ṭabīʿīyāt*), die Mathematik (*ʿilm al-riyāḍīyāt*) mit ihren vier Zweigen Arithmetik, Geometrie, Astronomie und Musik, sowie die Metaphysik bzw. Theologie (*ʿilm al-ilāhīyāt*) – die Logik lässt er absichtlich weg, um sie am Schluss des Kapitels von den vorher behandelten „Teilen" der Philosophie als „Werkzeug" abzusetzen. Als zum praktischen Teil gehörig nennt er die Ethik, die Ökonomie und die Politik.[111]

---

109 Der Arzt Rašīd ad-Dīn ʿAlī ibn Ḫalīfa (gest. 616/1219), selbst ein hervorragender Musiker, schrieb eine „Abhandlung über die Beziehung und das Verhältnis (w.: Equilibrium) des Pulses zu den musikalischen Schwingungen" (*Maq. fī Nisbati n-nabḍi wa-muwāzanatihī ilā l-ḥarakāti l-mūsīqārīyati*; b.a. Uṣaibiʿa, *ʿUyūn* II, 259 = B 750).

110 Ibn Hindū, *Miftāḥ*, Kap. VIII, ed. Manṣūrī 81–86; Tibi, *Key* 35–38.

111 Diese Einteilung schließt sich, wie man sieht, eng an die aristotelische an, nur dass dort

Dieser Einteilung folgend wendet sich Ibn Hindū nun den einzelnen Wissenschaften zu.

Physik: Der Arzt braucht sie qua Arzt nicht völlig zu beherrschen, vielmehr genügt ihm ein Teil davon, nämlich alles das, was mit Gesundheit und Krankheit zusammenhängt, wie Elemente, Mischungen, Säfte, Organe, Kräfte und deren Wirkungen, Ursachen und Symptome der Gesundheit und der Krankheiten. Doch auch mit diesen Dingen sind Probleme verbunden, die nur dem Philosophen zugänglich sind, wie die Frage, ob die Elemente aus Stoff und Form oder aus Atomen zusammengesetzt, ob sie entstanden oder ewig sind, ob die Hitze die Form des Feuers oder eine ihrer Form zugehörige Sache ist. Auch die Frage nach den Ursachen etwa der Vierzahl der Elemente, ihrer Rangordnung, ihres Wesens und dergleichen beschäftigt den Philosophen; dem Arzt dagegen genügt es zu wissen, dass es vier Elemente gibt, dass der menschliche Körper aus ihnen zusammengesetzt ist und sein Bestand von ihrer harmonischen Mischung abhängt. Schließlich gibt es weitere Gegenstände philosophischer Erörterung innerhalb der Physik wie Stoff und Form, Zeit und Raum, Entstandenheit oder Ewigkeit der Welt, Substanz der Seele und Schicksal der Seele nach ihrer Trennung vom Leibe, die alle den Arzt nicht betreffen und nach denen seine Kunst nicht zu forschen braucht.[112]

Mathematische Wissenschaften[113]

Astronomie: Hiervon braucht der Arzt ein gehöriges Maß; denn Galen berichtet von Hippokrates, dass er gesagt habe: Der Nutzen der Astronomie für die Heilkunst ist nicht gering. Das sagt er zu Recht, denn die Frage der Krisen lässt sich nicht richtig lösen, ohne Astronomie. Die Krisen der akuten Krankheiten sind nämlich vom Mond, „seinen Phasen, wie sie die Sonne bedingt" und den übrigen Planeten abhängig, die Krisen der chronischen Krankheiten von der Sonne und den Planeten mit Ausnahme des Mondes. Ebenso setzt die Kenntnis der Jahreszeiten und deren Abhängigkeit von der Mischung der Luft und der Länder je nach ihrer Stellung zum Himmelsgewölbe gründliche astronomische Kenntnisse voraus.

---

als dritte Gruppe neben die theoretischen und praktischen die „poietischen" Probleme traten (Aristoteles, *Metaph.* 1025b u. a).

112 Averroes würde wohl sagen: Die ihm qua Arzt verschlossen sind.

113 Aristoteles nannte die Mathematik unter den rein theoretischen Wissenschaften (*Metaph.* 1026a). Ihre Stellung im Organon wurde jedoch lange diskutiert. Einige Aristoteles-Kommentatoren stellten sie zwischen Physiologie und Metaphysik (vgl. Guidi/Walzer, *al-Kindī*).

Für die Erlernung der Astronomie benötigt er unausweichlich auch die *Geometrie*: Jedoch genügt ihm hier das für sein Bedürfnis Erforderliche. Das in der Astronomie gesteckte Ziel erreicht er auch ohne gründliche Kenntnis der Geometrie, die ja in ihrer Ausdehnung und Vielfalt nahezu unbegrenzt ist.[114]

Arithmetik braucht der Arzt nicht, es sei denn so viel, dass er versteht, was mit dem Satz gemeint ist: Die Krisen, die auf die Ungeraden (Tage) fallen, sind heftiger als die, die auf die Geraden fallen (*afrād, azwāǧ*).

Musik gehört in bestimmter Weise zur Heilkunst. Theon der Alexandriner[115] erzählt von Hippokrates, dass die alten Philosophen mithilfe von Kompositionen (*alḥān*) durch das Zupfen eines „Lyra" (*lūrā*, var. *l.wār*) genannten Instrumentes und Flötenspiel ihre Kranken zu heilen pflegten. Diese Art Medizin ist allerdings verschollen; denn nicht einmal Hippokrates kannte sie trotz seiner Größe, und wollte man sie erneut entwickeln (*istiḫrāǧ*), so würde das Generationen lang dauern. Sind nun aber die jene Therapie bedingenden Feinheiten der Musik verborgen, so liegen doch manche ihrer Eigenschaften zu Tage. Man weiß, dass es eine Methode des Musizierens gibt, die Freude oder Trauer erregt, eine andere, die beruhigt, oder entspannt, eine andere, die beunruhigt, und quält, eine andere, die schlaflos macht, eine andere, die einschläfert, wie man ja Melancholikern oft bestimmte spezielle für sie nützliche Musikstücke verschreibt. Das heißt nun aber nicht, dass der Arzt selber die Flöte blasen oder den Tanz aufführen soll, sondern die Medizin hat ihre Diener wie den Apotheker, den Aderlasser, den Schröpfer, und sie bedient sich ihrer ebenso wie es in den meisten Künsten üblich ist: Der Reiter macht Sattel und Zügel nicht selbst, sondern nimmt den Sattler zu Hilfe, der Schreiber macht nicht selber Papier und Tinte, der Juwelier nicht selber Amboss und Blasebalg.[116]

Die *Metaphysik*: Es ist klar, dass der Arzt qua Arzt weder sie zu erforschen noch ihre Wahrheiten zu erlernen (*al-wuqūf ʿalā*) braucht.

---

114 Die Araber rezipierten die Geometrie der Griechen (Euklid, Archimedes, Apollonios von Perge, Heron), nahmen Indisches hinzu (*Siddhānta*) und entwickelten selbst ein eigenes geometrisches Schrifttum vgl. Artikel „Handasa" in EI[1].

115 Die hier verwendete *Miftāḥ*-Handschrift hat *Nʾwn*; doch ist wie bei Manṣūrī (84,7) sicher *Ṯʾwn* zu verbessern, was der üblichen Schreibung von Theon entspricht, vgl. b. -Nadīm, *Fihrist* I, 268 und Qifṭī, *Ḥukamāʾ* 108. Diesen Artikeln zufolge war Theon von Alexandrien (gest. ca. 405 n. Chr.) den Arabern als Astronom (Werke über Astrolabe, astronomische Tafeln etc.) bekannt.

116 Zur Aufgabenteilung in der arabischen Medizin vergleiche man unser Kapitel „Die Spezialisierung" (II.9).

„Das ist die Situation des Arztes hinsichtlich des theoretischen Teils der Philosophie.“ Zum *praktischen Teil der Philosophie* hat Ibn Hindū nur sehr wenig zu sagen:

Es ist ganz offensichtlich, dass der Arzt die Wissenschaft der (drei) Politiken nicht braucht, vielmehr genügen ihm geringfügige Kenntnisse in der Ethik. Die Alten haben nämlich schon dargelegt, dass der Arzt von reiner Seele sein soll. Die Reinheit der Seele wird aber nicht erlangt ohne die Ethik (w.: „Wissenschaft von den Charakteranlagen“). „Das ist also das Ausmaß dessen, worauf sich die Heilkunst hinsichtlich aller Teile der Philosophie gründet.“

Im Anschluss hieran erörtert Ibn Hindū die Bedeutung der Logik mit den oben zitierten Worten und schließt dann dieses Kapitel wie folgt:

> Das ist alles, was der Arzt erlernen muss, damit er verdient, Arzt genannt zu werden und seine Behandlung nicht aufs Geratewohl erfolgt. Genest dann der Kranke unter seiner Hand, so hat dies seine Tüchtigkeit und sein Geschick bewirkt, genest er nicht, so ist es anderen Faktoren zuzuschreiben, nicht ihm. Was aber die übrigen betrifft, so gleichen sie den alten Weibern, die die Kranken behandeln: Sterben sie, so liegt es an ihrer falschen Behandlung, genest aber einer seltenen Falles, dann liegt es am Zufall, nicht an ihrer Kunst.
>
> IBN HINDŪ, *Miftāḥ* fol. 29ᵃ,9–14; ed. Manṣūrī 86; Tibi, *Key* 38

Ibn Hindū kommt im 9. Kapitel „Über die Art, wie der Medizinstudent fortschreiten soll und über die Anordnung der Lektüre“, im Anschluss an die Behandlung des Alexandrinischen Kanons nochmals auf die propädeutischen Fächer zu sprechen. Die gewichtige Stelle, auf die Albert Dietrich in seinen *Medicinalia arabica* (199–200) erstmals hingewiesen hat, lautet folgendermaßen:

> Wie wir im 8. Kapitel ausgeführt haben, muss sich der Lernende, bevor er an die Medizin herangeht, mit der Logik befassen und zwar bis zur völligen Beherrschung, denn sie ist das Werkzeug, mit welchem die Medizin erlernt und die Wahrheit und das Rechte erfasst werden. Das Werkzeug aber muss *vor* der Arbeit gerüstet werden, damit man durch seine Anwendung zum Ziel gelange. Dann muss er etwas Ethik (*ʿilm al-aḫlāq*) betreiben, sei es im Sinne (kritikloser) Übernahme (*ʿalā sabīl at-taqlīd*), sei es mithilfe einfacher (philosophischer) Beweisführung (*ʿalā sabīl al-bayān al-qarīb*), um so seine Seele von dem Schmutz der Laster zu reinigen und sie für die Aufnahme der Tugenden zu rüsten Dann beginne er mit der Medizin und erlerne sie erschöpfend bis er fertig ist; danach studiere er

von Geometrie und Astronomie so viel, wie oben (d.h. im 8. Kapitel) ausgeführt. Dann beginne er mit dem Hospitieren (*mušāhada*), durch welches die Übung sich einstellt und mittels dessen es leicht fällt, die medizinischen Operationen aus der Potenz in die Aktualität zu überführen. Es schadet auch nichts, wenn er das Wenige, was er von der Geometrie benötigt, vor der Logik und bevor er mit der medizinischen Wissenschaft beginnt, studiert. Denn die Geometrie, wie die Alten gesagt – und zu recht gesagt – haben, öffnet das Auge des Verstandes, von dem eines besser als tausend natürliche Augen ist und bildet dem Lernenden den Syllogismus ein. An der Schule Platons stand geschrieben: „Wer die Geometrie nicht beherrscht, möge unseren Zirkel nicht betreten!"

IBN HINDŪ, *Miftāḥ* fol. 32a,12–b,10; ed. Manṣūrī 94–95; Tibi, *Key* 42[117]

d *Sonstige Fächer: bei Ibn Riḍwān und ar-Ruhāwī*

Entgegen dem, was man vom Titel her erwarten würde, sind die Beiträge zu unserem Thema in der „Bildung des Arztes" und in dem „Nützlichen Buch über den medizinischen Unterricht" recht gering.

Ibn Riḍwān spricht im 6. Kapitel „Über die Dinge, welche dem medizinischen Unterricht vorausgehen sollen" hauptsächlich über Charakter und Begabung als Bedingungen der Eignung. Arithmetische, mathematische und logische Studien sind als unentbehrliches Geistestraining vor dem eigentlichen Medizinstudium zu betreiben Der Schüler wird jedoch ausdrücklich gewarnt, sich in die Präliminarien zu verlieren.[118] Auf zwei andere hierher gehörige Stellen des „Nützlichen Buches" wurde eingangs verwiesen. Bedeutsamer als sie ist eine weitere diesbezügliche Äußerung Ibn Riḍwāns in einem der Traktate, die zu seiner berühmten Kontroverse mit Ibn Buṭlān gehören. Hier unterscheidet er zwischen *ṭabīb* – „Arzt" und *mutaṭabbib* – etwa: „Heilpraktiker" und behauptet, der *ṭabīb* müsse die mathematischen Wissenschaften, die Naturwissenschaft, die Metaphysik und die Logik völlig beherrschen. Da Ibn Buṭlān bestenfalls in Logik, Medizin und Naturgeschichte ausgebildet sei, verdiene er nicht den Namen *ṭabīb*.[119] Diese Unterscheidung, die in deutlicher Analogie zu

117 Dies entspricht dem berühmten ἀγεωμέτρητος μηδεὶς εἰσίτω, das im Griechischen selbst nur recht spät belegt ist, nämlich in dem Kategorienkommentar des Alexandriners Elias aus dem 6. Jh. (*Eliae in Porphyrii Isagogen et Aristotelis Categorias commentaria*, ed. Busse, A., [Commentaria in Aristotelem Graeca 18,1], Berlin 1900, 118,18), vgl. Dietrich, *Medicinalia* 202, Anm. 1.

118 Meyerhof/Schacht, Controversy 26.

119 Ibid. 77. Das ist natürlich eine ebenso grobe Übertreibung wie sein Anwurf gegen ar-Rāzī,

nabī – „Prophet" und *mutanabbī* – „Scheinprophet" gebildet ist, hat sich allerdings nicht durchgesetzt: *mutaṭabbib* wird sonst in der Regel ohne pejorativen Beiklang verwandt.[120]

Fasst man diesen Standard ins Auge, so muss es geradezu befremden, dass ar-Ruhāwī von den propädeutischen Fächern so gut wie gar nicht redet. Gewiss, er empfiehlt die Lektüre manchen Buches, dessen Kenntnis Ibn Hindū für den Arzt „qua Arzt" als überflüssig bezeichnen würde, wie etwa die Physik und die Metaphysik des Aristoteles und manche philosophisch gefärbte Schriften Galens. Er fordert aber, wie gesagt, nirgends ausdrücklich das Studium der Logik, geschweige denn der vier mathematischen Wissenschaften (vgl. das oben s. 132 über seine Stellung zu Galens Apodeiktik Gesagte). Dies ist umso erstaunlicher, als ar-Ruhāwī wie kein anderer darum bemüht ist, die Gleichrangigkeit, wenn nicht gar Überlegenheit des Arztes gegenüber dem Philosophen zu erweisen. Dass seine Darstellung der medizinischen Wissenschaft in Form von Beispielen (*miṯāl*) bzw. allgemeinen Sätzen und Gesetzen (*ǧumal, qawānīn*), verbunden mit der ständigen Empfehlung, Nichtgesagtes – sofern es nicht durch die Lektüre von Originalschriften erlernt werden muss – *per analogiam* zu erschließen, – dass diese Darstellung im Grunde ganz vom Geiste der die Logik implizierenden galenischen Medizin durchtränkt ist, wurde schon angedeutet. Es muss auch hervorgehoben werden, dass der Standard seiner Kenntnis antiker Literatur, wenn auch nicht auf gleicher Höhe wie der eines ar-Rāzī, denjenigen der übrigen deontologischen Quellen beträchtlich überragt.

Den Lehrempfehlungen für die propädeutischen Fächer stehen die tatsächlichen ärztlichen Bildungsbestrebungen gegenüber, von denen wir durch Ibn abī Uṣaibiʿa gute Kenntnis haben. Bevor wir jedoch uns diesem Gegenstand zuwenden, soll der eigentliche medizinische Lehrstoff näherer Betrachtung unterzogen werden.

---

er habe weder in Logik noch in Astronomie noch in Naturwissenschaft solide Kenntnisse besessen (ibid. 27).

120 So durchweg bei Ibn abī Uṣaibiʿa. Das gleiche bestätigen die Geniza-Dokumente: „A third term (i.e. neben *ṭabīb* und *ḥakīm*), *mutaṭabbib*, ‚medical practitioner', is also common, but is not used in the pejorative sense of a man without general philosophical erudition." (Goitein, Medical Profession 182). Dagegen lässt sich ausgerechnet as-Surramarrī, bei dem nicht einmal die medizinischen Kenntnisse sehr gefestigt sind (vgl. oben s. 15, Anm. 15), über den negativen Sinn von *mutaṭabbib*, das wie *mutanabbī* gebildet sei, aus (*Šifāʾ al-ālām fī ṭibb ahl al-islām*, Ms. Fatih 3584, fol. 8^{b}).

7 Der Lehrstoff II: Der Alexandrinische Kanon

Das zentrale Lehrgut[121] des theoretischen medizinischen Studiums bildete der sogenannte Alexandrinische Kanon, d.h. die Zusammenstellung von 16 grundlegenden Werken Galens, die der arabischen Überlieferung zufolge eine Gruppe von Gelehrten im hellenistischen Alexandrien vorgenommen hatte. Manche der überlieferten Verzeichnisse umfassen neben den 16 galenischen vier hippokratische Schriften. Die Araber bezeichnen diesen Kanon oft einfach als „die 16 Bücher" bzw. „die 20 Bücher." Diese kanonischen Galenschriften waren schon in der Spätantike Gegenstand zahlreicher Kommentare und Abkürzungen, was sich zumeist nur noch anhand äußerst dürftiger Fragmente rekonstruieren lässt. Das bedeutendste Zeugnis für solche Bearbeitungen sind die „Summaria Alexandrinorum" (*Ǧawāmiʿ al-Iskadarānīyīn*), die nur in arabischer Übersetzung erhalten sind. Max Meyerhof hat einige arabische Testimonien aus al-Qifṭī und Ibn abī Uṣaibiʿa über die angebliche Entstehung und den Wert dieser Summarien zusammengestellt.[122] Wir werden das Wichtigste davon referieren und es um neue Testimonien aus anderen arabischen Quellen erweitern. Zur besseren Übersicht haben wir den Stoff nach den folgenden vier Gesichtspunkten gegliedert: a) Gründe für die Entstehung des Kanons laut arabischer Überlieferung, b) Die angeblichen Autoren des Kanons, c) Die Schriften des Kanons, und d) Vorzüge und Mängel des Kanons in der Sicht arabischer Ärzte.

a *Gründe für die Entstehung des Kanons laut arabischer Überlieferung*

Auf die Frage, was die Alexandriner zur Abfassung des Kanons veranlasst haben könnte, gibt unter den von Meyerhof angeführten Belegen nur einer eine gewisse Antwort: „Sie pflegten die Bücher Galens zu lesen, ordneten sie in der-

---

121 Die 16 Bücher und ihre Summarien waren selbstverständlich nicht zu allen Zeiten alleiniger Inhalt des Medizinstudiums. Wir hören allein in Ibn abī Uṣaibiʿas Biographien von Angehörigen des Daḫwār-Kreises vom Studium von Hippokrates' *Aphorismen* und seinem *Prognostikon*, von Ḥunains *Masāʾil*, therapeutischen Texten von ar-Rāzī und den *Kullīyāt* von Ibn Sīnās *Qānūn* (*ʿUyūn* II, 247,15; II, 214,paen., II, 273,20; II, 263,21). Die große Zahl von Kommentaren zu den *Aphorismen* aus dem 12. und 13. Jh. (Pormann, *Epidemics* 225–240) dürfte mit ihrer Verwendung als Lehrbuch zu tun haben. ʿAbd al-Laṭīf al-Baġdādī kritisierte in seinem *K. an-Naṣīḥatain* (Joosse/Pormann, *Decline* 1–29), dass seine Zeitgenossen fast nur Ibn Sīnās *Qānūn* studierten – auch dessen Kommentare sind Legion (Savage-Smith, *Catal. Oxford* 220–318). Eine umfassende diachrone Aufstellung der Verwendung dieser und anderer Bücher im Unterricht, kann hier freilich nicht geleistet werden.

122 Meyerhof, Alexandrien 394–396.

jenigen Form an, in welcher man sie noch heute vorzulesen pflegt, und haben Kommentare und Summarien dazu gemacht, die ihren Inhalt komprimieren und es den Lesenden *erleichtern*, sie zu memorieren und auf Reisen mitzunehmen."[123]

Schon ar-Ruhāwī spricht von der Absicht der Alexandriner, die Lektüre zu erleichtern und deutet sie als eine Reaktion jener Gelehrten auf die nachlassende Lernbegierde ihrer Studenten (*Adab* fol. 97^b,1–2). Noch deutlicher tritt dieses Moment bei Ibn Ǧumaiʿ hervor, der, vermutlich im Anschluss an ähnliche Passagen in Ibn Riḍwāns „Nützlichem Buch",[124] die aber weniger konzentriert sind, einen kurzen Überblick über die Geschichte der Heilkunst seit Hippokrates gibt und dabei die nachchristlich-vorislamische Epoche ausführlich berücksichtigt. Das Schicksal der Medizin erscheint Ibn Ǧumaiʿ als eine ständige Folge von Blüte und Niedergang und anschließender Reform, Renaissance, „Wiederbelebung", wie es ja dem Programm seiner Schrift entspricht.[125] Die nachgalenische Phase erscheint dementsprechend als Epoche des Niedergangs, verschuldet durch die mangelnde Pflege der Wissenschaften unter den christlichen Herrschern. Oribasius und Paulus von Aegina werden als Männer genannt, welche durch Abfassung von Kompendien bewusst eine Popularisierung der Medizin anstrebten, um auf diese Weise dem drohenden Verfall zu wehren. Dann fährt der Text fort:

> Als die christlichen Herrscher kein Interesse mehr am Lehrbetrieb zeigten und man die Bücher Hippokrates' und Galens zu lang fand und sich an Kompendien und Kurzfassungen hielt, baten die führenden Ärzte von Alexandria in der Sorge, dass die Kunst mit dem Verzicht auf Hippokrates und Galen ganz verfallen werde, jene Herrscher, den Unterricht in Alexandria aufrechtzuerhalten (*ibqāʾ*), wobei nicht mehr als 20 Schriften, 16 von Galen und 4 von Hippokrates, gelesen werden sollten, was sie bewilligten.
>
> IBN ǦUMAIʿ, *Ṣalāḥīya* fol. 220^b–221^b, ed. Fähndrich, arab. 25; engl. 18; dito in b. Ǧumaiʿ, *Rasāʾil* 440–442

Der Text spricht dann von dem Fortleben der Schule von Alexandria bis in die Tage des Umaiyaden-Kalifen ʿUmar ibn ʿAbd al-ʿAzīz, ihrer Verlegung nach

123 Qifṭī, *Ḥukamāʾ* 71; Meyerhof, Alexandrien 397 – Meyerhof übersetzt jedoch *ḥafiẓahā* statt mit „memorieren" mit „Aufbewahrung."

124 Meyerhof/Schacht, *Controversy* 21, 26.

125 Näheres im Kapitel „Der Niedergang der arabischen Medizin."

Antiochien, Harran und anderen Städten und ihrer schließlichen Erneuerung in Bagdad durch al-Ma'mūn.[126]

Zur Geschichte der Schule von Alexandria, auf die hier nicht näher eingegangen werden kann, sei nur kurz folgendes notiert: Der Verfall, von dem die angeführten Belege reden, hatte um 500, als Johannes Grammatikos[127] nach Alexandrien kam, noch nicht um sich gegriffen. „Daß die dortigen Hochschulen am Ende des 5. Jahrhunderts noch in voller Blüte standen und die vornehme Jugend des Vorderen Orients nach wie vor zum Studium anlockten, wissen wir durch Zacharias Scholastikos (*Vie de Sévère*, ed. M.H. Kugener, Paris 1903, pp. 12–14), daß es *akademîai* und *museîa* gab, durch Horapollon, der sich seiner von den Vorfahren überkommenen Tätigkeit als Hochschullehrer rühmt."[128] Das änderte sich jedoch mit dem Ausbruch der sogenannten „monophysitischen Anarchie", deren Bild Jean Maspéro in seiner *„Histoire des patriarches d'Alexandrie* (*518–616*)"[129] sehr lebendig gezeichnet hat. Nach Meyerhof lässt „sich wohl denken, daß in jener Zeit für die wissenschaftliche Arbeit an den Philosophenschulen kein großes Interesse mehr vorhanden war."[130]

Was die wissenschaftsfeindliche Haltung der Christen bzw. christlichen Machthaber betrifft, so war Ibn Ǧumaiʿ als Jude vermutlich daran interessiert, dergleichen zu propagieren. Er tat es aber natürlich nicht als erster arabischer Autor. Ähnliches findet sich schon in den philosophiegeschichtlichen Abrissen al-Fārābīs[131] und Ibn an-Nadīms.[132] Tatsächlich war die heidnische

---

126 Dieser Übergang wird in arabischen Quellen mehrfach, aber meist als undeutliche Erinnerung, dargestellt. Meyerhof hat diese Fragmente bekanntlich in seiner bedeutenden Studie „Von Alexandrien nach Bagdad" (1930) verarbeitet. Zu nennen ist ferner des gleichen Autors „La Fin de l'école d'Alexandrie d'après quelques auteurs arabes" (1930). Einen entsprechenden Passus in der Reformschrift Ibn Ǧumaiʿs, die ihm ja erst kurz vor seinem Tode bekannt wurde, übersetzte er ebenfalls noch in „Sultan Saladin's Physician on the Transmission of Greek Medicine to the Arabs" (1945). Man vergleiche aber auch G. Strohmaier: „Von Alexandrien nach Bagdad" – Eine fiktive Schultradition in Wiesner, J. (ed.): *Aristoteles. Werk und Wirkung. Paul Moraux gewidmet*, Berlin/New York 1987, II, 381–389; Nachdruck in *Von Demokrit bis Dante* 313–322; id.: „Die Rezeption und die Vermittlung: die Medizin in der byzantinischen und in der arabischen Welt" in Grmek, *Geschichte* 153–158.

127 Vgl. zu diesem Pormann, Jean le grammairien 233–263.

128 Maspéro, J., Horapollon et la fin du paganisme, in *BIFAO* XII (1914), 165, 171; vgl. Meyerhof, Philoponos 2.

129 Posthum herausgegeben von A. Fortescue und G. Wiet, Paris 1923.

130 Meyerhof, Philoponos 4.

131 Ibn abī Uṣaibiʿa, *ʿUyūn* II, 134–135 = B 604; übers. von Meyerhof, Alexandrien 394, 405 und von Rosenthal, *Fortleben* 74–75.

132 Ibn an-Nadīm, *Fihrist* I, 241–242 übers. von Rosenthal, *Fortleben* 68–69.

Philosophen-Schule von Alexandrien gegen Ende des 5. Jahrhunderts in eine entscheidende Phase eingetreten, die sie vor die Wahl stellte, sich entweder mit der vorherrschenden Lehre – die Bevölkerung der Stadt bestand damals überwiegend aus Christen – zu arrangieren, oder das gleiche Schicksal wie die Schule von Athen zu erdulden, die hartnäckig am Heidentum festhielt und 529 von Justinian geschlossen wurde. Der berühmte am Museum lehrende Aristoteleskommentator Ammonius, ein Schüler des Proklus und Lehrer des Johannes Philoponus (aber auch Asklepius von Tralleis und Olympiodorus, die später in Alexandria, und Damaskius und Simplikius, die in Athen Schulhäupter wurden, gehörten zu seinen Schülern) erzielte laut einer Notiz des eben genannten Damaskius[133] gegen Ende des 5. Jahrhunderts eine Art Übereinkunft mit dem Bischof von Alexandrien, wahrscheinlich dem Patriarchen Athanasius II. (ca. 489–496). Der Inhalt der Vereinbarungen ist zwar im Einzelnen nicht bekannt, doch weiß man, dass die Schule weiterhin öffentliche finanzielle Unterstützung erhielt, dass der „vorherrschenden Lehre" angehörenden Studenten von den religiösen Autoritäten die Einschreibung gestattet wurde, und dass Ammonius sich dafür durch gewisse Modifikationen des Lehrplans erkenntlich zeigte.[134]

Die Angaben der arabischen Quellen erweisen sich somit als recht undeutliche Reminiszenzen an die historischen Vorgänge. Wie weit im Übrigen ihre Motivierung der Entstehung des Kanons zutrifft, bleibe dahingestellt. Jedenfalls wird man sagen dürfen, dass weder Wissenschaftsfeindlichkeit aufseiten der Obrigkeit, noch erschlaffende Lernlust aufseiten der Schüler erforderlich waren, damit ärztliche Lehrer dazu bewegt würden, eine Reihe eisagogischer bzw. grundlegender Schriften aus dem riesigen, kaum übersehbaren Werk Galens auszuwählen. Vielmehr lag hier einfach eine didaktische Notwendigkeit vor, und man geht daher wohl nicht fehl, wenn man die Anfänge der Konzeption eines Kanons in weit früherer Zeit vermutet als der seiner endgültigen Konstituierung.

b *Die angeblichen Autoren des Kanons*

Bedauerlicherweise ist nur sehr wenig über die Tätigkeit der medizinischen Schule von Alexandria in den letzten Jahrhunderten vor der muslimischen Eroberung bekannt. Der Hauptgrund für diesen Mangel an Informationen ist

---

133 *Damascius, The Philosophical History, text with translation and notes by* P. Athanassiadi, Athen 1999, 118B mit Einleitung S. 30–31, vgl. auch Art. „Ammonius", http://plato.stanford.edu/entries/ammonius/.

134 Vgl. Tannery, P., Sur la période finale de la philosophie grecque, in id., *Mémoires Scientifiques*, vol. VII, Toulouse/Paris 1925, 225–227 und Mahdi, Alfarabi against Philoponus 234.

gewiss darin zu sehen, dass ihre Werke nicht mehr auf die byzantinische Medizin wirken konnten. Von den griechischen Originalen dieser Schriften ist so gut wie nichts erhalten. Dass solche tatsächlich existierten, belegen zumindest die „Tabulae Vindobonenses", unlängst identifizierte griechische Fragmente schematischer Inhaltsabrisse galenischer Schriften.[135] Aus den wenigen verstreuten Notizen, die auf uns gekommen sind, ergibt sich, dass vom Ende des 5. bis zum Anfang des 7. Jhs. n. Chr. eine medizinische Schule existierte, die nach einem einheitlichen didaktischen System arbeitete. Ihre hauptsächlichen Vertreter, die man als „Iatrosophisten" bezeichnet hat, waren Gessius, Palladius,[136] Stephanus und ein gewisser Johannes Alexandrinus, der vielfach mit anderen bekannten Trägern dieses Namens verwechselt wurde. Im Zentrum der Lehre dieser Schule standen freilich die 16 Bücher Galens, die hier ihren kanonischen Rang bekamen. An der Schule von Alexandria wurden nun nicht nur die Originale Galens verwendet, vielmehr muss auch eine reiche Kommentarliteratur existiert haben. Bei diesen Bearbeitungen durch die Iatrosophisten lassen sich verschiedene Schichten unterscheiden, neben denkbar knappen Abrissen, wie den erwähnten Wiener Tabellen oder einer „Zusammenfassung der 16 Bücher des Galen, Kurzfassung des Johannes Grammaticus (*Iḫtiṣār as-sitta ʿašar li-Ǧālīnūs, talḫīṣ Yaḥyā an-Naḥwī*)", die in arabischer Übersetzung erhalten ist,[137] muss es auch Kommentare im eigentlichen Sinne gegeben haben, wovon Fragmente syrischer Übersetzungen zeugen.[138] Im griechischen Original haben sich derartige Kommentare des Arztes Stephanus erhalten (CMG XI 1,2; XI 1,3,1–3). Das bedeutendste Zeugnis der Aktivitäten der Alexandrinischen Schule sind aber die ebenfalls nur in arabischer Übersetzung erhaltenen *Summaria Alexandrinorum*. Es handelt sich hierbei um Bearbeitungen hauptsächlich der 16 kanonischen Bücher, die vermutlich im 6. oder 7. Jh. entstanden. Die *Ǧawāmiʿ*

135 Zu diesen siehe: Beate Gundert, Tabulae Vindobonenses 91–144 sowie Overwien, Funktion 187–207. Zu ähnlichen auf Arabisch überlieferten tabellarischen Darstellungen (*tašǧīr*) siehe: Savage-Smith, Lost Ophthalmology 121–138. Für eine allgemeine Darstellung des Lehrbetriebs siehe Overwien, Lehrwerke 157–186 (mit weiterer Literatur).

136 Zu dessen orientalischer Überlieferung, vgl. auch Biesterfeldt, Palladius 385–397.

137 Ms. London, British Library, Arundel or. 17 (131 foll., kopiert 615 d.H.), vgl. *GAS* III, 146, Nr. 1–16; III, 159–160; Garofalo, Sunto 144–151.

138 Bearbeitungen galenischer Werke durch Gessius haben sich in Palimpsesten der Londoner British Library erhalten (Add. 14490; 17127). Ein syrisch überlieferter Superkommentar zu Galens Epidemienkommentar könnte nach einem Vorschlag von G. Kessel ebenfalls mit Gessius in Verbindung stehen (The *Syriac Epidemics* and the problem of its identification, in Pormann, *Epidemics* 93–123; vgl. die Rezension von F. Käs, in *Der Islam* 89 [2012], 238–239).

al-Iskandarāniyīn waren gerade in den letzten Jahren Gegenstand zahlreicher Studien,[139] zudem erscheinen nun auch in rascher Folge Texteditionen.[140] Es würde zu weit führen, im Rahmen der vorliegenden Untersuchungen eine detaillierte Zusammenfassung dieser neuen Erkenntnisse zu geben. Im Folgenden sollen daher nur die bekannten Aussagen der arabischen Bibliographen subsummiert werden, die naturgemäß im Zentrum der Diskussion über die Kommentiertätigkeit der Alexandriner stehen. Dem sei vorangeschickt, dass diese Quellen bisweilen nicht klar zwischen der Lektüre der Grundwerke in der Schule von Alexandria und den Bearbeitungen unterscheiden. Zudem ist nicht immer klar, ob die genannten Bearbeitungen mit den erhaltenen *Ǧawāmiʿ* identisch waren, was zumindest für (Pseudo-)Yaḥyā an-Naḥwī ausgeschlossen werden kann. Für unseren Kontext, nämlich die Frage nach dem Lehrstoff der arabischen Ärzte, sei auch hervorgehoben, dass die *Summaria* oder andere Bearbeitungen keineswegs die kanonisierten Grundtexte verdrängten, die in einer weit größeren Zahl von Handschriften erhalten sind.

Die Frage, wer die Autoren des alexandrinischen Kanons bzw. der *Ǧawāmiʿ* gewesen sind, stellt insofern ein schwieriges Problem dar, als nur arabische Quellen uns ihre Namen überliefern. Die überaus spärlichen diesbezüglichen Angaben hat Meyerhof so weit als möglich ausgedeutet. Da unsere von Meyerhof noch nicht ausgewerteten Quellen kein neues Licht auf die Frage werfen, ist eine erneute Erörterung des Problems hier nicht angebracht; doch seien der Vollständigkeit halber die Namen und deren Identifizierung durch Meyerhof mitgeteilt. Ibn an-Nadīm nennt die Namen Stephanos, Gessios, Anqīlāūs und Marinos; al-Qifṭī bemerkt dazu:[141] „Der erste von ihnen – nach der Anordnung des Isḥāq ibn Ḥunain – ist Stephanos von Alexandrien, dann kommen Gessios, Anqīlāūs und Marinos. Diese vier waren die bedeutendsten alexand-

---

139 Man vergleiche neben den Überblicken von Ullmann (*Medizin*, 65–67) und Sezgin (GAS III, 140–150) auch: Pormann, Sects for Beginners 11–33; Overwien, De sectis 293–337.

140 Eine dreibändige Faksimileedition der bedeutendsten Handschriften wurde 2001 und 2004 vom Frankfurter „Institut für Geschichte der arabisch-islamischen Wissenschaften" herausgegeben. Der Text der Bearbeitung von *De diebus decr.* wurde 2015 von G. Bos und Y. Tz. Langermann herausgegeben (*The Alexandrian Summaries of Galen's* On Critical Days. *Editions and Translations of the Two Versions of the* Jawāmiʿ, Leiden 2015). Im selben Jahr wurde der erste Band einer Ausgabe veröffentlicht, dem weitere folgen sollen: *The Alexandrian Epitomes of Galen. Volume 1: On the Medical Sects for Beginners; The Small Art of Medicine; On the Elements According to the Opinion of Hippocrates. A Parallel English-Arabic Text*, ed. J. Walbridge, Provo/Utah 2015. Eine Edition der Summarien zu *De sectis* wird derzeit von O. Overwien vorbereitet.

141 In Fortsetzung der eben zitierten Stelle *Ḥukamāʾ*, 71,18–19.

rinischen Ärzte; sie waren es, welche die Synopsis und die Kommentare angefertigt haben, und es war Anqīlāūs, welcher sie geordnet und herausgegeben hat, wie oben erwähnt."[142] Ein von Ibn abī Uṣaibiʿa zitierter Passus aus einem ungenannten Werk Ibn Buṭlāns – tatsächlich handelt es sich um die sogenannte „Ägyptische Abhandlung", den dritten Traktat der berühmten polemischen Korrespondenz zwischen Ibn Buṭlān und Ibn Riḍwān – nennt die Namen von sieben Gelehrten, und zwar neben den auch im *Fihrist* genannten Stephanos, Gessios und Anqīlāūs als weitere Theodosios, Archelaos (bei b.a. Uṣaibiʿa, *ʿUyūn* I, 103,-7 = B 151,4: Akīlāūs), Palladios und Johannes Grammatikos.[143] Von diesen konnten bisher aber nicht alle mit Sicherheit identifiziert werden. Bekannt ist der eben schon genannte Johannes Grammatikos bzw. Philoponos, der jedoch, wie Meyerhof nachgewiesen hat, als Autor des Kanons nicht infrage kommt.[144] Bekannt ist auch Palladios, ein Iatrosophist des 6. Jahrhunderts, von dem man Hippokrates- und Galenkommentare kennt.[145] Was nun die übrigen Namen anlangt, so vermutet Meyerhof (Alexandrien 393) in dem Namen Stephanos eine Kontamination zweier Persönlichkeiten, nämlich des Philosophen Stephanos, der als Hofphilosoph des Kaisers Heraklios zu Beginn des 7. Jh. der bekannteste Lehrer in Alexandrien war, und seines Zeitgenossen Alexander von Athen, der als Hippokrates- und Galenkommentator bekannt ist (l. c. 396, Anm. 1). In Gessios vermutet er den Iatroso-

142 Übersetzung, nach Meyerhof, Alexandrien 397.

143 Die überaus fehlerreichen und dadurch widerspruchsvollen Angaben der arabischen Quellen über Yaḥyā an-Naḥwī, „Johannes, den Grammatiker" hat Meyerhof in seiner diesem Gelehrten gewidmeten Arbeit durch scharfsinnige Analysen auf ihren historischen Kern reduziert. Dass Johannes nicht an der Redaktion des Kanons beteiligt war, hat schon der christliche Arzt ʿUbaidallāh ibn Ǧibrāʾīl im 3./9. Jh. ausgesprochen (l. c. 14). Die große Bedeutung, die Johannes im Mittelalter beigemessen wurde, und die Meyerhof ihm ungeschmälert einräumt, wird von M. Mahdi als unberechtigt bezeichnet. „John the Grammarian … came to occupy, both in the medieval tradition and in modern studies, a position of importance that does not seem to be justified either by his philosophic contribution to the Alexandrian tradition nor by his contribution to the basic question of the relation between philosophy and the revealed religions" (*Alfarabi Against Philoponus* 235). Mahdi setzt sich aber mit Meyerhof gar nicht auseinander, lässt vielmehr sogar dessen Arbeit unerwähnt.

144 Meyerhof, Philoponos 14 und 21.

145 Meyerhof, Alexandrien 397 Anm. 5, nach HGM II, 75; Meyerhof hatte Palladios jedoch ins 5. Jh. verlegt, während nach W. Bräutigam, *De Hippocr. epidem. libri sexti commentatoribus*, Diss. Königsberg 1908, 35, seine Wirksamkeit „aus stilistischen Gründen in das Ende des 6. Jh. gelegt werden" muss, vgl. O. Temkin, Rez. zu Meyerhof, *Alexandrien*, in *Gnomon* 9, 49.

phisten Gessios von Petra, der um 500 n. Chr. gelebt hat[146] mit Marinos ist nach ihm vielleicht Marinos von Sichem, der 485 die Nachfolge des Proklos als Schulhaupt der Akademie von Athen antrat (l. c. 396, Anm. 4), mit Theodosios möglicherweise der Grammatiker Theodosios von Alexandrien gemeint, da ein Arzt dieses Namens aus spätalexandrinischer Zeit nicht bekannt ist (l. c., 397, Anm. 3). Hinter Anqīlāūs bzw. Aqīlāūs wurde früher ein Agnellus Iatrosophista vermutet, heute sieht man in ihm eher den von Stephanus in seinem Kommentar zu Galens *Ad Glauconem* erwähnten Angeleuas (Ἀγγελεύας).[147]

Meyerhof zieht die Summe, die sich aus der Lebenszeit dieser Gelehrten ergibt, mit dem Satz: „Was die Entstehungszeit dieser Lehrschöpfungen anbetrifft, so wird man sie meiner Meinung nach nicht wie Leclerc erst in die Zeit kurz vor der arabischen Invasion setzen müssen, sondern spätestens in die erste Hälfte des VI. Jahrhunderts“ (l. c. 399). „Der Autor ist vermutlich unter den Ärzten von Alexandrien im fünften bis sechsten nachchristlichen Jahrhundert zu suchen (Palladios, Gessios, Sergios u.a.).“[148] „Sergios, d.i. Sargīs von Rēš ʿAinā (Theodosiopolis) gest. 536 n. Chr., der ebenfalls aus der alexandrinischen Schule hervorgegangene Priester, Arzt und Philosoph, hat zum ersten Male den Syrern die bedeutendsten Werke der hellenischen Medizin durch viele syrische Übersetzungen zugänglich gemacht und damit der arabischen Heilkunde den Boden vorbereitet. Unter den von ihm übersetzten Werken befinden sich auch jene 16 Schriften des Galenos, welche in die alexandrinische Synopsis seiner Werke eingeschlossen waren; dennoch haben die Araber später nicht ihm sondern dem Johannes Grammatikos die Teilnahme an der Redaktion dieser Synopsis zugeschrieben.“[149]

Übereinstimmend mit Meyerhof stellte Walzer 1934 von den Schriften des Kanons fest, dass „deren Abfassung allgemein jetzt in das Zeitalter des Ammonius gesetzt wird.“[150] Doch sei demgegenüber hier noch eine völlig anders lautende Hypothese angeführt, über die das letzte Wort vielleicht noch nicht gesprochen ist. O. Temkin äußerte 1933 im Hinblick auf das völlige Fehlen griechischer Zeugnisse über den Kanon[151] und die Tatsache, dass sich bei Ḥunain

146 Dieser These hat sich O. Temkin angeschlossen (l. c.).

147 Overwien, *Lehrwerke* 163; Irvine J.T.; Temkin, O., Who was Āqīlāūs? A Problem in Medical Historiography, in: *BHM* 77 (2003), 12–24, hier: 15; vgl. Meyerhof/Schacht, *Controversy* 94, Anm. 29, mit Verweis auf Temkin, De Sectis 422.

148 Meyerhof, Philoponos 21.

149 Meyerhof, Philoponos 5.

150 Walzer, *Greek into Arabic* 135.

151 Eine scheinbar auf die „16 Bücher“ bezogene Notiz in der angeblich von Philaret stammen-

als dem frühesten arabischen Zeugen weder die 16-Zahl noch die Bezeichnung „Summarien" noch die später übliche Zusammenstellung findet (vgl. unten), die Vermutung, „daß der feste Kanon in 16 Werken ein Produkt der Syrer und Araber ist, die in der Fortführung der alexandrinischen Traditionen schließlich auch ihre eigenen Leistungen der alexandrinischen Schule zuschrieben."[152] So unwahrscheinlich diese Annahme psychologisch gesehen ist – denn warum sollten die Araber eine Errungenschaft verschweigen, deren sie sich mit Recht hätten rühmen können – so böte sie eine plausible Erklärung für die auffälligen Abweichungen in der Reihenfolge und Zusammenstellung des Kanons bei ar-Ruhāwī, die über das bei Ḥunain vorhandene Maß weit hinausgehen. Die neuere Forschung geht jedoch überwiegend von einer Zusammenstellung des Kanons noch in alexandrinischer Zeit aus, wofür insbesondere die oben erwähnte Abkürzung des Johannes Grammatikos und die *Summaria Alexandrinorum* sprechen.[153]

c *Die Schriften des Kanons*

α Die galenischen Schriften

Das früheste auf uns gekommene Verzeichnis der alexandrinischen Galensynopse findet sich in Ḥunains berühmter Abhandlung über die syrischen und arabischen Galen-Übersetzungen, nur dass hier, wie gesagt, noch nicht ausdrücklich von den „Summarien" die Rede ist, und auch die 16-Zahl noch fehlt. Nachdem Ḥunain die ersten 20 der insgesamt 129 in dieser Abhandlung genannten, jeweils mit Angaben zum Inhalt und zur Übersetzung versehenen Titel aufgeführt hat, bemerkt er mit jenen, oben s. 109 zitierten Sätzen, dass dies die Bücher seien, „auf deren Lektüre man sich an der Stätte der medizinischen Lehre in Alexandria zu beschränken pflegte." Klammert man die ersten beiden Titel, den sogenannten Pinax und die Schrift über die Anordnung der Bücher, aus, so bleiben 18 Titel. Da aber, was schon Ḥunain vermerkt, vier anatomische Schriften, nämlich „Über die Knochen", „Über die Muskeln", „Über die Nerven" und „Über die Adern" zu einem Buch mit dem Titel „Über die Anatomie für die Anfänger" vereinigt wurden,[154] bleiben 15 Titel; und diese stehen tatsächlich,

---

den, in Wirklichkeit aber mit Pseudo-Galen Περὶ σφυγμῶν πρὸς Ἀντώνιον etc. identischen Pulsschrift, die auch Meyerhof noch in jenem Sinne aufgefasst hatte, konnte Temkin als auf die Pulsschriften Galens bezüglich nachweisen (Rez. Meyerh., Gnomon 9, 48).

152 Temkin, Rez. Meyerh. 48–49.

153 Overwien, Lehrwerke 166 (mit weiterer Literatur), s. a. Iskandar, Curriculum; Strohmaier, Galen 1987–1992.

154 Nach seiner Darstellung sogar fünf: Er führt als Nummer 10 nämlich das „Buch über die Adern" auf, spricht aber an der Stelle, wo er die Zusammenfassung der anatomischen

mit einer Ausnahme, in allen späteren Verzeichnissen der Kanon-Schriften, wozu als Nummer 16 in der Regel *De sanitate tuenda* tritt, das bei Ḥunain erst unter Nummer 84 aufgeführt ist.

In Wirklichkeit handelt es sich also nicht um 16, sondern um 25 bzw. wenn man die beiden Teile der Schrift über die Adern gesondert zählt, um 26 Schriften Galens, denn außer den vier oder fünf anatomischen sind vier semiotische[155] und vier Pulsschriften[156] zu je einem Buch zusammengefasst. Weitere Verzeichnisse der Schriften des Kanons finden sich – in chronologischer Abfolge – bei ar-Ruhāwī, Ibn an-Nadīm, Ibn Hindū, Ibn Riḍwān (zitiert in b. a. Uṣaibiʿa, *ʿUyūn*), Ibn Ǧumaiʿ und Ibn al-Qifṭī.[157]

Die folgenden Tabellen geben Aufschluss über die Unterschiede dieser Verzeichnisse hinsichtlich der *Reihenfolge* der Schriften, sowie insbesondere über die abweichende *Zusammenstellung* in der „Bildung des Arztes" im Vergleich zu Ḥunains Liste, auf deren Nummerierung die folgenden Tabellen Bezug nehmen:

I. Die Schriften des Kanon bei Ḥunain (*Mā turǧima*, Nr. 3–20).

Da die Titel in den einzelnen Verzeichnissen gewisse Unterschiede aufweisen, sind die abweichenden Formen mit Quellenverweisen hinzugefügt.[158]

Schriften durch die Alexandriner behandelt, von den beiden Teilen dieses Buches, dem über die Arterien und dem über die Venen, als zwei gesonderten Schriften.

155 Meyerhof spricht versehentlich von 6 semiotischen und infolgedessen von insgesamt 28 Schriften des Kanons. Nr. 14 „Über die Ursachen und Symptome" umfasst zwar 6 Teile, aber nur 4 Schriften, nämlich „Über die Arten der Krankheiten" = Π. διαφορᾶς νοσημάτων, „Über die Ursachen der Krankheiten" = Π. τῶν ἐν τοῖς νοσήμασιν αἰτίων, „Über die Arten der Symptome" = Π. συμπτωμάτων διαφορᾶς, „Über die Ursachen der Symptome" = Π. αἰτίων συμπτωμάτων (Ḥunain, *Mā turǧima* dt. 9).

156 Eigentlich sind es nur vier Abteilungen mit eigenen Titeln, nämlich „Über die Arten des Pulses" = Π. διαφορᾶς σφυγμῶν, „Über die Erkennung des Pulses" = Π. διαγνώσεως σφυγμῶν, „Über die Ursachen des Pulses" = Π. τῶν ἐν τοῖς σφυγμοῖς αἰτίων und „Über die Prognose aus dem Puls" = Π. προγνώσεως σφυγμῶν zusammengefasst unter dem Titel Π. τῶν σφυγμῶν πραγματεία; im Arabischen im Unterschied zu der kleinen an Teuthras gerichteten Pulsschrift häufig als „Großes Buch über den Puls" bezeichnet.

157 Zwei weitere 16 Galen-Schriften umfassende Verzeichnisse bei Ibn Ǧulǧul und Ibn al-Maṭrān, die jedoch durch keine Silbe als „alexandrinisch" ausgewiesen sind, und von denen außerdem das eine sehr stark abweicht, das andere unvollständig ist, behandeln wir im Anschluss an die eindeutig alexandrinischen Verzeichnisse.

158 Die Parallelstellen finden sich in: b. -Nadīm, *Fihrist* I, 289; Qifṭī, *Ḥukamāʾ* 129; b. Ǧumaiʿ, *Ṣalāḥīya* fol. 212[b], 222[a], ed. Fähndrich, arab. 26, engl. 19; dito in b. Ǧumaiʿ, *Rasāʾil* 443; b. Hindū, *Miftāḥ*, ed. Manṣūrī 90–92 (Tibi, *Key* 39–41); Ruhāwī, *Adab* fol. 97[b]; b. Riḍwān, *Nāfiʿ*,

1. *Fi l-Firaq* = *Fī Firaq aṭ-ṭibb* (b. Ǧumaiʿ), Über die Schulen = Über die Unterschiede der Schulen der Medizin (*De sectis*)
2. *Fi ṣ-Ṣināʿa aṭ-ṭibbīya* = *aṣ-Ṣināʿa aṣ-ṣaġīra* (b. Riḍwān, *an-Nāfiʿ fī taʿlīm aṭ-ṭibb*, b. Hindū, b. Ǧumaiʿ) Über die Heilkunst = Die Kleine Kunst (*Ars med./Ars parva*)
3. *Fi n-Nabḍ ilā Ṭūṯrun wa-ilā sāʾir al-mutaʿallimīn* = *Kitāb an-Nabḍ aṣ-ṣaġīr* (b. Riḍwān, b. Hindū, b. Ǧumaiʿ) Über den Puls an Theutras und die übrigen Anfänger = Das Kleine Buch vom Puls (*De puls. ad tir.*)
4. *Ilā Uġlūqun* (*fī mudāwāt al-amrāḍ*) = *Ilā Uġlūqun fī š-šifāʾ* (b. Ǧumaiʿ) – bzw. *fī t-taʾattī li-šifāʾ* (b. -Nadīm, *Fihrist*) – *al-amrāḍ*. An Glaukon über die Behandlung der Krankheiten = An Glaukon über die Heilung (die Ausführung der Heilung) der Krankheiten (*Ad Glauc. de meth. med.*)
5. *Fi t-Tašrīḥ ila l-mutaʿallimīn* (bestehend aus: *Fi l-ʿIẓām/De ossibus, fi l-ʿAḍal/De musc. dissect., fi l-ʿAṣab/De nerv. dissect., fi l-ʿUrūq/De ven. art. dissect.*) = *Fi t-Tašrīḥ* (b. Hindū) bzw. *at-Tašrīḥ aṣ-ṣaġīr* (b. Riḍwān, b. Ǧumaiʿ), Über die Anatomie für die Anfänger = Über die (kleine) Anatomie
6. *Fi l-Ustuquṣṣāt ʿalā raʾy Buqrāṭ*, Über die Elemente nach der Ansicht des Hippokrates (*De elementis sec. Hipp.*)
7. *Fi l-Mizāǧ*, Über die Mischung (*De temper.*)
8. *Fi l-Quwā aṭ-ṭabīʿīya*, Über die natürlichen Kräfte (*De facult. natur.*)
9. *Fi l-ʿIlal wa-l-aʿrāḍ* = *Fi l-Ašyāʾ al-ḫāriǧa ʿan aṭ-ṭabīʿa* (b. Ǧumaiʿ), Über die Ursachen und Symptome = Über die von der Natur abweichenden Dinge (*De differ. morb.; De morb. caus.; De sympt. diff.; De sympt. caus.*)
10. *Fi Taʿarruf ʿilal al-aʿḍāʾ al-bāṭina* = *al-Aʿḍāʾ al-ālima* (b. Hindū) = *Fi l-Mawāḍiʿ al-ālima* (b. Ǧumaiʿ), Über das Erkennen der Krankheiten der inneren Organe = Über die schmerzenden Glieder = Über die schmerzenden Stellen (*De loc. aff.*)
11. *Fi n-Nabḍ* = *Kitāb an-Nabḍ al-kabīr* (b. Ridwān, b. Hindū), Über den Puls = Das große Buch über den Puls (*De diff. puls.; De dign. puls.; De caus. puls.; De praesag. ex puls.*)
12. *Fi Aṣnāf al-ḥummayāt* = *al-Ḥummayāt* (b. Riḍwān), Über die Arten der Fieber = Die Fieber (*De diff. febr.*)

---

ap. b.a. Uṣaibiʿa, *ʿUyūn* I, 106. Das in Ḥunains Verzeichnis regelmäßig wiederkehrende *Kitābuhū* „sein Buch" ist hier ebenso weggelassen wie das Wort „Buch" in den meisten Alternativ-Titeln, die nicht mit *fī* „über" beginnen. Man vergleiche auch die Aufstellung bei Ullmann, *Medizin* 343, die auch die Handschriften der *Summaria Alexandrinorum* einbezieht. Für weitere Sekundärliteratur zu den jeweiligen Titeln vgl. Käs, F. Eine neue Handschrift von Ḥunain ibn Isḥāqs Galenbibliographie, in *Zeitschrift für Geschichte der arabisch-islamischen Wissenschaften* 19 (2010–2011), 156–160 (Nr. 3–20).

13. *Fi l-Buḥrān*, Über die Krisis (*De cris.*)
14. *Fī Aiyām al-buḥrān*, Über die Tage der Krisis (*De dieb. decr.*)
15. *Fī Ḥīlat al-bur'* = *aṣ-Ṣināʿa al-kabīra* (b. Hindū, vgl. fol. 30ᵃ,7–8), Über das Heilverfahren = Die Große Kunst (*De meth. med.*)
16. *Fī Tadbīr al-aṣiḥḥā'* (wird bei Ḥunain, wie gesagt, nicht an dieser Stelle, sondern erst als Nr. 84 aufgeführt)[159] = *K. aṣ-Ṣiḥḥa* (b. Hindū), Über die Pflege der Gesunden = Buch der Gesundheit (*De san. tuenda*).

II.–VII. Reihenfolge bei Ruhāwī, *Adab* fol. 97ᵇ; b. -Nadīm, *Fihrist* I, 289; b. Hindū, *Miftāḥ* ed. Manṣūrī 90–92 (Tibi, *Key* 39–41); b. Riḍwān, *Nāfiʿ*, ap. b.a. Uṣaibiʿa, *ʿUyūn* I,106; b. Ǧumaiʿ, *Ṣalāḥīya* fol. 212ᵇ, 222ᵃ, ed. Fähndrich, arab. 26, engl. 19; dito in b. Ǧumaiʿ, *Rasā'il* 443; Qifṭī, *Ḥukamā'* 129. Abweichend von den anderen Listen führt ar-Ruhāwī (s.u.) vier weitere Schriften Galens an: *Fī Manāfiʿ al-Aʿḍā'* (*De usu partium*), *Fi l-Adwiya al-mufrada* (*Simpl. med.*), *Fi l-Adwiya al-murakkaba* (*Comp. med.*) und *Fi l-Burhān* (*De demonstratione*). Die Reihenfolgen der Bearbeitungen der kanonischen Bücher in den Handschriften der *Summaria Alexandrinorum* können der Tabelle bei Ullmann, *Medizin* 343 entnommen werden.

Lfd. nr.	Ruhāwī	b. -Nadīm	b. Hindū	b. Riḍwān	b. Ǧumaiʿ	Qifṭī
1	1	1	1	1	1	1
2	2	2	2	2	2	2
3	3	3	3	3	3	3
4	4	4	4	4	4	4
5	6	5	6	6	6	5
6	7	6	7	7	7	6
7	8	7	8	8	8	7
8	5	8	5	5	5	8
9	*Usu part.*	9	9	9	9	9
10	13	10	11	10	10	10
11	14	11	10	11	11	11
12	11	12	13	12	12	12
13	*Simpl. m.*	13	14	13	13	14

159 Die abweichende Fassung des Titels bei Ḥunain: *Fi l-Ḥīla li-ḥifẓ aṣ-ṣiḥḥa*, „Über das Verfahren zur Erhaltung der Gesundheit" findet sich in keinem der anderen hier berücksichtigten Verzeichnisse.

(Forts.)

Lfd. nr.	Ruhāwī	b. -Nadīm	b. Hindū	b. Riḍwān	b. Ǧumaiʿ	Qifṭī
14	*Comp. m.*	14	12	14	fehlt	13
15	15	16	15	15	15	15
16	*Demonst.*	15	16	16	16	16

Wie man sieht, weichen mit Ausnahme des *Fihrist* und al-Qifṭīs alle Anordnungen einschließlich der erhaltenen Synopsen-Manuskripte in einem Punkt von Ḥunains Anordnung ab, nämlich darin, dass sie die drei Schriften „Über die Elemente", „Über die Mischung" und „Über die natürlichen Kräfte" vor die „Anatomie" stellen. Ḥunain mag diese Schrift im Gedanken daran vorangestellt haben, dass Galen die Anfänger mit der Anatomie beginnen ließ, wie er (Ḥunain) es selber in seinem Sendschreiben erwähnt (*Mā turǧima*, dt. Nr. 21). Ibn an-Nadīm weicht von Ḥunains Anordnung nur insofern ab, als er die Schrift über die Pflege der Gesunden vor *De methodo medendi* einschiebt, womit er sich zugleich von den übrigen Listen unterscheidet, die (ar-Ruhāwī ausgenommen) *De sanitate tuenda* durchweg an den Schluss stellen.[160] Weitere Abweichungen finden sich (ar-Ruhāwī wiederum noch ausgenommen) sonst nur noch bei Ibn Hindū, der einerseits die große Pulsschrift (11) um einen Platz vorrückt, andererseits die Schrift über die Arten der Fieber hinter die beiden Krisis-Schriften stellt – sicherlich nicht ohne Bedacht.

Ar-Ruhāwī stimmt in der Anordnung der Schriften nur in der ersten Hälfte mit Nr. III–VII überein, in der zweiten nimmt nur noch die Schrift *De methodo medendi* den üblichen Platz ein. Was aber vor allem befremdet, ist die abweichende Zusammenstellung der 16 Bücher. Ar-Ruhāwī ersetzt vier Schriften der üblichen Kombination nämlich 9, 10, 12 und 16 des Verzeichnisses Ḥunains (I) durch vier andere Schriften, nämlich die umfangreiche Schrift über den Nutzen der Glieder (*De usu partium*), die beiden Schriften über die einfachen und die zusammengesetzten Drogen (*De simplicium medicamentorum temperamentis et facultatibus, De compositione medicamentorum*) und die logische Schrift über den Beweis (*De demonstratione*), wobei er die Lektüre dieser

160 Al-Qifṭī übernimmt das Verzeichnis aus dem *Fihrist* – er nennt diesen als seine Quelle – weicht aber davon in der Anordnung der Krisenschriften (14 vor 13, vermutlich nur ein Versehen!) und der beiden letzten Schriften ab (im *Fihrist* steht 16 vor 15, bei al-Qifṭī ist die Reihenfolge normal).

letztgenannten Schrift als eine nur von wenigen zu bewältigende Höchstleistung hinstellt (vgl. oben s. 132).

Ich glaube nicht, dass wir angesichts der beachtlichen Sorgfalt, die ar-Ruhāwī im Umgang mit den mancherlei von ihm benutzten Quellen im allgemeinen walten lässt, annehmen dürfen, dass ihm hier ein Fehler unterlaufen ist. Vielmehr ist zu vermuten, dass er diese Zusammenstellung aus einer mündlichen oder schriftlichen Tradition geschöpft hat, über deren Existenz uns bisher nichts bekannt war. Möglich wäre es an sich auch, dass ar-Ruhāwī selber diese Abweichungen inauguriert hätte, doch scheint mir das angesichts seiner ganz und gar der Tradition und den antiken Quellen verhafteten Denkweise unwahrscheinlich. Dagegen liegt die Existenz einer von der bei den späteren arabischen Ärzten üblichen Form des Kanons abweichenden Auffassung durchaus im Bereich des Wahrscheinlichen, und dies umso mehr, als ja jene übliche Form, wie der folgende Abschnitt des Näheren zeigen wird, auch auf Kritik stieß, wobei es wohl nur Zufall ist, dass unsere Kenntnis von dieser Kritik nicht weiter als ins vierte Jahrhundert der Hidschra, nämlich zu Abu l-Ḫair ibn al-Ḫammār, dem Lehrer Ibn Hindūs, zurückreicht.[161] Vermutlich war sie viel älter und jene abweichende Kanon-Tradition, wie sie ar-Ruhāwī bezeugt, ist bereits das Ergebnis der Reaktion auf solche Kritik: Abu l-Ḫair bemängelt – freilich unter anderem – das Fehlen von Drogen-Schriften und Ibn Ǧumaiʿ räumt, ohne rügen zu wollen, ein, dass der Kanon manches wichtige Gebiet, darunter neben den Drogen die Funktionen der Glieder (*manāfiʿ al-aʿḍāʾ*) nicht berücksichtige. Genau diese Gebiete aber werden durch drei der vier abweichenden Schriften der ar-Ruhāwī'schen Kanon-Liste repräsentiert.

Es muss hier schließlich auch auf eine 16 Galen-Schriften fassende Liste bei Ibn Ǧulǧul hingewiesen werden, die jedoch mit einem Vorspann versehen ist, der keinerlei Zusammenhang mit dem alexandrinischen Kanon erkennen lässt, und auch in Anordnung und Auswahl noch weit stärker von dem üblichen Bild abweicht, als das bei ar-Ruhāwī der Fall ist. Ibn Ǧulǧul selber scheint der Zusammenhang seiner Liste mit dem „Kanon" nicht bewusst gewesen zu sein. Er spricht nämlich an anderer Stelle in der üblichen Weise von den Galen-Kompendien der Alexandriner, nennt allerdings keine weiteren Einzelheiten, was zeigt, dass ihm die eigentliche Gestalt des Kanons unbekannt war. Der besagte Vorspann lautet:

> Und er (sc. Galen) ist der Schlüssel der Medizin, ihr Ausbreiter und ihr Erklärer nach den Alten, und er hat 16 Kompendien (*dīwān!*) über die

161 Ibn Hindū, *Miftāḥ*, ed. Manṣūrī 89–90.

> Medizin verfasst, die alle untereinander zusammenhängen. Sie zu memorieren und zu benutzen hat er dem Medizinstudenten zur Pflicht gemacht, sofern er die medizinische Wissenschaft unter Verzicht auf Beweise (bzw. die apodeiktische Methode – *min ġairi burhān*) studieren will. [...] (Nach Aufzählung der Schriften heißt es dann): Wer aber die Medizin mit Einschluss von Beweisen (*bi-burhān*) studieren will, für den besteht eine weitere Bedingung, die Galen in seiner Schrift „Über die Reihenfolge bei der Lektüre seiner Bücher" dargelegt hat.
>
> IBN ǦULǦUL, *Ṭabaqāt* 42–43

Worin diese Bedingung besteht, wird nicht recht klar, Ibn Ǧulǧul stellt hier lediglich fest dass Galen die apodeiktische Methode (*ṭarīqat al-burhān*) beherrscht habe und führt dann, gewissermaßen als Beweis für diese Feststellung, einige Widerlegungsschriften an, darunter eine solche „gegen die Dichter" und eine wider die „Barbarismen der ungebildeten Menge" (*laḥn al-ʿāmma*). Als weiteres Objekt galenischer Polemik werden richtig die „Peripatetiker" (*al-mušāt*) genannt, jedoch alsbald mit den Stoikern (*riwāqīyūn*) identifiziert. Alles das macht einen konfusen und wenig informierten Eindruck.

Ibn Ǧulǧuls Liste umfasst folgende Schriften (*Ṭabaqāt* 42,11–16): Über die Schulen, Über die Elemente, Über die Mischung, Über die einfachen Heilmittel, Über die zusammengesetzten Heilmittel, Über die Ursachen und Symptome, Über die schmerzenden Glieder, Über das Heilverfahren, Über die natürlichen Kräfte, An Glaukon, Über die Übereinstimmung der Ansichten von Hippokrates und Plato, Über die Krisis, über die Tage der Krisis, Über die Fieber, Über die Arten der Fieber, Über den Puls an Theutras. Das Verzeichnis enthält somit, allerdings in stark abweichender Reihenfolge, immerhin 12 Schriften des üblichen Kanons, außerdem wie ar-Ruhāwīs Liste die beiden Heilmittel-Schriften und schließlich völlig singulär die philosophische Schrift über Hippokrates und Plato (*De plac. Hipp. et Plat.*). Dass diese zu den Schriften „ohne Beweis" gehören soll, zeigt wiederum, wie oberflächlich Ibn Ǧulǧul über Galens Werk informiert ist. Dennoch ist seine abweichende Liste interessant, und es wäre reizvoll, die Quelle zu eruieren, aus der er sein unverdautes Wissen geschöpft hat.

β Die hippokratischen Schriften

Zum Schluss muss ein kurzes Wort über den Platz des Hippokrates im alexandrinischen Kanon gesagt werden.[162] Meyerhof stellt einmal in einem Neben-

162 Zur arabischen Hippokrates-Überlieferung kann generell verwiesen werden auf: Ullmann,

satz fest, dass mit der Galen-Synopsis „eine Hippokrates-Synopse in 12 Büchern parallel läuft“,[163] ohne diese Feststellung jedoch näher zu präzisieren. Es lässt sich jedoch leicht herausfinden, dass er sich hierbei auf Ibn abī Uṣaibiʿas Verzeichnis der hippokratischen Schriften stützt. Dort heißt es nämlich einleitend: „Was uns namentlich überliefert ist und was wir vorgefunden haben an echten Schriften des Hippokrates, macht ungefähr 30 Bücher aus; und was davon an den Medizinstudenten unterrichtet wird, sofern sein Unterricht regelrecht und wohlgeordnet verläuft, sind 12 Schriften, die berühmter sind als seine übrigen Schriften.“ Dann werden, jeweils mit kurzer Inhaltsangabe die folgenden Titel genannt (b. a. Uṣaibiʿa, *ʿUyūn* I, 31–32 = B 53–54):

1. *K. al-Ağinna*, Buch der Embryos (*Genit.*)
2. *K. Ṭabīʿat al-insān*, B. der menschlichen Natur (*Nat. hom.*)
3. *K. al-Ahwiya wa-l-miyāh wa-l-buldān*, B. der Lüfte, Wässer und Länder (= Von der Umwelt; *Aer.*)
4. *K. al-Fuṣūl*, B. der Aphorismen (*Aph.*)
5. *K. Taqdimat al-maʿrifa*, B. der Prognose (*Progn.*)
6. *K. al-Amrāḍ al-ḥādda*, B. der akuten Krankheiten (= Vom Gerstenschleim; *Acut.*)
7. *K. Auǧāʿ an-nisāʾ*, B. der Frauenschmerzen (*Mul.*)
8. *K. al-Amrāḍ al-wāfida* (= *Ibīḏīmiyā*), B. der Epidemien (*Epid.*)
9. *K. al-Aḫlāṭ*, B. der Säfte (*Hum.*)
10. *K. al-Ġiḏāʾ*, B. der Nahrung (*Alim.*)
11. *K. Qaṭīṭariyūn*, Κατ' ἰητρεῖον (*Off.*)
12. *K. al-Kasr wa-l-ǧabr*, B. des Knochenbruchs und des Einrenkens (*Fract.*)[164]

Wie der zitierte Text zeigt, ist im Zusammenhang mit dieser Zwölfheit von den Alexandrinern nicht die Rede. Dagegen sprechen Ibn Riḍwān[165] und Ibn Ǧumaiʿ von „den 20 Büchern, auf welche sich die führenden Ärzte Alexandriens

Medizin 25–35, *GAS* III, 23–47; Weisser, Corpus Hippocraticum 377–408 und Dietrich, Ippocrate 1–20; b. Riḍwān, *Taṭarruq* 13–33; Texteditionen einiger Übersetzungen sind von 1966–1981 in der Reihe *Arabic Technical and Scientific Texts* (Cambridge Middle East Centre) erschienen.

163 Meyerhof, Alexandrien 395.

164 Außer Nr. 12 (vgl. *GAS* III, 44) und m. E. Nr. 8 (ibid., 34) sind alle diese Werke arabisch erhalten, vgl. Ritter/Walzer, Arab. Übs. 803–808. Ar-Ruhāwī zitiert außer „Eid“ und „Testament“ aus den Schriften 1, 3, 4, 6, 8, 10, sowie der ebenfalls arabisch erhaltenen Schrift „Über die Superfoetation“ (*K. al-Ḥabal ʿalā l-ḥabal*).

165 Meyerhof/Schacht, Controversy 26.

bei ihrem Unterricht beschränkten",[166] nämlich 16 von Galen und vier von Hippokrates. Diese vier letzteren entsprechen den Nummern 3–6 des obigen Verzeichnisses. So steht es auch bei Ibn Wāḍiḥ al-Yaʿqūbī,[167] wo anschließend der Inhalt dieser Schriften ausführlich wiedergegeben wird.

d *Vorzüge und Mängel des Kanons in der Sicht arabischer Ärzte*

Meyerhof zitiert in seiner hier mehrfach benutzten Schrift „Von Alexandrien nach Bagdad" ein kritisches Urteil von Abu l-Ḫair b. al-Ḫammār, dem Lehrer Ibn Hindūs, das Ibn abī Uṣaibiʿa aus dem uns bekannten, von Meyerhof in besagter Schrift nicht benutzten „Schlüssel der Medizin"[168] übernommen hat. Dass die Synopsis bei den Arabern auch auf Kritik stieß, war damit einem weiteren Kreis von Gelehrten bekannt gemacht. Aber Meyerhof verschweigt, dass Ibn Hindū der Kritik seines Lehrers mit Argumenten begegnet, die ebenfalls von Ibn abī Uṣaibiʿa[169] und zwar an der gleichen Stelle zitiert werden. Hinzu kommen nun weitere Urteile in anderen Quellen. Der somit noch weithin unbekannte eigentliche Charakter der Auseinandersetzung über den Kanon soll daher im Folgenden durch die wörtliche Anführung der uns bekannten Belege erhellt werden.

Unsere beiden frühesten Zeugen lassen sich auf keine Beurteilung des Kanons ein: Ḥunain beschränkt sich hinsichtlich der Anordnung auf die Feststellung, Galen sei „nicht der Ansicht gewesen, dass seine Bücher in dieser Ordnung gelesen werden sollten", habe vielmehr die Studenten nach der vorbereitenden Lektüre von *De sectis* mit der (Großen) Anatomie beginnen lassen.[170] Ar-Ruhāwī (*Adab* fol. 98ª) entschlägt sich der Diskussion über dieses Thema mit den Worten: „Einige Leute sind für die Voranstellung einiger dieser Schriften eingetreten aus Gründen, deren Erörterung nicht hierher gehört."

Kommen wir also gleich zu den besonders aufschlussreichen Ausführungen Ibn Hindūs über den Kanon im 9. Kapitel seines „Schlüssels", das „Von der Art der stufenweisen Fortschreitung des Medizinstudenten und der Anordnung der wissenschaftlichen Lektüre" handelt.[171] Ibn Hindū unterscheidet zunächst

166 Ibn Ǧumaiʿ, *Ṣalāḥīya* fol. 212ᵇ,7–8, ed. Fähndrich arab. 26,3; engl. 19.

167 Yaʿqūbī, *Taʾrīḫ*, ed. Th. Houtsma, Leiden 1883, I, 107.

168 Ibn Hindū, *Miftāḥ*, ed. Manṣūrī 89–90.

169 Ibn abī Uṣaibiʿa, *ʿUyūn* I, 108.

170 Ḥunain, *Mā turǧima* Nr. 21.

171 Der Passus, der das Für und Wider der Summaria erörtert (b. Hindū, *Miftāḥ*, ed. Manṣūrī 89, 92–93, Tibi, *Key* 39, 41), wird, wie gesagt, großenteils bei Ibn abī Uṣaibiʿa (*ʿUyūn* I, 108) zitiert. Den dort fehlenden Teil, beginnend mit der Überschrift „Die dritte Anordnung" – vgl. das Folgende – hat A. Dietrich in seinen *Medicinalia* zitiert (200–201, Nr. 92).

drei mögliche Methoden der Anordnung (*tartībāt*), deren man sich in den Wissenschaften bediene, nämlich 1) die systematische, die er mit den Worten beschreibt: „dass vorangestellt wird, was in der Medizin voransteht, und nachgestellt, was nachsteht, dass man etwa die Wissenschaft von den Elementen der Wissenschaft von den Mischungen voranstellt, die Wissenschaft von den Mischungen der von den Säften“ etc.; 2) eine gewissermaßen hierarchische: „die Voranstellung des Edleren und Nachstellung des Geringeren, d. h dass man etwa die Anatomie des Körpers (*ʿilm tašrīḥ al-badan*) der Wissenschaft von den Säften und Elementen voranstellt, weil letztere um des Körpers willen erschaffen sind und er edler als sie ist, oder dass man in der Anatomie die Wissenschaft der Hauptorgane der Wissenschaft von den dienenden Organen[172] voranstellt“; 3) die „didaktische“ Methode (*at-tartīb at-taʿlīmī*): „Sie besteht in der Voranstellung des Einfachen, Leichtverständlichen, und sie ist die Methode der Alexandriner beim Unterricht der galenischen Medizin.“ Ibn Hindū zitiert nun einen längeren Passus von seinem Lehrer Abu l-Ḫair, der nach ein paar einleitenden Worten eine Übersicht über die 16 Bücher gibt und dann fortfährt:

> Für alle diese erwähnten Bücher schufen die Alexandriner Kompendien und behaupteten, dass sie die Texte Galens ersetzten (*annahā tuġnī ʿan mutūn kutub Ǧālīnūs*) und der Mühe überhöben, sich mit den Einzelheiten zu befassen. Abu l-Ḫair sagt: Sie haben, wie wir glauben, gefehlt, bei der Abfassung dieser Summarien, denn es fehlt in ihnen die Lehre über Nahrungsmittel und Drogen und Klimata; und sie haben auch gefehlt bei der Anordnung, denn Galen begann mit der Anatomie. Dann schritt er fort zu den Kräften und Wirkungen, dann zu den Elementen.
>
> IBN HINDŪ, *Miftāḥ*, ed. Manṣūrī 92–93, Tibi, *Key* 41[173]

Ibn Hindū bemerkt dagegen, er glaube, dass die Alexandriner sich auf die 16 Bücher nicht in der Meinung beschränkt hätten, dass sie für die Medizin ausreichend seien, sondern (vielmehr), weil man für sie wissenschaftliche Bildung und einen Kommentator benötigt; denn der Studierende könne ihren Schwierigkeiten nicht ohne Beratung und Belehrung beikommen. Die Schriften, die

---

172 *ʿIlm al-aʿḍāʾ ar-raʾīsa ʿalā ʿilm al-aʿḍāʾ allatī hiya lahā ka-l-ḫadam wa-l-ḥāšiya* (b. Hindū, *Miftāḥ* fol. 29ᵇ,7, ed. Manṣūrī 89). Die Hauptorgane sind bei ar-Ruhāwī Hirn, Herz, Leber und Hoden (*Adab* fol. 18ᵃ,7–8). Daneben unterscheidet er aber zwischen edlen, herrschenden (*maḫdūm*) und dienenden (*ḫādim*) Organen und führt hier für erstere nur Hirn, Herz und Leber an (*Adab* fol. 51ᵇ,4).

173 Diese Kritik Abu l-Ḫairs ist die oben erwähnte von Meyerhof zitierte.

Abu l-Ḫair erwähnt (d.h. deren Fehlen im Kanon er bemängelt) habe, müsse der Arzt natürlich auch kennen, doch könne er sie ohne fremde Hilfe begreifen mittels der Fähigkeit, die er durch das Studium der 16 Bücher erlangt habe, die der Maßstab (*qawānīn*) für das Übrige und die Sprossenleiter (*marāqī*) zu allem Weiteren seien.

Die Frage, worin die alexandrinische Anordnung begründet sei, beantwortet Ibn Hindū folgendermaßen: Einige Bücher sind wegen eines in ihnen selbst enthaltenen Erfordernisses an ihren Platz gestellt (*bi-ḥasabi stiḥqāqihī fī nafsihī*). So musste z.B. das Buch *De sectis* an der Spitze stehen, um die Lernenden vor den Irrtümern der Empiriker und Methodiker zu bewahren, das Buch *Ars parva* musste den zweiten Platz einnehmen, wegen seines eisagogischen Charakters. Andere Bücher hat man im Hinblick auf ihre Zugehörigkeit zu anderen angeordnet. So ließ man den *Liber parvus de pulsu* der *Ars parva* folgen, weil Galen in der letztgenannten im Zusammenhang mit der Mischung des Herzens den Puls erwähnt,[174] und man stellte ihn der an Glaukon gerichteten Schrift voran, weil Galen darin Fieber behandelt und der Puls am ehesten über Fieber Aufschluss gibt. Ganz kann und möchte aber Ibn Hindū die Kritik seines Lehrers nicht ausräumen und schließt daher den Passus über den Kanon mit folgender Bemerkung:

> Die Anordnung auf welche, wie der Professor (sc. Abu l-Ḫair) gesagt, Galen (in seiner Schrift „Über die Reihenfolge bei der Lektüre seiner Schriften") hingewiesen hat, ist allerdings die kunstgerechte (*aṣ-ṣināʿī*); denn wer eine Kunst erwählt, muss ja in seinem Lernen vom Offenbaren zum Verborgenen fortschreiten, vom Letzten zum Ersten: Die Anatomie (nämlich, mit der Galen anzufangen empfiehlt) ist ja die Wissenschaft vom Körper und seiner Organe, d.h. dem Ersten, was dem Menschen vor Augen tritt, aber dem Letzten, was die Natur ausbildet. Denn die Natur nimmt zuerst die Elemente, mischt sie alsdann, so dass die Säfte daraus entstehen und bildet danach die Kräfte und die Organe aus. Unser Weg beim Unterricht müsste also eigentlich umgekehrt verlaufen wie der, den die Natur bei der Generation zurücklegt. Doch lassen wir diese Konfusion auf sich beruhen und begnügen uns mit der Anordnung der Alexandriner, denn die Wissenschaft stellt sich jedenfalls (auch bei diesem System) ein!
>
> IBN HINDŪ, *Miftāḥ*, ed. Manṣūrī 94; Tibi, *Key* 41–42[175]

174 Dieses Argument ließe sich eher für die umgekehrte Reihenfolge der beiden Schriften ins Feld führen; vgl. das Folgende.

175 Bei Ibn abī Uṣaibiʿa folgt hier noch der bezeichnende Satz: „Und gegen den Konsens der

Der Rest des Kapitels enthält Anweisungen über die propädeutischen Fächer und wurde oben bereits zitiert (vgl. oben s. 137).

Die Tatsache, dass der Kanon nicht alles für den Arzt nötige Wissen umfasst, wurde nicht nur als Mangel sondern auch als Verdienst interpretiert. So sagt Ibn Ǧumaiʿ:

> Sie beschränkten den Unterricht aber nicht deswegen auf diese Schriften, weil sie meinten, sie reichten hin für eine vollkommene Erlernung der Heilkunst oder umfassten alles, was der Arzt für die Behandlung der Kranken braucht, wie es viele unwissende Ärzte und andere glauben, sondern, weil diese Schriften den Leser, sofern er begabt und strebsam ist, anspornen, ja ihn nötigen sollen, das Studium fortzusetzen bis zur vollkommenen Beherrschung der Kunst. Das geht schon daraus hervor, dass viele Dinge, die für die ärztliche Praxis unentbehrlich sind, in diesen Schriften nicht enthalten sind, wie z.B. die Anatomie des Gehirns, der Leber und des Magens, überhaupt aller zusammengesetzten Organe, ferner die Funktionen (w.: Nutzen) der Organe, sowie die Kräfte der Nahrungsmittel und der einfachen und zusammengesetzten Drogen.
>
> IBN ǦUMAIʿ, *Ṣalāḥīya* fol. 222ª, ed. Fähndrich, arab. 26–27, engl. 19–20

Besonders prägnant und detailliert wird die protreptische Wirkung der Schriften des Kanon von Ibn Riḍwān in jenem von Ibn abī Uṣaibiʿa (*ʿUyūn* I, 107) zitierten Passus hervorgehoben. So sagt er z.B. von den vier der „zweiten Stufe"[176] angehörigen Büchern: „Wenn ein Freund des Unterrichts sich mit ihnen befasst, bekommt er Lust, sich auch mit allen (weiteren Schriften) zu befassen, die mit der Natur des Körpers zusammenhängen." So erwecke das Buch „Über die Mischung" (*K. al-Mizāǧ*) die Lust zur Lektüre der Abhandlungen „Über die Wohlbeleibtheit" (Περὶ εὐεξίας/*De bono habitu* vgl. Ḥunain, *Mā turǧima*, Nr. 51), „Über die beste Körperverfassung" (Π. ἀρίστης κατασκευῆς του σώματος/*De opt. corp. const.*, l. c. Nr. 50), „Über die ungleichmäßige schlechte Mischung" (Π. ἀνωμάλου δυσκρασίας/*De inaequ. intemp.*, Nr. 52) und das Buch „Über die einfachen Heilmittel" (Π. κράσεως καὶ δυνάμεως τῶν ἁπλῶν φαρμάκων/*Simpl. med.*, Nr. 53). Das Buch „Über die natürlichen Kräfte" (Nr. 7 des

---

Gelehrten zu verstoßen ist Narrheit" (*ḫarqu iǧmāʿi l-ḥukamāʾi ḫurqun; ʿUyūn* I, 109,12 = B 158,13).

176 Laut Ibn Riḍwān haben die Alexandriner den Kanon in sieben „Stufen" (*marātib*) angeordnet. Die erste umfasst von dem obigen Verzeichnis die Nummern 1–4, die zweite 5–8, die dritte entspricht Nr. 9, die vierte 10 und 11, die fünfte 12–14, die sechste und siebte den beiden letzten Schriften des Kanons (b. a. Uṣaibiʿa, *ʿUyūn* I, 106–107 = B 154–155).

Kanons) sporne zur Lektüre der Schrift „Über den Samen" (Π. σπέρματος/*De sem.* Nr. 62) und des Buches „Über den Nutzen der Glieder" (Π. χρείας τῶν ἐν ἀνθρώπου σώματι μορίων/*De usu partium*, Nr. 49) und weiterer Galen-Schriften über die Kräfte, Pneumata und Wirkungen an, die „Kleine Anatomie" zur Lektüre der „Großen" (hier: *ʿAmal at-tašrīḥ*, bei Ḥunain: *ʿIlāǧ at-tašrīḥ*, Π. ἀνατομικῶν ἐγχειρήσεων, Nr. 21).

Von der letzten Schrift des Kanons, der „Pflege der Gesunden" (Π. τῶν ὑγιεινῶν πραγματεία, Nr. 84) heißt es, sie „nötigt einen, der sich mit ihr befasst hat, sich auch mit den Büchern „Über die Nahrung" (d.h. „Über die Kräfte der Nahrung"; Π. τροφῶν δυνάμεως/*De alim. facult.*, Nr. 74), „Über den guten und schlechten Chymos" (Π. εὐχυμίας καὶ κακοχυμίας τροφῶν, Nr. 76), „Über die abmagernde Diät" (Π. λετυνούσης διαίτης/*De vict. att.*, Nr. 75) und mit den (Schriften über) die Bedingungen der Gymnastik zu befassen, wie z.B. der Schrift „Über die Gymnastik mit dem kleinen Ball" (Π. τοῦ διὰ μικρᾶς σφαίρας γυμνασίου/*De parv. pil.* Nr. 86) u.ä.

Zusammenfassend hebt dann Ibn Riḍwān[177] die protreptische Wirkung des Kanons nochmals mit folgenden Worten hervor:

> Die 16 Bücher, auf welche sich die Alexandriner im Unterricht beschränkten, veranlassen also jeden der sich mit ihnen befasst, sich mit allen Schriften Galens zu befassen, mit denen man die Vollendung in der Heilkunst erzielt. So hängt z.B. das Studium der Schrift „Über das Geruchsorgan" (Π. ὀσφρήσεως ὀργάνου/*De instr. odor.*, Ḥunain Nr. 48) mit den Büchern der „zweiten Stufe" zusammen. Das Studium der Schrift „Über die Ursachen der Atmung" (Π. τῶν τῆς ἀναπνοῆς αἰτίων/*De causis resp.* Nr. 37) hängt ebenfalls mit dieser Stufe zusammen; das Studium der Schriften „Über den Nutzen der Atmung" (Π. χρείας ἀναπνοῆς/*De resp. usu*, Nr. 42), „Über den Nutzen des Pulses" (Π. χρείας σφυγμῶν/*De usu puls.*, Nr. 41), „Über die Bewegung des Brustkorbs und der Lunge" (Π. θώρακος καὶ πνεύμονος κινήσεως/*De motu thoracis* Nr. 36), „Über die Stimme" (Π. φωνῆς/*De voce* Nr. 38), „Über die schwierigen (d.h. schwer zu beobachtenden) Bewegungen" (*De motibus liquidis*/kein griechischer Titel, Nr. 47), „Über die Perioden der Fieber" (Π. περιόδων/*Ad eos qui de typ. scrips.*, Nr. 65) und „Über die Zeiten der Krankheiten" (Π. τῶν ἐν τοῖς νόσοις καιρῶν/*De morb. temp.*, Nr. 55) und anderer Schriften, Abhandlungen und

177 Den Wert der Summaria hielt Ibn Riḍwān hingegen für gering. Im siebten Kapitel seiner *Maqāla fī Šaraf aṭ-ṭibb* (Ms. Istanbul, Hekimoğlu Ali Paşa 691, fol. 111^a–120^b, hier *bāb 7*, fol. 119^b–120^b, siehe oben s. 48, Anm. 105) übt er heftige Kritik an der Lehrmethode der *aṣḥāb al-Ǧawāmiʿ*, die Galens Aussagen bis zur Unkenntlichkeit gekürzt hätten.

> Sendschreiben Galens hängt jeweils mit einer der sieben Stufen oder mit mehr als einer derselben zusammen, so dass man notwendig veranlasst wird, sich damit zu befassen. Was die Alexandriner mit dem Kanon geschaffen haben, ist also eine gute Methode, den Studierenden zu einer Vertiefung in die Heilkunst anzuspornen, und bei seinem Streben dazu veranlasst zu werden, sich mit allen Schriften Galens zu befassen.
>
> IBN ABĪ UṢAIBIʿA, *ʿUyūn* I, 108 = B 157

Hier sei schließlich noch eine weitere positive Würdigung der „16 Bücher" angeführt, die Ibn al-Maṭrān aus einem bei Brockelmann, Ullmann oder Sezgin nicht nachweisbaren Werk namens *al-Muḥīṭ bi-ṣināʿat aṭ-ṭibb* („Enzyklopädie der Heilkunst") eines Muḥammad ibn Šuǧāʿ in seinem „Garten der Ärzte" zitiert. Herrn O. Overwien[178] verdanke ich den Hinweis, dass diese Stelle in Wahrheit ursprünglich aus dem *Talḫīṣ* von Johannes Grammaticus (siehe oben S. 144 Anm. 137) stammt und auch in der besagten Londoner Handschrift zu finden ist.[179] Der Passus lautet bei Ibn al-Maṭrān folgendermaßen:

> Wisse, dass sich die 16 Bücher Galens in zwei Teile teilen; der eine der beiden fungiert als Einführung in Theorie und Praxis der medizinischen Kunst (*ʿilm wa-ʿamal ṣināʿat aṭ-ṭibb*, sic!) und umfasst die ersten vier Bücher; der andere betrifft die Theorie und Praxis selbst, und umfasst 12 Bücher. Davon betreffen vier die natürlichen Dinge, nämlich die Schriften „Elemente", „Mischung", „Natürliche Kräfte" und „Anatomie"; 6 betreffen die Ursachen der von der Natur abweichenden Dinge, nämlich die Schriften „Ursachen und Symptome", „Schmerzende Stellen", „Großer Puls", „Krisis", „Tage der Krisis" und „Fieber": eines betrifft die Prophylaxe für die natürlichen Dinge, nämlich die „Pflege der Gesunden", eines die Restituierung der von der Natur abgewichenen Dinge, nämlich das „Heilverfahren." Soviel zu der Gliederung der (16) Bücher.
>
> Was aber die Ursache anlangt, weshalb sie auf diese Zahl beschränkt sind, und sich die Kunst mit dieser Summe begnügt, so liegt sie in folgendem: Da der Zweck der Heilkunst die Bewahrung des Natürlichen und die Rückführung des vom Natürlichen Abgewichenen in den natürlichen Zustand ist, muss der Lernende seine Aufmerksamkeit auf das Natürli-

---

178 Vgl. Overwien, O., Die orientalische Überlieferung, in *Galeni De symptomatum differentiis*. Hrsg., übers. u. komm. v. Beate Gundert (CMG V.5.1), Berlin 2009, 144, Nr. 6.

179 Ms. British Library, Arundel, or. 17; fol. 2^b = Garofalo, Sunto 150–151.

che und das, was es bewahrt, und auf das vom Natürlichen Abgewichene und das, was es restituiert, richten. Das Natürliche, worauf der Arzt achten muss, sind (zunächst) die Elemente, ihre Vermischung und die aus ihrer Vermischung hervorgehenden Kräfte und Organe. Nun werden im „Buch der Elemente" die in den zusammengesetzten Körpern vorhandenen Elemente behandelt; in seinem Buch „Über die Mischung" deren Vermischung, in seinem Buch „Über die natürlichen Kräfte" die aus ihnen entstehenden Kräfte und in seinem Buch „Die Anatomie" die aus ihnen entstehenden Organe.

Die von der Natur abweichenden Dinge sind die Krankheiten und die Ursachen der Krankheiten und die Symptome. Diese nun werden erschöpfend behandelt in seinem Buch „Über die Ursachen und Symptome." Und da es äußere und innere (bzw. sichtbare und verborgene) Krankheiten gibt, und die Symptome (*dalīl*) der äußeren sichtbar, die der inneren dagegen verborgen sind, lehrt er uns, wie wir sie erschließen können in seinem Buch „Über die schmerzenden Stellen", und da eines der Anzeichen, aus denen man Schlüsse zieht, der Puls ist, und die Lehre über ihn sehr weitverzweigt (*mutafannin*) ist, hat er uns darüber in seinem „Großen Puls" belehrt, und da zu den Krankheiten notwendig die Krisen gehören und die Krisen mit den (Krisen-)Tagen zusammenhängen, hat er uns darüber in seinem Buch „Über die Krisen" und in seinem Buch „Über die Tage der Krisen" belehrt. Und da eine Klasse von Krankheiten die Fieber sind und die Lehre über die Fieber sehr weitverzweigt ist, hat er ein besonderes Buch darüber verfasst, eben das Buch „Über die Fieber."

Über das, was das Natürliche bewahrt, spricht er in der „Pflege der Gesunden" und über das, was das von der Natur Abweichende restituiert, in dem „Heilverfahren." Das ist also der Zweck der 16 Bücher.

MUḤAMMAD B. ŠUĞĀʿ AP. B. -MAṬRĀN, *Bustān* fol. 33^{b}–34^{a}

Der Passus ist zwar ziemlich dürftig, er verschweigt die vier ersten Titel ganz und ergeht sich im Übrigen in Gemeinplätzen, dennoch ist er bemerkenswert als weiterer Versuch, die „16 Bücher" als ein organisches Ganzes hinzustellen. Bemerkenswert ist weiter, dass auch hier, wie bei Ibn Ğulğul, nicht von den Alexandrinern die Rede ist, sondern Galen selber als Urheber der Kanons der „16 Bücher" erscheint. Und bemerkenswert ist schließlich, dass ein Gelehrter vom Schlage Ibn al-Maṭrāns diese Zeilen für wert hielt, in seinem „Garten" festgehalten zu werden.

Abschließend sei die Vermutung ausgesprochen, dass die positive Bewertung des Kanons und insbesondere die Versuche, seine Mängel in Vorzüge zu verkehren, sich wohl damit erklären, dass die Gloriole Galens sich auch auf diesen Ausschnitt seines Werkes ergoss und dass man ob der unanfechtbaren Güte des beschnittenen Stoffes die Frage nach der Güte des Schnittes zu stellen sich scheute.

8 Allgemeine Bildungsbestrebungen

Das Bildungsniveau des Durchschnittsarztes des arabischen Mittelalters ist uns unbekannt. Er gehörte weder zu jenen, die unsere Quellen tadeln und höhnen als Leute, die sich Ärzte nennen, ohne diesen Namen zu verdienen, und die, wie ar-Ruhāwī (*Adab* fol. 4ᵇ) sagt, meinen, die Lektüre eines Kompendiums (*kunnāš*) oder eines Drogenhandbuchs (*aqrābādīn*) genüge als Basis ärztlicher Betätigung, noch gehörte er freilich zu jener Elite, die in den Biographien Ibn abī Uṣaibiʿas vornehmlich geschildert wird. Es kann aber keine Frage sein, dass eine über das Fachliche hinausgehende Bildung bei unseren Ärzten im Allgemeinen entschieden geschätzt und beflissen erstrebt wurde. Wir können diese Wertschätzung der Wissenschaften ebenso aus den Forderungen deontologischer Werke, wie aus den in den Biographien belegten geistigen Aktivitäten zahlloser Ärzte ablesen.

Nehmen wir als Beispiel für ersteres Ṣāʿids Protreptikos: Da wird unter anderem gefordert, der Arzt solle gut in Schrift und Ausdruck sein (*Tašwīq*, ed. Spies fol. 11ᵇ), Bücher kompilieren (ibid. fol. 12ᵃ), viel in Büchern blättern, ohne rasch zu ermüden, und Bücher nur erwerben, um sie zu lesen, da er sonst dem Esel gleiche, der Bücher trägt (18ᵃ).[180] Sein Interesse soll nur auf die Wissenschaft gerichtet sein, keine Zeit soll er mit anderem verbringen (12ᵇ) und die Wissenschaft den Genüssen des Lebens vorziehen (19ᵇ). Er bilde seinen Charakter durch die Lektüre der Viten der Altvorderen (11ᵇ), er reise viel, um Gelehrte aufzusuchen und sie zu befragen (17ᵇ/18ᵃ) – die Reise „im Streben nach Wissenschaft" (*fī ṭalab al-ʿilm*) ist ja eines der beherrschenden Bildungsideale der gesamten islamischen Kultur –, mache sich Notizen über das Klima und die geographische Beschaffenheit der einzelnen Länder und deren Einfluss auf Ernährung, Sitte und Charakter der Bewohner, sowie die herrschenden Epidemien (dies ganz im Sinne der hippokratischen Schrift „Von der Umwelt") und prüfe später diese Notizen anhand der antiken Texte, mache sich das dort Belegte zu eigen und erachte das übrige als Irrtum (18ᵇ).

180 Anspielung auf Sure 62:5/5: „Die (Juden), welche mit der Thora belastet wurden und sie hernach nicht tragen wollten, gleichen einem Esel, der Bücher trägt."

Was die reale geistige Aktivität der Ärzte anlangt, so ist, wie gesagt, Ibn abī Uṣaibiʿa hierfür unerschöpfliche Quelle. Seine bildungsbezüglichen Noten beginnen bei den Ärzten der frühen Abbasiden, den großen Buḫtīšūʿiden; bei den wenigen Ärzten aus umaiyadischer Zeit, die er anführt, fehlen sie völlig. Gewiss spielt hier auch die zeitliche Entfernung eine Rolle. Man darf aber doch vermuten, dass mit den führenden Ärzten aus dem persischen Gondeschapur ein bestimmtes Bildungsideal an den Bagdader Hof verpflanzt wurde, das dort vorher nicht heimisch gewesen war.[181] Bezeichnend ist ja die Verlegenheit, in die dieser Hof mitsamt seinen Ärzten durch die Ankunft des Buḫtīšūʿ ibn Ǧūrǧīs geriet. Hārūn beauftragte seinen Wesir mit der Bemerkung „Du bist mein Sprachrohr" (*anta manṭiqī*), den Neuankömmling zu prüfen; dieser wollte die Aufgabe auf die Hofärzte abwälzen; sie ihrerseits jedoch erklärten, der Gelehrsamkeit und philosophischen Bildung, wie sie Buḫtīšūʿ und sein Vater verkörperten, nicht gewachsen zu sein.[182]

Das durch Buḫtīšūʿ und seinesgleichen repräsentierte Bildungsideal hatte seine Ursprünge und Vorformen in der Antike, bei Galen und den griechischen Arzt-Philosophen, namentlich dem durch Galen zu diesem Ideal erhobenen Hippokrates, aber auch bei Plato und Aristoteles, die einer späteren Zeit und so dem Islam ebenfalls als Arztphilosophen erschienen.[183] Dieses Bildungsideal ist es denn auch, welches dem arabischen Arzt den bekannten Titel des *ḥakīm*, des „Weisen", eintrug.[184] Indessen steht nicht fest, wann dieser Titel in

---

181 Vgl auch Bürgel, *Allmacht* 169–170. sowie Schöffler, *Gondischapur*.

182 Vgl. die wörtliche Übersetzung im Prüfungskapitel unten s. 205.

183 Hippokrates war für Galen „das menschgewordene Ideal seiner philosophischen und medizinischen Überzeugungen" Deichgräber, *Empirikerschule* 23; vgl. im Übrigen unser Kapitel „Das griechische Erbe" (IV.1).

184 Dubler erblickt im *ḥakīm* eine stärker orientalisch gefärbte Erscheinung. Er schreibt: „Und doch stimmte der Ḥakīm nicht mit dem antiken philosophierenden Arzt oder dem medizinkundigen Philosophen überein, denn die islamische Gestalt erwuchs nicht unmittelbar aus den Anschauungen des griechischen Altertums sondern hatte unter den iranischen Sasaniden eine neue Prägung erfahren, indem sich hier die hellenische mit der indischen Weisheit durchdrang. Das Vorbild dieses von Indien geformten Gelehrtentyps war Burzôe, Oberarzt am Sasanidenhof des Chusraw I. Anuschirwan ..." Dubler verweist dann auf das bekannte Vorwort zu dem von Burzôe aus dem Sanskrit ins Pahlavi übersetzten Tierfabelbuch *Kalīla wa-Dimna* (*Pañcatantra*) in welchem Burzôe die Vorzüge der medizinischen Wissenschaft preist, „die hier deutlich indisches Gepräge trägt." Worin aber der Unterschied zwischen den beiden Gelehrtentypen bestehen soll, kommt bei Dubler (Ps.-Aristotelica 47) nicht zum Ausdruck – vgl. Gauthier, Racine ḤKM 435–454 (mir nicht greifbar); Nöldeke, *Burzôe*. Ableitungen der Wurzel *ḥkm* haben zudem eine gewisse islamische Konnotation, kommen diese doch im Gegensatz zu solchen von *flsf* im Koran vor.

Gebrauch kam. Ibn Ǧulǧul z. B. nennt zwar sein Werk „Die Kategorien der Ärzte und Weisen", gebraucht aber das Wort *ḥakīm* für keinen der von ihm biographierten Ärzte als Titel, schmückendes Epitheton oder Indikation seines Ranges. Bei Ibn abī Uṣaibiʿa findet sich der Titel sehr häufig in Biographien des 6. und 7. (12. und 13.) Jahrhunderts, für das 5./11. Jh. ist er nur vereinzelt belegt, und in den noch früheren Biographien scheint er völlig zu fehlen. Die Biographien beginnen stattdessen mit Formeln wie „Er war ein vorzüglicher (*fāḍil*) Arzt", ein „berühmter" (*mašhūr/maḏkūr*), „ausgezeichneter" (*mutamaiyiz*), „kundiger" (*ʿārif*), „geschickter" (*ḥāḏiq/māhir*) oder „guter" (*muǧīd*) Arzt und wie die Epitheta sonst noch lauten mögen. Es wird auch vermerkt, wenn sich jemand mit Philosophie (*falsafa*) bzw. der „Weisheit" (*ḥikma*) oder den „Weisheitswissenschaften" (*al-ʿulūm al-ḥikmīya*) – dies zwei häufige Synonyme für Philosophie – befasst hat. Al-Kindī (3./9. Jh.) war der „Philosoph der Araber." Sein Zeitgenosse Ṯābit ibn Qurra „war ohnegleichen in der Medizin und in allen übrigen Teilen der Philosophie."[185] Ṯābits Enkel Ibrāhīm ibn Sinān „war vollkommen in den Weisheitswissenschaften."[186] Ar-Rāzī (1. Hälfte des 4./10. Jh.) „war scharfsinnig und begabt, barmherzig mit den Kranken, auf jede Weise um ihre Behandlung und Heilung bemüht, ständig damit befasst, dunkle Stellen der Heilkunst ins Auge zu fassen, ihren wahren Kern und ihre Geheimnisse aufzudecken, und desgleichen in den anderen Wissenschaften, so dass er sich meistens mit nichts anderem befasste als mit dem kritischen Studium (*al-iǧtihād wa-t-taṭalluʿ*) dessen, was die besten Gelehrten früherer Zeiten in ihren Büchern verzeichnet hatten."[187] Aṭ-Ṭabarī (gest. 339/950–951) „war ein vollkommener Philosoph (*failasūf*) und ein vorzüglicher Führer (*imām*), der die Weisheitswissenschaften beherrschte."[188] Ibn Hindū (gest. 410/1019) „gehörte zu den Großen, die sich in den Weisheitswissenschaften und den medizinischen Dingen und den literarischen Künsten auszeichnen ..."[189] Miskawaih (gest. 421/1030) war „vorzüglich in den Weisheitswissenschaften, ja (wahrhaft) ausgezeichnet darin, und kundig in der Heilkunst",[190] und so fort.

Keiner also der großen Arzt-Philosophen jener Jahrhunderte, Ibn Sīnā eingeschlossen, wird von Ibn abī Uṣaibiʿa mit dem Epitheton *al-ḥakīm* bedacht. Ibn Sīnā führte stattdessen, wie man weiß, den Titel ar-Raʾīs, was manchmal unzutreffend als „Fürst" übersetzt und als „Fürst der Ärzte" gedeutet worden

185 Ibn abī Uṣaibiʿa, *ʿUyūn* I, 215 = B 295.
186 Ibn abī Uṣaibiʿa, *ʿUyūn* I, 226 = B 307.
187 Ibn abī Uṣaibiʿa, *ʿUyūn* I, 311 = B 416.
188 Ibn abī Uṣaibiʿa, *ʿUyūn* II, 134 = B 603.
189 Ibn abī Uṣaibiʿa, *ʿUyūn* I, 323 = B 429.
190 Ibn abī Uṣaibiʿa, *ʿUyūn* I, 245 = B 331.

ist. Das ist entschieden zu hoch gegriffen. Goitein[191] hat vielmehr anhand der Geniza-Dokumente nachweisen können, dass der Titel *raʾīs* für Ärzte, ja schon für junge Debutanten der Heilkunst, im Ägypten des 5./11.–7./13. Jahrhunderts in häufigem Gebrauch war. Wenn es von dem Arzt Ibn Šibl al-Baġdādī (gest. 474/1081) heißt, „er war ein *ḥakīm* und Philosoph",[192] so ist auch dies noch nicht die titelartige Verwendung der späteren Biographien. In diesen nämlich folgen dem Namen mit auffallender Häufigkeit die Worte *huwa l-ḥakīm* etc. – „das ist der Weise …" Das Titelartige dieser Verwendung liegt abgesehen von der Determination durch den bestimmten Artikel in dem Umstand, dass nach dem Wort *ḥakīm* und eventuellen weiteren Epitheta erst der volle Name aufgeführt wird, also z.B. „Abū Šākir ibn abī Sulaimān: Das ist der Ḥakīm Muwaffaq ad-Dīn abū Šākir ibn abī Sulaimān Dāwūd; er beherrschte die Heilkunst und war ausgezeichnet in Theorie und Praxis" etc.[193] „Rašīd ad-Dīn abū Ḥulaiqa: Das ist der hochberühmte und gelehrte Ḥakīm (*al-ḥakīm al-aǧall al-ʿālim*) Rašīd ad-Dīn …"[194] In manchen Fällen wird *al-ḥakīm* mit *al-imām* („der Führer") gekoppelt, so etwa in der Biographie des uns als Verfasser des „Garten der Ärzte" bekannten Ibn al-Maṭrān, die mit den Worten beginnt: „Das ist der Ḥakīm, der Imām, der vorzügliche Gelehrte Muwaffaq ad-Dīn Abū Naṣr Asʿad ibn abi l-Fatḥ Ilyās ibn Ǧirǧīs al-Maṭrān (‚der Metropolit'). Er war der Herr der Ḥakīme (*saiyid al-ḥukamāʾ*) … etc." oder ähnlich in der Biographie des sonst unbekannten Saʿd ad-Dīn ibn ʿAbd al-ʿAzīz (*al-ḥakīm al-aǧall al-imām al-ʿālim*).[195] Imām kommt aber auch ohne die Verbindung mit Ḥakīm als Epitheton vor.[196] Der Titel *al-ḥakīm* ist also bei Ärzten des 6./12. und 7./13. Jahrhunderts keine Seltenheit und wird auch dann verwandt, wenn, wie etwa bei den beiden Brüdern Ibn abī Sulaimān, die Studien der Betreffenden unserer Quelle zufolge nur auf Heilkunst gerichtet waren.[197] Andererseits werden die

191 Goitein, Medical Profession 182.

192 Ibn abī Uṣaibiʿa, *ʿUyūn* I, 247 = B 333.

193 Ibn abī Uṣaibiʿa, *ʿUyūn* II, 122= B 589.

194 Ibn abī Uṣaibiʿa, *ʿUyūn* II, 123= B 590 – Ähnliche Formeln in den Biographien z.B. von al-Qāḍī Nafīs ad-Dīn (II, 120 = B 586); Abū Saʿīd ibn abī Sulaimān (II, 122 = B 589); Muhaḏḏab ad-Dīn ibn abī Ḥulaiqa: *akmal al-ḥukamāʾ* = „der vollkommenste der Ḥakīme" (II, 130 = B 598); Rašīd ad-Dīn abū Saʿīd: *al-ḥakīm al-aǧall al-ʿālim* (II, 131 = B 599); Asʿad ad-Dīn ibn abī l-Ḥasan: *al-ḥakīm al-auḥad al-ʿālim* (II, 132 = B 599); Ibn al-Baiṭār: *al-ḥakīm al-aǧall* (II, 133 = B 601).

195 Ibn abī Uṣaibiʿa, *ʿUyūn* II, 192 = B 671.

196 Vgl. z.B. die Biographien von Saif ad-Dīn al-Āmidī, b.a. Uṣaibiʿa, *ʿUyūn* II, 174 = B 650; Šams ad-Dīn al-Ḫuwaiʾī II, 171 = B 646; Rafīʿ ad-Dīn al-Ǧīlī II, 171 = B 647; Šihāb ad-Dīn as-Suhrawardī II, 167 = B 641.

197 Ibn abī Uṣaibiʿa, *ʿUyūn* II, 122 = B 589.

Ärzte Faḫr ad-Dīn al-Mārdīnī (gest. 594/1198) und Ibn Hubal (gest. 610/1213) nicht als *ḥakīm* bezeichnet, obwohl es von beiden heißt, dass sie führende Gelehrte in den Weisheitswissenschaften waren.[198] In jedem Fall hat die allgemeine Titelsucht, die sich schon im Hofleben des 4./10. Jahrhunderts breitmacht[199] in späterer Zeit, wie man sieht, auch auf das ärztliche Leben übergegriffen.

Doch zurück zu dem, was sich hinter dem Titel *ḥakīm* verbirgt. Sucht man die Bildungsbestrebungen der ärztlichen Elite, wie sie sich bei Ibn abī Uṣaibiʿa spiegeln, zu charakterisieren, so wird man sagen dürfen, dass die Mehrheit aller dieser Ärzte eine, zwei oder mehr Wissenschaften neben der Medizin studierten und pflegten, oft auch darin selber schöpferisch tätig waren. Dabei lassen sich einige große Trends beobachten: Stand anfangs die Philosophie im Vordergrund, so gewinnt mit der Zeit das Fach *adab*, also Belletristik, Bildungsliteratur, immer mehr an Gewicht; etwa vom 6./12. Jh. ab zeigt sich zudem ein deutliches Hervortreten religiöser Interessen. Immer häufiger umfassen die aufgeführten Fächer Hadith, Fiqh (religiöse Jurisprudenz) oder beides. In den Biographien der andalusischen Ärzte fällt eine starke Bevorzugung der mathematischen Wissenschaften ins Auge. Neben diesen historischen und topographischen Einheiten bietet sich für die Charakteristik der individuellen Bildungsnotiz der quantitative Gesichtspunkt an. Vom bloßen *medicus* bis zum enzyklopädisch gebildeten Arztphilosophen treten uns die verschiedensten Bildungsnuancen vor Augen.

Einer der Ärzte, an denen Ibn abī Uṣaibiʿa außer Medizin nichts zu loben hat, ist unser ar-Ruhāwī: „Er war ein ausgezeichneter Arzt und Kenner der galenischen Lehre; er verfasste verdienstvolle (*ǧayyida*) Werke über die Heilkunst."[200] Ein weiterer ist Ṣāʿid, der Verfasser der „Medizinischen Ermunterung": „Er gehörte zu den vorzüglichen (Ausübern) der Heilkunst und ihren ausgezeichneten Vertretern, war intelligent und beredt …"[201]

An nächster Stelle wären jene „Bikephaloi"[202] zu nennen, die sich außer der ärztlichen noch einer weiteren Kunst rühmen konnten, sei es nun der Philosophie, der Astronomie, der literarischen oder sonst einer Befähigung. Hierher gehört insbesondere aber auch die große Zahl der Ärzte, denen es gelang, in zwei Berufen gleichzeitig tätig zu sein: Yūsuf an-Naṣrānī war mehrere

---

198 Ibn abī Uṣaibiʿa, *ʿUyūn* I, 299 = B 402; I, 304 = B 407.

199 Vgl. z.B. die Nachweise in Bürgel, *Hofkorrespondenz*, im Index s.v. „Ehrennamen."

200 Ibn abī Uṣaibiʿa, *ʿUyūn* I, 254 = B 342.

201 Ibn abī Uṣaibiʿa, *ʿUyūn* I, 253 = B 240.

202 Zu diesem Ausdruck vgl. Schipperges, *Ideal und Wirklichkeit* 5.

Jahre lang Patriarch von Jerusalem.[203] Balīṭiyān (unter Hārūn ar-Rašīd) und Saʿīd ibn al-Biṭrīq (unter den Kalifen al-Qāhir und ar-Rāḍī [320/932–329/940]) waren Patriarchen von Alexandrien.[204] Desgleichen waren viele jüdische Ärzte gleichzeitig Vorsteher und Führer ihrer Gemeinden,[205] Ibn Rušd und der oben erwähnte Qāḍī Nafīs ad-Dīn waren Ärzte und Richter. Besonders häufig fanden sich zwei oder mehr Ämter bei Hofärzten vereint, wie unsere ausführliche Aufstellung im Kapitel „Arzt und Herrscher" (III.B.2) zeigen wird.

Und nun einige Beispiele für noch größere Vielseitigkeit – Sie stammen sämtlich von Ärzten aus dem 7./13. Jh. und zeigen den für diese Zeit charakteristischen Zug zum Einschluss von *adab* und Hadith in die ärztliche Bildung:

Abu l-Maǧd ibn abi l-Ḥakam, der als Arzt das Nūrī-Hospital in Damaskus leitete, verstand sich auf Geometrie, Astronomie, Musik – er war insbesondere „Orgelbauer."[206]

Ḥakīm az-Zamān („der Ḥakīm des Zeitalters"!) ʿAbd al-Munʿim, einer der Leibärzte Saladins, war Arzt und Augenarzt, Dichter und Literat, befasste sich aber auch mit Chemie.[207]

Muhaḏḏab ad-Dīn ibn an-Naqqāš (gest. 644/1246) war der Wissenschaft der *ʿarabīya* und der Literatur kundig, sprach Persisch und befasste sich mit Hadith[208] (vgl. auch das Folgende!). Sein Name „an-Naqqāš" bedeutet im Übrigen „der Maler!"

203 „Im fünften Jahr des Kalifats des al-ʿAzīz (billāh), also 370/980, wurde Yūsuf der Arzt zum Patriarchen von Jerusalem ernannt" (b.a. Uṣaibiʿa, *ʿUyūn* II, 86 = B 545).

204 Ibn abī Uṣaibiʿa, *ʿUyūn* II, 82 = B 540; II, 86 = B 545.

205 Vgl. die Beispiele bei Goitein, Medical Profession 179–180 – „Thus we see that an almost unbroken succession of medical men constituted both the actual and official leadership of one of the two minority groups in Egypt and the adjacent countries during the whole of the High Middle Ages and far beyond" (ibid. 181).

206 Ibn abī Uṣaibiʿa, *ʿUyūn* II, 155 = B 628 – Das heißt natürlich nicht Orgeln im heutigen Sinn. Aber schon die Antike kannte ja primitive Vorformen, so die in der zweiten Hälfte des 3. Jh. v. Chr. von dem Mathematiker Ktesibios erfundene, durch Pumpwerke in Betrieb gesetzte Wasserorgel, die im 4. Jh. durch pneumatische Orgeln ersetzt wurde. 757 gelangte eine von Kaiser Konstantin Kopronymos Pippin dem Kleinen geschenkte Orgel aus Byzanz ins Frankenland. Aber noch die mittelalterliche Orgel war ein primitives Instrument von 2–3 Oktaven Umfang, das mit der ganzen Hand „geschlagen" wurde (Bücken, E., *Wörterbuch der Musik*, Leipzig 1940). Die arabische Literatur kennt einige Spezialschriften über die Orgel (*urġun* von ὄργανον). Vgl. Farmer, *Sources* Nr. 113–114. Der gleiche Autor vertritt die Ansicht, dass die hydraulische Orgel im Europa des 9. Jh. eine Renaissance durch arabischen Einfluss erlebte, vgl. Farmer, *Historical Facts* 295–296.

207 Ibn abī Uṣaibiʿa, *ʿUyūn* II, 157 = B 630.

208 Ibn abī Uṣaibiʿa, *ʿUyūn* II, 162 = B 635.

Yaḥyā al-Baiyāsī zeichnete sich in Mathematik aus und verstand sich auf Schreinerei: – er schreinerte für den eben genannten Ibn an-Naqqāš geometrische Instrumente (dieser verstand sich also auch auf Geometrie!). Auch baute er „Orgeln" und versuchte sie zu spielen; ebenso spielte er Laute.[209]

Rafīʿ ad-Dīn al-Ǧīlī „war einer der ausgezeichneten Großen der Weisheitswissenschaften, der Theologie (*uṣūl ad-dīn*), des religiösen Rechts, der Naturkunde und der Medizin."[210]

Muhaḏḏab ad-Dīn ibn abi l-Ḥāǧib „war ein berühmter Arzt, vorzüglich in der Heilkunst, er beherrschte die mathematischen Wissenschaften, befasste sich mit Literatur und zeichnete sich in Grammatik aus." Später heißt es: „Muhaḏḏab ad-Dīn ibn abi l-Ḥāǧib studierte viel und liebte die Wissenschaft; er besaß ein gutes Verständnis der Geometrie und hatte, bevor er als Arzt berühmt wurde, als Uhrenmeister in der Großen Moschee zu Damaskus gedient."[211]

Abu l-Faḍl ibn ʿAbd al-Karīm al-Muhandis war ursprünglich Tischler und Steinmetz gewesen, studierte dann Medizin, Literatur, Grammatik, Astronomie und verfasste astronomische Tafeln (*zīǧ*); auch hörte er etwas Hadith (*samiʿa šaiʾan min al-ḥadīṯ*).[212]

Mit ʿAbd al-Laṭīf al-Baġdādī (gest. 629/1231–1232) ist fast schon der Typ der enzyklopädisch gebildeten Ärzte erreicht, die – eine relativ kleine Zahl – das Heer hochgebildeter Ärzte noch überragen. ʿAbd al-Laṭīf, über dessen Ausbildungsgang wir aus seinen bei Ibn abī Uṣaibiʿa[213] zitierten autobiographischen Aufzeichnungen genau informiert sind, hatte schon in seiner Jugend auf Veranlassung seines Vaters Hadith gehört und den Koran auswendig gelernt, ferner studierte er eine beachtliche Reihe literarischer Werke bei verschiedenen Lehrern; später erfolgte eine mit heftiger Kritik an Ibn Sīnā verbundene Hinwendung zu den antiken Wissenschaften, mit denen sich dieser rege Geist nun intensiv beschäftigte. Als Ergebnis nennt Ibn abī Uṣaibiʿa neben medizinischen ausgezeichnete Kenntnisse in arabischer Grammatik und Sprachwissenschaft, hervorragende Beherrschung der Koranwissenschaften, vielseitige Bewandertheit in Geisteswissenschaften (*mutaṭarriff i l-ʿulūm al-ʿaqlīya*): Er hat Schüler in

209 Ibn abī Uṣaibiʿa, *ʿUyūn* II, 163 = B 637.

210 Ibn abī Uṣaibiʿa, *ʿUyūn* II, 171 = B 647 – Er brachte es zum Oberkadi in Damaskus unter den Aiyūbiden, dann aber mehrten sich die Klagen der Bevölkerung gegen ihn; er verdarb es sich obendrein mit dem Wesir und wurde auf seinen Befehl in einen Abgrund gestürzt.

211 Ibn abī Uṣaibiʿa, *ʿUyūn* II, 181–182 = B 659.

212 Ibn abī Uṣaibiʿa, *ʿUyūn* II, 190–191 = B 669–670 – *al-Muhandis* bedeutet der „Geometer" oder „Ingenieur": „Er wurde so genannt wegen seiner guten Kenntnis der Geometrie, mit der er berühmt wurde, ehe er sich durch medizinische Kenntnisse auszeichnete" (l. c.).

213 Ibn abī Uṣaibiʿa, *ʿUyūn* II, 201–202.

Medizin, Literatur, Aristotelica, u. a. „Hüte dich, dich (während des Studiums?) mit zwei Wissenschaften gleichzeitig zu beschäftigen; verwende auf eine Wissenschaft ein bis zwei Jahre oder mehr; hast du sie gehörig betrieben, dann gehe zu einer anderen Wissenschaft über!" Dies ist eine seiner Maximen. Seine kritische Gelehrsamkeit befähigt ihn, Galen eines Irrtums zu überführen: Er entdeckte anhand von Studien an menschlichen Skeletten, die er bei Kairo zu Tausenden aufgehäuft fand, dass die seit Galen allgemein geglaubte These von der Zweiteiligkeit des menschlichen Unterkiefers nicht zutrifft, vielmehr ein einziger nahtloser Knochen vorliegt. Bei Niederlegung dieser Beobachtung notiert er den berühmten Satz: „Dem Zeugnis der Sinne ist mehr zu trauen als den Lehren Galens."[214]

ʿAbd al-Laṭīf steht nicht nur aufgrund seines geistigen Profils, sondern auch im Hinblick auf den gewaltigen Umfang seines Werkes in der Nähe der großen enzyklopädischen Ärzte bzw. Philosophen, die im Sinne eines von der Antike übernommenen umfassenden Philosophie-Begriffes auch die Medizin als Wissenschaft nicht übergehen wollten. Damit ist gesagt, dass bei diesen Enzyklopäden auch die Grenze des praktizierenden Arztes erreicht ist. Gewiss gab es Männer wie ar-Rāzī und Ibn Sīnā, die über eine reiche ärztliche Erfahrung verfügten. Von al-Fārābī dagegen heißt es ausdrücklich: „Er hatte Potenz (*qūwa*) in der Heilkunst (vgl. dazu oben S. 105) und kannte die Generalia derselben, übte sie aber nicht praktisch aus und versuchte sich nicht in ihren Particularia."[215]

Ähnliches dürfte auch für manchen anderen dieser Enzyklopädisten gelten, etwa al-Kindī, der immerhin einige 20 (von insgesamt über 200) Schriften der Heilkunst widmete, von denen allerdings nur die wenigsten erhalten sind,[216] und gewiss auch Aḥmad ibn aṭ-Ṭaiyib as-Saraḫsī, ein Schüler al-Kindīs, dessen umfangreiches Werk übrigens auch nur zwei medizinische Titel enthält.[217] Er

214 Vgl. Bürgel, *Averroes contra Galenum* 279 und die dortigen Stellennachweise.

215 Ibn abī Uṣaibiʿa, *ʿUyūn* II, 134 = B 603 – Sein Werk weist denn auch keinen rein medizinischen Titel auf, sondern nur ein paar Abhandlungen, die sich unter philosophischen Gesichtspunkten mit Hippokrates bzw. Galen befassen („Erörterung der Übereinstimmung der Ansichten von Hippokrates und Plato"). Die auf Galen bezüglichen Schriften sind polemisch und beziehen sich auf Divergenzen zwischen Galen und Aristoteles (vgl. Bürgel, *Averroes contra Galenum* 286–287).

216 Die Originalität al-Kindīs ist noch im Gespräch. F. Rosenthal schrieb 1956 „al-Kindī shows no indication of true creative originality" (Rosenthal, Kindī/Ptolemy II, 455).

217 *Maqāl fī l-Bahaq wa-n-namaš wa-l-kalaf* („Über Flechten und Sommersprossen") und *al-Madḫal ilā ṣināʿat aṭ-ṭibb, naqaḍa fīhi ʿalā Ḥunain ibn Isḥāq* („Einführung in die ärztliche Kunst, in der er gegen Ḥunain polemisierte"); eine gegen Galen gerichtete Polemik ist philosophischer Natur: *ar-Radd ʿalā Ǧālīnūs fī l-maḥall al-auwal.*

war aber *muḥtasib* in Bagdad und hatte als solcher auch Berührung mit Ärzten. Seine beiden Bücher über die Betrugsmanöver in den einzelnen Berufen scheinen nicht erhalten zu sein.[218]

Auch von Ṯābit ibn Qurra heißt es bei Ibn Ǧulǧul (*Ṭabaqāt* 75) „Was ihn beherrschte, war die Philosophie, nicht die Medizin"; dagegen berichtet uns Ibn abī Uṣaibiʿa von einem dramatischen Heilerfolg Ṯābits (vgl. unten S. 267).

Wir brechen hier ab, da es nicht Aufgabe dieser Untersuchungen sein kann, die allgemein zugänglichen Werkverzeichnisse der großen arabischen Enzyklopädisten zu repetieren. In jedem Falle dürften die wenigen Streiflichter gezeigt haben – und das war ein wesentlicher Zweck der obigen Ausführungen – wie recht Goitein hat, wenn er schreibt: „The medieval doctors of the Mediterranean were the torchbearers of secular erudition, the professional expounders of philosophy and the sciences."[219]

9 Die Spezialisierung

Bevor wir uns der Erörterung der ärztlichen Prüfung zuwenden, muss von der Spezialisierung die Rede sein, da die Autoren, die sich mit dem Gegenstand der Prüfung befassen, häufig – wenn auch nicht ausnahmslos: ar-Rāzī und Ṣāʿid z. B. tun es nicht – eine solche fachliche Gliederung vorsehen. In den erhaltenen Quellen findet sich, soweit mir bekannt, die Auffächerung erstmals in dem wichtigen Prüfungskapitel ar-Ruhāwīs, der hier ausdrücklich konstatiert:

> Wer behauptet, die ganze Heilkunst zu beherrschen, ist so dumm, dass er nicht weiter (in seinem theoretischen Wissen) geprüft, noch in seinem praktischen Können (w.: Arbeit) examiniert zu werden braucht.
>
> RUHĀWĪ, *Adab* fol. 92^{b},15–16

Im Anschluss an die bekannte Verpflichtung im „Eid" des Hippokrates, keine Blasensteine zu operieren, sondern dies „den Männern zu überlassen, die dieses Handwerk ausüben",[220] fordert ar-Ruhāwī dementsprechend, man solle

---

218 *K. al-Aġšāš wa-ṣināʿat al-ḥisba al-kabīr* und *K. Ġišš aṣ-ṣināʿāt wa-l-ḥisba aṣ-ṣaġīr* (b. a. Uṣaibiʿa, *ʿUyūn* I, 215,4 = B 294,13).

219 Goitein, Medical Profession 177.

220 So lautet übereinstimmend die arabische Überlieferung z. B. b. a. Uṣaibiʿa, *ʿUyūn* I, 25,-5: *wa-lā ašuqqu aiḍan ʿamman fī maṯānatihī ḥiǧāratun, lākin atruku ḏālika ilā man kānat ḥirfatuhū hāḏā l-ʿamalu*. Die von W. Capelle gegebene, sachlich falsche Interpretation „Ich werde auch nicht Steinleidende operieren und Männern, die solche Praktiken ausüben,

auch ähnliche Arbeiten wie Starstechen, Katheterisieren und weitere chirurgische Eingriffe (*al-aʿmāl bi-l-ḥadīd; aʿmāl al-yad*), für die es Spezialisten gebe (*lahā qaum qad tafarradū bihā*), unterlassen; andernfalls werde man die Kranken und sich selber ruinieren (*Adab* fol. 61^{a},8–11). Und dem Okulisten macht er zur Pflicht, sich in Anbetracht der Kostbarkeit des Auges und der Schwierigkeit seiner Behandlung ausschließlich mit Augenheilkunde zu befassen (*Adab* fol. 24^{a},7) – ein Gebot, das man sicherlich analog auch auf die anderen Spezialisten beziehen darf.

Ar-Ruhāwī nennt im besagten Kapitel folgende medizinische Fachrichtungen (*aǧzāʾ* – „Teile"): Augenheilkunde, Knocheneinrenken, Aderlass, chirurgische Eingriffe und schließlich die Behandlung der „Naturen" (d.h. Mischungen) der Organe. Er kennt also, wenn man es etwas modernisiert formuliert, folgende Fachärzte: Ophthalmologen (*kaḥḥāl*), Orthopäden (*muǧabbir*), Phlebotomen (*fāṣid/faṣṣād*), Chirurgen (bei ar-Ruhāwī umschreibende Ausdrücke; später: *ǧarāʾiḥī*) und Internisten (*ṭabāʾiʿī*).[221]

Zwei weitere sonst nicht belegte Fachbezeichnungen finden sich in der Kairener Geniza (Sammlung jüdisch-arabischer Briefe aus dem mittelalterlichen Ägypten), nämlich einmal der *quḍāʿī*, der speziell für *al-quḍāʿ*, ein bestimmtes Magenleiden, zuständig ist, zum anderen der *kallām*, ein vom Chirurgicus (*ǧarāʾiḥī*) abgehobener Wundarzt.[222] Von Zahnbehandlung ist öfter die Rede – sogar von künstlichen Zähnen! – Dentisten hat es dagegen allem Anschein nach nicht gegeben.[223]

Einer ähnlichen Unterteilung begegnen wir in zwei bedeutenden, dem Amt (*ḥisba*) des Markt- und Sittenaufsehers (*muḥtasib*) gewidmeten Werken, die – in enger Abhängigkeit voneinander – mehrere Kapitel über die Überwachung und Prüfung der Ärzte einschließen.

---

aus dem Wege gehen" (Capelle, *Hippokrates. Fünf auserlesene Schriften* 179) wird durch die arabische Überlieferung nicht gestützt.

221 *Ṭabāʾiʿī* (*ṭabāʾiʿ* ist Plural zu *ṭabīʿa* – „Natur") entspricht etymologisch φυσικός (vgl. auch die oben folgenden Ausführungen), der Sache nach aber eher unserm heutigen „Internisten." O. Spies teilte mir freundlicherweise mit, dass er das bei Ibn al-Quff häufige Wort auch in diesem Sinne aufgefasst und übersetzt hat.

222 Goitein, Medical Profession 191.

223 Vgl. F. Rosenthal, *Bibliographical Notes on Medieval Muslim Dentistry*, 53. Der Geschichte der arabischen Zahnheilkunde hat sich auch O. Spies durch Übersetzung einschlägiger Kapitel angenommen. Sein Aufsatz „Beiträge zur Geschichte der arabischen Zahnheilkunde" enthält zu Beginn ebenfalls eine Zusammenstellung von Sekundärliteratur, konstatiert aber zugleich, wie wenig Fakten in diese bisher eingedrungen sind.

Das Ḥisba-Buch von aš-Šaizarī an-Nabarāwī (gest. 589/1193) kennt neben dem einfachen *ṭabīb* den Augenarzt, den Aderlasser, den (bei ar-Ruhāwī fehlenden) Schröpfer[224] und den Chirurgen. In dem wesentlich später entstandenen Ḥisba-Werk von Ibn al-Uḫūwa (gest. 729/1329) kommt noch der bei an-Nabarāwī fehlende *muǧabbir* hinzu.[225]

Neben diese Angaben seien zum Vergleich Daten über Fachärzte bzw. Fachabteilungen an zwei führenden Hospitälern des arabischen Mittelalters gestellt: Am ʿAḍudī (eröffnet 371/982) gab es unter den 24 von ʿAḍud ad-Daula besoldeten Ärzten Internisten, Okulisten, Chirurgen und Orthopäden.[226]

Al-Manṣūr ibn Qalāʾūn (650–671/1279–1290) unterteilte sein Manṣūrī-Krankenhaus folgendermaßen: „Er richtete für jede Kategorie (*ṭāʾifa*) von Kranken einen gesonderten Raum ein. Die vier Iwane des Krankenhauses bestimmte er für die (1) Fieberkranken und ähnliche Fälle, ferner richtete er einen besonderen Saal (*qāʿa*) für (2) die Augenkranken (*ramdā*), einen gesonderten Saal für (3) die Verwundeten (*ǧarḥā*), einen Saal für (4) die Darmflusskranken, einen Saal für (5) die Frauen und einen Raum (*makān*) für (6) die Gallekranken mit einer Männer- und einer Frauenabteilung ein."[227]

224 Behrnauer, Mémoire sur les institutions de police (JA 5, 17), 41–50, übersetzt: „Inspection de ceux qui saignent (chirurgiens) et des sacrificateurs", identifiziert also irrtümlich die Aderlasser mit den Chirurgen.

225 Ibn al-Uḫūwa, *Maʿālim* 169.

226 Ibn abī Uṣaibiʿa, *ʿUyūn* I, 310 = B 416. Mit dem hier vorkommenden Ausdruck *aṭibbāʾ ḫawāṣṣ* sind wahrscheinlich nicht „Fachärzte", sondern eher Leibärzte gemeint, die besonderes Vertrauen genossen, wie diejenigen, die Haremsdamen behandeln durften.

227 Vgl. die ausführliche Beschreibung dieses Krankenhauses bei Issa Bey, *Bimaristans* 121 (vor allem nach al-Maqrīzīs *Ḫiṭaṭ* und al-Qalqašandīs *Ṣubḥ al-aʿšā*). Der oben zitierte Maqrīzī'sche Text (*Ḫiṭaṭ* IV, 260) hat statt *mamrūr* – „gallekrank", „melancholisch", *mabrūd*, was Issa übernimmt und mit „personnes qui ont un tempérament froid" übersetzt. *Mabrūd* dürfte aber schon morphologisch eine recht gewagte Bildung sein, für die ich keinen Beleg kenne. Auf keinen Fall wäre jedoch die Annahme einer eigenen Abteilung für „Erkältete" sinnvoll! Dagegen wissen wir von einem „Saal der Gallekranken" auch im ʿAḍudī- und im Nūrī-Hospital (b.a. Uṣaibiʿa, *ʿUyūn* I, 254,23 = B 342,-1; II, 242,-1 = B 732,2). In der zweiten Geschichte befindet sich in diesem Saal ein an „Manie das ist der bestialische Wahnsinn" Erkrankter. Das hat zu der Annahme verleitet, dass es sich hierbei um Abteilungen für Geisteskranke handelt, *mamrūr* bedeutet aber nur „cholerisch" bzw. „melancholisch." Die Patienten in der „Galle-Abteilung" des ʿAḍudī reagieren denn auch ganz normal. *Mamrūr* war der berühmte umaiyadische Statthalter al-Ḥaǧǧāǧ ibn Yūsuf. Sein Leibarzt Tiyāḏūq verschreibt ihm, Pistazienschalen zu kauen, denn sie seien „heilsam für den Magen galliger Jünglinge von deinesgleichen" (*li-miʿdati miṯlika mina š-šabābi l-mamrūrīna*; b.a. Uṣaibiʿa, *ʿUyūn* II, 163,16 = B 232,15). Wenn Ibn Ǧubair (gest. 614/1211)

Die Einteilung des Manṣūrī lässt also auch etwa die gleichen Richtungen erkennen: Für die Abteilungen (in unserer Nummerierung) 1, 4 und 6 dürfte der *ṭabāʾiʿī* – oder einfach der *ṭabīb* – zuständig gewesen sein. Okulist (2) und Chirurg (3) sind ausdrücklieh vertreten; gemeinsam mit letzterem wird der Knocheneinrenker gewirkt haben. Schröpfer und Aderlasser dagegen bedurften für ihre Tätigkeit naturgemäß keiner eigenen Abteilung.

Es fällt auf, dass in den Einteilungen der Ḥisba-Werke der „Internist" fehlt, während auf der anderen Seite der „Arzt" als eigene Kategorie aufgeführt wird. Die damit erwachende Vermutung, dass hier der „Arzt" die Stelle des „Internisten" vertritt, verstärken die Worte, mit denen Ibn al-Uḫūwa die Aufgaben des Arztes umreißt:

> Der Arzt ist derjenige, der die Zusammensetzung des Körpers und die Mischung der Organe (!) und die an ihnen auftretenden Krankheiten und ihre Ursachen und Akzidentien und Symptome kennt, sowie die dafür nützlichen Drogen und die Ersatzstoffe für nicht vorfindliche Drogen und die Art ihrer „Herausfindung" (*istiḫrāǧ*) und Anwendung bei der Therapie, so dass er die Drogen für die jeweilige Krankheit in gleicher Quantität und entgegengesetzter Qualität zu bemessen vermag
>
> IBN AL-UḪŪWA, *Maʿālim* 166

Der Arzt ist hiernach also jedenfalls auch „Internist." Im Übrigen ist es durchaus möglich, dass die Unterscheidung, die sich bei Ibn abī Uṣaibiʿa selten und für das 6. und 7. Jahrhundert gar nicht mehr findet, später aufgegeben wurde.[228]

Die einzelnen Fachvertreter genossen nicht das gleiche Ansehen. Ar-Ruhāwī hebt den *ṭabāʾiʿī* deutlich hervor und räumt ihm den höchsten Rang unter den Ärzten ein, ohne aber die übrigen weiter zu differenzieren. Dagegen spiegelt

---

in seinem Reisebericht sagt, die im „Neuen Krankenhaus" in Damaskus (d.h. im Nūrī) internierten Geisteskranken seien an Ketten gefesselt und würden ärztlich versorgt (nach Issa Bey 191), so deutet das wohl die damals übliche Behandlung der schweren Fälle unter den Geisteskranken an (eine ganz andere Version, aber ohne Quellenangabe bei Schipperges, Ärztl. Stand 111). Realistisch dürfte auch der Vers des Abū Nuwās sein (nach Wagner, *Abū Nuwās* 392):

Ich schildere einen Hund, der in seinen Ketten hin- und herzerrt
wie ein Verrückter, der vor seiner Nasenmedizin flieht,
bei einem Arzt, dessen Peitsche er fürchtet.

228 Allerdings nennt noch as-Surramarrī im 8./14. Jh. als Unterarten (*yatanauwaʿūna ilā*) des Arztberufes „*ṭabāʾiʿī, ǧarāʾiḥī, kaḥḥāl, muǧabbir* u.a." (*Šifāʾ al-ālām* fol. 8[b]).

sich in anderen Quellen eine deutliche Geringachtung des Aderlassers bzw. Schröpfers. Beide Erscheinungen seien kurz näher erörtert.

Für ar-Ruhāwī ist die „Therapie des Internisten ein theoretisches Fach, die Behandlung des Auges ein praktisches Fach und ebenso die Behandlung(sarten) des Knocheneinrenkens, Wundspaltens und aller chirurgischen Eingriffe wie Schneiden, Brennen, Katheterisieren, Klistier und Aderlass – alle diese sind mit vorher zu erwerbendem Wissen verbundene praktische Fächer" (*Adab* fol. 93ª,5–7). Und später nennt er die „Wissenschaft von den Naturen" den „edelsten Teil der Heilkunde" (*Adab* fol. 96ª,10).

Der eigentliche Grund für die Sonderrolle des „Internisten" dessen Domäne ja die Behandlung von Fiebern, Darmfluss, Koliken, Melancholie und dergleichen ist, liegt darin, dass er es mit Krankheiten zu tun hat, deren Ursachen und Ablauf der sinnlichen Wahrnehmung weitgehend entzogen sind, was wiederum bedeutet, dass er nicht nur besonders fundierte theoretische Kenntnisse, sondern auch außergewöhnliche Übung in der Anwendung des Analogieschlusses besitzen muss, mit dessen Hilfe allein es ja möglich ist, vom Offenbaren auf das Verborgene zu schließen. Damit ist dann auch klar, weshalb ar-Ruhāwī nur vom *ṭabāʾiʿī* fordert – oder es ihm mindestens nahelegt – Galens Apodeiktik zu lesen, sich also mit Logik zu befassen. Der Begriff des *ṭabāʾiʿī* enthüllt hierin seine Verwandtschaft mit dem Begriff des φυσικός, dem er etymologisch ja genau entspricht, ohne dass sich – wie man sieht – diese beiden Begriffe auch bedeutungsmäßig immer zur Deckung bringen ließen.

Bedenkt man, dass das, was ar-Ruhāwī vom *ṭabāʾiʿī* fordert, sonst üblicherweise vom Arzt, oder jedenfalls vom „vorzüglichen Arzt" erwartet wird, so kommt man zu dem Schluss, dass, wie in den Ḥisba-Büchern der *ṭabīb* den *ṭabāʾiʿī* vertritt, bei ar-Ruhāwī umgekehrt mit *ṭabāʾiʿī* im Wesentlichen der eigentliche Arzt im Unterschied zu den überwiegend handwerklich ausgerichteten „Spezialisten" gemeint ist.[229]

Von den letzteren begegnet im Bereich der Wirklichkeit wohl am häufigsten der Augenarzt. An zweiter Stelle hinsichtlich der Häufigkeit dürften der Aderlasser und der Schröpfer stehen. Chirurg und Knocheneinrenker werden selten genannt. Die Stellung dieser Spezialisten ist nun im Unterschied zu dem *ṭabāʾiʿī* nicht die gleiche wie die heutiger Spezialisten, vielmehr erscheinen sie bis zu

---

229 *Adab* fol. 97ª stellt ar-Ruhāwī ausdrücklich fest, die Aufgabe des *ṭabāʾiʿī* sei auch nichts anderes als Erhaltung bzw. Wiederherstellung der Gesundheit; nur dass dieses Ziel beim Physikus eben nicht auf die Augen, die Knochen oder dergleichen beschränkt ist, sondern die menschliche Natur, namentlich ihre Mischungen („Naturen") und Kräfte betrifft.

einem gewissen Grade als Handlanger des Arztes, was vor allem für Aderlasser und Schröpfer gilt, die Ibn Hindū ja einmal ausdrücklich als „Diener" des Arztes bezeichnet (vgl. oben S. 136).

Die Quellen bieten sicheren Anhalt dafür, dass Aderlass und Schröpfen in der Regel nicht von einem Arzt selber, sondern unter seiner Aufsicht von einem eigens dafür bestellten Mann vorgenommen wurden. Gewiss müsste diese Regelung, die ja der oben zitierten Forderung ar-Ruhāwīs entspricht, nicht notwendig ein geringeres Ansehen dieser Berufe implizieren. Dass es tatsächlich so war, zeigt aber etwa – neben dem eben erwähnten – ein weiterer Passus in Ibn Hindūs „Schlüssel", worin er das Absinken des ärztlichen Niveaus mit folgenden Worten charakterisiert:

> Sie (sc. die Ärzte) begnügen sich damit, zur (Heil)kunst gerechnet und nach ihr benannt zu werden und betrachten es als zufriedenstellende Früchte derselben, wenn sie wie Barbiere (*muzaiyin*) behandelt werden und man ihnen an Lohn gibt, was man Schröpfern und Aderlassern gibt!
>
> IBN HINDŪ, *Miftāḥ* fol. 14ª,5–7; ed. Manṣūrī 45 (cf. Tibi, *Key* 18)

Dass es für unter der Würde eines wohlsituierten Arztes angesehen wurde, zur Ader zu lassen, dürfte auch eine Nachricht aus Ibn abī Uṣaibiʿa bestätigen: Der Arzt Ṣāʿid ibn Bišr ibn ʿAbdūs hatte es vom Aderlasser im Bagdader Bīmāristān zu einem der bedeutendsten Ärzte seiner Zeit gebracht. Obwohl also im Aderlass erfahren, ließ auch er für eine Behandlung des Wesirs Abu l-Qāsim al-Maġribī den *fāṣid* holen.[230]

Und hier noch einige Beispiele für diese Praxis: Ǧibrāʾīl ibn Buḫtīšūʿ verschreibt dem Kalifen Hārūn eine Schröpfung. Dessen Sohn al-Maʾmūn lässt daraufhin den Schröpfer kommen.[231] – Abū Quraiš lässt den Schröpfer für al-Mahdī kommen.[232] – Die Ärzte Ṯābit ibn Ibrāhīm und Sinān ibn Ṯābit lassen den Aderlasser für einen scheintoten Leberröster kommen.[233]

Bezeichnend ist auch die Forderung ar-Rāzīs in seinem Traktat über die Prüfung des Arztes, ein guter Arzt habe, wenn er einen Patienten zur Ader lässt

230 Ibn abī Uṣaibiʿa, *ʿUyūn* I, 232,17 = B 314,2.

231 Ibn abī Uṣaibiʿa, *ʿUyūn* I, 132 – Wenn dieser Ǧibrāʾīl ein regelmäßiges Honorar von 50.000 Dirham für jeden Aderlass des ar-Rašīd, der zweimal jährlich erfolgte, bezog, so heißt das also nicht unbedingt, dass er diesen selber ausführte (l. c. I, 136 = B 199). Der obige Bericht über die Schröpfung des ohnmächtigen, von seiner Umgebung schon aufgegebenen Hārūn steht auch bei Tanūḫī, *Faraǧ* 325–326.

232 Ibn abī Uṣaibiʿa, *ʿUyūn* I, 150,7 = B 216,21.

233 Ibn abī Uṣaibiʿa, *ʿUyūn* I, 227,4 = B 308,-6.

oder ihm eine Droge verabfolgt, selber anwesend zu sein.[234] Diese Aufforderung (in Form eines Indikativs) ist ja nur verständlich, wenn man annimmt, dass der Arzt zwar den Aderlass nicht selber ausführe, aber dennoch dabei sein müsse, wenn er vorgenommen wird.

Auch die anderen Spezialisten konnten von dem Arzt beordert werden. Ǧibrāʾīl b. Buḫtīšūʿ „schickte die Augenärzte" zu dem Barmakiden-Wesir al-Faḍl ibn ar-Rabīʿ.[235] Und der Leibarzt des Kalifen an-Nāṣir li-Dīn Allāh, Abu l-Ḫair ibn ʿĪsā ibn al-Masīḥī bestellte, nachdem er einen solchen in Erfahrung gebracht hatte, einen geschickten Chirurgen namens Ibn ʿUkāša zu einer Blasenoperation, die er an seinem hohen Patienten für notwendig hielt. Der Chirurg wollte jedoch nicht zu Werke gehen, ohne die erfahrensten Ärzte konsultiert zu haben. Da einer von ihnen dagegen stimmte, unterblieb die Operation.[236]

Wurde so die Aufgabenteilung in der Regel von ernsthaften Ärzten beachtet – Scharlatane fügten sich ohnehin keinem Gesetz – so gab es andererseits gelegentlich Ärzte, die – entgegen dem, was ar-Ruhāwī für gut hält – sich auf mehreren medizinischen Gebieten gleichzeitig erfolgreich betätigten, wobei die Tatsache, dass Ibn abī Uṣaibiʿa diese Fähigkeiten eigens erwähnt, dafür spricht, dass hier die Ausnahme die Regel bestätigt: Die Ärzte Abu l-Barakāt ibn al-Quḍāʾī (gest. 598/1202), und Nafīs ad-Dīn az-Zubair (gest. 636/1239), letzterer zugleich Kadi und „Haupt der Ärzte Ägyptens" unter al-Malik al-Kāmil, waren „ausgezeichnete" Ärzte und gleichzeitig tüchtige Augen- und Wundärzte.[237]

10 Die Prüfung der Ärzte (*miḥnat/imtiḥān al-aṭibbāʾ*)

Autoren wie ar-Ruhāwī, ar-Rāzī und Ibn Ǧumaiʿ[238] unterscheiden im Anschluss an Galens Schrift „Über die Prüfung des Arztes", die ja den Arabern wohlbekannt war und übrigens nur im arabischen Gewande erhalten ist, zwei Prüfungen des Arztes. Die eine betrifft die Examinierung seiner fachlichen Kenntnisse durch einen oder mehrere kompetente Prüfer, die andere betrifft die Auswahl des besten ortsansässigen Arztes seitens der potentiellen Patienten. Beide Aspekte bilden denn auch seit Galen mehr oder weniger miteinander verschlungene medizinliterarische Topoi.

---

234 *Fa-in faṣada insānan au saqāhu dawāʾan ḥaḍarahū*; Rāzī, *Miḥna*.

235 Ruhāwī, *Adab* fol. 84b; b.a. Uṣaibiʿa, *ʿUyūn* I, 172,10 = B 242,-3.

236 Ibn abī Uṣaibiʿa, *ʿUyūn* I, 301 = B 303–304.

237 Ibn abī Uṣaibiʿa, *ʿUyūn* II,117; 120 = B 582; 586.

238 Ibn Ǧumaiʿ, *Ṣalāḥīya*, ed. Fähndrich, arab. 40, engl. 28.

Was die prüfende Auswahl eines Arztes durch den Laien anlangt, so soll darüber hier nur wenig gesagt sein, da wir diesen Gegenstand, den vor allem ar-Ruhāwī ausführlich behandelt,[239] später noch verschiedentlich berühren (vgl. die folgenden Hinweise). Worum es sich im Wesentlichen handelt, ist rasch gesagt: Die Hauptschwierigkeit dieser Prüfung besteht darin, dass der Laie im Grunde nicht in der Lage ist, die fachliche Qualifikation eines Arztes zu beurteilen. Dies gilt laut ar-Ruhāwī namentlich für die unteren Schichten, und diese sind daher gehalten, sich nach dem Urteil der oberen Schichten zu richten. Dabei übersieht ar-Ruhāwī keineswegs, dass auch in den Kreisen der Reichen oft falsche Erwartungen und Fehlurteile die Wahl eines guten Arztes verhindern.[240] Ein entscheidender Maßstab für alle Laien ist daher der Charakter des Arztes, namentlich die Frage, ob er seinen Beruf ernst nimmt, seinen Pflichten nachkommt und das, was er anderen vorschreibt, selber befolgt.[241] Wenden wir uns nun dem Anliegen dieses Kapitels, der fachlichen Prüfung der Ärzte zu.

Wie hinsichtlich der Frage des medizinischen Unterrichts am Krankenhaus bieten uns auch für die Frage des Prüfungswesens die Quellen recht unbefriedigendes Material, doch gilt dies eigentlich nur für die institutionelle Seite der Prüfung, denn über ihren Inhalt, über zu stellende Fragen und erforderliches Können sind wir relativ gut informiert.

Dass es Prüfungen gegeben hat, war seit langem bekannt; schon Leclerc hatte in seinem Kapitel „Histoire des institions médicales chez les Arabes" (*Histoire de la médecine arabe* I, 557–587) darauf hingewiesen und im biographischen Teil zwei Berichte Ibn abī Uṣaibiʿas über große Massenprüfungen mitgeteilt, die in späteren Werken immer wieder zitiert werden sollten, ohne dass man allerdings den Versuch unternahm, den sachlichen Gehalt dieser stark anekdotisch gefärbten Berichte herauszuschälen; auch blieben eine Reihe weiterer Belege der besagten Quelle zum Thema der ärztlichen Prüfung bisher unbeachtet. Elgood hat anscheinend erstmals ein Ḥisba-Buch für seinen Abschnitt über „examinations" herangezogen; und einem mit Ḥisba-Texten nicht vertrauten Leser wird ungeachtet einiger Fehler hier ein erster breiterer Einblick in den Prüfungsstoff und das durchschnittliche Prüfungsniveau geboten.[242]

239 Außer im 16. Kapitel „Über die Prüfung der Ärzte" geschieht das z. B. auch zu Beginn des 9. „Darüber, dass Gesunde und Kranke den Anordnungen des Arztes Folge leisten müssen" (Ruhāwī, *Adab* fol. 72^{a}–^{b}).

240 Vgl. darüber im Kapitel „Der Scharlatan" (III.A.3).

241 Ruhāwī, *Adab*, 9. Kapitel fol. 72^{a}–74^{a}. Näheres siehe im Kapitel „Lebensführung und Berufsethik" (III.A.1).

242 Elgood, *History* 240–246. Im Einzelnen ist dieser Passus jedoch auch fehlerhaft und ungenau. Einen kurzen Extrakt von Ibn al-Uḫūwas medizinischen Ḥisba-Kapiteln gibt übri-

Unsere spezifischen Quellen waren Elgood und den früheren Autoren jedoch unbekannt, und sie selber bilden wiederum nur einen kleinen Teil der zum Topos der ärztlichen Prüfung verfassten arabischen Schriften, von deren Existenz aber nur noch die überlieferten Titel zeugen.[243]

In den bekannten Quellen stellt sich das Problem nun wie folgt dar: Grundsätzlich lässt sich unterscheiden zwischen Belegen, die eine Prüfung fordern, und gleichzeitig angeben, was dabei zu geschehen habe, d.h. im Wesentlichen, mit welchen Fragen und auf welchen Gebieten der Kandidat zu examinieren sei, und solchen, die von tatsächlich durchgeführten Prüfungen sprechen. Erstere sind häufiger als letztere.

Einer der wichtigsten Belege der ersten Art – und wiederum der früheste erhaltene – ist ar-Ruhāwīs Prüfungskapitel. Ihm folgt ar-Rāzīs von A.Z. Iskandar bekannt und zugänglich gemachter Traktat „Über die Prüfung des Arztes." Ein Kapitel mit besonders kniffligen Prüfungsfragen enthält Ṣāʿids Protreptikos. Schwierige Prüfungsfragen bilden auch einen wesentlichen Bestandteil von Ibn Buṭlāns geistreich-satirischem „Gastmahl der Ärzte."[244] Die zahlreichen Werke, die im Anschluss an Ḥunains *Quaestiones medicae* den gesamten medizinischen Stoff in Frage und Antwort aufgliedern, lassen wir dagegen hier außer Betracht, da sie nichts für den Gegenstand Typisches enthalten; doch wird auf das Werk des wenig bekannten Muwaffaq ad-Dīn as-Sulamī einzugehen sein, das eine Zwischenstellung einnimmt.

---

gens auch Issa Bey, *Bimaristans* 103–105. Meyerhof hat die entsprechenden Abschnitte an-Nabarāwīs übersetzt in: „La surveillance des professions médicales et para-médicales chez les Arabes" (hier zitiert als „Surveillance").

243 Yūḥannā ibn Māsawaih verfasste ein „Buch der Prüfung des Arztes" (*K. Miḥnat aṭ-ṭabīb*, cf. Ullmann, *Medizin* 226) und ein „Buch der Kenntnis, die erforderlich ist bei der Prüfung der Augenärzte" (*K. Maʿrifat miḥnat al-kaḥḥālīn*, b.a. Uṣaibiʿa, *ʿUyūn* I, 183,13–14 = B 255,18); Ḥunain ibn Isḥāq verfasste ein „Buch über die Prüfung der Ärzte" (*K. fī Imtiḥān al-aṭibbāʾ*, b.a. Uṣaibiʿa I, 199,-5 = B 273,13; Ullmann, l.c.); Abū Saʿīd al-Yamāmī verfasste „eine Abhandlung über die Prüfung der Ärzte und die Art der Unterscheidung zwischen ihren Klassen" (*Maqāla fī Imtiḥān al-aṭibbāʾ wa-kaifīyat at-tamyīz baina ṭabaqātihim*, b.a. Uṣaibiʿa I, 239,1 = B 322,-1); Ibn al-Ḫammār, der Lehrer Ibn Hindūs, verfasste ebenfalls eine „Abhandlung über die Prüfung der Ärzte" (*Maqāla fī Imtiḥān al-aṭibbāʾ*) und zwar für den Ḫwārizmšāh Abu l-ʿAbbās Maʾmūn ibn Maʾmūn (l.c. I, 323,11–12); Asʿad ad-Dīn ibn abi l-Ḥasan verfasste „Merkwürdigkeiten der Einsichtsreichen über die Prüfung der Ärzte" (*Nawādir al-alibbāʾ fī imtiḥān al-aṭibbāʾ*; l.c. II, 132,-1 = B 601,3).

244 Ibn Buṭlān verfasste außerdem auch ein „Gastmahl der Geistlichen" (*Daʿwat al-qusūs*; vgl. b.a. Uṣaibiʿa I, 243 = B 328). Die literarische Qualität des „Gastmahls der Ärzte" rühmt Ibn abī Uṣaibiʿa (*ʿUyūn* I, 242).

Neben diesen genannten bilden dann, wie gesagt, die entsprechenden Kapitel in den Ḥisba-Büchern eine wichtige Quelle für den Prüfungsstoff. Über Form und Ablauf der Prüfungen ist dagegen auch ihnen so gut wie nichts zu entnehmen, und für die Frage, ob die in ihnen vorgesehenen Prüfungen tatsächlich stattfanden, bieten sie nur einen indirekten Anhalt, insofern sie im Unterschied zu ar-Ruhāwī die Durchführung doch weniger fordern als als gegeben voraussetzen.

Im Folgenden sollen zunächst die noch ziemlich unbekannten und in ihrem Charakter überdies sehr unterschiedlichen Ausführungen ar-Ruhāwīs, ar-Rāzīs und Ṣāʿids in einiger Breite vorgeführt und im Anschluss daran die schon besser bekannten und z.T. ausgewerteten Ḥisba-Kapitel einer eigenen Betrachtung unterzogen werden. Im zweiten Hauptteil des Kapitels werden die uns bekannten Belege realer Prüfungsfälle zur Sprache kommen.

a *Ar-Ruhāwīs Prüfungskapitel*

Am Ende des 15. Kapitels („Darüber, dass nicht jeder, der es erstrebt, für die Ausübung der Heilkunst geeignet ist, sondern nur die, welche nach Veranlagung und Charakter ihrer würdig sind")[245] kommt ar-Ruhāwī auf den Verfall in der Heilkunst zu sprechen[246] und schließt mit der Feststellung: Den Missständen in der Medizin könne gewehrt werden, wenn den Ärzten, wie in der Antike, eine Zulassungsprüfung auferlegt würde.[247] Dieser Passus ist die Überleitung zum 16. Kapitel „Über die Prüfung der Ärzte" (*Adab* fol. 91^{b}–99^{a}), das folgenden Inhalt hat:

Ar-Ruhāwī verweist, nachdem er weitere Argumente für Nutzen und Notwendigkeit der Prüfung angeführt hat, zunächst auf Galens sowie auf seine eigene (verlorene) Prüfungsschrift (*Kaifa yanbaġī an yumtaḥana ṭ-ṭabīb*),[248] aus der er alsdann die folgenden Ausführungen übernimmt: „Zu Beginn der Prüfung soll der Kandidat der Heilkunst (*al-muddaʿī li-ṣināʿat aṭ-ṭibb*; w.: ‚der die Heilkunst Prätendierende') gefragt werden, die Ansicht welcher medizinischen Schule er vertritt." Dafür ist Galens *De sectis* zu lesen.[249] „Ist seine

245 Ausführlich behandelt oben im Kapitel „Eignung und Berufswahl" (II.1).

246 Vgl. darüber unten im Kapitel „Der Niedergang der Heilkunst" (IV.3).

247 In der klassischen Antike gab es eine solche Approbation bekanntlich nicht. Ansätze dazu finden sich erst unter Septimus Severus (Diepgen, *Geschichte* I, 150–151). Ar-Ruhāwī projiziert hier also ein Ideal in die Vergangenheit (ohne natürlich selbst der Urheber dieser Projektion sein zu müssen!). Zu diesem Phänomen vgl. unsere Ausführungen im Kapitel „Das griechische Erbe" (IV.1).

248 Vgl. Ullmann, *Medizin* 226.

249 Vgl. unser Kapitel „Die medizinischen Schulen" (I.5).

Antwort kundig erfolgt und hat er sich zu der Ansicht einer bestimmten Schule bekannt …, so muss er gefragt werden, welchem Fach (*ǧuzʾ*, w.: ‚Teil') der Kunst er sich zuzählt; denn die Kunst ist zu umfangreich, als dass ein Mensch sie im Laufe seines Lebens (völlig) rezipieren könnte."[250]

„Behauptet er ein Fach (zu verstehen), so muss er gefragt werden: ‚Welches Fach ist es, das du beherrscht, und dessen Bücher du gelesen und worin du eine praktische Lehrzeit gemacht (w.: gedient) hast?' Und da die Heilkunst zwei Hauptteile hat, einen theoretischen und einen praktischen, muss man wissen, ob er sich in dem Fach, das er (zu kennen) behauptet, hauptsächlich dem einen der beiden, oder beiden gewidmet hat." Für diese und weitere Gliederungen ist Galens *De partibus artis medicativae* zu lesen.[251] Als theoretisches Fach bezeichnet ar-Ruhāwī, wie im Kapitel über die Spezialisation bereits dargelegt, das Gebiet des *ṭabāʾiʿī*. Augenheilkunde und alle physikalisch-chirurgischen Fächer (Schröpfen und Aderlass, Knocheneinrenken, Wundbehandlung und Kauterisation, Klistier und Katheter) sind dagegen praktischer Natur, setzen aber ein bestimmtes Wissen voraus. Daher „soll der Vertreter jedes Faches zunächst in den Dingen geprüft werden, die ihn und die Vertreter anderer Fächer gemeinsam betreffen, soweit es Dinge gibt, die sie gemeinsam betreffen, danach in seinem besonderen Arbeitsgebiet."

Nach diesen Präliminarien widmet sich ar-Ruhāwī nun den einzelnen Fachprüfungen, und zwar geschieht dies am ausführlichsten für Augenarzt, Aderlasser und Physikus, recht knapp dagegen für Knocheneinrenker und Chirurg.

Was ar-Ruhāwī zur Prüfung des Augenarztes sagt, lässt sich in drei Abteilungen gliedern, nämlich Fragen über die theoretischen Grundlagen, Fragen zur Drogenkunde, Fragen zur Instrumentenkunde.

Den Abschnitt über den Aderlass, eingeleitet durch eine Warnung vor dem leichtsinnigen Missbrauch dieses bei richtiger Anwendung äußerst heilsamen Eingriffes,[252] der nur viel zu oft und von inkompetenten Leuten ausgeführt werde, gliedert ar-Ruhāwī selber anhand von folgenden vier Grundfragen: 1)

---

250 Vgl. unser Kapitel „Die Spezialisation" (II.9).

251 Fehlt bei Kühn (s. Schubring, Bemerkungen LVIII). Zur arabischen Version siehe: Lyons, M., *Galeni De partibus artis medicativae libelli versio Arabica* (CMG Suppl. Or. II), Berlin 1969, 22–49; vgl. auch Schöne, H., *Galeni De partibus artis medicativae. Eine verschollene griech. Schrift in Übers. d. 14. Jh.*, Greifswald 1911.

252 Zum Aderlass generell sei auf Bauer, J. von, *Geschichte der Aderlässe. Gekrönte Preisschrift*, München 1870, hingewiesen. Eine gute Übersicht über die Ansichten arabischer Ärzte zum Aderlass bietet die Spezialschrift von Ibn at-Tilmīḏ aus dem 6./12. Jh.: Amīn ad-Daula ibn at-Tilmīḏ, *Maqāla fi l-Faṣd*, ed. et trad. française Ḥammāmī, Ṣ. M., Aleppo 1417/1997.

Soll man zur Ader lassen oder nicht? 2) Welches sind die Krankheiten, bei denen Aderlass nutzt? 3) Wie muss der Aderlass vor sich gehen? 4) Warum lässt man zur Ader? „Dies sind vier Grundfragen, von denen sich viele Fragen abzweigen. Der Aderlasser muss sie alle kennen. Kennt er sie nicht alle, so darf er niemand ohne den Entscheid eines darin Erfahrenen zur Ader lassen." Dieser Zusatz zeigt, wie stark ar-Ruhāwī mit ungenügend theoretisch geschulten Aderlassern rechnet! Die Anordnung dieser Fragen ist übrigens nicht sehr durchdacht. Zumindest wäre es sinnvoller gewesen, mit der zweiten Frage zu beginnen und dann die erste folgen zu lassen, in der es um die Berücksichtigung einer Reihe von Faktoren wie Alter, Klima, Jahreszeit, Beruf etc. geht, die es u.U., erfordern, einen im Hinblick auf die Krankheit an sich ratsamen Aderlass zu unterlassen oder zu verschieben.[253] Am weitläufigsten differenziert ar-Ruhāwī die letzte Grundfrage, wobei von besonderem Interesse die Fragen sein dürften, die die Folgen bestimmter Fehler beim Aderlass betreffen, und zwar sowohl deren organische Ursachen als auch die Möglichkeiten und Methoden ihrer Behebung.

Der Abschnitt über den Aderlass ist damit aber noch nicht zu Ende, sondern schließt mit einer Art Appendix, in dem ar-Ruhāwī Gebote, die die antiken Ärzte ausgesprochen haben, anführt. Hier wird zunächst – was in dem Abschnitt über den Augenarzt völlig fehlt – die Lektüre einer Reihe von Schriften gefordert, ferner die Abstammung von einem Aderlasser.[254] Alsdann folgen Forderungen, die nicht mehr die Prüfung des Wissens, sondern die charakterliche Führung und praktische Tätigkeit im späteren Beruf betreffen. Daraus sei folgender Satz hervorgehoben: „Er soll sein Instrument pflegen durch Begießen und Schleifen, nicht an einem dunklen oder windigen Ort zur Ader lassen, auch keinen Sklaven ohne Entscheid seines Herrn und keinen Unmündigen ohne Erlaubnis seiner Eltern" (*Adab* fol. 96[a]).

---

253 Diese vier Fragen sind offensichtlich eine Abwandlung jener anderen vier Fragen, die laut ar-Ruhāwī das Grundschema des ärztlichen Fragens am Krankenbett bilden sollen, nämlich: Existiert ein Ding? Was ist es? Wie ist es beschaffen? Warum ist es? Diese wiederum sind, wenn auch in unscharfer Wiedergabe, nichts anderes als die vier aristotelischen αἰτίαι, die sich auf die vier Fragen: Woraus (Stoff = *causa materialis*), Welcher Gestalt? (Form = *causa formalis*), Wodurch? (Ursache = *causa efficiens*), Wozu? (Zweck = *causa finalis*) zurückführen lassen (*Physik* II,3; *Metaph.* I,3 [983a]; vgl. Glockner, *Philosophie* 162).

254 Ar-Ruhāwī nennt „Anatomie", „Elemente", „Mischung" und „Aderlass" als die zu lesenden Schriften (*Adab* fol. 95[b] unten). Eigentümlich ist die Forderung der zunfteigenen Abstammung. Ar-Ruhāwī, der, wie wir sahen, ungeachtet der hippokratischen Neuerung auch vom Arzt wünscht, dass er Arztsohn sei, dehnt dieses Ideal hier also auf den Aderlasser aus!

Der Abschnitt über den *Physikus* bzw. *Internisten* (*ṭabāʾiʿī*) wirkt demgegenüber weniger straff gegliedert. Der Physikus soll zunächst über die Bedeutung des Wortes *ṭabīʿa* („Natur") gefragt werden. Nur wer die *ṭabīʿa* der Krankheit kennt ist zur Prognose und damit zu den notwendigen therapeutischen Vorkehrungen befähigt. Das Stichwort „Prognose" löst einen längeren mit Zitaten angereicherten Exkurs über deren Bedeutung aus, an dessen Ende ar-Ruhāwī wieder auf die wissensmäßigen Voraussetzungen dieser Fähigkeit kommt, die der *ṭabāʾiʿī*, dessen Aufgabe Gesunderhaltung und Heilung ist, besitzen muss. Es handelt sich um eine Reihe von Prinzipien, die Galen in einzelnen Schriften behandelt hat. Die Alexandriner haben für Schulzwecke 16 davon ausgewählt etc. Jeder Arzt muss diese 16 Bücher in ihrer Reihenfolge kennen, doch braucht nicht jeder sie vollständig zu lesen.[255] Zunächst sind dem Prüfling aber acht Fragen über das erste Buch des Kanons, *De sectis*, vorzulegen, und nur falls er diese vollständig und richtig beantwortet, ist die Prüfung fortzusetzen.[256]

Ist durch diese Prüfung erwiesen, dass der Arzt die Grundlehren der Heilkunst beherrscht, so hat er eine praktische Lehrzeit zu absolvieren, an die sich eine Prüfung anschließen soll, welcher ar-Ruhāwī zum Abschluss des Kapitels wenige Worte widmet. Danach handelt es sich, wie früher schon ausgeführt, um den Erweis praktischer Kenntnisse in der Herstellung von Drogen.

Von Wichtigkeit ist folgende Schlussbemerkung ar-Ruhāwīs: „Mit den Dingen, die wir in diesem Kapitel erwähnt haben, soll nur der geprüft werden, dessen Fall zweifelhaft ist" (*man iltabasa amruhū; Adab* fol. 98^{b},7). Auf diesen Satz wird später noch zurückzukommen sein.

b *Ar-Rāzīs Prüfungsschrift*

A.Z. Iskandar hat zwei Rāzī'sche Texte zur Prüfung des Arztes veröffentlicht: einen Abschnitt aus seinem großen medizinischen Kompendium al-Manṣūrī, der jedoch nur die Herausfindung des besten Arztes seitens des Publikums betrifft, und eine gesonderte Schrift mit dem Titel „Über die Prüfung und Erkennung des Arztes" (*K. fī Miḥnat aṭ-ṭabīb wa-taʿyīnihi*), deren Inhalt vor allem die Fachprüfung betrifft und daher im Folgenden skizziert sei.[257]

---

255 Vgl. unser Kapitel „Der alexandrinische Kanon" (II.7).

256 „Wer angibt, dieses Buch gelesen zu haben, den fragt man nach der Absicht Galens in diesem Buch, nach seinem Titel (d.h. wohl: nach dessen Bedeutung), nach seiner Rangstufe (vgl. oben S. 159, Anm. 176), seinem Nutzen, seiner Einteilung, seiner Authentizität, sowie zu welchem Fach der Heilkunst es gehört und welche Lehrmethode er (sc. Galen) darin verfolgt hat" (*aiya anḥāʾi t-taʿālīmi salaka fīhi*, Ruhāwī, *Adab* fol. 97^{b},7–8).

257 Iskandar hat den Inhalt der Schrift in der arabischen Einleitung seiner Edition ausführlich beschrieben; wir folgen jedoch natürlich dem Text selber (Rāzī, *Miḥna*).

Ar-Rāzī stellt seinen Ausführungen eine Reihe von Zitaten aus mehreren meist antiken Schriften – vor allem Galens „Prüfung des Arztes" – voran, die aufschlussreich sind für Aspekte der Prüfung, die ihm besonders wichtig erschienen.[258] An der Spitze steht ein längeres Zitat aus Galens Prüfungsschrift, des Inhalts, dass man bei Prüfung der praktischen Fähigkeiten des Arztes darauf zu achten habe, ob er chirurgische Eingriffe weitgehend vermeiden und durch medikamentöse Behandlung zu ersetzen verstehe (Es folgt eine Aufzählung von Fällen, wo dies möglich ist). Kürzere Zitate aus der gleichen Schrift schließen sich an:[259] Der fähige Arzt versteht es, mit einer Droge mehrere Krankheiten zu kurieren. Er kennt Ersatzdrogen (Rāzī, *Miḥna* 502–503). Buchstudium ist unerlässlich und kann durch Praxis nicht ersetzt werden (504). „Frage ihn (sc. den Prüfling), wo Hippokrates und andere von der Prognose und der richtigen Therapie gesprochen haben. Wenn er das angegeben hat, so frage ihn nach den Lehrunterschieden der Alten, sowie ihren Übereinstimmungen!" (504) „Das erste, wonach du ihn fragst, ist die Anatomie, und der Nutzen der Glieder und ob er sich auf den Syllogismus versteht und ein gutes Verständnis und Kenntnis in der Wissenschaft der Alten besitzt. Weist er dies nicht auf, so brauchst du ihn über die (Behandlung) der Kranken nicht zu prüfen. Weiß er aber diese Dinge, so prüfe ihn weiter, zunächst über die Kranken, und wenn du ihn darin beschlagen findest, über die Drogen!" (504–505) Ar-Rāzī fügt hinzu: „Hier hat Galen das Wahre getroffen (*ḥaqqaqa*) und den theoretischen Teil vorangestellt und postuliert, dass keiner Arzt sein kann, ohne ihn zu beherrschen." Es folgt jene bekannte Stelle aus Galens „Dass der vorzügliche Arzt Philosoph sein muss", in welcher vom Arzt Kenntnisse in Geometrie, Astronomie und Logik sowie die Fähigkeit der Prognose und guten sprachlichen Ausdrucks gefordert werden (505).[260] Nach einem weiteren Zitat aus dieser Schrift, worin Galen feststellt, dass es nicht unmöglich sei, durch entsprechende Übung Hippokrates zu überflügeln,[261] folgt ein Satz aus *De partibus artis medicativae*, der als Vorbedingung für eine richtige Therapie die Kenntnis der Zusammensetzung des Körpers fordert, die aus folgenden Schriften zu

258 Ferner werden in diesem Vorspann zitiert von Galen „Dass der beste Arzt Philosoph sein muss", „Die Teile der Medizin" und „Die Krisentage", von Hippokrates „Von der alten Medizin" und die „Epidemien", sowie eine ungenannte Schrift von Māsarǧawaih, der laut Ibn abī Uṣaibiʿa (*ʿUyūn* I, 164 = B 234) einen *Kunnāš* („Kompendium"), sowie ein diätetisches und ein ophthalmologisches Werk verfasst hat.

259 Vgl. die Aufstellung der Parallelstellen bei Galen, *Miḥna*, ed. Iskandar 21, Anm. 4.

260 Vgl. Galen, *Philosoph*, ed. Bachmann 14, Kap. 1.

261 Galen, *Philosoph* 26, Kap. 4.

erlernen sei: „Anatomie", „Krisen" und „Krisentage", „Mischung", „Elemente", „Nutzen der Glieder", „Anatomie der Lebendigen" und „Natürliche Kräfte",[262] – „alles dies ist Voraussetzung der Heilung" (505–506). Ein Zitat aus der „Alten Medizin" von Hippokrates schließt sich an: Nur durch ein langes und intensives Studium erreicht es der Arzt, selten Irrtümer zu begehen. Mehrere Worte aus der galenischen Prüfungsschrift bilden den Beschluss dieser Zitatensammlung: Verbringt ein Kandidat seine Zeit statt mit der Wissenschaft mit Vergnügen, so mache man sich nicht die Mühe, ihn zu prüfen. Die mündliche Prüfung (*miḥnatuhū bi-l-kalām*) ist von einem im Disputieren erfahrenen Prüfer vorzunehmen, für die praktische Prüfung ist das nicht erforderlich. Den „Rest der (galenischen) ‚Prüfung des Arztes' (*bāqī miḥnat aṭ-ṭabīb*)" charakterisiert ar-Rāzī folgendermaßen: „Sein Charakter, seine Kleidung, was er aufweisen und worauf er gründen muss, sowie sein Verhalten im Umgang mit Menschen" (506).

Ar-Rāzī selber beginnt seine Erörterungen mit einer Polemik gegen Autoren, die in ihren Prüfungsschriften übertriebene oder sogar absurde Forderungen stellen, so, wenn sie etwa vom Arzt verlangen, er solle anhand des Pulses zwischen Männern und Frauen, Verschnittenen und (unverschnittenen) Jünglingen unterscheiden. „Ich weiß sicher: wenn Yūḥannā ibn Māsawaih, der das in seinem Buch schreibt, dieser Prüfung unterworfen würde, dann wäre seine Verwirrung schlimmer als die eines Blinden, der Dinge unterscheiden soll, die (nur) mit dem Gesichtssinn erfasst werden.[263] Überhaupt sage ich: Das sind Sachen, denen kein Vernünftiger sein Ohr leiht. Es gibt in der Heilkunst, selbst wenn man ihre Möglichkeit nach menschlicher Macht vollkommen erschöpft, nichts Derartiges auf wissenschaftlicher Basis (*ʿalā taḥqīq*), sondern nur in Form schwacher Vermutungen, die aber ein erfahrener Arzt nicht in den Mund nimmt und nicht verantworten kann (*yaʿqidu ʿalaihi ḍamīran*). In gleicher Weise zeugt es für die Torheit des Prüfenden, wenn er den Kandidaten zwischen menschlichem Urin und ähnlichen Flüssigkeiten unterscheiden lässt" (Rāzī, *Miḥna* 507).[264] Ar-Rāzī führt dann die Dinge auf, die der Prüfling über Puls und Urin wissen und welche Unterschiede er tatsächlich erkennen müsse (507–508).

---

262 Man beachte die auffällige Abweichung dieser von Galen benannten Einführungswerke von dem alexandrinischen Kanon.

263 Wir treffen hier auf die schwankende Grenze zwischen Erfolgsarzt und Scharlatan, von der in den beiden folgenden Kapiteln noch näher die Rede sein wird.

264 Beispiele folgen unten in dem Abschnitt über „Konkrete Prüfungsfälle" (II.10.g und h).

Die Kunst der Unterscheidung fordert er dann auch im Hinblick auf die Fieber: „Am meisten, meine ich, sollte der Arzt über die Fieber und die akuten Krankheiten und die Krisen und ihre Tage geprüft und gefragt werden, wie man die Arten der Fieber unterscheidet von ihrer ersten Phase an, und wie man (die einfachen) und die zusammengesetzten unterscheidet" (510).

Im Folgenden trifft ar-Rāzī im Hinblick auf die Prüfungen eine bemerkenswerte Unterscheidung, die sich in keinem anderen der uns bekannten Prüfungstexte findet, nämlich zwischen Empirikern und Dogmatikern. Wenn er ausführt, unter welchen Bedingungen man ihnen das meiste Vertrauen schenken dürfe, so ist das ein Zeichen, dass auch in seiner Vorstellung kurzfristige Fachprüfung und längere Beobachtung und Erkundung – hier möglicherweise im Hinblick auf die Anstellung fertiger Ärzte im Krankenhaus oder bei Hofe – durcheinandergehen. Die Stelle sei hier im Wortlaut zitiert:

> Am meisten Vertrauen schenken soll man, wenn es sich um einen Empiriker handelt (w.: „wer nach der Methode der Erfahrungen arbeitet"), demjenigen, der die meiste Erfahrung und die längste (praktische) Dienstzeit in der Kunst hinter sich hat; doch beschränke man sich nicht auf die (Bewertung der) Länge der Zeit, weil ein begabter Mensch in kurzer Zeit erreichen kann, was (manchem anderen) in langer Zeit nicht zu erreichen gelingt; (auch sei er ein Mann,) der dafür bekannt ist, dass er sich mit Ausdauer um die Behandlung der Kranken bemüht und ihre Heilung dem Gelderwerb vorzieht.[265] Handelt es sich um Leute, die behaupten, Dogmatiker zu sein (w.: „Arzt des Syllogismus"), dann (vertraue man am meisten) dem, der den höchsten Rang in der Rhetorik (*kalām*), der Dialektik und der Logik, den Naturalia und der Mathematik einnimmt. Doch man beschränke sich nicht darauf, sondern er soll gleichzeitig Erfahrung und großen Einfallsreichtum (*iḥtiyāl*),[266] fürsorgliches Verhalten gegenüber den Kranken und lange Praxis aufweisen, damit er hinsichtlich Erfahrung hinter keinem Empiriker zurückbleibt, ihn aber im Analogieschluss übertrifft. Das ist der vorzügliche Arzt! Sein Verdienst ist kaum zu verheimlichen, denn man sieht ihn dauernd in angestrengter Beschäftigung, bald mit theoretischen Studien und Forschungen, bald mit praktischer

265 Der arabische Text ist hier verstümmelt oder falsch. Ich habe versucht, durch die Ergänzung „auch sei er ein Mann" einen befriedigenden Sinn zu erzielen.

266 Wörtlich „Ersinnen von Listen"; bezeichnet, wie wir sahen, sonst auch die Praxis der Methodiker sowie die der Scharlatane. Das Anwenden von *ḥiyal* – „Listen" zu gutem Zweck billigt aber auch ar-Ruhāwī, vgl. unten s. 284.

Tätigkeit. Nichts anderes interessiert ihn, noch hat er daran Vergnügen, und kein Ziel der Erde bedeutet ihm soviel wie das, dem er den Vorzug seiner Neigung geschenkt hat.

RĀZĪ, *Miḥna* 510–511[267]

Die folgenden Sätze zeigen besonders deutlich, dass ar-Rāzī in diesem Traktat vor allem an die feste Indienstnahme fertiger Ärzte denkt: Findet man keinen, der in der beschriebenen Weise die Vorzüge von Empirikern und Dogmatikern in sich vereint, dann soll man zwei Ärzte, von jeder Gruppe einen, wählen. Treten Meinungsverschiedenheiten unter ihnen auf, so soll man den strittigen Gegenstand einer Reihe von Empirikern vorlegen; stimmen sie alle überein gegen den Theoretiker, so nimmt man ihre Meinung an, denn Irrtümer treten öfter in der Theorie als in der Empirie auf. Kann man sich nur einen Arzt leisten, so ist der Erfahrene nützlicher als der Unerfahrene (Theoretiker!?) (511).

Im folgenden Abschnitt nennt ar-Rāzī noch eine Reihe von Fragen, die differentialdiagnostische Probleme betreffen, z.B.: Was ist der Unterschied zwischen Pleuritis und Pneumonie?[268] Was ist der Unterschied zwischen gefährlichen langwierigen und kurzen harmlosen Ausschlägen? – und dergleichen mehr.

Weitere Prüfungsgegenstände sind die Symptome der verschiedenen Mischungen, die Naturen der Drogen und Speisen, die „Zeiten" (d.h. Phasen) der Krankheiten und die Veränderung der Therapie innerhalb der einzelnen „Zeiten." Alles dies sind Dinge, deren Kenntnis für den Arzt unerlässlich ist (511–512).

Dagegen hält ar-Rāzī eine gründliche Prüfung in Drogenkunde für überflüssig. „Diese Kunst obliegt nämlich eher dem Drogisten als dem Arzt. Allerdings ist es ein Zeichen für mangelnde Kenntnis, Praxis und Erfahrung, wenn er auch die häufig angewandten Drogen nicht kennt. Ein Bemühen um die Kenntnis seltener und ausgefallener Drogen und die Unterscheidung von schlechten und guten Drogen ist jedoch keine spezifische Aufgabe seiner Kunst, und er kann ein vorzüglicher Arzt sein, auch wenn seine Drogenkenntnis in dieser Hinsicht Lücken aufweist" (512).

Zum Schluss betont ar-Rāzī noch einmal die Wichtigkeit einer Reihe von Fähigkeiten, die den vorzüglichen Arzt ausmachen: Prognose, Diagnose und die Kunst der Ökonomie bei der Verwendung therapeutischer Mittel, womit

---

267 Hiermit meint al-Rāzī, vermutet Iskandar, sich selber; in der Tat erinnern die Zeilen an seine Charakteristik bei Ibn abī Uṣaibiʿa, die wir unten s. 243 übersetzen.

268 Ähnliche differentialdiagnostische Fragen auch bei Ṣāʿid, *Tašwīq*, s.u.

der Bogen zu jenem Galen-Zitat geschlagen ist, mit dem ar-Rāzī seine Schrift eröffnet (512). Ein paar kurze Zitate aus den „Epidemien", die hier übergangen werden können, beschließen den Text (513).[269]

c *Ṣāʿids Prüfungskapitel*

Das achte Kapitel in Ṣāʿids Protreptikos trägt den Titel: „Über die Prüfung des Arztes und seine Befragung mit medizinischen Fragen, anhand deren er sich üben kann."[270] Es weist einen wiederum wesentlich anderen Charakter auf als die eben betrachteten Texte und ist hinsichtlich des Inhaltes der Fragen bei weitem reichhaltiger und anspruchsvoller als jene. Ṣāʿid führt nämlich, die Grundkenntnisse als selbstverständlich voraussetzend, wirklich schwierige Problemfragen an, die er in drei deutlich gegliederten Abschnitten zusammenfasst. Der erste enthält 20 Fragen, die teils scheinbare Aporien oder Widersprüche, sei es in den antiken Lehrschriften, sei es in den Erscheinungen der menschlichen Natur, betreffen, teils sonstige schwer erklärbare Phänomene, wie sie etwa schon in den aristotelischen Problemata behandelt werden. Der zweite relativ kurze Abschnitt enthält fünf differentialdiagnostische Fragen, die jeweils mit den Worten beginnen: „Was ist der Unterschied zwischen …" Der dritte Abschnitt, dessen Charakter Ṣāʿid selbst als „ungewöhnliche (*ġarīb*) Art, Fragen zu stellen" charakterisiert, enthält besonders schwierige und verfängliche Fragen. Da eine vollständige deutsche Übersetzung von Ṣāʿids Buch vorliegt,[271] beschränken wir uns im Folgenden darauf, für jeden der drei Abschnitte einige Beispiele zur Verdeutlichung, namentlich des in diesen Fragen waltenden wissenschaftlichen Niveaus, vorzuführen:

– I (1) Galen sagt, Ähnliches schützt Ähnliches; Gegensätze werden durch Gegensätze behandelt. Wie kommt es also, dass … Hippokrates im „Buch der Natur des Menschen" folgendes sagt: Wer fleischig und rosig ist, dessen Speise soll das ganze Jahr über trocken sein, weil die Natur dieser (Konstitutions)art feucht ist; wer trockenen Leibes und fleischarm ist, rot oder schwarz, dessen Nahrung soll während des ganzen Jahres feucht sein …?[272]

---

269 Darunter findet sich der auch von ar-Ruhāwī zitierte Satz: „Die Zwischenräume zwischen seinen Fingern müssen weit sein und der Zeigefinger muss dem Daumen gegenüberstehen." Dieser stammt jedoch nicht, wie ar-Rāzī (?!) angibt, aus dem „Eid."

270 Ṣāʿid, *Tašwīq*, ed. Spies fol. 36^{b}–39^{a}; Taschkandi 126–133.

271 Von Schah Ekram Taschkandi, siehe Literaturverzeichnis IV., Taschkandi, *Tašwīq*.

272 Ähnliche Gedanken werden in dieser Schrift vor allem in cap. 9 (Littré VI, 53–54) behandelt; eine genaue Entsprechung konnte ich jedoch in der ganzen Schrift nicht ausmachen. Vgl. aber Hipp., *De diaeta salubri*, cap. 2 (Littré VI, 74).

- (4) Ist die Atmung eine natürliche oder eine willentliche Handlung?[273]
- (8) Was ist die Ursache der Bitterkeit des Ohrenschmalzes, der Salzigkeit der Tränen, der Säure des Schnupfens und der Süße des Speichels (was ist die Ursache dieser Geschmacksunterschiede), obwohl doch alle diese Schlacken aus dem Gehirn stammen?[274]
- (9) Warum wird der Mund beim Lachen breit und beim Weinen eng?
- (10) Warum bekommt man, wenn man das Geräusch der Reibung zweier harter Körper hört, Gänsehaut?
- (13) Wieso entsteht Lachen durch Kitzeln?[275]
- (20) Galen hat in seiner Schrift von den Einfachen Drogen dargelegt, dass jedes Bittere „heiß“ ist. Nun finden wir aber viele sehr bittere Drogen äußerst kalt, wie Opium, *qušūr al-ḫašḫāš*,[276] Myrthen, Lattichmilch u. ä. (Wie kommt das?)
- II (1) Was ist der Unterschied zwischen den Symptomen des Nieren- und denen des Kolonschmerzes?[277]
- III (1) Bewirkt übermäßiges Denken Schwarze Galle oder umgekehrt?
- (2) Welches Heilmittel bewirkt am toten Körper das Gegenteil dessen, was es am lebenden bewirkt, dass es nämlich den lebenden faulen lässt, den toten dagegen konserviert?
- (4) Welche Droge ist einerseits ein tödliches Gift, andererseits ein Antidotum gegen eben dieses Gift?[278]
- (7) Welche Krankheit behandelt man mit ihren Symptomen?

Ṣāʿid beschließt sein Prüfungskapitel mit einigen Bemerkungen, die wichtig genug sind, um hier wiedergegeben zu werden. Die angeführten Fragen, sagt er, müsse der Arzt beantworten können, doch sei es kein Makel, wenn er

---

273 Antwort: Laut Galen ist sie willentlich, während sie Aristoteles als nicht-willentlich ansah. Averroes hat im *Colliget* eine Harmonisierung versucht, die aber hier wie in anderen Kontroverspunkten zugunsten von Aristoteles ausgefallen ist (vgl. Bürgel, *Averroes contra Galenum* 297).

274 Die Frage, weshalb Schmerzenstränen bitter, Freudentränen dagegen süß seien (im konkreten Sinn!), erklärt Abu l-Ḥasan aṭ-Ṭabarī im 48. Abschnitt („Lachen und Weinen“) der ersten *Maqāla* seiner „Hippokratischen Therapien“ (*al-Muʿālaǧāt al-Buqrāṭīya*).

275 Ähnliche Fragen behandelt Yaʿqūb al-Isrāʾīlī in einem seiner Traktate, vgl. Dietrich, *Medicinalia* 180, Nr. 84.

276 „Mohnschalen“; vgl. Maimonides, *Šarḥ asmāʾ al-ʿuqqār*, ed. Meyerhof, Nr. 401.

277 Die gleiche Frage steht auch bei Rāzī, *Miḥna* 511.

278 Man könnte hier an Vipernfleisch bzw. -speichel denken, die als Gift gemieden, andererseits aber im Theriak verwendet werden.

einer kurzen Besinnung bedürfe. Schlimm werde es nur, wenn er nach dieser Pause falsch antworte.

Stelle man dagegen dem Prüfling die Aufgabe, zwischen männlichem und weiblichem bzw. künstlichem, menschlichem und tierischem Urin zu unterscheiden, oder eine Schwangerschaft aus dem Urin zu erkennen,[279] so zeichne es ihn zwar aus, wenn er sich dabei bewähre, mindere aber im umgekehrten Fall seinen Rang nicht. Unsinn sei es dagegen, wenn vom Prüfling verlangt werde, anhand des bloßen Pulses eines Menschen Auskünfte über dessen Vergangenheit zu geben. Davon sei zwar gelegentlich in den Büchern die Rede, doch könne hier nur durch Zufall Richtiges getroffen werden.[280]

d *Ibn Buṭlāns „Gastmahl der Ärzte"*

Ibn Buṭlāns „Gastmahl der Ärzte"[281] ist ein literarisch hochwertiges, höchst originelles Werk, eine Art Satire, die der Verfasser selber mit folgenden einleitenden Worten charakterisiert:

> „Das Gastmahl der Ärzte" ist verfasst im Stile von Kalīla wa-Dimna;[282] es enthält Scherz, der lächeln macht, wo es um Ernst geht und Nichtigkeiten, die Wahrheiten zum Ausdruck bringen (*yaštamilu ʿalā mizāḥin yubsimu ʿan ǧiddin wa-bāṭilin yanṭiqu ʿan ḥaqqin*).
>
> IBN BUṬLĀN, *Daʿwa*, ed. Klein-Franke, 3,2 (vgl. id., *Ärztebankett* 47)

Die in glänzendem Stil abgefasste Schrift ist allein dadurch bedeutsam, dass sie – bekanntlich eine Rarität in der klassischen arabischen Literatur – eine fortlaufende, in sich geschlossene Erzählung darstellt, die überdies meisterhaft komponiert ist. Ein weiterer Vorzug des „Gastmahls" ist seine subtile Ironie, die

279 Während die Schwangerschaftsdiagnose aus dem Urin als Zeichen ärztlicher Kunst galt, war die zusätzliche Erkennung des Geschlechts des Embryos umstritten, vgl. unten s. 264 f.

280 Ein witziges Beispiel steht in ar-Rāzīs Traktat über den Scharlatan, vgl. unten s. 287.

281 Der Titel erinnert an das platonische Symposion; doch war dieser Dialog den Arabern nicht unter dem Titel *ad-daʿwa* bekannt: Bei Ibn an-Nadīm (*Fihrist* I, 246) und al-Qifṭī (*Ḥukamāʾ* 18) entspricht ihm offenbar *taʾdīb al-aḥdāṯ*; bei Ibn abī Uṣaibiʿa (*ʿUyūn* I, 53,-6 = B 85,-1) wird der griechische Titel einfach transkribiert: *Kitāb Smbwsyn*.

282 Das ist der bekannte indische Fabelzyklus Pañcatantra, der von Ibn al-Muqaffaʿ bereits im 2./8. Jh. aus dem Pahlavi ins Arabische übersetzt wurde und von da aus seinen Siegeszug in die mittelalterliche Weltliteratur antrat. Das „Gastmahl der Ärzte" entspricht diesem Vorbild wohl hinsichtlich der literarischen Qualität, sowie des Gesprächsrahmens und der paränetischen Absicht, ist aber natürlich von der Verschachtelungstechnik des indischen Erzählwerks weit entfernt.

sich wohltuend von den in satirischen Gedichten des islamischen Mittelalters in der Regel vorherrschenden platten oder obszönen Späßen abhebt. Eine der besten dieser ironischen Ideen, für die wir früher schon ein Beispiel anführen konnten (vgl. oben S. 39), ist der Einfall, die in Ich-Form vorgetragene Erzählung einem Scharlatan in den Mund zu legen, der aber erst im Laufe des „Gastmahls" als solcher entlarvt wird.[283] Dies geschieht durch Prüfungsfragen, die zunächst der Gastgeber, ein *ṭabāʾiʿī*, also Internist oder Physikus, seinem Gast, dem Scharlatan, der sich als Vertreter des gleichen Faches ausgibt, vorlegt. Da er in dieser Prüfung über ein klägliches „Ich weiß nicht" nicht hinauskommt, bezeichnet er sich nunmehr als Augenarzt, wird aber von einem anwesenden Repräsentanten dieses Faches alsbald aufs Neue entlarvt, und ebenso ergeht es ihm, als er sich als Aderlasser und schließlich als Apotheker hinstellt.

Um eine Vorstellung von dem Charakter dieser Prüfungen, die sich unter fröhlichem Pokulieren und allerlei literarischen Einlagen abspielen, zu vermitteln, geben wir im Folgenden die „Internisten-Prüfung" in Übersetzung wider:

> Er sprach zu mir: „Sagtest du nicht, du seiest ein Arzt?" Ich sagte „Jawohl!" Er sagte: „Und mit welchem Fach der Medizin befasst du dich (*aiya šaiʾin tuʿānī min amri ṭ-ṭibbi*)?" Ich sprach „Mit den Naturen." Er sprach: „Darf ich dir ein paar Fragen stellen?" Ich sagte: „Tue das!" […] (Der Gastgeber rezitiert daraufhin einen ironischen Vers[284] und beginnt dann seine Prüfung wie folgt:) „Denke nicht, dass ich dich frage, weshalb die Äthiopier und die Skythen, deren Länder und Naturen (hinsichtlich ihrer Qualitäten) entgegengesetzt sind, sich allesamt mit warmen und trockenen Speisen ernähren, Weine trinken und Moschus und Ambra als Duftstoff verwenden, während sie sich doch entgegengesetzt verhalten müssten. Ich frage dich deswegen nicht danach, weil das eine vielberedete (? *maqūl*; Angelegenheit) ist; doch lautet die Antwort jedenfalls nicht, dass die Äthiopier Arzneien verwenden, während die Skythen Nahrung zu sich nehmen, da du ja auch nicht so verfahren darfst, dass du das eine im Som-

---

283 Der Gastgeber ist ein alter Arzt in Maiyāfāriqīn. Ibn Buṭlān, der sein „Gastmahl" für den in dieser Stadt residierenden Marwāniden Naṣīr ad-Daula verfasste, versteht es, sogar seine Huldigung gegenüber diesem Dynasten in die Form der Ironie zu kleiden: Der Alte beschwert sich nämlich, dass er unter den Marwāniden brotlos geworden sei, während früher eine Epidemie die andere gejagt habe! (*Daʿwa*, ed. Klein-Franke 9,1; id. *Ärztebankett* 54–55).

284 Die beiden problematische Verse (*Daʿwa* 32,4–5) hat auch Klein-Franke unübersetzt gelassen (*Ärztebankett* 83). Meine Übersetzung dieses Kapitels beruht auf einer Istanbuler Handschrift.

mer und das andere im Winter verwendest![285] Ich frage dich auch nicht nach dem Schwein, welches (seinem Fleisch nach?) das ausgewogenste Tier ist, so dass also auch seine Nahrung eigentlich die ausgewogensten Gewächse sein müssten, während es sich tatsächlich ja von den minderwertigsten Abfällen des Menschen ernährt; denn das steht (in den Büchern) verzeichnet und ist (jedem Studenten zu lernen) aufgetragen. Auch frage ich dich nicht, weshalb die Alten, nachdem sie den Schleim nach seinen Geschmacksarten unterteilt haben, die ‚glasige Art', die keinen Geschmack hat, als (gesonderten) Teil hingestellt haben, und weshalb sie ferner gesagt haben, er sei kalt, obwohl er ein Rückstand (?, *ta'aḫḫur*) des Blutes nach der dritten Verdauung ist?[286] Ich frage dich auch nicht, ob die Niederkunft (bzw. Geburt) ein natürlicher (Vorgang) ist, obwohl sie die drei Gattungen der Krankheiten in sich vereint[287] oder (vielmehr doch) ein unnatürlicher, obwohl sie der Ursprung aller natürlichen menschlichen Funktionen ist? Vielmehr frage ich dich folgendes: Es kommt doch vor, dass ein Mensch, der im Schlaf den Urin verhält, träumt, er uriniere, während er tatsächlich nicht uriniert. Dann wacht er auf, mit zum Austritt angesammeltem Urin, steht auf und uriniert?" Ich sagte: „Ja!" Er sprach: „Und es kommt doch auch vor, dass dieser Mensch träumt, er kohabitiere, und dass er nicht an sich halten kann, bis er ejakuliert; dann erwacht er und hat seinen Samen bereits entleert?" Ich sagte: „Ja!" Er sprach: „Was hindert nun den Urin herauszukommen, trotz seines Andrangs und seiner Fülle und (was) entlässt den Samen trotz seiner kleinen Quantität und seiner Schwäche? Was stellt ihn im Schlaf bereit und hält ihn nicht zurück bis zum Erwachen, obwohl doch beides Exkremente

---

285 Das Problem der Frage ist an sich klar: Da die Ernährung der Mischung, diese ihrerseits dem jeweiligen Klima entspricht, müssten sich die Völker des Südens sehr anders ernähren als die des Nordens. Wenn sie gleiche Stoffe in sich aufnehmen, dann gibt es eigentlich nur die Möglichkeit, dass bei den einen als Medikament dient, was den anderen Nahrung ist, da ja das Gesunde mit Gleichem erhalten, das Kranke dagegen mit Entgegengesetztem geheilt wird. Das gleiche Dilemma besteht aber im Grunde schon, wenn man sich das ganze Jahr über der gleichen Speise bedient, da ja auch der Sommer eine dem Winter entgegengesetzte „Mischung" hat. Man sieht, Ibn Buṭlān stellt nicht nur schwierige Fragen zusammen, er ironisiert auf subtile Art das ganze medizinische System!

286 Vgl. oben S. 63, Anm. 150.

287 Die drei Gattungen der Krankheiten beziehen sich laut aṭ-Ṭabarī (*Firdaus* 121) auf die der homoiomeren Organe und die aus ihnen zusammengesetzten Organe, sowie schließlich den aus diesen beiden zusammengesetzten (Gesamt-)Körper. Daneben spricht er von drei Arten (*ḍurūb*) von Erkrankungen der Organe – nämlich dass sie überhaupt, oder schwach, oder falsch funktionieren. Der Bezug zur Geburt ist mir nicht recht klar.

> sind?" Ich sprach: „Ich weiß nicht." Er sprach: „Wer weiß denn nicht über seinen (eigenen) Urin zu reden?!"
>
> IBN BUṬLĀN, *Daʿwa*, Kap. 4, ed. Klein-Franke, 32–34 (vgl. id. *Ärztebankett* 83–84)

Nach dem gleichen Schema vollziehen sich die übrigen Prüfungen: Eine Reihe schon recht kniffliger Fragen wird zunächst mit der immer wiederholten Formel „Ich frage dich nicht nach dem und dem" aufgezählt, und damit gewissermaßen als unterhalb der Würde des zu fordernden Niveaus einer solchen Fachprüfung klassifiziert. Dann folgt die eigentliche Frage, auf die der Kandidat natürlich entweder keine oder nur eine falsche Antwort weiß.

Die Prüfungsfragen Ibn Buṭlāns sind auch im Mittelalter als schwierig empfunden worden: Man hat ihrer Beantwortung eigene Kommentare gewidmet.[288] Wir müssen uns jedoch hier mit der gegebenen Probe begnügen und wenden uns nun as-Sulamīs Fragen-Sammlung zu.

e *As-Sulamīs Prüfungsfragen*

Muwaffaq ad-Dīn ʿAbd al-ʿAzīz ibn ʿAbd al-Ǧabbār as-Sulamī (gest. 604/1207, vgl. *GAL* S I, 894) ist der Verfasser eines Werkes mit dem Titel „Gewissenhafte Prüfung für die Gesamtheit der Ärzte" (*Imtiḥān al-alibbāʾ li-kāffat al-aṭibbāʾ*), auf welches Albert Dietrich in seinen *Medicinalia Arabica* (195, Nr. 91) hingewiesen hat und das vor einigen Jahren von Gary Leiser und Noury Al-Khaledy herausgegeben und übersetzt wurde. Der Verfasser bezeichnet seine Schrift selber als „Epitome, mittels derer die Kenntnis des vorgeblichen Arztes, der Umfang seines Verstandes, die Güte seines theoretischen Wissens und praktischen Könnens offenbar werden soll." As-Sulamī gibt dann an, dass er sein Werk in zehn Kapitel zu je zwanzig Fragen eingeteilt habe, die jeder Arzt jederzeit beantworten können müsse. „Ich habe nur das Bekannte und schriftlich Fixierte aufgenommen und die Antworten mitgeteilt sowie die Quellen, aus denen ich geschöpft habe, und zwar als Argument für den Fragenden, damit er, wenn der Gefragte nicht die richtige Antwort gibt, ihm antworten kann: ‚Die Frage ist kodifiziert; der und der hat sie in dem und dem Buch an der und der Stelle behandelt.' Im Übrigen kommen für das Exzerpieren und Sammeln solcher Fragen (natürlich) nur die Schriften der Alten in Betracht."[289]

Die Kapitel zeigen folgende Titel:

---

288 Erhalten ist ein *Šarḥ muškil Daʿwat al-aṭibbāʾ* von ʿAlī ibn Hibatallāh al-Burdī al-Aṯardī al-Aršīdyākī (verf. im 6./12. Jh. in Bagdad), *GAL* S I, 885. Er wurde übersetzt von Klein-Franke, *Ärztebankett* 147–205.

289 Sulamī, *Imtiḥān*, ed. Leiser/Khaledy arab. 5–6; engl. 30.

1. Über den Puls und wie man ihn erkennt
2. Über den Urin und seine Symptome
3. Über die Fieber und die Krisen
4. Über gute und bedrohliche Symptome
5. Über einfache Drogen
6. Über Behandlungsweisen
7. Wonach der Okulist gefragt wird
8. Was der Chirurg wissen muss
9. Wonach der Knocheneinrenker gefragt wird
10. Fragen über Grundprinzipien dieser Kunst

Das Buch stellt sich demnach als ein Gemisch aus solchen Werken, die das gesamte medizinische Grundwissen in Frage und Antwort darbieten – und insofern natürlich auch als Vorbereitung bzw. Unterlage für Prüfungen dienen können – und den uns hier beschäftigenden speziellen Prüfungstexten dar.[290]

Für den Charakter des ganzen Werkes sind zwei bereits von Dietrich mitgeteilte Fragen bezeichnend (die 1. des 1. Kapitels und die 10. des 6.): Die erste lautet:[291] „Ist es dem Arzt möglich, aus dem Puls des Patienten den Namen seines (oder seiner) Geliebten zu erfahren und auf welche Weise?" Die Antwort verweist auf Ibn Sīnās *Canon*, wo in der 5. *Maqāla* des 1. *Fann* des 2. Buches das Verfahren beschrieben wird, das aber bekanntlich in der antiken Literatur schon auftaucht.[292] Die zweite Frage lautet:[293] „Wie viele nützliche Wirkungen hat das Oxymel?" Antwort: „88 etc." (nach Ibn al-Mudauwars *Taǧārib*, entnommen aus Ḥunains Schrift über das Oxymel).[294]

290 Dass dem so ist, zeigt ein Vergleich mit Ḥunains berühmtem in Frage und Antwort angelegten Einleitungswerk (*Masāʾil*). Hier finden sich keine Kapitel über die „Spezialisten"; die Einteilung ist vielmehr die eines üblichen medizinischen Grundwerkes, wie man aus der nachträglichen von ʿAbd ar-Raḥīm ibn abī Ṣādiq in seinen Kommentar der Ḥunain'schen *Quaestiones* eingefügten Gliederung in 10 Kapitel ersehen kann; vgl. Dietrich, *Medicinalia* 44, Nr. 15.

291 Sulamī, *Imtiḥān*, ed. Leiser/Khaledy, arab. 7,2.

292 Vgl. die ausführliche Behandlung dieses Topos im Kapitel „Der Erfolgsarzt", unten S. 259 f.

293 Sulamī, *Imtiḥān*, ed. Leiser/Khaledy, arab. 54,10–58,4.

294 Ibn al-Mudauwar war ein jüdischer Arzt im Dienste der letzten Fatimiden und später Saladins, vgl. b.a. Uṣaibiʿa, *ʿUyūn* II, 115 = B 579–580. Von einer *Maqāla fī s-Sikanǧubīn* Ḥunains ist nichts Näheres bekannt (vgl. ed. Leiser/Khaledy engl. 82, Anm. 14). Eine kurze Schrift über *Manāfiʿ as-sikanǧubīn* von ar-Rāzī (GAS III, 288, Nr. 29) sowie eine *Risāla fī s-Sikanǧubīn* von Ibn Sīnā (GAL S I, 827,95s; siehe Lit.-vz. I., Nr. 80) haben sich hingegen erhalten.

In diesem Werk stehen also auch schwierigere Fragen im Vordergrund; der Nachweis jeder einzelnen Antwort deutet auf einen wissenschaftsbeflissenen Geist.

f *Die Prüfung der Ärzte in den Ḥisba-Büchern*

Unter den bekannten Ḥisba-Büchern, deren Zahl sich gerade im Laufe der letzten Jahrzehnte beachtlich erhöht hat, enthalten längst nicht alle eigene Kapitel über die Prüfung bzw. Überwachung der Ärzte und ihrer spezialisierten Gehilfen. Es scheint vielmehr, dass die einzigen solche Kapitel enthaltenden Ḥisba-Bücher zugleich auch die beiden bekanntesten Werke dieser Gattung sind, nämlich ʿAbd ar-Raḥmān ibn Naṣr aš-Šaizarīs (auch bekannt als an-Nabarāwī – gest. 589/1193) „Höchster Grad auf dem Ḥisba-Pfad" (*Nihāyat ar-rutba fī ṭalab al-ḥisba*) und Muḥammad Ibn al-Uḫūwas (gest. 729/1330) „Wegzeichen gottnaher Routen betreffend die Ḥisba-Statuten" (*Maʿālim al-qurba fī aḥkām al-ḥisba*).[295] Obwohl in ihrer Entstehung durch etwa anderthalb Jahrhunderte getrennt, zeigen sie in den betreffenden Kapiteln eine solche Verwandtschaft, dass an einer gegenseitigen Abhängigkeit bzw. gemeinsamen Quelle nicht gezweifelt werden kann. Gleichzeitig erinnern diese Kapitel – 36 und 37 bei aš-Šaizarī, 44 und 45 bei Ibn al-Uḫūwa – in Struktur und Inhalt so stark an ar-Ruhāwīs Prüfungskapitel, dass auch hierfür ein direkter oder indirekter Zusammenhang ins Auge zu fassen ist.[296]

Dass diese beiden Werke die ärztlichen Berufe in so ungewöhnlich reicher Weise berücksichtigen, ist zweifelsohne der Tatsache zu verdanken, dass aš-Šaizarī selber Arzt war.[297] Schon Ibn al-Uḫūwa hat sein Material nicht vollständig übernommen und z. B. das Kapitel über den Veterinär vollständig weggelassen. Wie viel geringer das Interesse am Heilwesen in anderen Ḥisba-Werken ist, möge der folgende Überblick dartun:

1. Ḥasan ibn ʿAlī al-Uṭruš, *Kitāb al-Iḥtisāb*: Ein zaiditisches Handbuch aus dem 3. Jh. d. H., enthält einen kurzen Abschnitt, kein eigenes Kapitel, über Apotheker, Ärzte, Augenärzte, Aderlasser und Schröpfer.[298] Vom Arzt heißt es

295 Der Text von aš-Šaizarīs *Nihāya* war mir nur in der französischen Paraphrase von W. Behrnauer zugänglich (siehe Lit.-vz. IV. Behrnauer, Mémoire); für b. -Uḫūwas *Maʿālim* benutzte ich die Edition von R. Levy.

296 Einiges davon, etwa gewisse Übereinstimmungen in den Vorschriften für den Aderlasser, wird bei der Lektüre unmittelbar deutlich. Eine nähere Untersuchung des Zusammenhangs ist an dieser Stelle nicht möglich.

297 Vgl. Meyerhof, Surveillance 120.

298 Uṭruš, *Iḥtisāb* 25–26.

hier lediglich, er solle zur Befolgung von ʿAlīs Ausspruch angehalten werden: „Jeder Arzt, Araber oder Nichtaraber, fürchte Gott, wenn er sein Handwerk ausübt!" Der Augenarzt muss die Schichten des Auges kennen, der Aderlasser die Adern, und darf nur auf Anordnung des Arztes zur Ader lassen. Die nötigen Kenntnisse muss auch der Tierarzt besitzen. Der Schröpfer wird neben dem Apotheker am ausführlichsten behandelt. Den Unfähigen soll der *muḥtasib* am Handwerk hindern. Erwähnenswert ist noch folgender Satz: „Manche Schröpfer pflegten das Geschick des Lernenden zu erproben (*yamtaḥinu l-ḥāḏiqa*) indem sie ihn ein Blatt ritzen ließen; wenn er es ritzte, ohne dass der Schnepper (*mišrāṭ*) aus dem Blatt herauskam, urteilte er dass er geschickt sei." Von einer Prüfung durch den *muḥtasib* ist nicht die Rede.

2. Muḥammad abū ʿAbdallāh as-Saqaṭī, *Kitāb fī Ādāb al-ḥisba* – „Ein Buch über die Anstandsregeln des Ḥisba-Amtes." Die schwer zugängliche Edition von Colin und Lévi-Provençal konnte ich nicht einsehen.[299]
3. Muḥammad ibn ʿAlī Ibn ʿAbdūn (Kein Titel): „Ein Dokument über das städtische Leben und die Berufsgilden in Sevilla zu Beginn des 6./12. Jahrhunderts."[300] Das Werk enthält verstreute Anweisungen für Straßenärzte und ähnliches, z.B.: „Der Therapeut (*al-muʿāliǧ*) darf seine Waage nicht in der Hand halten, sondern sie muss aufgehängt sein." (b. ʿAbdūn, *Traité* 233,5). – „Der Schröpfer darf nicht mit einer Frau allein in seinem Laden (*ḥānūt*) sein, sondern er (sc. der Schröpfer bzw. der Laden) muss auf dem Markt sein, an einer sichtbaren Stelle, wo die Blicke hinfallen" (*tarmuqu ilaihi l-abṣār*, 236,14–15) – „Der Aderlasser darf nur in bestimmte geeichte Gefäße (*āniya maʿlūma marsūmat al-maqādīr*) zur Ader lassen, damit man sieht, wie viel Blut herausgelassen ist. Er darf nicht nach Gutdünken Blut herauslassen, denn dadurch entsteht Krankheit und Tod. Man darf (überhaupt) keinen etwas ausüben lassen, wovon er nichts versteht, namentlich nicht in der Medizin, wo es auf die Vernichtung von Leben (*itlāf al-muhaǧ*) hinausläuft; denn den Fehler des Arztes bedecken der Staub und der Schreiner" (236,17–19). – „al-Ḥasan[301] ließ keinen jüdischen und keinen christlichen Arzt muslimische Patienten empfangen, da sie nicht glauben, Muslime auf-

299 *Un manuel hispanique de Ḥisba. Traité d'Abu Abd-Allah Muhammad Ibn Abi Muhammad as-Sakati de Malaga sur la surveillance des corporations et la répression des fraudes en Espagne musulmane*, Texte arabe publ. par. G.S. Colin et E. Lévi-Provençal, Paris 1931 (Nachdruck Rabat 2011).

300 Vgl. die Titel der Edition und der französischen Übersetzung von Lévi-Provençal.

301 Die Identität dieses al-Ḥasan konnte ich nicht klären.

richtig beraten zu müssen; sie durften daher nur ihre Glaubensgenossen verarzten. Wer aber nicht dafür ist, einen Muslim aufrichtig zu beraten, wie kann man dem vertrauen, wenn es um Tod und Leben geht?!" (*kaifa yūṯaqu ʿalā l-muhaǧ*, 248,3–4).[302]

4. Yaḥyā ibn ʿUmar al-Kinānī, *Aḥkām as-sūq* – „Die Regeln des Marktes": Das Werk behandelt nur das Geschäftsleben in den Basaren. Ärzte werden nicht erwähnt.
5. Ibn ʿAbd ar-Raʾūf:[303] Erwähnt nur einmal den Bader: Er darf keinen Zahn ziehen, ohne sicher zu sein, dass dieser und kein anderer heraus muss; bei Kindern ist die Zustimmung des Vormunds erforderlich.[304]
6. Ibn al-Garsīfī:[305] Keinerlei Erwähnung von Ärzten.

Die medizinischen Kapitel in den Ḥisba-Werken aš-Šaizarīs und Ibn al-Uḫūwas

Wenn wir im Folgenden eine ausführliche Inhaltsbeschreibung der medizinischen Kapitel der beiden großen Ḥisba-Werke geben, so ist vorher darauf hinzuweisen, dass dieser Inhalt nur zum geringen Teil die Prüfung des Arztes durch den *muḥtasib* betrifft. Zum weitaus größeren Teil haben wir vielmehr eine Aufzählung von elementaren Bedingungen vor uns, auf deren Erfüllung seitens der in seinem Sprengel praktizierenden Ärzte der *muḥtasib* zu achten hat; d.h. es handelt sich weit mehr um Kontrolle, um Überwachung,[306] als um Prüfung. Es schien mir trotzdem richtig, die Wiedergabe des Inhalts nicht auf das Prüfungsbezügliche zu beschränken, einmal, damit die Bedeutung dieser Texte für die ärztliche Prüfung nicht überschätzt werde, und zum anderen, weil die Überwachung doch eng mit der Prüfung verknüpft ist, insofern sie jene erst auslöst. Denn der *muḥtasib* prüft doch wohl, in Übereinstimmung mit ar-Ruhāwīs Meinung, nicht jeden Arzt automatisch, sondern nur den, bei dem es in der Überwachung gewonnene Indizien erforderlich erscheinen lassen. Objekt der Überwachung sind neben dem fachlichen Können aber auch gewisse berufsethische Obliegenheiten. Es braucht kaum gesagt

---

302 Negativen Urteilen über Juden und Christen begegnet man in Ibn ʿAbdūns Traktat mehrfach.

303 Kein Titel, vgl. Lit.-vz. II., b. ʿAbd ar-Rāʾūf, *Ḥisba*.

304 Von Zähneziehen ist sonst in den Ḥisba-Texten nirgends die Rede; auch ist es ungewöhnlich, dass diese Kunst dem Schröpfer beigelegt wird. In jedem Fall bestätigt das aber wieder, dass es keine Dentisten gab, vgl. oben s. 172 mit Anm. 223.

305 Kein Titel, vgl. Lit.-vz. II., b. -Garsīfī, *Ḥisba*.

306 Entsprechend redet Meyerhof von „surveillance" und Ben Yahia von „contrôle" (s. Lit.-vz. IV.), vgl. unten s. 381.

zu werden, dass die Möglichkeiten eines durchschnittlichen *muḥtasib*, wenn er nicht zufällig selber Arzt war – aus den Quellen ist mir jedoch kein solcher Fall bekannt[307] – mit diesem Kontroll-Soll überfordert waren, zumal, wenn man bedenkt, dass er gleichzeitig auch alle anderen Berufe, Handel und Gewerbe, sowie die öffentliche Moral und die pünktliche Erfüllung der religiösen Pflichten überwachen sollte. Er kann allerdings Mitarbeiter engagieren und z.B. einen Arzt beauftragen – vielleicht das „Oberhaupt der Ärzte"?[308] Auf diesen in den in Rede stehenden Kapiteln nur angedeuteten Umstand sei hier zum Abschluss unseres Vorspanns noch ausdrücklich hingewiesen. Die Gliederung der nun folgenden Inhaltsangabe entspricht der arabischen Vorlage.

Aderlasser

Niemand soll zur Ader lassen ohne gründliche Kenntnisse der Anatomie der Organe, Muskeln, Venen und Arterien, Die Lernenden sollen an den Adern von Rübenblättern[309] üben. Kein Sklave darf ohne die Erlaubnis seines Herrn, kein Kind ohne die seines Vormundes (*walīy*) zur Ader gelassen werden. Verboten ist der Aderlass bei schwangeren und menstruierenden Frauen.

Zur Ader lassen darf man nur in einem freien Platz (*makān faḍāʾ*, d.h. nicht im Dunklen), nur mit scharfem Instrument und nicht in einem Zustand innerer Erregung. Aš-Šaizarī fügt noch hinzu, der Aderlasser dürfe keinen groben Beruf ausüben, der die Fingerspitzen verhärtet und das Abtasten erschwert.

Der *muḥtasib* nimmt ihnen ein eidliches Versprechen ab, in zehn Fällen nicht ohne vorherige Konsultation eines Arztes zur Ader zu lassen:[310] Wenn der Patient 1) weniger als 14 Jahre, 2) im Greisenalter, 3) sehr abgezehrt, 4) von sehr trockener Mischung, 5) von schütterem Körper (*al-abdān al-mutahalhila*), 6) bleich und aufgedunsen (*al-abdān al-bīḍ ar-rahila*), 7) gelb vor Anämie, 8) seit langem erkrankt, 9) von sehr kalter Mischung und 10) von heftigem Schmerz befallen ist.[311]

---

307 Der einzige *muḥtasib* in Ibn abī Uṣaibiʿas *ʿUyūn* ist Aḥmad ibn aṭ-Ṭaiyib as-Saraḫsī (hingerichtet 286/899), dieser aber war offensichtlich kein praktizierender Arzt (l. c. I, 214–215 = B 293–295).

308 Vgl. zu dieser Würde unten S. 360f.

309 *Waraq as-silq aʿnī al-ʿurūq allatī fī l-waraqa*; Behrnauer liest stattdessen *ʿurūq as-sāq* – „Schenkeladern."

310 *Yaʾḫuḏa ʿalaihim al-ʿahda wa-l-mīṯāq*; eigentlich also nur: Versprechungen. Das Wort *yamīn* – „Eid" ist vielleicht bewusst vermieden; denn der Eid galt ja – so sehr er *in praxi* beliebt war – als religiös anstößig. Statt „Fälle" heißt es wörtlich „Mischungen."

311 Bei aš-Šaizarī etwas andere Reihenfolge und unbedeutende Abweichungen.

Die Ärzte verbieten den Aderlass in weiteren fünf Fällen, die aber weniger gefährlich sind als die eben genannten:[312] 1) Nach Koitus, 2) nach einem warmen Bad, 3) bei vollem Magen, 4) bei nicht entleertem Gedärm, 5) bei heftiger Hitze oder Kälte. Es gibt grundsätzlich zwei Fälle von Aderlass: einen Wahlfall und einen Notfall, bei letzterem gibt es weder Aufschub noch Rücksicht auf negative Argumente. Es folgen einige Anweisungen für den Patienten.[313]

Der Aderlasser muss mehrere Lanzetten besitzen, ebenso eine Sehne zum Abbinden des Armes, ferner Moschus und Pastillen, um einen ohnmächtig werdenden Patienten zu beleben. Die Spitze der Lanzette soll mit Öl eingerieben sein, das lindert den Schmerz, wenn es auch die Heilung des Einstiches verzögert. Die Lanzette soll zwischen Daumen und Mittelfinger gehalten, der Zeigefinger zum Fühlen freigelassen werden. Der Einstich sollte im Winter weiter sein, um ein Gerinnen des Blutes, im Sommer schmaler, um eine Ohnmacht (durch zu schnellen Blutfluss) zu verhindern. Verändert sich die Farbe des Blutes, tritt eine Ohnmacht oder Schwäche auf, so muss man sofort abbinden und aufhören.

„Wisse, dass es viele für den Aderlass geeignete Adern gibt, nämlich im Kopf, an den Händen, am Rumpf an den Füßen und (allgemein) an den Arterien."[314] „Der *muḥtasib* prüft sie in ihrer Kenntnis dieser Adern und der sie umgebenden Muskeln und Arterien." Der Text zählt dann einzelne Adern und eine Reihe von Leiden auf, für die der jeweilige Aderlass nützlich sei. „Dazu gehören zwei *waṣwāf* genannte Adern hinter dem Ohr, die man anzapft um zu sterilisieren. Der *muḥtasib* lässt sie schwören, keinen an diesen Stellen zur Ader zu lassen, denn das hebt die Fortpflanzung auf, und dies zu tun ist Sünde."[315]

---

312 Diese Verbindung stimmt mit dem vorausgehenden Text nicht überein wo es ja hieß, dass der Aderlass in diesen Fällen nach vorheriger Konsultation statthaft sei.

313 Aš-Šaizarī fügt hier die Kunststücke von zwei Meister-Phlebotomen aus Aleppo ein: der eine ließ sich, in einem Teich stehend, die Hand unter dem Gewand, zur Ader; der andere hielt die Lanzette mit der großen Zehe seines linken Fußes.

314 R. Levy setzt in seiner Edition von b. -Uḫūwa, *Maʿālim*, das sinnlose *ʿurūq fī š-šarāyīn* in den Text, obwohl eine Hs. *ʿurūq aš-šarāyīn* hat. Gemeint sind jedenfalls die *venae arteriosae* (*ʿurūq širyānīya*) = *arteriae pulmonales* (Fonahn, *Terminology* Nr. 1705).

315 Die Lehre, dass das Aufschneiden der hinter den Ohren entlang laufenden Adern Impotenz bewirke, findet sich schon in der hippokratischen Schrift „Von der Umwelt" (c. 22, Littré II, 78–79, deutsche Übersetzung in Diller, *Schriften* 124), in einem Passus über die Skythen, den auch ar-Ruhāwī zitiert (*Adab* fol. 46^{b}–47^{a}). Siehe zu diesem Abschnitt: Triebel-Schubert, Anthropologie 90–103. Einige Notizen zu dieser Stelle aus Galens Kommentar zu *De aere, aquis, locis* bringt Strohmaier in seinem Artikel „Hellenistische Wissenschaft im neugefundenen Galenkommentar zur hippokratischen Schrift ‚Über die Umwelt'" (nachgedruckt in: *Von Demokrit bis Dante* 99–106).

Der Abschnitt über die Handadern enthält ebenfalls eine Reihe Einzelanweisungen, die wir wiedergeben wollen: „Die Venen der Hand sind sechs: *vena cephalica, v. mediana, v. basilica, funus bracchii* (= *v. cephalica pollicis* nach Fonahn, *Terminology*, Nr. 1488), *v. salvatella* und *vena axillaris*, die ein Zweig der *v. basilica* ist.[316] Zapft man sie an, so muss man den Kopf des Muskels an eine weiche Stelle schieben und den Einstich groß machen, wenn man wiederholen (?) will. Der Aderlass der *v. mediana* ist sehr gefährlich wegen des Muskels, der unter ihr liegt; manchmal liegt sie auch zwischen zwei Nerven und manchmal ist über ihr ein feiner runder sehnenartiger Nerv. Das muss der Aderlasser wissen und vermeiden, dass der Einstich etwas davon trifft. Der Aderlass an der *v. basilica* ist ebenfalls sehr gefährlich, weil die Arterie darunter entlangläuft. So muss er also davor auf der Hut sein, denn wenn die Arterie aufgestochen wird, ist das Blut nicht zu stillen.[317] Der Aderlass an der *v. salvatella* erfolgt am besten (mittels eines) lang(en Einschnittes), derjenige am *funus bracchii* mit spitzem Messer.

Fußadern gibt es vier, darunter die *vena saphena externa* (*ʿirq an-nasā*; Fonahn 1701). Sie wird am äußeren Knöchel angezapft; liegt sie versteckt, so wird sie in dem Zwischenraum zwischen kleiner und vierter Zehe geöffnet. Nachdem der Text noch die *v. saphena* (*ʿirq aṣ-ṣāfin*), die *v. saphena interna* (*al-ʿirq allaḏī ḫalf al-ʿurqūb*, Fonahn 1697) und deren Nutzen erwähnt hat, schließt der Abschnitt mit dem Hinweis, dass die Schläfenarterie und die Arterie zwischen dem Daumen und dem Zeigefinger in den meisten Fällen zur Ader gelassen werden dürften. Galen erhielt (einmal) im Traum den Befehl, sich dort zur Ader zu lassen."[318]

Schröpfer

„Schröpfen ist sehr nützlich und weniger gefährlich als Aderlass. Der Schröpfer muss behände, gewandt und in der Kunst erfahren sein, eine leichte Hand beim ‚Schnappen' (*šurūṭ*) haben und dann rasch den Schröpfkopf ansetzen. Zeichen einer leichten Hand ist, dass der Geschröpfte keinen Schmerz empfindet. Die beste Zeit für das Schröpfen sind die zweite und dritte Stunde des Tages. Der Nutzen des Schröpfens ist mannigfaltig. Er nutzt z.B. gegen ‚schwere Brauen' (*ṯiqāl al-ḥāǧibain*), gegen Mundgeruch, verursacht aber Vergesslichkeit, wie es

316 Nach al-Maǧūsī sind die beiden letzteren identisch, vgl. Fonahn, *Terminology* Nr. 1612.

317 Einen konkreten Fall, bei dem dieser Fehler unterläuft, und das Blut nur durch eine *ḥīla*, einen guten Einfall, nämlich durch Aufbinden einer Pistazienschale, gestillt werden kann, berichtet b.a. Uṣaibiʿa, *ʿUyūn* II, 120 = B 176.

318 Vgl. oben S. 77. R. Levy hat das missverstanden: „Galen ordered that it should be bled during sleep" (ed. b. -Uḫūwa, *Maʿālim*, Abstract of contents 56).

das *Prophetenwort* lehrt: ‚Der hintere Teil des Hirns ist der Sitz des Gedächtnisses und die Schröpfung schwächt es'."[319]

Der folgende Passus führt aus, dass zu den Aufgaben des Schröpfers auch die Beschneidung gehöre, die für Männer und Frauen religiöse Pflicht (*farḍ*) sei. Er habe daher Rasiermesser (*mūsā*) und Schere (*miqaṣṣ*) zu besitzen. Der Text begründet dann mit Prophetenaussprüchen gegenüber gewissen Einschränkungen der Ḥanafiten, die angeführt werden, die Auffassung von der Pflicht der Beschneidung bei Mann und Frau (!) und beschreibt die betroffenen Körperteile. „Steht das fest, so obliegt es Mann und Frau, das an sich selbst und ihren Kindern ausführen zu lassen. Verstoßen sie dagegen, so zwingt sie der Imam." Der letzte Abschnitt untersucht recht spitzfindig, unter welchen Bedingungen bei einem tödlichen Ausgang der Zirkumzision der Schröpfer Schadenersatz zu leisten hat.

Ärzte

Das nun folgende Kapitel, in dem die Ärzte, Augenärzte, Chirurgen und Knocheneinrenker behandelt sind, beginnt mit einem Passus, der anhand von Hadithen die Rechtmäßigkeit der Medizin erweisen soll,[320] bezeichnet dann die Medizin als eine Kollektivpflicht (*farḍ al-kifāya*) und beklagt im gleichen Atemzug, dass es kaum Muslime gebe, die sich dieser Pflicht unterzögen.[321] Danach wendet sich der Text dem *ṭabīb* zu:

„Der Arzt ist derjenige, der die Zusammensetzung des Körpers, die Mischung der Organe und die in ihnen auftretenden Krankheiten, ihre Ursachen, Akzidentien und Symptome und die für sie nützlichen Arzneien und Möglichkeiten des Ersatzes fehlender Arzneien und die Methoden ihrer Erprobung und ihrer Anwendung kennt, indem er sie von der gleichen Quantität wie die Krankheiten,[322] aber von der entgegengesetzten Qualität sein lässt. Wer so nicht beschaffen ist, den lässt man keine Kranken medikamentös behandeln noch darf er (sonstige) riskante Behandlungen vornehmen, oder (überhaupt) Dinge unternehmen, über die er kein Wissen besitzt. Der Prophet sagt, nach einem Bericht, den ʿAmr ibn Šuʿaib von seinem Vater, und der von dessen Großvater überliefert hat: ‚Wer die Heilkunst ausübt, ohne dass man zuvor (die

319 Ein ähnliches Hadith über den Aderlass am Hinterhaupt (*yāfūḫ*) und eine damit verbundene gedächtnisschwächende Wirkung steht in at-Tabrīzīs *Miškāt al-maṣābīḥ* II, 519, Nr. 4572 = Übers. 953 (vgl. oben S. 41, Anm. 90).

320 Vgl. oben Kapitel I.3.

321 Wir zitieren den ganzen Passus im Kapitel „Die Islamisierung der Medizin" unten S. 438.

322 Gemeint ist das Ausmaß der jeweiligen Abweichung vom Natürlichen.

Fähigkeit zum) Heilen an ihm wahrgenommen hat, der ist haftbar (*ḍāmin*) (für alle entstehenden Schäden)'."

„Es ist erforderlich, dass sie einen Vorgesetzten aus ihren eigenen Reihen haben. Wie überliefert wird, pflegten die griechischen Könige in jeder Stadt einen durch Weisheit berühmten Weisen (*ḥakīm*) einzusetzen, dann präsentierten sie ihm alle übrigen Ärzte der Stadt und der prüfte sie und wen er mangelhaft in seinem Wissen fand, dem befahl er, eifrig zu studieren und verbot ihm zu behandeln."

Wenn der Arzt beim Kranken eintritt, soll er ihn nach der Ursache seiner Krankheit und seinen Beschwerden fragen, ihm alsdann ein Regimen (*qānūn*) mit Heiltränken und Pharmaka verordnen, dann für die Betreuer des Kranken eine Kopie (der Verordnung) schreiben, die von den Anwesenden zu beglaubigen (*šahāda*) ist. Am nächsten Tag kommt er wieder, inspiziert das Leiden und den Urin des Kranken, fragt ihn, ob seine Krankheit nachgelassen hat oder nicht, verordnet ihm das Erforderliche gemäß dem Befinden und schreibt eine Kopie, die er seinen Leuten übergibt. Desgleichen (tut er) am dritten und vierten Tag bis der Kranke genesen ist oder stirbt. Ist er genesen, so erhält der Arzt seinen Lohn; stirbt er, so erscheinen seine Angehörigen vor dem bekannten Ḥakīm und legen ihm die Kopien vor, die der Arzt für sie geschrieben hat. Findet er sie gemäß dem Erfordernis der Weisheit und der Heilkunst, d.h. ohne Versäumnisse und Nachlässigkeiten seitens des Arztes, so sagt er: „Dieser ist abberufen, weil seine Frist erfüllt war!" Findet er aber das Gegenteil, so sagt er zu ihnen: „Nehmt für euern Gefährten das Blutgeld von dem Arzt, denn er ist es, der ihn durch seine mangelnde Kunst und seine Nachlässigkeit getötet hat." Auf diese erhabene Weise verfuhren sie mit solcher Vorsicht, dass kein Unbefugter die Heilkunst ausübte noch der Arzt sich irgendeine Nachlässigkeit gestattete.

Der Muḥtasib muss ihnen den hippokratischen Eid abnehmen, den er (sc. Hippokrates) alle Ärzte schwören ließ (es folgen die wichtigsten Verpflichtungen dieses Eides).

An-Nabarāwī fügt hier noch an, der Arzt müsse alle medizinischen Instrumente mit Ausnahme derer der Okulisten und Chirurgen, die noch zu erwähnen seien, vollständig besitzen und zählt dann nicht weniger als 14 zum Teil in ihrer Bedeutung unklare Geräte auf.[323] Der Muḥtasib solle die Ärzte anhand von Ḥunains „Prüfung des Arztes" prüfen, Leider gebe es aber kaum jemand, der die darin gestellten Bedingungen erfülle.[324]

---

323 Diese sind von Meyerhof in „*Surveillance*" jedoch mindestens ihrer Klärung näher gebracht.

324 Behrnauer, Mémoire 48.

Augenärzte

„Die Augenärzte prüfe der Muḥtasib anhand des Buches von Ḥunain ibn Isḥāq, ich meine die ‚Zehn Abhandlungen über das Auge.' Wer diese Prüfung besteht, die Anatomie des Auges, seine sieben Schichten, seine drei ‚Feuchtigkeiten', und seine drei Hauptkrankheiten mit ihren Unterarten kennt und Erfahrung in der Zusammensetzung von Augensalben und den Mischungen der Drogen besitzt, dem erlaubt der Muḥtasib die Augenbehandlung auszuüben. Allerdings darf er keines seiner Instrumente vernachlässigen, wie z. B. die Haken zur Entfernung von Pannus (*sabal*)[325] und Pterygium (*aẓ-ẓufur*) und die Phlebotomiermesser,[326] sowie das Augensalbenkästchen und dergleichen mehr.

Was aber die landfahrenden Okulisten anlangt, so verdienen die meisten von ihnen kein Vertrauen, denn sie haben keine Religion, die sie davon zurückhalten könnte, sich mit Messer und Salbe ohne Wissen und Kenntnis der vorkommenden Krankheiten auf die Augen der Menschheit zu stürzen. Ihnen sollte keiner die Behandlung seiner Augen überlassen noch ihren Salben und Pasten (*šiyāf*) vertrauen." Es folgt die Aufzählung einer Reihe von üblichen Heilmittelfälschungen,[327] die mit den Worten endet: „Alle ihre gefälschten Augensalben aufzuzählen, ist nicht möglich. Der Muḥtasib soll ihnen einen diesbezüglichen Eid abnehmen, denn er kann sie (nun einmal) nicht daran hindern, sich hinzusetzen und die Augen der Leute zu behandeln."[328]

Knocheneinrenker

Kein Knocheneinrenker darf einrenken, bevor er nicht die sechste Abhandlung von Paulus' Kompendium,[329] die vom Einrenken handelt, und die Zahl

325 Zu diesem Krankheitsbild vgl. Savage-Smith, *Lost Ophthalmology* 136–137.

326 *Mabādiʿ al-faṣd*. Dass der Augenarzt auch phlebotomieren soll, erstaunt. Vielleicht liegt ein Kopistenfehler vor.

327 Vgl. dazu unten im Kapitel „Arzt und Apotheker" (III.B.4).

328 Diese Machtlosigkeit des Muḥtasib finden wir auch sonst belegt. Ṣāʿid sagt von den Scharlatanen: Der Muḥtasib existiert für sie nicht (*Tašwīq*, ed. Spies fol. 25^{b},16; Taschkandi 106). Für seine Möglichkeiten gegenüber den Apothekern gilt das Gleiche, vgl. unten S. 381.

329 Paulus Aegineta (Fūlus al-Aǧānīṭī) war den Arabern wohlbekannt. Man überlieferte seinen Beinamen „Gynäkologe" (w.: „Hebammenarzt" *al-qawābilī*), und kannte sein Kompendium (*Kunnāš*) durch die Übersetzung Ḥunains (b. -Nadīm, *Fihrist* I, 293; Qifṭī, *Ḥukamāʾ* 261; b. a. Uṣaibiʿa, *ʿUyūn* I, 103 = B 150, wo auch ein Oribasius [außer dem bekannten Oribasius, dem Leibarzt Julians, der für seinen Sohn Eustathius – Usṭāṯ – eine Synopsis aus seinem für Julian verfassten Kompendium anfertigte] als „Gynäkologe" bezeichnet wird). Merkwürdig ist, dass das 6. Buch, das chirurgischen Inhalts ist, dem Knocheneinrenker und nicht dem Chirurgen vorgeschrieben wurde. Eine französische Übersetzung dieses Teils gibt es von R.M. Briau 1855, Zitate daraus bei Leibbrand, *Heilkunde* 129.

der menschlichen Knochen, nämlich 284,[330] und die Form und Größe jedes Knochens kennt, damit, wenn ein Knochen bricht oder sich ausrenkt, er ihn in seine Lage und in seinen ursprünglichen Zustand zurückführen kann. Darin prüft ihn der Muḥtasib.

Chirurgen

„Die Chirurgen müssen Galens Schrift, bekannt als Κατὰ γένος[331] über die Wunden und Pflaster (*marāhim*), die Anatomie und die Glieder des Menschen mit ihren Muskeln, Arterien und Venen und Nerven kennen, um deren Verletzung zu vermeiden, wenn Eiterbeulen geöffnet und Hämorrhoiden geschnitten werden. Er muss einen Satz von Operationsmessern bei sich haben, solchen mit runden und solchen mit spitzen Köpfen, sowie lanzenförmige, ein Stirnbeil, eine Amputationssäge, einen Ohrenbohrer, Blutegel, einen Verbandskasten und Olibanum (*kundur*) zum Blutstillen." Der Rest des Kapitels beschreibt Täuschungsmanöver, wie sie bei den Chirurgen üblich seien.[332]

Konkrete Prüfungsfälle

Die wenigen Nachrichten, die wir über konkrete Prüfungsfälle besitzen, tragen zwar überwiegend anekdotischen Charakter, müssen aber mangels gewichtigerer Zeugnisse dennoch im Folgenden vorgeführt und auf ihren Wahrheitsgehalt hin untersucht werden. Dabei empfiehlt es sich, die belegten Fälle in Einzelprüfungen und Gruppenprüfungen zu gliedern.

g *Einzelprüfungen*

Es handelt sich bei den folgenden Belegen durchweg um Antrittsprüfungen berühmter Ärzte seitens ihrer Dienstherren, meist Kalifen, die sich dabei, da ihnen eine fachgerechte Prüfung natürlich nicht möglich ist, mehr oder weniger fragwürdiger Methoden bedienen. Der besseren Übersicht halber haben wir die Belege nummeriert und die Namen des Dienstherrn und des Arztes jeweils vorangestellt.

1) al-Manṣūr: Ǧūrǧīs ibn Ǧibrāʾīl. Als Ǧūrǧīs ibn Ǧibrāʾīl, dem Ruf des Kalifen al-Manṣūr (754–775) folgend, von Gondeschapur nach Bagdad kam, „hieß er ihn

---

330 Die Zahl der menschlichen Knochen wird aber in unsern Quellen ganz verschieden angegeben, wobei wohl manchmal (oder meistens?) spekulative Momente im Vordergrund stehen.

331 Das ist die Galen-Schrift *De compositione medicamentorum secundum genera* (vgl. Ullmann, *Medizin* 48, Nr. 50b).

332 Vgl. dazu unten den Abschnitt „Scheinoperationen" im Kapitel „Der Scharlatan."

vor sich Platz nehmen und stellte ihm (verschiedene) Fragen, die er in Ruhe beantwortete. Da sagte der Kalif zu ihm: ‚Ich habe an dir gewonnen, was ich gewünscht und erhofft hatte'!"[333]

2) Hārūn ar-Rašīd: Buḫtīšūʿ ibn Ǧūrǧīs. Als Buḫtīšūʿ auf den Befehl des Kalifen Hārūn (786–809) in die Metropole kam, fühlte dieser das Bedürfnis, den Neuankömmling auf die Probe zu stellen. Aber es ist, wie früher schon vermerkt (vgl. oben s. 164), bezeichnend, welche Verlegenheit diese Absicht dem Hofe bereitete. Der Bericht lautet:

> Nach längerer Zeit traf der ältere Buḫtīšūʿ, Sohn des Ǧūrǧīs (im Unterschied zu seinem Enkel Buḫtīšūʿ ibn Ǧibrāʾīl) (in Bagdad) ein, begab sich zu Hārūn ar-Rašīd und begrüßte ihn auf Arabisch und Persisch. Der Kalif lachte und sagte zu (seinem Wesir, dem Barmakiden) Yaḥyā ibn Ḫālid: „Du bist mein Sprachrohr.[334] Sprich mit ihm, damit ich (eine Probe) seine(r) Gelehrsamkeit höre!" Yaḥyā erwiderte: „Nein, rufen wir lieber die Ärzte!" So wurden sie gerufen, nämlich Abū Quraiš, ʿAbdallāh aṭ-Ṭaifūrī, David des Serapion Sohn und Sergios.[335] Als sie Buḫtīšūʿ erblickten, sagte Abū Quraiš: „O Beherrscher der Gläubigen, unter den Versammelten ist keiner, der mit diesem disputieren (*kalām*) könnte, denn er und sein Vater sind die personifizierte Gelehrsamkeit (*kaun al-kalām*) und die geborenen Philosophen (*ǧins al-falāsifa*)." Da sagte ar-Rašīd zu einem Diener: „Bring ihm den Urin eines Reittiers, damit wir ihn auf die Probe stellen (*ǧrb* II)." Der Diener ging und brachte eine Flasche Urin. Als er sie sah,

333 Ibn abī Uṣaibiʿa, *ʿUyūn* I, 124,9–10 = B 184,7–8. Auf eine ähnliche Weise prüfte dann al-Manṣūr auch zwei weitere ihm von Ǧūrǧīs empfohlene Ärzte (beide Schüler des Ǧūrǧīs). Die Worte, mit denen der Bericht bei Ibn abī Uṣaibiʿa (er stammt von Faṯiyūn, dem Dragoman) davon berichtet, wiederholen sich fast formelartig: ʿĪsā ibn Šahlā: „Der Kalif fragte ihn nach (bestimmten) Dingen und fand ihn darin von scharfem Geist (w.: „scharfer Mischung") und fähig in der Kunst. Da sagte er zu Ǧūrǧīs: ‚Wie gut hast du (mir) diesen Schüler beschrieben und ihn unterrichtet'!" (l. c. I, 124,-9 = B 184,7). Hārūn: Ibrāhīm (keine weiteren Namen): „Der Kalif stellte ihn über bestimmte Dinge zur Rede und fand ihn darin von scharfem Geist (w.: wie eben) und guter Antwort; er zog ihn daher in seine Nähe, ehrte ihn, schenkte ihm Besitz und setzte großes Vertrauen in seine Dienste" (l. c. I, 125,-5 = B 186,1).

334 *Anta manṭiqī*; denkbar wäre auch die Lesung *manṭiqīy* – „Logiker"; doch ist das wohl hier nicht gemeint.

335 Bis auf Sergius sind alles bekannte Ärzte, über Abū Quraiš und aṭ-Ṭaifūrī vgl. unten s. 264.

sagte er: „O Beherrscher der Gläubigen! Das ist nicht der Urin eines Menschen!“ Abū Quraiš rief: „Du lügst! Das ist der Urin der Konkubine des Kalifen.“ Buḫtīšūʿ erwiderte ihm: „Ich sage, o edler Scheich, dies hat keinesfalls ein Mensch uriniert. Stimmt es aber, was du sagst, dann hat sie sich vermutlich in ein Tier verwandelt!“ Nun sagte der Kalif: „Woher weißt du, dass es kein menschlicher Urin ist?“ Buḫtīšūʿ erwiderte: „Weil er weder die Konsistenz, noch die Farbe noch den Geruch von menschlichem Urin hat.“ Der Kalif fragte: „Bei wem hast du studiert?“ Er sagte „Bei meinem Vater Ǧūrǧīs.“ Und die Ärzte fügten hinzu: „Sein Vater hieß Ǧūrǧīs, und es gab seinesgleichen nicht zu seiner Zeit!“ Daraufhin erwies ihm Hārūn große Ehren, wandte sich dann an Buḫtīšūʿ und fragte: „Was, meinst du, sollen wir dem Produzenten dieses Wassers zu essen geben?“ Er gab zur Antwort: „Gute Gerste“, worauf ar-Rašīd schallend lachte, befahl, ihm ein prächtiges Ehrengewand zu überreichen, ihm reichlich Geld schenkte und sagte: „Buḫtīšūʿ soll das Oberhaupt der Ärzte sein, auf ihn sollen sie hören und ihm gehorchen!“

IBN ABĪ UṢAIBIʿA, *ʿUyūn* I, 126–127 = B 186–187 (vgl. die Variante hierzu unten Nr. 4)

3) Hārūn: Ǧibrāʾīl ibn Buḫtīšūʿ. Ǧibrāʾīl, der Sohn des eben genannten Buḫtīšūʿ, wurde gerufen, als eine Haremsdame Hārūns an einer unerklärlichen Lähmung der Arme in ausgestreckter Haltung erkrankt war. „Als er kam, sagte ar-Rašīd zu ihm: ‚Wie ist dein Name?‘ Er sprach: ‚Ǧibrāʾīl.‘ Er sagte zu ihm: ‚Was weißt du von der Medizin?‘ Er erwiderte: ‚Ich mache das Heiße kalt und das Kalte heiß, das Trockene feucht und das Feuchte trocken, sofern es den natürlichen Zustand verlassen hat.‘ Da lachte der Kalif und sagte: ‚Das ist das Höchstmaß dessen, was man in der Heilkunst benötigt‘!“

Diese Prüfungsanekdote ist besonders delikat: Die Antwort des Arztes bringt mit subtiler Ironie zum Ausdruck, dass weder der Kalif in der Lage ist, ihn sach- und fachgerecht zu prüfen, noch der Arzt, jenem sein Können durch Worte zu beweisen. Er schreitet denn auch zur Tat und heilt das von ihm als psychisch bedingt erkannte Leiden durch Schocktherapie vor den Augen des Königs.[336]

4) al-Mutawakkil: Yūḥannā ibn Māsawaih. Die folgende Erzählung ist eine Variante zu 2); offenbar handelt es sich hier um ein verbreitetes anekdotisches Motiv: „Ibn Māsawaih der Arzt kam zu al-Mutawakkil. Da sagte al-Mutawakkil zu einem seiner Diener: ‚Nimm den Urin des Soundso, (füll ihn) in eine Flasche

336 Ibn abī Uṣaibiʿa, *ʿUyūn* I, 127 = B 188; vgl. Bürgel, Psychosomatic Methods.

und bringe ihn zu Ibn Māsawaih!' Der brachte ihn und als er ihn erblickte, sagte er: ,Das ist der Urin eines Maulesels, ohne Frage!' Al-Mutawakkil sagte: ,Wie hast du bemerkt, dass es der Urin eines Maulesels ist?' Da sagte Ibn Māsawaih: ,Hole den zugehörigen Erzeuger her, damit ich ihn ansehe, und sich herausstellt, ob ich lüge oder die Wahrheit sage!' Al-Mutawakkil sprach: ,Holt den Knaben!' Und als er vor ihm erschien, fragte ihn Ibn Māsawaih: ,Was (*ēš!*) hast du gestern gegessen?' Er erwiderte: ,Gerstenbrot und Brunnenwasser.' Ibn Māsawaih rief aus: ,Das hat, bei Gott, heute mein Esel gegessen!'"[337]

5) al-Mutawakkil: Ḥunain ibn Isḥāq. Die Prüfung, welcher der berühmte Übersetzer durch den Kalifen unterzogen wurde, galt nicht seinem Können – das stand außer Frage! – sondern seinem Charakter. Wir werden sie im Kapitel „Arzt und Herrscher" im gebührenden Zusammenhang behandeln (vgl. unten S. 371).

6) ʿAḍud ad-Daula: Ǧibrāʾīl ibn ʿUbaidallāh. Bei diesem Beleg handelt es sich nicht unbedingt um eine Prüfung, sondern vielleicht um einen freiwilligen Befähigungsnachweis, der aber jedenfalls nicht unerwünscht war und eine Prüfung ersetzt haben mag: Als der Arzt Ǧibrāʾīl in ʿAḍud ad-Daulas Dienste trat, brachte er eine eigens verfasste Abhandlung über die Augennerven, ein besonders schwieriges und umstrittenes Kapitel also, mit und hielt eine gute Vorlesung darüber.[338]

Dem gleichen Arzt wurden später dann doch zweimal Prüfungen jener unseriösen Art zugemutet, wie sie uns eben schon am Kalifenhof begegneten. Er kam zunächst durch die Vermittlung ʿAḍud ad-Daulas nach Raiy, wo er in die Dienste des Ṣāḥib ibn ʿAbbād trat, ehrenvoll aufgenommen und in einem Privatkrankenhaus (*dār muzāḥat al-ʿilal*) mit eigenem Bettenmacher, Koch, Schatzkämmerer, Hausmeister (*wakīl*), Pförtner etc. untergebracht wurde:

7) aṣ-Ṣāḥib ibn ʿAbbād: Ǧibrāʾīl ibn ʿUbaidallāh. „Als er eine Woche bei ihm war, rief er ihn eines Tages, nachdem er Vertreter der verschiedenen Wissenschaften versammelt und einen Menschen zur Disputation (*munāẓara*) mit ihm bestellt hatte, der in Raiy ansässig war und ein bisschen Medizin studiert hatte. Der fragte ihn nun also ein paar Dinge über den Puls. Ǧibrāʾīl aber, der merkte, was man mit ihm vorhatte, hob an einen Kommentar zu geben, der weit über den Umfang der Frage hinausging, und führte Argumente an, die keiner der

---

337 Ibn abī Uṣaibiʿa, *ʿUyūn* I, 181 = B 253.

338 Ibn abī Uṣaibiʿa, *ʿUyūn* I, 145 = B 211.

Versammelten je gehört hatte, und brachte reizvolle Probleme (*šukūk milāḥ*) vor, die er löste, so dass alle Anwesenden ihn ehrten und priesen.“[339]

Ǧibrā'īl kehrte nach einiger Zeit nach Bagdad zurück, trat dann in den Dienst des „Königs der Dailamiten“,[340] erhielt einen Ruf an den Fatimidenhof in Kairo, dem er aber nicht Folge leistete, stand dann vorübergehend im Dienst Ḥusām ad-Daulas[341] in Mossul und wechselte schließlich an den Hof des Marwāniden Mumahhid ad-Daula[342] in Maiyāfāriqīn über, der ihn vorher umschmeichelt hatte und dann ehrenvoll aufnahm, bald aber durch folgende Prüfung empörte:

8) Mumahhid ad-Daula: Ǧibrā'īl ibn ʿUbaidallāh. „Im ersten Jahr nach seiner Ankunft verschrieb er dem Fürsten ein Abführmittel mit der Maßgabe, es bei Anbruch der Morgendämmerung einzunehmen. Der Fürst aber nahm es absichtlich schon in der Nacht. Als der nächste Morgen anbrach, ritt Ǧibrā'īl zum Palast, begab sich zum Fürsten, fühlte seinen Puls und fragte nach dem Mittel. Er sagte, um ihn zu prüfen (*imtiḥānan lahū*): ‚Es hat nicht gewirkt!‘ Ǧibrā'īl erwiderte: ‚Der Puls zeigt an, dass die Droge Euer Hoheit durchdrungen hat, und er trügt nicht!‘ Da lachte er und sagte: ‚Wieviel erwartest du von der Droge?‘ Er erwiderte: ‚Sie bewirkt bei Euer Hoheit 25 Stuhlgänge und bei anderen mehr oder weniger (ebenso viel).‘ Er sprach: ‚Sie hat bei mir bis jetzt 23 bewirkt.‘ Der Arzt sagte: ‚Sie wird die volle Zahl bewirken, die ich dir angab!‘ Darauf gab er Anweisungen für die weitere Therapie, entfernte sich wütend und befahl sein Reittier zu satteln und das Nötige für den Aufbruch zu rüsten. Mumahhid ad-Daula, dem das zu Ohren kam, schickte zu ihm und ließ nach dem Grunde des Aufbruchs fragen. Er sagte: ‚Meinesgleichen stellt man nicht auf die Probe (*ǧrb* II); denn ich bin zu berühmt, als dass ich der Erprobung bedürfte!‘ Worauf er ihn durch einen Maulesel und eine beträchtliche Summe Dirhams besänftigte.“[343]

---

339 Ibn abī Uṣaibiʿa, *ʿUyūn* I, 146 = B 211–212.

340 Gemeint ist damit vermutlich der Schwiegervater ʿAḍud ad-Daulas, der Ǧastānide Manāḏir ibn Ǧastān, vgl. Madelung, Alids 52 (Appendix: The Genealogy of the Jastānids), wo auch die frühere Literatur verzeichnet ist.

341 Ḥusām ad-Daula al-Muqallad, ʿUqailide, reg. ab 386/996; vgl. Zambaur, *Manuel* 37.

342 Vorgänger des mehrfach erwähnten Naṣ(ī)r ad-Daula in Maiyāfāriqīn, reg. 386/996–401/1010, vgl. Zambaur, *Manuel* 136.

343 Ibn abī Uṣaibiʿa, *ʿUyūn* I, 147 = B 213. Weder zu den theoretischen Prüfungsempfehlungen noch unbedingt zu den Prüfungsfällen im Reich der Wirklichkeit gehört die Prüfung der klugen Sklavin Tawaddud in „1001 Nacht“, die Hārūn kaufen will, falls sie alle ihr vorgelegten Fragen zu beantworten weiß. Die Fragen des Arztes stehen Nächte 449–454 (Hinweis bei Browne, *Arabian Medicine* 31–32).

h *Gruppenprüfungen*

Während die eben wiedergegebenen Einzelprüfungen in der Sekundärliteratur bisher kaum berücksichtigt wurden, sind die nun zu behandelnden Kollektivprüfungen wiederholt erwähnt und die Berichte darüber in vollem Wortlaut zitiert (allerdings wohl noch nicht in deutscher Sprache), dabei aber verschieden beurteilt worden und zwar sowohl hinsichtlich ihres historischen Wertes als auch der Frage, ob sie feste Einrichtungen oder einmalige Vorkommnisse betreffen.

9) Der erste Beleg besagt Folgendes: „Ṯābit ibn Sinān (ibn Ṯābit ibn Qurra) erzählt: Im Jahre 319/931 wurde (dem Kalifen) al-Muqtadir hinterbracht, dass ein Mann aus dem gemeinen Volk von einem Arzt (*mutaṭabbib*) falsch behandelt und infolgedessen gestorben sei. Da befahl er Ibrāhīm ibn Muḥammad ibn Baṭḥa (bei al-Qifṭī: seinem Muḥtasib Abū Baṭīḥa)[344] allen praktischen Ärzten die freie Berufsausübung zu untersagen, solange sie nicht mein Vater Sinān ibn Ṯābit geprüft und ihnen ein ‚Papier' (*ruqʿa*) eigenhändig ausgestellt hätte, mit (der Angabe dessen,) was er ihm von der Kunst (auszuüben) gestatte. Da kamen sie zu meinem Vater und er prüfte sie und gestattete jedem von ihnen, was er auszuüben taugte. Ihre Zahl erreichte in den beiden (durch den Tigris getrennten) Stadtteilen von Bagdad etwas über 860 Mann, ungerechnet die, die infolge ihres Rufes und hohen Ranges in der Kunst nicht geprüft zu werden brauchten, sowie die im Dienste des Sultans stehenden (Ärzte)."[345]

Al-Qifṭī fügt hier eine Anekdote an, die uns in ganz ähnlicher Form in dem zweiten Prüfungsbericht Ibn abī Uṣaibiʿas begegnet:

> Eine amüsante Geschichte, die bei der Prüfung der Ärzte passierte, ist die folgende: Zu Sinān wurde ein Mann von feiner Kleidung und Haltung, würdig und achtunggebietend hineingeführt; Sinān begegnete ihm so ehrerbietig, wie es sein Äußeres erforderte und wandte sich von Fall zu Fall ihm zu, bis sein Werk an jenem Tage vollendet war. Dann trat er zu ihm und sagte: „Ich hätte gern etwas von dem Scheich gehört, um es im

344 Tatsächlich dürfte es sich nicht um einen, sondern eine ganze Reihe von Todesfällen – und nicht nur bei Leuten des gemeinen Volkes – gehandelt haben. Ein einzelner Todesfall in der anonymen Masse hätte, falls er nicht gerade vor dem Palast geschah, kaum ein Aufsehen erregt; war es doch vielmehr, den Quellen zufolge, an der Tagesordnung, dass Menschen durch falsche Behandlung, namentlich beim Aderlass, getötet wurden (vgl. z.B. an-Nabarāwī, am Anfang seines Kapitels über Aderlasser und Schröpfer, vgl. Behrnauer, Mémoire, JA [V,17], 41).

345 Ibn abī Uṣaibiʿa, *ʿUyūn* I, 222 = B 302.

Gedächtnis zu behalten, und erfahren, wer sein Lehrer in der Kunst gewesen ist." Da holte der Scheich eine mit blanken Dinaren gefüllte Papiertüte aus seinem Ärmel, legte sie vor Sinān hin und sagte: „Ich kann weder richtig schreiben noch lesen und habe überhaupt nichts studiert. Doch ich habe eine Familie und mein Lebensunterhalt (macht, dass Einnahmen und Ausgaben bei mir) in ständiger Zirkulation (sind). Ich bitte dich, ihn mir nicht abzuschneiden!" Da lachte Sinān und sagte: „Unter der Bedingung, dass du keinen Kranken mit Dingen angreifst, die du nicht verstehst, keinen Aderlass verschreibst und kein Abführmittel, es sei denn für leichte Krankheiten." Der Greis sagte: „So habe ich's von Anfang an gehalten! Ich bin über Oxymel und Rosenwasser nicht hinausgegangen." Und er entfernte sich. – Am nächsten Morgen wurde ein junger Mann zu Sinān geschickt, gut gekleidet, von schönem Antlitz und intelligent. Sinān musterte ihn und fragte: „Bei wem hast du studiert?" Er erwiderte „Bei meinem Vater." – „Und wer ist dein Vater?" – „Der Scheich, der gestern bei dir war." – „Ein wackerer Scheich!" – sagte Sinān – „Hältst du's wie er?" – „Ja!" – „So geh darüber nicht hinaus!" Und er entfernte sich.

QIFṬĪ, *Ḥukamā'* 191–192[346]

10) Der zweite Bericht, in dem das Anekdotische überwiegt, spielt ungefähr zweihundert Jahre später und lautet folgendermaßen:

Zu den Anekdoten von Amīn ad-Daula Ibn at-Tilmīḏ gehört das Folgende: Der Kalif (sc. al-Mustaḍī', 566/1170–575/1180) hatte ihn zum Oberhaupt der Ärzte von Bagdad ernannt. Als sich nun die Ärzte bei ihm einfanden, damit er feststelle, was sie in der Kunst aufzuweisen hätten, befand sich in der Schar der Erschienenen auch ein würdiger achtunggebietender Scheich von ruhiger Gemessenheit (*sakīna*), so dass Amīn ad-Daula ihn ehrte. Dieser Scheich besaß zwar eine gewisse Übung (*durba*) in der Therapie, von der medizinischen Wissenschaft aber nicht mehr als die äußere Pose. Als nun die Reihe an ihn kam, sagte Amīn ad-Daula: „Weshalb hat der Scheich sich nicht am Disput der anderen beteiligt, dass wir erführen, was er in dieser Kunst aufzuweisen hat?" Er sprach: „O Herr, haben sie denn über Dinge gesprochen, die ich noch nicht kenne, und die sich meinem Verständnis nicht schon oft und in weit höherem Maße erschlossen hätten?" – „Und bei wem hast du also diese Kunst studiert?", fragte Amīn ad-Daula. Er antwortete: „Mein Herr, wenn einer in meine

346 Auch übersetzt *HGM* II, 199 und Schipperges, Scharlatan 12b.

Jahre gekommen ist, so ziemt es nicht länger, ihn so zu fragen, sondern vielmehr: Wie viele Schüler er habe und wer unter ihnen sich auszeichne, denn die Scheiche, bei denen ich studiert habe, sind vor langer Zeit gestorben." – „O Scheich", sagte Amīn ad-Daula, „es ist doch nun mal so üblich (nach den Lehrern zu fragen) und tut dir keinen Abbruch, davon zu reden. Übrigens aber haben wir das nicht nötig. Sag mir also, welche medizinischen Schriften hast du gelesen?" Mit dieser Frage gedachte er seiner Sache auf den Grund zu kommen. Doch jener rief aus: „Allmächtiger Gott im Himmel! Sind wir jetzt glücklich bei Dingen angelangt, über die man die Knaben befragt?! – Welche Bücher hab ich gelesen?! Mein Herr, zu meinesgleichen spricht man nicht so, sondern: Was hast du verfasst in der Heilkunst, wie viele Bücher und Artikel hast du (aufzuweisen), denn ich kenne dich ohne Zweifel persönlich?!" Darauf erhob er sich, trat zu Amīn ad-Daula hin, setzte sich neben ihn und sagte vertraulich zu ihm: „Mein Herr, wisse, dass ich mit dieser Kunst alt geworden bin, ich kenne aber nur ein paar bekannte Fachausdrücke. Mein ganzes Leben lang habe ich mein Brot damit verdient, ich habe Weib und Kind; ich bitte dich Herr, lass mich laufen und stelle mich vor dieser Menge nicht bloß." – „Unter einer Bedingung", sagte Amīn ad-Daula, „nämlich ..." [Und nun folgen wörtlich die gleichen Vorschriften wie im ersten Bericht, die auch von dem Greis mit den gleichen Beteuerungen beantwortet werden. Dann fährt die Erzählung fort:] Darauf sprach Amīn ad-Daula öffentlich zu ihm, so dass es die Versammelten hörten: „O Scheich, entschuldige mich, ich hatte dich nicht erkannt; jetzt aber kenne ich dich. Setze deine bisherige Tätigkeit fort. Keiner soll dich behindern." Alsdann wandte er sich wieder den Versammelten zu und begann einen mit den Worten „Bei wem hast du die Kunst studiert?" zu prüfen. Er antwortete: „O Herr, ich bin ein Schüler dieses Scheiches, den du kennst, bei ihm habe ich die Heilkunst studiert." Amīn ad-Daula merkte, worauf er anspielen wollte, lächelte und examinierte ihn dann.

IBN ABĪ UṢAIBIʿA, *ʿUyūn* I, 262 = B 351–352

Die wörtliche Wiederkehr ganzer Sätze in beiden Geschichten dürfte zur Genüge beweisen, dass mindestens eine dieser beiden Geschichten erfunden, möglicherweise also die spätere eine Amplifikation der früheren darstellt.[347] Vielleicht sind aber auch beide als freie Variationen einer beliebten und daher

347 Zu dem für die gesamte erzählende Literatur des Orients besonders wichtigen Begriff der Amplifikation vgl. Ritter, H., *Das Meer der Seele*, Leiden 1955, 4–5 und 10–11.

zählebigen Prüfungsanekdote anzusehen. Umso bedeutsamer sind nun aber die unterschiedlichen „Aufhänger“ der beiden Erzählungen: Im ersten Falle wird die Prüfung durch ein besonderes Motiv veranlasst und von höchster Stelle befohlen, d.h. es handelt sich hierbei um einen Sonderfall. In der zweiten Geschichte wird Amīn ad-Daula zum „Präsidenten“ ernannt, und alsbald versammeln sich die Ärzte zur Inspektion bei ihm. Das klingt fast so, als sei es die Regel gewesen, dass bei Antritt dieser Würde eine Generalinspektion aller *medici* üblich war; in jedem Fall aber erscheint die Prüfung hier nicht mehr als außergewöhnliches Ereignis.

Bezeichnendes, wenn auch leider nur sehr spärliches Licht dürfte der Inhalt der Anekdoten selber auf den Verlauf solcher Prüfungen werfen: Mehrere Ärzte waren demnach in einem Raum versammelt und wurden teils in Form eines Rundgesprächs (*yabḥaṯūna*), teils durch Einzelfragen seitens des „Oberhauptes“ geprüft, wobei offenbar die übliche Eröffnungsfrage lautete: „Bei welchem Lehrer hast du studiert?“ Diese Form stimmt auch auffällig überein mit der oben wiedergegebenen Vorstellung von der antiken Prüfung als einer Präsentation sämtlicher Ärzte vor dem zum Präsidenten gewählten *ḥakīm* (vgl. oben S. 202). Wir können diese scheinbar nur auf Vergangenes bezügliche Information durchaus als Indiz dafür verwerten, dass ähnliche Zustände zur Zeit ihrer Niederschrift, also im 5./11. Jh. und später, bestanden. Denn man projiziert ja nicht nur Ideale in den exemplarischen Äon „der Alten“, man findet dort gern auch die eigenen Institutionen vorhanden und damit bestätigt.[348] Dass man übrigens bei solchen Prüfungen gelegentlich fünf gerade sein ließ, mag zwar eine zu weitgehende Interpretation einer bloßen Anekdote sein, hat aber die Wahrscheinlichkeit doch eher für als gegen sich. Man beachte z.B., mit welcher Selbstverständlichkeit die erste Fassung von einem – ohne Protest akzeptierten – Geldgeschenk des Examinanden redet![349]

Es sei hier noch der ziemlich unbekannte Bericht über zwei Prüfungen von Apothekern angeführt.

348 Vgl. dazu unten unser Kapitel „Das griechische Erbe.“

349 Iskandar (Rāzī, *Miḥna* 480–481) stellt mit Bezug auf diese Erzählungen zu Recht fest, die Form der ärztlichen Prüfung sei uns darin „in unseriöser und verstümmelter Form“ (*bi-ṣūra ġair ǧādda wa-mušauwaha*) überliefert, behauptet dann aber, einige westliche Gelehrte hätten darin „die (übliche) Form des Befähigungsnachweises im 4. Jahrhundert der Hiǧra“ erblickt, wofür er Browne, *Arabian Medicine* 41–42 anführt. Das ist jedoch eine Unterstellung. Denn wenn man einräumt, dass gelegentlich solche die Prüfung zur Farce machenden Fälle vorkamen, behauptet man doch nicht, dass dies das allgemeine Niveau gewesen sei.

Yūsuf ibn Ibrāhīm berichtet: Zakarīyā' ibn aṭ-Ṭaifūrī[350] hat mir Folgendes berichtet: Ich war mit al-Afšīn[351] in seinem Heerlager, als er gegen Bābak kämpfte. Da befahl er alle im Lager befindlichen Händler mit ihren Läden und jedes Mannes Handwerk zu registrieren. Das wurde (durchgeführt und das Ergebnis) ihm vorgelegt. Als nun der Vorleser bis zu den Apothekern gelangt war, sagte er zu mir: „Zacharias, die Kontrolle dieser Apotheker ist meiner Meinung nach das wichtigste, was wir vornehmen müssen. Prüfe sie also, damit wir die Aufrichtigen unter ihnen herauskennen und wer Redlichkeit (*dīn*) besitzt und wer keine!" Ich erwiderte: „Gott stärke den Fürsten! (Ich möchte Folgendes in Erinnerung bringen:) Der Chemiker Joseph Laqwa (w. = ‚Gesichtslähmung') war oft bei al-Ma'mūn und arbeitete unter seinen Augen. Der sagte eines Tages zu ihm: ‚Höre mal, Joseph! Steckt in der Alchemie denn gar nichts drin?' Er erwiderte: ‚Doch, O Beherrscher der Gläubigen, aber das Unglück der Chemiker sind die Apotheker!' – ‚Na höre du, und wieso das?' – ‚O Beherrscher der Gläubigen, vom Apotheker mag einer fordern, was er will, er wird, ob er's hat oder nicht, ihm immer die Auskunft geben, er hab' es, ihm irgendetwas aus seinem Vorrat zuschieben und sagen: „Das ist, was du verlangst!" Der Fürst sollte, wenn er's für gut hält, einen unbekannten Namen bestimmen und eine Schar (von Boten) zu den Apothekern schicken, diese Droge zu verlangen und zu kaufen.' Al-Ma'mūn sprach: ‚Ich habe den Namen bestimmt: *saqṭīṯā!*' (Das ist ein Landgut in der Nähe von Bagdad). So schickte also al-Ma'mūn einige Boten aus, um die Apotheker nach *saqṭīṯā* zu fragen. Und jeder sagte: er habe es da, nahm den Preis von den Boten und gab ihm etwas aus seinem Laden. Und sie kamen zu al-Ma'mūn mit verschiedenen Dingen: Der eine mit bestimmten Körnern, der andere mit einem Stück Stein, der dritte mit Ziegenhaar. Al-Ma'mūn lobte daraufhin den Rat von Joseph Laqwa überschwänglich, und gab ihm ein Landgut am Kalaba-Fluss zu Lehen, das heute noch im Besitz seiner Erben ist, die davon leben. – Der Fürst sollte, wenn er es für gut hält, diese Apotheker der Prüfung des al-Ma'mūn unterziehen!"

---

350 Sohn von ʿAbdallāh und Vater von Isrāʾīl, drei berühmte jüdische Ärzte im Dienste der Abbasiden, b. a. Uṣaibiʿa, *ʿUyūn* I, 153–155 = B 220–222.

351 Heerführer im Dienste al-Ma'mūns und al-Muʿtaṣims, kämpfte 220–222/835–837 in Āḏarbaiǧān den von Bābak angeführten Ḫurramīya-Aufstand nieder, wurde 226/841 gestürzt und im Gefängnis zu Tode gehungert (vgl. EI^2 s. v.).

Da ließ sich Afšīn ein Soldbuch der Usrūšana-Truppe geben[352] zog etwa zwanzig Namen heraus und schickte Leute zu den Apothekern, die „Drogen" mit diesen Namen verlangen sollten. Einige gaben an, sie nicht zu kennen, andere behaupteten, sie zu kennen, nahmen Geld von den Boten und übergaben ihnen etwas aus ihren Läden. Dann ließ Afšīn alle Apotheker vor sich kommen, und als sie erschienen waren, schrieb er denen, die die Kenntnis dieser Namen verneint hatten, Permisse, worin er ihnen gestattete, im Lager zu bleiben. Den Rest verbannte er aus dem Lager und gestattete keinem von ihnen, zu bleiben. Der Ausrufer verkündete, dass sie verbannt und alle, die noch im Lager gefunden würden, vogelfrei seien. Afšīn schrieb an al-Muʿtaṣim, er solle ihm Apotheker mit Gewissen (*dīn*) und gutem Wandel schicken und Ärzte desgleichen. Al-Muʿtaṣim billigte das und schickte ihm, was er erbeten hatte.

IBN ABĪ UṢAIBIʿA, *ʿUyūn* I, 157 = B 224–225

i *Zusammenfassung*

In den voraufgehenden Abschnitten wurde zur Frage der ärztlichen Prüfung weitläufiges und vielschichtiges Material vorgelegt. Den Abschluss des Kapitels soll nun der Versuch bilden, eine Art Summe aus diesem Material zu ziehen, also den gegenwärtigen Stand unseres Wissens über die Prüfung des Arztes im islamischen Mittelalter in etwa zu umreißen. Zu diesem Zweck wurden einige Thesen formuliert, die, mit allem Vorbehalt und dem Bewusstsein um ihren provisorischen Charakter, im Folgenden vorgetragen seien.

1. Die Prüfung des Arztes ist ein häufig behandelter Topos in der Literatur, und mithin eine vertraute Vorstellung in der Wirklichkeit des mittelalterlich-islamischen Heilwesens. Wir besitzen jedoch keine sicheren Belege dafür, dass ärztliche Prüfungen regelmäßig stattgefunden hätten. Zur Zeit ar-Ruhāwīs und ar-Rāzīs war dies sicherlich nicht der Fall.
2. Die Prüfung bildete jedenfalls nicht den notwendigen oder auch nur üblichen Abschluss des medizinischen Studiums (obwohl ar-Ruhāwī dies fordert), sondern wurde im Bedarfsfalle veranstaltet.
3. Prüfungsanlässe waren: Der Antritt eines Dienstverhältnisses, Beschwerdefälle und vielleicht ein Wechsel im Amt des Oberhauptes der Ärzte. Prüfungen seitens des Muḥtasib dürften nur im Beschwerdefall vorgenommen worden sein. Belege darüber sind uns jedoch nicht bekannt.

---

352 Usrūšana ist eine Provinz zwischen Samarqand und Ḫoǧand, die Heimat Afšīns (vgl. EI², s.v. *Afshīn*).

4. Neben den offiziellen Massenprüfungen, die das „Oberhaupt der Ärzte“ durchführt, gibt es die private Prüfung seitens des Dienstherrn, bei welcher in der Regel – notgedrungen! – nicht wissenschaftliche Maßstäbe gelten, sondern versucht wird, den Arzt mit Methoden „hereinzulegen“, die in seriösen Prüfungsanweisungen verurteilt werden.
5. Berühmte Ärzte wurden – wie sich aus (2) ergibt – keiner Prüfung (mehr) unterzogen.
6. Bei der Prüfung von 319/931 erhielt jeder Geprüfte ein Befähigungszeugnis. Issa Bey hat zwei Arztdiplome aus dem 17. Jahrhundert bekannt gemacht. Sonst ist von Diplomen nie die Rede. Ibn abī Uṣaibiʿa scheint die Vorstellung nicht geläufig zu sein.
7. Das Niveau der Prüfungen richtete sich, wie noch heutzutage, nach Prüfer und Prüfling, es ist weder an dem tiefen Niveau der Prüfungsanekdoten noch an den hohen anspruchsvollen Prüfungsfragen (Ṣāʿid, Ibn Buṭlān) allgemein zu messen. Ein übliches Mindestmaß geforderten Wissens dürften dagegen die Ḥisba-Texte anzeigen.

DRITTER TEIL

Die praktische Berufsausübung des Arztes

A Erscheinungsformen des Arztes

1 Lebensführung und Berufsethik

Wie bei allen Berufen, die nicht nur irgendwelchen menschlichen Bedürfnissen, sondern dem Menschen unmittelbar in seinem seelischen Heil oder seiner körperlichen Existenz dienen, wozu neben denen des Priesters, Pädagogen und Politikers auch der ärztliche Beruf gehört, steht die ethische Frage weit stärker im Vordergrund als bei anderen Berufen, ja sie ist in hohem Grade entscheidend für die Glaubwürdigkeit und damit den Erfolg dessen, der einen solchen Beruf ausübt. Die unbestreitbare Tatsache, dass ein trügerisches oder bloß oberflächlich imposantes Wesen oft eine größere Wirkung erzielt als ein schlichtes, aber lauteres, klammern wir dabei zunächst aus; sie wird uns – soweit der Arzt betroffen ist – im Kapitel über den Scharlatan noch beschäftigen. Hier befassen wir uns nur mit den herrschenden Vorstellungen vom Wesen und Handeln des idealen Arztes – ein Gegenstand, dessen Erörterung uns aus den eingangs genannten Gründen an den Anfang dieses Teiles unserer Untersuchungen zu gehören scheint.

Ob der Arzt qua Arzt durch einen moralischen Lebenswandel sich auszeichnen, ja ein Musterbild an Tugend sein solle, ob er seine Kunst aus Philanthropie, im Sinne vorbehaltloser, auch den Feind nicht ausschließender Menschenliebe betreiben müsse, oder ob es vielleicht im Grunde doch allein entscheidend sei, dass er in seiner Kunst die erforderlichen Fähigkeiten aufweise – diese Fragen beschäftigten schon die Antike[1] und wurden von ihren Denkern im Laufe der Jahrhunderte verschieden beantwortet. Sie blieben aber – ausgesprochen oder nicht – auch für die islamische Ära bedeutsam. Das klare und überraschende Bild, das Ludwig Edelstein in seinem Aufsatz „Professional Ethics of the Greek Physician" von der Entwicklung der ärztlichen Ethik in der Antike entworfen

1 Zur medizinischen Ethik der Antike, siehe den Sammelband von Flashar/Jouanna: *Médecine et morale dans l'Antiquité*, Vandœuvres/Genf 1997; insbesondere die Beiträge von H. Flashar (Ethik und Medizin – Moderne Probleme und alte Wurzeln 1–19), V. Nutton (Hippocratic Morality and Modern Medicine 31–56) und H. von Staden (Character and Competence. Personal and Professional Conduct in Greek Medicine 157–195). Einige wichtige antike Textstellen mit arztethischem Bezug wurden von Müri (*Arzt im Altertum* 8–33) zusammengestellt.

 | DOI: 10.1163/9789004326163_005

hat, ist daher auch für unsere Thematik so aufschlussreich, dass wir es im Folgenden referieren wollen.[2]

Edelstein führt aus, dass – entgegen einer heute noch weit verbreiteten Vorstellung – eine spezifische ärztliche Ethik in der klassischen Zeit, dem Jahrhundert des Hippokrates, noch nicht entwickelt gewesen sei, vielmehr die Vorschriften der frühen Traktate des Corpus sich im Wesentlichen auf eine Art ärztliche Etikette (*medical etiquette*, l. c. 395), das, was man gemeinhin unter dem Begriff der Deontologie zusammenfasst, beschränkt hätten. Erst unter dem Einfluss der stoischen von Chrysipp formulierten Berufsethik, wie sie uns in Ciceros *De officiis* vor allem überliefert ist, habe sich auch eine spezifische ärztliche Ethik herausgebildet, aber auch diese sei dem höchsten Gipfel, einer wesenhaften Verknüpfung zwischen Heilkunst und Philanthropie im eben dargelegten Sinne, noch fern geblieben. Dieser vielberufene Begriff habe nämlich ursprünglich nicht mehr bedeutet, als „a certain friendliness of disposition, a kindliness, as opposed to any misanthropic attitude" (l. c. 392), eine gewisse Würde im Betragen, eine Liebenswürdigkeit, die sich wohl gelegentlich auch in der Bereitschaft, das Honorar den Umständen des Patienten anzupassen und allenfalls Fremde und Arme kostenlos zu behandeln, dies aber vor allem im Hinblick auf den guten Namen, den ein solches Verhalten einträgt, äußern mag. In diesem Sinn sei also der berühmte Satz in den hippokratischen *Praeceptiones* zu verstehen: „Wo Menschenliebe, da Liebe zur Kunst."[3] Das Wohlwollen des Arztes weckt bei seinen Patienten freundliche Gefühle gegenüber der Heilkunst und trägt damit zu deren Erfolg, zu ihrer rascheren Heilung bei (l. c. 393). „His ethic consists in doing his tasks well, in perfecting his skill; it is *ethic of outer achievement* rather than of *inner intention*" (396; Hervorhebung J.C.B.). Erst nachdem die Heilkunst aus einem Handwerk zu einer mit der Philosophie wetteifernden Wissenschaft erhoben wurde, habe sich der Begriff der vom Arzt geforderten Philanthropie mit jener noblen Vorstellung von Humanität zu füllen begonnen, die später das christliche Abendland damit – wenigstens theoretisch! – verbinden sollte. „The morality of *outward performance* characteristic of the classical was now supplemented by a morality of *inner intention*" (406). Die Forderung der Philanthropie als kon-

2 Die Stichhaltigkeit seiner Thesen zu beurteilen, fühlen wir uns nicht kompetent. Doch sei vermerkt, dass Edelstein sich nur mit heidnischen Autoren befasst, und das christliche Element, das ohne Frage für die Ausbildung der ärztlichen Ethik von Bedeutung war, außer Acht lässt. Hierfür ist aufschlussreich der Abschnitt „Hermeneutik und Liebesbegriff. Das Humanum in der Medizin" in Leibbrand, *Heilkunde* 119–127.

3 Über eine arabische Paraphrase dieses Zitates vgl. unten S. 238.

stitutiver Komponente des vollkommenen Arztes lasse sich jedoch auch bei Galen kaum nachweisen, obschon sie für ihn zweifellos zum Bilde des Hippokrates als der idealen Verkörperung des Arzt-Philosophen gehört habe:[4] Nicht nur nennt Galen die Philanthropie in einer Reihe möglicher Motive medizinischen Studiums, ohne sie als unabdingbar hervorzuheben (408); es finden sich bei ihm auch Ansätze jener hofärztlichen Ethik (*„courtly" ethics*; 416), des Konzeptes einer exklusiven Heilkunst für Könige und königliche Suiten, die von dem philanthropischen Ideal des „alle Menschen sind Brüder" weit entfernt ist (später aber auch die Praxis der islamischen Ära stark bestimmen sollte!). Dieses Ideal ist denn auch nur in wenigen Zeugnissen der antiken Heilkunst, vor allem der berühmten Einleitung, mit welcher der stoisch beeinflusste Scribonius Largus sein *De remediis* eröffnet, gefordert (411).[5] Mit dem Erlöschen des stoischen Einflusses in der zweiten Hälfte des 4. Jahrhunderts hören diese Stimmen auf. Was weiterlebte, sei die von Galen etablierte philosophische Ethik des wissenschaftlich gesinnten Arztes, in der ja der „Eid" und die deontologischen Vorschriften des Corpus Hippocraticum subsumiert waren.[6]

Edelsteins Studie, mag sie auch in ihrer Tendenz den Bogen überspannen, öffnet den Blick für eine vielstufige Skala vom Arzt zu fordernder Verhaltensweisen, von einem gewissen äußeren Gebaren, der ärztlichen „Etikette", über eine mehr oder weniger pragmatisch motivierte Ethik zu dem höchsten Ideal allgemeiner Menschenliebe sich erstreckend, und eben dieser reichen Skala begegnen wir auch in den arabischen Quellen. Es ist klar, dass weder der Begriff „Deontologie" noch auch eine bloße Unterscheidung zwischen Deontologie und Berufsethik genügen für eine differenzierte Erfassung dessen, was in den Quellen oft genug als verschlungenes Knäuel von Vorschriften sich darbietet. Nicht nur gehen Ethisches und Deontologisches ineinander über – Vieles, was flüchtig betrachtet als Ausfluss reiner Philanthropie erscheinen könnte, wird in Wirklichkeit mit Rücksicht auf die Kunst, den Erfolg oder den ärztlichen Stand gefordert und getan. So wenig es mithin immer möglich sein wird, die

4 Hier scheint sich Edelstein in einen gewissen Widerspruch zu verwickeln.

5 Vgl. Deichgräber, *Professio medici: zum Vorwort des Scribonius Largus*. An späteren Zeugnissen nennt Edelstein den „Hymnus auf die ewigen Pflichten des Arztes" von einem sonst unbekannten Stoiker Serapion, überliefert auf einer Steintafel im Asklepios-Tempel zu Athen und einen Aufruf des Rhetors Libanius aus dem 4. Jh.

6 Eine selbständige Schrift in der Art von *De habitu decenti* oder *Praeceptiones* hat Galen m.W. nicht verfasst. Deontologische Aspekte behandelt er vor allem in seinem Kommentar zu *Epidemien* VI, Buch 8 (vgl. unten s. 231f.). Seine philosophische Ethik ist in der nur arabisch erhaltenen Schrift *De moribus* niedergelegt (vgl. unten s. 319).

uns begegnenden Forderungen reinlich in solche des „äußeren Verhaltens“ und solche der „inneren Intention“ zu scheiden, so sehr wird es doch darauf ankommen, die wichtigsten wirksamen Motive in den Blick zu bekommen. Im Übrigen, das braucht kaum gesagt zu werden, stellen die Forderungen unserer deontologischen Quellen ein Ideal dar, das nicht nur gegenüber den es bedingenden Motiven, sondern natürlich weit mehr noch gegenüber der ihm zugeordneten Wirklichkeit der historischen Quellen in einem dialektischen Verhältnis sich befindet. Die Gültigkeit dieses Ideals werden wir daher facettenweise auch in den späteren Kapiteln immer wieder anhand von konkreten Fällen zu erproben haben.

Wenn wir den nun darzubietenden Stoff gemäß der oben angedeuteten Motiv-Skala gegliedert haben, so in dem Bewusstsein, dass es sich zwar um eine etwas künstliche Auffächerung handelt, diese aber unserm Bestreben nützlich ist, in einer Art Spektralanalyse ein Phänomen zu erfassen, dessen Wirklichkeit man sich allerdings nicht komplex genug denken kann.

a *Allgemeine Vorstellungen über die rechte Lebensführung des Arztes*

Vom Arzt wird vor allem erwartet, dass er im Sinne des Symmetrie-Ideals vernunftgemäß lebt, d.h. dass er die Vorschriften, die er anderen erteilt, auch und an erster Stelle selber befolgt. Schon im alten Orient fiel ja ein Arzt, der mit seinem eigenen Gebrechen nicht zurande kam, dem Spott anheim, wie es das Sprichwort: „Arzt, hilf dir selber“ (Lukas 4,23) bezeugt. Und in der arabischen Literatur fehlt es nicht an hämischem oder frömmelndem Spott über die Leiden – auch und besonders die tödlichen Leiden – großer Ärzte (vgl. oben s. 19). Kommt solcher Spott auch vor allem vonseiten der Prädestinarier, die ohnehin die ärztliche Kunst für sinnlos halten, so ist es doch bezeichnend, dass sie sich so gern dieses Arguments bedienen, um sie infrage zu stellen. In jedem Fall gilt es als unverzeihlich, wenn der Arzt durch eigenes Verschulden, ausschweifendes oder sonst unbedachtes Leben seine Gesundheit, und damit seine Glaubwürdigkeit, aufs Spiel setzt: „Wenn der Arzt nicht gesund ist, so öffnet das die Zungen zum Tadel und versetzt ihn in Scham, wenn er nach der Ursache gefragt wird, und wendet die Herzen von ihm ab; denn wenn der Arzt schon die eigene Gesundheit nicht erhalten kann, wieviel weniger die anderer!“ So sagt Ṣāʿid in seinem Protreptikos.[7] Und ar-Ruhāwī gibt die Anweisung,

7 Ṣāʿid, *Tašwīq*, ed. Spies fol. 20^{b}; Taschkandi 98–99.

> … dass, wer sich den Anordnungen eines Arztes unterwerfen will, prüfen muss …, ob der Arzt sich (selber) dazu anhält, von den Führern seiner Kunst (Belehrung) anzunehmen, ob er (selber) seinen Verordnungen nachkommt und meidet was er (anderen) verbietet. Findet er ihn von dieser Art, so soll er ihm gehorchen und seine Seele (bzw. sich selbst) und seinen Leib in seine Hände übergeben. Findet er dagegen, dass er Dinge befiehlt, die er (selber) nicht tut, so rate ich ihm weder, sich ihm auszuliefern, noch, ihm zu gehorchen; denn ein solcher hasst es, der Wahrheit zu gehorchen und folgt seinen Lüsten und seiner Laune, weshalb der Gehorsam ihm gegenüber nicht in Betracht kommt.
>
> RUHĀWĪ, *Adab* fol. 75ᵃ,10–15

Es klingt hier schon an, dass die Unterwerfung unter die Gebote der Gesundheit, die *regula vitae*, nicht nur eine diätetische, sondern auch eine ethische Frage ist. Der Arzt soll nach einer weitverbreiteten, z. B. von ar-Ruhāwī mit Leidenschaft vertretenen Auffassung auch Seelenführer sein[8] – was bei der engen Verflechtung von seelischer und leiblicher Gesundheit, die sich wiederum aus der Vier-Säfte-Lehre und dem Symmetrie-Gedanken ergibt, so abwegig nicht ist. Wenn ar-Ruhāwī das ganze weitläufige erste Kapitel seines Buches der Begründung der Forderung widmet, der Arzt müsse dem monotheistischen Glauben (einiger Gott, Prophetentum, Leben nach dem Tode) anhängen, so steht er damit innerhalb der verwandten Texte nur insofern allein, als andere Autoren das Gleiche mit weniger Worten oder überhaupt nur *implicite* fordern. Ein korrekter, asketischer Lebenswandel, guter Umgang, edle Gesinnung, alles dies als äußeres Zeichen seelischer Gesundheit, werden jedoch überall da gefordert, wo vom rechten Arzt die Rede ist. Wollte man – vor allem als Laie – einen Arzt prüfen, so stand an oberster Stelle die Frage: „Wie hat er sein bisheriges Leben verbracht (*kaifa afnā ʿumrahū*)?" Mit Spiel und Vergnügen oder mit ernsthafter Arbeit und Forschung? Diese Frage stellt schon Galen in seiner Prüfungsschrift[9] und von den Arabern wird sie allfällig wiederholt.[10] *In praxi* freilich sah man über manchen moralischen Makel hinweg, und dies umso mehr, je größer das Können eines Arztes war (Ibn Sīnā, Abu l-Ḥakam al-Bāhilī[11] –

8 Seelenführer zu sein, war an sich natürlich Aufgabe des Philosophen. Plato spricht ausdrücklich von ψυχαγωγία, z. B. *Phaidros* 261A (Hinweis bei Schipperges, *Lebendige Heilkunde* 55).

9 Galen, *Miḥna*, ed. Iskandar 114,8; vgl. Rāzī, *Miḥna* 506,10.

10 Z. B. ar-Rāzī im *Manṣūrī*, vgl. Rāzī, *Miḥna* 494; Ruhāwī, *Adab* fol. 71ᵇ,5.

11 Ibn abī Uṣaibiʿa, *ʿUyūn* II, 144 = B 614.

ein notorischer Säufer usw.). Die allgemeinen Erwartungen in Bezug auf körperliche und seelische Lebensgestaltung fasst ar-Ruhāwī – wiederum unter dem Aspekt der Prüfung und Auswahl des Arztes durch den Laien – wie folgt zusammen:

> Es liegt nämlich darin eine genügende Prüfung, dass man darauf achtet, was er mit seiner Seele und seinem Körper sowie mit anderen Menschen tut. Das genügt nämlich als Kennzeichen seiner Vernunft und seines Verstandes. Hinsichtlich seiner *Seele* (muss man prüfen), ob er seit seiner Jugend sich zur (charakterlichen) Bildung und zum Studium und zur Gemeinschaft mit den Gebildeten und Gelehrten angehalten oder sich durch Essen und Trinken und Spiel, z. B. Schach, und andere von Wissenschaft und Buchlektüre abhaltenden Dinge und durch die Gemeinschaft mit Toren und Narren und Gesindel abgelenkt hat – ob man ihn eifrig sieht im Studium der Schriften und im Gespräch und der Gemeinschaft mit den Leuten der Wissenschaft oder ob sein Streben Handeltreiben und sein Trachten auf Gelderwerb und das Erlangen von Lustbarkeiten auf jede mögliche Weise gerichtet ist. Wer so beschaffen ist, an dem ist nichts Gutes in dieser Kunst und kein Nutzen bei ihm. Hinsichtlich der Frage seines *Körpers* erhältst du Aufschluss aus seinen Speisen (sc. ob er sie) zu ihren Zeiten und in ausgewogener Form (einnimmt,) (ob) er gute Speisen und Getränke für sich auswählt und ob er seinen Körper pflegt durch Reinigen und Waschen und ordentliche Haltung und Parfümieren. Wer nämlich seinen (eigenen) Körper und seine Seele nicht in Ordnung halten kann, der dürfte es mit anderen erst recht nicht können! Was sein Verhalten gegenüber den Menschen betrifft, (so erkennt man es) an der Ebenheit seines Charakters und ob sein Streben nach Vorrang und Führerschaft, und seine Lust zur Überlegenheit und zu unnachgiebigem Streit gering sind, auch (daran,) ob er gerecht ist in seinen Handlungen und ob er den Menschen das Gleiche wünscht wie sich selbst, ob er reich an Barmherzigkeit und Wohltat ist, aber nicht, um damit zu protzen und Schlingen zu legen, sondern indem er das Gute um des Guten willen erstrebt
>
> RUHĀWĪ, *Adab* fol. 98^{b}–99^{a}

b *Äußere Erscheinung, Körperpflege und Kleidung*

Dass der Arzt auch in seiner äußeren Erscheinung einem Ideal genügen sollte, davon war früher schon die Rede. Im Kapitel „Eignung und Berufswahl“ haben wir jene detaillierte Beschreibung der „wünschenswerten“ ärztlichen Körperbeschaffenheit durch Ibn Hubal, die eine Anwendung des Symmetrie-Ideals auf den Sonderfall des Arztes ist, zitiert und gleichzeitig darauf hingewiesen, dass die Wirklichkeit oft anders aussah.

Zu der natürlichen Schönheit hatte selbstverständlich eine sorgsame Körperpflege und angemessene Kleidung zu treten. Ar-Ruhāwī kommt ausführlich auf diesen Punkt zu sprechen, und zwar am Ende seines überlangen zweiten Kapitels, das ja der Gesundheitspflege als der obersten Pflicht des Arztes nächst der „Bildung der Seele" gewidmet ist. Im Anschluss an eine Fülle die Aufrechterhaltung der Symmetrie in allen Körperorganen betreffender Regeln behandelt er in einem letzten Abschnitt „Die Regeln und den Plan, nach welchen der Arzt sich jeden Tag seines Lebens richten soll" (*Adab* fol. 57[a]). Er macht hier seinen Berufsgenossen die allmorgendliche gründliche Reinigung ihres Körpers zur Pflicht und nennt Mittel für die Zahnpflege, gegen Mund- und Körpergeruch. Haupt- und Barthaar sind ebenso regelmäßig zu beschneiden wie Finger- und Zehennägel. Räkeln, Gähnen und Rülpsen verraten Unbildung. Die Kleidung ist nach den Gesichtspunkten der Zweckmäßigkeit und der Standesgemäßheit zu wählen: „was seinesgleichen ziemt, wohl ansteht, und nicht außerhalb der Grenzen seiner Gesellschaftsschicht liegt." Der Hofarzt muss sich besser kleiden als der Volksarzt.

Ein bemerkenswertes Beispiel für die Berücksichtigung des sozialen Status der Patienten im äußeren Auftreten des Arztes ist uns von Abu l-Ḫair ibn al-Ḫammār, dem Lehrer Ibn Hindūs überliefert:

> Er verhielt sich vorbildlich gegenüber den Armen, den Spitzen des gemeinen Volkes, den Mächtigen und den Herrschern. Wenn ihn nämlich einer rief, der ein Leben der Andacht und Askese zu führen schien, dann ging er zu ihm zu Fuß und sagte zu ihm: „Ich habe diesen Gang als Buße dafür getan, dass ich die Frevler und Tyrannen aufsuche." Rief ihn aber ein Sultan, so ritt er zu ihm im Aufzug (*ʿalā ziyy*) der Könige und Gewaltigen, wobei ihn in solchen Fällen manchmal bis zu 300 türkische Pagen, gut beritten und prunkvoll bekleidet, beschirmten. So tat er dem Anspruch der Kunst genüge, indem er den Schwachen in Demut, den Starken mit Stolz begegnete. Das nämlich war die Weise von Hippokrates und Galen und anderer Weiser (*ḥakīm*) …
>
> IBN ABĪ UṢAIBIʿA, *ʿUyūn* I, 322–323 = B 429[12]

12 Ibn abī Uṣaibiʿa zitiert diesen (hier ohne Anfangs- und Schlusssatz wiedergegebenen) Passus aus Ibn Riḍwāns „Lösung der Zweifel des ar-Rāzī gegenüber Galen" (*K. Ḥall šukūk ar-Rāzī ʿalā Ǧālīnūs*; vgl. zu diesem Buchtitel Bürgel, *Averroes contra Galenum* 285; Ullmann,

Die angeführten Belege deuten auf Variationsmöglichkeiten in der Kleidung des Arztes, ohne die Frage, ob es eine ärztliche Berufstracht gab, klar zu verneinen. Zu diesem Problem hier noch eine Reihe weiterer Belege:

Der bekannteste dieser Belege ist jene von al-Ǧāḥiẓ (blühte im 3./9. Jh.) erzählte, gegen die Bevorzugung christlicher Ärzte gerichtete Anekdote von einem in Bagdad tätigen muslimischen Arzt namens Asad ibn Ǧānī (fehlt bei b.a. Uṣaibiʿa). Befragt, weshalb seine Praxis schlecht gehe, obwohl er doch tüchtig sei und gerade in diesem Jahr die Pest und viele andere Krankheiten grassierten, schiebt er die Schuld auf die bloße Tatsache seines Muslim-Seins, indem er als die von den christlichen Ärzten ihn unterscheidenden Merkmale Namen, Sprache und Kleidung angibt: „Ich trage ein Obergewand aus Baumwolle und es sollte aus schwarzer Seide sein."[13] Der Unterschied der Trachten ist hier jedoch in erster Linie religionsbedingt; ob diese außerdem standes- oder berufsbedingt sind, lässt dieser Beleg nicht entscheiden. Dagegen deutet der folgende Beleg möglicherweise auf die Unterscheidbarkeit einer Offiziers- und einer Arzttracht:[14] Während einer nächtlichen Zecherei erlaubte sich der Kalif al-Amīn (193/803–198/813) folgenden abgeschmackten Scherz: „Er ließ den Chef der Leibwache, Abū ʿIṣma den Schiiten, kommen, gab den Befehl, ihm sein schwarzes Gewand (*sawād*) auszuziehen und ließ ihm dann meine (sc. Subjekt ist der Hofarzt Ǧibrāʾīl b. Buḫtīšūʿ) Gewänder, meinen Gürtel (*zunnār*) und meine Mütze (*qalansuwa*) anziehen, und mich mit seinen Oberkleidern (*aqbiya*), seinem schwarzen Gewand, seinem Schwert und seiner Gürtelschärpe (*minṭaqa*) bekleiden."[15]

Auch hier ist allerdings mindestens ein Kleidungsstück religiös bedingt: der Gürtel (*zunnār*, von ζωνάριον) ist ein spezifisch christliches Signum. Aber es gibt weitere Belege, die mindestens das Vorhandensein bestimmter ärztlicher Kleidungsgepflogenheiten bezeugen.

Nach ar-Ruhāwī gehört zu den Täuschungsmanövern des Scharlatans auch die Nachahmung der ärztlichen Tracht: „Er schmückt sich mit der Tracht der Ärzte (*tazaiyā bi-ziyyi*), ohne zu ihnen zu gehören; er legt sich nur ihre Tracht und ihren Putz (Haarschnitt? – *zīna*) zu (und benutzt sie) wie der Jäger sein

---

Medizin 159). Das ist insofern bemerkenswert, als man in einem solchen Text keine Nachricht wie die obige erwarten würde.

13 Nach Meyerhof, Alexandrien 402.

14 Der hier zugrundeliegende Bericht, überliefert von Yūsuf ibn Ibrāhīm, ist auch aufschlussreich für die Verflochtenheit großer Ärzte in die Hofpolitik: Ǧibrāʾīl nimmt den Vorfall nämlich zum Anlass, Ibrāhīm ibn al-Mahdī, also einem Mitglied der Kalifen-Familie, den bevorstehenden Untergang dieses „verrückten" (*muwaswas*) Kalifen anzukündigen.

15 Ibn abī Uṣaibiʿa, *ʿUyūn* I, 134–135 = B 197.

Fangnetz."[16] Nun könnte freilich mit *ziyy* auch die „Art", das allgemeine „Gehabe" gemeint sein. In dem folgenden Beleg bezieht sich dieses Wort dagegen eindeutig auf die Tracht:[17]

> Als Saladin Karak erobert hatte, kam der christliche Arzt-Philosoph (*ḥakīm*) Muwaffaq ad-Dīn Yaʿqūb ibn Saqlāb, damals noch ein Jüngling, nach Damaskus; er trug die *Kūfīya* (das bekannte noch heute übliche Beduinen-Kopftuch) und einen kleinen Turban[18] auf dem Haupt und war in ein blaues, fleckiges Kleid aus grobem Tuch (*ǧūḫa*)[19] nach Art (*ziyy*) der fränkischen Ärzte gehüllt. Er suchte den Arzt-Philosophen Ibn al-Maṭrān (gest. 587/1191) auf und begann ihm aufzuwarten und bei ihm aus- und einzugehen in der Hoffnung, dass der ihm nutzen könne. Da sagte Ibn al-Maṭrān zu ihm: „Mit dieser Tracht (*ziyy*), in der du herumläufst, kannst du in diesem Reiche und unter den Muslimen in der Medizin nichts erreichen. Es hilft nur ein Mittel: Du musst deine Tracht ändern, und dich nach der Sitte (*ʿāda*) der Ärzte in unserm Lande kleiden." Darauf gab er ihm ein jujuben-farbiges Obergewand (*ǧubba*), einen prächtigen toga-artigen Mantel (*baqyār*)[20] und hieß ihn, die beiden (Gewänder) anzulegen.
>
> IBN ABĪ UṢAIBIʿA, *ʿUyūn* II, 177 = B 654

Auch aus dieser Erzählung geht freilich nicht eindeutig hervor, ob mit der „Tracht der Ärzte" eine spezielle Berufs- oder eine auch andere Berufe einschließende Standestracht gemeint ist. Wir halten letzteres für wahrscheinlich,

---

16 Ruhāwī, *Adab* fol. 98b,11–12; ähnlich 71b,2 und 103a,12; vgl. auch unten im Kapitel „Der Scharlatan."

17 Bericht von Muwaffaq ad-Dīn al-Būrī, dem christlichen Sekretär, an Ibn abī Uṣaibiʿa.

18 *Taḫfīfa*, laut Dozy, *Vêtements* 160, ein kleiner Turban im Gegensatz zu dem großen, *ʿimāma* genannten.

19 Nach einer bei Dozy, *Vêtements* 127–128 zitierten Beschreibung al-Maqrīzīs ist *ǧūḫa* ein futter- und besatzloses Gewand mit kurzen Ärmeln, das aus *ǧūḫ*, einem aus fränkischen Ländern importierten groben Stoff, genäht wird. Die *ǧūḫa* wurde ursprünglich fast nur von Franken häufig, von den angesehenen Einheimischen dagegen nur bei Regenwetter getragen; sie galt als verächtlich und wurde erst während der ägyptischen Hungerjahre, die al-Maqrīzī erlebte, zum allgemeinen Kleidungsstück.

20 *Baqyār* ist persisch und bedeutet laut Vullers (s.v.) einen glatten schwarzen Stoff aus Kamelhaaren, laut az-Zamaḫšarī ist es ein dem *barrakān* ähnliches Gewand. Der *barrakān* seinerseits besteht aus einem Tuch, das oben oder in der Mitte mit einer Spange zusammengeheftet, über die linke Schulter gehängt, und dann in Falten drapiert wird, vgl. Dozy, *Vêtements* 68–69, s.v. *barrakān* und 84–85 s.v. *baqyār*; im *Supplément aux dictionnaires arabes* erklärt Dozy *baqyār* dagegen irrtümlich als großen Turban.

und zwar namentlich im Hinblick auf einen weiteren Beleg, den Dozy in dem eben mehrfach zitierten Kleider-Lexikon beibringt. Es handelt sich um eine in Kairo spielende Erzählung, worin der *baqyār* als das charakteristische Gewand eines Kadis erscheint, so dass Dozy geradezu daraus schließt, es müsse sich hierbei um ein exklusives Kleidungsstück des richterlichen Berufes handeln.[21] Die Gegenüberstellung der beiden Belege (für *baqyār*) zeigt aber nicht nur, dass Dozys Schluss falsch ist, sondern macht auch die Unzulässigkeit solcher Schlüsse im Allgemeinen deutlich.

c *Standesbedingtes Verhalten*

Es ist, wie gesagt, nicht möglich, Erfordernisse des Standes von solchen des deontologischen Verhaltens oder der beruflichen Ethik immer klar zu trennen. Wenn wir trotzdem einen Abschnitt mit diesem Titel eingefügt haben, so deswegen, weil in einer Reihe von Fällen doch ausdrücklich gesagt wird, dieses oder jenes Verhalten habe der Arzt zu meiden, da es seinem Ansehen schade oder seiner Kunst nicht zieme. Handelt es sich dabei um wesensmäßige, nicht austauschbare oder mehr oder weniger zufällige Begründungen?

Betrachten wir zunächst einige Sätze aus dem eben erwähnten Kapitel der „Bildung des Arztes", die sich stark in der bezeichneten Richtung bewegen:

> Der Arzt hüte sich auch vor dem Umgang mit Jünglingen und vor zu häufigem Scherz; denn dann erdreisten sich der Tor und der Schelm wider ihn. Auch soll der Arzt nicht mit Frauen flirten (*yuǧāḏib*), damit er nicht in der Achtung des Volkes und der Herrscher sinke. Der Arzt möge auch den Erwerb von Handelsgütern nicht betreiben, auf dass sie ihn nicht von der Wissenschaft abhalten und ihm Verlust eintragen. Der Arzt sollte auch die Beschäftigung mit Spiel und Vergnügungen meiden, damit er nicht zum Narren und Schwächling werde. Der Arzt soll nicht speichellecken, denn das ist ein schäbiger Zug. Auch steht ihm Neid nicht wohl an, denn er entfremdet ihn jedem.
>
> RUHĀWĪ, *Adab* fol. 59^{a},3–8

Jeder dieser Sätze enthält also eine moralische Vorschrift, die mit den Folgen des zu meidenden Verhaltens begründet wird, wobei diese Folgen alle mehr oder weniger das Ansehen des Arztes tangieren. Verrät sich mithin hier, wie so oft in ar-Ruhāwīs Schrift, eine echte Sorge um das Ansehen des ärztlichen

21 „On voit par cette anecdote curieuse que le *baqyār* était exclusivement un vêtement de Kadhi", Dozy, *Vêtements* 87.

Standes, so könnten doch einerseits die gegebenen Regeln auch mit anderen Argumenten, andererseits andere Vorschriften mit eben diesen Argumenten begründet werden. Im Folgenden begegnen wir jedoch einem engeren Zusammenhang zwischen Standesrücksicht und Verhaltensregel.

So entspringt der Sorge um das persönliche Ansehen jene häufig begegnende, von Hippokrates herrührende und bereits tief in die berufliche Ethik des Arztes eingreifende Anweisung, man solle die Behandlung von Patienten unterlassen, bei denen infolge eines beschränkten Verstandes oder unzuverlässigen Charakters eine gewissenhafte Befolgung der ärztlichen Vorschriften nicht gewährleistet sei; denn die Folgen eines solchen Fehlverhaltens würden nicht dem Patienten sondern dem Arzt zur Last gelegt.[22] Wenn Ṣāʿid in die Verhaltenskategorien, die den Abbruch der Behandlung rechtfertigen, auch Ausflüchte (*talağluğ*), Verlogenheit (*bahrağa*) und Widerstand gegenüber den ärztlichen Anweisungen einbezieht, so tritt hier das Element des Standesgemäßen, Standesbewussten zwar noch unausgesprochen, aber schon sehr deutlich hervor.[23] Und Ṣāʿid führt diesen Gesichtspunkt in ähnlichem Zusammenhang dann auch selber ins Feld: „Der Arzt sei freundlich gegen den, der's verdient, langmütig, Gutes verheißend, strahlend (*ḍāḥik as-sinn*),[24] doch soll er in seiner Leutseligkeit nicht so weit gehen, dass er an die Türen klopft und bei seinen Patienten schmarotzt (*yataṭaffal*), dadurch *sinkt nämlich sein Ansehen*. Er sei aber auch nicht so barsch, dass man ihn fürchtet und hasst, er halte vielmehr die Mitte dazwischen." (Und nochmals:) „Er gehe zu keinem Kranken, bevor er gerufen wird, das hebt seinen Rang."[25] Das Bewusstsein, dass der ärztliche Stand gewisse Verpflichtungen auferlegt, tritt hier deutlich zutage, aber auch die Komplexität der Motive ist unverkennbar: Das Standeserfordernis ist zugleich ein Gebot des Symmetrie-Ideals und damit der philosophischen Ethik.

Nachdem wir die Rolle, die das Standesbewusstsein für den ärztlichen Sittenkodex im allgemeinen spielt, kurz beleuchtet haben, sei die Gegenfrage gestellt und ebenfalls in Kürze beantwortet, ob den biographischen Quellen zufolge das Ansehen eines Arztes durch ein nicht den geforderten Sitten entsprechendes Verhalten *in praxi* gefährdet war. Es ist hierbei zunächst natürlich wieder zu bedenken, dass sich eine solche Frage nicht generell beantworten

22 Ruhāwī, *Adab*, im 3. Kapitel und öfter.

23 Ṣāʿid, *Taświq*, ed Spies fol. 21^b–22^a; Taschkandi 100–101.

24 *Ḍāḥik as-sinn* heißt wörtlich „lachend von Zähnen" also: „beim Lachen die Zähne zeigend." Auch Galen war laut Ibn abī Uṣaibiʿa *ḍāḥik as-sinn*, vgl. unten s. 407.

25 Ṣāʿid, *Taświq*, ed. Spies fol. 21^{a}–^{b}; Taschkandi 100.

lässt, da es nicht nur von der jeweils waltenden Toleranz der betroffenen Umgebung sondern vor allem auch von dem Gesamtcharakter der betreffenden Persönlichkeit abhängt, wieweit man lockere oder befremdliche Sitten verurteilt. Nehmen wir aber Ibn abī Uṣaibiʿa als Maßstab, so darf gesagt werden, dass bestimmte Sitten, die laut dem Kodex hätten verpönt sein müssen, sich nicht nur weiter Duldung sondern auch breiter Beliebtheit erfreuten: Yūḥannā ibn Māsawaih etwa, ein ausgemachter Spaßvogel, hatte großen Zulauf in seinen Kollegs (vgl. oben S. 112), Abu l-Ḥakam al-Bāhilī büßt nicht deswegen den Ruhm eines ausgezeichneten Arztes ein, weil er ein großer Zechbruder, Lautenspieler und Freund derber satirischer Späße war.[26] Gerade auch die Größten zeigten sich nicht frei von Mängeln: Galen hatte als Redseliger das Gebot der Schweigsamkeit missachtet,[27] Ibn Sīnā führte ein ausschweifendes Leben, Ibn Rušd trug abgerissene Kleider (*raṯṯ al-bizza*),[28] ohne dass das ihrem Ruhm im geringsten Abbruch tat. Andere Ärzte verstießen gegen das Verbot des Handeltreibens, und so könnte man die Beispiele fortsetzen. Sie besagen natürlich nicht, dass es nicht einerseits Ärzte, die sich um die Erfüllung des Ideals bemühten, andererseits engherzige Kritiker gegeben hätte, zeigen aber doch, dass dem strengen Ideal kodifizierter Sitten ein ungeschriebenes Gesetz von wesentlich milderer Tönung gegenüber stand. Schließlich soll noch ein spezieller Aspekt standesgemäßen Verhaltens des Arztes hier berührt sein: das höfische Moment. Nirgends nämlich regt sich das Standesbewusstsein des arabischen Arztes des Mittelalters stärker als im Zusammenhang mit der höfischen Sphäre, ja es beginnt wohl recht eigentlich erst im Bannkreis des Hofes zu blühen. An anderer Stelle habe ich darauf hingewiesen, dass sich bereits in dem Titel *Adab aṭ-ṭabīb* – „Bildung des Arztes" der Anspruch auf Hoffähigkeit ausdrückt, denn es gibt keine „Bildung des Schreiners" oder „des Schusters", vielmehr wurden Werke mit diesem Titel nächst dem Fürsten eben nur für hoffähige Berufe verfasst.[29] Hier geht es uns nur um etwaige ethische Implikationen dieses Aspektes. Es sei zunächst daran erinnert, dass das höfische Moment in der ärztlichen Ethik kein Novum der islamischen Ära ist. Schon bei Galen finden sich, worauf Edelstein (Ethics 416–417 mit Anm. 48) in dem oben referierten Aufsatz hinweist, Ansätze zu „*courtly ethics*." Bemerkenswert scheint mir in diesem Zusammenhang ein

26 Ibn abī Uṣaibiʿa, *ʿUyūn* II, 144.

27 Vgl. b. a. Uṣaibiʿa, *ʿUyūn* I, 87 *kaṯīr al-hadr qalīl aṣ-ṣamt*. Dass er auch in mancher anderen Hinsicht dem Ideal nicht entsprach, z. B. ruhmsüchtig war und „listig dem Laien schmeichelte" (Ilberg, *Galens Praxis* 276, 292), war den Arabern im Allgemeinen nicht bewusst. Eine Ausnahme bildet Maimonides, vgl. unten S. 413.

28 Ibn abī Uṣaibiʿa, *ʿUyūn* II, 76,13 = B 531,15.

29 Wir kommen auf diesen Punkt im Kapitel „Arzt und Herrscher" zurück.

Detail zu sein, das allerdings eher noch dem Bereich der Etikette als dem der Ethik angehört. Man begegnet nämlich in den deontologischen Passagen unserer Quellen meist der Forderung, der Arzt solle wenig lachen und scherzen (vgl. das Beispiel aus ar-Ruhāwī oben). Das gleiche wird nun auch Alexander dem Großen in dem pseudoaristotelischen „Geheimnis der Geheimnisse“ empfohlen, einem in der islamischen Welt weit verbreiteten Fürstenspiegel.[30] In dem gleichen Werke werden auch 15 Bedingungen genannt, die der ideale Wesir zu erfüllen hat. Darunter ist kaum eine, die nicht *mutatis mutandis* auch dem idealen Arzt gestellt werden könnte und tatsächlich gestellt wurde, wie allgemeine Eignung (1), Intelligenz, gutes Gedächtnis und die Gabe schneller Auffassung (2–4), Beredsamkeit (5), wissenschaftliche Bildung (6), Wahrhaftigkeit und Umgänglichkeit (7). Die 8. Bedingung lautet, dass er nicht auf Essen, Trinken und Beischlaf versessen sein solle und Spiel und Genüsse meide, die 10. fordert die Verachtung von Geld (die ἀφιλαργυρία der Griechen! vgl. unten), die 12. Entschlusskraft, die 14. „dass er nicht redselig und geschwätzig sei noch viel lache und scherze …“, die 15., dass er keinen Wein trinke, und ein offenes Ohr für alle Bittsteller habe und ihnen nach Kräften zu helfen suche.[31]

Das Gebot, wenig zu lachen und wenig zu scherzen, ist also, unbeschadet seines philosophischen Ursprungs,[32] offenbar ein integrierender Teil idealer höfischer Etikette (das wirkliche Leben an den islamischen Höfen entsprach dem allerdings wohl selten), und indem man es in den ärztlichen Sittenkodex einbaute, gab man diesem einen höfischen Akzent. So ist es wohl auch kein Zufall, dass ar-Ruhāwī eine Reihe moralischer Ermahnungen, die an sich nichts spezifisch Höfisches an sich haben, gerade aus diesen – wie er es nennt – „Ermahnungen des Aristoteles an Alexander“ zitiert (*Adab* fol. 11ᵃ,10). Was hier unausgesprochen im Hintergrund bleibt, findet sich anderenorts *expressis verbis*: „In den Sälen der Könige und Fürsten soll der Arzt mit seinen Ausdrücken auf der Hut sein, nur nach Dingen fragen, die ihn angehen und nur auf Fragen antworten, die ihm gestellt werden“ (*Adab* fol. 57ᵇ,9). Ṣāʿid führt eine Reihe von Rezepten an, die aus Gründen „der Schicklichkeit und des guten Tons“ (*ḥusn wa-laṭāfat al-kalām*) nicht verschrieben werden dürfen, wenn der Patient empfindsam oder ein Fürst ist, dessen Finanzen die Verwendung teurerer Ausweichmittel ermöglichen; womit schon gesagt ist, wer sich eine solche Emp-

30 Für diese Verbreitung zeugt die beachtliche Zahl erhaltener Handschriften: Badawi hat deren nicht weniger als 10 für seine Edition benutzt!

31 Ps.-Aristoteles, *Sirr* 138.

32 Als Vorbild kann Plato gelten, von dem die Araber überlieferten, dass er auf seinen einsamen Gängen laut zu weinen pflegte (vgl. unten S. 399).

findsamkeit leisten kann und wer nicht.[33] Und schließlich läuft das auf eine besondere „Königliche Medizin" – ar-Rāzī verfasste bekanntlich ein Buch mit diesem Titel (*K. aṭ-Ṭibb al-mulūkī*) – eine exklusive Heilkunst für Könige und Reiche hinaus und damit auf jene hofärztliche Ethik, die Edelstein schon bei Galen nachweist.[34]

Die Komponente des „Standesgemäßen" innerhalb des ärztlichen Sittenkodex erweist sich somit als besonders komplex. Erscheinen manche Forderungen eher als der Ausdruck eines Anspruches, als bewusste oder unbewusste Selbsteinstufung in den Bereich der höfischen Sphäre, so sind andere bereits die Konsequenz der realen Ansiedlung des Arztes in dieser Sphäre. Daraus ergibt sich aber auch, dass es gerade diese Komponente des ärztlichen Sittenkodex ist, die am stärksten in einem dialektischen Verhältnis steht zu den höheren und höchsten Forderungen ärztlicher Ethik, denen wir uns in Kürze zuwenden wollen. Zuvor ist jedoch noch ein Moment zu erwägen, das ebenfalls als Komponente in diesem Kräftespiel wirkt, sich aber, wenn man seine Tendenz untersucht, eher als Befürwortung denn als Kritik einer besonderen hofärztlichen Ethik erweist. Bei diesem Moment nämlich geht es um die seelische Verfassung des Patienten; und wenn es Aufgabe des Arztes ist, diese so harmonisch wie möglich zu erhalten, so ist es nur konsequent, gegenüber so verwöhnten und reizbaren Patienten, wie dem Potentaten mit seiner Suite, wie überhaupt dem Kreis, der im Klassenbewusstsein des islamischen Mittelalters die „Speziellen" (*al-ḫāṣṣ[a]*) im Gegensatz zu der breiten Masse der „Allgemeinen" (*al-ʿāmma*) bildet, auch ein spezielles Verhalten an den Tag zu legen. Dieses Moment, der eigentliche deontologische Aspekt ärztlichen Wohlverhaltens soll uns also im Folgenden beschäftigen.

d *Der deontologische Aspekt*

Mit Deontologie bezeichnet man bekanntlich die Lehre vom ärztlichen Gebaren gegenüber dem Patienten außerhalb des rein medizinischen Bereiches.

---

33 Ṣāʿid führt einige Beispiele von Art der „Dreckapotheke" – Hundekot, Vogelmist, gebratene Ratten etc. an. „Das verschreibt man keinem, der Ekel davor empfindet und keinem Fürsten (*raʾīs*), weil deren Vermögen die Verwendung edlerer Drogen nicht ausschließt, auch wenn sie selten und teuer sind …" Dann führt er Drogen mit doppeldeutigen Namen an, z.B. Portulaksaft (w.: „Wasser vom Kraut der Närrin" – *māʾ baqlat al-ḥamqāʾ*) – nur ein Tor wird dergleichen einem Fürsten verschreiben! Unziemlich ist es schließlich, Frauen Drogen anstößigen Namens oder Ursprungs zu verschreiben wie z.B. *zubb ar-rubbāḥ* (Malteserschwamm, w.: „Affenpenis"), *qaḍīb al-aiyil* (w.: „Hirschrute") etc. (Ṣāʿid, *Tašwīq*, ed. Spies fol. 34^b–35^a; Taschkandi 124–125).

34 Er weist auf Kühn XIII, 635–638 und XIV, 659, ferner XII, 435 hin.

Es handelt sich gewissermaßen um die menschliche Zutat zur Therapie, ihre Würze, die zwar in der Regel wenig mit deren Rezept und Richtigkeit, umso mehr aber mit ihrer Bekömmlichkeit und Wirksamkeit zu tun hat. Basierend auf den Erfahrungen uralter ärztlicher Praxis, impliziert diese Lehre doch auch wiederum jene der antiken und arabischen Medizin so tief eingewurzelte Theorie von der leib-seelischen Verflochtenheit aller Krankheits- und Heilungsprozesse, die uns auf diesen Blättern schon mehrfach begegnet ist und noch begegnen wird.[35] Praktisch geht es um etwas im Grunde Einfaches und doch nur teilweise Erlernbares, um den „guten Eindruck", um die Vertrauensbasis, auf der allein sich das Handwerkliche der Kunst erfolgreich vollziehen kann. Damit ist aber auch gesagt, dass sich der deontologische Komplex am allerwenigsten von anderen Aspekten und Motiven ärztlicher Gebarung säuberlich scheiden lässt. Denn was der Patient vom Arzt erwartet, oder richtiger, was sich der Arzt im Hinblick auf diese Erwartung und das durch ihre Erfüllung zu erlangende Vertrauen auferlegt, bezieht sich ja ebenso auf seinen Charakter, wie auf sein standesgemäßes Betragen, wie auf seine fachlichen Qualitäten. Hippokrates' „Vom Wohlverhalten",[36] die klassische deontologische Schrift der Antike, zeigt denn auch diese thematische Verschränkung ebenso wie ihr umfangreiches arabisches Gegenstück, ar-Ruhāwīs „Bildung des Arztes." Eigenartigerweise scheint dieses Werk den Arabern jedoch ziemlich oder sogar völlig unbekannt geblieben zu sein. In den Verzeichnissen hippokratischer Schriften in Ibn an-Nadīms *Fihrist* (I, 288) bei Ibn abī Uṣaibiʿa (*ʿUyūn* I,31–33 = B 53–56) und bei al-Qifṭī (*Ḥukamāʾ* 92–94) findet es sich ebenso wenig erwähnt wie die deontologisch allerdings kaum ergiebige Schrift „Vom Arzt."[37] Ar-Ruhāwī der sich in Hippokrates' Werk ja gut bewandert erweist, lässt beide unerwähnt. Gut bekannt waren dagegen den Arabern die „Ermahnungen"[38] Sie sind bei Ibn abī Uṣaibiʿa und al-Qifṭī erwähnt, und werden z. B. bei ar-Ruhāwī mehrfach zitiert.

Im Hinblick auf das Gesagte mag es daher genügen, hier einen zentralen deontologischen Aspekt in seinem arabischen Nachleben zu beleuchten. Wir meinen die sogenannten „Gefälligkeiten" (χάριτες), die der Arzt nach einer berühmten Stelle im 6. Buch der Epidemien dem Kranken erweisen soll, und die – wie es Galen in seinem Kommentar dazu herausstellt – alle den Zweck haben, eben jenes Vertrauen, jene „Wohlüberzeugtheit" (εὐπείθεια) herbeizu-

35 Vgl. insbesondere unten im Kapitel „Der Arzt als Heilender II: Psychotherapeutica."

36 Περὶ εὐσχημοσύνης, *De habitu decenti*, Littré IX, 226–244; CMG 1,1, 25–29.

37 Περὶ ἰητροῦ, *De medico*, Littré IX, 204–220; CMG 1,1 20–24.

38 Παραγγελίαι, *Praeceptiones* = *Waṣāyā*; Littré IX, 250–272; CMG I,1,30–35. Arabisch handschriftlich erhalten (11 Abschnitte) in MS Istanbul, Asir I 451, fol. 49^b–71^a (Ritter-Walzer, Arab. Übs. 806; Ullmann, *Medizin* 33, Nr. 26).

führen, die eine willige Befolgung der ärztlichen Anordnungen ermöglichen und damit den Heilerfolg fördern.[39]

Der Epidemien-Text selber ist natürlich arabisch erhalten.[40] Der hier in Rede stehende Passus lautet nach der Fassung des Epidemien-Kommentars von Ibn an-Nafīs[41] wie folgt:

> Die Gefälligkeiten für die Kranken (sind) z.B. dass man Speise und Trank in Reinlichkeit herstelle, und das, worauf einer blickt, und dass weich sei, was er berührt. Ferner: Was keinen bedrohlichen Schaden anrichtet und sich leicht reparieren lässt, wie z.B. das Trinken von kaltem Wasser, wo es nicht (! im Griech.: ὄκου τοῦτο δεῖ) wünschenswert ist (d.h. im Hinblick auf die Therapie!). Ferner: Besuch (w.: Eintritt), Rede, Gestalt, Kleidung (alles dieses) dem Kranken entsprechend; (ebenso) Haarschnitt, Nägel, Geruch ...[42]

In seinem Kommentar zu dieser Stelle erweist sich Ibn an-Nafīs von Galen mehr oder weniger unabhängig: Er führt aus, es gebe drei Arten von *musāʿadāt* (w.: „Hilfeleistungen" – so ist, nicht ganz entsprechend, das griech. χάριτες wiedergegeben): 1. *aʿmāl* (w.: „Arbeiten"), also alles das, was der Arzt therapeutisch an dem Patienten tut. 2. *muṭāwaʿāt* (w.: „Willfahrungen"), also die Fälle, in denen der Arzt dem Kranken „entgegenkommt", Konzessionen macht, Indulgenz (συγχωρία) übt, ein Punkt, über den sich Galen in seinem Kommentar ja

---

39 Galen, *In Hipp. Epid. VI comment.* IV,8, Kühn XVIIB, 135; CMG V.10,2,2, 197.

40 Eine arabische Übersetzung der Bücher I–III und VI mit dem Kommentar Galens ist erhalten in der Hs. Escorial 805, vgl. Diels, *Handschriften* 10 und 19. Zur arabischen Version des Epidemienkommentars, siehe Pormann (Ed.): *Epidemics in Context*; eine Teiledition von U. Vagelpohl ist unlängst im „Supplementum Orientale" des „Corpus Medicorum Graecorum" erschienen: *Galeni In Hippocratis Epidemiarum librum I commentariorum I–III versio Arabica*, CMG Suppl. Or. V,1, Berlin 2014.

41 Herr Peter Bachmann, war so freundlich, mir diesen Passus und die folgenden Angaben aus dem Kommentar des Ibn an-Nafīs mitzuteilen. Zu Ibn an-Nafīsʿ (st. 1288) Epidemienkommentar siehe: Bachmann, P., Quelques remarques sur le commentaire du premier livre des Epidémies par Ibn al-Nafīs, in *Actas do IV Congresso de Estudos árabes e islâmicos. Coimbra-Lisboa 1 a 8 setembro de 1968*, Leiden 1971, 301–309 sowie Hallum, B., The Arabic Reception of Galen's *Commentary on Hippocrates',Epidemics'*, in Pormann, *Epidemics* 184–210; hier: 207–209, cf. *GAS* III, 35.

42 *Al-musāʿadātu li-l-marḍā miṯlu īǧādi ṭ-ṭaʿāmi wa-š-šarābi bi-naẓāfatin wa-mā yanẓuru (yunẓaru) ilaihi, wa-an yakūna mā yalmasuhū laiyinan. uḫar: mā lā yaḍurru maḍarratan fādiḥatan wa-yashulu talāfīhi, miṯla šarbi l-māʾi l-barīdi ḥaiṯu lā yanbaġī. uḫaru: d-duḫūlu, l-kalāmu, š-šaklu, l-libāsu l-muwāfiqu li-l-marīḍi, l-qiṣāṣu, l-aẓfāru, r-rāʾiḥatu ...*

ausführlich verbreitet (vgl. unten).[43] 3. *hai'a* (w.: „Form"), d.h. das Auftreten der Ärzte, wie sie sich kleiden, wie sie sprechen müssen etc.

Soweit die Einteilung der χάριτες bei Ibn an-Nafīs. Wir wählen im Folgenden eine eigene für die Darbietung unseres Stoffes bestimmte Einteilung, und zwar gliedern wir die Gefälligkeiten in einfache bzw. therapeutisch einwandfreie und in problematische, weil schädliche Dienste.

Was zunächst die einfachen χάριτες anlangt, so finden wir sie besonders bei ar-Ruhāwī mehrfach wieder. So ermahnt er z.B. den Arzt, Kranke, deren Wohnung „in der Nachbarschaft von schädlichen Gerüchen, Geräuschen oder anderen schädlichen Dingen liegt, in die ihnen bekömmlichste Wohnung zu überführen" … „Er wähle ihnen Häuser mit für sie günstigen Winden aus. Auch gebe er Anweisung, die den Kranken umgebende Luft durch ihm bekömmliches Räucherwerk, Blumen und duftende Kräuter zu verbessern, je nachdem, was seine Krankheit und die Jahreszeit erfordern. Auch darf nichts in der Nähe des Kranken gelassen werden, was er irgend aus seinem Körper ausscheidet wie Kot, Auswurf und namentlich nichts Übelriechendes; denn das schadet ihm in seiner Krankheit und macht (obendrein auch) die Pfleger krank. Der Pfleger des Kranken soll diesem nichts mitteilen, was diesen bedrückt oder betrübt, noch ihm sagen oder zeigen, was ihm unangenehm ist" (Ruhāwī, *Adab* fol. 62[a–b]).

Ar-Ruhāwī zitiert aber auch wörtlich aus der besagten Stelle im Epidemien-Kommentar; und zwar in seinem 5. Kapitel „Über die Sitten der Besucher der Kranken", wo es heißt:

> Galen sagt in seinem Kommentar zu den Worten des Hippokrates in den Epidemien „worauf er blickt" – d.h.: „worauf die Kranken blicken": Von den Besuchern soll beim Kranken lange verweilen, wer ihm am besten befreundet und seinem Herzen am nächsten ist. Bei anderen gibt es zwei Möglichkeiten. Entweder sollen sie überhaupt nicht bei ihm eintreten oder er soll sie nur kurz sehen. Dem Arzt obliegt es, wenn einer zum Kranken kommt, den er als lästig empfindet, nach einem kurzen Zögern zu sagen: „Der Kranke braucht Ruhe! Er möge ihn verlassen!" Für seinen Gesichtssinn sind nämlich einige Dinge angenehm, andere nicht. Es

43 Peter Bachmann hat mir freundlicherweise den Anfang dieses Passus mitgeteilt: „Die Willfahrungen betreffen teils (Wahn)vorstellungen (*ẓunūn*), d.h. dass der Arzt etwa auf einen Teil der krankhaften Vorstellungen der Melancholiker eingeht (*wfq* III); denn wenn man sich allen diesen Vorstellungen widersetzt, so schadet ihnen das und erzürnt sie; teils (betreffen sie) die Gelüste …" (Über das Nachgeben gegenüber den Gelüsten der Patienten vgl. ausführlich unten).

> gibt Farben, Formen, Blüten, Arten von Pflanzen, Berufen[44] und Bildern, deren Anblick nur er liebt oder verabscheut. Der Arzt muss daher die Leute im Hause des Kranken nach den Dingen, die ihn zu ergötzen pflegten, fragen und anordnen, diese in das Haus des Kranken zu bringen. Er soll ihm jedoch nichts mitteilen, was ihn bekümmert, wie etwa der Fehlschlag eines Geschäfts, an dem er beteiligt war. Auch soll man keinen Todesfall in seiner Gegenwart erwähnen, noch eine schlechte Nachricht von einem anderen Kranken.
>
> RUHĀWĪ, *Adab* fol. 63ª–ᵇ[45]

Neben diese therapeutisch einwandfreien Gefälligkeiten treten nun die problematischen, die, da sie zwar „keinen ernsthaften Schaden stiften, und leicht wieder gut zu machen sind", aber jedenfalls doch schaden, den Arzt in Konflikt setzen müssen mit der hippokratischen Grundregel, „dem Kranken zu nützen, oder doch nicht zu schaden."[46] Schädlich ist es nun aber auch, die εὐπείθεια, die gefügige Folgeleistung des Kranken einzubüßen, und hier gilt es also, zwischen Scylla und Charybdis hindurchzusteuern! „Zu gutem Zwecke kommen die besten Ärzte den Kranken entgegen."[47] So sagt Galen in Bezug auf dieses therapeutische Prinzip einer- und Hippokrates andererseits, der es mehrfach gepredigt hat, etwa auch in einem Aphorismus, den Galen hier anführt, und dessen Lehre wir breit ausgeführt in zwei gleich zu nennenden Traktaten von ar-Rāzī wiederfinden: „Man greife (bei der Verschreibung einer Diät) eher zu weniger guten, aber (dem Patienten) angenehmeren Speisen und Getränken als zu den besseren aber weniger angenehmen" (*Aph.* II,38, Littré IV, 480).

Zweck dieser Indulgenz ist, nochmals sei es gesagt, die εὐπείθεια. Galen macht aus der therapeutischen Taktik eine Art Tauschgeschäft: Er bietet συγχωρία und handelt εὐπείθεια ein: Wörtlich sagt er:

> Etwas nicht stark Schädliches muss manchmal denen gegeben werden, die heftig danach verlangen, und im Begriff stehen, weil sie es nicht

44 Dieses Wort (*ṣināʿāt*) passt schlecht in den Zusammenhang. Im Griechischen steht βλάστηματα (CMG V.10,2,2, 200,21). Karl Deichgräber wies mich freundlicherweise darauf hin, dass Wenkebach an dieser Stelle πλάσματα konjiziert hat. *Ṣināʿāt* entspricht jedoch keiner der beiden Lesungen. Es fragt sich daher, ob vielleicht in *ṣiyāġāt* – „Formungen" zu verbessern ist, was ja durch bloße Umpunktierung möglich wäre.

45 Der arabische Text bietet syntaktische Schwierigkeiten, auf die hier nicht näher eingegangen werden kann.

46 … ὠφελεῖν ἢ μὴ βλάπτειν *Epid.* 1,11 (ed. Kuehlewein I, 189–190).

47 … χρησίμος τοῖς κάμνουσι συγχωροῦσιν οἱ ἄριστοι τῶν ἰατρῶν CMG V.10,2,2, 198,23.

> bekommen, den Arzt zu hassen, sich abzuwenden und keiner seiner Anordnungen mehr Folge zu leisten. Diesen muss man also manchmal einige der begehrten Dinge geben, sofern sie ihnen voraussichtlich nicht viel schaden, wobei man ankündigt, dass sie zwar Schaden haben werden, dass man dies aber nur gibt, um dem Kranken einen Gefallen zu erweisen, dass man aber inskünftig als Gegenleistung von ihm Gefügigkeit (εὐπείθεια) in den anderen (Verordnungen) fordern wird. Ich weiß nämlich, dass einige sich nach dem Empfangen (des Begehrten) gefügig gezeigt haben. [...] (Es folgen Beispiele). Einen kurzfristigen Schaden nämlich kann man bereinigen durch die bei dem Kranken dadurch erreichte εὐπείθεια, einen großen dagegen, der entweder höchste Gefahr oder lange Dauer (der Krankheit) herbeiführt, kann man in keiner Weise wieder in den geziemenden Zustand zurückführen.
>
> GALEN, *In Hipp. Epid. VI comment.* IV,8, CMG V.10,2,2 S. 201–202, Kühn XVIIB, 142

In dem Kommentar des Ibn an-Nafīs ist, wenn sich auch kein Äquivalent für εὐπείθεια findet,[48] ebenfalls von einer Willfahrung (*muṭāwaʿa* = συγχωρία?) gegenüber den *šahawāt*, den „Gelüsten", der Kranken die Rede. Dieser Punkt ist jedoch auch bei den arabischen Ärzten umstritten. Ar-Ruhāwī bezeichnet es geradezu als einen typischen Zug der Scharlatane, dass sie „den Reichen und den Führern zur Erlangung und Befriedigung ihrer Lüste und Triebe verhelfen in mancherlei Dingen, die ihnen schaden im Zustand der Gesundheit wie der Krankheit."[49] Es bleibt zwar mangels einer näheren Erklärung dessen, was ar-Ruhāwī hier unter den „Lüsten und Trieben" verstanden wissen will, unklar, ob er sich mit dieser Aussage in Gegensatz zu der galenischen Indulgenz setzt, möglich ist es aber durchaus; und er stände damit nicht allein. Auf der anderen Seite finden wir jedoch eine starke Verbreitung eben dieses Indulgenz-Gedankens auch im arabischen Bereich, und zwar namentlich bei ar-Rāzī, der einen handschriftlich erhaltenen Traktat mit folgendem umständlichen aber unmissverständlichen Titel verfasst hat: „Darüber, dass der achtbare Arzt in sinnreicher Weise Entgegenkommen (= Indulgenz) üben soll (*yaḥtāla wa-yatalaṭṭafa*), um die Menschen zur Stillung ihrer Gelüste gelangen zu lassen,[50] sofern der sie dadurch befallende Schaden geringer ist, als der durch die Unter-

48 So laut Auskunft von Herrn Bachmann. Die Annahme und Befolgung des ärztlichen Befehls wird in unseren Quellen allgemein durch *qabūl* – „Annahme" wiedergegeben.

49 Ruhāwī, *Adab* fol. 107ᵃ: *yusāʿidūna l-mayāsīra wa-r-ruʾasāʾa bi-tablīġihim wa-īṣālihim ilā laḏḏātihim wa-šahawātihim* etc.

50 Hier gebraucht ar-Rāzī fast die gleichen Worte wie ar-Ruhāwī: *fī īṣāli n-nāsi ilā šahawātihim.*

drückung der Gelüste auftretende, und dass er sie nicht willkürlich zwingen soll, diesen zu entsagen."[51] Ar-Rāzī legt dar, dass es nicht die guten, sondern die unwissenden Ärzte sind, die dem Kranken rigoros die Speisen verbieten, auf die er Appetit hat, und ihn darüber hinaus womöglich noch zwingen, Speisen oder Drogen zu verzehren, die er verabscheut. Ein solches Verhalten beruht einzig und allein auf der Unkenntnis einerseits der Wirkung, andererseits der Vielfalt von Drogen und Speisen, Während mit dieser gewaltsamen Methode nur erreicht wird, dass der Patient völlig den Appetit verliert, hat der fähige Arzt (eben weil er eine leicht schädigende Wirkung riskiert und dieses Risiko aufgrund seines Wissens eingehen kann) für jedes Leiden ein großes Repertoire von Diäten und Drogen zur Auswahl und vermag seine Verschreibung mithin der individuellen Disposition des Patienten anzupassen. Die Kunst des Arztes liegt gerade in der Fähigkeit, abzuwägen, ob die kräftigende Wirkung einer mit Appetit verzehrten Speise oder Droge so groß ist, dass man eine etwa damit verbundene Schädlichkeit in Kauf nehmen, oder umgekehrt der zu befürchtende Schaden so groß ist, dass man ihn nicht mehr beheben kann.

e *Die Rolle des hippokratischen Eides*

Die Bedeutung des hippokratischen Eides für die ärztliche Ethik des arabischen Mittelalters darf gewiss nicht gering, aber auch nicht zu hoch veranschlagt werden, wobei es natürlich klar ist, dass auch in diesem Abschnitt, wie schon in den bisherigen, unsere Aussagen sich auf überwiegend abstrakte Daten gründen. Die konkrete Bedeutung des Eides für den einzelnen arabischen Arzt kann wiederum nur durch konkrete Einzelnachrichten belegt werden. Fest steht, dass man von dem Arzt mindestens eine Bekanntschaft und Auseinandersetzung mit dem Eid vor Beginn seiner ärztlichen Tätigkeit erwartete. Ar-Ruhāwī fordert dies ausdrücklich und nennt als Ziel der Lektüre, „dass du seine (sc. des Hippokrates) Ermahnungen verstehest und dich an seine Verpflichtungen haltest und unter seine Eide tretest (*tadḫula taḥta*), die er schwor und die er die Aspiranten der Heilkunst schwören ließ" (*Adab* fol. 60^{b},5). Aš-Šaizarī (an-Nabarāwī) und Ibn al-Uḫūwa fordern, wie wir sahen, in ihren Ḥisba-Werken, der Muḥtasib müsse den Ärzten[52] den hippokratischen

51 Der Text ist erhalten in dem Codex Escorial, 887, fol. 1–4, zusammen mit einem inhaltlich sehr nah verwandten weiteren Traktat ar-Rāzīs „Über die übertriebene Vorsicht" (*fī l-Ḥimya al-mufriṭa*). Herr Professor Deichgräber, der einen Film dieser beiden Traktate besorgt hat, war so freundlich, ihn mir zur Einsicht und Übersetzung zur Verfügung zu stellen, wofür ihm auch an dieser Stelle herzlich gedankt sei.

52 Nur diesen? In Bezug auf die „Spezialisten" ist jedenfalls – wenn man davon absieht, dass

Eid abnehmen (dessen Inhalt in paraphrasierter Form angeführt wird). Ob und wie oft das tatsächlich geschah, darüber besitzen wir jedoch keinerlei Zeugnisse.

Der Text des Eides war den Arabern natürlich in direkter Übersetzung bekannt.[53] Er wird von Ibn abī Uṣaibiʿa im vollen Wortlaut zitiert.[54] Etwas unerwartet ist, dass die beiden deontologischen Hauptquellen, die Schriften ar-Ruhāwīs und Ṣāʿids, den Eid nicht vollständig und im Zusammenhang wiedergeben. In der „Bildung des Arztes“ finden sich Zitate aus dem „Eid“ allerdings über das ganze Werk verstreut. Bei Ṣāʿid fehlt dagegen sogar jeder Hinweis auf den „Eid“. Von seinem Inhalt finden sich die auch sonst am häufigsten begegnenden Verpflichtungen: Das Verbot der Abtreibung[55] und überhaupt der Verabfolgung von Giften,[56] keusches Verhalten bei der Untersuchung von Frauen und Knaben,[57] sowie die Wahrung anvertrauter Geheimnisse.[58]

Aber nicht nur in dieser verstümmelten, auch in erweiterter Form begegnet uns der Eid in arabischem Gewande. Die genannte Wiedergabe in den Ḥisba-Werken nimmt hier eine Zwischenstellung ein, indem sie auf der einen Seite die Präambel und den Epilog des Eides sowie den Satz „rein und fromm werde ich mein Leben und meine Kunst bewahren“ weglässt, auf der anderen Seite dem Verbot der Abtreibung auch das der Sterilisierung des Mannes hinzufügt und andere Vorschriften etwas ausmalt.[59] Eine Fassung, in der sich die verbale Aufschwemmung über den ganzen Eid erstreckt, ist uns in dem Codex Istanbul, Ragıp Paşa 1482, fol. 197ᵃ–ᵇ enthalten, auf dessen Existenz mich freundlicher-

---

die Aderlasser versprechen müssen, in zehn Fällen nicht ohne vorherige Konsultation eines Arztes zur Ader zu lassen – nicht davon die Rede.

53 Er wurde, und zwar im Zusammenhang mit dem mehrfach genannten, Galen beigelegten Kommentar, von Ḥunain übersetzt (b. -Nadīm, *Fihrist* I, 288; Qifṭī, *Ḥukamāʾ* 92). Im Falle ar-Ruhāwīs konnte nachgewiesen werden, dass dieser den Eid nur über den Galen zugeschriebenen Kommentar kannte und die Eidpassagen aus den Lemmata des Kommentares entnommen hat; siehe Overwien, Eid 84–85.

54 Ibn abī Uṣaibiʿa, *ʿUyūn* I, 25 = B 45.

55 Trotz des im Eid festgehaltenen Verbots der Abtreibung finden sich in der antiken Literatur Nachrichten über die Verwendung von Abortiva und Kontrazeptiva – zusammengestellt bei Schubert/Huttner, *Frauenmedizin in der Antike* 48–73; 489–496 (mit weiterer Literatur). Prinzipiell waren einige dieser einschlägigen Passagen auch den Arabern via Übersetzungen bekannt.

56 Ṣāʿid, *Tašwīq*, ed. Spies fol. 24ᵇ–25ᵃ; Taschkandi 105.

57 Ibid. fol. 12ᵃ; Taschk. 83.

58 Ibid. fol. 25ᵃ; Taschk. 105.

59 Von einer Adaptation des „Eides“ für Augenärzte berichtet Hirschberg, *Augenheilkunde* 87–88.

weise Karl Deichgräber hinwies. Bezeichnend ist vor allem die christliche bzw. islamische Verbrämung des Epilogs, der hier lautet:

> Wer diese meine Empfehlung und meinen Schwur und meine Forderung einhält und nicht übertritt, soll gesegnet sein in seinem Leben und seiner Kunst und soll gepriesen sein bei Gott und bei Hoch und Niedrig unter den Menschen in seinem Leben und Sterben von jetzt an bis in Ewigkeit. Und wer sie überschreitet und meine Schwüre und Verpflichtungen hinter sich wirft, den soll nichts als das Gegenteil dessen, was wir erwähnt haben, betreffen, vielmehr betreffe ihn die Pein des höllischen Feuers, das für den Teufel und seine Genossen bereitet ist in alle Ewigkeit.

Erwähnt sei schließlich, dass Ibn Riḍwān „Eid" und „Testament" des Hippokrates zu einem sieben Artikel umfassenden Tugendkatalog des Arztes verschmolzen hat (siehe unten S. 240).

f *Über den „Eid" hinausgehende arztethische Forderungen*

Die allgemeinste hier zu nennende Forderung ist das Gebot der Barmherzigkeit, das auch in kürzesten Aufzählungen der erforderlichen Eigenschaften des Arztes in der Regel nicht fehlt. So sagt Ibn Rabban aṭ-Ṭabarī: „Keiner verdient das Prädikat eines vollkommenen Arztes, ohne die folgenden vier Eigenschaften (zu besitzen): Freundliches Wesen (*rifq*), Genügsamkeit, Barmherzigkeit, Keuschheit" (*Firdaus* 4). Weitere Beispiele ließen sich leicht in großer Zahl beibringen.

Bemerkenswert ist nun im Hinblick auf Edelsteins Ausführungen, dass die Forderung der Barmherzigkeit den arabischen Quellen zufolge schon von Hippokrates erhoben wurde. Im Eid und im Nomos kommt diese Vokabel zwar bekanntlich nicht vor; und wenn es in dem sogenannten „Testament des Hippokrates" heißt: „... er sei teilnehmend und mitleidig mit den Kranken",[60] so steht das zwar dem Inhalt der Barmherzigkeit nahe, doch fehlt noch ihr Name. Noch näher an diesen Begriff heran führt ein von Ibn abī Uṣaibiʿa überliefertes weiteres Hippokrates-Wort, das von „Menschenliebe" spricht und damit an jenen laut Edelstein so oft missdeuteten Kernsatz in den *Praeceptiones* erinnert. „Er sagte zu einem seiner Schüler: Deine beste Verbindung mit den Menschen bestehe darin, dass du sie liebst (*maḥabbatuka lahum*), ihre Umstände

60 Ibn abī Uṣaibiʿa, *ʿUyūn* I, 26,18 = B 46,3: *yanbaġī an yakūna mušārikan li-l-ʿalīli mušfiqan ʿalaihi.*

erkundest, ihre Beschaffenheit kennest und ihnen Freundliches erweisest!“[61] Ṣāʿid nun aber zitiert Sätze des Hippokrates, die das Gebot der Barmherzigkeit ausdrücklich formulieren und die sich bei näherem Hinsehen als eine freie Paraphrase eben jener Stelle aus den *Praeceptiones* erweisen, die den strittigen Begriff der φιλανθρωπία enthält. Rufen wir uns zunächst die griechische Vorlage in Erinnerung:

> Ich empfehle (dem Arzt), schroffes Wesen nicht übermäßig an den Tag zu legen, vielmehr die Umstände und das Vermögen (seiner Patienten) zu berücksichtigen, manchmal auch unentgeltlich (zu behandeln), eingedenk (erfahrener) früherer Wohltat oder (zu gewinnenden) gegenwärtigen Ruhmes. Wenn es der richtige Augenblick ist für Dienst an einem Fremden oder Mittellosen, so soll er diesen am ehesten Beistand leisten. Wo nämlich Menschenliebe vorhanden ist, da stellt sich auch Kunstliebe ein.[62]
>
> HIPPOKRATES, *Praec.* 6; Littré IX, 258

Und vergleichen wir nun hiermit die Abwandlung dieser Sätze bei Ṣāʿid:

> Was mich anlangt, so befehle ich dem, der diese Kunst ausüben und ihr (sc.: ihrem Ideal?) nahekommen will, dass er den Kranken mit Milde und Barmherzigkeit und Mitleid und gutem Rat begegne, und sie in Nöten, wenn sie seiner bedürfen, nicht verlasse; dass er mit allen Kranken barmherzig, mitleidig und aufrichtig sei, sie gut versorge und richtige Rezepte schreibe und sich mühe um das, was ihnen nutzt, auch wenn sie arm sind, denn damit erlangt er Ehre im Diesseits und im Jenseits. Hat er einen Armen (oder) Fremden als Patienten, so muss er ihn behandeln und für ihn die Kosten tragen, so er kann; das ist seine Pflicht und bedeutet ihm Schmuck und Erhebung. Wer nämlich barmherzig und mitleidig mit ihnen ist, der gehört zu den (wahren) Vertretern der Heilkunst.
>
> ṢĀʿID, *Tašwīq*, ed. Spies fol. 24ª (vgl. Taschkandi 104)

Der letzte Satz ist eindeutig die Wiedergabe des griechischen Satzes über die Menschenliebe, die Liebe zur Kunst bewirkt. Aber von dem Sinn, der diesem Satz laut Edelstein ursprünglich innewohnte, ist nichts mehr zu spüren, sondern die Ausdeutung, die ohne Zweifel auf vorislamische Quellen zurückgeht,

---

61 Ibn abī Uṣaibiʿa, *ʿUyūn* I, 30,17.

62 … ἢν γὰρ παρῇ φιλανθρωπίη, πάρεστι καὶ φιλοτεχνίη Littré IX, 258 = CMG I,1 32,9.

ist die auch im Abendland bis zu Edelstein übliche: Barmherzigkeit und wahre Liebe zur ärztlichen Kunst bedingen einander – der wahre Arzt ist barmherzig.

In jedem Falle wird die Forderung der Barmherzigkeit als ein hippokratisches Gebot betrachtet und die Anführung der antiken Autorität als genügendes Zeugnis ihrer Richtigkeit erachtet. Worte aus dem Koran oder der Frommen Tradition, deren Zitation in diesem Zusammenhang an sich nahe läge, sind uns dagegen nicht begegnet.[63]

Was unter Barmherzigkeit zu verstehen sei, wird im Übrigen selten näher erörtert; es bleibt also meist offen, ob die arabischen Ärzte, wenn sie dieses Wort gebrauchen, nur die Barmherzigkeit gegenüber den jeweils behandelten oder eine solche gegenüber allen möglichen Patienten (d.h. eben eine allgemeine Menschenliebe, die sich ja auch nur immer auf die dem einzelnen Arzt konkret erreichbaren Menschen beziehen kann) im Sinne haben. Doch spricht der eben schon zitierte Ibn Rabban aṭ-Ṭabarī einmal ausdrücklich davon, dass sich die Intention des Heilens auf „alle Menschen" beziehe; unter fünf ausschließlich im Arzt vereinigten Eigenschaften nennt er nämlich als erste die folgende: „dass sie sich ständig um das bemühen, wodurch sie hoffen, *allen* Menschen Wohlbefinden (w.: Ruhe) zu verschaffen."[64] Die klarste und hochherzigste Ausdeutung der ärztlichen Barmherzigkeit gibt ar-Ruhāwī, und zwar gegen Ende seines Buches, wo er die ärztlichen Tugenden noch einmal unter dem Begriff der Gerechtigkeit zusammenfasst, die er – im Interesse des Gemeinwohls und namentlich der Armen – vom Arzt und von den Reichen fordert. Er schreibt folgendes:

---

63 Das Wort *raḥma* – „Erbarmen" oder „Barmherzigkeit" – kommt bei al-Buḫārī im „Buch der Medizin" nicht, dagegen einmal im „Buch der Kranken" vor: Eine Tochter des Propheten schickt zu ihm und bittet um seinen Besuch, weil – wie der Fortgang der Erzählung zeigt – ihr Söhnchen erkrankt ist. Muḥammad, gerade im Kreise einiger Männer, sucht sie zunächst zu beruhigen durch Grüße und die Worte: „Allāh gehört alles, was er nimmt und gibt. Bei ihm ist alles gezählt (w.: genannt). Sie möge sich des versehen und sich gedulden." Sie beschwört ihn jedoch, und so geht er mit den Männern hin. Als man ihm das kranke Kind auf den Schoß gehoben hat, fließen ihm vor Rührung die Augen über. „Was ist das?", fragt einer der Männer, und Muḥammad antwortet: „Das ist das Erbarmen, das Gott in die Herzen seiner Knechte legt, so er es will; Gott erbarmt sich nur der Barmherzigen unter seinen Knechten" (Buḫārī, *Ṣaḥīḥ* VII, 101–102).

64 Ṭabarī, *Firdaus* 4. Die übrigen Punkte sind: „2.) ihr Bemühen um Krankheiten, die dem Blick verborgen sind, 3.) das Eingeständnis (aller) vom König bis zum Höker, dass sie ihrer (sc. der Ärzte) dringend bedürfen, 4.) die Übereinstimmung aller Völker hinsichtlich des Vorzuges ihrer Kunst, 5.) ihr von Gott abgeleiteter Name" (*al-ism al-muštaqq min ism Allāh lahum* – was aṭ-Ṭabarī damit meint, ist mir nicht klar).

> Die Gerechtigkeit des Arztes besteht darin, dass er sein Selbst erziehe, und sich anhalte zu ständiger Ausübung gottwohlgefälliger Handlungen aus löblichem Charakter, als da sind Mitleid und Barmherzigkeit und Güte, Keuschheit und Genügsamkeit und Wagemut, Freigebigkeit und Wahrhaftigkeit und Verschwiegenheit und alle ähnlichen Tugenden und Bildungsgüter der Seele; und dass er gleichzeitig bestrebt sei, sich seine Kunst anzueignen, ihre Bücher zu studieren, ihre handwerklichen Arbeiten auszuüben und sie (sc. die Heilkunst) *allen* Menschen insgesamt zu gewähren, ohne dabei zwischen seinem Freund und seinem *Feind*, noch zwischen seinem Genossen und seinem Widersacher zu unterscheiden.
>
> RUHĀWĪ, *Adab* fol. 111ª,17–ᵇ,5

Eine ähnliche Forderung findet sich nun auch bei Ibn Riḍwān, und zwar hier bemerkenswerter Weise wiederum mit Berufung auf Hippokrates, nämlich in jenem Kanon sieben ärztlicher Eigenschaften, auf den früher schon hingewiesen wurde (vgl. oben S. 237). Die siebte Eigenschaft besteht darin, „dass er verlässlich ist, so dass man ihm Leben und Besitz anvertrauen kann, dass er keine tödliche Droge verschreibt noch sie bekannt macht, noch eine abtreibende Droge, und seinen Feind mit eben der lauteren Gesinnung behandelt wie seinen Freund."[65]

Dies ist – bei ar-Ruhāwī deutlicher noch als bei Ibn Riḍwān – nichts anderes als die stoisch-christliche Auslegung der Philanthropie, für die alle Menschen Brüder sind, jedenfalls hinsichtlich ihrer Hilfsbedürftigkeit, es ist der Begriff einer ärztlichen Barmherzigkeit ohne Grenzen.[66]

Tatsächlich gab es jedoch – und zwar nicht nur *in praxi*, sondern schon auf der Ebene des Geforderten – sehr wohl Grenzen der ärztlichen Barmherzigkeit. Drei Faktoren sind vor allem erkennbar, die solche Grenzen setzen konnten: 1.) Art und Stadium der Krankheit, 2.) der soziale Status des Kranken, 3.) die Konfession des Kranken. Die Einengung der Philanthropie durch diese Faktoren ist nun aber wieder keine allgemeine, sondern wird durch die Forderungen oder das Vorbild einzelner Ärzte gesprengt. Das soll im Folgenden näher beleuchtet werden.

---

65 Ibn abī Uṣaibiʿa, *ʿUyūn* II, 103= B 565.

66 Bemerkenswert ist, dass bereits im frühen Christentum auch die Angst vor der Ansteckung überwunden wurde. Pest- und Leprakranke wurden im Namen der Nächstenliebe behandelt; vgl. die diesbezüglichen Belege bei Leibbrand, *Heilkunde* 121–122.

g *Ausmaß und Grenzen ärztlicher Barmherzigkeit im Hinblick auf die Art und das Stadium der Krankheit*

Ar-Ruhāwī verbietet, einen Kranken zu behandeln, „über dessen Leiden der Arzt sich nicht im Klaren ist" – ein sehr ambivalentes Verbot, dessen Befolgung eben so achtbar wie unbarmherzig sein kann. Gang und gäbe war es, einen Kranken aufzugeben, dessen Krankheit ein unheilbares Stadium erreicht hatte (*Adab* fol. 108a,10).[67] Ṣāʿid empfiehlt, dem Kranken bei Auftreten perniziöser Symptome den Rücken zu kehren, da er dadurch seine Meisterschaft in der Prognose unter Beweis stellen könne.[68] Ibn Hindū nennt als Beispiele für Krankheiten, die nicht zur Behandlung taugen, chronische Lähmung (*az-zamin*), Blindheit, Kahlköpfigkeit und die dritte Art des hektischen Fiebers (vgl. oben s. 32). Die gleiche Auffassung finden wir in einem späten, stark islamisierten aber sehr verbreiteten medizinischen Text, aṣ-Ṣanaubarīs (gest. 815/1412) *Kitāb ar-Raḥma fī ṭ-ṭibb wa-l-ḥikma* – „Buch der Barmherzigkeit: über die Medizin und die Weisheit."[69] Wir lesen dort:

> Wisse, dass es für den fähigen Arzt nicht Bedingung ist, die Krankheiten zu heilen, geschweige denn, das Leben zu verlängern. Doch obliegt es ihm, die Krankheit und den Zustand des Kranken zu untersuchen. Findet er eine Möglichkeit, zu behandeln, so behandelt er. Die Gesundheit hängt jedoch ab von dem Gebot des Schöpfers, und wenn der Kranke infolge der Ursache (*sabab*) (des Leidens) dem Untergang geweiht ist, enthält er (sc. der Arzt) sich der Behandlung.
>
> ṢANAUBARĪ, *Raḥma*, Ms. Istanbul, Veliyüddin 2533, fol. 2b

Diese Auffassung ist schon im Corpus Hippocraticum verankert: In der Schrift „Von der Kunst"[70] wird ausdrücklich die Behandlung unheilbarer Krankheiten abgelehnt. Das Wesen der ärztlichen Kunst besteht dem Autor zufolge vielmehr darin, „die Kranken gänzlich von ihren Leiden (zu) befreien, die Heftigkeit der Krankheiten ab(zu)stumpfen und bewußt keine Behandlung (zu) versuchen bei denen, die von den Krankheiten überwältigt sind" (*De arte*, c. 5).[71] Der Autor

---

67 Hier wird allerdings auch klar, dass solches Verhalten den Tadel der Öffentlichkeit hervorrufen konnte; vgl. die Wiedergabe des ganzen Passus unten s. 283.

68 Ṣāʿid, *Tašwīq*, ed. Spies fol. 22b, Taschkandi 102.

69 Vgl. Dietrich, *Medicinalia* Nr. 96.

70 In Ibn abī Uṣaibiʿas Verzeichnis entspricht diesem Titel vermutlich *K. fī l-Madḫal ila ṭ-ṭibb* (*ʿUyūn* I, 33,2 = B 56,3; cf. GAS III, 46, Nr. 13). Ibn an-Nadīm und al-Qifṭī nennen nur die von Galen kommentierten Schriften.

71 Übersetzung nach Diller, *Schriften* 190.

begegnet damit denen, die die Heilkunst im Hinblick auf Fälle tödlichen Ausgangs ärztlicher Behandlung in Frage stellen: In solchen Fällen haben laut ihm entweder die Kranken sich falsch verhalten (c. 11–12), oder die Krankheiten lagen als unheilbar außerhalb der ärztlichen Zuständigkeit (c. 15; c. 22). Die entscheidende Frage, ob die Unheilbarkeit in jedem Fall zweifelsfrei festgestellt werden kann, bleibt in dieser Schrift außer Betracht. In einer anderen Schrift des Corpus wird die Nichtweiter-Behandlung als unheilbar Geltender dagegen aus Barmherzigkeit empfohlen: Dem Kranken soll man sinnlose Qualen ersparen (*De articulis reponendis*, c. 58).[72] Auch bei den Arabern wird die Unterlassung scheinbar aussichtsloser Therapie im Hinblick auf das Ansehen der Heilkunst empfohlen, während der Gesichtspunkt, Qualen zu ersparen, mir in diesem Zusammenhang nicht begegnet ist.

Daneben gibt es jedoch auch Stimmen, die sich in Widerspruch zu dieser hippokratischen Tradition setzen. So erteilt z.B. ar-Rāzī den Rat, der Arzt solle dem Kranken auf jeden Fall (*abadan*) Genesung in Aussicht stellen, auch wenn er selber nicht davon überzeugt sei, denn die Mischung des Körpers folge dem Charakter der Seele[73] – eine eigenartige aber ganz folgerichtige Umkehrung des galenischen „*Quod animi mores corporis temperamenta sequantur*." Ibn Hubal setzt diese Linie mit noch deutlicheren Worten fort:

> … und dass sie den Kranken bei bekanntermaßen gefährlichen Leiden nicht die Aussicht auf Gesundheit rauben und damit den Verfall ihrer Kräfte und das Schwinden ihrer Hoffnung beschleunigen, hinter der sich doch immer aufseiten Gottes „das Wissen dessen, was sie nicht wissen" verbirgt.[74] Denn es steht nun einmal nicht in menschlicher Macht, alle Geheimnisse der Schöpfung zu ergründen und die Güte der Ordnung der Welt zu erkennen. Und wie manches Mal ging nicht schon ein Arzt von einem Kranken weg ohne noch Hoffnung für ihn zu hegen, und kam zurück und fand, dass Gott ihm ein Tor zur Gesundheit geöffnet hatte; und ging weg von einem anderen, indem er (übertrieben gesagt:) auf seine Genesung größere Hoffnung setzte als auf die Kraft seines eigenen Körpers und die Festigkeit seiner Gesundheit; und dann wurde er doch abberufen. – Wie vortrefflich ist daher der Ausspruch meines Lehrers Auḥad az-Zamān (= Hibatallāh ibn Malkā) – Gott habe ihn selig: „Es ist nicht zulässig, dass der Arzt einen Kranken aufgrund einer (bloßen) star-

72 Ed. Kühlewein II, 205.

73 Ibn abī Uṣaibiʿa, *ʿUyūn* I, 314,-5 = B 420,-2.

74 Anspielung auf zahlreiche ähnliche Koranstellen.

> ken Vermutung dem Verderben ausliefere; denn wenn sie zutrifft, schadet es nicht, dass er ihn noch einige Male besucht, ist sie aber trügerisch, so würde der Kranke ja gleichsam wie ein Lebendiger, Scheintoter (*maskūt*, d.h. w.: ‚vom Schlag getroffen') begraben."
>
> IBN HUBAL, *Muḫtārāt* I, 5,3–11

Die Weiterbehandlung eines scheinbar hoffnungslos Erkrankten wird hier in bemerkenswerter Weise durch eine wohltuend gemäßigte islamische Frömmigkeit begünstigt: Der Glaube an Gottes Allmacht und unerforschliche Weisheit dämpft den Hochmut des Prognostikers und gibt damit einem menschlichen Erbarmen Raum zur Wirksamkeit, das eine strenge Orthodoxie durch ihren Prädestinationsglauben bereits wieder zu paralysieren vermochte.

h *Ausmaß und Grenzen ärztlicher Barmherzigkeit im Hinblick auf den sozialen Status des Kranken*

Barmherzig gegenüber Schwachen und Armen zu sein,[75] die Armen kostenlos zu behandeln,[76] ja sie *vor* den Reichen zu behandeln[77] – das sind Forderungen, die sich im Anschluss an die zitierte Stelle in den *Praeceptiones* häufig in den arabischen Quellen finden. Wir wissen auch, dass dieses Ideal von großen Ärzten wie ar-Rāzī, Maimonides und anderen erfüllt worden ist.

> Ar-Rāzī war nobel und huldreich, generös gegenüber den Menschen und ausgesprochen barmherzig mit den Armen und den Gebrechlichen, so dass er ihnen sogar beträchtliche laufende Gelder zahlte und sie pflegte.
>
> IBN ABĪ UṢAIBIʿA, *ʿUyūn* I, 311 = B 416

Aḥmad ibn Yūnus ibn Aḥmad al-Ḥarrānī, Leibarzt des spanischen Umaiyaden-Kalifen al-Mustanṣir billāh al-Ḥakam II. (reg. 350/961–366/967), unter dessen Aufsicht zwölf skythische Drogenköche Arzneien bereiteten, und der bei seinem Tode ein Vermögen im Werte von mehr als 200.000 Dinar hinterließ, bat den Kalifen von den (für ihn) bereiteten Drogen den Armen und Kranken (kostenlos) verabreichen zu dürfen; „er bedachte mit seiner Wissenschaft in gleicher Weise Freunde und Nachbarn, Arme und Schwache."[78]

---

75 Ṣāʿid, *Tašwīq*, ed. Spies fol. 11^{b}; Taschkandi 82.

76 Bei ar-Ruhāwī (*Adab* fol. 111^{b},14) mehr *implicite*: die Reichen müssen den Arzt ausreichend bezahlen; denn von den Armen kann er kein Honorar nehmen.

77 Ṣāʿid, *Tašwīq* fol. 12^{a}, Taschk. 82.

78 Ibn Ǧulǧul, *Ṭabaqāt* 113; b.a. Uṣaibiʿa, *ʿUyūn* II, 42 = B 487.

Ein ähnliches Lob erhält Muwaffaq ad-Dīn as-Sulamī (gest. 604/1208, siehe oben s. 193 f.), der bei Nūr ad-Dīn und al-Malik al-ʿĀdil in Dienst stand: „Er hatte warmes Mitgefühl mit den Kranken, besonders mit den Armen unter ihnen; um sie kümmerte er sich, behandelte sie und schenkte ihnen ihre Ausgaben und die Drogen und Diäten, die sie brauchten; er war fromm, strahlend und von allen geliebt."[79]

Wenn solches Lob Ibn abī Uṣaibiʿa höchst selten erteilt, so ist zu bedenken, dass er uns nur die berühmtesten Ärzte – fast ausschließlich Hofärzte! – vorführt und dass seine Angaben überdies natürlich in keinem Falle vollständig sind. Man geht aber sicherlich nicht fehl in der Annahme, dass es gerade unter den weniger bedeutenden Ärzten unzählige gab, die sich der Armen erbarmten, von denen aber, da die Chronisten zumeist anderen Ruhm eher als diesen bewahren, keine Kunde auf uns gekommen ist.

So berichtet at-Tanūḫī (*Farağ* 320) von einem sonst unbekannten ägyptischen Arzt namens al-Qaṭīʿī (oder al-Quṭaiʿī), der „monatlich 1000 Dinar aus Einkünften vonseiten hoher Offiziere und Regierungsbeamter, sowie der breiten Masse verdiente." „Er verwandelte eines seiner Gebäude in eine Art Spital. Mittellose Kranke nahmen dorthin ihre Zuflucht; er behandelte sie, versorgte sie mit Nahrung und Drogen und Pflegern und gab den größten Teil seiner Einnahmen dafür aus."

Die kostenlose Behandlung von Armen hatte – das wird von ar-Ruhāwī ausdrücklich gesagt und durch die praktischen Belege bestätigt (vgl. *Adab* fol. 111^{b},14) – zur Voraussetzung, dass der Arzt entweder über ein ausreichendes Vermögen verfügte, oder von reichen Patienten so bezahlt wurde, dass er die Armen unentgeltlich behandeln konnte, ohne seine eigene Versorgung zu gefährden. Denn der Arzt muss von seiner Kunst leben können, er darf nicht gezwungen sein, durch außerberufliche Tätigkeiten sein Brot zu verdienen. Dies führt nämlich notwendig zu einer Verschlechterung seiner ärztlichen Fähigkeiten und grenzt daher an Frevel (*Adab* fol. 111^{b}).

Dennoch hat es sowohl Ärzte gegeben, die neben der ärztlichen andere Tätigkeiten ausübten (vgl. z. B. oben den Abschnitt „Allgemeine Bildungsbestrebungen" II.8), wie solche, die überhaupt kein Honorar nahmen. Was die letzteren betrifft, so konnten allerdings wiederum die wenigen, von denen diese Gepflogenheit überliefert ist, es sich leisten.

Ibn al-Abğar war Leibarzt des Kalifen ʿUmar II. (reg. 99/717–101/720).[80]

79 Ibn abī Uṣaibiʿa, *ʿUyūn* II, 191–192 = B 671.

80 Vgl. Meyerhof, Alexandrien 409 (ohne Quellenangabe). Der Umstand ist weder in seiner Biographie bei Ibn Ğulğul (*Ṭabaqāt* 59) noch bei Ibn abī Uṣaibiʿa (*ʿUyūn* I, 116 = B 171)

Ibn al-Ǧazzār (gest. 395/1004) „hatte an der Pforte seines Hauses einen Portikus (*saqīfa*) errichtet, ließ dort einen seiner Burschen namens Rašīq sitzen, legte bei ihm alle Pasten, Säfte und Drogen zurecht und befahl (seinen Patienten), wenn er morgens die Urinflaschen inspiziert hatte, bei dem Burschen vorbeizugehen und die (verschriebenen) Drogen mitzunehmen, da er selbst darüber erhaben war, etwas von einem anzunehmen." (Folglich ein Einzelfall einer Honorarablehnung: Der wohlhabende Patient versucht vergeblich, den Arzt zur Annahme seines Lohnes zu überreden). – Ibn al-Ǧazzār, „dem in Qairawān nie ein Fehltritt nachgesagt wurde, der der Lust nicht hold war und Leichenfeste und Hochzeiten besuchte, ohne auf ihnen zu essen" und der sich während der Sommermonate religiösen Exerzitien widmete, hinterließ neben einem umfänglichen wissenschaftlichen Werk – darunter das berühmte medizinische *Viaticum* (*Zād al-musāfir* – „Wegzehrung des Reisenden") und eine „Armen-Medizin" (*Ṭibb al-fuqarā'*) – nicht weniger als 24.000 Dinar und 25 Zentner (!) medizinischer und anderer Bücher.[81]

Abū Bakr az-Zuhrī, der „die Leute ohne Honorar (*uǧra*) zu verarzten und ihnen Rezepte zu schreiben pflegte", war in der 2. Hälfte des 6./12. Jahrhunderts Leibarzt des Almohaden-Fürsten von Sevilla, Abū ʿAlī ibn ʿAbd al-Mu'min.[82]

Kamāl ad-Dīn al-Ḥimṣī (gest. 612/1215), der „hochherzig und wohltätig" war und den „Gelderwerb durch die Heilkunst verabscheute", „liebte das Handeltreiben und verdiente damit den größten Teil seines Lebensunterhalts",[83] verband also ein hohes ärztliches Ethos mit dem Verstoß gegen eine Grundregel ärztlicher Berufspflicht!

Hier ist schließlich noch der bedeutende christliche Arzt Amīn ad-Daula Ibn at-Tilmīḏ (gest. 560/1165) zu nennen, in dessen Biographie von einem Verzicht zwar nicht auf Honorar (*uǧra*), wohl aber auf „Gaben" (*ʿaṭīya*) die Rede ist. Ibn abī Uṣaibiʿa übernimmt einen Bericht von ʿAbd al-Laṭīf al-Baġdādī, wonach er von niemand eine „Gabe" anzunehmen pflegte, es sei denn von Kalifen und Sultanen. In einem besonderen Fall, der dann berichtet wird, lässt unser Arzt aber auch diese Ausnahme fallen, weshalb sich Ibn abī Uṣaibiʿa nicht enthalten kann, dem Bericht die Bemerkung vorzuschalten: „es scheint, dass er in dieser Erzählung das Maß überschritten habe" (*wa-ka-annahū qad taǧāwaza fī hāḏihi l-ḥikāyati*). Ein entfernt wohnender Herrscher (*baʿḍu l-mulūki n-nā'iyati*

erwähnt. Jedoch zitiert Fu'ād Sayyid aus dem *Tahḏīb at-tahḏīb* des Ibn Ḥaǧar al-ʿAsqalānī den Satz: „Er war einer der heilkundigsten Leute und pflegte kein Honorar dafür zu nehmen" (*fa-kāna lā ya'ḫuḏu ʿalaihi aǧran*; zu b. Ǧulǧul, *Ṭabaqāt* 59, Anm. 18, Z. 14–15).

81 Ibn Ǧulgul, *Ṭabaqāt* 88–90; b. a. Uṣaibiʿa, *ʿUyūn* II, 38 = B 481.

82 Ibn abī Uṣaibiʿa, *ʿUyūn* II, 80 = B 536.

83 Ibn abī Uṣaibiʿa, *ʿUyūn* II, 201.

dāruhū) hatte Ibn at-Tilmīḏ zur Konsultation an seinen Hof gerufen, ihm bis zu seiner Heilung gutes Logis und laufendes Gehalt (*ǧirāyāt*) gewährt und sandte ihm nach seiner Rückreise ein großzügiges Geschenk bestehend in 4000 Dinar, vier Thronsesseln, vier Sklaven und vier Pferden. Ibn at-Tilmīḏ verweigerte jedoch die Annahme mit der Erklärung, er habe geschworen von niemand etwas anzunehmen und werde auch dieses Mal keine Ausnahme machen. Vermerkt sei noch Folgendes: Sein Haus in Bagdad stand neben der Niẓāmīya, der von Niẓām al-Mulk errichteten Theologen-Schule. „Wenn ein Rechtsgelehrter (*faqīh*) erkrankte, so nahm er ihn bei sich auf und versorgte ihn in seiner Krankheit und wenn er genesen war, gab er ihm zwei Dinare und entließ ihn."[84] Auch Ibn at-Tilmīḏ hinterließ große Reichtümer und unvergleichliche Bücherschätze, die bei ihrem späteren Abtransport 12 Kamele beschwerten.[85]

Mit der Feststellung und dem Nachweis, dass die honorarverweigernden Ärzte es „sich leisten" konnten, soll natürlich der zugrunde liegende ethische Impetus in keiner Weise verkleinert werden – jedenfalls sofern dieser wirklich den Armen zugute kam und nicht eine Marotte war, von der nur wohlhabende Freunde und Gönner profitierten. Gelderwerb durch Ausübung der Heilkunst wird übrigens nirgends an und für sich verdammt, sondern lediglich da, wo sie – ein sicheres Kennzeichen des Scharlatans – alleiniges Motiv ärztlicher oder pseudoärztlicher Betätigung ist.[86]

Doch zurück zu der Behandlung mittelloser Patienten. Der Forderung, dass sie kostenlos zu sein habe, stehen noch andere sie einschränkende Äußerungen und Gegebenheiten gegenüber. Bei Ṣāʿid lesen wir z. B., der Arzt soll nach sorgfältiger Erkundung der Krankheit mit aufrichtigem Bemühen und nach bestem Wissen das beste Heilmittel verschreiben. Könne aber der Kranke sich das nicht leisten, so solle der Arzt Drogen wählen, die leicht und billig zu beschaffen seien, ohne freilich des erforderlichen Nutzens zu entbehren.[87] Kein Wort also davon, dass der Arzt in solchen Fällen in die eigene Tasche greifen müsse! Und ähnliches lesen wir auch in dem 11. Kapitel des gleichen Werkes, das Verhaltensmaßregeln zur Gesundheitspflege enthält. Gleich zu Eingang stellt Ṣāʿid

---

84 Ibn abī Uṣaibiʿa, *ʿUyūn* I, 260.

85 Ibn abī Uṣaibiʿa, *ʿUyūn* I, 264 = B 355.

86 Das ist auch der Inhalt einer kurzen Schrift mit dem Titel „Über das Tadeln des Gelderwerbs durch die Heilkunst" (*Risāla fī Ḏamm at-takassub bi-ṣināʿat aṭ-ṭibb*) von ʿAbd al-Wadūd ibn ʿAbd al-Malik, einem sonst praktisch unbekannten Arzt, der im frühen 6./12. Jahrhundert lebte und dessen Werk in der Sammelhandschrift, Istanbul, Hekimoğlu Ali Paşa 691, fol. 127^{b}–133^{b} (kopiert 811 d. H.) erhalten ist, vgl. Rosenthal, *Ishâq ibn Ḥunayn's Taʾrîḫ al-aṭibbâʾ* 58; Ullmann, *Medizin* 225.

87 Ṣāʿid, *Tašwīq*, ed. Spies fol. 22^{a}; Taschkandi 101.

da nämlich fest, die folgenden Ratschläge seien „geschrieben für den, der sie anwenden (d.h. sich leisten) kann“, wer das nicht könne, solle wenigstens soviel wie möglich davon beherzigen.[88] Dass es mitunter kostspielig gewesen sein muss, dem Symmetrie-Ideal gerecht zu werden, wird dem Leser auch bei der Lektüre des 2. Kapitels der „Bildung des Arztes“ deutlich, nur dass ar-Ruhāwī diesen Umstand nicht so offenherzig eingesteht wie Ṣāʿid. Wer konnte es sich schon leisten, seine Wohnlage nach dem Klima auszuwählen, umzuziehen, wenn in der Nachbarschaft eine Kalkbrennerei, Gerberei, Glasbläserei oder ein Hammerwerk entstanden, oder wer war in der Lage, sich ständig eine Diät ausgewogener Speisen bereiten zu lassen – um nur einige Punkte herauszuheben?

Die Benachteiligung der Armen kommt aber auch in der Vorschrift zum Ausdruck, keinen Kranken zu behandeln, ohne dass man zuvor seinen Intelligenzgrad geprüft hat und notfalls die Behandlung eher ganz zu unterlassen, als eine falsche Befolgung der therapeutischen Vorschriften zu riskieren.[89] Es ist keine Frage, dass dieser Fall in der Regel nur bei unteren Schichten eintreten konnte. Und das gleiche gilt für Ṣāʿids Rat, die Behandlung abzubrechen, wenn der Patient dem Arzt unaufrichtig oder argwöhnisch begegnet.

Alle diese Einschränkungen sind aber im Grunde selbstverständlich, zumal in einer feudalistischen Gesellschaft wie der des arabischen Mittelalters, und wurden hier nur angeführt als Korrektiv gewisser idealisierender Darstellungen. Das Ideal der kostenlosen Behandlung von Armen und seine – wie immer begrenzte – Verwirklichung im Heilwesen jener Ära bleiben, gerade weil sie in einer feudalistischen Gesellschaft sich behaupteten, eine Leistung ersten Ranges. Es sei daher auch am Ende dieses Abschnitts der berühmte Trinkspruch zitiert, den der Mamlukenfürst al-Manṣūr ibn Qalāʾūn (1279–1290) aus Anlass

88 Ṣāʿid, *Tašwīq*, ed. Spies fol. 45^a; Taschkandi 143. Umgekehrt schreibt schon der Verfasser der hippokratischen Schrift „Von der Diät“: „Diese Ratschläge erteile ich der großen Mehrheit der Menschheit, soweit sie unter dem Zwang der Verhältnisse ein Leben auf gut Glück führen müssen und keine Möglichkeit haben, unter Vernachlässigung der übrigen Alltagspflichten für ihre Gesundheit zu sorgen. Denen sich indes diese Möglichkeiten bieten und die es sich leisten können, ausschließlich ihrer Gesundheit zu leben, ist eine andere Lebensweise von mir ausgearbeitet worden“ (zitiert bei Schipperges, *Lebendige Heilkunde* 48).

89 Ar-Ruhāwī beruft sich bei dieser Vorschrift, die er wiederholt ausspricht, immer auf den ersten Aphorismus des Hippokrates: „Du darfst dich nicht darauf beschränken (nur deinerseits) tun zu wollen, was erforderlich ist, ohne dass auch der Kranke und wer bei ihm ist, sowie die äußeren (Umstände) so (wie erforderlich) beschaffen sind“ (*Adab* fol. 58^b,1; 59^b,2; 86^a,2).

der Gründung des nach ihm benannten Manṣūrī-Krankenhauses in Kairo ausbrachte; denn seine Worte waren kein bloßer Trinkspruch, sie verkörperten eine Wirklichkeit:

> Al-Manṣūr, der Beherrscher von Ägypten, widmet sein Krankenhaus seinesgleichen und seinen Untergebenen, er stiftet es zum Wohl von König und Untertan, Feldherrn und Soldaten, Hoch und Niedrig, Freien und Sklaven, Männern und Frauen.
>
> MAQRĪZĪ, *Ḫiṭaṭ* IV, 260

i *Ausmaß und Grenzen ärztlicher Barmherzigkeit im Hinblick auf die Konfession des Kranken*

Theoretisch hat es eine Benachteiligung der Nichtmuslime im arabischen Heilwesen jedenfalls während der ersten Jahrhunderte nicht gegeben; und über die Praxis besitzen wir kaum Belege (vgl. auch Abele, *Einfluss*). Stammen die arztethischen Quellenschriften von Nichtmuslimen, wie es bei der „Bildung des Arztes" und der „Medizinischen Ermunterung" ja der Fall ist, so können wir natürlich von vorne herein in ihnen keine derartigen Restriktionen erwarten; im Gegenteil, die nichtmuslimischen Ärzte mussten als Minorität ihre ärztliche Tätigkeit ohne Rücksicht auf die Konfession ihrer Patienten ausüben, ob sie es wollten oder nicht – aber sie wollten es sicherlich in der Regel. Anderslautende Behauptungen in muslimischen Quellen erscheinen gegenüber dem Bild bei Ibn abī Uṣaibiʿa als Verleumdungen (vgl. unten S. 437 ff.). Wenn ar-Ruhāwī (*Adab* fol. 111ᵇ) also fordert, die ärztliche Kunst „Freund und Feind, Genossen und Widersachern" zu gewähren, so entspricht er damit nicht nur einem hohen ethischen Ideal, sondern als jüdischer Arzt unter Muslimen einer unausweichlichen Notwendigkeit: der „Feind" mag sich auf den militärischen Gegner, der „Widersacher" auf den Andersgläubigen beziehen. Seine Worte verlieren freilich durch diesen pragmatischen Aspekt nichts von ihrer Hochherzigkeit. Die muslimischen Ärzte hatten es umso leichter, dem Beispiel ihrer nichtmuslimischen Kollegen zu folgen, als der Islam selber von Anfang an den sogenannten „Leuten des Buches" oder „Schutzbefohlenen" d. h. Juden, Christen, Sabiern und Zoroastriern, eine gewisse Sonderstellung eingeräumt hatte. Man schadete seinem religiösen Ansehen als Muslim nicht, wenn man ihnen freundlich begegnete.

Auf der anderen Seite finden wir aber doch bei muslimischen Ärzten auch Vorbehalte gegenüber Nichtmuslimen. Ich erinnere an den Ausschluss nichtmuslimischer Hörer aus medizinischen Unterrichtszirkeln (vgl. oben S. 117). Ähnliche Vorbehalte, die im Laufe der Jahrhunderte eher stärker als schwächer wurden, begegnen uns in mehreren Quellen; sie beziehen sich jedoch auf nichtmuslimische Ärzte (nicht Patienten) und sollen daher später noch näher erörtert werden (vgl. unten S. 437 ff.). Im Folgenden ist dagegen ein Bericht anzuführen, in dem sich der konfessionelle Vorbehalt auf Patienten erstreckt, Der Bericht dürfte authentisch sein, denn er entstammt der Chronik des Ṯābit ibn Sinān[90] und bezieht sich auf dessen Vater Sinān ibn Ṯābit ibn Qurra, der Leibarzt mehrerer Abbasiden-Kalifen war:

> Ein weiteres dienstliches Schreiben (*tauqīʿ*) (sc. von ʿAlī ibn ʿĪsā, dem Wesir al-Muqtadirs) erreichte ihn folgenden Inhalts: „ich habe mir Gedanken gemacht über die Bewohner des Sawād (i. e. der Landgegend um Bagdad, Anm. J.C.B.) und darüber, dass es dort Kranke geben muss, um die sich kein Arzt kümmert, weil es ja im Sawād keine Ärzte gibt. Sorge also – Gott schenke dir langes Leben! – dass Ärzte mit einem Vorrat an Drogen und Säften im Sawād umherziehen, in jedem Sprengel solange bleiben wie nötig, die dortigen Kranken behandeln und dann weiterreisen." Das tat mein Vater; (und so vollzog sich alles ordnungsgemäß,) bis seine Leute nach Sūrā[91] kamen, das größtenteils von Juden bewohnt wird. Da schrieb er an ʿAlī ibn ʿĪsā (den Wesir) und unterrichtete ihn davon, dass ein Schreiben seiner Leute aus dem Sawād eingetroffen sei, in welchem sie mitgeteilt hätten, dass die Zahl der Kranken sehr groß sei, dass aber die meisten Bewohner am Nahr al-Malik („Königsfluss") Juden seien und (worin sie) um die Erlaubnis gebeten hätten, bei ihnen bleiben und sie behandeln zu dürfen. Er wisse nun nicht, was er ihnen antworten solle, weil er seine (sc. des Wesirs) Ansicht über sie (sc. jene Juden – oder: die Juden im Allgemeinen?) nicht kenne. Er teilte ihm auch mit, dass die Order (*rasm*) des Krankenhauses laute,[92] Muslime (*millī*) und „Schutzbefohlene" (*ḏimmī*) zu behandeln. Er bitte ihn also, ihm diesbezügliche Order zu erteilen, was er tun solle. Der Wesir schrieb ihm folgenden Erlass: „Ich habe dein Schreiben zur Kenntnis genommen – Gott bringe dich zu Ehren! – Es besteht zwischen uns keine Meinungsverschiedenheit darüber, dass die Behandlung von Schutzbefohlenen und Vieh rechtens ist. Was jedoch den

90 Ṯābit ibn Sinān (gest. 363/973 oder 365/975) stammt aus der berühmten Familie der Ṣābiʾer und war Leibarzt des Kalifen ar-Rāḍī. Seine Chronik reicht von 290–363, vgl. D. Chwolsohn, *Die Ssabier und der Ssabismus*, Petersburg 1865, I, 578–581; *GAL* G I, 324; S I, 217,556.

91 Laut Yāqūts geographischem Wörterbuch (*Buldān* III, 184) ist das „die Stadt der Syrer", also Assur.

92 D.h. wohl: allgemein der Krankenhäuser in Bagdad und anderen Städten, deren Vorstand ja Sinān war (*kāna iḏ-ḏāka yatawallā l-bīmāristānāt bi-Baġdād wa-ġairihā*, b.a. Uṣaibiʿa, *ʿUyūn* I, 221).

Vorrang verdient und wonach man zu verfahren hat, ist die Behandlung der Menschen vor dem Vieh und die der Muslime vor den Schutzbefohlenen."

IBN ABĪ UṢAIBIʿA, *ʿUyūn* I, 221 = B 301

Es ist schwer zu sagen, ob es dem Autor in dieser Erzählung nur um die Pointe der zugespitzten Schlusssätze geht – denn der Satz „die Behandlung von Vieh und Schutzbefohlenen ist rechtens" wirkt natürlich auch auf den mittelalterlichen Hörer amüsant –, ob er die Juden verspotten oder den Wesir als hartherzig schildern will, oder ob er vielmehr die Regelung an sich ganz in der Ordnung findet. Wichtiger als die Entscheidung dieser Frage scheint es mir, zu beachten, dass dem Bericht zufolge an den Krankenhäusern im 3/9. Jh. *ḏimmī* und *millī* ohne Unterschied behandelt wurden, und dass die konfessionell bedingte Differenzierung von Patienten, über die wir sonst nie etwas hören, auch in diesem Falle nicht von den Ärzten, sondern von der Staatsgewalt ausging.

j *Schlussbemerkung*

Unsere Ausführungen über Berufsethik und Lebensführung haben gezeigt, dass die arabischen Ärzte in diesem nicht weniger als in dem wissenschaftlichen Bereich ein reiches Erbe geprägter Formen vorfanden und übernahmen. Wie schon die Ärzte von Rom und Byzanz, Alexandria und Gondeschapur vor ihnen, wucherten auch sie redlich mit dem anvertrauten Pfund. Jenes Höchstmaß ärztlicher Philanthropie, den ungeschmälerten Einschluss des Feindes in die Behandlungspflicht, fanden wir – als Forderung – bei einem Juden und einem Muslim belegt. Zweifellos ließen sich weitere Belege, und zwar auch aus dem realen Bereich, beibringen. Die arabischen Ärzte erreichten also mindestens in einzelnen ihrer großen Gestalten jene von den frühen Christen und von Heiden wie Scribonius Largus erzielte Höhe ärztlicher Ethik. Auf der anderen Seite stießen wir aber auch auf die Weiterführung althergebrachter Grenzen, Der Islam hat die ärztliche Ethik teils unterstützt, teils gehemmt. Wer der islamischen Ära auf diesem Sektor große Neuerungen zumisst, kennt weder die antiken noch die christlichen Vorgänger.[93]

93 Diesen Vorwurf muss man vor allem gegen das pseudowissenschaftliche Buch *Allahs Sonne über dem Abendland* von Sigrid Hunke richten, das durch einseitige Quellenauswahl und tendenziöse Gegenüberstellung ein verzerrtes Bild auch von den Errungenschaften der arabischen Medizin (die von uns ja keineswegs geleugnet werden sollen!) entwirft.

2 Der Erfolgsarzt

Das Bild des erfolgreichen arabischen Arztes des Mittelalters kann man unter zweierlei Aspekten betrachten, einmal im Hinblick auf die Voraussetzungen, die nach Auskunft unserer Quellen den vollkommenen Arzt in der Theorie bedingen, und zum anderen im Hinblick auf die praktische Erscheinung des erfolgreichen Arztes, wie sie uns in den biographischen Quellen, vor allem bei Ibn abī Uṣaibiʿa, entgegentritt. Was den ersten Gesichtspunkt betrifft, so wurde das meiste des darüber zu Sagenden schon in früheren Kapiteln ausgeführt[94] und braucht hier nicht wiederholt zu werden. Hinzuzufügen wären Dinge, mit denen etwa die Araber selber den Erfolgsarzt charakterisieren und die über die Selbstverständlichkeit der Meisterschaft in Theorie und Praxis hinausgehen (gute Lebensführung ist hierfür ja von durchaus sekundärer Bedeutung!). Tatsächlich lassen sich solche Aussagen nicht nur anführen, sondern bieten auch zugleich eine Handhabe, charakteristische Züge des arabischen Erfolgsarztes in seiner praktischen Erscheinung zu erfassen. Manche unserer Autoren wussten nämlich sehr wohl, dass Wissen und Können für den ärztlichen Erfolg nicht unbedingt genügten. Vielmehr hatte – über jenes ärztliche Gebaren hinaus, dessen mancher sich wohl auch umsonst befleißigen mochte – ein durchaus irrationales Moment hinzuzutreten, das Ibn Hubal mit früher schon zitierten Worten (vgl. oben s. 98) folgendermaßen umschreibt:

> Es ist auch wünschenswert, dass man an ihm das Stigma von Erfolg und Glück (*aṯar al-iqbāl wa-s-saʿāda*) wahrnehme;[95] denn Segen ist nötig vor und nach allem (menschlichen) Bemühen. Wünschenswert ist auch, dass er die Gabe wahrer klargefügter und deutbarer Träume habe. Das deutet auf die Fähigkeit wahren Spürsinns (*ṣidq al-ḥudūs*), und ein Großteil der Wurzeln dieser Kunst kommt nun einmal aus dieser Richtung
>
> IBN HUBAL, *Muḫtārāt* I, 7,8–11

Dies ist die einzige mir bekannte Stelle, in welcher als wünschenswerte ärztliche Mitgift die Gabe des Wahrtraums genannt wird, obwohl, wie wir sahen, als Quelle medizinischen Wissens – neuer Drogen oder Heilmethoden – selbst ein so dezidierter Rationalist wie Ibn Hindū sie nicht bestreitet.[96]

---

94 „Eignung und Berufswahl" und „Lebensführung und Berufsethik."

95 Näheres zu *iqbāl* und *saʿāda* folgt unten.

96 Die Notwendigkeit der Intuition, ja einer gewissen prophetischen Veranlagung, wird schon in dem Kommentar zum „Eid" (vgl. oben s. 68 f.) ausgesprochen. (Pseudo-)Galen gibt hier in seiner allegorischen Deutung des Asklepius-Mythos folgende Interpretation

Wichtiger als der Hinweis auf die doch recht seltene Gabe des Wahrtraums scheint mir nun aber der damit verknüpfte Begriff des *ḥads* (*ḥads*, pl. *ḥudūs*, ist Infinitiv zu *ḥadasa* – „vermuten, erraten"), der sich, terminologisch nicht so festgelegt wie z.B. „Prognose", mit Wörtern wie „Intuition" (ohne theologische Implikationen), „Spürsinn" oder „Kombinationsgabe" am besten umschreiben lässt. Er entspricht also einer Fähigkeit, die durch Erfahrung zwar entfaltbar, ohne angeborene Begabung aber nicht erlernbar und dabei doch für den ärztlichen Erfolg unentbehrlich ist. Diese Fähigkeit dürfte nämlich z.B. den entscheidenden Faktor der prognostischen Kunst gebildet haben, mit der schon bei Hippokrates, und nicht weniger in den Augen der arabischen Ärzte, der Erfolg des Heilmannes steht und fällt. Der Begriff *ḥads* spielt aber auch die entscheidende Rolle in einer beträchtlichen Zahl jener Geschichten, die von kaum glaublichen, ans Wunderbare – „als wäre es Zauberei"[97] – grenzenden Heilungen berichten. Ibn Hubal hat also mit seinen klugen Worten den Kern dessen getroffen, was man als den Anflug des Magischen bezeichnen könnte, der zu der Aura eines „Großen Arztes" zu gehören scheint.[98]

---

für die angebliche Abkunft des Asklepius von Apollo: „Wenn sie sagen, er sei der Sohn des Apollo, so deswegen, weil der Arzt bis zu einem gewissen Grade der prophetischen Gabe bedarf (*yaḥtāǧu an yakūna maʿahū šaiʾun mina t-takahhuni*); denn der vorzügliche Arzt kann der Fähigkeit nicht entraten, die zukünftigen Dinge zu wissen. Ḥunain sagt: Er meint damit die ärztliche Prognose" (b.a. Uṣaibiʿa, *ʿUyūn* I, 18,15 = B 34; übers. in: Rosenthal, Oath 66). Wenkebach (*Ideal Galens* 165–166) weist auf die große Rolle hin, die die Intuition für die Schule von Kos spielte: „Doch erhebt die hippokratische Lehre die Intuition so wenig zu einer Methode und bleibt so fest im Rationalen verwurzelt ..."

97 Ibn abī Uṣaibiʿa, *ʿUyūn* II, 242,-5.

98 Das Magische großer Ärzte, ihre an Zauberei grenzenden Erfolge, wird wiederholt mit Worten wie *siḥr* „Zauber(ei)" und *muʿǧiza* „Wunder" kommentiert (vgl. die unten folgenden Erfolgsfälle). Man wird daran erinnert, dass auch Galen sich nicht ungern „Wundertäter" nennen ließ (vgl. unten S. 406). Reizvoll ist ein Passus zu Beginn einer kleinen Gesundheitslehre eines anonymen Verfassers, der die Heilkunst als solche als „erlaubten Zauber" bezeichnet. *Siḥr* war, wie wir sahen, ja von der Religion verboten. Aber in der Literaturkritik war es üblich, bei besonders gelungenen Versen von „erlaubtem Zauber" zu reden. Auch der daneben gebrauchte Ausdruck „das schwierige Leichte" (*as-sahl al-mumtaniʿ*) stammt aus dem Literatenjargon: Gute Verse erscheinen „leicht", obwohl sie in Wirklichkeit unnachahmlich schwierig sind. Der Passus lautet: „Als Sammelort der Feinheiten und Fundgrube der Wahrheiten ist sie gleichsam das ‚schwierige Leichte' und der ‚erlaubte Zauber'. Und wieso (denn auch) nicht, da ja *ṭibb* etymologisch (*fi l-luġa*) ‚Zauber' (*siḥr*) und als Terminus (*fi l-iṣṭilāḥ*) ‚Geschicklichkeit' (*ḥidq*) in den Künsten bedeutet und zwischen beiden Bedeutungen, der etymologischen und der terminologischen, eine Beziehung besteht, indem die Erhaltung der Gesundheit und ihre Restitution, wenn sie entschwunden ist, (beides) in einem ständig sich auflösenden, dem Verderb ausgesetzten,

Das Wort *iqbāl* ([von *aqbala* „sich zuwenden"] „Zuwendung", „Zugewendetheit" [Gottes bzw. der Tyche]), das Ibn Hubal neben *saʿāda* „Glück" gebraucht, schließt dieses magische Moment durchaus ein, ohne allerdings religiös anstößig zu sein. Und noch mehr gilt das von dem Begriff der *baraka* (w.: „Segen"), dem wir früher schon begegneten (nach Ibn abī Uṣaibiʿa bedarf der Lehrende der *baraka*, um erfolgreich zu sein; vgl. oben s. 110): Laut ar-Ruhāwī sind „Glück (*saʿāda*, d.h. das innere, durch Wissen und seelische Kultur erlangte Glück – die εὐδαιμονία der Alten) der Seele und *baraka* gegenüber den Kranken" die Kennzeichen des guten (und damit erfolgreichen) Arztes (*Adab* fol. 72^{b},14–15).[99]

Der *baraka*, dem Charisma gegenüber den Kranken, hätten unsere Autoren möglicherweise auch zwei weitere Momente zugeschrieben, denen wir in manchen Erzählungen Ibn abī Uṣaibiʿas begegnen: Wir meinen einmal die Fähigkeit, schwierigen oder widerspenstigen Patienten – Ṣāʿid empfiehlt zwar, ihnen den Rücken zu kehren, aber bei Hofe war das, wie gesagt, nicht möglich! – durch psychologisch geschickte Überredungskünste die Notwendigkeit der „Annahme" (*qabūl*) unerwünschter Vorschriften plausibel zu machen und eben dadurch den erhofften Erfolg zu erzielen; zum andern eine weitere Fähigkeit, die, wie die eben genannte, die Kraft der Suggestion, aber in weit potenzierterer Form, voraussetzt: die Heilung durch Suggestion (*ʿan ṭarīq al-wahm*), die die Antike kannte und die auch Ärzte des arabischen Mittelalters, z.B. ar-Ruhāwī, ausdrücklich bejahten und praktizierten.

Wir können also eine Reihe charakteristischer Züge des Erfolgsarztes unter dem Aspekt dieser zwei sich ergänzenden Fähigkeiten – des *Spürsinns*, der die richtige *Vermutung* (Annahme = ὑπόληψις, dieses griechische Wort entspricht dem arabischen *ḥads*) einschließt, und der Suggestionskraft, die die Weitergabe von Willensimpulsen ermöglicht, – zusammenfassen, ohne uns dabei sehr weit von den arabischen Vorstellungen zu entfernen. Beide Erscheinungen seien im Folgenden näher beleuchtet.[100]

aus Gegenteilen zusammengesetzten Element, (tatsächlich) hinsichtlich der ‚Durchbrechung der Gewohnheit' (*ḫarq al-ʿāda*) auf der Stufe des Zaubers steht und vollkommene Geschicklichkeit erfordert" (Sammelhandschrift, Istanbul, Nuruosmaniye, 3602, fol. 2^{a}).

99 Zur Entwicklung des Begriffs *baraka*, der ursprünglich eine göttliche, Propheten (vor allem Muḥammad und seinen Nachkommen) und Heiligen, aber auch Dingen (dem Koran u.a.) zuteil werdende Emanation bedeutete, im Laufe der Jahrhunderte aber immer stärker trivialisiert wurde, vgl. man den Artikel „Baraka" von G.S. Colin in der EI² und die dort verzeichnete Literatur.

100 Aufschlussreich sind Ibn Sīnās Ausführungen über *ḥads* in der Psychologie seines philosophischen Hauptwerkes „Genesung der Seele." Die entscheidende Stelle steht gegen Ende von *Šifāʾ, K. an-Nafs* v,6 (b. Sīnā, *Anima* 248–249). Hiernach ist *ḥads* eine Disposi-

a *Spürsinn* (ḥads) *und Prognose* (taqdimat al-maʿrifa)

Die wichtigste und gewissermaßen legitimste Form der Vermutung im medizinischen Bereich ist die Prognose. Die überragende Bedeutung, die sie schon für die hippokratische Heilkunde hatte, behielt sie auch bei den arabischen Ärzten, wie unsere deontologischen Quellen mit Sätzen beweisen, die, sei es wörtlich oder dem Sinne nach, den einleitenden Sätzen des Prognostikons entsprechen, in denen Umfang und Wert der Prognose wie folgt umrissen werden:[101]

> Für den Arzt ist es nach meiner Ansicht sehr wichtig, daß er die Kunst der Voraussicht übt. Denn wenn er im Beisein der Kranken von sich aus das Gegenwärtige, das Vergangene und das Zukünftige vorauserkennt und vorhersagt und wenn er genauer ausführt, was die Kranken in ihren Aussagen übergehen, dann wird man um so mehr darauf vertrauen, daß er den Zustand der Kranken kennt und so werden die Menschen wagen, sich dem Arzt anzuvertrauen. Auch die Behandlung wird er am besten durchführen, wenn er aus den gegenwärtigen Leiden die zukünftigen vorhersieht. Denn alle Kranken gesund zu machen ist unmöglich. Das wäre natürlich noch besser, als das Zukünftige vorher zu erkennen. Aber die Menschen sterben nun einmal oft genug, noch bevor der Arzt mit seiner Kunst den Kampf gegen die Krankheit aufnehmen konnte, und zwar die einen, noch ehe sie den Arzt gerufen haben, weil die Krankheit zu stark war, die andern, gleich nachdem sie ihn gerufen haben, nachdem sie etwa noch einen Tag gelebt haben oder auch etwas länger. Daher muß man die Natur derartiger Krankheiten erkennen und wissen, wie sehr sie der Kraft des Körpers überlegen sind, außerdem aber auch, ob etwas Göttliches in den Krankheiten wirksam ist, und ihre Prognose gründlich lernen. So wird man mit Recht bewundert werden und ein guter Arzt sein. Denn man kann auch diejenigen, die die Krankheit überleben können, noch besser bewahren, wenn man sich von langer Hand alles, was kommen kann, überlegt, und man wird, wenn man

---

tion (*istiʿdād*) der Vorstellungskraft, die, wenn sie stark ist, dem Lernenden das Lernen erspart, so dass er die Dinge gleichsam von selbst weiß. Die oberste Stufe des *ḥads* heißt *ʿaql qudsī* („heiliger Verstand" – Intuition!), nicht alle Menschen haben teil daran; in ihrer höchsten Ausprägung ist sie Prophetie. – Auch hier also fließende Grenzen zwischen der (beim Erfolgsarzt vorhandenen) Intuition und der Prophetie!

101 Es ist nicht die Aufgabe dieser Untersuchungen, die medizinische Seite der Prognose bei den Arabern, ihr Niveau, eventuelle Verbesserungen der Methode etc. zu untersuchen; doch läge hier vielleicht ein reizvolles Forschungsobjekt für von der Medizin her kommende Medizinhistoriker.

vorher erkennt und voraussagt, wer sterben und wer am Leben bleiben wird, von der Verantwortung frei.

HIPPOKRATES, *Progn.* 1; Littré II, 110; Übers. nach Diller, *Schriften* 64

Die Prognose, das ist aus diesen Worten deutlich, dient nicht zuletzt dem Ansehen des Arztes. Es entspricht mithin diesen alten Vorstellungen, dass ar-Ruhāwī gerade im Kapitel über den „Adel der Heilkunst" auf die Bedeutung der Prognose zu sprechen kommt und zwar mit folgenden Worten:

Wie sollte man ihren Adel und Nutzen nicht bekennen, wenn man sieht, wie ihre hervorragenden Vertreter im voraus verkünden, was eintreten wird, und zwar namentlich im Hinblick auf die Krisentage, – wie sie urteilen über die Länge oder Kürze der Krankheit, ob sie harmlos oder gefährlich, in Ruhe oder in Bewegung ist; und dies, weil sie die Natur der Krankheit von ihrem ersten Auftreten an kennen und voraussagen (können), welche Krankheitsbewegungen an den geraden und ungeraden Tagen (*azwāǧ, afrād*) auftreten werden im Reifungsprozess, und wie sie (im voraus) Auskunft geben, wer genesen und wer sterben wird. Und wie sollte die Bewunderung der Menschen für den tüchtigen Arzt und ihre Verehrung für seine Kunst nicht wachsen, wenn sie sehen, wie er urteilt und trifft, ankündigt und es geschieht, und mitteilt was gewesen ist!?

Galen verkündete, als einmal der Philosoph Eudemos (im Text irrtümlich Glaukon, Anm. J.C.B.) an einem Quartana-Fieber litt und seine Ärzte ihm vor der Reifung einen Theriak gegeben hatten, sein Fieber werde sich komplizieren (w.: zusammensetzen), was auch geschah. Da wunderten sie sich über sein Urteil so sehr, dass sie, sagten: Das ist nicht Heilkunst sondern Prophetie![102] Hierher gehört auch, was er von dem verliebten Mädchen erzählte, welchem er den Puls fühlte, um alsbald seinen Zustand bekannt zu geben. Dies und vieles dergleichen hat Galen in einer gesonderten Abhandlung mit dem Titel „Seltene Fälle von Prognosen" (vgl. unten S. 260, Anm. 115) berichtet, aus welcher jeder, der diese Dinge wissen will, sich belehren kann. Solche und ähnliche Dinge vermögen wir nicht, es sei denn kraft dieser Kunst. Und um dieser und ähnlicher Dinge willen verdient sie den Adel und den Vorrang gegenüber anderen Künsten.

RUHĀWĪ, *Adab* fol. 79^{a},10–^{b},5

102 Die Stelle stammt aus *De praegnotione ad Epigenem* (Kühn XIV, 605) sie wird erwähnt von Illberg, *Galens Praxis* 287.

Die deutlich in einem exaltierten Ton vorgetragenen Worte ar-Ruhāwīs verraten die Bedeutung und die besondere Rolle, die er der Prognose beimisst: sie ist ihm etwas Einmaliges, nur dem Arzt Mögliches, – was er durch den Hinweis auf ihr bei Galen belegtes prophetisches Moment (handele es sich nun um eine prophetische Gabe oder um eine bloße prophetische Wirkung) zu erhärten sucht, – und verbürgt damit Ansehen und Erfolg. Wie ausgeprägt das divinatorische Element in der Prognose hervortreten und wie diese Vergrößerung des Ruhmes u. U. auch außerhalb des Berufes benutzt werden konnte, zeigt uns das Beispiel des harranischen Arztes Abu l-Ḥasan Ṯābit ibn Ibrāhīm, den Ibn al-Qifṭī (*Ḥukamā'* 114) als „den Verkündiger" (*al-muḫbir*) bezeichnet, und von dem Ibn abī Uṣaibiʿa sagt, er sei „der Geheimnisse der Medizin" kundig gewesen (*ʿUyūn* I, 227 = B 307). Seine prognostische Begabung ging weit über das übliche Maß hinaus, wie es uns eine Reihe von Berichten bezeugt, unter denen der folgende besonders charakteristisch ist:

> Abu l-Ḥasan berichtet: Ich war mit Abu l-Ḥasan al-Ḥarrānī eines Tages im Hause des Wesirs Abū Muḥammad al-Muhallabī.[103] Da kam der Dichter Abū ʿAbdallāh ibn al-Ḥaǧǧāǧ[104] und ließ sich von ihm seinen Puls fühlen (w.: gab ihm seinen Puls). Er sagte zu ihm: „Ich sage dir, Deine Nahrung war grob; und ich glaube du hast es dabei so weit getrieben, dass du Sauermilch (*maḍīra*) mit Kalbfleisch gegessen hast." Er sagte: „So ist es, bei Gott, gewesen!" Und er und die Anwesenden erstaunten. Da streckte (auch) Abu l-ʿAbbās ibn al-Munaǧǧim seine Hand aus. Er nahm seinen Puls und sagte: „Und du, mein Herr, hast die Kühlung übertrieben; ich glaube, du hast elf Granatäpfel gegessen!" Abu l-ʿAbbās sagte: „Das ist Prophetie, nicht Medizin!" Und das Staunen und die Unterhaltung darüber unter der anwesenden Gesellschaft nahmen zu. Ich selber fand das auch sehr merkwürdig und wunderte mich sehr. Schließlich trat der Wesir in die Runde, rief uns herbei und sagte: „Was sind das für Wundergeschichten, die du da sehen lässt, Abu l-Ḥasan?!" Und er beglückwünschte ihn. Die Unterhaltung ging weiter über diesen Vorfall, wobei ich mich jedoch enthielt, da ich nicht wusste, was ich (dazu) sagen sollte. Dann gingen wir hinaus und ich sagte ihm: „Mein Herr Abu l-Ḥasan! Die Heilkunst kenne ich so gut wie du, mir ist nichts von ihr verborgen. Erkläre mir also, woher

103 Ein verdienstvoller Wesir im Dienste des Buyiden Muʿizz ad-Daula; in seinem literarischen Zirkel verkehrten zahlreiche bedeutende Geister der 1. Hälfte des 4./10 Jh.

104 Ein berühmter Dichter aus dem Kreise al-Muhallabīs, der in seinen Gedichten z.T. derbe Volksszenen schildert, dabei allerdings vor gröbsten Obszönitäten und Fäkalien nicht zurückschreckt.

dir so genau bekannt war, dass die Sauermilch mit Fleisch vom Kalb, nicht von der Kuh oder vom Stier (verbunden) gewesen ist, und was dir bewies, dass die Zahl der Granatäpfel elf war!" Er sagte: „Das ist eine Sache, die mir so einfällt (*yaḫṭuru bi-bālī*), und dann sagt sie meine Zunge." Ich sprach: „Du hast recht, bei Gott, so zeige mir also deine Geburtskonstellation!" Ich ging mit ihm in sein Haus, und er zeigte mir seine Konstellation, und ich sah sie mir an und erkannte [...].[105] Da sagte ich zu ihm! „Mein Teurer, das hast nicht du gesprochen, alles was dir in der Medizin gelingt an Divination (*ḥads*) und Aussage hat hier seine Wurzel und Ursache!"

QIFṬĪ, *Ḥukamā'* 114

Auch die weiteren Prognosen Ṯābits sind solche aus dem Puls: In einem Fall wird an dem *šarīf* Muḥammad ibn 'Umar – einer bekannten Persönlichkeit jener Tage[106] – ein Aderlass gegen den Rat Ṯābits, aber auf Anraten anderer Ärzte, vorgenommen. Der Kranke hat davon zunächst, was Ṯābit vorausgesagt hatte, Erleichterung. Doch Ṯābit kündigt ein Quartana-Fieber mit 70 Anfällen an, die auch eintreffen.[107]

In einem anderen Fall behandelt er einen Pagen Subuktegins,[108] der von einem plötzlichen Fieber befallen wird. Subuktegin verlangt, er solle am nächsten Tag wieder ihm aufwarten. Ṯābit erwidert, die Krankheit brauche ihre Zeit; er könne ihn für den Morgen zwar herstellen, doch dann werde er in einem Jahr ein ähnliches Fieber bekommen und daran sterben, welcher Arzt ihn auch behandeln möge; Subuktegin solle sich entscheiden. Der bleibt jedoch bei seiner ersten Forderung, und es kommt alles so, wie Ṯābit prophezeit hat. „Da wuchs sein Ansehen gewaltig und es war, was er vollbracht, wie ein Wunder."[109]

Unabhängig von der Frage, ob diese Berichte historisch getreu sind (vgl. Einleitung S. XXII), geben sie jedenfalls die typische magische Aura eines großen Prognostikers trefflich wieder. Das vorletzte Beispiel zeigt darüber hinaus ein weiteres Charakteristikum des Erfolgsarztes, das Hinausragen, ja das ausstechende Hinausragen über die Kollegen. Bald weiß er Rat, wo andere vor ihm versagt oder die Hoffnung verloren haben, bald erweisen sich seine Prognosen, seine Rezepte entgegen dem Votum der übrigen Ärzte schließlich als richtig.

---

105 Es folgen astrologische Angaben.

106 Vgl. z. B. Bürgel, *Hofkorrespondenz*, im Index unter „Muḥammad."

107 Ibn abī Uṣaibi'a, *'Uyūn* II, 240.

108 Heerführer im Dienst der Buyiden Mu'izz ad-Daula und 'Izz ad-Daula, vgl. über ihn Bürgel, *Hofkorrespondenz* 29–31.

109 Ibn abī Uṣaibi'a, *'Uyūn* I, 228 = B 309 *kāna hāḏā minhu ka-l-mu'ǧizi.*

Zwei bezeichnende Erzählungen in der Biographie des Muhaḏḏab ad-Dīn Ibn ad-Daḫwār – des bekannten Stifters der medizinischen Akademie ad-Daḫwārīya – mögen diesen Modus weiter illustrieren:

> Gleich zu Beginn seines Dienstes (als Leibarzt) bei ihm (sc. dem Aiyubiden al-Malik al-ʿĀdil) zeigte er außerordentliche (Kunststücke) in der Prognose, die dessen gute Meinung von ihm und sein Vertrauen auf ihn verstärkten. So war al-ʿĀdil einmal erkrankt und die Zelebritäten der Medizin behandelten ihn. Der *ḥakīm* Muhaḏḏab ad-Dīn (Ibn ad-Daḫwār) riet zum Aderlass; doch wurde dies von den mitbehandelnden Ärzten nicht gebilligt. Er sprach: „Bei Gott, wir würden ihm ja nur Blut abzapfen, welches die Natur sonst ohne unsern Willen abstoßen würde!" Doch sie stimmten diesen Worten nicht zu. Nach kürzester Zeit indessen bekam der Sultan ein großes Nasenbluten und sein Zustand besserte sich. Da wusste er (sc. der Sultan), dass in der Schar (sc. der ihn Behandelnden) keiner ihm gleichkam.
>
> Hierher gehört auch, dass er (sc. Ibn ad-Daḫwār) eines Tages mit einer Schar von Harems-Ärzten (*aṭibbāʾ ad-dūr*) an der Pforte des Sultans-Palastes stand, als ein Diener (wahrscheinlich: Eunuch)[110] mit der Flasche eines Harems-Mädchens herauskam, um eine Verordnung gegen etwas, das sie schmerzte, zu verlangen. Nachdem die Ärzte sie (i. e. die Flasche) betrachtet hatten, verschrieben sie, was ihnen gerade so einfiel (*mā ḥaḍarahum*). Als sie jedoch der *ḥakīm* Muhaḏḏab ad-Dīn in Augenschein nahm, sagte er: „Der Schmerz über den sie klagt, verursacht nicht diese Farbe, die der Urin aufweist. Die Farbe dürfte vielmehr von Henna stammen, womit sie sich geschminkt hat!" Der Diener bestätigte (w. teilte mit) ihm das, erstaunte und informierte al-Malik al-ʿĀdil, worauf dessen Wohlgesinntheit ihm gegenüber noch zunahm.
>
> IBN ABĪ UṢAIBIʿA, *ʿUyūn* II, 240 = B 729

Subtile prognostische Kunst und erfolgreiches Weiterwissen und Auswegweisen in scheinbar hoffnungsloser Lage verbinden sich in einem berühmten medizinliterarischen Topos, der aus der Antike stammt, in der islamischen Welt aber erst zu breiter Entfaltung gelangt ist. Wir meinen die Feststellung des Namens – u. U. auch des Wohnortes, Berufes etc. – einer geliebten Person durch den Puls des in glückloser Leidenschaft dahinsiechenden Liebenden.

110 „Diener", „Lehrer" und ähnliche Ausdrücke waren als schonende Umschreibungen für Eunuchen üblich, vgl. Mez, *Renaissance* 334.

b *Der Topos vom Puls der Liebeskranken*

Der Topos von der Ermittlung des Geliebten aus dem Puls des Liebenden ist in der wissenschaftlichen Literatur schon behandelt, soll aber, da er bei ar-Ruhāwī zweimal berührt wird, und in den Rahmen unserer Untersuchungen gehört, im Anschluss an Browne und Walzer und unter Hinzuziehung neuen Materials hier auch berücksichtigt werden.[111]

Es handelt sich bei diesem Topos ungeachtet seines medizinhistorischen Interesses im Grunde um ein literarisches Motiv novellistischer Prägung, dessen früheste Bekundung sich offenbar bei Plinius findet, nämlich in einer Erzählung, deren Figuren der berühmte alexandrinische Arzt Erasistratos,[112] der Prinz Antiochos (der spätere Antiochos II. Theos von Syrien, 262–247 v. Chr.), sein Vater König Seleukos I. Nikator (312–280) und dessen Nebenfrau Stratonike sind. Diese Geschichte ist übrigens vermutlich auch das Vorbild für die Erfindung einer ähnlichen gewesen, die sich um die Namen des Hippokrates und des Makedonen-Königs Perdikkas spinnt.[113] Ar-Ruhāwī gibt die Erasistratos-Erzählung, die, soweit ich sehe, bisher in arabischem Gewande nicht bekannt war, in folgender Form wieder:[114]

> Ähnliches wird auch von Erasistratos berichtet: Als ihn einer der griechischen Könige zur Behandlung seines Sohnes kommen ließ, der sein einziger war, nahm er den Jüngling in Augenschein, befühlte seinen Puls, fand, dass der Pulsschlag gleichmäßig war in Ausdehnung und Zusammenziehung und vermutete daraufhin, dass sein Leiden seelischen, nicht körperlichen Ursprungs sei. Nun ließ der Arzt Stühle kommen, auf welche sich der König, der Jüngling und der Arzt setzten; dann ließ er alle Sklaven und Sklavinnen des Palastes vorbeidefilieren, während er den Puls des Jünglings in seiner Hand behielt. Dieser ging regelmäßig bis eine der Sklavinnen vorbeiging; da veränderte sich der Pulsschlag, wurde unru-

111 Browne, *Arabian Medicine* 84–85, Walzer, Love 407–422; wieder abgedruckt in id. *Greek into Arabic* 48–59. Angaben und Quellennachweise, die ich aus diesem Aufsatz übernommen habe, sind mit (Walz.) gekennzeichnet. Siehe zu diesem Topos auch Pinault, J., *Hippocratic Lives and Legends*, Leiden 1992, 105–115. Zur Liebeskrankheit im Allgemeinen siehe: Biesterfeldt, H.H.; Gutas, D., The Malady of Love, in *Studies in Islam and the Ancient Near East Dedicated to Franz Rosenthal*, = *Journal of the American Oriental Society* 104, No. 1, (Jan. – Mar., 1984), 21–55.

112 Nach neueren Forschungen war es vielmehr sein Vater Kleombrotos, vgl. *HGM* I, 297.

113 Vgl. Pseudo-Soranus, *Vita Hippocratis*, ed. Ilberg, CMG IV, 176,4 (Walz.).

114 Die Pointe dieser Erzählung hat Levey in seiner *Adab aṭ-ṭabīb*-Übersetzung völlig verdorben, indem er den Arzt statt „Er liebt meine Frau“ – „Er liebt Deine Frau!“ sagen lässt!

hig und unregelmäßig und der Jüngling zitterte und wechselte die Farbe. Als das der Arzt bemerkte und erkannte, dass er in sie verliebt sei, hörte er auf (den Puls zu fühlen) bis die Sitzung zu Ende war. Dann erkundigte er sich nach jener Sklavin. Man teilte ihm mit, es sei die Favoritin des Königs und sie bedeute ihm die Welt. Darauf ging er weg und versprach dem König, am nächsten Tage wiederzukommen. Er kam jedoch nicht, weil es ihn hart ankam, dass der König mit so etwas sollte betroffen werden. Doch der König ließ ihn holen, fragte ihn nach dem Grund seines Säumens und sagte zu ihm: „Du weißt doch, wie mir mein Sohn am Herzen liegt, der Erbe meines Reiches nach meinem Tode, und was er mir bedeutet'!" Der Arzt erwiderte ihm: „Ich habe gezögert, bis ich seine Krankheit erkannte!" – „Was fehlt ihm also?" – „Er liebt meine Frau!" Der König senkte schweigend das Haupt, dann sagte er zu dem Arzt: „Was entscheidest du nun?" Er erwiderte: „Der Entscheid steht dem König zu, nicht mir!" Der (König) sagte: „Ich entscheide, du solltest mich höher schätzen als sie!" – „O König!", rief der Arzt, „könntest du dieses gutheißen?" – „Gewiss, siehe, der König wird dir für sie Ersatz leisten und dir eine andere Frau statt ihrer verschaffen, und dir geben, was du begehrst." (Der Arzt) sagte: „Wenn dies der König entscheidet und gutheißt, so (soll er wissen, dass) der Jüngling in Wirklichkeit die Maitresse des Königs liebt!" Damit versetzte er den König in eine schwierige Lage. Der König verharrte lange Zeit schweigend und in Gedanken versunken bis der Arzt ihn anredete: „Gott stärke den König! Siehe, Weiber lassen sich ersetzen, sie sind vorhanden zu jeder Zeit. Der Erbe des Königs aber, sein geliebtes, kluges, verständiges Kind ist nicht jederzeit vorhanden und zur Verfügung; es ist unersetzlich!" Da richtete sich der König nach seiner (sc. des Arztes) Rede und ließ den Jüngling seine Sklavin heiraten und er genas. Den Arzt aber ließ der König auf ein Pferd setzen, führte ihm einige Reittiere zu und übersandte ihm 10 *raṭl* Gold und prächtige Gewänder.

RUHĀWĪ, *Adab* fol. 82ª,12–82ᵇ (vgl. Bürgel, *Allmacht* 171–172)

Was von Erasistratos und Hippokrates erzählt wurde, durfte bei Galen nicht fehlen. Der Meister selbst sorgte dafür. In seiner ebenso ruhmseligen wie kulturgeschichtlich wertvollen Prognose-Schrift *Ad Epigenem*, die den Arabern unter dem Titel „Außergewöhnliche prognostische Fälle" (*Nawādir taqdimat al-maʿrifa*) bekannt war,[115] berichtet er jenes Erlebnis, auf das ar-Ruhāwī in

115 Vgl. Ḥunain, *Mā turǧima* Nr. 69, Ullmann, *Medizin* 44, Nr. 34; GAS III, 114, Nr. 55. Deichgräber spricht einmal von „Galens prosopographisch und kulturgeschichtlich gleich wertvol-

den oben zitierten Worten hinweist. Die diagnostizierte Person ist hier eine vornehme Römerin, die aus Liebe zu Pylades leidet, einem als Tänzer tätigen Freigelassenen des Marc Aurel.[116] Ibn abī Uṣaibiʿa erzählt die Geschichte im Anschluss an einen unten wiederzugebenden Parallelfall aus islamischer Zeit mit folgenden Worten:

> Eine ähnliche Geschichte begegnete Galen, als er die liebende Frau diagnostizierte (*ʿarafa*): Er war zu einer sehr angesehenen Dame gerufen worden, deren Leiden schon lange währte. Er vermutete (*ḥadasa!*), dass sie verliebt sei, und besuchte sie häufig. Und eines Tages, als er ihr den Puls fühlte – die Mannschaften (w.: „Truppen" – *aǧnād*) hatten gerade im Hippodrom die Pferde bestiegen und spielten – erzählte einer der Anwesenden, wie sie sich dabei gezeigt hätten, und dass einer sich durch Reitkunst (*furūsīya*) und gutes Spiel ausgezeichnet habe. Als sie nun den Namen dieses Mannes hörte, veränderte sich ihr Puls und ging unregelmäßig (?, *iḫtalafa*), beruhigte sich jedoch – stellte er fest – und ging bald wie früher. Galen gab nun jenem Erzähler einen heimlichen Wink, seine Worte zu wiederholen. Dabei fühlte er ihren Puls und merkte, wie er sich (erneut) veränderte. Er schloss daher aus ihrem Verhalten, dass sie diesen Mann liebe. – Das deutet auf reiches Wissen, und ein gutes prognostisches Verständnis (*ḥusn naẓar fī taqdimat al-maʿrifa*).
>
> IBN ABĪ UṢAIBIʿA, *ʿUyūn* II, 128 = B 595

Bemerkenswert an dieser Geschichte ist zweierlei; einmal die Abweichung in der Prozedur: kein geplanter Mechanismus sondern ein Zufall steht hier am Anfang der Prognose; er wird allerdings von Galen ganz im Sinne des empirischen Nachahmungsgesetzes (vgl. oben S. 56 f.) sofort bewusst verwertet, zum andern die Assimilation des Stoffes: die islamische Kultur kannte weder ein Theater noch männliche Kunsttänzer; aus dem Theatertänzer Pylades ist daher offenbar ein Polospieler geworden.[117]

Der nächste, bei dem uns dieser Topos begegnet, ist Ibn Sīnā: In seinem *Qānūn* beschreibt er die physiologische und die technische Seite des Verfah-

---

ler Schrift *De praenotione ad Epigenem*"; vgl. den Anhang zu Deichgräber, *Puls* 31. Ilberg (*Galens Praxis* 285) nennt sie eine „Reklameschrift im wahrsten Sinne des Wortes."

116 Galen, *Praecog.*, Kühn XIV, 632, ed. Nutton 102; vgl. Ilberg, *Galens Praxis* 289–290.

117 Das Polospiel erfreute sich bekanntlich namentlich im mittelalterlichen Persien großer Beliebtheit. Wie weit es zur Zeit Ibn abī Uṣaibiʿas in arabischen Ländern lebendig war, vermag ich nicht zu sagen. Zur Zeit des Abū Nuwās wurde es jedenfalls auch in Bagdad betrieben, wie seine poetischen Beschreibungen zeigen, vgl. Wagner, *Abū Nuwās* 160–162.

rens.[118] Dieses wird dadurch allgemein anwendbar, dass man den Gedanken an die geliebte Person durch die Nennung von Personennamen – Namen von „Straßen, Häusern, Künsten, Berufen, Familien und Ländern“ – erweckt und dabei den Puls fühlt, was zu einer sicheren Bestimmung der oder des Angebeteten führt. Ibn Sīnā betont, dass er das selber mehrmals praktiziert habe. „Kannst du keine andere Heilung finden als die beiden in einer durch Religion und Gesetz gebilligten Weise zu vereinen, so tue das.“ Ein berühmter persischer Text des 6./12. Jahrhunderts, die *Čahār Maqāle* des Niẓāmī-i ʿArūḍī, weiß dann auch einen konkreten Fall aus der Praxis Ibn Sīnās zu erzählen, der sich genau so abspielt, wie es im *Canon* beschrieben ist.[119] Eine Anspielung an dieses Verfahren findet sich ferner in der *Ḏaḫīra-i Ḫwārizmšāhī* (verfasst zwischen 1111 und 1136), der ersten persisch geschriebenen medizinischen Enzyklopädie.[120] Und schließlich verwendet, wie gesagt, Rūmī den Topos zu Beginn seines *Mathnavi*: Ein König heiratet ein Mädchen, das bald nach der Hochzeit schwer erkrankt. Die Ärzte sind ratlos. Schließlich kommt ein *ṭabīb-i ilāhī*, ein göttlicher Arzt, und stellt durch das bewusste Verfahren fest, dass sie einen Goldschmied in der Ġāṭafar-Straße im „Brückenend-Viertel“ in Samarqand liebt. Der Goldschmied wird geholt und darf das Mädchen heiraten, das alsbald genest (der weitere Verlauf der Erzählung gehört nicht hierher; Browne, 86–87).[121]

Bei den Arabern begegnet uns, worauf ebenfalls schon Browne (ohne nähere Angaben) hingewiesen hat, der Topos noch einmal in der Biographie des schon mehrfach genannten Arztes Rašīd ad-Dīn Abū Ḥulaiqa, hier jedoch in einer witzig abgewandelten Form:

> Zu seinen Anekdoten gehört das Folgende: Es kam eine Frau vom Lande zu ihm und mit ihr ihr Sohn, ein Jüngling, den die Krankheit ausgezehrt und abgemagert hatte. Sie klagte ihm ihr Leid und dass sie sich keinen Rat

118 Siehe hierzu: Álvarez Millán, Clinical Account 195–214; Pormann, P.E., Avicenna on medical practice, epistemology, and the physiology of the inner senses, in Adamson P. (ed.), *Interpreting Avicenna. Critical essays*, Cambridge 2013, 91–109, bes. 96–97.

119 Der Passus aus dem *Qānūn* und die Anekdote in den *Čahār Maqāle* sind übersetzt bei Browne, *Medicine* 64–86.

120 Browne, *Medicine* 87.

121 Wir können uns jedoch nicht enthalten, ihn wenigstens in der Anmerkung mitzuteilen: Nachdem das Mädchen genesen, bewirkt der „göttliche Arzt“ zunächst durch seine Kunst eine körperliche Verkümmerung des Goldschmiedes, worauf die Liebe des Mädchens zu ihm erlischt. Weitere Drogen lassen ihn bald das Zeitliche segnen. Die Witwe wird frei für den König, zu dem sie inzwischen auch in Liebe entbrannt ist. Diese Geschichte wird dann von Rūmī mystisch gedeutet.

mehr wisse mit seiner Behandlung, denn er werde immer nur kränker und magerer. Nun war sie des Morgens vor seinem Ausritt zu ihm gekommen und es war die kalte Jahreszeit. Während er also ihn musterte und seinen Zustand zu ergründen suchte und ihm den Puls fühlte, sagte er zu seinem Burschen: „Geh hinein und bring mir die *farǧīya* (w. ‚Überwurf', gleichzeitig Mädchenname), dass ich sie mir umtue!" Der Puls dieses Jünglings veränderte sich während seiner Worte gewaltig, sein Rhythmus wurde unregelmäßig und er (selber) verfärbte sich. Da erriet er (*ḥadasa!*), dass er verliebt sei. Er fühlte seinen Puls erneut, aber der hatte sich beruhigt. Als der Bursche aber zu ihm herauskam und sagte: „Hier ist die *farǧīya*", fühlte er seinen Puls (nochmals) und stellte wieder die Veränderung fest. Da sagte er zu seiner Mutter: „Dieser dein Sohn ist verliebt, und seine Angebetete heißt Farǧīya." Sie erwiderte: „Ei, bei Gott, o mein Herr, er liebt eine, die Farǧīya heißt, und ich bin schon ganz schwach, so oft hab ich ihn wegen ihr gescholten!" Und sie staunte gewaltig über seine Worte und dass er den Namen der Frau ohne vorherige Kenntnis erfahren hatte.

IBN ABĪ UṢAIBIʿA, *ʿUyūn* II, 128 = B 595

Als Parallele führt hier Ibn abī Uṣaibiʿa Galens eben angeführte Diagnose an, die ja auch auf einem zufälligen Erwähnen des Namens der geliebten Person beruhte.

Eine weitere typische Adaptation des Motivs, in der aber die „Diagnose" nicht durch Pulsfühlen sondern durch bloßes Betrachten des Gesichtes gestellt wird, findet sich in den „Nachrichten über die Weiber" (*Aḫbār an-nisāʾ*) von Ibn Qaiyim al-Ǧauzīya – Weisweiler hat sie in den *Arabesken der Liebe* (57–58) übersetzt. Der Verliebte ist hier ein Jüngling vom Stamme Ṯaqīf zur Zeit Muḥammads, der seine Liebe nicht offenbaren kann, da er in die Frau seines eigenen Bruders verliebt ist. Er siecht dahin; die Ärzte sind ratlos. Schließlich wird Ḥāriṯ ibn Kalada, der legendäre „Arzt der Araber", gerufen. Er kann kein ernstes Leiden an ihm feststellen und vermutet daher Liebeskummer. „Er befragte ihn unter vier Augen, doch jener weigerte sich, ihm irgendetwas zuzugeben. Als Ḥāriṯ erfolglos blieb, begann er, nach den Namen der Männer und Frauen ihrer Sippe zu fragen, während der Jüngling vor ihm lag. Jedes Mal, wenn eine von ihren Frauen genannt wurde, betrachtete Ḥāriṯ das Gesicht des Kranken, bis der Name der Frau seines Bruders fiel. Da wurde er lebendig, seufzte, wurde aufgeregt, und seine Augen schwammen in Tränen." Ḥāriṯ teilt dem Ehemann schließlich die Sachlage mit, und der ist bereit, sich von der Frau zu trennen. Doch als der Jüngling das vernahm, „rannte er schleunigst davon und bis zum heutigen Tage ward nichts mehr von ihm gehört."

Auch diese Adaptation enthält also mit Ausnahme des Pulsfühlens alle charakteristischen Elemente der Erasistratos-Erzählung: Den unglücklich Liebenden, der seine Liebe nicht preisgeben kann, den berühmten Arzt, die zweiteilige Diagnose, in der nach Ausschluss physiologischer Ursachen zunächst Liebeskummer vermutet und dann der Name der geliebten Person erschlossen wird, und schließlich den direkten Heilungsversuch, der aber in dieser Version, anders als in der antiken, misslingt.[122]

Wie sehr diese Diagnose zum allgemeinen Repertoire des arabischen Arztes gehörte, zeigt schließlich der Umstand, dass, wie wir im Prüfungskapitel schon erwähnten, die aus dem 6./12. Jh. stammende Sammlung von Prüfungsfragen des as-Sulamī[123] den Abschnitt über den Puls mit der Frage eröffnet: „Kann der Arzt aus dem Puls den Namen des Geliebten erkennen und wie (geschieht) das?" Die Antwort verweist auf Ibn Sīnās *Canon*, der mithin wohl als der eigentliche Vulgarisator dieses Topos im Islam anzusehen ist (vgl. oben S. 194).

Neben der Diagnose aus dem Puls war die aus dem Urin die gebräuchlichste und erfreute sich ebenfalls breiter Beliebtheit. Und auch hier war wieder das über den Rahmen des Üblichen Hinausgehende, das Sensationelle dasjenige, was am meisten Ruhm und Erfolg verhieß. Bezeichnend ist dafür die Karriere des Abū Quraiš, der es vom Heilkräuterkrämer zum Hofarzt des Kalifen al-Mahdī brachte, weil er aus dem Urin der von al-Mahdī geschwängerten Ḫaizurān kurz nach der Empfängnis nicht nur die Schwangerschaft, sondern auch das Geschlecht des zukünftigen Sprösslings – es war der spätere Kalif Mūsā al-Hādī – erkannte. Diese Geschichte wurde zwar nicht wie jene Diagnose des Erasistratos zum Topos, begegnet uns aber bei ar-Ruhāwī und Ibn abī Uṣaibiʿa in zwei von einander unabhängigen Versionen, was jedenfalls auf eine gewisse Verbreitung deutet. Obwohl beide Berichte auf glaubhafte Gewährsmänner zurückgehen – bei ar-Ruhāwī über ʿĪsā ibn Māssa auf Yūḥannā ibn Māsawaih, bei Ibn abī Uṣaibiʿa über Yūsuf ibn Ibrāhīm auf den Hofarzt aṭ-Ṭaifūrī, einen Kollegen von Abū Quraiš – zeigen sich auffällige Differenzen, die allerdings den Kern des Berichtes – eben die Diagnose – nicht berühren. So spielte sich, um nur die gröbste Divergenz herauszuheben – laut Yūḥannā der Vorfall in Bagdad, laut aṭ-Ṭaifūrī auf einer Expedition nach Raiy ab, die von Ṭaifūr, einem General des al-Mahdī, und Dienstherrn des nach ihm benannten Arztes aṭ-Ṭaifūrī geleitet wurde. Bezeichnend ist in beiden Berichten die Skepsis, mit der die bereits bestallten Ärzte, gewissermaßen als Vertreter der

122 Die Übertragung dieses Motivs auf Ḥāriṯ ibn Kalada stellt eine für die islamische Rezeption der Antike charakteristische Form der Aneignung dar. Näheres darüber vgl. in dem Kapitel „Die Islamisierung der Medizin" unten S. 419ff.

123 Sulamī, *Imtiḥān*, ed. Leiser/Khaledy arab. 7,2.

Schulmedizin, diese Diagnose aufnehmen. Nach ar-Ruhāwī/Yūḥannā rief der berühmte Ǧūrǧīs ibn Ǧibrā'īl als er von der Sache erfuhr: „Lüge und Schwindel (*maḫraqa*)!" und verlangte, als Ḫaizurān wieder schwanger wurde, vom Kalifen, nun den Mann auf die Probe zu stellen (*ǧarrib hāḏā r-raǧul!*). Dies geschah; Abū Quraiš verkündete wieder einen Knaben – und behielt Recht; denn diesmal wurde Hārūn (ar-Rašīd) geboren. Das verschaffte Abū Quraiš endgültig den Einzug bei Hofe. Noch unter Hārūn finden wir ihn als einen der Leibärzte vor, allerdings bar seines einstigen Ruhmes: Hārūn traut ihm nichts zu und behält ihn aus bloßer Pietät am Hofe.[124] Der Bericht bei ar-Ruhāwī verschweigt diesen Abstieg natürlich – er würde in die Galerie ruhmvoller Arztkarrieren im 13. Kapitel des Werks nicht passen! – und schließt mit der rührenden Szene, in welcher der Kalif dem erfolgreichen Prognosensteller die beiden Knäblein auf den Schoß setzen lässt, ihn mit Geschenken überhäuft und ihm den Ehrennamen Abū Quraiš verleiht; denn er hatte sich ja quasi zum Herold zweier großer Quraišiten gemacht.[125]

Nach dem Bericht aṭ-Ṭaifūrīs wollte sein Dienstherr Ṭaifūr die Gelegenheit benutzen, ihm bei Hofe ein Avancement zu verschaffen. Er forderte Ḫaizurān also auf, ihren Urin auch seinem Arzt (aṭ-Ṭaifūrī) zur Begutachtung zu schicken und empfahl diesem, die Worte des Abu Quraiš zu wiederholen (*qul qaula ʿĪsā*). Aṭ-Ṭaifūrī entgegnet jedoch, dass man aus dem Urin zwar eine Schwangerschaft, nicht aber das Geschlecht des Embryos bestimmen könne. Alle Mühe des Offiziers, den Arzt zur Annahme seines Vorschlages zu bewegen, bleibt erfolglos: „Ich tat es nicht, denn ich wollte mich davor bewahren, durch Schwindelei (*maḫraqa*) Gewinn zu erzielen!"[126]

Damit stoßen wir zum ersten Mal in unseren Quellen auf ein Bewusstsein für die unbestimmte und schwankende Grenze zwischen dem Erfolgsarzt und dem Scharlatan, die für unser Gefühl schon in manchem der früheren Berichte überschritten schien. Nicht umsonst unterscheiden die Prüfungstexte ar-Rāzīs und Ṣāʿids deutlich zwischen dem, was eine Puls- bzw. Urindiagnose leisten kann und soll, und dem, was jenseits ihrer Grenze liegt. Bezeichnend ist aber, dass schon solche Markierungen schwanken. Während Ǧūrǧīs und aṭ-Ṭaifūrī die Prognose des Abū Quraiš schlicht als Schwindel bezeichnen, berichtet ar-Ruhāwī sie unbefangen als ärztliches Glanzstück und ist Ṣāʿid zufolge die Fähigkeit, zwischen männlichem und weiblichem, tierischem und menschlichem

124 Ibn abī Uṣaibiʿa, *ʿUyūn* II, 126,18–19 = B 187,2–3 *laisa huwa baṣīran bi-ṭ-ṭibbi; wa-inna-mā karāmatī lahū li-qadīmi ḥurmatihī.*

125 Ruhāwī, *Adab* fol. 83^b–84^a – Die ʿAbbāsiden stammten wie der Prophet von dem arabischen Stamme der Quraiš ab.

126 Ibn abī Uṣaibiʿa, *ʿUyūn* II, 153 = B 220; vgl. Bürgel, *Allmacht* 173–175.

Urin zu unterscheiden, oder auch die Schwangerschaft aus dem Urin zu erkennen, für den Arzt zwar nicht unabdingbar, bedeutet aber für den, der sie besitzt, eine Auszeichnung. Während es ar-Rāzī schlankweg als Unsinn brandmarkt, wenn man Ärzten als Prüfung aufgebe, das Geschlecht einer verhüllten Person aus dem Puls zu bestimmen (vgl. oben s. 185), wird bei Ibn abī Uṣaibiʿa eben ein solcher Fall zum Ruhme des agierenden Arztes angeführt.[127]

Die zahlreichen Berichte über – auf divinatorischen Fähigkeiten beruhende – Prognosen oder Erfolgsheilungen allein in den „Klassen der Ärzte" können hier natürlich nicht vollständig behandelt oder auch nur aufgeführt werden. Doch wollen wir noch auf einen besonders typischen, toposartig sich wiederholenden Bericht eingehen, dessen Inhalt damals wie heute einen Gipfel des Spektakulären in der Heilkunst bedeutet: Die Erweckung von Scheintoten.

c *Der Topos von der Erweckung Scheintoter*

Der klassische Totenauferwecker der Vergangenheit war für die Araber des Mittelalters, Muslime ebenso wie Christen, der Prophet Jesus. Ärzte konnten Tote nicht auferwecken, und selbst der göttliche Asklepius „brachte es in der Medizin (nur) soweit, dass er Kranke heilte, auf deren Genesung man keine Hoffnung mehr gesetzt, und dass angesichts seiner Taten die Menge vermeinte, er wecke Tote auf."[128] Dergleichen ist in den arabischen Quellen m. W. von keinem anderen Arzt der Antike berichtet. Vielmehr seufzt Galen „im ersten Kapitel seines Buches an den Philosophen Glaukon: ‚O vermöchte ich doch Asklepius gleich zu sein'!"[129] – Ibn abī Uṣaibiʿa weist im Anschluss an den zweiten der unten zitierten Berichte auf die griechisch verlorene Galen-Schrift *De sepultura prohibenda* hin. Daher läge eigentlich die Vermutung nahe, dass über die Vermittlung jenes Werks der Topos von Scheintod und „Erweckungen" zu den Arabern kam. Wie ich an anderer Stelle gezeigt habe,[130] enthält der arabisch erhaltene Galentext keine solchen Anekdoten. Hingegen finden sich solche in

---

127 Vgl. unten im Kapitel „Arzt und Herrscher" s. 358 mit Anm. 352.

128 Ibn abī Uṣaibiʿa, *ʿUyūn* I, 17 = B 33.

129 Ibn Ǧulǧul, *Ṭabaqāt* 11.

130 Bürgel, Auferweckung vom Scheintod 176–194 (vgl. id., *Allmacht* 173). Der Text ist enthalten in der Hs. Ayasofya 3724, fol. 140^a–146^a (Ritter/Walzer, Arab. Übs. 819, Nr. 35) sowie in der Hs. Paris, Bibliothèque nationale de France 6734, fol. 26^b–28^b (Ullmann, *Medizin* 59, Nr. 95; GAS III, 126, Nr. 93). Einen Kommentar „Über das Verbot, Lebendige zu begraben" (*Fī taḥrīm dafn al-aḥyā'*) schrieb ʿUbaidallāh ibn Ǧibrāʾīl ibn Buḫtīšūʿ; Hs. liegt in Leiden Nr. 1333 vor (vgl. *GAL* S I, 886). Eine Edition dieses Kommentars wird derzeit von Oliver Kahl (Marburg) vorbereitet.

dem zusammen mit dem Grundtext überlieferten Kommentar von ʿUbaidallāh ibn Ǧibrāʾīl ibn Buḫtīšūʿ. Die Protagonisten einer dort überlieferten Erzählung sind ein griechischer Tyrann und ein Philosoph, was wieder auf einen antiken Ursprung des Topos hinweist. Wenden wir uns nun also wiederum der islamischen Āra zu.

Von Ṯābit ibn Qurra, dem äußerst fruchtbaren ṣābiʾischen Gelehrten und Arzt-Philosophen aus Ḥarrān, der als Hofarzt al-Muʿtaḍids schon zu Lebzeiten zu höchsten Ehren gelangte, wird Folgendes berichtet:

> Zu den einmaligen Beweisen der Souveränität Ṯābits in der Kunst der Therapie gehört, was Sinān ibn Ṯābit (ein Enkel des Ṯābit ibn Qurra) erzählt: Einer meiner Vorfahren erzählte über meinen Großvater das Folgende: Er war eines Tages auf dem Wege zum Kalifen, als er ein Geschrei und Geheul vernahm. „Ist etwa", so fragte er, „der Fleischer gestorben, der in diesem Laden (beschäftigt) war?" Sie sprachen: „Bei Gott, ja, o Herr, gestern plötzlich!" und wunderten sich über seine Frage. Er sprach: „Er ist nicht gestorben! Führt mich zu ihm!" Da wandten sich die Leute mit ihm zum Hause um, und er gebot den Weibern, sie sollten aufhören sich zu schlagen und zu schluchzen und hieß sie, eine bestimmte Diät[131] zu bereiten, und beauftragte einen seiner Burschen, den Fleischer mit einem Stock auf den Knöchel zu schlagen; dabei nahm er seinen Puls und ließ jenen weiter schlagen bis er sagte: „Genug!" Dann ließ er einen Becher holen nahm aus seiner im Ärmel steckenden Schatulle eine Arznei heraus, die er mit etwas Wasser in dem Becher auflöste, öffnete den Mund des Fleischers und flößte sie ihm ein und – er schluckte sie hinunter! Da erhob sich ein Rufen und Schreien im Hause und auf der Straße: „Der Arzt hat *den Toten auferweckt!*" Ṯābit befahl (sogleich), die Tür zu schließen und sie abzusichern. Als der Fleischer zu sich kam, gab er ihm die Diät zu essen und setzte ihn auf. Und kaum hatte er ein wenig bei ihm gesessen, da kamen die Boten des Kalifen um ihn zu holen. Er ging mit ihnen hinaus und begab sich, während die Welt Kopf stand (*inqalabat ad-dunyā*) und die Menge um ihn her durcheinanderlief, zum Kalifen. Als er vor dem Kalifen stand, sagte er zu ihm: „Was (bedeutet) diese ‚Messiade' (*masīḥīya*), die uns da von dir zu Ohren gelangt ist?!" Er sprach: „O Herr! Ich pflegte an diesem Fleischer vorbeizukommen und zu sehen, wie er Leber zerschnitt, Salz darauf streute und sie verzehrte. Anfangs fand ich

131 *Muzauwara.* Man vgl. das witzige Poem auf *muzauwara* von al-Maʾmūnī, einem wenig bekannten Dichter des 4./10. Jh., übersetzt in Bürgel, *Maʾmūnī* 294, Nr. 93.

> sein Tun ekelerregend, dann aber machte ich mir klar, dass ihn ein Schlaganfall treffen werde und begann ihn zu überwachen. Da ich wusste, was ihm bevorstand, begab ich mich nach Hause und setzte eine Droge gegen Schlaganfall zusammen, die ich täglich mit mir führte. Als ich nun heute vorbeikam und das Geschrei vernahm, sagte ich: ‚Ist der Fleischer gestorben?' Sie sagten: ‚Ja, gestern plötzlich ist er gestorben!' Da wusste ich, dass ihn der Schlag getroffen hatte, ging hinein, fand ihn ohne Puls und schlug seinen Knöchel, bis sein Puls wiederkam. Dann gab ich ihm die Arznei, und er kam zu sich (w.: öffnete die Augen), woraufhin ich ihn die Diätspeise essen ließ. Heute Abend isst er einen Laib Brot mit Haselhuhn und morgen geht er schon aus dem Hause!"
>
> IBN ABĪ UṢAIBIʿA, *ʿUyūn* I, 216–217 = B 296–297

Wenige Seiten später begegnen wir bei Ibn abī Uṣaibiʿa fast der gleichen Geschichte:

> ʿUbaidallāh ibn Ǧibrāʾīl (der Verfasser des leider verlorenen Buches „Verdienste der Ärzte", Anm. J.C.B.) berichtet: Über die beiden (gemeint sind der Meister-Prognostiker Ṯābit ibn Ibrāhīm und Sinān ibn Ṯābit, ein Sohn des eben genannten „Totenerweckers", Anm. id.) gibt es viele hübsche Erzählungen, so z. B. die Erzählung vom Leberröster (*qallāʾ al-kubūd*). Am Bāb al-Azǧ (in Bagdad) gab es nämlich einen Menschen, der Leber röstete. Wenn sie nun an ihm vorbeigingen, grüßte er sie und dankte ihnen und erhob sich ihnen zu Ehren bis sie sich von ihm entfernt hatten. Eines Tages nun, als sie (wie gewöhnlich) vorbeikamen, sahen sie ihn nicht. Sie glaubten, er sei mit irgendetwas beschäftigt. Am nächsten Tag fragten sie jedoch nach ihm und erhielten die Antwort, er sei gerade gestorben. Darüber wunderten sie sich und sagten zueinander: „Wir haben (angesichts seiner Höflichkeit) eine Dankesschuld (*ḥaqq*) ihm gegenüber, die uns nötigt, ihn aufzusuchen und anzusehen!" So gingen sie denn beide und besahen ihn. Nachdem sie ihn gemustert hatten, berieten sie, ob sie ihn zur Ader lassen sollten und baten die Leute, ihm noch eine Stunde Aufschub zu gewähren (d. h.: das Begräbnis noch nicht einzuleiten), sie wollten seinen Fall bedenken. Das taten sie und ließen einen Aderlasser kommen, der ihn kräftig zur Ader ließ, wobei dickes Blut herauslief. Und je mehr herauslief, desto mehr besserte sich sein Zustand, bis er anfing zu reden. Da gaben sie ihm eine gute Arznei und gingen von ihm. Und als der dritte Tag kam, verließ er sein Haus. Und es war, als hätten die beiden *ein Wunder vollbracht*. Als sie darüber befragt wurden, sagten sie: „Die Ursache dessen ist, dass er während des Röstens von den Lebern

aß; sein Körper füllte sich infolgedessen mit dickem Blut, ohne dass er es merkte, und dieses drang schließlich aus den Adern in die Herzkammern (*auʿiya*) und überschwemmte die natürliche Hitze und erstickte sie in der Weise, wie zu viel Öl den Docht in der Lampe erstickt.“ Dadurch, dass sie sofort den Aderlass vornahmen, verringerte sich das Blut, die schwere Belastung der (natürlichen?) Kraft wich, die Hitze verbreitete sich und der Körper gewann seine Gesundheit zurück. – Eine solche Anfüllung kann (übrigens) auch von Schleim kommen. Der vorzügliche Galen hat ihre Ursachen in seiner Schrift „Über das Verbot, früher als 24 Stunden (nach Eintritt des Todes) zu bestatten“ (vgl. oben) behandelt.

IBN ABĪ UṢAIBIʿA, *ʿUyūn* I, 227–228 = B 308–309

Der Verdacht liegt nahe, dass es sich um eine Variante des gleichen Topos handelt, zwingend ist eine derartige Annahme jedoch nicht, und das Gleiche gilt auch für einige weitere parallele Berichte. Denn sowenig daran gezweifelt werden kann, dass wir hier einen medizinliterarischen Topos vor uns haben, so sehr ist es wahrscheinlich, dass solche „Wunder“ wirklich geschahen. Der folgende Bericht hat übrigens ein ganz eigenes Gepräge, was die Wahrscheinlichkeit seiner Historizität besonders erhöht: Zu lang, um hier vollständig übersetzt zu werden – obwohl es sich um einen jener hervorragend plastischen Berichte des Yūsuf ibn Ibrāhīm handelt, die ihn als einen begabten Erzähler mit besonderem Gespür für das Atmosphärische ausweisen – sei dieser Bericht nur in großen Zügen wiedergegeben:

Ibrāhīm ibn Ṣāliḥ, ein Neffe Hārūn ar-Rašīds und späterer Statthalter von Ägypten und Palästina, wird von dem Hofarzt Ǧibrāʾīl ibn Buḫtīšūʿ aufgegeben; sein Tod sei für den Abend zu erwarten. Auf Vorschlag des Barmakiden-Wesirs Ǧaʿfar ibn Yaḥyā (ermordet 187/803) wird der indische Arzt Ṣāliḥ ibn Bahla zu Rate gezogen mit der Begründung, dass Ǧibrāʾīls Medizin die byzantinische (*ṭibb rūmī*), die Ibn Bahlas dagegen die indische sei.[132] Ibn Bahla besucht den Patienten und verschwört sich auf Gut und Blut, er werde am Leben bleiben. Doch es kommt – scheinbar! – wie von Ǧibrāʾīl vorausgesagt: Im ersten Drittel der Nacht meldet ein Bote den Tod des Jünglings. Hārūn ist untröstlich, lässt Kissen und Polster beiseite räumen, denn „betroffen vom Tode lieber Verwandter, ziemt es (uns) nicht auf mehr als schlichten Teppichen (*busuṭ*) zu sitzen“ –

132 Ein Qualitätsunterschied wird damit nicht ausgesprochen; es liegt wohl einfach nur die Hoffnung auf eine noch nicht ausgeschöpfte Möglichkeit zugrunde; dennoch mag es der Barmakide als Abkömmling eines buddhistischen Priestergeschlechts – vgl. EI² s.v. „Barāmika“ – nicht ungern gesehen haben, wenn ein indischer Arzt einmal einen Syrer bei Hofe ausstechen konnte.

ein Trauerzeremoniell, das „seit jenem Tage zur Sitte der Abbasiden wurde." Ibn Bahla aber beschwört den Kalifen, ihm nochmals Zutritt zu dem angeblich Toten zu gewähren, diesen um Gottes Willen nicht lebendig zu begraben. Er erhält die Erlaubnis; man hört draußen das Schlagen einer Hand auf einen Körper (vgl. das Schlagen des Knöchels in der ersten Geschichte),[133] dann die Stimme des Arztes: „Gott ist groß!" Und schon ruft er den Kalifen: „Steh auf, o Beherrscher der Gläubigen, dass ich dir etwas Erstaunliches zeige!" Vor den Augen Hārūns und weniger Begleiter sticht der Arzt dann dem Kranken eine Nadel unter den Daumennagel, worauf der die Hand zurückzieht. Und wenig später, nachdem er den Kranken hat waschen und das Totenhemd durch normale Kleidung ersetzen lassen, bringt er ihn durch ein in die Nase geblasenes Nießmittel auch zum vollen Bewusstsein. Erwacht, berichtet Ibrāhīm, er sei im Traum von einem Hund in den Daumen gebissen worden. – Irgendwelche Erklärungen über den physiologischen Hintergrund des Vorgangs enthält der Bericht nicht.[134]

Die Applikation von Stockschlägen gegen Apoplexie begegnet auch in einer der Heilungsgeschichten, die at-Tanūḫī im 10. Kapitel seiner „Befreiung nach Drangsal" erzählt. Wieder wird der Patient von einer Schar von Ärzten für tot erklärt, ausgenommen jenen schon erwähnten al-Qaṭīʿī (vgl. oben s. 244), der den Anstalten der Verwandten zum Waschen und Behemden des Toten Einhalt gebietet mit den Worten: „Lasst mich ihn behandeln! Vielleicht genest er. Falls aber nicht, betrifft ihn nicht mehr als der Tod, den jene schon einstimmig verkündet haben!" Dann wird ein kräftiger Bursche gerufen und muss dem Scheintoten jeweils 10 Schläge verabfolgen, während der Arzt dazwischen die Fortschritte der Heilkur prüft. Nach dem 40. Schlag geht der Puls, nach dem 70. (!) richtet sich der Kranke seufzend auf und antwortet auf die Frage des Arztes, wie er sich befinde: „Ich habe Hunger." Von seinen Kollegen befragt, woher er diese Therapie habe, gibt er die Auskunft, er habe sie auf einem Karawanenzug von Beduinen gelernt.[135]

Zwei weitere Erweckungen von Scheintoten, die Ibn abī Uṣaibiʿa von al-Yabrūdī, einem berühmten jakobitischen Arzt des 5./11. Jahrhunderts, berichtet, liegen wieder deutlich auf der Linie der ersten beiden Berichte.

Der eine dieser Vorfälle spielt anfangs auf dem Markt von Ǧīrūn in Damaskus: al-Yabrūdī beobachtet einen Mann, der im Verlauf einer Wette (*qad bāyaʿa*

133 Die unten folgende Geschichte siedelt den Ursprung dieser Therapie wohl zu Recht in der Volksmedizin an.

134 Ibn abī Uṣaibiʿa, *ʿUyūn* II, 34–35 = B 476.

135 Tanūḫī, *Faraǧ* 320–321.

ʿalā) pfundweise (*arṭālan*) gekochtes Pferdefleisch isst, wie es auf den Märkten verkauft wird, und anschließend noch eisgekühltes Bier in hellen Mengen säuft. Al-Yabrūdī, der die Folgen voraussieht, geht dem Mann nach bis zu seiner Wohnung und braucht auch nicht lange zu warten, bis dessen Angehörige ein Geheul erheben und ihn für tot erklären. Nun tritt al-Yabrūdī in Erscheinung mit den Worten: „Ich heile ihn; er hat nichts Schlimmes!" Er flößt ihm gekochtes Wasser und Brechmittel ein und ruft ihn binnen kurzem ins Leben zurück. „Durch diesen Vorfall wurde er berühmt und genoss hinfort hohes Ansehen."[136]

Der Held, bzw. das Opfer, der zweiten Erweckung al-Yabrūdīs ist ein Bäcker, der beim Backen von einem vorüberziehenden Händler Aprikosen kauft und diese zu noch heißem Brot verzehrt. Kurz danach fällt er in Ohnmacht. Ärzte werden gerufen, stellen den Tod fest; er wird gewaschen, ins Totenhemd gehüllt, ausgesegnet (*ṣulliya ʿalaihi*) und zum Friedhof getragen. Unterwegs begegnet ihnen al-Yabrūdī, hört Andeutungen über die Todesursache aus dem Trauerzug und lässt sich den Hergang nun näher beschreiben. Dann befiehlt er die Bahre niederzusetzen, untersucht den Mann und gibt ihm ein Purgativ, das seine Wirkung nicht verfehlt. Der Scheintote kommt zu sich und kehrt in seinen Laden zurück.[137]

Der Umstand, dass der Scheintote in der letzten Variante, die übrigens äußerlich in unmittelbare Nähe des „Jünglings von Nain" (Lukas 7,11–17) gerät, wiederum einen Beruf ähnlich denen des Fleischers und Leberrösters ausübt, macht es besonders wahrscheinlich, dass diese Fassung in der Tat nur eine fiktive Abwandlung des alten Topos ist.

Wir sind überzeugt, dass es bei entsprechender Suche möglich wäre, noch zahlreiche weitere Belege dieses Topos in der mittelalterlichen Literatur des Islams nachzuweisen.[138] Die vorgeführten Beispiele haben jedoch das Vorhandensein eines solchen zur Genüge erwiesen. Wir beschränken uns daher dar-

---

136 Ibn abī Uṣaibiʿa (*ʿUyūn* II, 141–142 = B 611–612) führt hier als Parallele einen Fall an, in dem ein Mann wettet, ein bestimmtes Quantum von Mohrrüben zu verschlingen und sich zur Ausführung des Gelübdes auf eine Mauer setzt, um von den Umstehenden gesehen und belacht (*ḍḥk* III) zu werden. Der Bericht beschreibt dann genau die physiologischen Folgen, doch endet es hier nicht mit Ohnmacht, sondern mit Erbrechen.

137 Diese Geschichte hat Ibn abī Uṣaibiʿa (*ʿUyūn* II, 143 = B 613) aus dem Fürstenspiegel *Sirāǧ al-mulūk* („Lampe der Könige") des aṭ-Ṭurṭūšī (gest. 520/1126 bzw. 525/1131) übernommen (*GAL* G I, 459; S I, 829–830).

138 So berichtet z. B. ʿArūḍī in den *Čahār Maqāle* wie ein sonst unbekannter Ismāʿīl al-Harawī (laut Meyerhof möglicherweise aber identisch mit *Tatimma* Nr. 54) zur Zeit Malikšāhs die Apoplexie eines gefräßigen Fleischers voraussagt und ihn dann vom Scheintod erweckt (Gibb Memorial 1,2,93).

auf, nur noch ein weiteres sehr spätes Zeugnis anzuführen, das für das Fortleben solcher Topoi in der islamischen Tradition bis an die Schwelle der Neuzeit charakteristisch ist. Es findet sich in einem von Renaud behandelten medizinischen Kompendium, das unter der Regierung des Moulay Ismaïl (1672–1729) in Marokko entstanden ist. Im Vordergrund dieses den Stillstand und Verfall der arabischen Medizin in jener Zeit erschreckend unter Beweis stellenden Werkes stehen magische aber islamisch verbrämte Praktiken. Beweis besonderer Fähigkeit ist es, zwischen Widderharn und Regenwasser unterscheiden zu können. Und dann fehlt eben auch nicht die Geschichte eines Arztes, der zufällig bemerkt, wie einer Fisch und Milch verzehrt,[139] und der ihn dann aus dem notwendig daraus folgenden scheintoten Zustand erweckt.[140]

Wenn hier der Topos der Erweckung von Scheintoten so ausführlich behandelt wurde, so sollte damit natürlich nicht gesagt sein, dass ein Arzt um Erfolg zu haben, solcher „Wunder" nicht entraten konnte. Was aber die Beispiele, ganz unabhängig davon, ob der einzelne Fall wahr oder erdichtet ist, dartun, ist die Beliebtheit solcher Wunder, ihre Wirkungskraft auf das Publikum und ihre Förderlichkeit für den Ruhm des Arztes. Bemerkenswert erscheinen jedoch auch zwei weitere Tendenzen, die sich mehr oder weniger deutlich in diesen Berichten spiegeln: Da ist einmal das Bestreben, den gewaltigen Unterschied, der zwischen dem Sachverstand der Ärzte und dem Verständnis, das Laien – bis hin zum Kalifen! – von medizinischen Dingen besitzen, anhand des „Wunders" aufzuzeigen: Was für die Ärzte ein rationaler, voraussehbarer Vorgang ist, erscheint dem Laien als „Messiade." Und da ist zum andern das deutliche, fast schalkhafte Eingeständnis in einigen unserer Berichte, dass es Ärzte gibt, die dieses „Wunder" bewusst inszenieren. Es braucht kaum betont zu werden, dass solches Verhalten mit dem hippokratischen Grundsatz „zu nutzen oder jedenfalls nicht zu schaden", nicht unbedingt in Einklang steht. Denn konnte der Arzt immer genau in jenem Moment auf der Bühne erscheinen, in welchem der von ihm abgewartete, das „Wunder" bedingende Scheintod eingetreten aber noch nicht irreversibel geworden war?! Aber es wäre penibel, dieser Frage weiter, nachzugehen. Wirklich bedeutende Ärzte inszenierten ständig ihre größeren und kleineren Heilungswunder, und wenn sie dabei Risiken eingingen, die mehr auf den eigenen Ruhm als das Heil des Patienten berechnet waren, so wandelten sie damit nicht in Galens Spuren (vgl. Ilberg, *Galens Praxis*).

139 Das Verspeisen von Fisch und Milch mit seinen schädlichen Folgen bildet offenbar seinerseits einen verbreiteten Topos der arabischen medizinischen Literatur.

140 Renaud, Moulay Ismail 101; 103–104.

d *Die Rolle der Suggestionskraft*

Die bisher vorgeführten Phänomene des Erfolgsarztes standen unter dem Oberbegriff der Intuition. Wir hatten dieser Fähigkeit die der Suggestion gegenübergestellt, und wollen auf diesen Begriff nun näher eingehen. Browne hat ihn in seiner „Arabian Medicine“ schon herausgestellt und schreibt:

> I have little doubt that *suggestion* played an important part in Arabian Medicine, and that wider reading in Arabic and Persian books ... would yield a much richer harvest in this field. But the people of the East have much of the child's love of the marvellous; they like their kings to be immensely great and powerful, their queens and princesses incomparably beautiful, their ministers or wazirs abnormally sagacious, and their physicians superhumanly discerning and resourceful.
>
> BROWNE, *Arabian Medicine* 90–91

Es wird aus diesen Worten deutlich, dass Browne den Begriff in einem weiteren, allgemeineren Sinne gemeint hat, als wir, die wir darunter nicht eine allgemeine durch die „Aura des Magischen“ erzielte suggestive Wirkung, sondern eine aktuelle Willensbeeinflussung und -lenkung des Kranken durch den Arzt verstehen wollen. Die Beispiele von Schocktherapie, die Browne anführt, fallen also nicht unmittelbar unter den Begriff der Suggestion in unserm Verständnis, und das gleiche gilt für die von Browne ebenfalls in diesem Zusammenhang angeführte Liebeskummer-Diagnose, da es hier ja dem Arzt gerade nicht gelingt, den Patienten zum Eingeständnis seiner Liebe, oder gar der damit verbundenen Namen, durch die bloße Überzeugungskraft oder Willensüberlegenheit zu veranlassen. Dabei leugnen wir freilich nicht, dass sicherlich auch bei diesen mehr mechanischen Prozeduren noch genug ärztliche Suggestivkraft erforderlich war, damit der Patient sozusagen „in die Falle ging.“ Am ehesten ist das letzte der von Browne sämtlich aus den *Čahār Maqāle* angeführten Beispiele, die Heilung eines Manisch-Depressiven, mit Suggestion in unserem Sinne verbunden, ohne dass – in der Regel – auch hierbei auf die Wirkung eines bestimmten vorbereiteten Mechanismus verzichtet wird, wie eine Reihe von Parallelen zeigen wird, die wir anzuführen haben. Wir möchten jedoch die Heilung psychischer Erkrankungen in einem späteren Kapitel behandeln (vgl. unten s. 324). Hier sollen nur einige Fälle benannt werden, in denen Ärzte, geschickten Erziehern ähnlich, mit List oder Überredungskunst die Widerspenstigkeit ihrer Patienten überwinden, wobei Ibn abī Uṣaibiʿa einmal einen solchen Erfolg als *iqnāʿ ḥasan* „gelungene Überredung“ bezeichnet (vgl. unten s. 276) – ein Ausdruck, der deutlich an die griechische εὐπείθεια erinnert, wenn er auch im Unterschied zu diesem Terminus nicht das Resultat, sondern den darauf gerichteten ärztlichen Akt bezeichnet (vgl. oben S. 231). Für den Charakter solcher Überredungsmanöver sind die folgenden Beispiele charakteristisch:

> Yūsuf ibn Ibrāhīm sagt: Sulaimān, der Diener aus Chorasan und Freigelassene des (Hārūn) ar-Rašīd hat mir folgendes erzählt: Er stand eines Tages (während eines Aufenthaltes) in al-Ḥīra[141] hinter (w.: am Haupte des) ar-Rašīd, der beim Speisen war. Da trat ʿAun al-ʿIbādī al-Ǧauharī ein, eine Schüssel tragend, in welcher in Fett gedämpfter Fisch war. Er stellte sie vor den Kalifen, zusammen mit einem Fleischfüllgericht (*maḥšīy*), das er mitgebracht hatte. Ar-Rašīd schickte sich an, davon zu essen, Ǧibrāʾīl (ibn Buḫtīšūʿ) hinderte ihn jedoch daran und gab dem Tafelmeister ein Zeichen, es für ihn beiseite zu stellen. Ar-Rašīd merkte das. Als dann die Tafel aufgehoben wurde und ar-Rašīd sich die Hände wusch, verließ ihn Ǧibrāʾīl.
>
> Sulaimān (der Berichterstatter, vgl. oben) sagt: Da befahl mir ar-Rašīd, ihm zu folgen und mich vor ihm zu verbergen, um zu beobachten, was er tue und ihm dann Kunde davon zu bringen. Ich tat, was er mir befohlen, schätzte aber, dass mein Tun Ǧibrāʾīl nicht verborgen blieb, angesichts der Vorsicht, die ich an ihm wahrnahm. Er begab sich in einen Raum des Hauses des ʿAun und ließ das Essen kommen. Das wurde ihm gebracht und enthielt jenen Fisch. Er bat nun um drei silberne Becher und tat in einen derselben ein Stück davon, goss Wein aus Ṭīzanābād[142] darauf und sagte: „Das ist das Essen Ǧibrāʾīls!“ In den nächsten Becher tat er ebenfalls ein Stück (Fisch) goss Wasser mit Eis darauf und sagte: „Das ist das Essen des Beherrschers der Gläubigen, wenn er den Fisch nicht mit anderem mischt.“ In den dritten Becher tat er ein Stück Fisch zusammen mit Fleischstücken verschiedener Sorten, Braten, Helwa, Erfrischungen (*bawārid*), Geflügel und Gemüse, goss Wasser mit Eis darauf und sagte: „Das ist das Essen des Beherrschers der Gläubigen, wenn er den Fisch mit anderem mischt.“ Die drei Becher übergab er dem Tafelmeister und sagte: „Verwahre sie bis der Beherrscher der Gläubigen von seinem Mittagschlaf erwacht!“
>
> Sulaimān der Diener sagt: Dann machte sich Ǧibrāʾīl an den Fisch und aß davon bis er vollgepfropft war (*taḍallaʿa*). Und sooft er Durst verspürte, bestellte er einen Becher unvermischten Weins und trank ihn

141 Bekannte Stadt in der Nähe von Kufa mit überwiegend christlicher Einwohnerschaft.

142 Ort zwischen Kufa und Qādisīya, Yāqūt, *Muʿǧam al-buldān* III, 569.

> aus. Anschließend schlief er. Als nun ar-Rašīd erwachte, rief er mich und fragte mich, was ich über Ǧibrāʾīl zu berichten habe, und ob er etwas von dem Fisch gegessen habe oder nicht. Ich gab ihm Auskunft. Da befahl er, die drei Becher zu bringen, und fand den Inhalt dessen, worauf der lautere Wein gegossen war, zerstückt, so dass nichts (Festes) davon übrig war. Worauf das Wasser gegossen worden, das fand er um mehr als die Hälfte gewachsen, und an dem Becher, in welchem Fisch und Fleisch waren, stellte er einen veränderten, höchst unangenehmen Geruch fest. Da befahl mir ar-Rašīd, Ǧibrāʾīl 5000 Dinar zu überbringen und sagte: „Wer will mich tadeln, diesen Mann zu lieben, der mich auf solche Weise leitet?!" Und ich überbrachte ihm das Geld.
>
> IBN ABĪ UṢAIBIʿA, *ʿUyūn* I, 129–130 = B 191

Ganz anders musste Buḫtīšūʿ der Sohn des eben genannten Ǧibrāʾīl, vorgehen, als der spätere Kalif al-Muʿtazz in jugendlichem Alter an einem Fieber erkrankte und jede Nahrung und jede Droge zurückwies. Buḫtīšūʿ besuchte ihn, scherzte und plauderte mit ihm. Da streckte der Jüngling seine Hand in den Ärmel des kostbaren Obergewandes (*ǧubba*),[143] welches der Arzt trug und rief aus: „Welch schönes Kleid ist dies!" Buḫtīšūʿ erwiderte „Es hat, bei Gott, nicht seinesgleichen mein Herr, und kostete mich 1000 Dinar. Doch iss mir zwei Äpfel und nimm (dann) die *ǧubba!*" Nachdem die Äpfel verspeist waren, erreichte der Arzt, indem er ein weiteres dazugehöriges Gewand versprach, dass der Kranke auch Oxymel zu sich nahm. Damit war die Wende herbeigeführt.[144]

Den folgenden Fall, bei dem es sich zweifelsohne um eine Anekdote handelt, gebe ich nur *curiositatis causa* wieder: ʿAbd al-Muʾmin, der Begründer der Almohaden-Dynastie, sollte ein Purgativ nehmen, verabscheute aber Abführmittel. Da dachte sich Abū Marwān Ibn Zuhr ein besonderes Verfahren für ihn aus (*talaṭṭafa*): Er tränkte einen Weinstock mit Wasser, das er mit Abführmitteln angereichert hatte. Dann brachte er dem Kalifen eine Traube und ließ ihn davon essen, bis er sagte: „Das genügt dir, O Beherrscher der Gläubigen, du hast 10 Beeren gegessen, die werden dir 10 ‚Sitzungen' verschaffen!" Was auch geschah. „Der Kalif fand seine Ruhe, er billigte das Verfahren und sein (sc. des Arztes) Ansehen bei ihm nahm zu."[145]

Ṣafīy ad-Dīn ibn Šukr, der Wesir des Aiyubiden al-Malik al-ʿĀdil, aß immer nur Geflügel und wollte kein Hammelfleisch genießen, obwohl er schon ganz

143 Vgl. Kapitel III.A.1, Abschnitt „Äußeres."

144 Ibn abī Uṣaibiʿa, *ʿUyūn* I, 141–142 = B 206.

145 Ibn abī Uṣaibiʿa, *ʿUyūn* II, 66 = B 520.

bleich war. Die Ärzte verschrieben ihm mancherlei Drogen, aber ohne Erfolg. Schließlich konsultierte er Raḍīy ad-Dīn ar-Raḥbī, einen erfolgreichen Arzt im Dienste Saladins. Dieser verschwand einen Augenblick und brachte, als er wieder kam, ein Stück Geflügelbrust und ein Stück rotes Hammelfleisch mit. „Du isst immer nur Geflügel. Das Blut, das daraus entsteht, ist aber nicht rot wie das, das aus dem Hammelfleisch entsteht. Sieh dir doch mal die Farbe dieses Hammelfleisches und ihren Unterschied von der Farbe des Geflügels an. Du musst aufhören, Geflügel zu essen und musst stattdessen immer Hammelfleisch essen, dann kommst du in Ordnung und brauchst keine Drogen!" Und der also Belehrte nahm diese Ermahnung an, worauf seine Mischung ihr Gleichgewicht zurückerlangte. – „Das ist", sagt Ibn abī Uṣaibiʿa, „eine gute Überredung, die er für den erfand, den er behandeln wollte …"[146]

In allen diesen und ähnlichen Fällen handelt es sich also um suggestive Einfälle und Arrangements, die zum Erfolg führen, wo andere Mittel bzw. auch andere Ärzte versagt haben, d.h. also Phänomene, die in der Tat für den Erfolgsarzt charakteristisch sind.

Abschließend muss freilich noch einmal betont werden, dass weder die Gabe der Intuition noch suggestive Kräfte dem Arzt auf die Dauer Erfolg verschaffen konnten – jedenfalls bei einem kritischen Publikum! –, wenn nicht ein erhebliches Maß an Theorie und Praxis die Grundlage, den handfesten Boden, auf dem die Wunderblume wachsen konnte, bildeten. Umgekehrt war der Scharlatan darauf angewiesen, fehlendes Wissen durch jene magische Aura zu ersetzen, ein Akzidens zur Substanz zu machen – was freilich für die breite Masse aller Zeiten schwer zu unterscheiden ist.

3 Der Scharlatan

Der Scharlatan ist so alt wie die Heilkunst selber, ja er gehört zu ihr fast wie der Schatten zum Licht.[147] Ṣāʿid zitiert sogar angebliche Hippokrates-Worte, in

146 Ibn abī Uṣaibiʿa, *ʿUyūn* II, 194–195 = B 674–675.

147 Siehe zu diesem Themenkomplex auch den Aufsatz von P.E. Pormann, The Physician and the Other: Images of the Charlatan in Medieval Islam, in *BHM* 79 (2005), 189–227. Der Autor kommt dabei zu dem durchaus nicht abwegigen Schluss, dass die in den Quellen zu findenden Klagen über die Umtriebe von Scharlatanen als Versuche der angesehenen Ärzte gewertet werden dürften, die in ihren Augen unzulänglichen medizinischen Praktiker zu verunglimpfen. Insbesondere die Aufrufe an die Obrigkeit, dem Quacksalbertum entgegenzusteuern, deuten in eine solche Richtung. Es versteht sich von selbst, dass im islamischen Mittelalter ein Großteil der tatsächlichen Gesundheitsfürsorge nicht in den

denen dem schlechten Arzt in diesem Sinne ein gewisser Nutzen für den guten zuerkannt wird:

> Wisse aber, dass diese, die ich beschrieben habe, dem tüchtigen Arzt zu Nutzen sind. Wenn sie nämlich übeltun und dem Rechten in der Heilkunst zuwiderhandeln, so wird alsdann der tüchtige, kritische (*nāqid*) einsichtige Arzt gelobt, wenn er mit dem Unwissenden verglichen wird, der nur dem Namen nach Arzt ist.
>
> ṢĀʿID, *Tašwīq*, ed. Spies fol. 24^b (vgl. Taschkandi 105)[148]

Aber der Scharlatan ist weniger Gegenbild, unverkennbarer Antipode des guten Arztes, als vielmehr dessen kaum zu unterscheidendes gleißnerisches Abbild. Er verhält sich zu ihm wie der Schein zum Sein, ja der falsche Schein ist sein bestimmendes Signum.

Schon in der Antike, und so auch später bei den Arabern, wird er charakterisiert als ein mimisches Double des Arztes, als einer, der einen Namen führt, der ihm nicht zusteht, als der unwürdige Prätendent der Heilkunst (arab. *man yaddaʿī* [oder: *al-adʿiyāʾ fī*] *ṣināʿat aṭ-ṭibb*). So heißt es etwa in dem sogenannten „Nomos" des Hippokrates, den Ibn abī Uṣaibiʿa neben dem „Eid" und dem „Testament" zitiert:

Händen von Ärzten lag, die ein klassisches Studium der Humoralpathologie absolviert hatten. Vielmehr waren gerade die einfacheren Bevölkerungsschichten zweifellos auf die Hilfe von Badern, Wundärzten oder heilkundigen Frauen angewiesen (l. c., 226). Von dieser Art praktischer Medizin zeichnen die akademisch gebildeten Schriftsteller dann ein Zerrbild in den grellsten Farben. Hauptsächlich literarischen Wert hat in diesem Zusammenhang die Karikatur eines falschen Schröpfers in der siebenundvierzigsten *Maqāma* al-Ḥarīrīs (222–225). Scharlatanerievorwürfe gegen jüdische Ärzte, wie sie in al-Kaskarīs *Kunnāš* begegnen (211–215, vgl. unser Kapitel IV.2), zeigen auch, dass hier oft genug nur missliebige Standesgenossen diskreditiert werden sollten.

148 Diese Sätze finden sich fast im Anschluss an das oben S. 238 wiedergegebene Zitat aus *Praec.* c. 6, Dazwischen steht noch Folgendes: „Er sagt später: Wer in Wissensarmut versunken ist und nicht von diesen Dingen weiß, darf nicht Arzt genannt werden. Leute dieser Art werden nur durch die ihnen gebührenden Strafen in Schach gehalten (? *innamā yūqafu ahlu hāḏihi ṭ-ṭabīʿati bi-ḥudūdihim* – Lesung unsicher). Sie glauben, dass sie dafür im Jenseits nicht bestraft werden. Wisse aber, etc." Dieser Satz ist ganz offensichtlich eine Wiedergabe des Anfanges von *Praec.* c. 7, allerdings mit einigen auffälligen Abweichungen. Der mit „Wisse aber" beginnende Text hat dagegen in den *Praeceptiones* keine direkte Entsprechung und könnte, falls er nicht einer anderen Schrift entstammt, nur als ein interpretatorisches Fazit aus der in den *Praeceptiones* durchgeführten Gegenüberstellung von gutem und schlechtem Arzt erklärt werden.

> Die Medizin ist die edelste aller Künste; aber das geringe Verständnis derer, die sich ihr zuzählen (*nḥl* VIII), wurde zur Ursache dafür, dass die Menschen ihrer beraubt sind. Denn in allen Städten weist sie keinen Mangel auf außer der Unwissenheit derer, die sie sich anmaßen, ohne würdig zu sein, sich nach ihr zu benennen; denn sie gleichen den Schattenfiguren (*ašbāḥ*), die die Geschichtenerzähler zur Unterhaltung der Leute vorführen: Ebenso, wie diese bloße Bilder sind, die keine Wirklichkeit besitzen, so auch jene „Ärzte“: viel dem Namen nach, aber dem Handeln nach sehr wenig …
>
> IBN ABĪ UṢAIBIʿA, *ʿUyūn* I, 26 = B 46 (vgl. auch die vollständige Übersetzung des Nomos bei Rosenthal, *Fortleben* 252–253)

Der Vergleich mit dem Schattenspiel ist besonders treffend; bringt er doch zum Ausdruck, dass der Schein nur wirken, nur da mit dem Sein verwechselt werden kann, wo ihm ein solcher Täuschung erliegendes Publikum gegenübersteht. *Mundus vult decipi*, das ist die Devise und die Chance des Scharlatans. Dieser Zusammenhang tritt uns auch bei Galen schon deutlich entgegen. Die arabischen Ärzte liefern weitere Details.

Galen führt in seiner Schrift über den Arzt-Philosophen den Mangel an fähigen Ärzten, den er für seine Zeit konstatiert, auf die materialistische Grundeinstellung seiner Zeitgenossen zurück, welche Reichtum höher schätzen als Tugend (ἀρετή, arab. *faḍīla*) bzw. jenen mit dieser verwechseln.[149] *Implicite* ist also hier die Mitverantwortlichkeit der Gesellschaft schon zum Ausdruck gebracht. Aber Galen schildert den Zusammenhang anderenorts noch deutlicher, z.B. in einem von ar-Ruhāwī zitierten Passus seiner an Epigenes gerichteten Prognose-Schrift:

> Seit die Zahl derer groß geworden ist, die den Anschein eines (bestimmten) Könnens erwecken wollen, ohne sich um die betreffende Kenntnis in der rechten Weise bemüht zu haben, – und zwar nicht nur in der Medizin, sondern in allen Künsten – seitdem werden die besten (Möglichkeiten) der Künste geringgeschätzt, die Aufmerksamkeit richtet sich (stattdessen) auf die Dinge, durch welche man berühmt und groß wird in den Augen der Menge, und man bemüht sich um die Kenntnis der Redensarten und Handlungsweisen, die auf Genuss und Schmeichelei ausgerichtet sind und nimmt die Frechheit zu Hilfe, man begrüßt die Reichen und Herrschenden in den Städten, begleitet sie, wenn sie in irgendeine Rich-

149 Galen, *Philosoph*, Kap. 2, ed. Bachmann 18.

tung zu reisen gedenken, geht ihnen zum Empfang entgegen, wenn sie aus den (aufgesuchten) Ortschaften zurückkommen und sucht sie auf Gesellschaften durch allerlei List zum Lachen zu bringen. Es gibt auch Leute, die sich mit diesen (für die Oberschicht berechneten) Dingen nicht begnügen, sondern auch die ungebildete Menge davon überzeugen wollen, dass sie den Prunk ihrer kostbaren Kleider und ihrer schönen Siegelringe und ihre silbernen Gefäße zu recht besitzen.

RUHĀWĪ, *Adab* fol. 103^b (= Galen, *De praecogn.*, Kühn XIV, 599–600, ed. Nutton 68)

Nimmt man die bei Ibn abī Uṣaibiʿa überlieferte Entlarvung eines Scharlatans hinzu, den Galen bei einer Scheinoperation ertappte (Näheres vgl. unten), so hat man bereits die wesentlichen Züge des Scharlatan-Klischees, des Topos vom Scharlatan, wie er uns in den arabischen Quellen begegnet, beisammen. Das Verhältnis zwischen Topos und Wirklichkeit ist aber hier ein anderes als bei dem Erfolgsarzt. Während dem Klischee des idealen Arztes – der theoretisch ja, wie gesagt, mit dem erfolgreichen identisch zu sein hat – dank den biographischen Quellen eine durch hunderte von Individuen repräsentierte Wirklichkeit gegenübersteht, verschwindet der einzelne Scharlatan fast völlig in dem dem Typ geltenden Gesamtbild; und auch da, wo einzelne Kurpfuscher vorgeführt werden, bleiben sie namenlos.

Dass daneben allerdings bedeutende Ärzte mitunter als Scharlatane verleumdet wurden, braucht nicht zu verwundern. Hatte doch auch Galen schon zu höherem Ruhme seiner selbst ziemlich indifferenziert der ihn als lästigen ausländischen Konkurrenten empfindenden „römischen Ärzteschaft Bosheit, Schlechtigkeit, Schurkerei, Gewinnsucht, Räuberei vorgeworfen." Und diese ihrerseits bezichtigten ihn, „er schöpfe seine Wissenschaft aus der Mantik."[150]

Bei den Arabern finden sich solche Invektiven vor allem in Spottversen; sie sind damit aber als nicht unbedingt ernst zu nehmende Äußerung bezeichnet; denn das Spottgedicht als alte und beliebte Gattung der arabischen Poesie neigte seit je zu derber und grober Übertreibung. So heißt es etwa in Versen auf Ibn Ǧumaiʿ, den al-Qifṭī für den größten ägyptischen Arzt neben Ibn Riḍwān hielt:[151]

150 Ilberg, *Galens Praxis* 288.

151 Das teilt Ibn abī Uṣaibiʿa als Äußerung al-Qifṭīs, getan während eines Gespräches mit ihm selber, mit (*ʿUyūn* II, 113 = B 577). Bei al-Qifṭī, respektive in al-Zauzanīs Abkürzung, fehlt dagegen jede Erwähnung Ibn Ǧumaiʿs.

Ibn Ǧumaiʿ ist in seiner Heilkunst so eitel,
dass er sogar den Heiland als Heiler schimpfiert;[152]
selber erkennt er nicht mal den Piss in der Flasche,
ob er ihn gleich mit dem Maule mummelnd probiert (*tamaḍmaḍa*).[153]
Sein größtes Wunder ist indes, dass er den Lohn
für den Mord des Patienten bei dessen Sippe kassiert!

IBN ABĪ UṢAIBIʿA, *ʿUyūn* II, 113 = B 577[154]

Es braucht kaum gesagt zu werden, dass solche Verse trotz ihrer Bezogenheit auf ein Individuum weit davon entfernt sind, individuelle Züge zu tragen. Auf der anderen Seite sind nun aber die Schilderungen der Quacksalber in unseren Quellen so reich an charakteristischen Zügen, dass man deutlich spürt, wie die Wirklichkeit, die die arabischen Autoren vor Augen hatten, das von der Antike ererbte Klischee sprengte. Man kann, ohne boshaft zu sein, sagen, dass kaum ein von den Griechen übernommener Topos der medizinischen Literatur von den Arabern so bereichert worden ist, wie der des Scharlatans, – eine Feststellung, die den Glanz und die Leistungen der arabischen Medizin übrigens in keiner Weise schmälert. Sind es doch gerade einige der intelligentesten, kritischsten, um die Heilkunst besorgtesten Ärzte, die uns die Gefahren des Kurpfuschertums am eindringlichsten, vielleicht manchmal auch übertreibend, vor Augen führen. So ist es auch nicht verwunderlich, dass es eben jene Autoren sind, die, wie wir sahen, besonders intensiv die ärztliche Prüfung behandeln, nämlich ar-Rāzī, ar-Ruhāwī, Ṣāʿid und Ibn Buṭlān.

Ar-Ruhāwī und vor allem ar-Rāzī erfassen mit scharfem Blick das gefährliche Wechselspiel zwischen den Kurpfuschern und ihrem Publikum, Ṣāʿid sieht

152 Als Jude glaubte Ibn Ǧumaiʿ nicht an die von Christen und Muslimen akzeptierten Heilungs- und Auferweckungswunder Jesu. Dies wird hier boshaft so interpretiert, als habe er sich über sie erhoben, mehr zu vermögen als Jesus beansprucht, während gemäß der letzten Zeile – auf diese Antithese steuern die Verse zu – er vielmehr nicht erweckte, sondern tötete!

153 Schmecken des Urins war an sich durchaus üblich.

154 Es folgen hier zwei weitere Beispiele solcher Spottverse, auf Ibn Ǧumaiʿ darunter einer mit deutlich antijüdischem Akzent:

Du hast gelogen und die Orthographie entstellt (*ṣḥf* II), als du behauptetest
Dein Vater sei der Jude Ǧumaiʿ (*Ǧumaiʿ al-Yahūdī*):
Nicht der Jude Ǧumaiʿ ist nämlich dein Vater,
sondern dein Vater ist die Gesamtheit der Juden (*ǧamīʿ al-Yahūdi*)!

in ihnen vor allem die genusssüchtigen, durch Frechheit siegenden Gauner. Ibn Buṭlān führt in seinem ironischen „Gastmahl" einen typischen Scharlatan vor, der im Laufe des „Stückes" entlarvt wird. Aber die Prüfenden sind ein Konsortium von Experten und was entlarvt wird, ist fachliche Unkenntnis, nicht aber jenes Gemisch aus Geschicklichkeit und Betrug, mit welchem ein gewitzter Scharlatan auch erfahrene Ärzte zu täuschen vermag. Hier nun vor allem setzen ar-Ruhāwī und ar-Rāzī an.

a *Der Scharlatan bei ar-Ruhāwī*

Ar-Ruhāwī, der wie Galen und andere die Wurzel des Kurpfuscherübels in Geld- und Ruhmsucht und das Ergebnis in einer Gilde von Gaunern erblickt, die ihre Unwissenheit durch allerhand Schliche verschleiern (*Adab* fol. 80ª u. ö.), vergleicht sie mit fallenstellenden Jägern,[155] mit Schakalwölfen (*ḏiʾb*, fol. 102ᵇ,16) und anderen wilden Tieren (fol. 103ª,4), sowie mit gefälschten Münzen, die der Kenner entlarvt (fol. 98ᵇ,8–9);[156] er schildert sie als Menschenkenner und Meister ihrer unlauteren Mittel:

> Da nun die Betrüger und Scharlatane (*ahl al-ḫidāʾ wa-l-ḥiyal*) unter den Ärzten wissen, welche dieser Betrügereien (am besten) zu jeder Klasse der Reichen und Herrschenden passen, handeln sie demgemäß, um sie zu fangen, wobei die jeweilige List für sie die Stelle des Netzes für den Jäger einnimmt.
>
> RUHĀWĪ, *Adab* fol. 71ª,16–17

Ar-Ruhāwī denkt hierbei, wie er im Folgenden ausführt, „an den Putz mit dem die Scharlatane sich dekorieren" (bzw. „die Tracht, in die sie sich kleiden" – *ziyy, yatazaiyā*; vgl. dazu oben s. 221 f.), die gewaltigen „Zirkel" (*maǧālis*), die sie veranstalten, und die Geräte und Möbel, die sie sich in ihren großartig aufgemachten und ornamentierten Offizinen (*dukkān*) zulegen.

Sehr scharf analysiert ar-Ruhāwī auch im 18. Kapitel das Wesen, fast könnte man sagen, den inneren Mechanismus, der Scharlatane: Nicht jeder sei für die Heilkunst geeignet; da man es aber in ihr wie in keinem anderen Beruf zu hohem Ansehen bringen könne, und der Eintritt jedem frei stehe, werde sie auch von ungeeigneten Menschen erstrebt. „Weil diese aber nicht das erlernen, wodurch sie Erfolg und hohes Ansehen (rechtens) erreichen würden, nehmen

155 Ruhāwī, *Adab* fol. 71ª,17; 80ª,11; 92ª,7; 98ᵇ,12; 103ª,14.

156 Der offenbar weit verbreitete Vergleich findet sich z. B. auch bei al-Ġazālī, *al-Munqiḏ min aḍ-ḍalāl* (ed. Jabre) 25.

sie ihre Zuflucht zum ‚Kunstgriff' gegenüber den Menschen in Form von mancherlei Betrügereien (ar-Ruhāwī denkt hierbei namentlich an die Praktik der Scheinoperationen, worauf wir unten ausführlich eingehen), die sie verdecken durch das, was sie zur Schau tragen an Putz und Kleidung und Gehabe, um den wahren Vertretern der Heilkunst in ihren Fachausdrücken und vielen andern Dingen zu gleichen" (*Adab* fol. 103ª).

Und in der Tat, die Nachahmung des echten Arztes erstreckt sich nicht nur auf dessen Kleidung, Gehabe und Fachsprache, auf die Anlage von prächtigen Iatreien und die Veranstaltung glanzvoller Zirkel (denn ar-Ruhāwī verurteilt diese letzteren nicht an sich, sondern nur als falschen Ornat der Scharlatane), kurz, nicht nur auf den standesgemäßen Habitus, sondern auch auf den ethischen Bereich. Es gibt Scharlatane, „die tausenden von Menschen ‚dienen', welche ihre Fehler nicht bemerken, sondern diese für das Richtige halten und von ihren ‚Ärzten' glauben, dass sie in der Heilkunst tüchtig seien. Der Grund dafür liegt, abgesehen von ihrer Unwissenheit und mangelnden Kritik, darin, dass sie erleben, wie jene sich um sie kümmern, häufig in ihre Häuser kommen und ihnen Arzneimittel billig überlassen, ja, wie sie vieles davon umsonst erhalten" (fol. 87ª). Zu den Fragen, die zu klären sind, wenn es gilt, den Charakter eines Arztes in Erfahrung zu bringen, gehört daher auch, „ob er reich an Barmherzigkeit und Wohltat ist, aber nicht, um damit zu protzen und Schlingen zu legen, sondern weil er das Gute um des Guten willen erstrebt" (fol. 99ª,6–8).[157]

Galten die zuletzt zitierten Sätze der Täuschung der Kunden durch äußerliche Nachahmung des guten Arztes, so schildert ar-Ruhāwī anderenorts unwürdiges Entgegenkommen oder auch beruflich-ethisch offensichtlich unzulässiges Verhalten als weitere „Schlingen" des Scharlatans:

> So sehen wir denn, wie viele Ärzte sich bei den Reichen und so manchem Sultan den Zugang durch Schach- und *nard*-Spiel verschaffen.[158] Andere finden Zugang zu ausländischen Offizieren aufgrund ihrer Kenntnis der betreffenden Sprache (die es ihnen ermöglicht), mit ihnen gesellig zu

157 Wenn ar-Ruhāwī feststellt, der Kurpfuscher lasse sich den Zulauf der Armen gelegentlich ein paar Pfennige kosten, so soll der Leser offensichtlich entnehmen, dieser Einsatz werde vervielfacht wieder eingeheimst. Vielleicht hätte aber auch ein harmloser Quacksalber, der aus purer Gutherzigkeit Arme kostenlos behandelte, was fähige Ärzte ja durchaus nicht immer taten, damit bei Schulmedizinern nur Verdacht erregt. Ar-Ruhāwī denkt hier jedenfalls wieder einmal reichlich schematisch.

158 Ar-Ruhāwī scheint ein dezidierter Gegner des Schachspiels gewesen zu sein: er zieht mehrmals dagegen zu Felde!

> sein. Wieder andre helfen den Reichen und den Fürsten zur Erlangung und Befriedigung ihrer Lüste und Triebe in mancherlei Dingen, die ihnen schaden im Zustand der Gesundheit wie der Krankheit. Daher werden sie von ihnen bevorzugt …
>
> RUHĀWĪ, *Adab* fol. 107[a]

Ar-Ruhāwī brandmarkt auch die Verantwortungslosigkeit, mit welcher die so zu Ehren gekommenen Ärzte, ebenso genötigt wie bestrebt, rasch einen sichtbaren Erfolg zu zeitigen, scharfe Drogen verschreiben, und schildert die Schwierigkeiten, die ein später zu Hilfe gerufener echter Arzt hat, wenn er versucht, die verfahrene Situation wieder ins rechte Gleis zu bringen. Gelingt es ihm, streicht der Scharlatan das Lob und den Lohn ein, gelingt es ihm nicht, so sorgt jener dafür, dass dem andern die Schuld zugeschoben wird. Beschließt der zweite Arzt, angesichts dieser Umstände, den Patienten nicht mehr aufzusuchen, „namentlich, wenn er sieht, dass es für ihn keine Heilung mehr gibt", so droht ihm noch größeres Missgeschick …

> … denn wenn jener Kranke ein Sultan oder aus Sultansgefolge ist, so wird er mit Gewalt geholt und womöglich zum Tode geführt, ist der Kranke einer der Würdenträger und Ältesten des Landes, so kann er sich ihm nicht verweigern, um durch den Tadel jenes Mannes und seiner Freunde nicht mancherlei Missliches über sich zu bringen. Folgt solcher Tadel ihm aber mehrmals, so kann er nicht in ihrem Lande bleiben, falls er überhaupt dem Unheil entrinnt. Ist aber der Kranke ein Bösewicht, so muss man noch weit Schlimmeres befürchten, denn die Bösewichter denken nicht nach über ihre hässlichen Taten und zögern nicht, sie auszuführen. Gehört aber der Kranke zu den Mittellosen und Armen, so sagt man von dem Arzt, er habe sich nicht um ihn gekümmert wegen seiner Armut und weil er keinen Gewinn von ihm erwartete.
>
> RUHĀWĪ, *Adab* fol. 108[a]

Ähnlich verantwortungslos wie bei der Verabfolgung von Drogen verfährt der Scharlatan auch bei der Urin-Diagnose: Ein Blick auf die Flasche, die ihm oftmals „durch die niedrigsten Bediensteten des Hauses, einen Burschen, eine alte Frau oder einen fremdländischen Sklaven" überbracht wird, Leute also, die zu keiner der unerlässlichen Auskünfte in der Lage sind, – und der Arzt verschreibt sein Rezept!

> Ich schwöre bei Gott, dass viele von den Ärzten, wenn sie einer fragen würde, was sie aus den Anzeichen des Urins erfahren und warum sie

dies oder jenes verschrieben haben, keine befriedigende Antwort zu geben wüssten!

RUHĀWĪ, *Adab* fol. 86b[159]

Die eigentliche Schuldhaftigkeit des Scharlatans beginnt überhaupt da, wo er sich zu pseudo-ärztlichen Handlungen erkühnt, und bemisst sich nach deren Folgenschwere. Harmlose Quacksalber, die sich auf einfache Hausmittel beschränkten, ließ man wohl, wie es jene früher zitierten Prüfungsanekdoten zeigen, passieren. Ar-Ruhāwī verliert über sie keine Worte. Dagegen bildet die im 18. Kapitel platzierte Auseinandersetzung mit einer Gilde raffinierter gefährliche Operationen riskierender Betrüger einen der Höhepunkte seines Buches.

Ar-Ruhāwī weist sie einer Gruppe landfahrender Ärzte zu, die den Namen *Dastkārīya* führen (von persisch *dastkār* – „Handarbeiter"; hier aber etwa mit „Manipulanten" zu übersetzen). Erklärtes Ziel dieser Ärzte ist es, durch *ḥiyal*, d.h. „Schliche" oder „Kunstgriffe" – das Wort gibt bekanntlich auch das griechische μέθοδος wieder – Heilungen zu erzielen. Sie sind daher *ahl al-ḥiyal*; aber der Ausdruck hat hier weder den Sinn von μεθοδικοί, noch unbedingt den von Scharlatanen. Denn ar-Ruhāwī erklärt, dass man mittels *ḥiyal* zu den *maḥāsin*, den „Spitzenleistungen" (w.: „Schönheiten") der Künste vorstoße. Die speziellen *ḥiyal* der *Dastkārīya* sind Scheinoperationen (vgl. unten S. 290 f). Ar-Ruhāwī räumt ein, dass sich fähige Ärzte unter dieser Gruppe fänden, die mittels einer suggestiven Therapie (*ʿan ṭarīq al-wahm*) Erfolge erzielten, wie das übrigens ja auch Galen schon gelungen sei.[160] Er sieht daher hier in besonders krasser Form das Problem der Unterscheidung zwischen Erfolgsarzt und Scharlatan gegeben: Es geht ihm darum, „ein nützliches Wort ... zur Unterscheidung zwischen den tüchtigen ‚Manipulanten' und ihren Nachahmern" zu sagen. „Du findest die beiden Klassen vereint, wie sie beim Einzug in die Städte darauf aus sind, durch allerlei Listen ihre angeblichen Fähigkeiten an den Tag zu legen." Sie haben eine eigene Reklame, „Annäherung" (*taqriba*) genannt; sie haben eine Fachsprache, von welcher ar-Ruhāwī neun mir etymologisch bisher nicht erklärbare Beispiele mit ihren Deutungen zum Besten gibt. Ihr Prinzip ist, sich zunächst in die Gunst einer maßgeblichen Persönlichkeit, Fürst oder Kadi, einzuschleichen. Sie bieten Mittel gegen das Ergrauen bzw. zum Entgrauen des Haares,

---

159 Das gleiche wirft ar-Rāzī in seiner Prüfungsschrift einigen Autoren darunter Yūḥannā ibn Māsawaih, vor, die übertriebene uroskopische Prüfungsaufgaben beschreiben, vgl. oben S. 185.

160 Näheres im Kapitel „Der Arzt als Heilender II: Psychotherapeutica."

sowie zur Stärkung der männlichen Potenz an, führen eine ihrer Operationen vor, und reisen alsdann mit Unterstützung ihres neu gewonnenen Gönners im Lande umher.

Dies alles machen offenbar auch die „Tüchtigen“ mit. Jedenfalls konstatiert jetzt ar-Ruhāwī: „Der Betrug offenbart sich nur in ihren Operationen“ (*Adab* fol. 106[a],8). Die Betrüger, die als Folge ihrer Fehlgriffe befürchten müssen, dass ihre Opfer erblinden oder gar sterben, verabreichen daher häufig Narkotika, und sind im Übrigen ständig auf der Flucht. Aber man kann sie doch auch vorher erkennen: Sie verdrehen den einfältigen Menschen den Kopf, indem sie behaupten, sich auf magische Praktiken, Heilzauber, Amulette und Schatzheben zu verstehen … Es ist Sache des Sultans, die Untertanen vor ihrem Unwesen zu schützen (fol. 105–106).

Ar-Ruhāwī berührt damit ein Gebiet der Scharlatanerie, das später zum hauptsächlichen Paralysator der wissenschaftlichen Medizin im Islam werden sollte: den religiös verbrämten Heilzauber.[161]

Sein Bild vom Scharlatan rundet ar-Ruhāwī, indem er nicht nur dessen Talmi-Glanz, sondern auch seine Misere aufzeigt; denn er verfolgt ja ausdrücklich nicht nur das Ziel, das Publikum zu warnen, sondern er hofft auch, Aspiranten der Arzneikunst vor Verirrung zu bewahren, und vielleicht sogar den einen oder anderen schon Verirrten auf den rechten Weg zurückzurufen (fol. 104[a],9 und *passim*). Wie ist es um das Glück des Scharlatans in Wahrheit bestellt? –: Er mag noch so erstaunliche Erfolge einheimsen, der Katzenjammer bleibt nicht aus. Nicht nur, dass er seine Zeit an Müßiggang und Vergnügen verschwendet (fol. 86[b]), er ist ständig in Gefahr ertappt zu werden, die Begegnung und das Gespräch mit echten Ärzten muss er meiden, damit seine Unwissenheit nicht zu Tage tritt (fol. 87[a]), und an dem eigentlichen inneren Glück des Heilberufes, der in dem Genuss verdienten Ansehens auf Erden und der Aussicht auf einen Ehrenplatz im Jenseits besteht, hat er keinen Anteil.[162]

b *Der Scharlatan bei ar-Rāzī*

Stärker noch als ar-Ruhāwī hat ar-Rāzī in einer Reihe von Trakten den funktionalen Zusammenhang zwischen dem Scharlatan und seiner Umwelt analysiert. Ein Teil dieser Texte ist erhalten und seit längerem bekannt. John Freind über-

---

161 Vgl. dazu den Abschnitt über Prophetenmedizin unten S. 423 f.

162 Das entspricht den Schlusssätzen des hippokratischen Nomos, vgl. die Übersetzung nach Ibn abī Uṣaibiʿa bei Rosenthal, *Fortleben* 253. Hier sei auch hingewiesen auf die Schrift Ibn Riḍwāns mit dem Titel „wie man durch die Medizin Glückseligkeit erlangt“ (*Fi t-Taṭarruq bi-ṭ-ṭibb ila s-saʿāda*), die durch Albert Dietrichs Edition (*Über den Weg zur Glückseligkeit durch den ärztlichen Beruf*, Göttingen 1982) bekannt gemacht wurde.

setzte einen Passus aus dem *al-Manṣūrī* in seiner 1770 erschienenen *History of Physick*. Steinschneider übersetzte aus dem Hebräischen eine wichtige Abhandlung mit dem umständlichen Titel: „Abhandlung des Razi über die in der medizinischen Kunst vorkommenden Umstände, welche die Herzen der meisten Menschen von den achtbarsten Ärzten ab- und den niedrigsten zuwenden. Verteidigung des achtbaren Arztes in allen Punkten und in allem seinen Tun."[163] Schipperges hat dieses Material in seiner Studie „Der Scharlatan im arabischen und lateinischen Mittelalter" verwertet und kommt darin zu dem Ergebnis,

> … daß neben der Persönlichkeit des Kurpfuschers mit seiner Geschicklichkeit und Menschenkenntnis auch die Struktur seines wundersüchtigen Partners zu berücksichtigen ist; daß neben den uralten ethischen Forderungen an den Heilkünstler auch die zeitbedingten Systeme der Heilkunde auf ihre Wissenschaftlichkeit zu überprüfen sind; daß also psychologische und soziologische Aspekte eng mit der ethischen und wissenschaftlichen Perspektive verknüpft sind.
>
> SCHIPPERGES, Scharlatan 12a

Wir können diese Ergebnisse von Schipperges hier dankbar übernehmen, glauben aber nicht, dass sie uns der Notwendigkeit überheben, im Folgenden den Inhalt der Rāzī'schen Schrift über die Ursachen des Erfolgs von Scharlatanen mitzuteilen, da naturgemäß mancher Gesichtspunkt in der kurzen Studie von Schipperges nicht berücksichtigt werden konnte.

Nach einer kurzen Vorrede, die das Anliegen der Schrift nochmals ähnlich wie die Überschrift umreißt, beginnt ar-Rāzī folgendermaßen: „Zu den Dingen, welche das Volk den verständigen Ärzten abwendig machen und den Betrügern in der medizinischen Praxis Vertrauen erwerben, gehört der Wahn, dass der Arzt alles wissen müsse, nichts zu fragen brauche. Wenn er den Urin ansieht oder den Puls befühlt, so soll er auch wissen, was der Kranke gegessen und sonst getan hat. Das ist Lug und Trug …" Ar-Rāzī schildert dann, dass „Ärzte", die dergleichen vollbringen, in der Regel Helfershelfer, häufig Frauen, einsetzen, die die Patienten unauffällig ausfragen, und ihre Auftraggeber informieren, bevor

163 Steinschneider, *Rhases* 570–586, 560–565. Bei den folgenden Zitaten ist die altertümliche Orthographie nicht berücksichtigt. Mehrere Titel des arabischen Schriftenverzeichnisses bei ibn abī Uṣaibiʿa kommen als Pendant infrage; vielleicht stellt auch der von Steinschneider übersetzte Text mehrere aneinandergereihte Traktate dar. Steinschneider selber weist auf folgende Titel hin: Wüstenfeld, *Arab. Ärzte*, Nr. 115, 116, 117, 118, 125, 135, 161.

die ihre Wunderprognosen stellen. „Manchmal sind (auch) die ihn Konsultierenden mit ihm im Einverständnis." Nachdem ar-Rāzī einige Beispiele solcher verabredeter Konsultationen, die also eigens für ein wundergläubiges Publikum zu betrügerischem Zweck inszeniert werden, vorgeführt hat, berichtet er von einer verblüffenden „Diagnose", die zwar nicht auf Manipulationen, sondern auf jener besagten, erfolgreichen Ärzten eignenden Gabe rascher Kombination beruht, dennoch aber von ihm verurteilt wird mit der Begründung, dergleichen diene *nur* der Verblüffung ohne therapeutischen Wert zu besitzen:

> Bei einem großen gelehrten Arzt in Kairo passierte folgendes: Eine Frau mit einem Gefäß mit Urin meldete sich; ein junger Schüler, welcher hinausgegangen war, um zu sehen, wer da sei, ließ sich den Urin zeigen, und sagte: „Der Urin kommt von einem Christen, der gestern Linsen aß, und in einem gewissen Stadtteil wohnt." Die Frau erwiderte, das sei wahr, bezahlte ihn und entfernte sich. Der Arzt, welcher dies durch das Fenster gehört hatte, fragte den Schüler: Woher weißt du, was ich selbst nicht wissen konnte?[164] Er schlug ihn hierauf, bis er Folgendes bekannte: „Den Christen erkannte ich an den Abbildungen auf dem Tuche, worin das Uringefäß gehüllt war. Dass er gestern Linsen gegessen, erriet ich, da die Christen am Freitag Linsen zu essen pflegen. Den Stadtteil erkannte ich an dem roten Lehm an ihren Fußstapfen." Der Arzt aber verwies ihn aus seiner Nähe, mit der Bemerkung, dass die Heilkunst eine ernste Wissenschaft sei, in der es sich nicht gezieme, geheime Kunstgriffe anzuwenden.
>
> STEINSCHNEIDER, Rhases 578

Ar-Rāzī warnt daher seine Leser vor Leichtgläubigkeit: „denn die Leute dieser Kunst besitzen eine vollkommene Übung, eine Umsicht und bedeutende Erfahrung, die nur derjenige kennt, der ihre Kunst versteht. … Auch die Chirurgen haben bei der Heilung mit dem Eisen viele Kunstgriffe und Torheiten. … In der Tat sollten sie dafür von dem König mit großen Strafen belegt werden" (Steinschneider, Rhases 578).

Der große Arzt fügt hier eine eigene bittere Erfahrung ein: Sein Ansehen sei gesunken, als er begonnen habe, bei der Uroskopie umständliche Fragen zu stellen.[165] Umsonst habe er seinen Patienten klar zu machen gesucht, dass die

164 Hier scheint ein Satz ausgefallen zu sein, des Sinnes: Er wollte aber die Ursache nicht nennen, o. ä.

165 Diese Erwartung von der Urindiagnose spricht sich auch in folgendem Rätselepigramm

von ihnen erwarteten Prognosen „außerhalb des Bereiches der Arzneikunst" seien. „Wenn auch der Arzt aus den Symptomen Vieles erkennen kann, was ihm der Kranke nicht mitteilt, so wird er doch niemals es so weit treiben wie jene, welche z. B. sagen: ‚Wer diesen Urin gelassen, schlief gestern bei einer alten Frau, oder hat auf der rechten Seite gelegen, und zwar so viele Stunden der Nacht' und dergleichen Blödsinn" (579).

Was hier von den Möglichkeiten der Puls- und Urin-Diagnose behauptet werde, verhalte sich zu dem, was in den klassischen Schriften darüber verzeichnet stehe, „wie die Prophetie zur Rede des gewöhnlichen Mannes" (578). Wenn aber – so fragt ar-Rāzī – jene Ärzte einen so hohen Rang in der Medizin erreicht haben, „warum kommen sie nicht an die Höfe der Könige, wenn diese von schweren Krankheiten befallen sind, und lassen sich vor Fürsten nicht sehen und vor Leuten von Verstand. … Und warum bewirken sie nicht wahre Heilung und Wiederherstellung in dem Maße, als sie die Diagnose zu stellen vorgeben? Es ist also nicht wahre Kunst sondern Scharlatanerie!" (579–580).

Ar-Rāzī wendet sich nun gegen den Einwand, dass Galen ja selber sich solcher Methoden bedient habe, wenn er z. B. beim Eintritt in das Zimmer des Philosophen Glaukon bestimmte Dinge unauffällig beobachtet und für seine Diagnose benutzt habe (Kühn VIII, 362).[166] Der Unterschied ist: „Er handelte so, um das Vertrauen des Philosophen Glaukon auf die Medizin zu erwecken. Er strebte danach, den Menschen wirklich zu nützen, während die Scharlatane nur eigennützige Zwecke verfolgen" (580).

Im Folgenden geht ar-Rāzī auf einen weiteren Grund für die „Geringschätzung des Arztes, auch des scharfsinnigsten und erfahrensten" ein, nämlich den „Umstand, dass viele Krankheiten, gering an Umfang, zu wenig von der Grenze der Gesundheit sich entfernen, also schwer zu erkennen und zu heilen sind"

---

von dem in Anm. 131 (s. 267) genannten Dichter Abū Ṭālib al-Ma'mūnī aus (vgl. Bürgel, *Ma'mūnī* Nr. 31):

Ein Brünnlein weiß ich, durchsichtig und schlank,
gemacht aus gutem Glas, gewaschen blank;
es zeigt den Sud, der aus dem Leibe sank,
erklärt durch Heilkunst, nicht der Rede Gang (*bi-ṭ-ṭibbi lā bi-qīli*),
der innern Leiden dunkelen Belang,
und ist sonach, Forschung und Bildung dank,
ein Spiegel des, was in der Leber krank.

166 Vgl. Ilberg, *Galens Praxis* 310, wo ein Fall berichtet wird, bei dem Galen seinen Patienten dazu anstiftet, eine Reihe mitbehandelnder Ärzte von der Methodikerschule durch Krankstellen an der Nase herumzuführen. Ob ar-Rāzī auch das noch entschuldigt hätte?

(580). An Beispielen erläutert er, dass der Arzt den Kranken in solchen Fällen manchmal die Antwort geben müsse: „Warte ein wenig, bis die Krankheit stärker wird, dann lass dich heilen." Der Laie ziehe aber daraus den falschen Schluss, dass ein Arzt, für den schon leichte Krankheiten problematisch seien, mit schwierigen Krankheiten erst recht nicht fertig werden könne, und wende sich an „Frauen und Pöbel."

Tatsächlich gerate selbst der kundige Arzt oft in Zweifel über die Bedeutung der Symptome und brauche oft längere Zeit, um das rechte Mittel zu finden. Das sei sogar Galen mitunter so ergangen, wie viel mehr anderen Ärzten.[167] Wer daraus den Schluss ziehe, man könne sich keinem Arzt anvertrauen, da man doch vor Irrtum bei keinem sicher sei, dem sei zu entgegnen: „Man muss die Dinge demjenigen anvertrauen, der am weitesten vom Irrtum entfernt ist ..." Wer daher ganz auf den Arzt verzichten wollte, „gliche demjenigen der nicht auf hohen Pferden reiten, oder auf bedeckten (lies: ‚überdeckten'?) Betten schlafen wollte, weil die Pferde straucheln, die Decken einstürzen könnten, was ja zu den sehr seltenen Dingen gehört."[168]

Ein weiteres Moment, das ar-Rāzī im Folgenden anführt, und das Schipperges wie wir sahen neben der Rolle der Gesellschaft besonders hervorgehoben hat, ist die Unvollkommenheit der Arzneikunst selber im Unterschied zu manchen anderen Künsten, die das Maß des Erforderlichen schon überschritten haben, „während in der Heilkunst die Menschen noch nicht das Notwendige (bei Schipperges stattdessen ungenau: „das Notwendigste") erreicht, nicht für alle Übel ein Mittel haben, und diese nicht immer leicht (zugänglich) und billig sind" (Steinschneider, Rhases 582). Das Publikum verlange (dagegen), dass der Arzt „im Augenblick, wie ein Zaubrer heile, oder dass er wenigstens angenehme Mittel anwende und dgl., ... den Arzt für die Natur der Wissenschaft büßen zu lassen, ist ein großes Unrecht." Hieran liege es also, wenn die Scharlatane ihr Auskommen hätten, „während der Arzt bei großer Anstrengung kaum die notwendigsten Bedürfnisse erzielen kann."[169]

---

167 Beispiele für jahrelange Krankheitsbeobachtung gibt Ilberg, *Galens praxis* 309. Auch Ibn Ǧumaiʿ beruft sich hinsichtlich der Schwierigkeit der Medizin auf Hippokrates und Galen (*Ṣalāḥīya* fol. 214^{a}, ed. Fähndrich arab. 17, engl. 13).

168 Steinschneider, Rhases 582; vgl. die verwandten Ausführungen bei Ibn Hindū, oben s. 31f.

169 Steinschneider setzt diese Feststellung in einer Fußnote in Kontrast zu den bei Ibn abī Uṣaibiʿa belegten großen Einkommen der Hofärzte und schließt mit den Worten: Aus ar-Rāzī lernen wir, dass wissenschaftliche Ärzte im Durchschnitte nicht zu der „glücklich situirten Minorität" gehörten. Ich halte ar-Rāzīs Feststellung jedoch eher für eine zweckbedingte Übertreibung.

Besonders schlimm ist es für den Arzt, wenn die falschen Erwartungen der Patienten, die ar-Rāzī hier nochmals mit dem Satze zusammenfasst „er soll aber den Kranken nur einmal ansehen, und dann die Kur vollziehen" – wenn diese Erwartungen von Scharlatanen tatsächlich erfüllt werden. Ar-Rāzī ist realistisch genug, zuzugeben, „dass es Unwissenden und Weibern manchmal gelingt, Krankheiten zu heilen, wo es die berühmtesten Ärzte nicht vermögen" (584). Dies kommt freilich vor allem dann vor, wenn die Wirkung einer richtigen Therapie gerade erst eintritt, nachdem sich ein ungeduldig Gewordener an einen Scharlatan gewandt hat, oder (wie es auch ar-Ruhāwī beschreibt), wenn dieser unverantwortlicherweise starke Mittel anwendet, die zufällig einmal einen dauernden Erfolg zeitigen können, in der Regel aber im Endeffekt viel mehr schaden oder gar den Tod bewirken. „Die Menschen aber rühmen die plötzliche und sichtbare Wirkung und vernachlässigen diejenigen, welche diesen Weg nicht einschlagen. Sie machen viel Redens von den wunderbaren Kuren und vergessen oder verheimlichen das Gegenteil (den schlechten Ausgang)" (585).

Es gibt freilich unter den Scharlatanen auch solche, die sich tatsächlich auf ein oder zwei Krankheiten verstehen, und ar-Rāzī gibt daher offen zu, von Kräutersammlern und Frauen, die nichts von Medizin verstanden, Heilmittel gelernt zu haben (585–586). Der Rest des Traktates behandelt die prekäre Situation des Hofarztes und kann daher hier übergangen werden.

Neben den von Schipperges hervorgehobenen Gesichtspunkten erscheinen mir die außerordentliche Nüchternheit und erstaunliche Differenziertheit bemerkenswert, mit welchen ar-Rāzī das Kurpfuschertum analysiert. Er erhebt sich damit deutlich und erfreulich über das landläufige Scharlatan-Klischee, an dessen Ausgestaltung, wie wir sahen, Galen nicht ganz unschuldig ist.

Ar-Rāzīs zweite bekannte Äußerung zum Scharlatan, die oben erwähnte Stelle im *al-Manṣūrī*, ist nichts als eine Aufzählung fingierter Operationen, wie sie unter den Scharlatanen seiner Zeit üblich waren. Alle diese Operationen beruhen auf dem gleichen Prinzip und dieses Prinzip ist ein Erbe der Antike. Das soll im Folgenden erwiesen werden.

c *Scheinoperationen*

Die Scheinoperation ist die gefährlichste Betätigung und der typischste Ausdruck des Scharlatans. Sie ist im Islam ein Erbe der Antike, freilich nicht dort entspringend, sondern in graue Vorzeit zurückreichend,[170] und damit ebenso

170 Entfernung dämonischer Fremdkörper durch Scheinoperationen im animistischen Zeitalter sind z.B. bei den Ureinwohnern von Chile belegt (Diepgen, *Geschichte* I, 20).

wie ihre Vollführer literarischer Topos und variable Wirklichkeit in einem. Folgende Beispiele seien angeführt:

1) Galen entlarvte die Scheinoperation eines Scharlatans, der behauptete, Würmer aus den Zähnen des Patienten zu entfernen. Der Betrüger räuchert zuerst den Mund seines Klienten, was diesen nötigt, die Augen zu schließen; dann manipuliert er die Würmer in dessen Mund und holt sie anschließend wieder hervor.[171]

2) Ar-Ruhāwī beschreibt zunächst den allgemeinen Charakter der Scheinoperationen der *Dastkārīya*: „Die Absicht ist in jedem Fall, Operationen auszuführen, die äußerlich echten medizinischen Operationen gleichen ... Sobald man aber den Kern dieser Operationen aufmerksam betrachtet, entdeckt man, dass sie Gaunerei und ‚Kunstgriff' sind und in Wirklichkeit weder die Heilung der Kranken noch die Erhaltung der Gesunden bewirken" etc. (*Adab* fol. 103^{b}–104^{a}). In einem späteren Abschnitt skizziert er die technische Prozedur des Verfahrens, umfassend das Anfertigen von Substanzen, die denen ähneln, die man aus Pusteln, Geschwüren etc. angeblich herausholt, dann das Verbergen dieser Substanzen im (eigenen) Mund, in den Händen oder einem Instrument, dann das Hineinschmuggeln der betreffenden Substanz in die zu operierende Stelle und schließlich die angebliche Entfernung der schadhaften Substanz als „erfolgreiches" Resultat der Operation. Es ist dies das Prinzip, dessen sich der von Galen Entlarvte bediente und das auch allen von ar-Rāzī und al-Ǧaubarī (s.u.) angeführten Manipulationen zugrunde liegt. An nachgeahmten Substanzen nennt ar-Ruhāwī (z.T. mit den zugehörigen Geheim-Termini) Schwarze

171 Ibn abī Uṣaibiʿa, *ʿUyūn* I, 81. Übersetzt von Meyerhof, Bruchstücke 83. Meyerhofs „Arabic Tooth-worm Stories" ist eine ganz kurze Notiz in Ergänzung zu Townend, „The Story of the Tooth-worm." Dies ist ein interessanter, reich belegter Aufsatz, aus dem hervorgeht: „The concept that toothache and dental disease result from the presence of a worm or worms in or about the teeth, is one of the oldest in the history of medicine." Der früheste Beleg findet sich im Papyrus Anastasi IV. 13.7. (1200–1100 v. Chr.). Auch den Assyrern war der Zahnwurm nicht fremd. Townend bringt dann Belege aus den verschiedensten Kulturen. Bemerkenswert ist, dass Galen und die arabische Medizin ebenfalls an den Wurm glaubten! Galens *De locis affectis* enthält Rezepte dagegen. Meyerhof schreibt unter Verweis auf den 7. *fann* von Ibn Sīnās *Canon*: „It goes without saying that the Arabs firmly believed in worms as causes of toothache and dental caries." Dieser Glaube basierte offenbar auf wirklichen Würmern, die durch Speisereste gelegentlich in die Zähne gelangten, auf den Zahnverfall aber keinerlei Wirkung ausübten. Erste Zweifel an dem „Wurm" erwachten laut Townend in Europa bei Jacques Houllier (1498–1562). Den Gnadenstreich empfing er von Pierre Fauchard (1690–1761).

Galle, Schleim, Eiter und „rohes Serum" (*ḫām*),[172] ferner Würmer und krebsförmige Geschwüre. An Operationen führt er außer den *implicite* mit den nachgeahmten Stoffen schon genannten noch ausdrücklich an die Entfernung einer Substanz aus den Nasen von Knaben, die Entfernung von Würmern aus dem Ohr, die Beseitigung von Fisteln und die Entfernung von Eiter aus räudigen Augenlidern (*Adab* fol. 104ᵇ–105ᵃ).

3) Ar-Rāzī: Wie man sieht, hat das bei Galen beschriebene Verfahren zur Zeit ar-Ruhāwīs bereits eine beachtliche Zahl von Ablegern gezeitigt. Ar-Rāzī weiß deren aber noch mehr zu verzeichnen. Der Abschnitt über die „Betrugsmanöver der Scharlatane" in ar-Rāzīs *al-Manṣūrī* lautet:[173]

> Die Betrügereien jener sind so zahlreich, dass wir sie in diesem Buch nicht vollständig aufzählen können. Ihre Verwegenheit (*ǧurʾa*) und ihre Gesetzlosigkeit (*istiḥlāl*) zeitigen eine unendliche, sinnlose Menschenquälerei. Da gibt es nämlich unter ihnen Leute, die behaupten, Epilepsie zu heilen, während sie (in Wirklichkeit) eine kreuzförmige Öffnung in den Kopf (des Patienten) schlagen und Sachen herausholen, die sie vorbereitet hatten, – mit leichter Hand und der (Kunst der) Täuschung (*tamwīh*) spiegeln sie vor, sie aus jener Öffnung herauszuholen. Andere spiegeln vor, dass sie aus der Nase einen Gecko (*sāmm abraṣ*) herausholen: Der elende Quacksalber (*muʿāliǧ*) führt in die Nase ein Stäbchen (*ḫilāla*) oder ein Eisen ein, mit dem er kratzt, bis es blutet; dann holt er (*yašīlu*) dort Dinge heraus, die er sich in der Form jenes Tieres aus Leber-Geäder zurecht gemacht hat. Andere täuschen vor, dass sie „das Weiße" vom Auge heben:[174] Sie führen in das Auge ein Eisen ein, mit dem sie es aufstechen; dann schmuggeln sie eine dünne Membrane ein und holen sie (hernach) dort wieder heraus. Andere täuschen vor, dass sie das Wasser aus dem Ohr saugen: Sie setzen eine Röhre (*unbūba*) darauf, und blasen etwas aus ihrem Mund hinein; dann saugen sie es heraus. Andere schmuggeln den im Käse entstehenden Wurm ins Ohr und in die Zahnwurzeln, um sie dann dort herauszuholen. Andere täuschen vor, dass sie

172 Es liegt die hippokratische Vorstellung zugrunde, dass die Krankheitsmaterie „roh" ist, durch „Kochung" „gereift" (arab. *nḍǧ* IV) werden muss, um ausgeschieden werden zu können (vgl. z.B. Leibbrand, *Heilkunde* 45).

173 Arabisch ediert von Iskandar, Rāzī, *Miḥna* 487–492; englisch übersetzt von Freind, *The History of Physick* II, 65–69.

174 Gemeint ist Grauer Star.

den „Frosch“[175] unter der Zunge herausholen: Sie machen dort eine Öffnung (lies: *fa-yuǧarriḥu wa-yašuqqu*, nicht: *fa-yḫrǧ*) dann schmuggeln sie dort eine Drüse (*ġudda*) ein, und holen sie heraus. Und wie oft schmuggeln sie nicht auch Knochen(splitter) in die Wunden und lassen sie dort tagelang. Manchmal holen sie auch Steine aus der Blase; d.h. sie schmuggeln andere hinein und spiegeln vor, sie dort herauszuholen. Oder sie sind beim Betasten der Blase nicht sicher, ob Steine darin sind, und spalten sie aus Verwegenheit und Gesetzlosigkeit und Mangel an Verantwortung (*qillat mubālāt*) auf. Dann stecken sie den Finger in den Spalt, und wenn sie einen Stein finden, holen sie ihn heraus; ist keiner darin, so schmuggeln sie einen Stein hinein und holen ihn dann heraus. Einschnitte ins Gesäß unter der Vorgabe, dass dort Hämorrhoiden (*bawāsīr*) seien, nehmen sie ohne Aufhören vor und erzeugen damit bei den Menschen tatsächlich Geschwüre und Fisteln (*nawāṣīr*). Andere behaupten, dass sie das „Rohe“ (*al-ḫām*; vgl. oben) aus dem Penis oder anderen Körperteilen herausholen: Sie machen einen Einschnitt (*yašriṭu*) an der betreffenden Stelle oder legen eine Röhre auf die Spitze des Penis oder auf eine Stelle, dann saugen sie mehrmals und blasen aus ihrem Mund etwas hinein und lassen es dann von da aus in eine Schüssel fließen. Andere behaupten, dass sie die Krankheit auf eine bestimmte Stelle des Körpers konzentrieren und sie dann von dort heraustreiben: Sie massieren die betreffende Stelle mit Hahnenfuß (*kabīkaǧ*)[176] und erregen ein heftiges Jucken in ihr, dann verlangen sie ihr Honorar für die Austreibung jener Krankheit aus jener Stelle. Wenn man es ihnen gegeben hat, reiben sie einen mit Öl ein und das Jucken hört auf. Andere behaupten, es habe einer Haar oder Glas verschluckt, nehmen eine Feder und bringen ihn damit zum Erbrechen; dabei schmuggeln sie jenes (Ding) in seinen Schlund und holen es heraus. Und vieles mehr dergleichen, worauf sie sich verstehen, und womit sie den Menschen gewaltigen Schaden zufügen, ja sie wohl mitunter auch zugrunde richten. Klugen Leuten bleiben diese Dinge nur verborgen, wenn sie sich leichthin und sorglos und ohne Böses von ihnen zu argwöhnen, in ihre Hände geben. Wenn ihr Verhalten aber von vielen argwöhnischen Augen gründlich inspiziert wird, dann tritt ihre Lüge zutage und ihre Nichtswürdigkeit wird offenbar. Man darf auch keine Drogen nehmen, die sie verschreiben, denn sie haben schon viele Menschen getötet.

175 Sc. ein Tumor unter der Zunge, vgl. Freytag s.v. *ḍafdaʿ*.

176 Ranunculus asiaticus L., Asiatischer Hahnenfuß, vgl. Dietrich, *Diosc. triumph.*, II 158.

4) Ḥisba-Texte: Außer bei ar-Ruhāwī und ar-Rāzī finden sich Warnungen vor Scheinoperationen in den Ḥisba-Werken al-Šaizarīs und Ibn al-Uḫūwas (*Maʿālim* 168–169), wo im Abschnitt über die Okulisten allerlei gefälschte gefährliche Augensalben etc., und im Abschnitt über die Chirurgen das Verstecken von Knochensplittern in Wunden beschrieben werden.[177]

5) Al-Ǧaubarī: Einige bei ar-Rāzī noch fehlende Varianten finden sich schließlich in dem berühmten Werk „Entdeckung geheimer Zwecke und Schlitzung von Schleier und Decke" (*Kašf al-asrār*), das ʿAbd ar-Raḥīm al-Ǧaubarī im 7./13 Jh.[178] zur Entlarvung aller möglichen Betrüger seiner Zeit verfasst hat. Al-Ǧaubarī schildert im 14. Abschnitt über die „Straßenärzte" (*aṭibbāʾ aṭ-ṭarīq*) folgende Operationen:

– Abführen von Würmern: Abführmittel werden zusammen mit Schafspergament oder Kamelssehne verabfolgt; letztere erscheinen im Stuhl wie Würmer.[179]
– Entfernung von Läuseeiern aus dem Lid: Als Ersatzstoff werden Ameiseneier oder Kressekörner verwandt.
– Entfernen von Fisteln (*nāṣūr*): Die Feder einer weißen Taube wird mit dem Kollyriumstift ins Auge manipuliert, das dadurch zu tränen beginnt und die Feder wieder herausschwemmt.[180]
– Entfernen der Balggeschwulst (Hydatis, *šarnāq*): Ein Schafsdarm wird in Ringe zerschnitten, ein solcher Ring unters Lid gebracht, dieses eingeritzt und schließlich der blutige Ring hervorgeholt.[181]
– Die Entfernung des Wurmes aus dem Zahn beschreibt al-Ǧaubarī so: Eine Obstmade wird in einem Präparat versteckt und dieses in den Mund gebracht, wo es sich durch die Wärme auflöst. Den übrigbleibenden Wurm holt dann der Operateur heraus.[182]

---

177 Vgl. Pormann, Charlatan 206–211.

178 Ǧaubarī, *Muḫtār*, übersetzt von Wiedemann, Charlatane 26; vgl. Pormann, Charlatan 217–221. – Der Ausdruck „Straßenärzte" für Scharlatane stammt aus der Antike; zu vergleichen sind etwa die Stellen bei Herodot I, 197 und in der pseudogalenischen *Introductio*, Kühn XIV, 675,10 (freundl. Hinweis von Herrn Strohmaier, Berlin).

179 Ǧaubarī, *Muḫtār*, ed. Höglmeier 256, Kap. XIV.7, Wiedemann, Charlatane 26, 212.

180 Ǧaubarī, ed. Höglmeier 267, Kap. XIV.21.

181 Ǧaubarī, l. c., Wiedemann, Charlatane 221.

182 Ǧaubarī *Muḫtār*, ed. Höglmeier 269, Kap. XV.1, Wiedemann l. c. 223.

d Zusammenfassung

Wir haben uns mancherlei Erscheinungen und Aspekte des Scharlatans vor Augen geführt. Im Mittelpunkt, als ureigenstes Signum des Scharlatans, stand der falsche Schein. Da nun aber auch der falsche Schein nicht immer vom übel sein muss, was sowohl ar-Ruhāwī wie ar-Rāzī einräumen – jener im Zusammenhang mit den Scheinoperationen (vgl. oben s. 284), dieser im Hinblick auf das unauffällige Einheimsen eines bei der Urin- oder Pulsdiagnose prophetenhaft zu reproduzierenden Wissens (vgl. s. 288) – bleibt als letztes und innerstes, leider auch am schwersten erkennbares Merkmal die Gesinnung. Der gute Arzt verwendet auch den falschen Schein nur, um den Leidenden zu nützen.

Nicht unter dieses Bild des Scharlatans fallen jene einfältigen Quacksalber, die weder schaden noch ungebührlichen Gewinn einstreichen wollen, das nötige Wissen aber nicht besitzen. Zu dieser Kategorie gehört vor allem auch die heilkundige Frau, meist kurz als „Alte" (*ʿaǧūz*) bezeichnet. Ar-Rāzī gesteht offen, von solchen Frauen Heilmittel gelernt zu haben. Bei Ṣāʿid dagegen rangiert sie noch unterhalb des Scharlatans; denn er fragt in Bezug auf diesen, nachdem er ihn gehörig entlarvt hat, rhetorisch: „Wie soll man von einem solchen erwarten, dass er Krankheiten heilt und wie kann man ihm Vertrauen schenken – oder vielmehr: wieso nicht, wo sich die Leute doch sogar alten aberwitzigen Vetteln ausliefern (*al-ʿaǧāʾiz al-ḫurāfāt*)?"[183] An solchen Frauen gab es offenbar schon in jenen Zeiten keinen Mangel. Ṣāʿid schildert das recht amüsant mit folgenden Worten: „Wenn einer krank wird, sind die meisten seiner Hausleute Ärzte: Seine Frau, seine Mutter oder seine Tante, Verwandte oder Nachbarn. Da nimmt er von Ġāliya an, was sie verordnet, von Šaʿnā ein, was sie ihm fabriziert hat, hört auf ihre Worte und gehorcht ihrem Befehl mehr als dem des Arztes und ist überzeugt, dass dieses Weib trotz seines geringen Verstandes verständiger als der Arzt sei …" (ibid.).[184]

Und nicht anders war es weithin im Orient noch zu Beginn des vorigen Jahrhunderts. In seiner 1918 gedruckten Studie über den „Basar der Drogen und Wohlgerüche in Kairo (215)" nennt Meyerhof unter den Kunden des Marktes auch das Kräuterweib. „Dic weise Frau (*ʿaǧûza*, d.h. Alte) spielt eine große Rolle. Es gibt keine Familie in Ägypten, in welcher nicht eine Matrone über

183 Ṣāʿid, *Tašwīq*, ed. Spies fol. 27b; Taschkandi 109.

184 Eine ähnlich amüsante Stelle steht in Ibn Buṭlāns „Gastmahl der Ärzte": Der Autor klagt hier über den Verfall des Apothekenwesens und zählt dann eine Reihe von typischen Frauen auf: ʿUlyā die Hebamme, Sakīna die Kämmerin, die den Drogisten preisen, weil er ihnen Kosmetika oder fragwürdige Drogen bereithält (*Daʿwa*, ed. Zalzal 60–61, ed. Klein-Franke 49, vgl. id., *Ärztebankett* 102).

besondere ererbte heilkräftige Geheimmittel verfügt. Sie holt sich die Rohstoffe beim Drogisten und stellt die Mischungen selbst her."

War das die Reaktion der Laien auf das laut ar-Ruhāwī (*Adab* fol. 72[b]) ohne Hilfe der oberen Schicht unlösbare Problem der Unterscheidung zwischen Arzt und Scharlatan?!

Ein Wort noch zu dieser Unterscheidung. Sie wurde nicht nur dadurch erschwert, dass – worüber kein Zweifel besteht – der Scharlatan den Arzt nachahmte, sondern auch – und das bedarf besonderer Vergegenwärtigung – durch eine Art Gegenbewegung vonseiten des seriösen Arztes. Heischte dieser nach Erfolg, so kam er ohne gewisse Allüren des Scharlatans, anders gesagt, ohne Konzessionen an die Wundersucht des Publikums, nicht aus. Das haben die oben gegebenen Beispiele von Wunderprognosen und Wunderheilungen zur Genüge gezeigt.[185] Und kluge Ärzte, an ihrer Spitze Galen, waren sich dessen auch bewusst.

Aber sie wussten auch um die Grenzen. Deutlich ist bei ar-Ruhāwī davon die Rede, dass sich der Arzt weder durch Lob noch durch Tadel vom Publikum verleiten lassen darf, etwas anderes als seine Pflicht zu tun (*Adab* fol. 61[a–b]), und das bedeutet: der verantwortungsbewusste Arzt musste bereit sein, die Wundersucht ebenso wie die triebhaften Wünsche der Menge mehr als einmal zu enttäuschen. „In der Heilkunst haben die Menschen noch nicht das Notwendige erreicht" – sagt ar-Rāzī im Hinblick auf manche dieser Erwartungen. Ob er glaubte, sie würden es eines Tages erreichen? Es hat fast den Anschein! Sollte er aber sich über den heutigen Stand der ihm so teuren, durch ihn so geförderten Kunst informieren können, so würde er erfahren, dass alles Erreichte nicht

185 Hier mag man auch an das Anfertigen von Allheilmitteln denken. Bei Ibn abī Uṣaibiʿa, *ʿUyūn* II, 33 = B 475, lesen wir, wie der indische Arzt Manka am Hofe Hārūns eines Tages einen Mann beobachtet, der vor dem Ḫuld-Palast seinen Teppich ausgebreitet hat und Heilmittel anpreist. „‚Diese Droge hilft gegen das Kontinua-Fieber, gegen das Tertiana- und Quartana-Fieber, gegen Rücken- und Knieschmerzen, gegen ‚Rohes Serum' (vgl. oben S. 292, Anm. 172) und Hämorrhoiden, Blähungen und Gelenkschmerzen und Augenschmerzen, gegen Bauchweh, Kopfweh und Migräne, gegen Blasenlaufen, Lähmung und Tatterich!' Und so ließ er kein Leiden des Körpers ungenannt; für jedes sollte dieses Mittel helfen." Manka ließ sich von seinem Dolmetscher die Worte übersetzen und bemerkte dann lächelnd: „Jedenfalls ist der König der Araber (*malik al ʿarab!* – dies als Bezeichnung für den Weltherrscher Hārūn!) dumm. Wenn es nämlich so wäre, wie dieser sagt, warum hat er mich dann aus meiner Heimat geholt, mich von den Meinen getrennt und sich große Kosten für meine Versorgung aufgebürdet, während er diesen vor seinen Augen hat? Ist die Sache aber nicht so, warum tötet er ihn nicht?!" etc. Auf der anderen Seite fertigten aber auch berühmte Ärzte mitunter Wunderdrogen, die, wenn auch nicht ausnahmslos für alle, so doch für sehr viele Leiden halfen, so z. B. Rašīd ad-Dīn Abū Ḥulaiqa (b. a. Uṣaibiʿa, *ʿUyūn* II, 126 = B 593).

genügt, die Wundersucht der Masse zu stillen, und dass die Versuchungen des „achtbaren Arztes“ nach einem Jahrtausend jedenfalls nicht geringer geworden sind.

4 Der Arzt als Hüter der Gesundheit

Die medizinische Seite der Gesunderhaltung, wie sie sich in den arabischen Lehrbüchern der Medizin darstellt, näher zu untersuchen, ist Aufgabe einer allgemeinen Medizingeschichte.[186] Anliegen der folgenden Zeilen ist es, auf einige für das ärztliche Leben charakteristische Aspekte der Gesunderhaltung hinzuweisen.

Wenn die Heilkunst laut ihrer Definition (vgl. oben s. 8f.) Krankheitsbehandlung und Gesunderhaltung (*ḥifẓ aṣ-ṣiḥḥa*) umfasst, so ist klar, dass auch der Arzt diese beiden Funktionen hat. Das scheint eine Binsenwahrheit zu sein; dass sich dennoch die damit verbundenen Vorstellungen nicht unbedingt mit unseren Erwartungen decken, zeigt die z. B. von ar-Ruhāwī – und er bildet hierin keine Ausnahme – energisch vertretene Ansicht, der Gesunde bedürfe des Arztes ebenso wie der Kranke. Nur der Arzt nämlich, so führt ar-Ruhāwī zu Beginn des 8. Kapitels der „Bildung des Arztes“ aus, sei im Stande, dem Laien zu sagen, auf welche Weise er sein spezifisches Mischungsgleichgewicht[187] in ausgewogenem Zustand erhalten könne, diese Erhaltung aber, und d. h. eben die Erhaltung der Gesundheit, bedürfe unausgesetzter Umsicht, da das Gleichgewicht der Mischung infolge der ständigen inneren Umsetzung (*istiḥāla*) sehr labil sei. „Daraus“ – so schließt er – „ergibt sich notwendig, dass die Gesunden und die Kranken des Arztes bedürfen im Zustand der Gesundheit wie der Krankheit.“[188]

Man geht allerdings kaum fehl, wenn man in diesem Sich-Unentbehrlich-Machen der Ärzte auch die Sorge um die Sicherung des eigenen Unterhalts erkennt. Die wohlhabenden Kreise, für welche – natürlich neben den ärztlichen Fachgenossen – eine Schrift wie die „Bildung des Arztes“ bestimmt war, sollten damit überredet werden, wenigstens *einen* Arzt ständig zu konsultieren. Bei Hofe standen in der Regel ja mehrere Ärzte fest in Dienst, und hatten dann etwa während der Mahlzeiten den Souverän über die Bekömmlichkeit der einzelnen Gerichte aufzuklären. Zu den Aufgaben der Hof- und Leibärzte,

186 Eine ausgedehnte Erörterung des Stoffes, verbunden mit vielen Ratschlägen, findet sich in dem langen zweiten Kapitel von ar-Ruhāwīs *Adab aṭ-ṭabīb*.

187 Ruhāwī, *Adab* fol. 70^{b},4 *al-iʿtidāl allaḏī yaḫuṣṣu kulla mizāǧ*, vgl. auch oben im Kap. „Das Ideal der Symmetrie.“

188 Ruhāwī, *Adab* fol. 70^{b},12; ähnlich auch fol. 71^{b},15; vgl. unten Kapitel „Arzt und Laie.“

deren besondere Belange im Übrigen in einem späteren Kapitel noch eingehend behandelt werden, gehörte neben der Überwachung der Speisen und Getränke in erster Linie die Sorge für ein gesundes Klima, die bei der Placierung neuer Gebäude, der Auswahl von Kurorten, Sommerresidenzen und dergleichen besonders aktuell wurde. Bekannt ist die Geschichte, wie ar-Rāzī einen günstigen Platz für die Gründung eines Krankenhauses in Bagdad gewählt haben soll, indem er in allen Gegenden der Hauptstadt Fleischstücke aufhängen ließ, und dann jenen Platz wählte, wo sich das Fleisch am längsten frisch erhalten hatte.[189]

Der Almohade Yaʿqūb al-Manṣūr (580/1184–595/1199) erbaute sich auf den Rat seines Leibarztes Abū Bakr Ibn Zuhr (gest. 596/1200) ein Lustschloss (*ḥiṣn al-faraḥ*, w.: „Burg der Freude") in der Nähe von Sevilla, wo „die Luft so gut war, dass der Weizen 80 Jahre unverändert (ohne Saatwechsel?) gut blieb."[190] Dass dies kein Einzelfall war, dürfen wir, auch wenn weitere Belege noch nicht zur Hand sind, ohne weiteres annehmen.

Angeführt seien noch einige Verse des persischen Dichters Niẓāmī (gest. 605/1209), die in diesem Zusammenhang besonders bezeichnend sind. In „Chosrau und Schirin"[191] erzählt Schapur über Mihin, die Tante Schirins, das Folgende:

> Für jedes Klima, jede Jahreszeit,
> hat Sitz und Residenzen sie bereit:
> Zur Zeit der Blüten weilt sie in Muqān,[192]
> wo ganz mit Grün die Erde angetan,
> im Sommer in Armenien auf Gipfeln,
> lustwandelnd zwischen Ros' und Kornhalmwipfeln.
> Im Herbste sie sich in Abḫāz[193] behagt,

---

189 Ar-Rāzī wurde nach einem anonymen, von Ibn abī Uṣaibiʿa (*ʿUyūn* I, 309–310 = B 415) angeführten Bericht von ʿAḍud ad-Daula mit der Wahl des Platzes beauftragt und später von ihm zum Chef (*sāʿūr*) des ʿAḍudī-Hospitals ernannt. In dieser Form ist der Bericht z.T. auch in die Sekundärliteratur übernommen worden, obwohl Ibn abī Uṣaibiʿa selber einige Zeilen später bemerkt, dass hier eine chronologische Aporie vorliegt: ar-Rāzī starb 313/925, nach anderen 320/932; ʿAḍud ad-Daula kam dagegen erst 364/975 das erste Mal nach Bagdad und gründete das ʿAḍudī-Hospital erst 371/982. Ibn abī Uṣaibiʿa schreibt wörtlich: „Meines Wissens wirkte ar-Rāzī vor der Zeit ʿAḍud ad-Daulas; er verkehrte also nur in dem Hospital, bevor es ʿAḍud ad-Daula erneuerte" (*ʿUyūn* I, 310,10–11).

190 Ibn abī Uṣaibiʿa, *ʿUyūn* II, 69,14–15 = B 523.

191 Ed. Dastgirdi, Teheran 1333/1955, 49, V. 12–23.

192 Muqān, Stadt in Āḏarbaiǧān.

193 Abḫāz, entspricht etwa dem heutigen Georgien, vgl. EI[2] s.v.

dem Wilde fliegt sie nach in wilder Jagd.
Und winters siegt die Lust: in Barda[194] wohnen!
Denn Barda hat das Klima warmer Zonen.
So weiß sie die vier Zeiten wohl zu zählen,
für jede Zeit ein Klima wohl zu wählen.

War die reale Berücksichtigung der klimatischen Verhältnisse in der eben beschriebenen Weise nur Herrschern und Wohlhabenden möglich, so konnte sich der weniger begüterte Gebildete doch wenigstens über jene informieren, und zwar einmal allgemein und in großen Zügen aus der kosmographischen und geographischen Literatur,[195] zum anderen speziell in einigen dem Klima größerer Städte gewidmeten und von Ärzten verfassten Schriften, die im Begriff standen, ein besonderes literarisches Genre zu bilden. Bekannt und bis auf einen erhalten sind Traktate über das Klima von Kairo, Alexandrien, Damaskus und Raqqa.[196]

Die Sorge um eine Moderierung des Klimas und der Speisen, überhaupt der 6 sogenannten „notwendigen Dinge"[197] lässt sich zusammenfassen unter einem Begriff, der häufig in den Quellen begegnet. Die Sache, die er meint, wurde von den arabischen Ärzten nicht einheitlich beurteilt. Das veranlasst uns, hier besonders darauf einzugehen.

a *Der Begriff der* ḥimya

Das Wort *ḥimya*, das dem Begriff der Prophylaxe ziemlich genau entspricht, scheint seine Wurzeln in der altarabischen Volksmedizin zu haben, begegnet jedenfalls häufig in volksmedizinischen Ratschlägen. Hier ist namentlich ein

---

194 Barda', armen. Partav, heute Barda, Stadt südlich vom Kaukasus vgl. EI², s.v. Bardha'a.

195 Diese war bekanntlich bei den reisefreudigen Muslimen sehr entwickelt, vgl. den Artikel „Djughrāfiyā" von S.M. Ahmad in der EI². Hinzuweisen ist in unserem Zusammenhang noch besonders auf das dort nicht genannte Buch von E. Honigmann, *Die sieben Klimata und die ΠΟΛΕΙΣ ΕΠΙΣΗΜΟΙ. Eine Untersuchung zur Geschichte der Geographie und Astrologie im Altertum und Mittelalter*, Heidelberg 1929.

196 *KAIRO*: Ibn Riḍwān, *Fī daf' maḍārr al-abdān bi-arḍ Miṣr*, behandelt von Meyerhof (Klima, id. Climate), ediert von Dols, M.; Ǧamāl, 'Ā. S., *Medieval Islamic Medicine. Ibn Riḍwān's treatise „On the prevention of bodily ills in Egypt"*, Berkeley 1984; *ALEXANDRIA*: Ibn Ǧumai': *Ṭab' al-Iskandarīya*, Ms. Istanbul, Ahmet III. 2136 (fol. 166ᵃ–205ᵇ), edd. 'Asīrī, M.S.; al-Bišrī, S. 'A., Mekka 1417/1997. *DAMASKUS*: Ya'qūb ibn Isḥāq al-Isrā'īlī, vgl. Dietrich, *Medicinalia* Nr. 84. *RAQQA*: Badr ad-Dīn ibn Qāḍī Ba'labakk (offenbar nicht erhalten; b.a. Uṣaibi'a, *'Uyūn* II, 259,-6 = B 751).

197 Bei ar-Ruhāwī: der 13 „natürlichen Dinge", vgl. oben im Kapitel „Die Einteilung der Medizin."

Ausspruch anzuführen, der bald dem „Arzt der Araber" Ḥāriṯ ibn Kalada, bald ʿAbd al-Malik ibn Abǧar, dem Leibarzt des Umaiyaden ʿUmar ibn ʿAbd al-ʿAzīz,[198] bald dem Propheten selber in den Mund gelegt wird:[199]

al-miʿdatu baitu d-dāʾ
wa-l-ḥimyatu raʾsu d-dawāʾ

„Der Magen ist der Krankheit Zelt,
die Vorsicht der Arznei vorangestellt."[200]

Für eine Herkunft aus der Volksmedizin scheint mir auch zu sprechen, dass der häufig als Gegensatz der *ḥimya* fungierende Begriff *taḫlīṭ* ebenfalls deutlich populärmedizinisch gefärbt ist. *Taḫlīṭ* (w.: „Vermischung") bedeutet, dass man neue Nahrung zu sich nimmt, bevor man die frühere verdaut hat, was als besonders sträflich und gefährlich gilt: „Worin besteht die übelste Krankheit (*ad-dāʾ ad-dawī*)?", fragt Anuschirwan Ḥāriṯ ibn Kalada in dem legendären Gespräch über die Heilkunst, das Ibn abī Uṣaibiʿa überliefert. Und Ḥāriṯ antwortet: „Wenn man eine Speise auf eine andere einnimmt (*idḫāl aṭ-ṭaʿām ʿala ṭ-ṭaʿām*), das rafft die Menschen dahin und erledigt sogar die wilden Tiere in der Wüste!"[201]

Ṣāʿid führt den Ausspruch eines Weisen an, wonach der schlimmste Fehler des Königs Ungerechtigkeit, der des Asketen Ausschweifung und der des Arztes

198 Über seine von Ibn abī Uṣaibiʿa verzeichnete Rolle bei der Verlegung der Schule von Alexandrien nach Antiochien und Ḥarrān, vgl. Meyerhof, Alexandrien 407–409.

199 Ibn abī Uṣaibiʿa (*ʿUyūn* I, 112,14= B 165) berichtet das ganz unbefangen. Der Prophet soll aber statt des Wortes *biṭna* „Magenfülle" das Wort *miʿda* „Magen" gebraucht haben, „und das ist beredter" (*ablaġ*).

200 W.: „der Kopf/Anfang der Arznei."

201 Ibn abī Uṣaibiʿa, *ʿUyūn* I, 110,-4; das Gespräch ist auch gesondert handschriftlich erhalten (Ms. Istanbul, Ayasofya 3555, fol. 156^b–157^b). – In ähnlicher Weise erteilt Tiyāḏūq, der Leibarzt des Ḥaǧǧāǧ ibn Yūsuf (b.a. Uṣaibiʿa, *ʿUyūn* I, 121 = B 179) einem Könige 10 Ratschläge für gesundes Leben, die mit dem Satz beginnen: „Nimm keine Speise ein, wenn in deinem Magen noch eine Speise ist!" (l. c. I, 122,23 = B 180). Und der gleiche Tiyāḏūq lehrt in weiteren Ermahnungen außerhalb dieser „Zehn Gebote" u.a.: „Wenn man Fleisch auf Fleisch verzehrt, das tötet die Löwen in den Wüsten" (l. c. I, 123,5 = B 180). In Ibn abi l-Ḫair aš-Šīrāzīs *Šāmil fi ṭ-ṭibb* erteilt Tiyāḏūq seine 10 Ratschläge (größtenteils identisch mit denen bei b.a. Uṣaibiʿa) dem Anuschirwan (Ms. Ahmet III, 2108, fol. 8^b; eine weitere Handschrift des Werkes bei Dietrich, *Medicinalia* Nr. 66). Chronologisch ist die Begegnung mit Anuschirwan (gest. 579) schon für Ḥāriṯ unwahrscheinlich, sofern dieser wirklich ein Zeitgenosse Muḥammads war, für Tiyāḏūq aber natürlich gänzlich unerwägbar.

taḫlīṭ ist. „Gott verfluche das ‚Vermischen' (*taḫlīṭ*), das da führt zum Pfuschen (*tafrīṭ*) und das Gelüsten (*šahwa*), das da führt zum Gebresten (*hafwa*, w.: Fehltritt)!"[202]

Ein rigoroser Vertreter der *ḥimya* war Ibn Ḫaldūn,[203] der in seinem oben (s. 25) zitierten Abschnitt über die Medizin die falsche Ernährung (*taḫlīṭ*) als die Krankheitsursache schlechthin bezeichnet. Er vertritt die These „Hunger ist die beste Medizin" und behauptet, ein Fieber könne geheilt werden, indem man dem Kranken mehrere Wochen nichts zu essen gebe, eine These, die Jahrhunderte früher ar-Rāzī energisch bekämpfte

Einen Pedanten der Prophylaxe schildert uns Ibn abī Uṣaibiʿa in dem Arzt Raḍīy ad-Dīn ar-Raḥbī: Er hielt sich die besten Köchinnen, richtete sich bei der täglichen Auswahl der Gerichte nach der jeweiligen Beschaffenheit seiner Säfte und bei der Festsetzung der Mahlzeiten nach dem „wahren Appetit" (*šahwa ṣādiqa*). Wollte die Köchin das Essen auftragen, so wurde sie oft mit dem Bemerken: „Stell es zurück, der wahre Appetit ist noch nicht da!" wieder hinausgeschickt, und das auch, wenn Gäste geladen waren. Ibn abī Uṣaibiʿa selber gibt an, dass er mit Raḍīy ad-Dīn einmal ein Stück ar-Rāzī gelesen habe, worin der Satz vorkam, man solle (abwechselnd) an einem Tag zweimal, und am nächsten Tag einmal essen, und dass jener dazu bemerkt habe: „Hör nicht darauf! Wonach du dich richten musst, ist vielmehr, dass du isst, wenn der wahre Appetit sich einstellt, sei es, wann es sei, gleich ob ein- oder zweimal pro Tag, bei Nacht oder am Tage. Denn das Essen mit dem wahren Appetit zum Essen ist es, was nutzt, und wenn es nicht so ist, schadet es!" – „Und damit hat er recht" – pflichtet Ibn abī Uṣaibiʿa bei.[204]

Auf der anderen Seite stehen, unterschiedlich engagiert, die Gegner einer übertriebenen *ḥimya*. Ar-Rāzī verfasste eine Schrift „Über die übertriebene *ḥimya*", worin er allerdings hauptsächlich den therapeutischen, nur am Rande den prophylaktischen Bereich berücksichtigt.[205] Ein gewisser Niederschlag dieser Strömung zeichnet sich sogar auch bei Ṣāʿid ab, der sein oben berührtes Eintreten für die *ḥimya* mit folgenden Worten einschränkt: „Wenn er (sc. der Arzt) nun hierin nachlässig ist oder in seinem Essen und Trinken infolge einer

---

202 Ṣāʿid, *Tašwīq*, ed. Spies fol. 20^{b}–21^{a}; Taschkandi 98–99. – Ein ähnlicher Spruch bei Ibn Buṭlān, *Daʿwa*, ed. Zalzal 22; ed. Klein-Franke 15,10 (vgl. id., *Ärztebankett* 63): „Ein unentschlossener Fürsprech ist der Feind des Zielstrebigen, ein draufgängerischer Arzt ist der Apostel des Todesengels, ein ‚vermischender' Kranker ist wie ein Seidenwurm, der sich, je mehr er sich einspinnt, nur weiter vom Leben entfernt."

203 Ibn Ḫaldūn, *Muqaddima*, Übs. Rosenthal II, 375.

204 Ibn abī Uṣaibiʿa, *ʿUyūn* II, 194 = B 673–674.

205 Zum Inhalt vgl. oben s. 235 mit Anm. 51.

zwingenden Notwendigkeit oder einer übermächtigen Begierde ‚mischt', so soll er deswegen doch nicht gemieden (*yuzhad*) oder getadelt werden; womit wir dies freilich nicht generell freistellen."[206] Und später heißt es nochmals: „Andererseits soll er die *ḥimya* nicht soweit treiben, dass sie Schwäche und Abmagerung, Appetitlosigkeit und Blässe und schließlich chronische und bösartige Krankheiten zur Folge hat, vielmehr schlage er einen Mittelweg ein!"[207]

Während der zweite Einwand gegen eine übertriebene Prophylaxe mit dem Argument der „Symmetrie" als des griechischen Pendants der *ḥimya* arbeitet, scheinen bei dem ersten ziemlich unverhüllt die menschlichen „Schwächen" durch, von denen auch ein Arzt nicht immer frei war. Ein recht souveränes Verhalten gegenüber der *ḥimya* bewies Ǧibrā'īl ibn Buḫtīšū'. Yūsuf ibn Ibrāhīm berichtet, wie der Arzt ihm, seinem Gaste, Speisen anbot, die er nach strenger Auffassung im Hinblick auf Jahreszeit und Lebensalter nicht hätte genießen dürfen. Ǧibrā'īl fordert ihn jedoch auf, dennoch zu essen, und erklärt, die richtige *ḥimya* sei, den Magen zu trainieren; denn es könne ja doch keiner sein ganzes Leben lang den Genuss bestimmter Speisen vermeiden.[208] Natürlich fehlte es überhaupt nicht an Ärzten (von den Laien ganz zu schweigen!), die sich ihre Genussfreude durch keinerlei *ḥimya*-Sorgen trüben ließen.

Dies gilt namentlich für zwei Genüsse, in denen die Medizin zur Mäßigkeit rät, den Weingenuss und die leiblichen Freuden der Liebe. Beide fallen unter die Kategorien der „sechs notwendigen Dinge" (*sex res non naturales*) – der Wein unter „Speisen und Getränke", der Koitus unter „Entleerung und Verhaltung."[209] Hinzu tritt als dritte gesundheitsfördernde Erquickung nicht selten die Musik, der z.B. Abū Zaid al-Balḫī (gest. 322/934) in seiner „Wohlfahrt des Körpers und der Seele" schon im Abschnitt über den Körper einen ausgedehnten Artikel widmet. Was die Erörterung dieser natürlich auch von den Arabern

---

206 Ṣā'id, *Tašwīq*, ed. Spies fol. 20ᵇ, Taschkandi 98–99.

207 Ṣā'id, *Tašwīq*, ed. Spies fol. 21ᵃ.

208 Ibn abī Uṣaibi'a, *'Uyūn* I, 129 = B 190 – Es sei hier darauf hingewiesen, dass ähnliche Divergenzen über das zu verwirklichende Ausmaß der Symmetrie schon in der Antike begegnen. Ein Dogmatiker war Herodikos und wurde infolgedessen häufig angegriffen. Aristoteles sagt „Viele Menschen sind gesund in der Art, wie man es von Herodikos sagt, welche niemand wegen ihrer Gesundheit glücklich preisen möchte, weil sie auf alles oder doch das meiste von dem verzichten müssen, wozu der Mensch da ist" (nach Schipperges, *Lebend. Heilkunde* 54); und Plutarch schreibt: „Jene genaueste, bis aufs Haar, wie man zu sagen pflegt, erforschte Lebensweise macht den Körper furchtsam und ängstlich gegenüber jeder Gefahr, stumpft die Lebendigkeit des Geistes ab, welcher dadurch in jeder Handhabung der Arbeit wie in dem Genuss des Vergnügens etwas Unheilvolles vermutet und nichts mit Vertrauen angreift" (nach Schipperges, op. cit. 80).

209 Ibn Sīnā, *Poème*, Vers 205–208.

oft besungenen Trias in unserm Rahmen reizvoll und notwendig macht, ist der Akzent, den sie aufgrund der besonderen islamischen Verhältnisse erhielt.

b *Der Weingenuss und das Hören von Musik*

Es ist allgemein bekannt, dass der Islam den Wein, wie überhaupt alkoholische Getränke, verbietet. Weniger allgemein wird gewusst, dass das Weinverbot nicht von Anfang an zu Muḥammads Programm gehörte. Wenn auch das weinfeindliche Vorbild einzelner religiöser Gruppen (Naziräer, Nabatäer, christliche Asketen) mitgewirkt haben mag, so bewog den Propheten doch erst die verschiedentliche Störung des öffentlichen Gebets durch betrunkene Teilnehmer, ein vollständiges Weinverbot auszusprechen. Die Stufen dieser Entwicklung spiegeln sich in den folgenden Koranversen:

> Und (wir geben euch) von den Früchten der Palmen und Weinstöcke (zu trinken), woraus ihr euch einen Rauschtrank (*sakar*) macht …
>
> Q 16:67/Flügel 16:69

> O ihr, die ihr glaubt, nähert euch nicht trunken dem Gebet, (sondern wartet), bis ihr wisset, was ihr sprechet …
>
> Q 4:43/46

> Man fragt dich nach dem Wein und dem Losspiel (*maisir*). Sag: In ihnen liegt eine schwere Sünde. Und dabei sind sie für die Menschen (auch manchmal) von Nutzen. Die Sünde, die in ihnen liegt, ist aber größer als ihr Nutzen.
>
> Q 2:219/216

> Ihr Gläubigen! Wein, das Losspiel (*maisir*), Opfersteine (*anṣāb*) und Lospfeile (*azlām*) sind (ein wahrer) Greuel (*riǧs*) und Teufelswerk. Meidet es! Vielleicht wird es euch (dann) wohlergehen. Der Satan will (ja) durch Wein und das Losspiel nur Feindschaft und Hass zwischen euch aufkommen lassen und euch vom Gedenken Gottes und vom Gebet abhalten. Wollt ihr denn nicht (damit) aufhören?
>
> Q 5:90–91/92–93

Da nach einem im Koran selbst begründeten exegetischen Prinzip (Q 2:106/100)[210] im Falle widersprechender Offenbarungen allein die später offenbarte

---

210 Vgl. dazu z. B. R. Blachère, *Introduction au Coran*, Paris 1959, 17 und 241–242.

ausschlaggebend ist, wurde das Weinverbot zum allgemein gültigen Gesetz des Islam. Gestritten wurde nur noch darüber, was unter Wein zu verstehen sei, wobei es freilich nur um die Frage ging, welche berauschenden Getränke außer dem Wein etwa noch von dem Verbot betroffen seien. Sogar die Verwendung des Weines als Arznei wurde von frommen Kreisen in einem mit der Zeit zunehmenden Maße abgelehnt.[211]

Im Unterschied zum Weinverbot ist das Verbot des Musikhörens nicht im Koran begründet; allerdings findet sich dort auch keinerlei ermunterndes Wort für diese im Alten Testament so vielgerühmte Kunst![212] Vielmehr dürfte sich das Verbot aufgrund uralter gemeinsemitischer Vorstellungen entwickelt haben, die dem Gesang ebenso wie dem Wein dämonischen Charakter zuschrieben.[213] Das Musikhören wurde aber nie so geächtet wie das Weintrinken, und jedenfalls gehörte es nicht wie dieses zu den „Großen Sünden" (*kabāʾir*).

Wenn es nun auch keinem Zweifel unterliegt, dass in jenen wohlhabenden Kreisen, in denen die Ärzte ja vornehmlich tätig waren, das Verbot von Wein und Musik meistens mit viel Nonchalance missachtet wurde, so konnte doch die Haltung der Orthodoxie schließlich auch in dieser Hinsicht nicht ohne Einfluss auf die Ärzte bleiben.

Die arabischen Ärzte preisen die heilsamen Wirkungen des Weines und der Musik, soweit ich bis jetzt sehe, Jahrhundertelang unbefangen. Das mögen nur einige wenige Beispiele aus verschiedenen Jahrhunderten beweisen: Ar-Ruhāwī empfiehlt dem Arzt, während des allabendlichen Lesens oder Abschreibens wissenschaftlicher Werke bis zum Schlafengehen in kleinen Zügen Wein zu trinken (*Adab* fol. 59[a]), und behandelt die guten Sorten dieses Getränkes mit ihren jeweiligen Wirkungen (fol. 35[b]–36). Das Lauschen auf Musik preist er neben dem Aufnehmen kluger und frommer Reden als heilsam für den Gehörsinn (fol. 26[a]). Ṣāʿid[214] empfiehlt den Wein ebenso unbefangen wie Ibn

211 Vgl. den Artikel „khamr", in Wensinck-Kramers, *Handwörterbuch* 299a und Bürgel, *Allmacht* 178–180.

212 In dem oben (S. 43) angeführten Passus von al-ʿĀmirī, worin eine Reihe von Wissenschaften durch Koranworte legitimiert werden, ist daher die Musik nur durch ein Hadith vertreten. Folgende Verben fehlen im Koran: *ġny* II „singen", *zmr* I „(ein Blasinstrument) spielen", *ʿzf* I „(ein Saiteninstrument) zupfen"; ebenso fehlen die Nomina *naġm* „Weise" und *laḥn* im Sinne von „Melodie"; *rtl* II, was bei den christlichen Arabern für den Kirchengesang verwandt wird, kommt zweimal in der Bedeutung „langsam und deutlich rezitieren" (vom Koran) vor (Q 25:32/34 und 73:4/4). Ein religiöser Gesang – die Koranrezitation wird man nicht als solchen ansprechen wollen – hat sich m.W. im Islam nur in mystischen Kreisen entwickelt.

213 So vermutet Wensinck in dem eben zitierten Artikel „khamr."

214 Ṣāʿid, *Tašwīq*, ed. Spies fol. 47[b]–48[a]; Taschkandi 147.

Sīnā (*Poème* v. 178). Ibn Buṭlān zitiert im „Gastmahl der Ärzte" einen Passus von Hippokrates über die fünf körperlichen und die fünf seelischen Nutzwirkungen des Weines.[215] Eine kleine Gesundheitslehre von Ibn al-Maṭrān behandelt gleichfalls den seelischen und körperlichen Nutzen des Weines.[216] Und Muẓaffar Ibn Qāḍī Baʿlabakk, der fromme Verfasser des „Seelenerquickers", eines Werkes, das uns in dem Kapitel über den „Seelenarzt"[217] noch beschäftigen wird, trägt ebenfalls kein Bedenken, neben vielen anderen seelen-erquickenden Mitteln auch die beiden in Rede stehenden zu empfehlen. Die einzige religiöse Rückversicherung, die uns in diesen Werken – und zahllose weitere ließen sich natürlich leicht hinzufügen – begegnet, ist der Verweis auf Sure 2:219/216.[218]

Mit Muẓaffar, dem „Sohn des Richters von Baʿlabakk" (blühte im 7./13. Jh.), stehen wir nun aber bereits in einer Epoche, in der die rückhaltlose Bejahung des Weines als eines wirksamen Heil- und nützlichen Nahrungsmittels auch bei den Ärzten nicht mehr allgemein üblich war. Averroes entschuldigt im 7. Buch des *Colliget* den Gebrauch von Wein bei Ohnmachten[219] – ein Reflex der rigoros-orthodoxen Haltung des Almohaden Yaʿqūb ibn Yūsuf al-Manṣūr (580/1184–595/1199), der das Weinverbot in schroffster Form und mit ausdrück-

215 „Hippokrates sagt: Er stillt den Durst und heilt den Schmerz des Hungers und hat zehn Nutzwirkungen, fünf davon hängen mit dem Körper zusammen, fünf mit der Seele. Die körperlichen sind aber folgende: Er schafft gute Verdauung, leitet den Urin ab, verschönt die Hautfarbe, gibt einen angenehmen Mundgeruch und vermehrt die Kraft; die seelischen sind: er erfreut die Seele, weckt die Hoffnung, ermutigt das Herz, ergötzt das Gemüt und wehrt dem Geiz" (b. Buṭlān, *Daʿwa*, ed. Zalzal 37–38; ed. Klein-Franke 29, vgl. id. *Ärztebankett* 79).

216 *Al-Maqāla an-Nāṣirīya fī t-tadābīr aṣ-ṣiḥḥīya* – „Die Nāṣir'sche Abhandlung über die hygienischen Maßnahmen", Ms. Istanbul, Ahmet III. 2142, fol. 28a–b (= Munaǧǧid, *Maṣādir* Nr. 146; cf. Ullmann, *Medizin* 191; fehlt GAL S I, 892). Bei Ibn abī Uṣaibiʿa, *ʿUyūn* II, 181 = B 658–659, erscheinen zwei ähnliche Titel: *al-Maqāla an-Nāṣirīya fī ḥifẓ al-umūr aṭ-ṭibbīya* und *al-Maqāla an-Naǧmīya fī ṭ-tadābīr aṣ-ṣiḥḥīya*. Zu ersterem Titel bemerkt Ibn abī Uṣaibiʿa, es handele sich um eine besonders brillante, konzise, für Saladin (Nāṣir ad-Dīn!) verfasste Schrift, zu letzterem: „Er scheint sie für Naǧm ad-Dīn, den Vater Saladins verfasst zu haben." Der Titel der von uns benutzten Handschrift ist also entweder eine Kontamination aus den beiden von Ibn abī Uṣaibiʿa genannten, oder diese ihrerseits sind zwei Versionen des ursprünglichen Titels unserer Handschrift.

217 „Der Arzt als Heilender II: Psychotherapeutica."

218 Vgl. oben, so in den Einleitungen von Ṣāʿids *Tašwīq* (ed. Spies fol. 6a; Taschkandi 73), und des *Mufarriḥ an-nafs*. Dass der den Wein als Gottesgabe preisende Vers Q 16:67/69 nie zitiert wird, ist zweifelsohne in der Abrogation dieses Verses durch das spätere Weinverbot begründet. Vers 2:219/216 steht dagegen schon in solcher Nähe des Verbotes, dass er von dessen abrogierender Wirkung nicht mehr betroffen wird.

219 Leclerc, *Histoire* II, 107.

lichem Einschluss der medizinischen Verwendung durchsetzte.[220] Maimonides entschuldigte sich am Ende eines Empfehlungsschreibens für den Aiyubiden al-Malik al-Afḍal, einen Sohn Saladins, dafür, dass er ihm Wein und Musik empfohlen habe, obwohl das religiöse Gesetz beide verbiete.[221] Und in as-Surramarrīs (gest. 776/1374) „Heilung der Schmerzen" wird eindeutig festgestellt, dass Gott den Muslimen den Genuss der „hässlichen Dinge" (*al-ḫabāʾiṯ*) aus Barmherzigkeit und den des Weines insbesondere zum Schutze des Verstandes verboten habe.[222] As-Surramarrī ist freilich kein Arzt, sondern ein Traditionsgelehrter, der die Prophetenmedizin zu Ansehen unter den Ärzten bringen möchte. Ihm steht eine weniger rigorose Haltung in as-Suyūṭīs Prophetenmedizin gegenüber, der neben Gegenstimmen auch fromme Stimmen *für* die Verwendung namentlich der Musik zum Wohle des Körpers und der Seele anführt.[223]

c *Der Geschlechtsgenuss*

Während der Islam gegenüber Wein und Musik eine mehr oder weniger negative Haltung einnimmt, lässt sich im Hinblick auf den Geschlechtsgenuss eher das Gegenteil sagen. Das in allen Lebensbereichen maßgebende Vorbild des Propheten – begründet auf Koran 33:21/21 „In dem Gesandten Allahs hattet ihr ein schönes Beispiel …" – konnte auf diesem Gebiet nicht ohne Wirkung bleiben. Dem muslimischen Mann waren zwar „nur" vier legitime Frauen gestattet (Q 4:3/4); denn Muḥammads Verehelichung mit 13 Gattinnen wurde durch eine Offenbarung ausdrücklich als ein ihm von Allāh gewährtes Privileg erklärt (Q 33:50/49). Die Zahl der zulässigen Konkubinen (Sklavinnen) wurde dagegen durch nichts als den persönlichen Besitzstand begrenzt.[224] Der Harem war, im Unterschied zu dem abendländischen Mätressenwesen, immer eine religiös legitime Institution; und jeder Geschlechtsakt innerhalb dieser Grenzen galt als verdienstliches Werk. Al-Ġazālī zitiert im „Buch vom Heiraten", dem 12. Buch der „Wiederbelebung der Religionswissenschaften", den Satz (eine Über-

---

220 Vgl. die instruktive Geschichte von b.a. Uṣaibiʿa, *ʿUyūn* II, 80 = B 536: Yaʿqūb beauftragt seinen Arzt einen Theriak herzustellen, zu dessen Ingredienzien Wein gehört. Der Arzt meldet binnen kurzem, er könne den Befehl nicht erfüllen, da kein Wein zu beschaffen sei. Yaʿqūb äußert sich befriedigt: Das eben habe er überprüfen wollen.

221 Vgl. Text und Übersetzung in Kroner, *Schwanengesang des Maimonides* (Maimonides, *Bayān* 53, 84–85). Auch Saladin lehnte es ab, Wein als Arznei zu benützen.

222 Die vollständige Wiedergabe des Passus findet sich im Kapitel „Die Islamisierung der Medizin" unten S. 425.

223 Elgood, Suyūṭī, *Ṭibb* 175–176.

224 Vgl. Bürgel, *Adab* und *iʿtidāl* Anm. 29.

lieferung des ʿAbdallāh ibn ʿAbbās, eines Vetters des Propheten): „Der beste meiner Gemeinde ist der, welcher die meisten Frauen hat" (Übs. Bauer, *Ehe* 28).[225] Den sinnlichen Naturen – und die Araber sind laut al-Ġazālī von Natur aus sehr sinnlich – sei Abwechslung zu empfehlen. Al-Ḥasan, der bekannte Enkel des Propheten und damit *eo ipso* einer der frömmsten Männer des Islam, heiratete im Ganzen mehr als 200 Frauen, „manchmal heiratete er vier auf einmal und manchmal entließ er vier zu gleicher Zeit und nahm andere dafür." Und von diesem al-Ḥasan sagt der Hochgebenedeite: „Er ist mein Abbild nach Gestalt (*ḫalq*) und Sinnesart (*ḫulq*) …" (l. c. 31). Bezeichnend ist auch folgendes Hadith, das as-Suyūṭī in seiner Prophetenmedizin nach Abū Huraira überliefert: Der Prophet beklagte sich bei Gabriel, dass er den Akt nicht oft genug vollziehen könne. „Was ist das?" – erwiderte der Erzengel – „Warum isst du nicht *harīsa*?[226] In diesem Pudding wohnt die Kraft von 40 Männern!"[227]

Das ziemlich einseitige Geltendmachen des männlichen Geschlechtsinteresses im frühen Islam und in der muslimischen Gesellschaft ist – trotz allem, was etwa muslimische Apologeten heute dagegen sagen mögen,[228] – unbestreitbar. Es lässt sich zwar nicht leugnen, dass das islamische Mittelalter eine blühende Minnedichtung entwickelt hat, und dass das hier zum Ausdruck kommende hohe Frauenideal – das freilich *eo ipso* nicht das der Polygamie ist! – nicht ganz ohne Entsprechungen in der Wirklichkeit existiert haben kann. Die jahrhundertelange Tragödie der islamischen Frau konnte dieses Ideal aber nicht aufhalten: In der polygamen Praxis, die einer Sublimierung und Vergeistigung des Verhältnisses der Geschlechter nicht fähig ist, sank die Frau – das lässt sich durch zahllose Aussagen in der arabischen Literatur belegen –, auf die Stufe einer Art Haustier im Dienste des Mannes herab.[229] Die einseitige

---

225 Hans Bauer, *Von der Ehe: Das 12. Buch von al-Ġazālīs Hauptwerk*, Halle 1917. So auch al-Buḫārī, *Ṣaḥīḥ, K. an-Nikāḥ, bāb* 4 (l. c. 7,4).

226 *Harīsa* ist in einfachster Form ein Gericht aus Fleisch und Weizengrütze. Einzelheiten findet man bei Rodinson, Cuisine, s. v.

227 Vgl. Elgood, Suyūṭī, *Ṭibb* 60, wo anschließend weitere potenzstärkende Mittel, vor allem Speisen und Gewürze, aufgezählt werden.

228 Vgl. z. B. Paret, R., *Zur Frauenfrage in der arabisch-islamischen Welt* (Veröffentlichungen des orientalischen Seminars der Universität Tübingen, Heft 8), Stuttgart 1934.

229 Bezeichnend sind dafür auch einzelne fanalartige Stimmen emanzipierter Frauen im heutigen Islam, wie z. B. der leider viel zu früh verstorbenen begabten persischen Dichterin Furugh Farrukhzad, auf die ich in einem kleinen Aufsatz „Gegenwartsströmungen in der modernen iranischen Literatur" (*Orient, hrsg. v. Nah- u. Mittelostverein Hamburg*, Heft 3 [1965] 95b) hingewiesen habe. Eine schonungslose Darstellung, des Elends der arabischen Frau, als dessen Wurzel namentlich die Exzision (Klitoris-Ektomie) als eine Verstümmelung der weiblichen Natur herausgehoben wird, gibt der ägyptische Arzt Youssef el Masri

Sicht des Geschlechtslebens zeigt sich sogar in der medizinischen Literatur. So werden in den volksmedizinischen Ratschlägen der Tiyāḏūq und Ḥāriṯ ibn Kalada die Männer davor gewarnt, bei einer Alten zu schlafen, aber natürlich finden sich keine entsprechenden Warnungen für die Frauen. Die Verse 205–208 in Ibn Sīnās *Canticum* betreffen ebenfalls nur den männlichen Partner etc.[230] Aber auch der mannhafteste muslimische Mann war dem weiten Betätigungsfeld, das ihm seine Religion bot, häufig nicht gewachsen. Das beweisen die zahllosen Traktate über die männliche Potenz (*bāh*), die von Ärzten der islamischen Länder verfasst wurden, und deren Hauptinhalt in Mitteln zur Verstärkung der Geschlechtskraft besteht. Zwar wird sowohl in den volksmedizinischen Ratschlägen wie in der wissenschaftlichen Medizin vor zu häufigem Geschlechtsverkehr (*kaṯrat al-ǧimāʿ*) gewarnt, da mit jeder Emission ein Verlust von Lebensfeuer (so Tiyāḏūq) oder Lebenswasser[231] verbunden sei. Tatsächlich erwarben sich aber nicht nur die Scharlatane, denen es ar-Ruhāwī vorwirft (vgl. oben s. 284), durch die Verschreibung von Aphrodisiaka Sympathien, sondern ein so achtbarer Arzt wie der Jude Maimonides schrieb einen Traktat über „Vorkehrungen, die zu häufigem Geschlechtsverkehr (*kaṯrat al-ǧimāʿ*) verhelfen."[232] Wir erfahren darin, dass der Auftraggeber des Opusculums ein (ayyubidischer?) Fürst ist, dem es zwar nicht an Potenz mangelt, der aber für seine zahlreichen Damen noch mehr benötigt und dabei übrigens ohnehin schon seiner schwächlichen Konstitution wegen Abmagerung zu befürchten hat. Maimonides entschlägt sich zwar nicht eines Hinweises auf die Schädlichkeit übermäßigen Geschlechtsgenusses, gibt aber dann doch allerlei Rezepte, darunter eines, das er als neu erfundenes Geheimmittel anpreist (*sir-*

---

in seinem Buch *Le drame sexuel de la femme dans l'orient arabe* (Paris 1962), deutsch unter dem Titel *Die Tragödie der Frau im arabischen Orient*, München 1963.

230 Ibn Sīnā, *Poème*, Verse 205–208:

Den Beischlaf stell dem jungen Manne frei,
auf dass von Schändlichkeit er ledig sei!
Doch nicht den Schmächtigen sollst lieb ihn machen,
noch den Betagten noch den Leiblich-Schwachen.
Und wer sich anschickt, nach dem Mahl zu küssen,
wird Gicht und Weh, das künd ihm, dulden müssen.
Zuviel des Beischlafs macht den Körper schwach,
und schafft den Leibern manches Ungemach.

231 Schon in einem Hippokrates beigelegten Ausspruch (b.a. Uṣaibiʿa, *ʿUyūn* I, 28,-1 = B 50,12): *inna l-muǧāmiʿa yaqtadiḥu min māʾi l-ḥayāti.*

232 Siehe Lit.-vz. I., Nr. 49.

run badīʿun lam yataqaddam ilaihi aḥadun), und von dem der Kopist bemerkt: „Ich habe es erprobt; es ist wunderbar!"[233]

Auch diese Praxis hatte nun aber ihre Gegner, ohne dass wir aufgrund des bisherigen Quellenmaterials sagen könnten, ob diese unter den Ärzten so etwas wie eine „Richtung" gebildet haben. Ibn abī Uṣaibiʿa gibt einen Bericht des Yūsuf ibn Ibrāhīm über ein Streitgespräch wieder, das Yūsuf mit dem Damaszener Arzt ʿĪsā ibn Ḥakam, bekannt als Masīḥ („Messias"), über den Wert der Zwiebel, namentlich deren potenzstärkende Wirkung, geführt hat. „ʿĪsā ereiferte sich (geradezu), indem er sie tadelte und ihre Mängel beschrieb. ʿĪsā und Salmawaih ibn Bunān[234] wandelten nämlich den Weg der Mönche, und lobten (daher) nichts, was die Potenz verstärkt; sie vertraten (vielmehr) die Ansicht, dass solche Dinge den Körper zerstören und die Seele vernichten."[235] Die gleiche Haltung finden wir auch bei ar-Ruhāwī. Am Ende der Ausführungen über die für die Gesundheit notwendige Moderierung der (bei ihm) 13 Naturdinge fasst er das Gesagte dahingehend zusammen, dass es Pflicht und Merkmal des tugendsamen (*fāḍil*) Menschen sei, von allem, wozu „die Natur ihn zwingt ... nicht nach Maßgabe des Gelüstes sondern des Bedürfnisses" Gebrauch zu machen.

> Gehört es doch zu den schädlichsten Dingen, dass zwar die Tiere diese Dinge nur nach Maßgabe ihres Bedürfnisses genießen, derjenige aber, welcher sich selbst für klug hält, über sein Bedürfnis genießt! Noch schändlicher sind die, welche dabei über das Maß ihres Vermögens hinauszugelangen suchen wie (z.B.) diejenigen, welche Pillen und Drogen einnehmen, um sich zu häufigem Geschlechtsverkehr zu befähigen. Dies und ähnliches ist verderblich für den Menschen und außerdem schändlich für den Verständigen, am schändlichsten und abscheulichsten aber für den Arzt, welcher beansprucht, hoch und niedrig unter den Menschen zu leiten!
>
> RUHĀWĪ, *Adab* fol. 52^{a-b}

Schon im ersten Kapitel zitiert ar-Ruhāwī denn auch aus dem pseudoaristotelischen *Secretum secretorum* u. a. die Ermahnung: „Sei nicht auf geschlechtlichen Umgang erpicht; denn das gehört zu den Eigentümlichkeiten der Schweine, welche darin mehr als du vermögen, und zerstört das Leben" (*Adab* fol. 11^{a},12).

---

233 Ms. Istanbul, Nuruosmaniye 3590 (Lit.-vz. I., Nr. 49), fol. 166–170, bes. 170^{b}.

234 Der bekannte Arzt im Dienste al-Muʿtaṣims (b.a. Uṣaibiʿa, *ʿUyūn* I, 164 = B 234).

235 Ibn abī Uṣaibiʿa, *ʿUyūn* I, 121 = B 178.

Nimmt man hinzu, dass er, wie erwähnt, den Scharlatanen u.a. vorwirft, dass sie Aphrodisiaka anbieten, bzw. den Reichen zur Stillung ihrer Gelüste verhelfen, so darf man wohl zu recht sagen, dass ar-Ruhāwī hier, wie jene beiden Ärzte, ein echtes Anliegen verfolgt, das über die traditionell-unverbindliche, sich mit der Verschreibung von Aphrodisiaka ohne weiteres vertragende Forderung maßvollen Geschlechtsverkehrs deutlich hinausgeht.

5 Der Arzt als Heilender I: Der Arzt im Sprechzimmer, im Krankenzimmer und im Hospital

Wie es noch heute üblich ist, kamen entweder die Patienten (oder deren Vertreter) zum Arzt, oder aber dieser begab sich zu ihnen. Den Arzt fand man – falls nicht im Hospital – entweder in seinem eigenen Hause oder in einem besonderen Raum, den man sich wohl ähnlich wie einen Basarladen zu denken hat. In diese Richtung jedenfalls deuten die beiden arabischen Wörter, mit denen man diesen Arbeitsraum bezeichnete: *ḥānūt*, das als Übersetzung für ἰητρεῖον vorkommt,[236] ist zugleich die Weinbude der christlichen Weinverkäufer. *Dukkān* bedeutet schlicht „Bude“ oder „Laden.“ Beide Wörter wurden demgemäß auch für den Drogenladen des Apothekers verwandt, wie es z.B. der Titel des berühmten Drogenhandbuches *Minhāǧ ad-dukkān* („Leitfaden des [Drogen-] Ladens“ – verfasst 658/1260 in Kairo von dem Juden al-Kūhīn al-ʿAṭṭār) und der Titel einer Kurzfassung dieses Werkes, nämlich *al-Muġnī wa-l-bayān fī l-ḥawānīt* (i. e. pl. zu *ḥānūt*) *wa-l-bīmāristānāt* (etwa: „Mühesparender [Wegweiser] für [Drogen-] Läden und Krankenhäuser“) beweisen. Dass diese Buden u.U. prunkvoll ausgestattet sein konnten, zeigt ar-Ruhāwīs Polemik gegen die dekorierten Läden (*dukkān*) der Scharlatane, mit denen sie die Menge zu täuschen suchten (vgl. oben S. 281). Ein in der Geniza erhaltenes Inventar gibt eine Vorstellung von dem Inneren solch eines Ladens: „Er war angefüllt mit Flaschen, Gläsern, Kästchen, Töpfen und Kesseln, alle farbig, weiß, schwarz, grün, gelb und blau; da gab es Waagschalen und einen Mörser und andere Geräte, die anzeigten, dass der Doktor die Drogen selbst zuzubereiten pflegte.“[237] Nicht jeder Arzt besaß einen *dukkān*, mitunter praktizierten auch zwei in einem (Goitein, l.c.). Ein eigener *dukkān* war demnach wohl doch ein gewisser Luxus.

Hier noch einige Belege für den Gebrauch der beiden Wörter:

---

236 Vgl. b.a. Uṣaibiʿa, *ʿUyūn* I, 32 = B 55: *al-ḥādī ʿašar min kutub Abuqrāṭ: Kitāb Qaṭiyaṭriyūn* (d.i. Κατ’ ἰητρεῖον) *ay ḥānūt aṭ-ṭabīb*.

237 Nach Goitein, *Medical Profession* 188.

a *ḥānūt*

In einem Bericht aus der frühen Abbasidenzeit kommt ein Schröpfer als Besitzer eines *ḥānūt* in Damaskus vor.[238] Spätere Belege scheinen äußerst selten zu sein. Ich vermag vorläufig keine weiteren zu erbringen.

b *dukkān*

1. Ǧibrāʾīl ibn ʿUbaidallāh aus dem Hause der Buḫtīšūʿs besaß zur Zeit des Buyiden Muʿizz ad-Daula (eroberte 334/945 Bagdad; starb daselbst 357/967) einen *dukkān* in der Nähe des Schlosses Farruḫ (persisch = „glücklich") auf der Ostseite Bagdads.[239]
2. Abu l-Ḥakam al-Bāhilī (gest. 549/1154) „pflegte in einem *dukkān* in Ǧīrūn (Damaskus) zu praktizieren" (w.: „zum Heilen zu sitzen"); seine Wohnung war im „Steinernen Haus" (*dār al-ḥiǧāra*) in der Filzhändler(gasse) (*al-labbādīn*).[240]
3. Ibn al-Buḏūḫ, ein maġribinischer Arzt (gest. 575/1179): „wohnte viele Jahre in Damaskus und hatte einen Drogenladen (*dukkān ʿiṭr*) in der Filzhändler(gasse), wo er saß und behandelte, wer zu ihm kam oder Rezepte von ihm verlangte. Er stellte dort auch viele zusammengesetzte Drogen her" etc. Auch er wohnte nicht etwa in diesem *dukkān*, denn als er älter wurde, „ließ seine Bewegungsfähigkeit so nach, dass er nur noch in einer Sänfte getragen zu seinem *dukkān* kam."[241]
4. Raḍīy ad-Dīn ar-Raḥbi (gest. 631/1234) „wohnte in Damaskus und hielt sich ständig im *dukkān* auf zur Behandlung der Kranken."[242]
5. Kamāl ad-Dīn al-Ḥimṣī „hatte einen *dukkān* in der Gasse der Palmblätterhändler"[243]

Daraus ergibt sich also, dass zahlreiche Ärzte einen *dukkān* außerhalb ihres Wohnhauses hatten. Andere Ärzte empfingen die Patienten dagegen in ihren Häusern. So erfahren wir über einen christlichen andalusischen Arzt namens Ibn Mulūka, der zur Zeit des Umaiyaden ʿAbd ar-Raḥmān III. (300/912–350/961) als Chirurg und Aderlasser tätig war: „Er hatte vor der Tür seines Hauses (*dār*)

---

238 Ibn abī Uṣaibiʿa, *ʿUyūn* I, 120,1 = B 167.
239 Ibn abī Uṣaibiʿa, *ʿUyūn* I, 145,1 = B 210.
240 Ibn abī Uṣaibiʿa, *ʿUyūn* II, 144 = B 615.
241 Ibn abī Uṣaibiʿa, *ʿUyūn* II, 155–156 = B 628–629.
242 Ibn abī Uṣaibiʿa, *ʿUyūn* II, 193,11 = B 673.
243 *Ḫauwāṣīn* von *ḫūṣ*; aus *ḫūṣ* wurden Besen hergestellt.

30 Stühle für die (auf Behandlung wartenden) Leute."[244] Ibn al-Ǧazzār wurde im Vestibül (*dihlīz*) seines Hauses „von den (Heilung suchenden) Leuten umdrängt" (*ġaṣṣa bihi n-nās*).[245] Manche anderen Ärzte nahmen Diagnosen und dergleichen in den sogenannten Zirkeln (*maǧlis*), also im Kreise von Schülern und Kollegen vor, wie dies im Kapitel über den Unterricht im *maǧlis* bereits dargetan wurde.

Die „Leute", die die Ärzte aufsuchten, waren übrigens häufig gar nicht die Kranken selber, sondern deren Boten, Verwandte oder Freunde. Sie überbrachten dem Arzt die *qārūra*, die Urinflasche, nebst einigen Informationen über den Zustand des Patienten und nahmen dann die Diagnose und Rezepte des Arztes entgegen. Ar-Ruhāwī fordert daher, dass der Überbringer intelligent genug sein müsse, um dem Arzt die erforderlichen Auskünfte geben zu können. Ohne jede Anamnese die Diagnose aus dem Urin zu stellen, galt nämlich seriösen Ärzten als Scharlatanerie.[246] Die Urindiagnose selbst, und zwar auch in Abwesenheit des Patienten, sahen dagegen die arabischen Ärzte als legitim an, wie das Fehlen gegenteiliger Stellungnahmen beweist. Auch in Europa regte sich übrigens die Kritik an dieser Art Diagnose erst in den Jahrhunderten zwischen Renaissance und Aufklärung; in England begann man im 17. Jh. verächtlich von den *„pisspot-prophets"* oder *„pisse-prophets"* zu sprechen.[247]

Während wir im Ganzen über den ambulanten Konsultationsbetrieb wenig wissen, sind wir über das, was der Arzt im Krankenzimmer zu tun hatte, relativ gut informiert. Der Grund dafür dürfte vermutlich sein, dass es sich hierbei um einen alten, schon vor dem Islam reich entwickelten medizinliterarischen Topos handelt.

In unseren Quellen wird der Topos in ganz verschiedenem Maße, ausführlich (ar-Ruhāwī), mehr oder weniger am Rande (Ṣāʿid u. a.) oder gar nicht (Ibn Hindū, Ibn Riḍwān u. a.) berücksichtigt. Fasst man die verschiedenen Äußerungen zusammen, so lässt sich eine Art Programm daraus konstruieren, das für die Visite des arabischen Arztes wohl mehr oder weniger verbindlich gewesen ist. Es umfasst etwa folgende Punkte:

1. Der Arzt fragt die Angehörigen oder Betreuer des Kranken über dessen Befinden, Vorgeschichte und dergleichen aus.

---

244 Ibn abī Uṣaibiʿa, *ʿUyūn* II, 41 = B 486.

245 Ibn abī Uṣaibiʿa, *ʿUyūn* II, 38,12 = B 481.

246 Vgl. die diesbezüglichen Äußerungen ar-Rāzīs, oben S. 287.

247 Vgl. Brewster, Physicians 13–32.

2. Er betritt das Zimmer und setzt sich zum Bett des Kranken.
3. Er untersucht den Kranken.
4. Er lauscht den Klagen des Kranken.
5. Er stellt dem Kranken diagnosebezogene Fragen.
6. Er stellt die Diagnose.
7. Er gibt Anweisungen über die weitere Behandlung.
8. Er beschließt die Visite.

Dazu nun einige Einzelheiten (mit „Test." wird im Folgenden auf das oben s. 95 f. nach Ibn abī Uṣaibiʿa, *ʿUyūn* I, 26, übersetzte „Testament des Hippokrates" verwiesen):

1. Der Arzt fragt die Angehörigen oder Betreuer des Kranken über dessen Befinden, Vorgeschichte und dergleichen aus: Dies ist vor allem dann erforderlich, wenn der Kranke selbst nicht Auskunft geben kann oder will, sei es, weil ihn seine Krankheit oder eine Scheu am Reden hindert, sei es, dass es sich um Kleinkinder oder fremdsprachige Ausländer handelt und dergleichen mehr (Ruhāwī, *Adab* fol. 62[a], 69[b]). Manchmal muss der Arzt seine Befragung noch über den genannten Kreis hinaus ausdehnen, so, wenn er als Fremder in einen Ort kommt, dessen klimatische und hydrologische Verhältnisse er erkunden muss (fol. 69[b]), oder wenn er Kriegsverwundete behandelt und etwa erfahren will, ob ein Pfeil vergiftet war etc. (fol. 70[a]). Zu den präliminierenden Erkundungen des Arztes gehört ar-Ruhāwī zufolge auch die Prüfung der Intelligenz und Zuverlässigkeit des Kranken und seiner Betreuer (vgl. unten Nr. 7).

2. Der Arzt betritt das Zimmer und setzt sich zum Bette des Kranken: Bei Eintritt des Arztes in das Krankenzimmer sollten wohl am ehesten alle jene äußeren Attribute an ihm wahrnehmbar sein, von denen unsere arabischen, wie schon die antiken Quellen reden, und die dem Arzte in diesem wichtigen Augenblick etwas von einem göttlichen Boten und Heiland verleihen mussten: Ein strahlendes Antlitz (*bašāša, bāsim, ḍāḥik as-sinn* etc.), reinliche, gepflegte, wohlparfümierte Gewänder (*Adab* fol. 57[b], *Test.*), ein gemessener Schritt (*Test.*), so schreitet er zum Bette des Kranken, setzt sich mit gekreuzten Beinen (*mutarabbiʿan, Test.*) „in seine Nähe ihm gegenüber, so dass er sein Gesicht sieht und seine Worte hört"[248] und beginnt seines Amtes zu walten.

248 Ṣāʿid, *Tašwīq*, ed. Spies fol. 21[b] (vgl. Taschkandi 100).

3. Er untersucht den Kranken: Der Arzt beginnt laut ar-Ruhāwī seine Diagnose mit der Untersuchung, die sich natürlich in erster Linie auf Urin, Kot und Symptome am Körper des Kranken erstreckt. Es gibt jedoch Dinge, die den Sinnen nicht zugänglich, für die Diagnose aber nötig zu wissen sind. Als Mittel, dieses Wissen zu erlangen, stehen dem Arzt laut ar-Ruhāwī zwei „Prinzipien" (*mabdaʾ*) zu Gebote, von denen er in der richtigen Abfolge Gebrauch zu machen hat:

4. Er lauscht den Klagen des Kranken: „Er erkundet seinen Zustand mit Ruhe und Langmut, nicht mit Hast und Erregung" (*Test.*). Den Klagen des Kranken kann der Arzt manches für die Diagnose Wichtige entnehmen (*Adab* fol. 68^{b}). Der Arzt soll darum auch nicht unwillig reagieren, wenn Patienten in ihrem Leiden gegen ihn ausfällig werden. Diese Forderung des Hippokrates (*Test.*) wiederholt ar-Ruhāwī vor allem unter dem Aspekt, dass sich der Arzt durch solche Beschimpfungen in seiner Therapie nicht beirren lassen dürfe (*Adab* fol. 61^{b},1–2). Auch Ṣāʿid untersagt, unhöfliches Verhalten zu erwidern und führt dafür einen Beleg aus Hippokrates' *Praeceptiones* (*waṣāyā*) an, der bei ihm wie folgt lautet: „Viele Kranke verdienen, dass wir sie vernachlässigen (*natawānā ʿanhum*), besonders, wer nicht tut, was man ihn heißt; doch dürfen wir ihnen ihr schlechtes Verhalten nicht übelnehmen und unser Gesicht nicht von ihnen abkehren, besonders jenen, denen es schlecht geht."[249] Erst nachdem er die Klagen angehört hat, wendet er sich dem letzten Abschnitt der Untersuchung zu:

5. Er stellt dem Kranken diagnosebezogene Fragen: Fragen soll der Arzt nämlich nur, was er weder mit seinen Sinnen wahrnehmen, noch den Klagen des Patienten entnehmen kann. Jede unnötige Frage ist als ein Zeichen mangelnder Fähigkeit zu werten. Das Fragen selber hat nach einem bestimmten Schema zu erfolgen, das ar-Ruhāwī darlegt.[250]

6. Er stellt die Diagnose: Die Ausnutzung der hier unter Nr. 1, 3, 4 und 5 genannten Informationsquellen und die Kombination des aus ihnen erschlossenen

249 Ṣāʿid, *Taświq*, ed. Spies fol. 23^{b} (vgl. Taschkandi 103–104). Hierbei kann es sich nur um eine Paraphrase eines Stückes aus Kap. 5 handeln, wo es von Kranken, die aus purer Ungeduld den Arzt wechseln, heißt: ἄξιοι μὲν ἀμελίης, οὐ μέντοι γε κολάσιος etc. (Littré IX, 256). Ṣāʿid war der tatsächliche Zusammenhang des Zitates also nicht gegenwärtig.

250 Im 7. Kapitel des *Adab aṭ-ṭabīb*, „Was der Arzt den Kranken und diejenigen, welche ihn pflegen, fragen soll."

Wissens befähigen den Arzt, die Diagnose, bzw. in arabisch-griechischer Terminologie: die Prognose, die ja Auskünfte über den früheren Verlauf, den gegenwärtigen Stand und die zu erwartende Entwicklung der Krankheit umfasst, zu stellen.[251] Bei dieser Gelegenheit soll der Arzt dem Kranken nach Möglichkeit Mut zusprechen: „Er verkünde Gesundheit und mache Mut, so gut er kann, binde das aber an die Bedingung, dass der Kranke sein Geheiß annimmt."[252] Diese Bedingung leitet uns bereits über zu dem nächsten Schritt des Arztes im Krankenzimmer:

7. Er gibt Anweisungen für die weitere Behandlung: Die Anweisungen des Arztes im Krankenzimmer nehmen in der Beschreibung ar-Ruhāwīs einen breiten Raum ein. Zunächst hat der Arzt zu entscheiden, ob er überhaupt therapeutische Anweisungen erteilen darf. Lässt der Intelligenzgrad des Patienten oder seiner Betreuer befürchten, dass sie z.B. eine Diät – ar-Ruhāwī führt als Beispiel Gerstenschleim (πτισάνη) an – nicht richtig zubereiten, so muss der Arzt sie selbst bereiten bzw. vor seinen Augen zubereiten lassen; kann er das nicht, so muss er auf derartige Anweisungen überhaupt verzichten. Zu den Obliegenheiten des Arztes gehört aber auch – jedenfalls bei wohlhabenden Patienten – für die Erweisung jener „Gefälligkeiten" zu sorgen, die wir oben S. 231 f. behandelt haben.

8. Beschluss der Visite: Der Arzt soll seinen Besuch nicht länger als nötig ausdehnen: „Er sitze nicht lange bei dem Kranken und sage nichts, was dieser nicht braucht und ihm nichts nutzt. Bittet er ihn aber, gemächlich sitzen zu bleiben, so bleibe er nicht länger als für den Kranken gut ist."[253]

Bevor der Arzt den Kranken verlässt, soll er ein Protokoll über seine Diagnose und seine Verschreibungen anfertigen, um sich bei günstigem Verlauf später in ähnlichen Fällen wieder darauf stützen zu können, bei negativem Ausgang eine Unterlage für seine Rechtfertigung zu haben, falls er vor den Richter zitiert wird.[254]

Ob der Arzt seinen Besuch wiederholt, hängt nicht nur von dem Intelligenzgrad des Patienten und seiner Betreuer ab, sondern, wie schon angedeutet, auch von deren Charakter und Betragen: „Wenn der Arzt bei den Kranken oder

251 Näheres über die Prognose siehe im Kapitel „Erfolgsarzt."

252 Ṣā'id, *Tašwīq*, ed. Spies fol. 22[a]–[b] (vgl. Taschkandi 101).

253 Ṣā'id, *Tašwīq*, ed. Spies fol. 22[b] (vgl. Taschkandi 101–102).

254 Näheres über diesen Punkt findet sich unten im Kapitel „Verantwortlichkeit und Straffälligkeit" III.B.5.

seinen Pflegern Ausflüchte (*talağluğ*) und Falschrednerei (*bahrağa*) oder Fehler und Widerstand bei der Befolgung seiner Vorschriften bemerkt, soll er sie meiden; denn der Fehler wird ihm zur Last gelegt, nicht ihnen!“[255]

Und der Arzt soll sich den Kranken auch nicht aufdrängen: Ebenso wie Ṣāʿid dem Arzt empfiehlt, nicht ungerufen an die Türen zu klopfen (vgl. oben S. 226), so rät er auch in Bezug auf die Wiederholung der Visite: „Wenn er vonseiten des Kranken oder seiner Leute Abneigung gegen sich verspürt, geht er nicht wieder zu ihnen.“[256]

Der dritte Platz, an dem Kranker und Arzt zusammentreffen, ist das Krankenhaus. Das islamische Krankenhauswesen ist durch A. Issas bekannte Untersuchungen so weitgehend – wenn auch noch nicht erschöpfend – erforscht, dass hier nicht der Versuch gemacht werden soll, den Gegenstand erneut zu behandeln. Eine über Issa Beys Arbeit hinausgehende Behandlung des Gegenstandes nämlich müsste versuchen, zu abschließenden Ergebnissen zu gelangen. Das aber würde nicht nur umfangmäßig den Rahmen der vorliegenden Untersuchungen sprengen, sondern auch methodisch, da es sich bei ihnen ja bezwecktermaßen um Vorstudien für eine abschließende Arbeit über das Ärztewesen des islamischen Mittelalters handelt. Die wenigen neuen Ergebnisse, die wir Issas Studien derzeit hinzufügen könnten, haben andererseits so fragmentarischen Charakter, dass sie ebenfalls nicht geeignet sind, an dieser Stelle vorgelegt zu werden.

Vermerkt sei, dass das Krankenhaus in ar-Ruhāwīs „Bildung des Arztes“ – abgesehen von einer beiläufigen Erwähnung des Hospitals von Gondeschapur in dem Bericht über Māsawaihs Karriere (*Adab* fol. 84ᵃ,16) – keine Rolle spielt. Ṣāʿid fordert dagegen den Arzt in früher zitierten Sätzen zu regelmäßigem Besuch der Hospitäler und Dienst daselbst auf, um dort vor allem seltene Krankheiten zu beobachten und die Symptome zu notieren. Den Klagen der Kranken soll er aufmerksam lauschen und bemüht sein, ihnen seine Vorschriften verständlich zu machen (vgl. oben S. 122). Eine ähnliche Empfehlung gibt al-Mağūsī im *Liber Regius* den Studierenden (vgl. oben S. 122, Anm. 80).

Über die eigentlichen Vorgänge im Hospital, wie etwa den Modus der Aufnahme, Erstuntersuchung, Einweisung in die verschiedenen Fachabteilungen, Festlegung und Überwachung der Therapie, Rechte und Pflichten des Kranken im Hospital und dergleichen mehr, wissen wir im Übrigen so gut wie nichts. Was die Quellen bieten, sind ein paar anschauliche, z. T. humoristische

255 Ṣāʿid, *Tašwīq* fol. 21ᵇ–22ᵃ (vgl. Taschkandi 101).

256 Ṣāʿid, *Tašwīq* fol. 21ᵇ,2: *in ẓahara lahū min al-marīḍi au min ahlihī zuhdun fīhi fa-lā yuʿāwidu ilaihim.*

Szenen aus den Krankensälen, wovon oben im Kapitel über den Unterricht schon einiges wiedergegeben wurde.

6 Der Arzt als Heilender II: Psychotherapeutica

Hat das Vorhandensein psychotherapeutischer Erkenntnisse und Methoden in der arabischen Medizin an sich nichts Überraschendes, da sie eben auch in diesem Bereich wie überall die griechische Medizin fortführt, so versetzen doch das Ausmaß und die Vielfalt dieser Belange in Erstaunen. Sie erstrecken sich von den Lehren über psychosomatische Zusammenhänge und der unterschiedlichen Beurteilung der Zuständigkeit des Arztes für seelische Leiden, über die psychotherapeutische Bewertung religiöser und pseudo-religiöser Akte bis zur Anwendung suggestiver Heilmethoden und sogar handfester Psychopharmaka. Die genannten Aspekte seien nun im Folgenden näher beleuchtet.

a *Die Lehren über den psychosomatischen Zusammenhang und die daraus resultierende Zuständigkeit des Arztes für seelische Leiden*

Die Beantwortung der Frage, ob der Hüter und Heiler des Leibes auch ein solcher der Seele sein könne oder sogar müsse, hängt von der Beurteilung des Zusammenhanges zwischen Leib und Seele ab. Wie die griechische Antike dieses Problem gesehen hat, braucht hier nicht im Einzelnen erörtert zu werden. Es genüge, einige wenige für den arabischen Raum relevant gewordene Fundstellen in Erinnerung zu bringen:

In Platos *Timaios*, der in Form des galenischen Kompendiums den Arabern zugänglich und eine auch bei ihnen zweifellos viel gelesene Lektüre war, ist von Krankheiten der Seele, die auf der Beschaffenheit des Körpers beruhen, die Rede. Es heißt da im arabischen Text folgendermaßen:

> Was die Krankheiten betrifft, die infolge der Körperbeschaffenheit in der Seele auftreten, so hat er (sc. Plato) darüber in einem letzten (Abschnitt des Timaios) gesprochen und gesagt: Die Krankheit der Seele ist ihre Unwissenheit und die Unwissenheit der Seele zerfällt in zwei Gattungen: Eine Gattung ist der Wahnsinn (*waswās*) und die andere Mangel an Bildung. Genuss und Trauer, die das Maß überschreiten, sind die schlimmsten Krankheiten der Seele. Das aber tritt sehr häufig infolge der Körperbeschaffenheit auf … Es treten Krankheiten in der Seele auf durch sauren oder salzigen Schleim[257] oder durch die Galle, wenn sie in die drei Sitze

257 Vgl. darüber b. Sīnā, *Poème* Verse 85–86.

der Seele fließt,[258] was teils Boshaftigkeit (*ḫubṯ, radāʾa*) der Seele, teils Keckheit oder Feigheit, teils Vergesslichkeit und Saumseligkeit im Lernen bewirkt.

GALEN, *Timaios*, ed. Kraus/Walzer, arab. 31,15–32,4

Als Heilmittel empfiehlt dann Plato für beide, Leib und Seele, die ausgewogene Bewegung. „Die Bewegung der Seele geschieht durch Denken und Unterrichtung."[259]

Für Aristoteles ergab sich der Zusammenhang zwischen Seele und Krankheit ebenfalls aus seiner Psychologie. In seiner den Arabern wohlbekannten den sogenannten „*Parva Naturalia*" zugehörigen Schrift „Über Gesundheit und Krankheit" weist er der Seele die Funktion des ersten oder wirkenden Prinzips auch für diesen Bereich zu.[260]

In ähnlicher Weise wie Plato entwickelte dann Galen selber den Zusammenhang in seiner Schrift „Dass die Seelenkräfte der Mischung des Körpers folgen", die den arabischen Ärzten bekannt war, und z.B. von ar-Ruhāwī zitiert (*Adab* fol. 10ᵇ,10–11) und als wichtige Lektüre empfohlen wird.[261] Galen beruft sich in dieser Schrift mehrfach auf Platos *Timaios* – daneben werden Hippokrates, Aristoteles und die Stoiker zitiert. Er übernimmt die platonische Dreiteilung der Seele in λογιστκὴ ψυχή/*nafs fikrīya*, θυμοειδὴς ψυχή/*nafs ġaḍabīya* und ἐπιθυμητικὴ ψυχή/*nafs šahwānīya*,[262] weist aber darauf hin, dass Platos Auffassung von

258 Bei Plato: Kopf, Brust und Bauch (auch: „um die Leber herum" u.ä.; Timaios 69D,E, 70E), bei Galen: Hirn, Herz und Leber.

259 „Die Bewegungen des Körpers sind drei(erlei): Die beste ist die, die er selbst ausführt bei der Gymnastik. Die schlechteste ist die durch Arzneien bewirkte; sie sollte daher nur im Falle dringender Notwendigkeit angewandt werden. Die mittlere zwischen den beiden ist die Bewegung, die erfolgt, wenn man getragen wird oder Reittiere oder Schiffe besteigt" (Galen, *Timaios*, ed. Kraus/Walzer 32,9–12 = Plato, *Timaios* 86B).

260 Zur Überlieferungsgeschichte dieser Schrift im Mittelalter vgl. M. Plessner, „Hispano-Arabic vs. Eastern Tradition of Aristotle's and al-Fārābī's Writing", in: *Actas del primer Congreso de Estudios Arabes e Islamicos*, Madrid 1964, 109–114 und Hansberger, R., *The transmission of Aristotle's Parva naturalia in Arabic*, Diss. Oxford 2007. Ein kurzes Resümee der Schrift gibt al-Fārābī in seiner „Philosophie des Aristoteles" (*Falsafat Arisṭūṭālīs*, ed. M. Mahdi 117–118), z.B. *fa-li-ḏālika qad yumkinu an yuǧʿala l-mabdaʾu l-auwalu fī hāḏā huwa n-nafs*, und ähnlich am Schluss des Passus: *fa-ʿalā hāḏihi l-ǧihati tunsabu hāḏihī ilā anna mabdaʾahā l-fāʿila wa-l-ġāyata ǧamīʿan huwa n-nafs.*

261 Ruhāwī, *Adab* fol. 110ᵇ,5; vgl. auch oben S. 100 (eine Erwähnung der Schrift bei Ibn Buṭlān) und S. 242 (eine Anspielung darauf bei ar-Rāzī).

262 Ar-Ruhāwī behandelt die Seelenlehre im Rahmen der „Natürlichen Dinge" im Anschluss

der Unsterblichkeit und folglich Unstofflichkeit der λογιστκὴ ψυχή unvereinbar sei mit seiner (Galens) eigenen Lehre einer umfassenden, alle „Teile" betreffenden Abhängigkeit der Seele von materiellen Einflüssen. So ist hier etwa von Wirkungen die Rede, die insbesondere Feuchtigkeit und Trockenheit auf die Klugheit bzw. Unvernunft der Seele ausüben sollen.[263]

Auf der anderen Seite lesen wir auch bei Galen, und zwar in der (nur in einer arabischen Epitome erhaltenen) Schrift „Über den Charakter" (*Muḫtaṣar min Kitāb al-Aḫlāq li-Ǧālīnūs*):

> Die Schönheit der Seele beruht auf Wissen, ihre Hässlichkeit auf Unwissenheit. – Die Schönheit der Seele verhält sich nun aber nicht wie die Schönheit des Körpers; denn wir finden ja, dass die Schönheit des Körpers nicht notwendig mit körperlicher Gesundheit verbunden ist; denn der Körper kennt die Dinge nicht, die den Körper kränken. Das Wissen (bzw. die Kenntnis *maʿrifa* = ἐπιστήμη) der Seele, worauf ihre Schönheit beruht, kennt dagegen die Elemente, aus denen sich der Körper zusammensetzt, und aus denen die Akzidentien der Seele entstehen, aus denen sie sich zusammensetzt und vermehrt; und die Kenntnis dieser Dinge ermöglicht den Schluss auf ihre Behandlung (im Krankheitsfall). Wir finden daher *keine schöne Seele, die eine Krankheit aufweist*, wie wir doch mitunter einen sehr schönen Körper finden, der von einer heftigen Krankheit befallen ist. Die schöne wissende Seele hat daher zuvörderst ihr eigenes Wesen gesund zu erhalten, danach sich um den Körper zu kümmern, da sie ihn für ihre Taten benötigt.
>
> GALEN, *Aḫlāq*, ed. Kraus 43,8–51

Im Folgenden ist von der Übung (*riyāḍa*) der Seele durch Wissenschaften wie Logik, Geometrie, Arithmetik, Astronomie und Musik die Rede (l. c. 44).

War somit der enge Zusammenhang zwischen Leib und Seele der arabischen Medizin von der Antike her vorgegeben, so schloss dieses Erbe doch auch Zweifel ein hinsichtlich der Frage, ob und unter welchen Bedingungen seelische Leiden als von „Unwissenheit" oder durch körperliche Faktoren bedingt anzu-

---

an Galens *De moribus*. Für *nafs fikrīya* gebraucht er meist *n. nāṭiqa*, für *n. ġaḍabīya n. ḥayawānīya* („vernunftbegabte" bzw. „animalische", *Adab* fol. 40^b).

263 Herr Hans Hinrich Biesterfeldt war seinerzeit so freundlich, mir ein Exposé dieser Schrift, deren arabische Übersetzung er bearbeitete, anzufertigen, das ich hier dankbar benutzt habe. Es sei im Übrigen natürlich auf seine später erschienene Edition hingewiesen: *Galens Traktat „Daß die Kräfte der Seele den Mischungen des Körpers folgen"* (AKM 40,4), Wiesbaden 1973.

sehen und wie sie demgemäß zu behandeln waren. Es liegt in der Natur der Sache, dass hier eine gewisse Kompetenzstreitigkeit zwischen Arzt und Philosoph – letzterem auch in seiner Eigenschaft als ideales Staatsoberhaupt (vgl. unten) – entstehen musste, wozu im Islam als dritter Faktor alsbald die Religion sich gesellte, denn der Koran spricht, worauf bereits hingewiesen wurde, von der Krankheit in den Herzen der Ungläubigen und der Heilung der göttlichen Offenbarung (vgl. oben s. 42 f.).

In diesem Lichte muss man die unterschiedliche Berücksichtigung und Einbeziehung des seelischen Bereiches in die wissenschaftliche arabische Medizin sehen. Dass dieser, sofern man in Galens Spuren wandelte, sich nicht ganz ausklammern ließ, ergibt sich aus dem eben Gesagten. Doch konnte man ihn auf den sparsamen Raum reduzieren, der ihm als eines der sechs „notwendigen Dinge" unter dem Kennwort „seelische Akzidentien" zukam. Diese erledigt etwa Ibn Sīnā in seinem *Canticum* mit folgenden charakteristischen Versen:

> Der Zorn der Seele wallet auf das Warme
> und wird dem Leib mitunter gar zum Harme.
> Der Seele Freude regt das Kalte auf,
> zum Unheil, wenn sie maßlos wird im Lauf.
> Der Freude Füll' zwar wirkt des Leibs Gedeih',
> doch schadet das, wächst zu viel Fett dabei.
> Die Traurigkeit bedeutet Tod dem Hagern,
> nutzt aber dem, dem's not tut, abzumagern.[264]
>
> IBN SĪNĀ, *Poème* Verse 209–212

Im Übrigen stellt aber gerade Ibn Sīnā eine der Stimmen dar, die den seelischen Bereich eher ausklammern als einbeziehen. So preist er im Prolog seines *Canticums* die Berufe des Arztes und des Dichters (vermutlich, weil er in diesem Gedicht beide verkörpert) mit folgenden Worten:

> Der Hände Werk ist's und des Wortes Zier,
> wodurch der Mensch hinausragt übers Tier.
> Der edelste ist darum, wer am feinsten
> im Wirken ist, und wessen Red' am reinsten.
> Sind mit dem Wesen diese doch befasst,

264 Eine Illustration für den letzten Vers liefert Ibn abī Uṣaibiʿa, *ʿUyūn* I, 150–151 = B 217–218: Der Arzt Abū Quraiš heilt ʿĪsā, den Bruder Hārūn ar-Rašīds, von Fettleibigkeit, indem er ihm durch die Scheinprognose eines nahen Endes Furcht einflößt.

und geben ihm die Lust, die nie verblasst!
Macht sich, ein Fürst, der *Dichter* untertänig
das Wort, so ist der *Arzt* des Körpers König.
Labt jener durch Beredsamkeit die *Seele*,
heilt der mit lauterm Rat des *Leibes* Fehle.[265]

IBN SĪNĀ, *Poème* Verse 10–14

Auf der anderen Seite betitelt Ibn Sīnā sein umfassendes philosophisches Hauptwerk als „Buch der Genesung der Seele“ (*Kitāb aš-Šifāʾ*); und in einer kleinen Schrift über die Vertreibung der Traurigkeit, die im Anschluss an eine ähnliche, ihrerseits auf antiken Vorbildern beruhende Schrift al-Kindīs verfasst ist, nennt Ibn Sīnā wie seine Vorgänger ausschließlich Mittel ethisch-philosophischer Natur, nämlich die innere Abkehr von allem Irdischen und die alleinige Ausrichtung aller Gedanken auf die unvergänglichen Güter der Seele.[266]

Für unseren Zusammenhang ist auch folgender Vers bezeichnend, mit dem ein von dem Dichter Ibn Sanāʾ al-Mulk verfasstes Enkomion auf Maimonides beginnt:

Die Medizin Galens ist, wie ich meine, nur für den Körper;
die Medizin Ibn ʿImrāns (i. e. Maimonides‘) dagegen für Verstand und Körper.

IBN ABĪ UṢAIBIʿA, *ʿUyūn* II, 117 = B 582.

Auch diese Stimme versteht, wie die anschließenden Verse zeigen, unter der Medizin der Seele die Philosophie.

---

265 Das erinnert an die antike Gegenüberstellung von Arzt und Redner bzw. Dichter bei Gorgias „Im selben Verhältnis steht die Macht der Rede zum Zustand der Seele wie die Verordnung der Arzneien zur Natur des Körpers“ (Helena-Enkomion, zitiert bei Leibbrand, *Heilkunde* 81).

266 Über al-Kindīs Schrift und seine Vorbilder vgl. man R. Walzer, *Uno scritto morale inedito di al-Kindī*, über Ibn Sīnās vgl. H. Gätje, *Avicenna als Seelenarzt*. Titel- und Kennwort der griechischen Vorlagen ist die ἀλυπία. Walzers These, dass al-Kindīs Schrift eine Adaptation von Themistios sei, wird von Gätje stark bezweifelt; Rosenthal (*Kindī/Ptolemy* 454) schreibt dagegen in gleicher Hinsicht: „R. Walzer has convincingly argued the Greek origin of some treatises, and no one familiar with classical literature can fail to agree with him.“ Hinsichtlich des Titels der Gätje'schen Arbeit ist zu beachten, dass Ibn Sīnā, hier gerade nicht in dem Sinne als „Seelenarzt“ auftritt, wie es vonseiten arabischer Ärzte vielfach verstanden wurde.

Besonders prononciert versagt al-Fārābī in seinen „Aphorismen des Staatsmanns" (*Fuṣūl al-madanī*) dem Arzt ein Mitspracherecht im psychischen Bereich. Gleich in einem der ersten Abschnitte lesen wir den Satz: „Der Therapeut (*mu'āliǧ*) der Körper ist der Arzt; der Therapeut der Seelen ist der ‚politische Mensch' (*al-insān al-madanī*), der auch König genannt wird" (*Fuṣūl*, ed. Dunlop 3). Die Konfrontation der beiden Berufe wird dann mehrfach aufgegriffen und fortgeführt: Der Arzt behandelt den Körper nur mit dem Ziel seiner vollen Aktionsfähigkeit, ohne Rücksicht darauf, ob dieser Gutes oder Böses wirken wird. „Es steht daher dem Arzt qua Arzt nicht zu, sich in dieser Hinsicht um die Gesundheit oder Krankheit der Seele zu kümmern, sondern allein dem Staatsmann und dem König" (4). Wie der Arzt die Teile des Körpers, so muss der Staatsmann die Teile der Seele kennen. (13) „Der Herausfinder und Erschließer des Mittleren (*mutawassiṭ* – μεσότης) und des Ausgewogenen im Bereich der Drogen und Diäten ist der Arzt ... Der Erschließer des Mittleren und Ausgewogenen im Bereich der Tugenden (bzw. des Charakters – *aḫlāq*) und der Handlungen ist der Leiter der Polis und der König" (19). Fehler sind in der Politik so schädlich wie in der Medizin (25) etc.[267]

Neben der Philosophie und der Staatskunst tritt, wie wir sagten, auch die Religion als Seelenheilerin auf. Das zeigt sich etwa in dem Werk eines Anonymus mit dem Titel „Darlegung der Beschaffenheit des Körpers und der Arzneien der seelischen und der körperlichen Leiden."[268] Der Autor nennt nämlich als Arzneien für die Seele ausschließlich fromme Übungen, insgesamt vierzig, die an die Stufen des mystischen Weges erinnern: Reue, Eifer, Einsamkeit, Gottesfurcht, Schweigen, Hunger, Triebentsagung etc.

Reizvoll ist es zu lesen, wie Philosophie und Religion ihrerseits darum streiten, die bessere Seelenmedizin zu sein. Ibn al-Qifṭī bringt ein längeres Exzerpt aus einem nicht genannten Werk Abū Ḥaiyān at-Tauḥīdīs, eines der bedeutendsten Literaten des 4./10. Jahrhunderts, worin dieser in Form eines Gesprächs mit dem Wesir des Buyiden Ṣamṣām ad-Daula die philosophischen Ansichten der Lauteren Brüder erörtert. Er schildert zunächst das Hauptanliegen der letzteren, nämlich, die getrübte islamische *šarī'a* (i. e. das Religiöse Gesetz) durch eine Verschmelzung mit der griechischen Philosophie zu reinigen, umreißt dann die Kritik dieses Vorhabens seitens der Orthodoxie und führt schließ-

267 Auch in dem von Muhsin Mahdi edierten „Buch der Religion" (*Kitāb al-Milla*, ed. Mahdī, 56–57) zieht al-Fārābī einen ausgedehnten Vergleich zwischen Arzt und Staatsmann, hier vor allem im Hinblick auf die bei beiden erforderliche theoretische Kenntnis der allgemeinen Gesetze und die durch Praxis zu erwerbende Fähigkeit, jene auf den Einzelfall anzuwenden.

268 Hs. Istanbul, Ayasofya 3715, Lit.-vz. I., Nr. 5.

lich die gewagte Erwiderung eines Lauteren Bruders an, den man durch wiederholtes Vorhalten derartiger Kritik schließlich zu einer Antwort gedrängt hatte:

> Die *šarīʿa* ist die Medizin der Kranken; die Philosophie die Medizin der Gesunden. Die Propheten wirken nur als Ärzte der Kranken (vgl. Lukas 5,31!), damit deren Krankheit nicht zunimmt, sondern durch Genesung beendet wird. Die Philosophen dagegen erhalten die Gesundheit derer, die sie besitzen, so dass sie gar keine Krankheit befällt. Zwischen dem, der die Kranken, und dem, der die Gesunden pflegt, ist nun aber ein deutlicher Unterschied; denn das Ziel (und die Grenze) (*ġāya*) der Krankenpflege ist, dass der Kranke Gesundheit erlangt, sofern die Arznei nützlich, die Natur empfänglich und der Arzt lauter ist. Das Ziel der Pflege (oder: Leitung – *tadbīr*) der Gesunden ist die Erhaltung der Gesundheit. Und wenn sie ihnen die Gesundheit erhält, so verschafft sie ihnen den Gewinn von Tugenden und macht sie frei für sie und hält sie an, sie zu erwerben. Wer diesen Zustand besitzt, erlangt gewaltiges Glück und hat das Recht auf Ewiges Leben erwirkt …
>
> QIFṬĪ, *Ḥukamāʾ* 88,8–16

Gegenüber diesen Stimmen seien nun einige Zeugnisse, meist von Ärzten, angeführt, die die Medizin selber als zuständig auch für die Seele bezeichnen. Dass ar-Ruhāwī ausdrücklich diesen Standpunkt vertritt, wurde schon in dem Kapitel über den „Adel der Medizin" gezeigt (vgl. oben S. 50). Zitiert sei hier noch ein Passus aus dem Abschnitt über die „Seelischen Akzidentien." Ar-Ruhāwī behandelt da im Anschluss an Galen, namentlich mit einigen Zitaten aus Περὶ ἠθῶν[269] die Rolle der drei Seelen (-teile oder -kräfte) und sagt u.a.:

> Die Kräfte dieser Seelen richten sich nach der Mischung des Körpers. Die Akzidentien also, welche an ihren Handlungen und ihrem Charakter sich zeigen, diese verändern und ihnen den Zustand der Ausgewogenheit und das wünschenswerte Verhalten rauben, beruhen lediglich auf Veränderungen des Körpers (*innamā yaḥduṯu ʿan taġāyīri l-ǧismi*).
>
> RUHĀWĪ, *Adab* fol. 42^{a},1

269 Ein Vergleich seiner Zitate mit der von P. Kraus edierten Epitome des *K. al-Aḫlāq*, ergibt, dass ihm noch der heute verlorene vollständige Text vorgelegen hat.

Ibn Rabban aṭ-Ṭabarī bezeichnet sein „Paradies der Weisheit" als ein Kompendium für den Arzt des Leibes und der Seele.[270] Manche Werke geben diesen Anspruch schon in ihren Titeln kund, so Abū Zaid al-Balḫīs (gest. 322/934) früher schon erwähnte Gesundheitslehre „Über die Wohlfahrtsbelange des Körpers und der Seele" oder Ibn Ǧumaiʿs „Wegweiser zu den Wohlfahrtsbelangen der Seelen und der Körper" (*al-Iršād li-maṣāliḥ al-anfus wa-l-ağsād*).[271] Die umfassendste Erörterung psychotherapeutischer Mittel – man könnte geradezu von einem mittelalterlichen Handbuch der Psychotherapie reden – stellt der schon erwähnte „Seelenerquicker" von Muẓaffar, dem „Sohn des Richters von Baʿlabakk" dar, ein sehr bemerkenswertes Werk, das uns am Ende dieses Kapitels noch näher beschäftigen wird. Während in ihm nämlich der Hauptakzent auf der somatischen Beeinflussung der Seele bis hin zu Psychopharmaka liegt, gilt unser Augenmerk jetzt zunächst der Heilung körperlicher und seelischer Leiden durch psychische Mittel.

b *Das suggestive und autosuggestive Element im Heilungsprozess*

Die Erfahrung, dass der Glaube an die Genesung fast so wichtig wie die Heilbehandlung ist, dürfte zu den ältesten der ärztlichen Kunst gehören. Aus ihr resultiert die Einsicht, dass die Berücksichtigung der psychischen Komponente zu den elementaren Erfordernissen dieser Kunst gehört und die Entwicklung der Deontologie hat hier ihre Wurzel: denn sie lehrt ja das rechte Verhalten des Arztes mit dem Ziel, das Vertrauen des Kranken in den Arzt und damit seine Hoffnung auf Heilung zu erwecken und zu erhalten. So fordern auch die arabischen Ärzte – wie an anderer Stelle dieses Buches (s. 229 f.) schon ausgeführt – der Arzt habe dem Kranken bei jedem Besuch Besserung zu verheißen u. ä. m.

Gehört die psychotherapeutische Komponente mithin zu jeder Behandlung, so bildet sie doch nicht den wesentlichen Teil der gewöhnlichen medikamentösen oder physikalischen Therapie. Von Psychotherapie im eigentlichen Sinne wird man aber erst sprechen können, wenn jene Komponente aus der Peri-

---

270 So laut Hinweis bei Schipperges, Praxis/Theorie 325, Anm. 1 (ohne Seitenangabe). Der Text, auf dem Schipperges hier wohl fußt, steht Ṭabarī, *Firdaus* 4,5 „Denn nichts von den Dingen des Diesseits und Jenseits wird begriffen ohne Kraft, (es gibt aber) keine Kraft ohne Gesundheit, keine Gesundheit ohne die Symmetrie der vier Mischungen, und keinen, der ihnen Symmetrie verleiht (*lā muʿaddila lahā*), wenn nicht die Vertreter dieser Kunst, welche sich auf die Führung der Seelen der Menschen und ihrer Leiber spezialisiert haben."

271 Siehe Dietrich, *Medicinalia* Nr. 44, 45 – Man vgl. aber das anonyme Werk aus der Ayasofya, Ms. 3715, das bei analogem Titel unter den seelischen Heilmitteln nur geistliche versteht (Lit.-vz. I., Nr. 5).

pherie ins Zentrum vorrückt, wenn das Moment des Glaubens zum mit- oder allein-entscheidenden Faktor der Heilung erhoben wird.

An Fällen, in denen diese Bewandtnis vorliegt, in denen der Faktor des Glaubens in seiner entscheidenden heilungsfördernden Wirkung konstatiert und oft bewusst fruchtbar gemacht wird, fehlt es in unseren Quellen nicht.

So erzählt etwa al-Masʿūdī in der „Goldwäsche" (*Murūǧ aḏ-ḏahab*), wie ein nicht namentlich genannter Arzt den Barmakiden Faḍl ibn Yaḥyā ibn Ḫālid behandelte, der im Gefängnis 200 Peitschenhiebe erhalten hatte und damit ein Todgeweihter war. Der Arzt behauptet ihm gegenüber jedoch, es seien nur die Spuren von fünfzig Hieben an seinem Körper zu erkennen. Nach gelungener Heilung gibt er zu, dies aus psychologischen Gründen getan zu haben.[272]

Noch reizvoller sind zwei Fälle, die Ibn abī Uṣaibiʿa[273] unter dem Aspekt der Beeinflussung des Körpers durch die Seele berichtet: Muḥammad ibn Saʿīd at-Tamīmī, ein Arzt des 4./10. Jahrhunderts, der sich vor allem als Meister im Herstellen von Drogen und Theriaks Ruhm erwarb, war einst im Trunk vom Dach (*aʿlā*) einer Herberge herabgestürzt. Der Wirt ließ ihn in sein Zimmer bringen, wo er am Morgen zu sich kam und ungeachtet einer ihm nicht erklärlichen Schmerzempfindung zur Erledigung von Geschäften ausritt. Erst im hohen Mittag kehrte er zurück und sprach nun mit dem Wirt über seine Schmerzen, der ihn alsbald von dem nächtlichen Missgeschick unterrichtete und ihm auf seinen Wunsch die Stelle des Sturzes zeigte. Kaum hatte at-Tamīmī sie erblickt, als er aufschrie vor Schmerz und sofort ärztlich behandelt werden musste.

Die „verwandte" (*yunāsib*) Geschichte, die Ibn abī Uṣaibiʿa hier in den Sinn kommt, lautet wie folgt: Ein reisender Kaufmann wurde während eines Schlummers auf der Rast von einer Schlange in den Fuß gebissen. Er erwachte und betastete stöhnend die schmerzende Stelle. Ein Gefährte beruhigte ihn jedoch, er habe sich lediglich beim Strecken des Beines einen Dorn eingefahren, und zog ihm diesen scheinbar heraus, worauf der Schmerz sich legte. Man brach auf, kam aber nach einiger Zeit wieder an den gleichen Rastort, und nun klärte der Gefährte den Kaufmann über die wahre Ursache jenes Schmerzes auf, mit dem Ergebnis, dass augenblicklich ein heftiges Klopfen in seinem Fuß auftrat, das sich durch den ganzen Körper bis zum Herzen verbreitete und schließlich eine Ohnmacht auslöste, der bald der Tod folgte.

> Die Ursache war (die Tatsache), dass die Einbildungen (*auhām*) und seelischen Regungen (*aḥdāṯ*) einen starken Einfluss auf den Körper ausüben.

---

272 Masʿūdī, *Prairies d'or* VI, 410–411.

273 Ibn abī Uṣaibiʿa, *ʿUyūn* II, 88 = B 547–548.

> Nachdem er nun realisiert hatte, dass die Verletzung, die er sich zugezogen hatte, von einem Schlangenbiss herrührte, wurde er davon beeinflusst und die Reste des Giftes, die noch an jener Stelle waren, durchströmten den Körper und als sie ans Herz kamen, töteten sie ihn.
>
> IBN ABĪ UṢAIBIʿA, *ʿUyūn* II, 88 = B 547–548

Von hieraus begreift sich nun leicht, dass auch der psychotherapeutische Wert von fragwürdigen Heilmitteln religiöser oder magischer Natur, wie sie natürlich im Mittelalter nicht weniger im Schwange waren als heutzutage, von manchen Ärzten nüchtern erkannt wurde.

So erzählt Yūsuf ihn Ibrāhīm von Yūḥannā ibn Māsawaih, wie dieser große Arzt einmal in seiner Gegenwart einem an Krätze leidenden Mann, dem er eine Reihe von Ratschlägen erteilte, aber immer zur Antwort erhalten hatte, das Mittel habe er schon versucht, schließlich erklärte, die Weisheit der Schulmedizin sei erschöpft, es bleibe aber noch ein Rezept, das bei Hippokrates und Galen nicht verzeichnet stehe, erfahrungsgemäß aber helfe. Der Kranke solle zwei große Bogen Papier in viele kleine Zettelchen zerreißen und auf jedes den Satz schreiben: „Gott erbarme sich dessen, der für den Geplagten um Gesundheit fleht!" Dann solle er den Haufen in zwei gleiche Hälften teilen und sie freitags in der Ost- und Westmoschee von Bagdad unter die Versammelten verteilen. Das werde ihm, so Gott wolle, helfen![274]

Der Vorfall erinnert daran, dass noch heute mitunter ernsthafte Ärzte im Falle von Warzen und dergleichen die „Besprechung" empfehlen. Wie weit übrigens Yūḥannā sein Rezept ernst meinte, muss offenbleiben, denn nicht nur war er ein notorischer Spaßvogel und Spötter (vgl. oben S. 112) – und Yūsuf berichtet diesen Vorfall neben anderen satirisch gefärbten Anekdoten – sondern er selber hielt sichtlich nichts davon, sich gesund beten zu lassen. Mönche, die zu diesem Zwecke, damaliger christlicher Sitte entsprechend, an das Bett des scheinbar hoffnungslos Erkrankten kamen, warf er, sobald es ihm besser ging, mit den Worten hinaus: „Eine Rosenpille[275] ist besser als die Gebete der ganzen Christenheit vom Anfang bis zum Jüngsten Tag!"

Wenn Yūḥannā für sich selbst eine Heilwirkung des Gebetes in Abrede stellte, so schließt das indessen nicht aus, dass er von der Wirkung von Rezepten der Art, wie er dem Krätzigen eines empfohlen hatte, dennoch überzeugt war. War doch das Entscheidende hierbei gerade der persönliche Glaube. Ibn

274 Ibn abī Uṣaibiʿa, *ʿUyūn* I, 176 = B 247.

275 Über die „Rosenpille" (*qurṣ al-ward*) hat Ḥunain ibn Isḥāq eine wohl nicht erhaltene Abhandlung verfasst (b. a. Uṣaibiʿa, *ʿUyūn* I, 199,19 = B 273,4).

Rabban aṭ-Ṭabarī, der in seinem „Paradies der Weisheit" ja allerlei magische und pseudoreligiöse Rezepte anführt,[276] stellt bei der Erörterung ägyptischer Talismane fest, ihre Wirkung beruhe auf Einbildung, diese letztere übe ihre Macht aber nur auf ihr Subjekt (lies: *nafs al-mutawahhim*), nicht auch auf andere Personen aus.[277] Diese Feststellung würde also zwar die Möglichkeit ausschließen, dass ein an Heilzauber Glaubender einen nicht daran Glaubenden erfolgreich „bezaubern" könnte, nicht aber das Gegenteil. Die Prophetenmedizin, durch die der Heilzauber zu breiter Geltung in der islamischen Welt gelangte, fordert dagegen, dass der *rāqin*, d.h. eben der, der einen Heilzauber appliziert, über eine göttliche Gnadenstellung und machtvolle Gesinnung verfügen müsse (*qabūl al-maḥall, qūwat al-himma*), damit etwa das Rezitieren der *fātiḥa*, der ersten Sure, als „der einfachsten und zugänglichsten aller Arzneien", eine Wirkung habe.[278]

Erstaunlich ist es, mit welcher Unbefangenheit as-Suyūṭī in seiner „Prophetenmedizin" ein Hadith kommentiert, wonach der Prophet einmal gegen Bauchweh Beten verschrieb. Diesem Hadith sei folgendes zu entnehmen (Ich zitierte trotz gewisser Bedenken hinsichtlich ihrer Zuverlässigkeit Elgoods Übersetzung, um nicht durch Übersetzung in eine dritte Sprache die Entfernung vom Original noch weiter zu vergrößern):

> First there is the divine command for worship. Secondly there is the psychological aspect i. e. the sufferer will forget his pain in his prayer so that his feeling of pain will grow less and so finally his strength will overthrow the pain and cast it out. And thirdly it teaches that the best doctor[279] is he who uses all manner of guile to strengthen the faculties. At one moment he will give strength by food, at another by setting in motion joy and grief or even hope and fear. But prayer is the best of them all.
>
> SUYŪṬĪ, *Ṭibb*, Elgood 157–158

Es ist nun nur noch ein kleiner Schritt zu jener Art von Heilungen, die laut ar-Ruhāwī „auf dem Wege der Einbildung" bzw. „Suggestion" (*ʿan ṭarīq al-*

---

276 Vgl. Bürgel, *Adab* und *iʿtidāl* 95 mit Anm. 12.

277 Ṭabarī, *Firdaus* 96.

278 Ibn Qaiyim al-Ǧauzīya, *Dawāʾ ad-dāʾ*, Hs. Istanbul, Ayasofya 3700, fol. 3ᵃ (s. Lit.-vz. I., Nr. 56) – Schon der große Methodiker Soranus, der als Frauenarzt vermutlich besonders häufig mit solchen Dingen konfrontiert wurde, nannte den Gebrauch von Amuletten und Magneten wegen ihrer suggestiven Wirkung zulässig (*HGM* I, 344).

279 Als solcher wird ja der Prophet von der Prophetenmedizin auch im wörtlichen Sinne verstanden!

wahm) vor sich gehen, bei denen also der Faktor des Glaubens zum alleinigen oder doch entscheidenden therapeutischen Mittel erhoben wird. Ar-Ruhāwī kommt, wie wir sahen, im Zusammenhang mit den Scheinoperationen der Scharlatane auf diesen Gegenstand zu sprechen; er nennt die Methode als solche legitim und weist darauf hin, dass Galen schon dergleichen mit Erfolg geübt habe, wobei wir allerdings eine Unterscheidung zwischen körperlichen Leiden als Objekt chirurgischer Scheinoperationen und seelischen als Gegenstand suggestiver Therapie vermissen. In den Fällen, die hier anzuführen sind, wird nämlich die Heilung eines krankhaften Wahns dadurch erzielt, dass man diesen scheinbar ernst nimmt und seinen Inhalt vor den Augen des Patienten annulliert.

In dem von ar-Ruhāwī berichteten Fall leidet ein Mann an der Wahnvorstellung, eine Schlange verschluckt zu haben. Galen lässt sich die Schlange beschreiben, verschafft sich eine solche, gibt dem Kranken ein Emetikum und suggeriert ihm dann, er speie das Tier beim Vomieren aus (*Adab* fol. 105[a]).

Einen ähnlichen Fall hat Browne aus den *Čahār Maqāle* in seine „Arabian Medicine" übernommen: Ein Fürst aus dem Haus der Buyiden litt infolge einer Dyskrasie der Schwarzen Galle an der Wahnidee, eine Kuh zu sein, brüllte wie eine Kuh, forderte seine Umgebung auf, ihn zu töten, um einen guten Braten aus seinem Fleisch zu bereiten, und verweigerte überdies bald jede Nahrung. Ibn Sīnā, damals Wesir im Dienste von ʿAlāʾ ad-Daula ibn Kakūya, übernahm schließlich den Fall. Zunächst übermittelte er dem Kranken eine Botschaft, worin er ihn bat, guter Dinge zu sein, denn der Schlächter sei auf dem Wege zu ihm; der Kranke frohlockte. Wenig später betrat Ibn Sīnā, ein Messer in der Hand, das Krankenzimmer und rief: „Wo ist die Kuh, damit ich sie töte?" Ein kuhartiges Brüllen war die Antwort. Ibn Sīnā ließ ihn auf den Boden legen, ihm Hände und Füße binden, betastete dann seinen Leib und sagte: „Er ist zu mager zum Schlachten, er muss gemästet werden!" Der Kranke begann daraufhin zu essen, nahm zu, verlor seinen Wahn und genas.[280]

---

280 Browne, *Arabian Medecine* 88–89; er weist darauf hin, dass Ǧāmī diese Geschichte in seiner *Silsilat aḏ-ḏahab* (verfasst 1485) versifiziert hat. Eine Übersetzung dieser Parallele findet sich in Bürgel, Jāmī 272–273. „Gewisse Melancholiker bilden sich ein, sie seien Tiere, und bemühen sich, die verschiedenen Tierlaute wiederzugeben. Das Tier ist das ganz Andere, zu dem der Mensch sich flüchtet, wenn er des Menschlichen überdrüssig ist." Diese und ähnliche aufschlussreiche Ausführungen macht G. van der Leeuw über das Verhältnis zwischen Mensch und Tier in *Phänomenologie der Religion*, Tübingen [2]1956 ([1]1933), bes. 75. Auch das Leiden der Proitiden, das ar-Ruhāwī – allerdings nur im Hinblick auf die Belohnung, die die Heilung dem Arzt einbrachte – erwähnt

Auf dem gleichen therapeutischen Prinzip beruhte schließlich ein Fall, den Ibn abī Uṣaibiʿa berichtet, und der wörtlich folgendermaßen lautet:

> Zu den ungewöhnlichen Fällen aus der therapeutischen Praxis des Auḥad az-Zamān (sc. Hibatallāh ibn Malkā) gehört das Folgende: Ein Patient in Bagdad litt an Melancholie und zwar glaubte er, auf seinem Kopf sei ein Krug, von dem er sich nie trenne(n könne). Er pflegte daher niedrige Durchgänge (w.: Stellen mit niedrigem Dach) zu scheuen, vorsichtig zu laufen und niemand an sich heranzulassen, damit der Krug sich nicht neige oder gar herabfalle. An dieser Krankheit litt er einige Zeit lang recht heftig. Eine Reihe von Ärzten behandelte ihn, erzielte aber keinerlei hilfreiche Wirkung. So wurde sein Fall Auḥad az-Zamān übertragen, der die Einsicht gewann, dass hier nur noch suggestive Mittel (*umūr wahmīya*) helfen könnten. So sagte er zu seinen (sc. des Kranken) Angehörigen: „Bringt ihn mir her, wenn ich zu Hause bin!" Dann instruierte er seinen Burschen, er solle, wenn jener Patient das Haus betrete und zu reden beginne, auf ein verabredetes Zeichen hin mit einem großen Stück Holz herbeieilen und es in (geringer) Entfernung über den Kopf des Kranken schwingen, als wolle er den Krug zerschlagen, den er angeblich auf dem Kopf trug. Einem anderen Burschen gab er die Anweisung, nachdem er einen Krug auf dem Sims (*saṭḥ* – w. Dach bzw. hochgelegene Fläche) angebracht hatte, er solle diesen, sobald er den anderen Burschen auf den Kopf des Melancholikers losschlagen sehe, geschwind auf den Boden werfen. Als nun Auḥad az-Zamān zu Hause war, kam der Kranke; er redete ihn an, sprach mit ihm und tadelte ihn, dass er den Krug trage. Dann gab er, ohne dass der Kranke es merkte, dem einen Burschen ein Zeichen, worauf der auf den Kranken losstürzte und rief: „Bei Gott, ich muss dir diesen Krug zerschlagen und dich davon befreien!" Dann schwang er jenes Holz, und schlug es bis auf eine Elle Entfernung gegen den Kopf des Kranken. Gleichzeitig warf der andere Bursche den Krug von oben herab, der alsbald mit gewaltigem Getöse in viele Stücke zerbrach. Als der Kranke wahrnahm, was mit ihm getan wurde, und (vor allem) den zerbrochenen Krug sah, stöhnte er, dass sie ihn zerbrochen hätten, und zweifelte nicht, dass es jener war, den er meinte auf dem Kopf gehabt zu

---

(*Adab* fol. 82ª), bestand bekanntlich in dem Wahn, in weiße Kühe verwandelt zu sein, und war mit Stimmveränderung, Grind, Linsenmal, Haarverlust und Satyriasis verbunden, wurde aber von dem Seher Melampus lediglich durch Nieswurz geheilt (*HGM* I, 168).

haben. Die Suggestion (bzw. Einbildung) übte eine solche Wirkung, dass er von jener Krankheit geheilt wurde.

IBN ABĪ UṢAIBIʿA, *ʿUyūn* I, 279 (vgl. Bürgel, *Allmacht* 172–173)

Ibn abī Uṣaibiʿa fügt hinzu: „Das ist ein wichtiges Kapitel in der Therapie. Dergleichen Heilungen durch suggestive Mittel sind einigen alten Ärzten wie Galen und anderen (wiederholt) gelungen. Ich habe vieles davon behandelt, (jedoch) nicht in diesem Buche."[281]

Diese Bemerkung Ibn abī Uṣaibiʿas mag uns veranlassen, kurz den antiken Vorbildern dieser Heilmethoden nachzuspüren, was seit Flashars 1966 erschienener ausgezeichneter Arbeit „Melancholie und Melancholiker in den medizinischen Theorien der Antike" leicht möglich ist.[282] Eine der wichtigsten Schriften, die zu nennen sind, ist bekanntlich die leider nur in Zitaten und Exzerpten erhaltene „Melancholie" des Rufus von Ephesus, die übrigens auch von arabischen Ärzten benutzt und in ihrer Bedeutung richtig eingeschätzt wurde.[283]

---

281 Ibn abī Uṣaibiʿa, *ʿUyūn* I, 279 = B 374–375, übersetzt von Issa Bey, *Bimaristans* 87. Ibn abī Uṣaibiʿa sagt nicht, in welchem anderen Werk er solche Fälle behandelt hat. Doch da außer den *ʿUyūn al-anbāʾ* nichts von ihm erhalten ist, würde auch die Angabe nichts helfen. Man muss sich mit der Vermutung begnügen, dass wohl eines der Bücher gemeint ist, die er in den *ʿUyūn* erwähnt; vgl. oben S. XIX.

282 Weniger gründlich und für unser Problem praktisch unergiebig ist Starobinskis *Geschichte der Melancholie-Behandlung von den Anfängen bis 1900* (Basel 1960). Er schreibt u.a.: „Die medizinischen Theorien der Antike einschließlich Galen ... empfehlen für die Melancholie eine fast ausschließlich somatische Behandlung. Sie verkennen durchaus nicht die Möglichkeit eines seelischen Ursprungs der Melancholie; sie wissen auch von der Wirksamkeit gewisser psychologischer Maßnahmen, wie gut gelüftete, nicht zu helle noch zu düstere Aufenthaltsorte; Abwechslung, Zerstreuung, maßvolle Betätigung, wohldosierte Befriedigung harmloser Eitelkeiten, Fernhaltung von Personen oder Gegenständen, die Kummer verursachen ..." Fühlte er sich unzuständig, so „hatte der Arzt die Möglichkeit, diejenigen, die ihm nicht eigentlich körperlich angegriffen schienen, zu Asklepios oder zu den Philosophen zu schicken" etc. Starobinski kennt also an psychotherapeutischer Behandlung in der Antike nur die üblichen deontologischen Maßnahmen, *chárites* etc.; Schock- und Illusionstherapie lässt er unerwähnt.

283 Einige Exzerpte in ar-Rāzīs *Ḥāwī* (*Continens*) und ein kurzes Stück in Ibn al-Maṭrāns „Garten der Ärzte" hat Rosenthal in deutscher Übersetzung bekannt gemacht (*Fortleben* 269–270). Unlängst hat P.E. Pormann diesem Werk eine umfangreiche Monographie gewidmet: *Rufus of Ephesus. On Melancholy*, Tübingen 2008. Ibn abī Uṣaibiʿa setzt – im Unterschied zum *Fihrist* (I, 291,22: *K. al-Mirra as-saudāʾ*) das *Kitāb al-Mālīḫūlīyā* an die Spitze seines Schriftenverzeichnisses, und fügt hinzu: „Das ist eines seiner bedeutendsten (*aǧall*) Bücher" (*ʿUyūn* I,33,-2 = B 57,9). Al-Qifṭī (*Ḥukamāʾ* 195), der Rufus im Übrigen ziemlich negativ beurteilt, bringt kein Schriftenverzeichnis, sondern begnügt sich mit

In dieser Schrift steht zwar, wie in der gesamten Melancholie-Therapie der antiken und der arabischen Medizin, die pharmakologische Behandlung im Vordergrund; doch werden auch Wahnvorstellungen beschrieben wie z. B. die, aus Ton zu sein. „Am berühmtesten ist wohl die später immer wieder aufgegriffene Einbildung eines Melancholikers, er habe keinen Kopf, was Rufus[284] auf das leichte Gefühl im Kopf von dem nach oben gestiegenen Pneuma zurückführt. Behandelt wird dieser Melancholiker durch das Aufsetzen einer bleiernen Mütze, die ihm das Gefühl, einen Kopf zu haben, wieder vermittelt."[285]

Dieser Fall fehlt natürlich auch in der arabischen Literatur nicht. Der im 3./9. Jh. am Hofe des Aġlabiden Ziyādatallāh in Qairawān wirkende Isḥāq ibn ʿImrān – über dessen tragisches Schicksal wir unten (s. 375) Näheres hören werden – schreibt in seinem „Buch der Melancholie", das Ibn Ǧulǧul[286] als unvergleichlich rühmt (*lam yusbaq ilā miṯlihī*) und das durch die Bearbeitung des Constantinus Africanus auch im Abendland einen großen Einfluss gewann,[287] die folgenden Sätze, die zugleich ein bemerkenswertes Beispiel für die Adaptation eines antiken Topos bilden:

> Ich erlebte in Qairawān einen Mann, der glaubte, keinen Kopf zu haben. Ich beschaffte mir daher Blei, brachte es in die Form einer Mütze und setzte sie ihm auf den Kopf, wie man einen Helm aufsetzt (*fī maḥall al-ḫūḏa*). Alsbald realisierte er, dass er einen Kopf hatte.
>
> APUD IBN AL-MAṬRĀN, *Bustān* fol. 48ª (vgl. b. ʿImrān, ed. Garbers 98b,9–12; Pormann, *Rufus* Frag. 12)

Neben Rufus ist Alexander von Tralleis als Verfasser einer wichtigen Schrift über Melancholie zu nennen. Er unterscheidet vier Stufen dieser Krankheit und gibt für die dritte Stufe ausschließlich psychische Symptome und rein psychotherapeutische Mittel an. Hier finden wir natürlich auch wieder den „kopflosen" Patienten, diesmal aber mit einer plausiblen Begründung seiner Plage: Er hält sich für einen enthaupteten Tyrannen. Daneben werden zahlreiche weitere Wahnideen angeführt, darunter eine Frau, die glaubt, eine Schlange

dem Satz: „Er hat viele Werke über Medizin verfasst, die ins Arabische übersetzt worden sind."

284 Pormann, *Rufus*, Frag. 11,5.

285 Flashar, *Melancholie* 99.

286 Ibn Ǧulǧul, *Ṭabaqāt* 85,4; zitiert bei b. a. Uṣaibiʿa, *ʿUyūn* II, 36,4 = B 478,7.

287 Vgl. Schipperges, Melancholia 723–736, wo die einschlägige Literatur genannt ist. Es sei auch auf die Ausgabe von K. Garbers hingewiesen: *Isḥāq Ibn ʿImrān. Abhandlung über die Melancholie und Constantini Africani Libri duo de melancholia. Vergleichende kritische arab.-lat. Parallelausgabe*, Hamburg 1977.

verschluckt zu haben – ein Wahn, der, einem Zitat bei ar-Rāzī zufolge, schon von Rufus erwähnt wird,[288] jedoch ohne Andeutung einer Therapie. Alexander fasst nun aber „die dabei anzuordnende Heilmethode in das allgemeine Gesetz, man müsse … auf den Inhalt der Wahnideen *eingehen* und jedes Moment ins Auge fassen, das eine plötzliche Umwandlung herbeizuführen vermöchte." Insgesamt muss man, so versichert Alexander, derartige Wahngebilde mit jedem Mittel und jedem Trick (παντὶ τρόπῳ καὶ πάσῃ ἐπινοίᾳ) heilen, besonders wenn die Ursache klar zutage liegt.[289]

Die Methode ist, wie man sieht, mit dem Begriff des „Eingehens" bei Alexander genauer umschrieben als mit dem arabischen Begriff der Illusionstherapie. Ob und in welchem Umfang diese bei den Arabern über die antiken Wurzeln hinaus entfaltet wurde, müsste anhand der reichen arabischen Melancholie-Literatur geprüft werden.

c *Schocktherapie*

Neben der suggestiven Heilung Manisch-Depressiver sind hier schließlich solche Heilmethoden zu nennen, bei denen der psychosomatische Zusammenhang in anderer Weise nutzbar gemacht wird. Wir haben oben S. 320 Anm. 264 schon hingewiesen auf die Heilung eines Fettsüchtigen durch Furchteinflößen. Hierher gehören nun auch jene Fälle von Schocktherapie, wie sie in Ibn abī Uṣaibiʿas *ʿUyūn* und anderen Quellen, z.B. wiederum den *Čahār Maqāle*, berichtet werden und aus letzterer Quelle durch Browne[290] bekannt gemacht worden sind. Die chronologisch früheste Erzählung bei Ibn abī Uṣaibiʿa ist eine der beiden von Browne angeführten, doch wird in den *Čahār Maqāle* der Name des Arztes nicht genannt, und das gleiche gilt für einen Parallelbericht in Ibn Sīnās *Kitāb al-Mabdaʾ wa-l-maʿād* („Buch des Ursprungs und der Rückkehr"), auf den ebenfalls Browne hingewiesen hat. Bei Ibn Sīnā heißt es allerdings, der Arzt habe im 4./10. Jahrhundert bei einem Samaniden in Chorasan in Dienst gestanden, was in Widerspruch zu Ibn abī Uṣaibiʿas Bericht steht. Dieser, von dem Gewährsmann Faṯiyūn at-Tarǧumān stammend, enthält genaue historische Daten – die freilich seine Historizität nicht über jeden Zweifel erheben – und lautet in wörtlicher Übersetzung folgendermaßen:

> In diesen Tagen räkelte sich (*tamaṭṭā*) die Konkubine (Hārūn) ar-Rašīds, hob ihren Arm und – er blieb ausgestreckt; sie konnte ihn nicht zurückbewegen. Die Ärzte behandelten sie mit Salben und Ölen; doch das nützte

288 Vgl. Rosenthal, *Fortleben* 270; Pormann, *Rufus*, Frag. 13,3.

289 Flashar, *Melancholie* 132.

290 Browne, *Arabian Medicine* 82–84.

> nichts. Da sagte ar-Rašīd zu Ǧaʿfar ibn Yaḥyā: „Das Mädchen wird ihre Krankheit nicht los." Ǧaʿfar sagte: „Ich habe einen geschickten Arzt: (Ǧibrāʾīl,) den Sohn des Buḫtīšūʿ. Wir wollen ihn rufen und ihn wegen dieser Krankheit konsultieren. Vielleicht hat er ein Mittel für die Behandlung." Da ließ er ihn kommen und als er gekommen war, sagte ar-Rašīd zu ihm: „Was weißt du von der Medizin?" Er sagte: „Ich mache das Heiße kalt, das Kalte heiß, das Trockene feucht und das Feuchte trocken, sofern es von der Natur abweicht." Da lachte der Kalif und sagte: „Das ist der Gipfel dessen, was man in der Arzneikunst benötigt!" Dann stellte er ihm die Lage des Mädchens dar. Ǧibrāʾīl sagte: „Wenn mir der Beherrscher der Gläubigen nicht zürnt, so habe ich ein Mittel für sie." Er sprach: „Was wäre das?" Er sagte: „Lass das Mädchen hierher herauskommen in Anwesenheit der Versammlung, damit ich tue, was ich vorhabe, und lass mich gewähren, ohne voreiligen Zorn!" Da befahl ar-Rašīd, das Mädchen zu holen. Sie kam heraus und als sie Ǧibrāʾīl sah, lief er zu ihr hin, bückte sich und fasste ihren Rocksaum, als wolle er ihn aufheben. Das Mädchen erschrak sehr; und vor lauter Scham und Bestürzung lösten sich ihre Glieder, sie bewegte ihre Hände nach unten und ergriff ihren Saum. Ǧibrāʾīl sprach: „Sie ist geheilt, o Beherrscher der Gläubigen!" Ar-Rašīd sprach: „Strecke deinen Arm aus, nach rechts und nach links!" Sie tat dies, und der Kalif erstaunte und alle die bei ihm waren. Alsbald schenkte ar-Rašīd Ǧibrāʾīl 500.000 Dirham und liebte ihn wie sich selbst und machte ihn zum Haupt aller Ärzte. Als dann Ǧibrāʾīl nach der Ursache der Krankheit gefragt wurde, sagte er: „In die Glieder des Mädchens hatte sich während des Beischlafs infolge der Bewegung und der Ausbreitung der Wärme ein feiner Saft ergossen, dann aber sind, da die Bewegung des Beischlafs plötzlich in Ruhe übergeht (lies mit al-Qifṭī: *yakūnu* statt *takauwana*), die Schlacken im Inneren der Nerven erstarrt, und nur eine Bewegung wie diese (eben erfolgte) konnte sie lösen. So ersann ich denn eine Methode (*iḥtaltu*), als deren Folge sich die Hitze ausbreitete und die Schlacken gelöst wurden."
>
> IBN ABĪ UṢAIBIʿA, *ʿUyūn* I, 127 (= B 188; Qifṭī, *Ḥukamāʾ* 134–135)

In der Fassung der *Čahār Maqāle* spricht der anonyme Arzt ausdrücklich von einer „psychischen Behandlung" (*tadbīr-i nafsānī*) und gibt als Erklärung an, die Erregung des Schamgefühls habe einen Wärmestrom erzeugt, der den rheumatischen Saft gelöst habe.[291] In einer weiteren Version dieser Erzählung

291 Browne, *Arabian Medicine* 84; für einen weiteren Beleg in der *Silsilat aḏ-ḏadhab*, siehe Bürgel, *Jāmī* 271.

wird die Pikanterie dadurch verstärkt, dass auf Anordnung des ungenannten Arztes ein fremder Mann das Zimmer des Mädchens betritt, angeblich, um sie mit Öl einzureiben, und die Hand nach dem Schoß der Entblößten ausstreckt. Hārūn, an dessen Hof auch dieser Bericht spielt, will den Mann anschließend töten lassen, doch da reißt der Arzt der fremden Gestalt den falschen Bart ab, und eine Frau kommt zum Vorschein. Der Erfolg der Heilung wird auch hier mit der Aufwallung der natürlichen Wärme infolge der Scham erklärt.[292]

Der Sohn des eben genannten Ǧibrā'īl, Buḫtīšūʿ ibn Ǧibrā'īl ibn Buḫtīšūʿ, heilte Zubaida, die Mutter des eben genannten Ǧaʿfar, einmal ebenfalls durch Schockwirkung:

> Sie war auf den Tod erkrankt infolge eines heftigen Schluckens (*fuwāq*), dessen Geräusch außerhalb ihres Zimmers zu hören war. Da befahl er den Dienern, mit Wasser gefüllte Kübel auf das Dach des Hofes (*saṭḥ aṣ-ṣaḥn*) zu heben und sie um diesen herum anzuordnen. Hinter jedem Kübel sollte ein Diener sitzen, und ihn umschütten, sobald er (sc. der Arzt) in die Hände klatschte. Das taten sie; ein gewaltiger Lärm entstand, der sie (sc. die Kranke) entsetzte. Sie sprang auf, und der Schlucken war geheilt.
>
> IBN ABĪ UṢAIBIʿA, *ʿUyūn* I, 143,6 = B 208,10

Einen weiteren Fall erfolgreicher Schocktherapie bei Lähmung erzählt Niẓāmī-i ʿArūḍī in den *Čahār Maqāle*: Der Patient ist diesmal der Gouverneur der Stadt Raiy al-Manṣūr ibn Isḥāq, der Arzt der große ar-Rāzī. Das Leiden wird als rheumatischer Affekt in den Gelenken bezeichnet. Ar-Rāzī ersinnt nach vergeblicher Anwendung mehrerer Mittel eine Kombination aus physikalischer, medikamentöser und psychischer Therapie: Nach ausgedehntem heißem Bad und einem Trunk, der „die Säfte reif machte", bedrohte er den Fürsten plötzlich mit einem Messer, worauf der Gelähmte „halb aus Zorn und halb aus Furcht auf seine Füße sprang", während ar-Rāzī die Flucht ergriff, um erst aus sicherer Entfernung dem Fürsten mitzuteilen, dass er zur Vermeidung einer langwierigen Behandlung ein psychotherapeutisches Verfahren (*ʿilāǧ-i nafsānī*) angewendet habe. „Ich reizte euch absichtlich, um die natürliche Wärme zu vermehren, die dadurch stark genug wurde, um die schon (durch das Bad und die Medikamente) erweichten Säfte aufzulösen" (Browne 82–84). Wie hier die Vermehrung der natürlichen Wärme die Bewegungsfunktion restituiert, so wird

292 Ibn Ḥiǧǧa al-Ḥamawī, *Ṯamarāt al-aurāq*, Kairo 1308, I, 143–144; übers. von Max Weisweiler *Arabesken* Nr. 79.

gemäß einer analogen Erklärung das Erstarren bei plötzlichem Erschrecken bewirkt durch das Zurückweichen der natürlichen Wärme aus den Organen ins Herz.[293]

d *Psychopharmaka*

Schwermut und manisch-depressive Wahnideen wurden als „melancholische" Leiden, also als Erkrankungen der Schwarzen Galle aufgefasst und mit entsprechenden Medikamenten behandelt.[294] Ibn abī Uṣaibiʿa berichtet von der erfolgreichen Behandlung eines Mannes im „Saal der Galligen" im Nūrī-Krankenhaus, der an „Mania, das ist der bestialische Wahnsinn" (*al-ǧunūn as-sabuʿī*) litt, durch Gerstenschleim und Opium.[295]

Auch in den meisten der oben berichteten Fälle über suggestive Heilmethoden wurden diese erst angewandt, nachdem die Medikamente versagt hatten. Abschnitte über Melancholie enthalten alle einschlägigen Lehrbücher der arabischen Medizin, und insofern sind Psychopharmaka also nichts Besonderes. Es kommt hierbei aber auf die Terminologie an. Die Melancholie war nicht unbedingt ein „seelisches Leiden", und dafür benutzte Drogen waren dann also für die damaligen Ärzte und Patienten nicht unbedingt „Seelendrogen." Der Ausdruck „seelische Therapie" begegnete uns bisher nur in den *Čahār Maqāle* als Pendant dessen, was ar-Ruhāwī und Ibn Uṣaibiʿa mit dem Begriff *wahm* – „Suggestion" umschreiben. Im Folgenden richtet sich unsere Aufmerksamkeit auf Drogen, die ausdrücklich das Wort „Seele" in ihrem Namen führen.

Die ausführlichste uns bekannte Quelle über solche Drogen ist der schon erwähnte „Erquicker (bzw. Frohmacher) der Seele", den wir nun näher kennen lernen wollen.[296] Der Verfasser des Werkes ist, ungeachtet verschiedener widersprechender Angaben, ohne jeden Zweifel Badr ad-Dīn Muẓaffar, der „Sohn des Richters von Baʿlabakk", ein Zeitgenosse Ibn abī Uṣaibiʿas, der von dem mit ihm befreundeten Arzte in Tönen höchsten Lobes redet. Für Muẓaffars Fähigkeit zeugt, dass er Leibarzt der Aiyūbiden in Damaskus war und von diesen im Jahre 645/1247 zum „Haupt aller Ärzte" ernannt wurde. Von seinem *Mufarriḥ an-nafs* („Seelen-Frohmacher") schickte er Ibn abī Uṣaibiʿa[297] eine

---

293 Averroes, *Colliget*, liber II, vgl. Bürgel, *Averroes contra Galenum* 294–295.

294 Daneben kannte man natürlich auch Geistesgestörtheit als Erkrankung des Gehirns, z.B. unkontrollierte Äußerungen infolge von *sarsām* („Phrenitis").

295 Ibn abī Uṣaibiʿa, *ʿUyūn* II, 242,ult. = B 732,2–4 – Man vergleiche unsere Ausführungen zu *mamrūr* oben S. 173, Anm. 227.

296 Siehe Lit.-vz. I., Nr. 9.

297 Ibn abī Uṣaibiʿa, *ʿUyūn* II, 259–261 = B 751–753.

Kopie, die dieser durch einen stilvollen Brief und ein Poem erwiderte, worin er Meister und Werk wiederum schwärmerisch verherrlicht.[298] Der Autor beginnt sein Werk nach der *ḥamdala* mit folgendem aufschlussreichen Prolog:

> Bei meiner Durchforschung eines Großteiles der medizinischen Literatur fand ich darin unter den Herzmitteln keine Erörterung der Dinge, die die Seele erfreuen und ihre Lust, Ruhe, Freude und Entzückung hervorrufen. Ibn Sīnā hat zwar ein Buch über Herzdrogen verfasst,[299] deren Gattungen aber nicht erschöpfend behandelt, sondern sich auf eine Gattung beschränkt. In Anbetracht seines hohen Ranges und reichen Wissens hätte er freilich, wenn denn Beschränkung seine Absicht war, von jeder Gattung einige gebräuchliche und andere (weniger gebräuchliche?) nennen sollen. Nachdem mich nun einer, dessen Bitte ich nicht abschlagen kann, gebeten hat, ein Buch darüber zu kompilieren, kompilierte ich dieses Buch und erfasste darin die meisten Faktoren, welche die Seele erfreuen, indem sie über die äußeren und inneren Sinne sie erreichen. Jedem Sinn widmete ich ein Kapitel, worin ich darlege, welche erfreuenden und frohmachenden Faktoren ihm zugeordnet sind, damit es zu deren Anwendung ansporne.
>
> IBN QĀḌĪ BAʿLABAKK, *Mufarriḥ*, Prooem.

Nachdem der Autor noch festgestellt hat, dass er sich hier um Kurzfassung (*īǧāz*) bemüht habe, später aber, wenn ihn Gott solange leben lasse, eine ausführliche Darstellung beabsichtige, (die nicht geschrieben wurde), und nach Nennung des Buchtitels, zählt er die Kapitel auf, deren Überschriften mit Ausnahme des ersten jeweils mit den Worten beginnen „Über die Lust (*laḏḏa*) der Seele, die erworben wird durch …"

298 *GAL* S I, 900 nennt als Verfasser Maǧd ad-Dīn ʿAbd al-Wahhāb ibn Aḥmad ibn Saḥnūn ad-Dimašqī al-Ḥanafī, *šaiḫ al-aṭibbāʾ*, gest. 694/1294; dabei stimmt die hier gegebene Inhaltsangabe mit unserem Werk überein. Die Hss. Beirut 392 und Fatih 5411 nennen Šaraf ad-Dīn Abū Naṣr Muḥammad ibn ʿUmar ibn abi l-Futūḥ al-Baġdādī al-Mārdīnī, genannt Ibn al-Marʾa. Dagegen gibt Rosenthal, *Fortleben* 357, ein Zitat aus dem *Mufarriḥ* in al-Ġuzūlīs *Maṭāliʿ al-budūr* über die Wirkung von Bildern in Bädern auf die Psyche wieder, wo als Verfasser des *Mufarriḥ* Badr ad-Dīn ibn (!) Muẓaffar ibn Qāḍī Baʿlabakk genannt ist (die abweichende Stellung des *ibn* dürfte dabei nur ein Abschreibefehler sein). Die von uns ausfindig gemachten Hss. Ayasofya 3637 und Fatih 5411 (fol. 3^a–34^b) waren in der älteren Literatur nicht verzeichnet.

299 Ibn Sīnā, *Fi l-Adwiya al-qalbīya*, *GAL* S I, 827, Nr. 86; eine weitere Handschrift ist in Ms. Istanbul, Nuruosmaniye 3590/1 enthalten (s. Lit.-vz. I., Nr. 76).

Das erste Kapitel gibt eine kurze Einführung in die aristotelische Seelenlehre; Kapitel 2–6 sind den fünf Sinnen gewidmet. Das 2. Kapitel (Gehörssinn) gibt eine Einführung in die psychischen Wirkungen der Musik; das 3. Kapitel (Gesichtssinn) nennt die verschiedenen Gattungen der sichtbaren Dinge (insgesamt 27) und behandelt ausführlich die Wirkung der Farben und Formen unter dem Leitwort der Symmetrie (*iʿtidāl*); das 4. Kapitel (Geruchssinn) unterscheidet zwischen „warmen" und „kalten" Gewürzen und zählt von beiden Arten umfängliche Listen auf. Die reine Seele liebt nur Wohlgerüche. Für den Umstand, dass dennoch manche Manschen hässliche Gerüche lieben, führt Muẓaffar einen eigenartigen, aber für sein Werk typischen psychologischen Grund an: Nach Ibn Sīnās *Kitāb al-Ḥayawān* („Buch der Tiere") stellen sich manche Männer während des Beischlafs ein Tier vor.[300] Entsteht dabei ein Kind, so erhält es die Eigenschaften dieses Tieres (z. B. „Schweine-" oder „Affen-Ähnlichkeit", *ḫinzīrīya, qirdīya*) und liebt u. a. auch entsprechende Gerüche (fol. 9ᵃ). Das 5. Kapitel (Geschmackssinn) behandelt die verschiedenen Geschmacksarten, süß, sauer, salzig etc. Das 6. Kapitel ist das kürzeste des Buches. Es führt aus, dass alle ausgewogenen und „angemessenen" (*mulāʾim* entspricht *muwāfiq*, vgl. oben S. 94) Berührungen Genuss und Freude bewirken; als Beispiel wird auch der Koitus angeführt, aber nicht näher erörtert. Der Grund für diese Kürze dürfte unschwer zu erraten sein: Der Autor nähert sich dem 7. Kapitel, dem eigentlichen Kernstück seines Werkes. Es trägt den Titel: „Über die Lust der Seele, erworben durch die Dinge, die den Körper von innen erreichen (in Form) von frohmachenden einfachen und zusammengesetzten Drogen" und erstreckt sich von fol. 12ᵇ–42ᵃ, ist also beinahe dreimal so lang wie die ersten sechs Kapitel zusammen.

Muẓaffar wiederholt hier nochmals das schon in der Einleitung monierte Versäumnis Ibn Sīnās in seiner Schrift über Herzdrogen. Nur am Ende des Kanons habe er einige *mufarriḥāt* erwähnt.[301] Das dort Versäumte will nun Muẓaffar nachholen. Er behandelt daher zunächst eine erkleckliche Anzahl einfacher Drogen (nach der in Pharmakopöen üblichen Anordnung gemäß dem *abǧad*-Alphabet) und im Anschluss daran die eigentlichen „Frohmacher."

300 Die Erzählung hat eine interessante Parallele in der antiken Literatur. In der pseudogalenischen Schrift *De Theriaca ad Pisonem* (ed. Richter-Bernburg, arab. 58–59; dt. 85–86) heißt es, dass ein Kind, das gezeugt wird, während der Vater ein Gemälde betrachtet, eben der Person auf jenem Bild ähneln wird. Diese Ansicht ist dann auch in mehreren arabischen Quellen präsent (b. al-Ǧazzār, *Ḫawāṣṣ* 108, Nr. 108).

301 Im Drogenteil gegen Ende des *Canon* weist Ibn Sīnā lediglich zweimal, als Mittel gegen Wahnsinn und zur Herzstärkung, auf eine „Rubin-Paste von uns (konzipiert)" (*maʿǧūn al-yāqūt lanā*) hin, ohne jedoch das Rezept zu nennen, vgl. *K. al-Qānūn*, ed. Rom III, 242,1.

Die Rezepte sind bemerkenswerterweise aufgegliedert nach den drei Klassen oder Ständen der mittelalterlichen Gesellschaft: „Könige und Große“ (*al-mulūk wa-l-kubarāʾ*), „Mittelstand“ (*al-mutawassiṭūn*)[302] und „Arme“ (*al-fuqarāʾ*). Für jede dieser drei Klassen werden je drei Rezepte für jede der drei Arten der „Frohmacher“, die „warmen“, die „kalten“ und die „ausgewogenen“, insgesamt also 27 Rezepte mitgeteilt, „jedes von ihnen tradiert und von hervorragenden Ärzten abgefasst.“ Die *mufarriḥ*-Rezepte für die Könige enthalten, durchwegs Gold und verschiedene Edelsteine, vor allem Smaragd und Rubin, und sind daher für die anderen Klassen unerschwinglich. Das dritte Rezept der „warmen Frohmacher für Könige“ beginnt mit den Worten: „Herstellung(sart) der Alten. Die früheren Kalifen, ʿAbbāsiden und andere (sic!),[303] pflegten ihn anzuwenden und er hat viele Nutzeffekte, deren Darlegung (zu) langwierig wäre. Kurz gesagt, *heilt er alle melancholischen Krankheiten* und macht angenehm froh ....“ (fol. 35ᵃ). Ein Rezept für die Mittelschicht stammt von ar-Rāzī. Die Freudendrogen wurden also nicht von Muẓaffar erfunden; und ebenso wenig war er der Schöpfer des Wortes *mufarriḥ*: Ein *ǧawārišn* mit dem Namen „Freudenschlüssel für jeden Kummer und Seelenfrohmacher“ wurde nämlich von dem Theriakmeister at-Tamīmī, der im 4./10. Jahrhundert im Dienste des Fāṭimidenwesirs Yaʿqūb ibn Killis stand, entwickelt.[304] Und das Wort erlangte die Funktion eines Terminus. Freytag gibt im *Lexicon arabico-latinum* als Bedeutung (neben *exhilarans*) *medicamenti species*; und in dieser Bedeutung ist das Wort auch in die anderen islamischen Sprachen eingegangen.[305]

Im 8. Kapitel behandelt Muẓaffar die Seelenlust, die man aus Speisen erlangt, und nennt hier an erster Stelle Brot und Fleisch, indem er kurz beschreibt, auf welche Art beide am bekömmlichsten sind. Das 9. Kapitel ist der Körperbewegung gewidmet, aber nicht besonders inhaltsreich, jedenfalls soweit das eigentliche Thema betroffen ist. Bemerkenswert ist jedoch, dass der

302 Man vgl. die grundlegenden soziologisch-historischen Studien zur islamischen Mittelklasse von S.D. Goitein, *Studies in Islamic History and Institutions* 217–241 („The Rise of the Middle-Eastern Bourgeosie in Early Islamic Times“) und 242–254 („The Mentality of the Middle Class in Medieval Islam“).

303 Es ist wohl an Umaiyaden und Fāṭimiden gedacht.

304 Ibn abī Uṣaibiʿa, *ʿUyūn* II, 88,-3 = B 548,15.

305 Freytag, *Lexicon* III, 328b (s. r. *frḥ*). – Laut freundlicher Mitteilung von Benedikt Reinert kommt *mufarriḥ* bei dem persischen Dichter Ḫaqānī (6./12. Jh.) mehrmals in der Bedeutung einer bestimmten königlichen Freudendroge vor, zu deren Ingredienzien Edelsteine gehören. Das gleiche findet sich auch im Urdu; vgl. Platts, *Dictionary of Urdu* 1052b s. v., wo es u. a. heißt: „a certain well-known exhilarating medicine (in which rubies are an ingredient).“

Verfasser sich hier als begeisterter Sufi offenbart, Šihāb ad-Dīn as-Suhrawardī „unsern Lehrer“ (*šaiḫunā*) nennt und ihn mit einer langen Eulogie ehrt. Er spricht von dem ständigen Streit zwischen Seele und Körper, in welchem jeweils einer der beiden Partner die Oberhand behalte, und zeigt anhand von Beispielen aus der sufischen Praxis, bis zu welchem Grad die Seele über den Leib herrschen kann. Hier finden sich Berichte über plötzliches Sterben als Entfesselung der Seele infolge von Musik, Wandeln in der Luft und ähnliche aus der Sufi-Literatur bekannte parapsychologische Phänomene. Das 10. und letzte Kapitel behandelt die Lust der Seele, die ihr durch die inneren Sinne zuteil wird. Muẓaffar führt neben Wissenschaft und Dichtung z.B. auch die Jagd als königliche Beschäftigung an, deren seelische Befriedigung in der Unterwerfung eines flüchtigen, der Unterwerfung sich zu entziehen suchenden Geschöpfes beruhe.

Es ist reizvoll, abschließend noch einmal sich jenes in der Antike verbreiteten, und bei al-Kindī und Ibn Sīnā sich fortsetzenden literarischen Topos’ zu erinnern, der durch das Wort ἀλυπία gekennzeichnet ist, und ihn mit Muẓaffars Werk zu vergleichen. Schon die verschiedene Titulatur ist charakteristisch: der „Trauerlosigkeit“ oder „Vertreibung der Trauer“ steht bei Muẓaffar der ins positive gewandte Aspekt des „Frohmachens“ gegenüber. Und während Plato und seine Jünger das weltentsagende Mittel der Askese empfehlen (Ibn Sīnā war freilich weit davon entfernt, sich persönlich daran zu halten!), ist Muẓaffars Werk ein wahres Vademecum der Sinnenfreude.

e *Zusammenfassung*

Die obigen Ausführungen haben gezeigt, dass viele arabische Ärzte ein außerordentlich waches und feinfühliges Gespür für den Zusammenhang zwischen Leib und Seele besaßen und diesen auch medizinisch zu nutzen wussten. An Belegen über den Kompetenzstreit zwischen Arzt und Philosoph im theoretischen Bereich sind wir bislang arm. Doch steht zu erwarten, dass sich noch mancher aufschlussreiche Passus entdecken lassen wird. Wie weit praktisch der Arzt an der Therapie der Seele sich beteiligte, hat Muẓaffars „Seelen-Erquicker“ gezeigt. Ein Handbuch für seelische Hygiene durch maßvolle Sinnenfreude, mithin beste griechische Tradition bewahrend, gleichzeitig genuin arabisch, erscheint uns dieses Werk als eines der bedeutsamsten Erzeugnisse nicht nur der mittelalterlichen arabischen Psychotherapie und Medizin, sondern der islamischen Kulturwelt schlechthin.

B Zur Stellung des Arztes in der Gesellschaft: Der Arzt und seine Partner

1 Arzt und Laie

Dem Arzt steht, wie wir sahen, nicht nur der Kranke gegenüber, sondern auch der Gesunde; denn auch er bedarf, wenigstens nach der Theorie, ständig des ärztlichen Rates. Gesunde und Kranke gemeinsam konstituieren die Schar der medizinischen Laien, die in ihrer komplexen Totalität sich in ähnlicher Weise zum Arzte verhalten, wie die Untertanen zum König. Dem vielgliedrigen Vergleich zwischen Arzt und Herrscher bei al-Fārābī sind wir oben (s. 322) bereits begegnet. Ebenso wurde Ibn Sīnās stolzes Wort von den Ärzten als den „Königen des Körpers" schon zitiert (s. 321). Daneben hat man aber auch andere Bilder gebraucht, um die Sonderstellung des Arztes in der Gesellschaft zu verdeutlichen. „Der Arzt ist ein Richter über die Seelen und die Leiber", sagt ar-Ruhāwī (*Adab* fol. 4^{b},4) und nimmt damit ein altes Bild wieder auf, das laut Ibn abī Uṣaibiʿa zu den „geistreichen Gleichnissen" des Galen gehört:

> Die Natur verhält sich wie der Kläger, die Krankheit wie der Prozessgegner, die Symptome wie die Zeugen, die „Flasche" und der Puls wie das Beweisstück, der Krisentag wie der Tag des Urteils und der Entscheidung, der Kranke wie der Anwalt (*mutawakkil*, wohl im Sinne von *wakīl*, Anm. J.C.B.) und der Arzt wie der Richter.
>
> IBN ABĪ UṢAIBIʿA, *ʿUyūn* I, 90,16 = B 133,-3 (ohne Autorenverweis zitiert bei Ibn al-Maṭrān, *Bustān* fol. 2^{b})

Alt und beliebt ist der Vergleich zwischen Arzt und Steuermann, der schon bei Hippokrates vorkommt, von Plato und Aristoteles aufgenommen wird, und auch in der arabischen Literatur nicht fehlt.[306] Auf der Grenze zwischen Bildsphäre und Wirklichkeit bewegt sich die folgende bezeichnende Aufforderung in der „Bildung des Arztes":

> Da du, o Verständiger, unter den Menschen ständig … einen brauchst, der dir kundtut, wie und wodurch du deine Gesundheit schützen und wie du dich während deiner Krankheit verhalten und womit du sie behandeln

306 Hippokrates, *De vet. med.* c. 9 (zweite Hälfte), Plato, *Politikos* 299C, Aristoteles, *Eth. Nic.* B 2, 1104a,9; 5, 1112b,4; vgl. Gerlach, Meer und Schiffahrt in Bildern und Sprache Galens 328. Im arabischen Bereich: Ruhāwī, *Adab* fol. 109^{b},13–14 und b. Ǧumaiʿ, *Ṣalāḥīya* fol. 236^{b}, ed. Fähndrich, arab. 46, engl. 32.

> sollst, obliegt es dir notwendig, dir den besten Arzt deines Wohnortes zum *Führer* (*imām*)[307] zu nehmen, auf dass du dir dadurch die Befolgung seiner Anordnungen zur Pflicht machest, zum *Freunde*, auf dass du dich zur Scham vor ihm und zur Gerechtigkeit ihm gegenüber nötigest, und zum *Lehrer*, auf dass du von ihm Gewinn habest …
>
> RUHĀWĪ, *Adab* fol. 71[b]

Und schließlich ist in diesem Zusammenhang an Hippokrates' Behauptung der Gottähnlichkeit des Arztes zu denken, in welcher, so sehr sie zeitgenössischen antiken Vorstellungen entsprach, doch wohl auch etwas mitschwingt von der Vorstellung des Heilpriesters, die damals in den Asklepieien ja noch Wirklichkeit war.[308] Sie klingt selbst in den arabischen Quellen noch nach, wenn etwa davon die Rede ist, dass man sich dem Arzt mit Leib und Seele ausliefern solle (*yuslimu nafsahū wa-ǧismahū fī yadaihi*, Ruhāwī, *Adab* fol. 73[a],13), oder wenn Ibn Buṭlān im „Gastmahl der Ärzte" den Arzt als Mittler (*wāsiṭa*) zwischen Gott und dem Kranken bezeichnet.[309] Immer wieder also rücken diese Bilder den Arzt in die Nähe oder an die Seite der höchsten Machtträger, Gott und Priester, Herrscher und Richter. Und der Laie soll dem Arzte tatsächlich

---

307 Vgl. den oben S. 166 aufgezeigten wiederholten Gebrauch des Beiwortes *imām* für bedeutende Ärzte bei Ibn abī Uṣaibiʿa.

308 Dieses Nebeneinander hat Leibbrand in seiner „*Heilkunde*" gut herausgearbeitet. Man vergleiche die Einleitung „Mythus und Theurgie", dann 11–12 „Vorsokratische Medizin", die Zurückweisung einer rein aufklärerischen Auffassung des *Corpus Hippocraticum* (33–34) und schließlich den Hinweis, dass noch Galens nosologischer Kernsatz wonach Krankheit eine διάθεσις παρὰ φύσιν ist, ein theologisches Moment impliziert (125). Sehr wichtig ist für diesen Zusammenhang auch Edelsteins Aufsatz „Greek medicine in its relation to religion and magic": In unheilbaren Fällen rechnet der antike Arzt damit, dass der Patient zum Tempel geht, schweigt sich jedoch über diesen Umstand aus. Religion und Magie werden in medizinischen Texten fast nie, es sei denn in negativem Sinne erwähnt (vgl. aber unten den Abschnitt „Das Bild Galens bei Ibn abī Uṣaibiʿa", S. 400f.): „For, of course, one will not go to the doctor if the case is not serious. Therefore it is a topic of the temple-cures that the God could help when the physician could not" (Edelstein, Relation 245). Ob sich die Tempelpriester mit dieser eingeengten Kompetenz zufrieden gaben, vermag ich nicht kompetent zu sagen. Die Votiv-Täfelchen der Asklepieien sprechen aber doch wohl für einen Zuspruch auch unterhalb der genannten Schwelle. Welchen Anspruch die islamische „Prophetenmedizin" stellte, werden wir unten S. 423ff. darstellen.

309 „Der Arzt ist ein Mittler zwischen Allah und dem Kranken, und in der Mitte ist etwas (enthalten) von den beiden Polen (*fīhi mā fi ṭ-ṭarafain*). In ihm sind also von den Eigenschaften Gottes Barmherzigkeit und Huld und vom Kranken das Fragen und das Begehren" (b. Buṭlān, *Daʿwa*, ed. Zalzal 32, ed. Klein-Franke 23,9 [vgl. id., *Ärztebankett* 73]).

einen so hohen Rang zuerkennen, dies aber nicht um des Arztes, sondern um seiner eigenen Gesundheit willen:

> Da nun der Mensch sein Wesen (*ḏāt*) für den erhabensten Besitz halten sollte, und das Erhabenste, was er für sein Wesen besitzen und erwerben kann, die Gesundheit ist, die Gesundheit aber durch nichts besteht und bewahrt wird als durch die Heilkunst, folgt, dass der über die Heilkunst Verfügende bei den Klugen und Edlen, welche das Wohl für ihr Wesen begehren, unter allen Menschen den vordersten Platz, die höchste Rangstufe und die gewaltigste Wertschätzung genießen und sein Wort (ihnen) als das wahrhaftigste (!) gelten sollte.
>
> RUHĀWĪ, *Adab* fol. 70b,13–16

Was den Laien vom Arzt unterscheidet, ist seine Unwissenheit in medizinischen Dingen. Diese Unwissenheit nun hat für den Arzt einen doppelten Aspekt. Einerseits ist sie notwendige Bedingung seiner eben geschilderten Sonderstellung, ja seiner Existenz schlechthin; denn die Erkrankbarkeit der menschlichen Natur allein erforderte ja keinen Arztberuf, wenn jeder das nötige Heilwissen selber besäße. Auf der anderen Seite bedeutet sie einen ständigen Unsicherheitsfaktor und eine Gefährdung seines ärztlichen Erfolges, weshalb denn auch Ärzte wie ar-Ruhāwī, ar-Rāzī und Ṣāʿid häufig vor der Dummheit der Patienten warnen. Diesen beiden Aspekten soll im Folgenden noch näher nachgespürt werden.

a *Die Unwissenheit der Laien als Bedingung ärztlicher Existenz*

Der Heilkunst haftete von der Antike her etwas Esoterisches, Exklusives an, das an die Baugeheimnisse der mittelalterlichen Architekten erinnert. Bis zu Hippokrates, so wussten die Araber, war die Kunst unveräußerlicher Familienbesitz der Asklepiaden gewesen: „Ihr Unterricht war mündlich. Sie pflegten sie nicht in Büchern zu kodifizieren. Was sie aber kodifizieren mussten, kodifizierten sie verschlüsselt (*bi-laġz*), damit es keiner außer ihnen verstände." So war es geblieben, bis Hippokrates die Begrenzung auf die Sippe des Äskulap aufhob. Aber auch er verfasste seine Schriften, oder doch einen Teil davon, noch in dunkler (*bi-iġmāḍ*), bzw. verschlüsselter Form (*ʿalā ṭarīq al-laġz*).[310] Über die Verantwortung der lehrenden arabischen Ärzte, nur Geeignete als Schüler anzunehmen, haben wir früher gehandelt. Nun stand es freilich jedem frei, in ärztlichen Büchern zu blättern, und das arabische medizinische Schrift-

310 Ibn abī Uṣaibiʿa, *ʿUyūn* I, 25,7–8 und 13 = B 44,-8 und -3; ibid. I, 31,7 = B 53,-5.

tum war in der Regel nicht esoterisch. Es gab sogar Ärzte, die davon ausgingen, dass ein Mindestmaß an medizinischem Wissen zur Allgemeinbildung gehöre. So betont etwa Ṣāʿid in dem oben (S. 105) zitierten Schlusswort seines Protreptikos, dass zwar nicht jeder Medizin studieren müsse, dass es jedoch einem Gebildeten unziemlich sei, nicht zu wissen, wie er sich verhalten und was er vermeiden solle.[311] Ibn Mandawaih (st. 410/1019)[312] schreibt im Vorwort zu seiner „Äußerst kurzgefassten Medizin" (*Nihāyat al-iḫtiṣār fi ṭ-ṭibb*):

> Der Scheich – Gott labe sein ferneres Leben! – hat mich beauftragt, ein Buch zu verfassen, das die Grundlagen der Medizin umfasst, aber frei ist von lästiger Weitschweifigkeit und ermüdender Langatmigkeit, vielmehr sich auf das beschränkt, was in jedem Fall sich als nützlich erweist und worüber der Gebildete nicht in Unwissenheit sein darf (*mā lā yasaʿu ḏā l-adabi ǧahluhū*), das aber nicht in die Feinheiten eindringt und keine Dinge einschließt, die nur der medizinische Fachmann (*al-mutafarrid bi-ʿilm aṭ-ṭibb*) wissen kann, und die meiste Sorgfalt dabei auf die Erklärung und Darlegung mit geläufigen Ausdrücken und klaren Begriffen zu legen.
>
> IBN MANDAWAIH, *Nihāya*, Hs. Ayasofya 3724, fol. 48^b–49^a

Bemerkenswert ist auch der Vorsatz Abu l-Ḥasan aṭ-Ṭabarīs, seine „Hippokratischen Therapien" so verständlich abzufassen, „dass keiner, der sich danach richtet oder danach behandelt, irren kann, sei es auch ein Sekretär oder Literat (*adīb*)."[313] Ob aṭ-Ṭabarī wirklich meinte, die Lektüre seines Buches könne einen Laien in einen Arzt verwandeln, muss freilich dahin gestellt bleiben. Vielleicht wollte er doch nur seinen klaren Stil rühmen. Ar-Ruhāwī war jedenfalls kein Freund solcher Vulgarisierungstendenzen; er fürchtet Verfall und stellt ausdrücklich fest, dass es ein Irrtum sei, wenn einer glaube, …

> … dass seine zeitweilige Lehrzeit bei einem beliebigen Arzt in seinem *dukkān* und seine Kenntnis einiger einfacher und zusammengesetzter Drogen oder des Aderlasses und ähnlicher (handwerklicher) Arbeiten der Heilkunst und das, was er sich aus einem Kompendium (*kunnāš*) oder Drogenbuch (*aqrābāḏīn*) darüber angelesen hat, ihm genüge und

311 Ṣāʿid, *Tašwīq*, ed. Spies fol. 54^b; Taschkandi 160.

312 *GAS* III, 328, s. Lit.-vz. I., Nr. 47.

313 Ṭabarī, *Muʿālaǧāt Buqrāṭīya*, faks. I, 2,20 = Hs. Köprülü 980; 1b,20.

ihn der Notwendigkeit überhebe, die Bücher der Medizin zu lesen, um ihre Grundlagen und Gesetze kennenzulernen.

RUHĀWĪ, *Adab* fol. 4^b,14

Wurde also dem Laien vonseiten des Arztes ein gewisses Maß medizinischen Wissens zugestanden und als zur allgemeinen Bildung gehörig betrachtet, so machte ihn solches Wissen doch keineswegs zum Arzt. Es war eben, wie Ibn Rabban im Vorwort zum „Paradies der Weisheit" betont, nicht möglich, sich diese Kunst in ein bis zwei Monaten anzueignen. Brauchte man doch für die Erlernung eines einfachen Handwerks schon mehrere Jahre, wie viel mehr also für die Heilkunst (Ṭabarī, *Firdaus* 3). Wenn daher ein Universalgenie wie Ibn Sīnā die von ihm im Alter von 16 Jahren „in kürzester Frist" bis zur Meisterschaft erlernte Medizin als „nicht zu den schwierigen Wissenschaften" gehörig bezeichnet, so war das fraglos eine Ausnahme.[314] Für die bei verantwortungsbewussten Ärzten vorherrschende Ansicht ist vielmehr Ibn Ǧumaiʿs Reformschrift charakteristisch. Ein ausgedehnter Abschnitt dient darin nämlich der „Aufzeigung ihrer (sc. der Medizin) Schwierigkeit und der Ursachen, weshalb es fast unmöglich ist, Vollkommenheit in ihr zu erzielen, weshalb sich hervorragende Meister in ihr so selten finden und Unwissenheit und Versagen die meisten beherrscht, die ihren Namen tragen."[315] Alle jene Aspekte, die uns in früheren Kapiteln begegneten, – die Unzulänglichkeit der menschlichen Erkenntnismittel, der gewaltige Umfang des erforderlichen Wissens, die Schwierigkeit, die allgemeinen Gesetze auf den Einzelfall anzuwenden usw. – kommen hier zur Sprache.

Ibn Ǧumaiʿ sollte mit seiner Auffassung von der Heilkunst einem eigentümlichen, aus der Kluft zwischen Fachmann und Laien erwachsenden Konflikt ausgesetzt werden: Aus dieser Kluft nämlich konnte sich eine Aporie für jene Krankheitsfälle ergeben, in denen kein Arzt erreichbar war und mithin der Laie den Arzt zu ersetzen suchen musste. Zwar schien nichts natürlicher, als dass Ärzte Bücher verfassten „Über die Behandlung derer, zu denen kein Arzt

314 In seiner Autobiographie schreibt er: „Dann erstrebte ich die Wissenschaft der Medizin und begann die über sie verfassten Bücher zu lesen; die Wissenschaft der Medizin gehört aber nicht zu den schwierigen Wissenschaften. Kein Wunder also, dass ich in kürzester Zeit in ihr mich so hervortat, dass die besten Ärzte (*fuḍalāʾ aṭ-ṭibb*) begannen, bei mir zu studieren. Ich untersuchte auch Kranke, und es eröffneten sich mir auf dem Wege der Erfahrung Möglichkeiten der Behandlung in unbeschreiblichem Maße. Gleichzeitig befasste ich mich zwischendrin mit *fiqh* und disputierte darüber. – Ich war aber damals ein Jüngling von 16 Jahren" (b. a. Uṣaibiʿa, *ʿUyūn* II, 3,12 = B 438,7).

315 Ibn Ǧumaiʿ, *Ṣalāḥīya*, Kap. I, *faṣl* 2, ed. Fähndrich, arab. 13, engl. 10.

kommt" (*tadbīr man lā yaḥḍuruhū [ṭ-] ṭabīb*), wie dies laut arabischer Überlieferung schon Rufus und Philagrios getan hatten,[316] und wie es mehrere islamische Ärzte, darunter ar-Rāzī[317] und Ibn Ǧumaiʿ ebenfalls taten. Ibn Ǧumaiʿ bereitete nun aber der von hoher Seite kommende Auftrag, ein kurzes Buch über dieses Thema zu schreiben, ernste Bedenken. In der Einleitung besagter Schrift[318] legt er zunächst dar, dass es fast unmöglich sei, über das gegebene Thema in kurzer Form zu handeln und führt folgende Gründe dafür ins Feld:

1. Man kann das Gewünschte nur mit ausführlichem Kommentar vollständig darlegen.
2. Die Ärzte bedienen sich einer nur dem Eingeweihten verständlichen Fachsprache. Wollte sich ihrer der Verfasser bedienen, so müsste er viele Termini erst erklären, wollte er sie vermeiden, stieße er auf unüberwindliche Schwierigkeiten.[319]
3. Der Wunsch des Auftraggebers bezieht sich auf den praktischen Teil der Medizin; dieser benötigt jedoch dringend der Theorie als Voraussetzung.
4. In den medizinischen Lehrbüchern stehen nur die Generalia verzeichnet, während es sich bei den Krankheiten um Particularia handelt. Die Fähigkeit, die allgemeinen Gesetze der Behandlung auf den einzelnen Fall anzuwenden, kann man nur durch lange Erfahrung erwerben, die Particularia ihrerseits kann man nicht in Büchern niederlegen, weil sie nicht festgelegt und nicht durch Worte abgrenzbar sind (*ġair maḍbūṭa wa-lā maḥṣūra bi-l-qaul*). In einem längeren Nachwort rechtfertigt Ibn Ǧumaiʿ nochmals sein

316 Ibn an-Nadīm, *Fihrist* I, 291,18; 292,5; b. a. Uṣaibiʿa, *ʿUyūn* I, 34,2 = B 57,11; I, 103,19 = B 150,13.

317 Ibn abī Uṣaibiʿa, *ʿUyūn* I, 316,18 = B 422,25.

318 *Risāla fī t-Tadbīr ḥaiṯu lā yaḥḍuru ṭabīb*; ich habe die Handschrift Istanbul, Ahmet III. (fol. 74b–111b) verwendet, die auch dem Faksimile zugrunde liegt (b. Ǧumaiʿ, *Rasāʾil* 148–222; die hier behandelte Einleitung nimmt dort 149–155 ein). Eine weitere Handschrift befindet sich in der Bibliothek der Philosophischen Fakultät der Universität Ankara, Ms. Saip 2057, fol. 80b–105a.

319 Wörtliche Übersetzung von 2): „Der zweite Gesichtspunkt ist, dass die meisten Begriffe (*maʿānī*), die diese Kunst umfasst, von den Ärzten üblicherweise durch Ausdrücke wiedergegeben werden, die ihre führenden Gestalten als Fachtermini eingeführt (*iṣṭalaḥa ʿalaihā*) und derer sie sich nun so lange bedient haben, dass sie eine in ihrem Kreise bekannte Bedeutung haben; doch bedeuten sie für Dich nicht das, was sie für jene bedeuten. Wollte ich Dir erklären, was jeder dieser Termini bedeutet, so wäre ich zu einer Breite genötigt, die wohl gar (Dein) Missfallen erregen würde; wollte ich sie aber ersetzen und jene Begriffe durch andere (Termini) ausdrücken, so wäre das ein recht schwieriges und ungangbares Unterfangen."

> Unterfangen, indem er auf den besonderen Zweck seiner Schrift verweist: Der Zweck gestatte, wie ähnliche Vorgänge bei Galen ihm bezeugen, manchmal die Abweichung von der Regel.[320]

Ähnliche Skrupel finden sich in einem nur etwa 150 Jahre später verfassten Werk über den gleichen Gegenstand nicht. Wir meinen „Die Genüge des Verständigen über (Mittel), die man anwendet, wo kein Arzt gefunden wird" (*Ġunyat al-labīb fīmā yustaʿmal ʿinda ġaibat aṭ-ṭabīb*), verfasst von dem 749/1348 verstorbenen al-Akfānī. Das Werk hat nach der *ḥamdala* folgenden Prolog:

> Dies ist ein Sendschreiben spärlich an Umfang, aber reich an Wissenschaft, welches enthält, wessen man nicht entraten kann von der Wissenschaft der Medizin für die Erhaltung der Gesundheit und die Bewahrung vor Krankheiten und deren Behandlung im allgemeinen, wo kein Arzt gefunden wird oder (nur) gefunden wird, wem man nicht vertrauen kann. In ihm sind nützliche Geistesblitze (*nukat*) von Spezialmitteln (*ḫawāṣṣ*), die wir erprobt haben, oder deren Überlieferung von berühmten Ärzten wir Vertrauen schenken. Ich habe sie beschrieben als Gedächtnisstütze für solche, die Gott mit einer reinen Seele und (gott)wohlgefälligem Charakter ausgezeichnet hat
>
> AKFĀNĪ, *Ġunya*, Ms. Ahmet III. 2048 (s. Lit.-vz. I., Nr. 3)

Dass in diesem Werke tatsächlich ein anderer Geist waltet, zeigt auch die reichliche Verwendung wenig rationaler Mittel aus dem Bereich der Sympathetik (*ḫawāṣṣ*).[321]

b *Die Unwissenheit der Laien als Gefährdung ärztlicher Existenz*

Was nun die Gefährdung des ärztlichen Erfolges durch die Unwissenheit der Laien anlangt, so braucht darüber hier nicht mehr viel gesagt zu werden. Im Kapitel über den Scharlatan wurden schon die scharfsichtigen Ausführungen ar-Rāzīs über die falschen Erwartungen und Fehlurteile der Laien zitiert. Der gleiche ar-Rāzī wurde einmal von den Verwandten eines Patienten gehindert, einen Aderlass vorzunehmen, der ihm vielleicht das Leben gerettet hätte.[322] So

---

320 Vgl. die wörtliche Übersetzung dieses Passus im Kapitel „Das griechische Erbe" S. 410.

321 Die von Dietrich, *Medicinalia* Nr. 101, beschriebene Hs, des gleichen Werkes stimmt mit der von uns benutzten nicht überein. Letztere war bisher unbekannt; sie hat die Signatur Ahmet III. 2048. Eine weitere Handschrift findet sich in Dublin in der Chester Beatty Library, 3478.

322 Schipperges, Scharlatan 9–13.

ist es verständlich, dass der Antagonismus zwischen Arzt und Laien gerade im Krankenzimmer einen kritischen Grad erreicht. Hier, wo jeder Betreuer und jeder Besucher die Verlockung spürt, den Arzt zu spielen, kann und darf der wahre Heilmann keine Götter neben sich dulden, es seien denn Kollegen.[323] Wenn der Arzt redet, haben die übrigen Anwesenden zu schweigen. Ar-Ruhāwī formuliert das wie folgt:

> Auch soll der Besucher ihm kein Mittel oder eine Diät, die ihm (selber) einmal genutzt haben, oder von denen er gehört hat, sie seien nützlich, empfehlen; denn das kann den Kranken veranlassen, es aus Unwissenheit, oder wegen der Heftigkeit seines Leidens anzuwenden. Dann schadet es ihm und verdirbt die Arbeit des Arztes und wird so womöglich zur Ursache seines Todes.
>
> RUHĀWĪ, *Adab* fol. 63b

Der Besucher darf in Gegenwart des Kranken, wenn er nicht selbst Fachmann (*min ahl al-ʿilm*) ist, keine Einwendungen gegen den Arzt machen und dadurch jenen in Zweifel über die Verschreibungen des Arztes versetzen, wie ich das selber bei einem jener Greise, die sich für vornehm halten, erlebt habe. Ar-Ruhāwī berichtet nun, wie er jenem seinen Fauxpas zu Bewusstsein gebracht habe: Er hört seine Reden schweigend an und wendet sich schließlich zum Gehen. Auf den Einwand des Kranken, wieso er aufbreche, ohne ihm etwas verschrieben zu haben, erwidert er, das sei ja nicht nötig, da es der Greis bereits für ihn getan habe.

> Was nun den Scheich anlangt, so schämte er sich und tat dergleichen nicht wieder. Ebenso entschuldigte sich der Kranke und beide zogen eine Lehre daraus, wie übrigens auch alle, die anwesend waren und es hörten.
>
> RUHĀWĪ, *Adab* fol. 63b–64a

Die Unwissenheit der Patienten konnte schließlich auch durch willkürliche oder unbedachte Abweichungen von den erteilten Vorschriften dem ärztlichen Wirken gefährlich werden, und es ist wiederum ar-Ruhāwī, der in besonders eindringlicher Form diese Gefahr beschwört und davor warnt. Auf der anderen Seite war es die Versuchung der Ärzte, im Falle negativer Krankheitsprozesse die Verantwortung den Patienten und ihren Betreuern – kurz: den Laien – zuzuschieben, wovon im Kapitel über „Verantwortlichkeit und Straffälligkeit“

---

323 Vgl. dazu im Kapitel „Der Kollege.“

(III.B.5) näher die Rede sein soll. Zunächst wenden wir uns dem Verhältnis zwischen Arzt und Herrscher als einem Sonderfall des eben beleuchteten Verhältnisses zu.

2 Arzt und Herrscher

Der Hofarzt[324] ist eine bekanntlich schon in frühen historischen Zeiten, etwa im alten Ägypten, sich manifestierende, durch die Jahrtausende aus den Herrscherhöfen nicht wegzudenkende Gestalt, die auch in den Palästen der Kalifen und der sonstigen Dynasten der islamischen Ära vielfältig in Erscheinung trat. Wir verdanken es Ibn abī Uṣaibiʿa, dass wir über den Hofarzt jener Epochen weit besser informiert sind, als über seine bescheideneren Kollegen; denn der Löwenanteil seiner Biographien betrifft ja eben Ärzte in herrscherlichen Diensten. Das ist freilich nicht Ibn abī Uṣaibiʿas alleiniges Verdienst (oder seine alleinige Schuld), vielmehr lag es an seinen Quellen, die, wenn auch meist keine Hofchroniken, doch dem beherrschenden, um den Hof kreisenden Interesse der damaligen Historiographie verhaftet waren. Der Herrscher sammelte überdies, schon aus finanziellen Gründen, die fähigsten Ärzte an seinem Hof, wie diese ihrerseits trotz aller damit verbundenen Gefährdung jene Stellung wohl überwiegend erstrebten (vgl. unten).

Mehrere Ärzte zu haben war für den Herrscher nicht nur eine Frage der Standesgemäßheit. Schon in dem pseudoaristotelischen *Secretum secretorum* wird Alexander ermahnt (nach dem arabischen Text):

> Verlasse dich in deinen medizinischen Angelegenheiten nicht auf einen einzelnen (Arzt); denn der einzelne ist korrumpierbar (?, *maḫdūʿ*; oder lies *ḫadūʿ* „ein Betrüger"?). Kannst du dir zehn Ärzte leisten, so tue es! Und gebrauche keine Arznei, ohne ihre Übereinstimmung darüber. Auch soll dir keine Arznei zubereitet werden, ohne dass sie alle zuschauen, samt einem verlässlichen (Mann) aus deinen Vertrauten, der die Klassen der Drogen und Zusammensetzungen und Gewichte zu unterscheiden versteht.
>
> PSEUDO-ARISTOTELES, *Sirr al-asrār* 84

324 Siehe zu diesem Themenkomplex auch: Abele, S., *Der politisch-gesellschaftliche Einfluss der nestorianischen Ärzte am Hofe der Abbasidenkalifen von al-Manṣūr bis al-Mutawakkil* (Nūr al-ḥikma 3), Hamburg 2008.

So treffen wir denn an den islamischen Höfen immer mehrere Ärzte gleichzeitig. An der Tafel Saif ad-Daulas – neben ʿAḍud ad-Daula einer der bekanntesten Dynasten des 4./10. Jahrhunderts – versammelten sich deren 24, zweifellos eine besonders hohe Zahl![325]

Das Verhältnis von Arzt und Herrscher ist nicht nur ein Sonderfall des Verhältnisses zwischen Arzt und Laien, sondern zugleich auch ein Sonderfall des Verhältnisses zwischen Souverän und Untertan. Daraus ergibt sich ein eigenartiges Paradox: Als Glied der Gesellschaft steht der Arzt unter dem König, als Arzt steht er gewissermaßen über ihm.[326] Und diese abstrakt ableitbare Ambivalenz seiner Position finden wir im realen Bereich bestätigt, wie es unsere Quellen, d.h. vor allem Ibn abī Uṣaibiʿa, reichlich bezeugen. Sie manifestiert sich zunächst in der Frage, ob die Stellung eines Hof- und Leibarztes erstrebenswert sei, und zeigt sich dann in den schwankenden Schicksalen zahlreicher Träger dieses Amtes: Zwar wurden viele unter ihnen von ihren Herren in Ehren gehalten, bevorzugt, geliebt, in Geheimnisse eingeweiht, mit wichtigen Ämtern und Missionen betraut und mit Reichtümern überhäuft; dennoch waren sie nie davor sicher, plötzlich in Ungnade zu fallen und womöglich ins Unglück gestürzt zu werden. Enteignungen, Entlassungen, Züchtigungen, Einkerkerungen und Hinrichtungen bildeten die ständige Bedrohung ihres Daseins. Ein unbedachtes Wort, ein zu forsches Benehmen, und vor allem ein Misserfolg am Krankenbett konnten die Wende auslösen, daneben freilich auch Hofintrigen, die mitunter dem Neid der eigenen Kollegen entsprangen.[327] Betrachten wir nun zunächst die unterschiedliche Bewertung des Hofdienstes, um uns danach diesen selber anhand einzelner überlieferter Karrieren vor Augen zu führen.

a *Bewertung des Hofdienstes seitens der Ärzte*

Es ist hier bei den antiken Vorbildern zu beginnen. Ibn abī Uṣaibiʿa berichtet sowohl von Hippokrates als auch von Galen, dass sie sich dem ständigen Hofdienst bewusst entzogen. „Hippokrates hatte kein Verlangen danach, einem der Könige zu dienen, um Reichtum zu erlangen, noch danach, seinen Besitz um etwas zu vermehren, das über das notwendige Bedürfnis hinausgegangen wäre."[328] Diese allgemeine Feststellung wird durch drei Vorfälle aus der Vita des Hippokrates belegt. Zunächst berichtet Ibn abī Uṣaibiʿa die bekannte, auch in

325 Ibn abī Uṣaibiʿa, *ʿUyūn* II, 140,9 = B 610,1 – Die gleiche Zahl von Ärzten stellte ʿAḍud ad-Daula in seinem Bagdader Hospital in Dienst – sicherlich kein Zufall!

326 Vgl. die diesbezügliche Belegstelle oben im Kapitel „Adel der Medizin", S. 49.

327 Vgl. auch das Kapitel „Der Arzt und sein Kollege" (III.B.3).

328 Ibn abī Uṣaibiʿa, *ʿUyūn* I, 27 = B 47.

anderen arabischen Quellen häufig erzählte Geschichte von dem vergeblichen Bemühen des Achämeniden Artaxerxes I. Longimanus (reg. 464–425 v. Chr.), während einer Pest Hippokrates an seinen Hof zu ziehen: Er lockt ihn mit 100 Talenten Gold und stellt weitere in Aussicht, bietet schließlich dem griechischen Herrscher einen siebenjährigen Waffenstillstand an, worauf dieser das Gesuch unterstützt; aber Hippokrates lehnt ab mit den Worten: „Ich gebe die Tugend nicht hin für Geld!“[329] Ist das Motiv der Absage an den König in dieser Geschichte patriotischer Art,[330] so schiebt sich in der nächsten ein Gesichtspunkt spezifisch ärztlicher Ethik in den Vordergrund:

> Nachdem er den König Perdikkas von verschiedenen Leiden, an denen er erkrankt war, geheilt hatte, blieb er nicht dauernd bei ihm, sondern machte sich auf zur Behandlung der Elenden und Armen in seiner Stadt und anderen, auch kleineren Städten
>
> IBN ABĪ UṢAIBIʿA, *ʿUyūn* I, 27 = B 48[331]

Ibn abī Uṣaibiʿa lässt einen dritten Bericht „aus einer Chronik der Alten“ folgen, der eigentlich nicht mehr hierher gehört, da es sich darin um keine persönliche Absage an einen König handelt, vollständigkeitshalber aber wiedergegeben sei. Er besagt, …

> … dass Hippokrates zur Zeit des Bahman ibn Ardašīr (Artaxerxes II. Mnemon 404–358?) wirkte. Bahman war erkrankt und schickte eine Botschaft

329 Als Quelle für diese Erzählung hat den Arabern der Galen zugeschriebene Kommentar zum „Eid“ des Hippokrates gedient. F. Rosenthal hat eine Reihe von Testimonien dafür zusammengestellt (Oath 77); die antiken Quellen nennt er Anm. 106 (vgl. Dietrich zu b. Riḍwān, *Taṭarruq* 50). Ohne Quellenverweis wird die Geschichte sehr kurz auch von ar-Ruhāwī (*Adab* fol. 80^{b},16–17) und etwas ausführlicher von Ibn Hindū (*Miftāḥ* fol. 14^{b}; ed. Manṣūrī 46; Tibi, *Key* 19) wiedergegeben.

330 Ibn Hindū berichtet, dass er seinen Lehrer nach der Bedeutung der Erzählung gefragt und zur Antwort erhalten habe „Der Grund für die Berufung des Hippokrates war eine schlimme Seuche, die im Lande grassierte, jahrelang dauerte und die meisten befiel, während die Feindschaft zwischen Persien und Griechenland fortbestand. Wenn nun Hippokrates Persien geholfen hätte, hätte er die Tugend um Geld preisgegeben, weil er dem Feinde seines (sc. des griechischen) Heeres geholfen und das Land derer gefördert hätte, die sein Land zerstörten.“

331 Diese Sätze gehören laut Rosenthal (Oath 77) ebenfalls zu den Fragmenten des Kommentars zum „Eid“; sie finden sich daneben fast gleichlautend auch in Galens *Quod optimus medicus sit quoque philosophus*; vgl. Galen, *Philosoph*, Kap. 3, ed. Bachmann 20, Zeile 75; auch Rosenthal verweist nur auf diese Parallele.

an die Bewohner der Stadt des Hippokrates, worin er diesen zu sich berief. Sie verweigerten das jedoch und sagten: „Wenn Hippokrates aus unserer Stadt entfernt wird, ziehen wir gemeinsam aus und kämpfen für ihn." Da hatte er Erbarmen mit ihnen und beließ ihn bei ihnen.

IBN ABĪ UṢAIBIʿA, *ʿUyūn* I, 27 = B 48

Von Galen heißt es bei Ibn abī Uṣaibiʿa:

Er hatte Zugang bei den Königen und Fürsten, ohne jedoch sich im Dienste eines Königs zu binden. Vielmehr ehrten sie ihn (von Fall zu Fall); und wenn sie ihn brauchten für die Behandlung irgendeiner schwierigen Krankheit, zahlten sie ihm viele Gaben von Gold und anderem für die Heilung. Das hat er in vielen seiner Schriften berichtet. Wenn ihn nämlich ein König aufforderte, in seinem Dienst zu bleiben, reiste er aus der betreffenden Stadt fort, um nicht durch den Hofdienst von seinen Anliegen (*mā huwa fī sabīlihī*) abgehalten zu werden.

IBN ABĪ UṢAIBIʿA, *ʿUyūn* I, 87 = B 129

Ibn abī Uṣaibiʿa nennt als seine Quelle an dieser Stelle, wie schon vorher mehrfach, Mubaššir ibn Fātik, d. h. also dessen Werk *Muḫtār al-ḥikam* („Ausgewählte Weisheitssprüche"), das er I, 51 (= B 80) auch namentlich anführt. Bemerkenswert ist nun, dass Mubašširs Text von dem eben zitierten Passus nur den Anfang „Er hatte Zugang bei den Königen und Fürsten" enthält.[332] Mag es sich bei den folgenden Sätzen um einen Zusatz Ibn abī Uṣaibiʿas handeln oder nicht, in jedem Fall dürften sie eine gewisse Tendenz seiner Zeit spiegeln. In einer Reihe von Biographien aus der Wende vom 6./12. zum 7./13. Jahrhundert berichtet er uns nämlich, dass Ärzte aufgefordert wurden, in den Dienst eines Herrschers zu treten und dies ablehnten. In den Biographien aus früherer Zeit kommt eine solche Ablehnung nur ein einziges Mal vor. Aber während hier der betroffene Arzt gegenüber einem Vertrauten sein Motiv darlegt, die Sorge nämlich, im Dienste des betreffenden Herrschers bald mit einer unheilbaren Krankheit konfrontiert zu werden, fehlt jede Begründung in mehreren der späteren Fälle. Ganz allgemein scheint sich in dieser Ablehnung die Existenz eines Ideals zu offenbaren, welches – vielleicht noch höher geschätzt als das des festen Hofpostens – darin bestand, von den Souveränen zwar geehrt und begehrt, aber doch unabhängig zu sein. Neben etwaigen pragmatischen oder arztethischen Gesichtspunkten darf ein weiteres mögliches Motiv aber wohl nicht außer Acht

---

332 Mubaššir, *Muḫtār* 293, übers. von Rosenthal, *Fortleben* 57.

gelassen werden: In frommen Kreisen hatten schon während der Glanzzeit der Abbasiden starke Vorbehalte gegen den Dienst bei Hofe, die berufliche Tätigkeit in der „Umgebung des Sultans" (*ṣuḥbat as-sulṭān*) gewaltet; zur jüdischen Frömmigkeit gehörten solche seit alters.[333] Die Vertrautheit des mittelalterlichen Lesers mit diesem Motiv böte auch eine hinreichende Erklärung für das Fehlen einer Begründung der Ablehnung des Hofdienstes in mehreren Fällen. Folgende Ärzte lehnten laut Ibn abī Uṣaibiʿa den Hofdienst ab:

1. Ṯābit ibn Ibrāhīm al-Ḥarrānī. Er wurde ʿAḍud ad-Daula nach seiner Ankunft in Bagdad empfohlen, als der Dynast sich nach dem besten Arzt der Stadt erkundigte. Ṯābit machte zur Bedingung, einige Tage lang den Fürsten bei allen seinen Lebensgewohnheiten einschließlich der Intima beobachten zu dürfen. Anschließend zog er sich unter dem Vorwand, der Fürst habe genügend fähige Ärzte, zurück. Dem Bagdader Katholikos ʿAbd Yasūʿ, der ihn empfohlen hatte, vertraute er jedoch unter dem Siegel der Verschwiegenheit den wahren Grund an: „Ich habe den Fall dieses Königs untersucht. Wenn er ein Jahr in Bagdad bleibt, und weiter so wie bisher die Nächte durchwacht, sich abmüht um die Verwaltung des Reiches, weiter so viel isst, trinkt und beischläft, verliert er den Verstand (oder: ‚bekommt ein Hirnleiden' – *fasada ʿaqluhū*). Ich möchte aber nicht, dass das unter mir geschieht, während ich sein Dirigent und Arzt bin!" Der Bericht schließt mit den Worten „Als ʿAḍud ad-Daula das zweite Mal (367/978) nach Bagdad kam, traf das ein, was er über ihn vorausgesagt hatte."[334] Ṯābit ibn Ibrāhīm erweist sich also auch hier wieder als der große Prognostiker, als den wir ihn in früher zitierten Berichten kennenlernten (vgl. oben s. 256).
2. Raḍīy ad-Dīn ar-Raḥbī wurde von Saladin aufgefordert, sein Reisearzt zu werden (*ṭalabahū li-l-ḫidmati fi s-safar*); Saladins Nachfolger, sein Bruder al-Malik al-ʿĀdil, verlangte seinen Dienst als Hofarzt.[335] In beiden Fällen lehnte ar-Raḥbī ab (*lam yafʿal; lam yuǧib ilā dālika*).[336]

333 Man vergleiche die aufschlussreichen diesbezüglichen Untersuchungen von D.S. Goitein, *Studies in Islamic History and Institutions* 197–216, bes. 205–216, Kapitel „Attitudes Towards Government".

334 Ibn abī Uṣaibiʿa, *ʿUyūn* I, 229 = B 310–311 – Die Übersetzung der wörtlichen Rede beruht auf der ausführlicheren Fassung bei al-Qifṭī, *Ḥukamā'*, 112–113. Über ʿAḍud ad-Daulas zwei Züge nach Bagdad und seine Krankheit vgl. man Bürgel, *Hofkorrespondenz* 45, 94 und 156. Seine Krankheit wird bei Miskawaih beschrieben als „eine Art Epilepsie, gefolgt von einer Krankheit im Gehirn, die als Lethargos bekannt ist."

335 *Amara bi-an yakūna fī ḫidmatihī fi ṣ-ṣuḥba*. So wohl mit dem Beiruter Druck zu lesen statt *ṣiḥḥa* (ed. Müller), vgl. die beiden folgenden Passus.

336 Ibn abī Uṣaibiʿa, *ʿUyūn* II, 193,15 und 18 = B 673,8 und 10.

3. Kamāl ad-Dīn al-Ḥimṣī: „Die Herrscher und ein Großteil der Zelebritäten pflegten ihn zu rufen und als Arzt in Anspruch zu nehmen (*ṭbb* X) wegen seines offenkundigen Wissens und deutlichen Vorrangs, und al-Malik al-ʿĀdil und andere forderten ihn auf, in ihre Dienste zu treten (*ḫdm* I) und in ihrer Begleitung zu bleiben (*an yabqā maʿahum fi ṣ-ṣuḥba*), aber er tat es nicht."[337]
4. ʿImrān ibn Ṣadaqa al-Isrāʾīlī: „Er diente keinem Herrscher als begleitender Arzt (*fi ṣ-ṣuḥba*) noch ließ er sich auf Reisen an sie binden (*qyd* V). Sie alle, oder jedenfalls die, deren Wunsch ihm teuer war, behandelte und verarztete er mit den feinsten Medikamenten und der besten Therapie, jedoch nur solange, bis er mit der Behandlung fertig war. So suchte al-Malik al-ʿĀdil – und neben ihm andere Herrscher – ihn als begleitenden Arzt in Dienst zu stellen (*yastaḫdimahū fi ṣ-ṣuḥba*); er aber tat es nicht."[338]

Trotz aller moralischen und praktischen Bedenken, die mit der Annahme eines Hofpostens verbunden sein mochten, war dieser natürlich nur allzu begehrt bei der Mehrzahl der Ärzte. Welchen Glanz die Vorstellung damit verband, spiegeln z.B. die biographischen Fragmente im 13. Kapitel des *Adab aṭ-ṭabīb*. Charakteristisch für ar-Ruhāwī ist dabei die Kaschierung des ärztlichen Interesses an dem hohen Posten, wie sie schon in der Überschrift des Kapitels zum Ausdruck kommt: „Darüber, dass der Arzt entsprechend seinem Rang in der Heilkunst von jedermann geehrt werden sollte, am meisten aber von den Königen und Edlen des Volkes." Nicht um ein Traumziel der Ärzte scheint es sich bei deren Anstellung und Ehrung im Hofdienst zu handeln, sondern um das ureigenste Interesse, ja eine unabdingbare Pflicht des tugendhaften Herr-

---

337 Ibn abī Uṣaibiʿa, *ʿUyūn* II, 201, Z. 8 des Artikels Kamāl ad-Dīn (= B 682,-5).

338 Ibn abī Uṣaibiʿa, *ʿUyūn* II, 213,-4 = B 696,-3. – Weitere Beispiele bei b.a. Uṣaibiʿa, *ʿUyūn* II, 18 = B 535: Abu l-ʿAbbās ibn Rūmīya, von al-Malik al-ʿĀdil aufgefordert, in seine Dienste zu treten, lehnt ab, weil er in seine Heimatstadt Sevilla zurückkehren will; II, 195,-1 = B 676,7: Šaraf ad-Dīn „war von lauterer Seele, hochgesinnt, liebte es nicht bei den Herrschern zu verkehren"; II, 248,-3 = B 738,16: Rašīd ad-Dīn ʿAlī ibn Ḫalīfa bittet vom Dienst des Reisearztes dispensiert zu werden, al-Malik al-ʿĀdil geht aber nicht darauf ein. Vgl. auch Baihaqī, *Tatimma*, Übs. Meyerhof Nr. 55: Der Gouverneur von Herat möchte den Arzt Maimūn ibn Naǧīb al-Wāsiṭī in Dienst stellen („desired the company" – zugrunde liegt vermutlich wieder das Wort *ṣuḥba*) „but he had an elevated soul and was little inclined to frequent the friends of the Sultan." Und ibid. Nr. 63: Der bekannte Ibn abī Ṣādiq (b.a. Uṣaibiʿa, *ʿUyūn* II, 22 = B 461; wirkte im 5./11. Jh.) wies eine ehrenvolle, mit reichen Geschenken verbundene Ernennung als Hofarzt eines Ghaznawiden mit den Worten zurück: „Die Wissenschaft wird weder gekauft noch verkauft!" Die Verbindung von Hochsinnigkeit und Ablehnung des Hofdienstes ist also zur Genüge belegt. Natürlich wird in Einzelfällen auch nachträgliche Verbrämung eines nicht zustande gekommenen Engagements vorliegen.

schers. Ar-Ruhāwī gibt denn auch eine völlig einseitige Auswahl glanzvoller Höhepunkte hofärztlicher Karrieren. Das Verdienst, auch die Kehrseite ungeschminkt gezeigt zu haben, kommt Ibn abī Uṣaibiʿa zu, der im Übrigen das biographische Material der „Bildung des Arztes" mit Ausnahme des auf die Antike bezüglichen fast vollständig übernommen hat. Er erweist sich damit wieder einmal – schon im Kapitel über die „Legitimität der Medizin" konnten wir ähnliches feststellen – als der ziemlich unvoreingenommene Historiker, dem man zwar vorwerfen kann, dass er zu wenig die Spreu vom Weizen geschieden, nicht aber, dass er eine tendenzgebundene Auslese seiner Quellen getroffen habe.

Ordnet und überblickt man das von ihm gesammelte Material, so stellt sich ein farbenprächtiges, reich facettiertes Bild hofärztlichen Lebens vor Augen: Neben Berichten über steile Karrieren ehemals Unbekannter (b) stehen solche über die Berufung und Prüfung anerkannter Berühmtheiten (c). Relativ gering ist das Material über die Ausführung bestimmter ärztlicher Pflichten (d). Dagegen hören wir häufig von der Übertragung hoher Würden (e); und die Berichte über gewährte Ehrungen und Privilegien, sei es mit oder ohne bestimmten Anlass, nehmen einen breiten Raum ein (f). Der Grenze zum Negativen nähern sich einige Daten über allzu forsches oder gar anmaßendes Auftreten (g), und eine letzte, in sich wiederum vielfach gegliederte Kategorie stellen die Nachrichten über Zerwürfnisse und Wechselfälle zwischen Hofarzt und Herrscher dar (h).

b *Hofkarrieren berühmter Ärzte*

Um als Arzt an einen Hof berufen zu werden, bedurfte man entweder schon festbegründeten Ruhmes, einer maßgeblichen Empfehlung oder eines plötzlichen eklatanten Erfolges in Reichweite des Hofes. So berief der Kalif al-Manṣūr aus Gondeschapur Ǧūrǧīs ibn Ǧibrāʾīl, den ersten uns bekannten Buḫtīšūʿiden 148/765 nach Bagdad, weil ihm die am Hofe schon vorhandenen Ärzte – keiner davon wird mit Namen genannt – bei einem Magenleiden nicht helfen konnten. Diese selber waren von dem Kalifen gefragt worden: „Wen kennt ihr in anderen Städten als fähigen Arzt?" – und hatten geantwortet: „Es gibt in unserer Zeit keinen, der Ǧūrǧīs, dem Chefarzt von Gondeschapur gleicht; der ist fähig in der Medizin und hat bedeutende Werke verfasst!" Ein Bote wird ausgesandt, und stellt den Arzt, der wegen dringender Pflichten um einige Tage Aufschub anhält, vor die Wahl, entweder sofort zu kommen, oder mit Gewalt entführt zu werden. Der Arzt weigert sich und wird gefesselt. Nun aber legen ihm die Stadtväter und der Metropolit nahe, nachzugeben; und so zieht er nach Bagdad und verankert alsbald auch dort den Ruhm seines Geschlechts. Auf seine Empfehlung werden zwei seiner Schüler, ʿĪsā ibn Šahlā und Ibrāhīm (keine weiteren

Namen überliefert) in Dienst gestellt, nachdem sie al-Manṣūr, wie er es einst schon mit Ǧūrǧīs getan, in kurzen Kolloquien geprüft hat.[339]

Auch Buḫtīšūʿ ibn Ǧūrǧīs verdankte die Anstellung am Hof in Bagdad neben seinem Ruhm der Empfehlung seines Vaters. Schon al-Manṣūr hatte Buḫtīšūʿ neben Ǧūrǧīs nach Bagdad berufen wollen, aber Ǧūrǧīs hatte ihm bedeutet, „Gondeschapur braucht ihn. Wenn er es verlässt, geht das Krankenhaus zugrunde!"[340] Al-Mahdī hatte dann ihn während einer Krankheit seines Sohnes al-Hādī kommen, ihn aber bald wieder ziehen lassen, weil er unter der Missgunst des Arztes Abū Quraiš, der aufgrund seiner Schwangerschaftsdiagnosen (vgl. oben S. 264) von der Kalifen-Frau Ḫaizurān favorisiert wurde, zu leiden hatte.[341] Kurz vor seinem Tode im Jahre 170/786 sandte al-Hādī selbst nochmals nach dem Arzt, starb aber vor seiner Ankunft. Unserer Quelle zufolge muss Buḫtīšūʿ nochmals nach Gondeschapur zurückgekehrt sein; denn als 171/787 Hārūn an einer Migräne erkrankte und wieder mit seinen Ärzten – darunter auch der eben genannte Abū Quraiš – unzufrieden war und nach einem fähigen Arzte verlangte, wurde auf Empfehlung des Barmakiden-Wesirs Yaḥyā ibn Ḫālid erneut Buḫtīšūʿ berufen.[342]

Ǧibrāʾīl ibn Buḫtīšūʿ der Sohn des eben Genannten, kam gleichfalls durch eine Empfehlung seines Vaters nach Bagdad, und zwar zunächst in die Dienste des Wesirs Ǧaʿfar ibn Yaḥyā ibn Ḫālid (Sohn des eben genannten Wesirs), der ihn bei nächster Gelegenheit dem Kalifen weiterempfahl, worauf dieser ihn engagierte.[343]

Unter Hārūn wurden, wenn wir den Quellen glauben dürfen, Ärzte auch aus weit ferneren Gegenden als Gondeschapur berufen. So berichtet Ibn abī Uṣaibiʿa nach der bekannten Chronik des Eutychius, Hārūns Ärzte hätten, als eine ägyptische Favoritin des Herrschers erkrankte und von ihnen erfolglos behandelt wurde, ihm den Rat gegeben: „Schicke zu ʿUbaidallāh (ein Stiefbruder Hārūns), deinem Gouverneur in Ägypten: er soll dir einen ägyptischen Arzt schicken; denn sie haben einen besseren Blick (*abṣaru*) für die Behandlung dieses Mädchens als die irakischen Ärzte!" Daraufhin wurde Balīṭiyān, der melkitische Patriarch von Alexandrien, nach Bagdad geschickt und heilte das Mädchen mit ägyptischem Kuchen und *ṣīr*.[344] Und über den berühmten indi-

339 Ibn abī Uṣaibiʿa, *ʿUyūn* I, 123–124 = B 183–184; vgl. auch oben S. 205 Anm. 333.

340 Ibn abī Uṣaibiʿa, *ʿUyūn* I, 124,20–21 = B 184,18.

341 Ibn abī Uṣaibiʿa, *ʿUyūn* I, 126,20–21 = B 187,4–5.

342 Ibn abī Uṣaibiʿa, *ʿUyūn* I, 126–127 = B 186,-1 – über seine Prüfung durch Hārūn vgl. oben S. 205.

343 Ibn abī Uṣaibiʿa, *ʿUyūn* I, 127 = B 187–188.

344 Ibn abī Uṣaibiʿa, *ʿUyūn* II, 82 = B 540 – *ṣīr* entspricht ציר im Talmud: Salzlake und kleine

schen Arzt Manka entnimmt unser Autor den „Nachrichten über die Kalifen und die Barmakiden“[345] das Folgende: Ar-Rašīd erkrankte an einem schweren Leiden. Die Ärzte behandelten ihn; er fand aber keine Genesung. Da sagte Abū ʿUmar al-Aʿǧamī zu ihm: „In Indien ist ein Arzt namens Manka, einer ihrer (Gottes)knechte (*ʿibādihim*, vielleicht ist zu verbessern in *kibārihim*: ihrer Großen?) und Philosophen. Wie wäre es, wenn der Kalif zu ihm schickte, vielleicht dass Gott ihm durch ihn Heilung schenkt?“ Das tat der Kalif und Manka hatte den erhofften Erfolg.[346]

In späteren Jahrhunderten brauchte man nach den Ärzten nicht mehr so weit Ausschau zu halten und mit der Aufteilung des Reiches wurde ja auch der Ausblick beschränkter. Im Prinzip wird es sich mit den Berufungen aber immer ähnlich wie in den genannten Fällen verhalten haben: Die Krankheit führte zur Umschau nach Ärzten und zwar umso mehr, je schwieriger die Heilung. Bedenkt man, wieviel geistige Anregung von gebildeten Ärzten ausgehen konnte, wie manches Krankenhaus seine Gründung ihrem Rat und ihrer Tatkraft verdankt, so kann man geradezu die Leiden der Herrscher als kulturfördernden Faktor bezeichnen.

c *Hofkarrieren ehemals unbekannter Ärzte*

Neben den Berufungen der Zelebritäten gab es die steilen Hofkarrieren Unbekannter, wie die des Māsawaih, der, wegen einer respektlosen Bemerkung über Ǧibrāʾīl aus dem Krankenhaus in Gondeschapur, wo er 30 Jahre als „Schüler“ tätig gewesen, ausgestoßen, nach Bagdad kam, um Ǧibrāʾīls Versöhnung zu suchen. Von ihm hochmütig abgewiesen, erbat und fand er Hilfe bei den Byzantinern, fristete sein Dasein aber dürftig genug als Straßenpraktikus, bis ein Page des Wesirs al-Faḍl ibn ar-Rabīʿ, den die Augenärzte des Hofes vergeblich behandelt hatten, sein Glück bei ihm versuchte und binnen kurzem geheilt wurde. Kurze Zeit später erkrankte der Wesir selber an den Augen, wieder versagten die Hofärzte. Māsawaih wurde auf Rat des Pagen geholt und heilte nun den Wesir, der ihn in Dienst stellte. Wenig später wiederholte sich das Gleiche mit dem Kalifen; und Māsawaih stand bald ebenbürtig neben dem dadurch arg beschämten Ǧibrāʾīl.[347]

Fische verschiedener Art, die man einsalzte und zum Herstellen der Salzlake verwandte (Dozy, *Supplément* s.v.).

345 *Aḫbār al-ḫulafāʾ wa-l-Barāmika*; vielleicht identisch mit den (nicht erhaltenen) *Aḫbār ḫulafāʾ al-ʿAbbās* des bekannten Sekretärs Muḥammad ibn ʿAbd al-Ḥamīd (GAL S I, 216).

346 Ibn abī Uṣaibiʿa, *ʿUyūn* II, 33 = B 475.

347 Ruhāwī, *Adab* fol. 84ª,15–85ᵇ,13; b.a. Uṣaibiʿa, *ʿUyūn* I, 171,31–173,19 = B 242–243.

Die Geschichte wirkt konstruiert, zeugt aber dafür, dass man auch am Hofe u.U. nicht Anstand nahm, erfolgreiche Praktiker ohne Rücksicht auf deren Abkunft und Bildung in Dienst zu stellen (vgl. das oben s. 101 über Māsawaih Gesagte). Ähnlich verhält es sich ja auch mit der Karriere des Abū Quraiš, der infolge seiner eben schon in Erinnerung gebrachten gewagten Prognosen es vom Heilkräuterkrämer zum Hofarzt brachte (oben s. 264).

d *Die üblichen Obliegenheiten des Hofarztes*

Wie überall, so trat der Arzt auch bei Hofe als Krankheitsheiler und Gesundheitshüter in Erscheinung, nur mit dem Unterschied, dass er letztere Funktion gegenüber weniger begüterten Schichten wohl mehr in der Theorie, bei Hofe dagegen ständig praktisch auszuüben hatte. Der Kreis der Patienten umfasste neben dem Herrscher natürlich dessen Familie: Brüder, Söhne, Mütter, Schwestern und Frauen (Der Vater war gestorben, wenn der neue Herrscher den Thron bestieg). Ǧūrǧīs wurde zwar erst nach einem ausdrücklichen Bekenntnis zur Monogamie auch mit der ärztlichen Betreuung des Harems beauftragt,[348] doch waren solche Vorbehalte wohl nicht die Regel.

Ǧibrāʾīl und Balīṭiyān heilten Favoritinnen Hārūns (vgl. oben s. 332 und s. 355). Ḥunain wurde bei seiner Rehabilitierung unter al-Mutawakkil vom gan-

348 Der Kalif erkundigte sich einmal am Weihnachtstag, wer ihn versorge. Er erwiderte: „Meine Schüler." Nach seiner Frau befragt, gab er zur Auskunft sie sei alt und gebrechlich und könne nicht mehr zu ihm nach Bagdad reisen. Der Kalif schenkte ihm daraufhin drei schöne byzantinische Mädchen, die Ǧūrǧīs jedoch auf der Stelle zurückexpediert. Nach dem Grund befragt, sagt er dem Kalifen: „Diese können nicht in einem Haus mit mir sein, weil wir Christen nicht mehr als eine Frau heiraten; und solange diese Frau lebt, nehmen wir keine weitere." Das gefiel dem Kalifen wohl und er befahl auf der Stelle, Ǧūrǧīs solle Zutritt zu seinen Favoritinnen und seinem Harem haben und ihnen dienen (b.a. Uṣaibiʿa, *ʿUyūn* I, 124–125 = B 184–185). Yūḥannā ibn Māsawaih hatte, obwohl ebenfalls Christ, solche Skrupel nicht. Er hielt sich vier Konkubinen. Die Christen tadelten ihn und verlangten, er solle entweder auf die Mädchen oder auf sein Amt als Diakon (*šammās*) verzichten. Yūḥannā, ein libertinistischer Spottvogel, erwiderte: „An *einer* Stelle (der Schrift) werden wir geheißen, uns nicht zwei Frauen und nicht zwei Gewänder anzuschaffen. Wer gibt denn dem verdammten Katholikos (im arab. sehr derber Ausdruck: *al-ʿāḍḍu biẓra ummihī*) mehr Recht, sich 20 Gewänder zuzulegen, als Yūḥannā, wenn er sich vier Mädchen nimmt? Sagt Euerm Katholikos, er soll sich an die Vorschrift seiner Religion halten; auf dass wir uns auch daran halten. Verstößt er dagegen, dann verstoßen wir auch!" (l.c. I, 177,6). Der Verweis auf die Schriftstelle mag sich auf *Matthäus* 10,10 beziehen, wo Jesus die Apostel anwies, auf ihren Weg (d.h. bei ihrer Mission) „keine Vorratstasche … kein zweites Hemd, keine Schuhe, keinen Wanderstab" mitzunehmen und sich auch kein Geld in den Gürtel zu stecken. Diese Aussendungsrede wurde oft als Argument für die Gottgefälligkeit der Armut der Kirche herangezogen.

zen Hof, auch vom Harem, mit Geschenken bedacht.[349] Eine Favoritin Nūr ad-Dīns wird von mehreren Ärzten gemeinschaftlich behandelt. Der jüdische Arzt Sukkara (Vokalisation unsicher) erhält auf seinen Antrag auch allein bei ihr Zutritt, erfährt von ihr, dass sie Alanin ist, erkennt als Ursache ihres Leidens die Aufgabe ihrer heimischen Speisegewohnheiten und heilt sie.[350] Rašīd ad-Dīn abū Ḥulaiqa heilt eine aiyubidische Dame (*dār min baʿḍ al-ādur aṣ-ṣulṭānīya*).[351] Sehr charakteristisch ist aber, was wir aus der Praxis des zuletzt genannten Arztes hören: Er fühlte den Sultansfrauen den Puls, wobei diese, hinter einem Schleier versammelt, seinen Blicken entzogen waren.[352]

Auf ähnliche Gepflogenheiten deutet ein um Jahrhunderte früherer Beleg aus dem umaiyadischen Spanien hin: Yaḥyā ibn Isḥāq, Leibarzt und Wesir ʿAbd ar-Raḥmāns III., „stand in großer Gunst bei dem Beherrscher der Gläubigen; dieser gab ihm den Rang einer Vertrauensperson, und er durfte die Gattinnen und Haremsdamen in Augenschein nehmen" (*yataṭallaʿu ʿalā l-karāʾimi wa-l-ḥuram*).[353]

Bei der Behandlung hatte sich der Arzt in mancherlei Hinsicht auf die Hoheit der Patienten einzustellen. Unangenehme Arzneien waren ebenso wie solche mit unschicklichen Namen zu vermeiden.[354] Kosten spielten ja keine Rolle. In dem Abschnitt über Psychopharmaka war von den nach den drei Ständen (Herrscher und Reiche, Mittelstand, Arme) geordneten seelenerfreuenden Drogen die Rede, deren Unterschied im Kostenpunkt der Ingredienzien liegt. Manche Ärzte verfassten daher Schriften über die Besonderheiten der „Königlichen Medizin", so ar-Rāzī: „Das Buch der Königlichen Medizin über die Leiden und die Behandlung aller Krankheiten durch Diäten und das Einschmuggeln der unvermeidlichen Arzneien in die Diäten und (in das,) was der Kranke nicht verabscheut"[355]

---

349 Ibn abī Uṣaibiʿa, *ʿUyūn* I, 196,-1 = B 270,16.

350 Ibn abī Uṣaibiʿa, *ʿUyūn* II,163–164 = B 637–638.

351 Ibn abī Uṣaibiʿa, *ʿUyūn* II, 124,21 = B 591,18.

352 Ibn abī Uṣaibiʿa, *ʿUyūn* II, 125 = B 592. Wenn es als Beweis seiner besonderen Fähigkeiten angeführt wird, dass er dennoch den Puls des ebenfalls anwesenden Sultans aus denen der Damen herauskannte, so ist man fast geneigt zu schließen, dass er nicht einmal die Handgelenke zu sehen, sondern nur durch das Medium des Schleiers hindurch zu fühlen bekam, da sonst doch ein Männerarm von einem Frauenarm ohne weiteres zu unterscheiden gewesen wäre. Aber vielleicht geht man dabei zu sehr von modernen Verhältnissen aus: Wohlleben und Nichtstun mögen in der Tat den natürlichen Unterschied aufgehoben haben!

353 Ibn Ǧulǧul, *Ṭabaqāt* 100,3 – b. a. Uṣaibiʿa II, 43 hat statt *ḥuram* wohl irrtümlich *ḫadam*.

354 Ṣāʿid, *Tašwīq*, ed. Spies fol. 34ᵃ–ᵇ; Taschkandi 124–125.

355 Ibn abī Uṣaibiʿa, *ʿUyūn* I, 316,24 = B 422,-1; diese Schrift erwähnt ar-Rāzī z. B. in seinem

Zweifelsohne fand sich in diesen Schriften auch einiges über die Gesundheit schützenden Aufgaben des Hofarztes. Es war schon davon die Rede, dass die Ärzte mit den Fürsten zu speisen und sie während der Tafel über die Bekömmlichkeit der Gerichte zu informieren pflegten, oder dass sie für die Auswahl klimatisch günstiger Wohn- und Aufenthaltsorte zu sorgen hatten (vgl. oben S. 297 f.). Die Herrscher sollten sich hierin, so fordern es ar-Ruhāwī und ar-Rāzī und andere, von ihren Ärzten willig leiten lassen. Der Kalif al-Amīn (809–813) verhielt sich also vorbildlich, wenn er nur mit Erlaubnis Ǧibrāʾīls Speisen und Getränke zu sich nahm.[356] Es lässt sich aber denken, dass diese Leitung, dieses ärztliche Regimen oder Regiment (*tadbīr*), in der Regel keine einfache und dankbare Aufgabe war. Im Kapitel über den Erfolgsarzt haben wir Beispiele dafür gegeben, mit welchen Mitteln es fähigen Ärzten mitunter gelang, ihre eigenwilligen herrschgewohnten Patienten von der Notwendigkeit einer Diät zu überzeugen (vgl. oben S. 273 f.). Oft war aber alle Überredungskunst vergeblich. Ar-Rāzī berichtet gegen Ende seines Traktates über die Anfälligkeit der Menge für den Scharlatan, dessen Inhalt wir oben S. 285 ff. wiedergegeben haben, und aus dessen das Verhältnis von Herrscher und Arzt betreffender Schlusspassage wir im Folgenden noch mehr zu zitieren haben, von seinen Erfahrungen mit einem Herrscher (al-Manṣūr ibn Isḥāq?): (Dieser König ist durch mich geheilt worden,) „obwohl ich ihm in Bezug auf Nahrungsmittel keine schweren Verbote auflegte, indem er mir darin *nicht folgte*; er befolgte aber alles, was ich in Bezug auf Heilmittel anriet."[357] Ṯābit ibn Ibrāhīm lehnte es, wie oben angeführt, im Hinblick auf die von ihm beobachtete Maßlosigkeit ʿAḍud ad-Daulas in Arbeit und Genuss von vornherein ab, in seine Dienste zu treten. Und Ǧibrāʾīl ibn Buḫtīšūʿ antwortete dem sterbenskranken Hārūn in Ṭūs auf seine Frage, warum er ihn nicht heile, mit den Worten: „Ich habe dir immer verboten, (Speisen) zu ‚vermengen' (vgl. dazu oben S. 300) und dir seit alters gesagt, du solltest dich mit dem Geschlechtsverkehr zurückhalten, aber du hast nicht auf mich gehört. Und jetzt habe ich dich gebeten, in dein Land zurückzukehren, da es deiner Mischung bekömmlicher ist, aber du hast es nicht angenommen. Dies ist eine heftige Krankheit und ich

---

Traktat über die „übertriebene Vorsicht", den wir oben S. 301 kurz behandelt haben. Ibn al-Maṭrān verfasste ein „Buch der Etikette der Medizin der Könige" (*K. Ādāb ṭibb al-mulūk*, cf. b.a. Uṣaibiʿa II, 181,-5 = B 659,6). Ein persischer Arzt namens Zain ad-Dīn Ismāʿīl ibn al-Ḥasan al-Ḥusainī al-Ǧurǧānī (wirkte im 6./12. Jh.) hat laut al-Baihaqī, *Tatimma* Nr. 111, ebenfalls ein *aṭ-Ṭibb al-mulūkī* betiteltes Werk verfasst. In Brockelmanns GAL fehlen diese Titel.

356 Ibn abī Uṣaibiʿa, *ʿUyūn* I, 128,15 = B 189,12.

357 Steinschneider, Rhases (37), 565.

bitte Gott, dass er dir Gesundheit verleihen möge!“ (Über die Folgen dieses offenen Wortes vgl. unten S. 372).[358]

e Betrauung mit Hofämtern

Hofärzten wurden, sei es, weil sie auch ihre Funktion als Gesundheitshüter zu wenig ausfüllte, sei es wegen des besonderen Vertrauens, das sie genossen, nicht selten hohe Ämter am Hof übertragen, die, abgesehen von dem des „Oberhauptes der Ärzte“ (*ra'īs al-aṭibbā'*), nichts mit ihrem Heilberuf zu tun hatten.

α „Oberhaupt der Ärzte“

Der Titel *ra'īs al-aṭibbā'* wurde wahrscheinlich von Gondeschapur übernommen und könnte sehr wohl übrigens auf das griechische ἀρχιατρός zurückgehen, das in hellenistische Zeit zurückreicht. Er entspricht jedenfalls nicht der sonst üblichen Terminologie des arabischen Verwaltungswesens, der zufolge man den Oberarzt vielmehr als „Arzt der Ärzte“ hätte bezeichnen müssen, wie man ja auch von einem *wazīr al-wuzarā', amīr al-umarā'* und *qāḍī l-quḍāt* sprach. *Ra'īs al-aṭibbā'* war Ǧūrǧīs in Gondeschapur gewesen;[359] seinem Sohn Buḫtīšūʿ wurde die Würde vom Kalifen Hārūn nach glücklich bestandener Prüfung, seinem Enkel von dem gleichen Herrscher nach Heilung der gelähmten Haremsdame übertragen.[360] Man kann vermuten, dass das Amt damit im arabischen Raum fest eingebürgert war, obwohl wir für die folgende Zeit nur wenig und Lückenhaftes darüber hören. Erst für das 6./12. und 7./13. Jahrhundert werden die Nachrichten häufiger. Über die mit dem Amt verbundenen Rechte und Pflichten erfahren wir im Übrigen so gut wie nichts. Möglich, dass der *ra'īs al-aṭibbā'* regelmäßige Ärzteprüfungen durchführte (vgl. oben S. 212); sicher ist auch dies nicht. Im Zusammenhang mit einem Zeitgenossen, dem früher schon erwähnten „Sohn des Richters von Baʿlabakk“, spricht Ibn abī Uṣaibiʿa einmal von einer Einsetzungsurkunde (*manšūr*).

---

358 Al-Mustanṣir billāh, der vorletzte Abbaside (623/1226–640/1242) war so gefräßig, dass er dauernd Magenverstimmungen hatte; sein Leibarzt Aḥmad ibn Yūnus ibn Aḥmad al-Ḥarrānī machte offenbar keinen Versuch, ihn zu belehren, sondern bereitete „scharfe wunderbare Pastillen“, wofür ihn der zufriedene Herrscher denn auch reichlich belohnte (b.a. Uṣaibiʿa, *ʿUyūn* II, 42 = B 487).

359 Für den Chefarzt eines Krankenhauses begegnet bei Ibn abī Uṣaibiʿa mehrfach das syrische Wort *sāʿūr*, vgl. auch Issa Bey, Bimaristans 84 (Ohne Beleg!). Das Wort leitet sich von syrisch ܣܥܘܪܐ „Aufseher“, „ἐπίσκοπος“ ab. Das Verb ܣܥܪ bedeutet aber auch „(Kranke) behandeln“ oder „heilen“ (Brockelmann, C., *Lexicon Syriacum*, Halle [2]1928 [[1]1895], 488a).

360 Ibn abī Uṣaibiʿa, *ʿUyūn* I, 127,5 und -5 = B 187,-6 und 188,19.

Folgende Ärzte hatten laut Ibn abī Uṣaibiʿa die Würde des „Oberhauptes der Ärzte“ oder eine ihr ähnliche Stellung inne:

Ḥunain ibn Isḥāq schreibt in seinen autobiographischen Aufzeichnungen: „Ich wurde (von al-Mutawakkil) über die übrigen Ärzte – sowohl meine Assistenten wie andere – gesetzt“ (oder: ihnen vorgezogen, nicht unbedingt eine offizielle Würde!) (*ṣirtu l-muqaddama ʿalā sāʾiri l-aṭibbāʾi …*).[361]

Sinān ibn Ṯābit ibn Qurra wurde mit der Verwaltung der Krankenhäuser in Bagdad und anderswo beauftragt.[362]

Saʿīd ibn Ġālib: „al-Muʿtaḍid hatte Vertrauen zu ihm und stellte ihn über alle Ärzte“ (oder: zog ihn allen Ärzten vor; vgl. das eben zu Ḥunain Gesagte) (*yuqaddimuhū ʿalā ǧamīʿi l-mutaṭabbibīna*).[363]

Saʿīd ibn Yaʿqūb ad-Dimašqī, der selbst ein Krankenhaus in Ḥarbīya, einem Platz in Bagdad, gründete, wird von dem Wesir ʿAlī ibn ʿĪsā mit der Verwaltung aller Krankenhäuser in Bagdad, Mekka und Medina betraut.[364]

Ibn Riḍwān „diente al-Ḥākim (386/996–411/1021), und der machte ihn zum Oberhaupt über die übrigen Ärzte“ (*raʾīsan ʿalā sāʾiri l-mutaṭabbibīn*).[365]

Möglicherweise ist auch Ibn Sīnās Titel *ar-raʾīs* in diesem Sinne zu verstehen; doch führte er ein zu unstetes Leben um das Amt auszuüben (vgl. auch oben S. 165).

Amīn ad-Daula ibn at-Tilmīḏ wurde von dem Kalifen al-Mustaḍīʾ (566/1170–575/1180) „die Oberhauptschaft der Medizin“ (*riʾāsat aṭ-ṭibb*) übertragen.[366]

Der Richter Abu l-Manṣūr ʿAbdallāh ibn ʿAlī, bekannt als Scheich Sadīd, der im Dienste der letzten fünf Fatimiden-Kalifen al-Āmir (gest. 525/1130), al-Ḥāfiẓ, al-Ẓāfir, al-Fāʾiz und al-ʿĀḍid (gest. 567/1171) gestanden hatte, wurde anschließend Leibarzt Saladins und „Oberhaupt über alle Ärzte“ bis zu seinem Tode.[367]

Ǧamāl ad-Dīn ibn abi l-Ḥawāfir war Leibarzt und *raʾīs al-aṭibbāʾ* in Ägypten im Dienste des Aiyubiden al-Malik al-ʿAzīz (589/1193–595/1199).[368]

Šihāb ad-Dīn ibn Fatḥ ad-Dīn war *raʾīs al-aṭibbāʾ* in Ägypten im Dienste des al-Malik aẓ-Ẓāhir Baibars (gest. 676/1276).[369]

---

361 Ibn abī Uṣaibiʿa, *ʿUyūn* I, 197,2 = B 270,18.

362 Ibn abī Uṣaibiʿa, *ʿUyūn* I, 221,6 = B 301,5.

363 Ibn abī Uṣaibiʿa, *ʿUyūn* I, 231,2 = B 312,8.

364 Ibn abī Uṣaibiʿa, *ʿUyūn* I, 234 = B 316.

365 Ibn abī Uṣaibiʿa, *ʿUyūn* II, 101,6 = B 563,2.

366 Ibn abī Uṣaibiʿa, *ʿUyūn* I, 261,20 = B 351,16.

367 Ibn abī Uṣaibiʿa, *ʿUyūn* II, 110 = B 574,3.

368 Ibn abī Uṣaibiʿa, *ʿUyūn* II 119,17 = B 585,6.

369 Ibn abī Uṣaibiʿa, *ʿUyūn* II, 120 = B 585.

Al-Qāḍī Nafīs ad-Dīn war Augen- und Wundarzt und *ra'īs al-aṭibbā'* im Dienste des Aiyubiden al-Malik al-Kāmil in Ägypten.[370]

Rašīd ad-Dīn Ibn aṣ-Ṣūrī war Leibarzt im Dienste mehrerer Aiyubiden; al-Malik an-Naṣir, ein Großneffe Saladins, der von 627–646 in Karak herrschte, ernannte ihn nach dem Tode seines Vaters al-Malik al-Muʿaẓẓam (625/1228) zunächst zum *ra'īs al-aṭibbā'* in Damaskus und wollte ihn dann mit nach Karak nehmen. Der Arzt folgte ihm jedoch nicht, vielleicht, um seine Würde in Damaskus nicht einzubüßen.[371]

Muhaḏḏab ad-Dīn ʿAbd ar-Raḥīm ibn ʿAlī war Leibarzt und *ra'īs al-aṭibbā'* im Dienste des Aiyubiden al-Malik al-ʿĀdil (gest. 615/1218).[372]

Badr ad-Dīn Muẓaffar, „der Sohn des Richters von Baʿlabakk", wurde im Monat Ṣafar des Jahres 637/1239 durch eine Urkunde (*manšūr*) von al-Malik al-Ǧawād, ebenfalls einem Großneffen Saladins, zum *ra'īs al-aṭibbā'* in Damaskus eingesetzt.[373] Eine entsprechende Ernennungsurkunde stellte ihm im Jahre 645/1247 nochmals al-Malik aṣ-Ṣāliḥ, ebenfalls ein Großneffe Saladins, aus, in dessen Dienst er übergewechselt war.[374]

β Andere Ämter

Neben der Würde des „Oberhauptes der Ärzte" wurden nun aber, wie gesagt, Hofärzte nicht selten mit außermedizinischen Ämtern innerhalb der Regierung betraut. Am häufigsten hören wir, dass Leibärzte als Wesire fungierten.

Wesire

Der christliche Arzt Abu l-Faraǧ Ṣāʿid ibn Hibatallāh ibn Tūmā war zunächst Leibarzt, Sekretär und „Wesir" des Naǧm ad-Daula Abu l-Yumn Naǧāḥ aš-Šarābī, eines Hofbeamten des Fatimiden-Kalifen an-Nāṣir li-Dīn Allāh. Bald jedoch erhielt er selber Zutritt beim Herrscher, anfangs nur als mitberatender Arzt, wenig später als absoluter Protégé (*ḥaẓiya ʿindahu l-ḥaẓwa t-tāmma*). Mehrere Diwane (Ministerien) und Sekretäre wurden ihm unterstellt. Er erlangte Wesirsrang, verwaltete die privaten Gelder des Kalifen, und wurde mit geheimen Missionen betraut. Schließlich erlag er jedoch ohne sein Verschulden – nach den übereinstimmenden Berichten al-Qifṭīs und Ibn abī Uṣaibiʿas war er vielmehr ein ebenso vorzüglicher Arzt und kluger Kopf wie guter Charakter – einer Hofintrige und wurde ermordet.[375]

370 Ibn abī Uṣaibiʿa, *ʿUyūn* II, 120 = B 586.

371 Ibn abī Uṣaibiʿa, *ʿUyūn* II, 217,2 = B 700,15.

372 Ibn abī Uṣaibiʿa, *ʿUyūn* II, 242,5 = B 731,5.

373 Ibn abī Uṣaibiʿa, *ʿUyūn* II, 244,-2 = B 734,4 und II, 259,-1 = B 751,20.

374 Ibn abī Uṣaibiʿa, *ʿUyūn* II, 260,8 = B 751,-3.

375 Ibn abī Uṣaibiʿa, *ʿUyūn* I, 302–303 = B 405–405; Qifṭī, *Ḥukamā'*, 212–214.

Ibn Sīnā war Wesir des Buyiden Šams ad-Daula.[376]

Der eben (oben s. 358) erwähnte Yaḥyā ibn Isḥāq war Wesir des spanischen Umaiyaden ʿAbd ar-Raḥmān III.[377]

Faḫr ad-Dīn ibn as-Sāʿātī, ein Bruder des bekannten Dichters, diente zwei Söhnen des Aiyubiden al-Malik al-ʿĀdil als Leibarzt und Wesir.[378]

Aṣ-Ṣāḥib Naǧm ad-Dīn ibn al-Labūdī diente dem Aiyubiden al-Malik al-Manṣūr in Homs als Leibarzt und als Wesir (*kāna yaʿtamidu ʿalaihi fī ṣināʿati ṭ-ṭibbi wa-lam yazal aḥwāluhū tanmī ʿindahū ḥattā stauzarahū wa-fauwaḍa ilaihi umūra daulatihī wa-ʿtamada ʿalaihi bi-kullīyatihī*); nach dessen Tode ging er zu al-Malik aṣ-Ṣāliḥ nach Ägypten, wurde von diesem zum Diwan-Inspektor (*nāẓir ʿalā d-dīwān*) in Alexandrien und später zum Diwan-Inspektor für alle syrischen Bezirke eingesetzt.[379]

Der samaritanische Arzt Muhaḏḏab ad-Dīn Yūsuf wurde von seinem Brotgeber al-Malik al-Amǧad zum Wesir gemacht. Er trieb jedoch Vetternwirtschaft und wurde gestürzt.[380]

Aṣ-Ṣāḥib Amīn ad-Daula war Wesir bei al-Malik aṣ-Ṣāliḥ.[381]

Naǧm ad-Dīn ibn al-Minfāḫ war Leibarzt und Wesir des Aiyubiden al-Malik al-Masʿūd, wurde aber später von ihm gestürzt und enteignet.[382]

Der bekannte Philosoph Ibn Ṭufail war Leibarzt und Wesir des Almohaden Abū Yaʿqūb Yūsuf (563/1168–580/1184).[383] Und so fort.

Andere Ärzte wurden von ihren Herren gleichzeitig als Sekretäre, z. T. mit dekretarischer Befugnis, als Kämmerer (*ḥāǧib*), Waffenkämmerer, Offiziere, Richter und Gesandte in Dienst gestellt oder mit der Überwachung von Bauprojekten beauftragt:

Sekretäre

Der christliche Arzt Salmawaih ibn Bunān, von dessen mönchischer Lebensart wir oben (s. 309) gehört haben, fungierte als Sekretär bei al-Muʿtaṣim (833–842); er ernannte seinen Bruder zum Reichsschatzkämmerer – in wörtlicher Übersetzung:

376 Ibn abī Uṣaibiʿa, *ʿUyūn* II, 5,-8 = B 440,-1.
377 Ibn abī Uṣaibiʿa, *ʿUyūn* II, 43,4 = B 488,7.
378 Ibn abī Uṣaibiʿa, *ʿUyūn* II, 184 = B 662.
379 Ibn abī Uṣaibiʿa, *ʿUyūn* II, 185,13 = B 663,16.
380 Ibn abī Uṣaibiʿa, *ʿUyūn* II, 234 = B 722.
381 Ibn abī Uṣaibiʿa, *ʿUyūn* II, 235 = B 723.
382 Ibn abī Uṣaibiʿa, *ʿUyūn* II, 265 = B 758.
383 Hitti, *History of the Arabs* 581.

> Als al-Muʿtaṣim im Jahre 218 zum Kalifen eingesetzt wurde wählte er sich den Arzt Salmawaih (zum Leibarzt) und erwies ihm Ehren, die der Beschreibung spotten. Die Entscheide (*tauqīʿāt*) al-Muʿtaṣims auf Siegeln und anderem stammten von Salmawaihs Hand (*bi-ḫaṭṭ S.*). Alle Edikte (*ḫurūǧ amr*) und Entscheide (*tauqīʿ*), die vom Beherrscher der Gläubigen an die Generäle und Offiziere ergingen, waren von Salmawaih geschrieben (*bi-ḫaṭṭ S.*). Er setzte den Bruder Salmawaihs, Ibrāhīm ibn Bunān, über die Schatzkammern der einzelnen Regionen und siegelte (die Urkunde) mit dem Siegel des Beherrschers der Gläubigen. Keiner genoss bei ihm einen solchen Rang wie Salmawaih und sein Bruder.
>
> IBN ABĪ UṢAIBIʿA, *ʿUyūn* I, 164–165 = B 234

Eine ähnliche Stellung hatte Dāʾūd ibn Dailam bei al-Muʿtaḍid inne: „Die Entscheide, die herausgingen, waren von der Hand Ibn Dailams geschrieben dank der Stellung, die er bei ihm einnahm."[384]

Muhaḏḏab ad-Dīn ibn an-Naqqāš war Leibarzt und Sekretär Nūr ad-Dīns[385] (vgl. über Ibn an-Naqqāš auch oben s. 116 und 168).

Aḥmad ibn Ḥassān al-Ġarnāṭī war Leibarzt und Sekretär des Almohaden Yūsuf al-Manṣūr (580/1184–595/1199).[386]

Kämmerer

Muwaffaq ad-Dīn ibn al-Maṭrān, der Verfasser des „Garten der Ärzte", war Leibarzt und Kämmerer (*ḥāǧib*) im Dienste Saladins.[387]

Gesandte

Fannūn, der Leibarzt Baḫtiyārs, eines Gegenspielers ʿAḍud ad-Daulas[388] fungierte als Gesandter zwischen ihm und dem Kalifen; alle Ehrengeschenke (*ḫilaʿ*), die der Buyide verlieh, gingen übrigens durch die Hand des Arztes.[389]

Der Bagdader Arzt Ibn al-Māristānīya (d.h. „Sohn der Krankenhäuslerin", so hießen vermutlich weibliche Pflegepersonen), der auch als Inspektor (*nāẓir*) am ʿAḍudī-Hospital tätig war, wurde vom Ministerium (*dīwān*) mit einer Gesandtschaft nach Tiflis beauftragt; er starb 599/1203 auf der Rückreise.[390]

384 Ibn abī Uṣaibiʿa, *ʿUyūn* I, 234 = B 315–316.
385 Ibn abī Uṣaibiʿa, *ʿUyūn* II, 162,-4 = B 636,22.
386 Ibn abī Uṣaibiʿa, *ʿUyūn* II, 79 = B 535.
387 Ibn abī Uṣaibiʿa, *ʿUyūn* II, 175,-5 = B 652,10.
388 Vgl. Bürgel, *Hofkorrespondenz*, Index.
389 Ibn abī Uṣaibiʿa, *ʿUyūn* I, 238 = B 321.
390 Ibn abī Uṣaibiʿa, *ʿUyūn* I, 304 = B 407.

Kadis

Sulaimān abū Bakr ibn Tāǧ, Leibarzt ʿAbd ar-Raḥmāns III. wurde von diesem zum Kadi von Šuḏūna ernannt.[391]

ʿAbdallāh ibn Sadīd ad-Dīn[392] war Leibarzt und Kadi im Dienste mehrerer Fatimiden.[393]

Inhaber militärischer und verwandter Ämter

Aḥmad ibn Yūnus ibn Aḥmad al-Ḥarrānī[394] wurde von Hišām al-Muʾaiyad billāh (Umaiyaden-Kalif in Cordoba, gest. 403/1013) mit dem „Amt (des Direktors) der Polizei und des Marktes" (*ḫuṭṭat aš-šurṭa wa-s-sūq*) betraut.[395]

Abū ʿAbdallāh al-Malik (?) aṯ-Ṯaqafī wurde von al-Mustanṣir zum Leiter der *Waffenkammer* (*ḫizānat as-silāḥ*) bestellt.[396]

Zain ad-Dīn al-Ḥāfiẓī stand als Arzt im Dienste des Aiyubiden al-Malik al-Ḥāfiẓ, der allerdings nur noch eine Burg, die Feste Ǧaʿbar, besaß, und kümmerte sich (*yuʿānī*) daneben um die *belles-lettres* und das Heer. Als die Burg von al-Malik an-Nāṣir erobert wurde, wechselte Zain ad-Dīn in dessen Dienste über, zog mit ihm nach Aleppo und später Damaskus und betätigte sich auch hier wieder als Arzt und Offizier. Er wurde mit einer Gesandtschaft an Hulagu beauftragt, schlug sich rechtzeitig auf die Seite der Tataren, die bald danach Damaskus einnahmen und befehligte eine tatarische Truppe, die ihn „König Zain ad-Dīn" nannte. Nach der Niederlage der Tataren im Wādī Kanʿān floh er mit ihnen vor dem muslimischen Heer, und damit endet seine Laufbahn in unserer Quelle. Ibn abī Uṣaibiʿa pries die gegensätzlichen Aspekte der beiden Tätigkeiten Zain ad-Dīns in folgenden kunstreichen Versen:

Zain ad-Dīn möge in jeglichem Amte nicht enden,
teilhaft der höchsten Ränge im Himmel des Ruhms,
Feldherr, durch Wissen die Tugenden sämtlich umfassend,
über die Menschheit er ragt durch Erfahrung und Rat.

391 Ibn abī Uṣaibiʿa, *ʿUyūn* II, 43 = B 489.

392 Ibn abī Uṣaibiʿa, *ʿUyūn* II, 109 = B 572.

393 Ibn Rušd, der bekannte Philosoph und Arzt (1126–1198), dürfte dagegen das Kadi-Amt quittiert haben, als er von Cordoba an den Almohaden-Hof nach Marrakesch berufen wurde.

394 Ibn abī Uṣaibiʿa, *ʿUyūn* II, 42,-3 = B 87,-2.

395 Aḥmad ibn aṭ-Ṭaiyib as-Saraḫsī, der einzige unter den Biographierten der *ʿUyūn al-anbāʾ*, der Muḥtasib war, verfasste zwar medizinische Schriften, scheint aber kein praktizierender Arzt gewesen zu sein (b.a. Uṣaibiʿa, *ʿUyūn* I, 214–215 = B 293–294).

396 Ibn abī Uṣaibiʿa, *ʿUyūn* II, 46 = B 492.

Wirkt er als Arzt, ist er das Zentrum der Zirkel,
Zieht er in Krieg, Mitte der Truppen im Kampf.
Wie viele Leben erweckt er als Arzt nicht im Frieden,
wie viele löscht er, der Feinde, im Feld mit dem Schwert!

IBN ABĪ UṢAIBIʿA, *ʿUyūn* II, 189–190 = B 668–669

Architekten

Muḥammad ibn Tamlīḫ (Vokalisation unsicher) wurde mit der Beaufsichtigung der Erweiterung der Freitagsmoschee von Cordoba beauftragt. Ṣāʿid al-Andalusī schreibt: „Ich sah seinen Namen daselbst in Gold und Mosaik auf der Wand des Miḥrāb geschrieben."[397] Saʿd ad-Dīn[398] erbaute im Auftrage des Kalifen al-Mustanṣir die ḥanbalitische Madrasa in Damaskus.[399]

f *Ehrungen und Privilegien*

Das außerordentliche Vertrauen und die Bevorzugung, die sich in den eben behandelten Beamtungen spiegeln, äußerten sich daneben aber natürlich auch auf andere Weise. Einzelne Hofärzte wurden, vor allem während der Glanzzeit der Abbasiden – außerhalb der im Hofdienst selbstverständlich guten laufenden Gehälter – aus besonderem Anlass reich, ja maßlos honoriert. Hinterlassenschaften von einigen Zehn- oder Hunderttausend Dinaren waren keine Seltenheit; die ersten Buḫtīšūʿiden hinterließen Millionen. Daneben kam es zu enthusiastischen Erklärungen, in denen die Kalifen ihre Ärzte zu einer Art unentbehrlicher ihr Wohl verbürgender Schutzgötter erhoben. Schließlich wurden ihnen besondere Privilegien eingeräumt, wie etwa, dass sie im Thronsaal sitzen, womöglich sogar neben dem Herrscher sitzen oder – später unter den Aiyubiden – hoch zu Ross in die Burgen einziehen durften. Auch dies sei an einer Reihe von Beispielen, großenteils aus ar-Ruhāwīs *Adab* stammend, verdeutlicht.

α Ehrungen

Hārūn ar-Rašīd betet in Mekka für Ǧibrāʾīl ibn Buḫtīšūʿ und rechtfertigt dies gegenüber seiner muslimischen Begleitung mit den Worten: „Das Wohl und der Bestand meines Körpers sind in seiner Hand, das Wohl der Muslime liegt

397 Apud b. a. Uṣaibiʿa, *ʿUyūn* II, 45 = B 491.

398 Ibn abī Uṣaibiʿa, *ʿUyūn* II, 192 = B 671.

399 Badr ad-Dīn al-Muẓaffar, der auch *raʾīs al-aṭibbāʾ* war, erweiterte, allerdings aus eigenem Antrieb und mit eigenen Mitteln, das Nūrī-Krankenhaus durch Ankauf mehrerer angrenzender Häuser, die er zur Vergrößerung der zu klein gewordenen Krankensäle verwandte (b. a. Uṣaibiʿa, *ʿUyūn* II, 260,3 = B 751,-8).

bei mir – so ist also das Wohl der Muslime von seinem Wohl und seiner Erhaltung abhängig!“[400]

Der Kalif al-Wāṯiq war in Yūḥannā ibn Māsawaih vernarrt (*mašġūf*). Als der Arzt einmal eine ironische Bemerkung über einen ihm bei Hofe servierten Wein machte, der nicht so gut wie gewöhnlich war, schenkte al-Wāṯiq ihm 100.000 Dirham und erhöhte die Summe später auf das Dreifache, weil sie nicht sofort ausbezahlt worden war.[401]

Al-Muʿtaṣim sagte: „Mein Arzt Salmawaih gilt mir mehr als der Oberste Richter; denn dieser ist mein Richter und befindet über meinen Besitz, während mein Arzt über meine Seele befindet“ etc. Er lässt den Erkrankten durch seinen eigenen Sohn besuchen und verkündet, dass er ihn nicht überleben werde. Tatsächlich stirbt er ein knappes Jahr nach Salmawaihs Tod.[402]

Al-Mutawakkil erregte das Missfallen seines Arztes Isrāʾīl ibn Zakarīyāʾ aṭ-Ṭaifūrī, weil er sich ohne seine Verschreibung schröpfen ließ. Er versöhnte den Arzt durch 3.000 Dinar und ein Landgut mit 50.000 Dirham Jahresertrag. Während einer Krankheit besuchte er ihn persönlich und sagte zum Wesir: „Dieser erhält mich am Leben; mein Leben hängt an seinem Leben“ etc.[403]

Al-Mutawakkil lässt Buḫtīšūʿ ibn Ǧibrāʾīl durch seinen Sohn, den späteren Kalifen al-Muʿtazz besuchen. Er lässt den Wesir ein Schriftstück zugunsten der Landgüter Buḫtīšūʿs ausstellen.[404]

Ibrāhīm ibn Aiyūb ibn al-Abraṣ wird für die Heilung Ismāʿīls, des Bruders des Kalifen al-Muʿtazz, mit 160.000 Dirham belohnt.[405]

β Privilegien

Buḫtīšūʿ ibn Ǧibrāʾīl: „Zu den Dingen, die auf die Rangstellung Buḫtīšūʿs bei al-Mutawakkil hinweisen ... gehört das folgende ...:

400 Ruhāwī, *Adab* fol. 82b,12–17; b. a. Uṣaibiʿa, *ʿUyūn* I, 130,10–15 = B 191,-1; vgl. Bürgel, *Allmacht* 175.

401 Ruhāwī, *Adab* fol. 82b,17–83a,10; b. a. Uṣaibiʿa, *ʿUyūn* I, 175,12–24 = B 246.

402 Ruhāwī, *Adab* fol. 83a,10–14; b. a. Uṣaibiʿa, *ʿUyūn* I, 165,3–8 = B 234.

403 Ruhāwī, *Adab* fol. 83a,16–83b,2; b. a. Uṣaibiʿa, *ʿUyūn* I, 157,-2–158,2 = B 225,16–21.

404 Man könnte an die Rückerstattung der von al-Wāṯiq 230/845 konfiszierten Güter denken (b. a. Uṣaibiʿa, *ʿUyūn* I, 138,14 = B 202,1); vielleicht handelt es sich aber auch um ein Schriftstück, das die Abstellung von Missständen, Verbriefung bestimmter Rechte oder dergleichen beinhaltete in der Art, wie al-Muwaffaq (Regent zur Zeit des Kalifats des al-Muʿtaḍid 279/892–289/902) ein solches für die Landgüter des Yūḥannā ibn Buḫtīšūʿ ausstellen ließ (b. a. Uṣaibiʿa, *ʿUyūn* I, 202 = B 276).

405 Ruhāwī, *Adab* fol. 83b,6–13; b. a. Uṣaibiʿa, *ʿUyūn* I, 170,-2–171,6 = B 241.

Buḫtīšūʿ kam eines Tages zu al-Mutawakkil, als der auf einem Diwan (*sudda*) in der Mitte der *dār al-ḫāṣṣ* (‚Damen des Harems') saß. Buḫtīšūʿ *setzte* sich nach seiner Gewohnheit zu ihm auf den Diwan …"[406]

Ṯābit ibn Qurra hatte sich die Freundschaft al-Muʿtaḍids dadurch erworben, dass er ihn während der Einkerkerung, die al-Muwaffaq über seinen Thronfolger verhängt hatte, „täglich dreimal besuchte, mit ihm sprach, ihn aufmunterte und ihn über die Angelegenheiten der Philosophen und den Inhalt der Geometrie und Astronomie unterrichtete." „Als er (i. e. al-Muʿtaḍid) das Kalifat übernahm, belehnte er ihn mit ansehnlichen Landgütern; und er (i. e. Ṯābit) *saß oft vor ihm*, wenn er für den Hof oder die Allgemeinheit Audienz hielt (*bi-ḥaḍrat al-ḫāṣṣ wa-l-ʿāmm*). Badr, der Page des Fürsten, sowie der Wesir *standen*, während er vor dem Kalifen *saß*."[407]

Über den Sitzplatz von Abū Muḥammad ʿAbdallāh ibn al-Ḥafīd Ibn Zuhr am Hofe des hier mehrfach genannten ʿAbd ar-Raḥmān III. hören wir das folgende: „Sein Platz war, wenn er anwesend war, in der Nähe von ihm (dem Kalifen) an der Stelle, wo schon sein Vater[408] gesessen hatte. Neben dem Kalifen an-Nāṣir[409] saß der *ḫaṭīb* (Moscheeprediger) Abū ʿAbdallāh Muḥammad ibn al-Ḥasan ibn abī ʿAlī al-Ḥasan ibn abī Yūsuf Ḥaǧǧāǧ al-Qāḍī, ihm folgte der Kadi aš-Šarīf abū ʿAbdallāh al-Ḥusainī; neben ihm pflegte (der Arzt) Abū Muḥammad ʿAbdallāh ibn al-Ḥafīd Abū Bakr Ibn Zuhr zu sitzen und neben diesem Abū Mūsā ʿĪsā ibn ʿAbd al-ʿAzīz al-Ǧuzūlī, der Verfasser der berühmten Einleitung in die Grammatik, die als *Ǧuzūlīya* bekannt ist …"[410]

Abū Saʿīd ibn abī Sulaimān und sein Bruder Abū Šākir durften in die Burghöfe der Aiyūbiden einreiten ohne abzusteigen.[411]

g *Arroganz und Koketterie*

Es verwundert nicht, dass ein solcher Ruhm den Ärzten mitunter auch zu Kopfe stieg, dass sie mit ihrer Kunst kokettierten (*idlāl*), sich Rechte anmaßten, sich etwa, wie es von Buḫtīšūʿ in Bezug auf al-Mutawakkil und von Ibn al-Maṭrān in Bezug auf Saladin berichtet wird, in Kleidung und Wohnung ihren Herren

406 Ibn abī Uṣaibiʿa, *ʿUyūn* I, 142 = B 207.

407 Ibn abī Uṣaibiʿa, *ʿUyūn* I, 216 = B 295 – „Sitzen" und „Stehen" bei Hofe verwendet Abū Ṭālib al-Maʾmūnī in einigen kleinen Epigrammen als poetische Antithese, vgl. Bürgel, *Maʾmūnī* 253, Nr. 1–3.

408 Ebenfalls bekannter Arzt aus der Familie der Zuhr.

409 ʿAbd ar-Raḥmān III. hatte 929 den Titel an-Nāṣir li-dīn Allāh – „Der der Religion Gottes Sieg Verleihende" angenommen.

410 Ibn abī Uṣaibiʿa, *ʿUyūn* II, 74 = B 529.

411 Ibn abī Uṣaibiʿa, *ʿUyūn* II, 122–123 = B 589.

anglichen, und auf diese oder ähnliche Weise ihr Missfallen erregten. Die gleiche Reaktion stand freilich auch zu befürchten, wenn, wie es gelegentlich vorkam, ein Arzt unerschrocken rügte, oder einen unbilligen Vorwurf zurückwies. Von dem Naturell der Herrscher und den Umständen hing es ab, ob eine solche Herausforderung den Sturz, eine begrenzte Bestrafung oder nur eine Zurechtweisung des Arztes zur Folge hatte. Buḫtīšūʿ ibn Ǧibrāʾīl glich sich in Kleidung und Mobiliar (*farš*) dem Kalifen al-Mutawakkil an.

> Er stand in sehr hohem Ansehen bei al-Mutawakkil. Dann trieb er aber die Anmaßung (*idlāl*) ihm gegenüber zu weit. Darauf ließ er ihn in Ungnade fallen, konfiszierte sein Vermögen und schickte ihn (von Samarra) nach Bagdad. Danach wurde al-Mutawakkil von einer Kolik befallen. Da ließ er Buḫtīšūʿ kommen, entschuldigte sich bei ihm, wurde von ihm behandelt und genas. Daraufhin beschenkte er ihn und war ihm gnädig und erstattete ihm seinen früheren Besitz zurück.
>
> IBN ABĪ UṢAIBIʿA, *ʿUyūn* I, 138 = B 201–202

Ibn abī Uṣaibiʿa berichtet auch von einem Bankett, das Buḫtīšūʿ auf Ersuchen des Kalifen für diesen gab. Der Arzt entfaltete bei dieser Gelegenheit einen solchen Prunk – die Beschreibung enthält kulturgeschichtlich wertvolle Details – dass er den Neid des Kalifen erregte. Er ließ wenige Tage später die Schätze des Arztes versiegeln und wählte sich aus, was ihm gefiel. Koketterie wurde auch dem Arzt Saʿīd ibn Theophil (Twfyl) von seinem Herrn Aḥmad ibn Ṭūlūn vorgeworfen (vgl. unten).

Folgende erstaunliche Geschichte lesen wir in der Biographie Yūḥannā ibn Māsawaihs (vollständige Übersetzung, aber mit Weglassung der auf die Berichterstatter – Aḥmad ibn Hārūn aš-Šarābī nach al-Mutawakkil – bezüglichen Einschübe):

> Yūḥannā ibn Māsawaih stand mit al-Wāṯiq (al-Mutawakkils Vater, Kalif von 842–847) auf einem Verschlag (*dukkān*), den al-Wāṯiq auf dem Tigris besaß. Al-Wāṯiq hatte ein (Schilf)rohr mit einem Köder; das warf er in den Tigris um Fische zu fangen, doch blieb ihm Beute versagt. Da wandte er sich an Yūḥannā der zu seiner Rechten stand und sagte: „Geh weg von meiner Rechten, du Unglücksvogel!" (*mašʾūm* w.: „ominös", „mit Unheil behaftet") Yūḥannā erwiderte: „O Beherrscher der Gläubigen, sag nichts Unsinniges! Yūḥannā ibn Māsawaih aus Ḫūzistān, den Sohn Risālas, einer für 300 Drachmen gekauften skythischen Sklavin, hat das Glück begleitet bis er zum Kumpan der Kalifen wurde, zu ihrem Gesellschafter und Intimus, bis ihn die Welt (mit Reichtum) überschwemmte und er davon

mehr erlangte als er einst erhofft. Es wäre überaus unsinnig, wenn dieser ein Unglücksvogel sein sollte. Wenn es aber dem Beherrscher der Gläubigen beliebt, dass ich ihm kundtue, wer der Unglücksvogel ist, so will ich es tun!" Er sprach: „Wer ist es also?" (Yūḥannā) sagte: „Der, den vier Kalifen hervorgebracht haben, dem Gott dann das Kalifat zugeführt hat, und der das Kalifat verlässt und seine Schlösser und Gärten und in einem Verschlag von 20 Ellen im Quadrat sitzt inmitten des Tigris, nicht davor sicher, dass ein Sturm ihn erfasst und er ertrinkt. Ferner gleicht er den ärmsten und elendesten Leuten der Welt, denn das sind die Fischer." Ich sah (berichtet al-Mutawakkil), dass die Worte auf ihn wirkten; er schwieg jedoch, weil ich anwesend war.

Bei dieser Gelegenheit sagte al-Wāṯiq auch zu Yūḥannā auf diesem Verschlag: „Soll ich dir eine Sache sagen, die dich wundern wird?" – „Nämlich?" fragte Yūḥannā. „Dass der Fischer", sprach er, „etwa eine Stunde fischt und dabei Fische fängt im Werte von einem Dinar oder so. Ich aber sitze hier vom Morgen bis zum Abend und fange nicht soviel wie ein Dirham wert ist!" Yūḥannā sagte: „Der Beherrscher der Gläubigen wundert sich am falschen Platze: Der Lebensunterhalt des Fischers kommt ja vom Fisch, und er wird ihm zuteil, weil er seine Nahrung und die seiner Leute darstellt. Der Lebensunterhalt des Beherrschers der Gläubigen dagegen beruht auf dem Kalifat. Er bedarf nicht, durch Fisch unterhalten zu werden. Wäre sein Unterhalt in die Jagd gelegt, käme ihm sein Unterhalt davon wie sie dem Jäger (bzw. Fischer) zukommt."

IBN ABĪ UṢAIBIʿA, *ʿUyūn* I, 177–178 = B 249

Sehr amüsant ist, was wir über Ibn al-Maṭrāns anmaßendes Auftreten hören:

Es erzählte mir einer, der Bescheid wusste über die Dinge, die mit Ibn al-Maṭrāns Selbstgefallen und seinem anmaßenden Auftreten (*idlāl*) gegenüber Saladin zusammenhängen, das Folgende: Er begleitete ihn auf einem seiner Eroberungszüge. Es war aber die Gepflogenheit Saladins, während seiner Kriege ein rotes Zelt zu errichten, wie auch der Vorraum (Vestibül) und der Eingang des Zeltes (rot) zu sein pflegten. Nun war Saladin eines Tages zu Pferde unterwegs, als er ein Zelt von roter Farbe gewahrte! Rot waren auch sein Eingang und der Abtritt (*mustarāḥ*). Er betrachtete es eine Weile und fragte dann „Wem gehört es?" und erhielt die Auskunft, es gehöre Ibn al-Maṭrān, dem Arzt, worauf er sagte: „Ich hatte, bei Gott, doch gleich erkannt, dass da die Narretei Ibn Maṭrāns am Werk sei!" und er lachte. Dann sagte er: „Es muss einer der Boten hinübergehen und sich vergewissern, dass es nicht einem der Könige gehört. (Gehört es aber dem

Arzt) und muss es unbedingt so sein, dann soll man wenigstens seinen Abtritt ändern!" Und er befahl, ihn einzureißen. Ibn al-Maṭrān indignierte das arg; er kam zwei Tage nicht zum Dienst. Saladin suchte ihn zu versöhnen und schenkte ihm Geld.

IBN ABĪ UṢAIBIʿA, *ʿUyūn* II, 176 = B 652

h *Strafen und Willkürakte*

Wenn schon anmaßendes Auftreten einem Hofarzt bei einem willkürgewöhnten Herrscher zum Verhängnis werden konnte, so kann man sich denken, wie viel mehr ihn ein Misserfolg in seiner Kunst in solcher Umgebung gefährden musste.[412]

Es ist nur der Reflex solcher Verhältnisse, wenn ar-Rāzī – in diesem Punkte wesentlich nüchterner als ar-Ruhāwī, der nur um die gebührende Ehrung des Arztes durch den Herrscher besorgt scheint – in seinem Traktat „Über die in der Medizin vorkommenden Umstände …" betont, „dass es für einen verständigen König oder Fürsten sehr nützlich ist, seinen Arzt nicht zu beunruhigen, ihn zu erfreuen und nähren, mit ihm viel zu verkehren, ihm zu nützen, große Liebe zu beweisen, auch auszudrücken, dass er für die Heilung unheilbarer Krankheiten nicht verantwortlich sei, für Irrtum und Missgriff nicht in die Klemme kommen solle. Durch den fortgesetzten Verkehr wird der Arzt die geheimsten Umstände und Gewohnheiten kennen lernen, und sich von der Angst und Furcht befreien, durch welche sein Denken geschwächt, der Verstand und das richtige Verfahren beeinträchtigt werden."[413] Tatsächlich wurden gerade die erfolgreichsten Ärzte manchmal mit dem Tode bedroht, weil sich der bisher immer Gesunde oder rasch wieder Geheilte hintergangen glaubte, während in Wirklichkeit der Arzt der Gewalt des nahenden Todes weichen musste. Bei tyrannischen Charakteren reichten freilich auch geringfügige Verfehlungen hin, um schwerste Bestrafungen auszulösen.

Einer besonderen Charakterprobe wurden Hofärzte, wahrscheinlich wesentlich öfter als die Quellen davon Kunde geben, ausgesetzt, wenn man von ihnen die Herstellung von Giften zur Schädigung oder Beseitigung von politischen oder persönlichen Gegnern verlangte. Nicht alle bestanden diese Prüfung mit dem gleichen beispielhaften Mut wie Ḥunain ibn Isḥāq. Der Hofarzt

412 Wenn festgestellt wurde, es sei eine „Legende", „daß Leibärzte mit ihrem Kopf für den Ausgang der Krankheit eines (islamischen) Despoten einstehen mußten", „in all diesen Jahrhunderten berichtet keine Quelle von solcher Ungeheuerlichkeit" (Schipperges, *Ärztl. Stand* 110), so liegt diesem kühnen Urteil, das auf einer umfassenden Kenntnis der Quellen zu basieren scheint, nicht einmal die genaue Kenntnis der wichtigsten Quelle zugrunde!

413 Steinschneider, Rhases (37), 563.

Muʿāwiyas, der Christ Ibn Aṯāl, erscheint bei Ibn abī Uṣaibiʿa als ein williges Werkzeug der Mordanschläge des Kalifen. Natürlich vergisst unser Autor nicht zu berichten, dass dieser Arzt selber einer Blutrache für einen dieser Morde zum Opfer fiel.[414]

Die Unsicherheit der Hofstellung bekam schon Ǧibrāʾīl ibn Buḫtīšūʿ ibn Ǧūrǧīs mehrfach zu spüren. Als er dem sterbenskranken Hārūn, bei dem er in höchstem Ansehen gestanden, der öffentlich verkündigt hatte, man solle sich, wenn man an ihn, den Kalifen, eine Bitte habe, am besten an Ǧibrāʾīl wenden, da er ihm nichts abschlagen könne, – und dies weil Hārūn seit der Ankunft Ǧibrāʾīls in 15 Jahren keinmal erkrankt war, – als der Arzt also dem Kalifen die früher (oben s. 359) zitierten Vorhaltungen machte und mit den Worten: „Dies ist eine schwere Krankheit; ich kann nur Gott bitten, dir Genesung zu verleihen!" den Ernst der Lage andeutete, ließ der Herrscher ihn einkerkern. Und als man dann dem Kranken einen in Fārs ansässigen Bischof zur Behandlung empfahl, der kam und sich genau so verhielt, wie es ar-Ruhāwī als typisch für den Scharlatan beschreibt, nämlich mit seinem Unverstand das Leiden nur verschlimmerte, die Schuld daran aber Ǧibrāʾīl zuschob (*hāḏā l-maraḍu kulluhū min ḫaṭaʾi Ǧibrāʾīla*), befahl ar-Rašīd seinen Tod, ein Urteil, dessen Ausführung nur durch die weise Eigenmächtigkeit des Barmakiden al-Faḍl ibn ar-Rabīʿ verhindert wurde. Nach wenigen Tagen starb Hārūn, und Ǧibrāʾīl erlangte die Freiheit zurück. Aber wenige Jahre später musste er erneut in den Kerker, diesmal auf Befehl al-Maʾmūns, der es dem Arzt übel nahm, dass er nach Hārūns Tod nicht in seine Dienste, sondern in die seines Bruders al-Amīn getreten war, der ja zunächst (von 809–813) das Kalifat übernommen hatte.[415] Der Arzt hat damals möglicherweise vier Jahre im Kerker zugebracht. Jedenfalls berichtet Faṭiyūn, dem Ibn abī Uṣaibiʿa hier folgt, dass Ḥasan ibn Sahl, ein hoher Beamter al-Maʾmūns, der die Einkerkerung besorgt hatte, im Jahre 202/817 (198/813 war al-Maʾmūn Kalif geworden) erkrankte und, da ihn die übrigen Ärzte vergeblich behandelten, Ǧibrāʾīl aus dem Kerker holen ließ, der ihn in wenigen Tagen heilte. Ḥasan machte sich daraufhin zum Fürsprecher Ǧibrāʾīls bei al-Maʾmūn, und der stimmte seiner Freilassung zu. Das Verhältnis zum Kalifen blieb aber offenbar gespannt: Als al-Maʾmūn im Jahre 205/820 nach Bagdad zurückkehrte, ordnete er an, Ǧibrāʾīl habe in seiner Wohnung zu bleiben und dürfe keinen Dienst machen (*lā yaḫdum*, nicht wie B vokalisiert: *yuḫdam*) und setzte Miḫāʾīl, den Schwager Ǧibrāʾīls an seine Stelle. So blieb es die nächsten fünf Jahre. Da jedoch erkrankte al-

414 Ibn abī Uṣaibiʿa, *ʿUyūn* I, 116–117 = B 171–172.

415 Ibn abī Uṣaibiʿa, *ʿUyūn* I, 127 = B 188.

Ma'mūn schwer, und Michael behandelte ihn vergeblich. Natürlich riet man al-Ma'mūn, Ǧibrā'īl zu Rate zu ziehen, aber er tat es erst nach großem Widerstreben und weiterer Verschlechterung seines Zustandes. Ǧibrā'īl heilte ihn dann in wenigen Tagen, und wurde nun endlich in Gnaden aufgenommen, und durch ein Honorar von 1.000.000 Dirham nebst 1.000 Kurr Weizen sowie die Rückerstattung seiner sämtlichen konfiszierten Besitzungen auf einen Schlag erneut zu Ehren und Reichtum gebracht. „Schließlich gelangte er zu solchem Einfluss, dass jeder, der einen Gouverneursposten (*ʿamal*) übernahm, sein Amt nicht antrat, ohne Ǧibrā'īl aufgesucht und ihm seine Ehrerbietung bezeugt zu haben."[416]

Der gleiche al-Ma'mūn entließ seinen Augenarzt Ǧibrā'īl (keine weiteren Namen bekannt), der ihm jeden Morgen nach dem Frühgebet die Lider wusch und die Augen salbte, wegen eines minimalen Verstoßes gegen die Etikette: Die Geschichte ist so charakteristisch, dass sie hier vollständig übersetzt sei. Yūsuf ibn Ibrāhīm hat von den Pflichten dieses Augenarztes und der damit verbundenen Vertrauensstellung berichtet und fährt nun fort:

> Dann sank sein Ansehen. Ich fragte ihn nach der Ursache und erfuhr folgendes: Ḥusain, der „Diener"[417] war erkrankt, und sein Bruder Yāsir konnte ihn nicht besuchen, weil ihn der (Hof-) Dienst davon abhielt. Schließlich gelangte er an die Tür des Zimmers, in welchem al-Ma'mūn war, und zwar gerade in dem Moment, als Ǧibrā'īl, der (wie gewöhnlich) seine Lider gekühlt und seine Augen mit Augensalbe behandelt hatte, herauskam. Yāsir fragte ihn nach al-Ma'mūn und jener beschied ihn, er schlummere. Diese Nachricht machte sich Yāsir zunutze und begab sich zu seinem Bruder Ḥusain, ihn zu besuchen. Al-Ma'mūn erwachte aber, bevor Yāsir von Ḥusain zurück war. Als er dann zurückkam, fragte ihn al-Ma'mūn nach dem Grund seiner Verspätung. Yāsir sagte: „Man teilte mir mit, der Beherrscher der Gläubigen schlafe, und so ging ich zu Ḥusain und besuchte ihn." – „Und wer hat dich von meinem Schlummer unterrichtet?", fragte al-Ma'mūn. Yāsir sagte: „Ǧibrā'īl, der Augenarzt!" Da ließ mich – so berichtete (mir) Ǧibrā'īl – al-Ma'mūn kommen und sagte: „Ǧibrā'īl, habe ich dich als meinen Augenarzt angestellt oder als Agenten für Auskünfte über mich? Gib mir meine Salbenbüchsen und Augenstifte zurück und verlasse mein Haus!" Ich erinnerte ihn an meinen Dienst. Da sagte er: „Er hat seine Verdienste (*inna lahū la-ḥurma*). So soll man

---

416 Ibn abī Uṣaibiʿa, *ʿUyūn* I, 128–129 = B 189–190.

417 Wahrscheinlich ein Eunuch vgl. oben S. 258, Anm. 110.

> sich darauf beschränken, sein Gehalt auf 150 Dirham monatlich (vorher bekam er 1000) herabzusetzen, ihm aber keinen Einlass mehr gewähren!" (In der Tat) diente er al-Ma'mūn nicht mehr, bis er (der Kalif) starb.
>
> IBN ABĪ UṢAIBIʿA, *ʿUyūn* I, 171 = B 242

Der Kalif al-Hādī wollte seine Ärzte Abū Quraiš, ʿAbdallāh aṭ-Ṭaifūrī und Dā'ūd ibn Sarābiyūn töten lassen, weil sie ihn nicht heilen konnten. Der Wesir ar-Rabīʿ ließ jedoch den Befehl unausgeführt, „da er um die Störung seines Verstandes infolge der Heftigkeit der Krankheit wusste."[418]

Ein schwieriger Patient war auch Aḥmad ibn Ṭūlūn (Der Begründer der Tuluniden-Dynastie, regierte von 254/868–270/884 in Ägypten). Er verstieß heimlich gegen die Anweisungen seines Arztes Ḥasan ibn Zīrak; warf ihm aber gleichzeitig vor, an der Verschlechterung seines Zustandes schuld zu sein und drohte ihm mit Enthauptung, falls seine Behandlung erfolglos bleibe. Der Arzt, ein alter Mann, starb am nächsten Morgen vor Angst.[419] Nicht besser erging es seinem Reisearzt Saʿīd ibn Tūfīl (Theophil). Auch gegen seine Vorschriften verstieß Aḥmad heimlich. Bei seinem Sekretär beschwerte er sich über den Arzt, und der sagte zu Saʿīd:

> „Nimm dich in Acht (*waiḥaka*)! Du bist geschickt in deiner Kunst und hast keinen Fehler außer, dass du mit ihr kokettierst (*mudill bihā*) und dich nicht damit bescheidest, ihm (ohne Arroganz) mit ihr zu dienen. Der Fürst aber, wenn er auch beredter Zunge ist, hat eine barbarische Natur (*aʿǧamīy al-ṭabʿ*) und kennt die Grundlagen der Medizin nicht so, dass (man von ihm erwarten könnte, dass) er sich danach richte und sich dir unterwerfe. Dein Geschick hat dich um seine Gunst gebracht. So behandele ihn mit Feingefühl und sei freundlich zu ihm und warte ihm auf und nimm Rücksicht auf seinen Zustand." Saʿīd erwiderte: „Mein Dienst an ihm ist wahrhaftig nichts anderes als der Dienst der Maus an der Katze und des Lammes am Wolf. Mein Tod wäre mir lieber als ihm weiter zu dienen!" Bald kam es jedoch zu weiteren Auseinandersetzungen, als der Arzt den Fürsten erneut dabei ertappte, wie er seinen Vorschriften zuwiderhandelte. Die bloße Feststellung der Abweichung durch den Arzt bringt Aḥmad so in Zorn, dass er ihm 200 Peitschenhiebe versetzen lässt. Er wird auf einem Kamel durch die Straßen getragen und ein Ausrufer verkündet: „Das ist die Strafe dessen, der das in ihn gesetzte Vertrauen

418 Ibn abī Uṣaibiʿa, *ʿUyūn* I, 126 = B 186.

419 Ibn abī Uṣaibiʿa, *ʿUyūn* II, 83 = B 541.

verrät (*hāḏā ǧazā'u man u'tumina fa-ḫāna*)!" Zwei Tage später stirbt er. Die Leibgarde (*al-auliyā'*) plündert sein Haus.

IBN ABĪ UṢAIBIʿA, *ʿUyūn* II, 83–85 = B 541–544 (vgl. oben S. 100, Anm. 8)

Der Buyide Muʿizz ad-Daula, von dessen derber Natur wir auch sonst hören (z.B. in Miskawaihs „Erfahrungen der Völker") versetzte seinem Arzt Dāniyāl wegen einer unpassenden Antwort einen Schlag auf die Brust, an dessen Folgen er starb. Bemerkenswert ist, dass ʿUbaidallāh ibn Ǧibrā'īl, dessen leider nicht erhaltenem Werk „Verdienste der Ärzte" Ibn abī Uṣaibiʿa diesen Bericht entnimmt, Dāniyāls Torheit die Schuld an seinem Ende gibt.[420] Wahrscheinlich ist es eben dieser Dāniyāl, von dem das Wort überliefert wird: „Wer einem Sultan dient, muss in einer Stunde mehr Pein und Furcht erdulden als andere in langen Zeiten!"[421]

Der Kalif an-Nāṣir li-dīn Allāh (575/1180–622/1225) wollte den in seinem Dienste ergrauten Arzt Abu l-Ḫair wegen erfolgloser Behandlung seiner Blasensteine kreuzigen lassen, obwohl der zu Rate gezogene Ibn abi l-Ḫair (allem Anschein nach der Sohn des ersteren) die Behandlung als richtig bezeichnete. Er ruft dem Kalifen zu: „O Herr, um der dir von Gott widerfahrenen Gnaden und um deiner reinen Vorfahren willen verfahre nicht derart mit den Ärzten (*lā tasunnu ʿala l-aṭibbā'i hāḏihi s-sunnata*)!" Der alte Arzt wird daraufhin zwar begnadigt aber sofort entlassen.[422]

Isḥāq ibn ʿImrān weigerte sich, Ziyādatallāh ibn al-Aġlab[423] weiter zu behandeln, weil dieser seinen Anweisungen nicht Folge leistete. Durch eine Summe von 1000 *miṯqāl* (Gold?) ließ er sich dann doch dazu bewegen und heilte den Fürsten binnen kurzem, teilte ihm aber leichtsinnigerweise dabei mit, dass er schon in Lebensgefahr geschwebt habe. Das veranlasste Ziyādatallāh, ihm das Gehalt (*rizq*) zu streichen. Isḥāq praktizierte nun auf einem öffentlichen Platz in Qairawān und verdiente dort sehr gut, worauf ihn der Fürst einkerkern, in der folgenden Nacht nach längerem erregten Wortwechsel durch Aderöffnung ver-

---

420 Ibn abī Uṣaibiʿa, *ʿUyūn* I, 237 = B 320.

421 In der *Tatimma* von al-Baihaqī ist von einem Arzt Muʿizz ad-Daulas mit Namen Dībān die Rede (Nr. 35). Der Verdacht liegt nahe, dass Dībān nichts ist als eine Entstellung aus Danyāl (bei Ibn abī Uṣaibiʿa: Dāniyāl; ähnlich steht aber auch Ǧibrīl neben Ǧibrā'īl!). Hinzu kommt, dass auch Dībān in Ungnade fällt, wenn auch hier infolge Verleumdung durch Kollegen (al-Baihaqīs Quelle ist hier die nicht erhaltene Schrift „Prüfung der Ärzte" von Abu l-Ḫair ibn al-Ḫammār, vgl. oben S. 179, Anm. 243).

422 Ibn abī Uṣaibiʿa, *ʿUyūn* I, 301 = B 403–404.

423 Der dritte Aġlabide und einer der bedeutendsten Fürsten dieser Dynastie, reg. von 201/817–223/838 (EI^2 s.v. Aghlabids)

bluten und anschließend kreuzigen ließ. Er blieb so lange am Kreuz, dass ein Vogel in seinem Körper nistete. Isḥāq seinerseits rächte sich an dem Fürsten vor seinem Tode dadurch, dass er angab, ihm seit längerem eine Droge verabfolgt zu haben, die ihre Wirkung auf seinen Verstand nicht verfehlen werde. Tatsächlich starb der Fürst im Wahnsinn.[424]

3 Der Arzt und sein Kollege

Der Kollege war für den Arzt des Mittelalters im Prinzip nichts anderes als schon im Altertum und noch heutzutage: einerseits Mitstreiter für die gleiche Sache und insofern natürlicher Freund, andererseits Mitbewerber um den gleichen Rang und insofern natürlicher Feind. Versteht sich das im Grunde von selbst, so ergeben sich doch daraus Spannungen und Probleme, auf die jede Zeit in der ihr eigenen Weise reagiert. Nun finden wir in unseren Quellen zwar keinen Kodex des kollegialen Verhaltens, stoßen aber doch hier und da auf typische Aspekte und Spielregeln des ärztlichen Miteinanders, die hier nicht übergangen werden sollen.

Die diesbezügliche Hauptregel wird von den Ärzten an die Patienten gerichtet und verbietet, heimlich einen zweiten Arzt zurate zu ziehen, gestattet dagegen die gleichzeitige Konsultation mehrerer sich miteinander beratender Ärzte.[425] In der Tat war dies, namentlich bei Hofe, ja die Regel, kam aber auch bei Minderbemittelten mitunter vor.[426]

Einzelne berühmte Ärzte duldeten jedoch „keine Götter neben sich." Als Ǧibrāʾīl ibn ʿUbaidallāh zur Behandlung des dailamitischen Königs Ḫusraušāh ibn Manāḏir gerufen wurde, behandelten diesen bereits zwölf Ärzte gleichzeitig, jedoch ohne Erfolg. Ǧibrāʾīl sagte: „Ich behandle dich nur, wenn jene gehen!" Und der König beugte sich dieser Bedingung.[427]

Eine derartige Regelung konnte aber auch von dem Dienstherrn selber ausgehen: So ließ der aiyubidische Sultan al-Malik al-Kāmil sich und seine Frauen und Kinder nur von Abū Ḥulaiqa behandeln und keinen anderen Arzt an der Behandlung partizipieren.[428]

---

424 Ibn abī Uṣaibiʿa, *ʿUyūn* II, 35–36 = B 478–479.

425 Ruhāwī, *Adab* fol. 73^{a},15.

426 Goitein (Medical Profession 190) schreibt aufgrund zweier Geniza-Belege: „In the case of a grave illness, even for a person of limited means, a consultation with several experts was arranged (e. g. in Ramle, Palestine)."

427 Ibn abī Uṣaibiʿa, *ʿUyūn* I, 146.

428 *Kāna min sīratihī maʿahū an lā yušrika maʿahū ṭabīban fī mudāwātihī wa-fī mudāwāti man yaʿizzu ʿalaihi min dūrihī wa-aulādihī*, b. a. Uṣaibiʿa, *ʿUyūn* II, 124,22.

Ibn abī Uṣaibiʿa erzählt in diesem Zusammenhang einen Vorfall, der hier kurz wiedergegeben sei. Während der Behandlung einer Haremsdame (*baʿḍ al-ādur as-sulṭānīya*) in al-ʿAbbāsīya musste Abū Ḥulaiqa für zweieinhalb Wochen nach Kairo verreisen. Während seiner Abwesenheit übernahmen die in Dienst stehenden Hofärzte die Behandlung der Patientin. Zurückgekehrt, wurde er von ihnen davon unterrichtet, dass man gerade erwäge, den Sultan auf ihren nahen Tod vorzubereiten Als Abū Ḥulaiqa widersprach, die Krankheit sei nicht tödlich, sagte der älteste Arzt zu dem damals noch jugendlichen Kollegen: „Ich bin älter und habe mehr Kranke gesehen als du. Stimmst du also zu, dass wir dieses Billet schreiben?!“ Er stimmte nicht zu, und da die übrigen Ärzte trotzdem bei ihrem Entschluss blieben, schied er sich von ihnen: „Wenn ihr unbedingt diese Mitteilung machen müsst, dann mit euern Namen, ohne mich!“ Die Botschaft wurde überbracht und der Sultan gab einen Sarg in Auftrag; Abū Ḥulaiqa jedoch ließ ihm privat bestellen, die Kranke werde nicht sterben. Darauf rief ihn al-Kāmil nachts zu sich und empfing ihn mit der Frage, woher er als einziger abweichend von den anderen Ärzten den Beweis für seine Behauptung nehmen wolle. Der Arzt antwortet: „O Herrscher, weil ich ihre (sc. der Patientin) Mischung und die Phasen (*auqāt*) ihrer Krankheit im Unterschied zu jenen gründlich kenne!“ Er wird daraufhin beauftragt, die Behandlung weiter zu führen; das Mädchen genest, wird von dem Sultan zur Ehefrau erhoben und gebiert ihm viele Kinder.[429] Dass seine Kollegen davon nicht entzückt waren, lässt sich denken, auch wenn die Quelle darüber schweigt.

Als besonders lästig schildert ar-Ruhāwī das Los eines Arztes, der im Augenblick der Gefahr zu einem Kranken gerufen wird, dessen Behandlung ein früherer Arzt verpfuscht hat. Er zeichnet die Umstände, ganz im Sinne seines Meisters Galen, einseitig klischeehaft: Der frühere Arzt war natürlich ein Scharlatan, und der spätere muss seine Fehler ausbaden. Gelingt ihm die Heilung, wird der erste den Erfolg auf sein Konto setzen, gelingt sie nicht, wird er dafür sorgen, dass die Schuld dem zweiten zugeschoben wird (vgl. oben s. 283).

Gewiss, man wird ar-Ruhāwī zubilligen, dass dies für den Arzt keine angenehme Situation ist. Aber er hätte den Fall doch auch ganz anders beleuchten können. Der Ausgang war nicht notwendig so, wie er es schildert. Die Patienten konnten die Überlegenheit des zweiten Arztes erkennen und gleichzeitig einsehen, dass sie sich bei der Auswahl des ersten geirrt hatten, Schließlich erörtert ar-Ruhāwī doch selber ausführlich die Schwierigkeit dieser Wahl und betont auch hier wieder die Wichtigkeit, den bestmöglichen Arzt auszuwählen. So hätte er im Grunde dafür Verständnis haben müssen, dass mancher erst

429 Ibn abī Uṣaibiʿa, *ʿUyūn* II, 124–125 = B 591–592.

im Ernstfall die wahren Qualitäten seines Arztes entdeckte und hätte es begrüßen müssen, wenn solche Fälle guten Ärzten eine Chance boten, Scharlatanen das Handwerk zu legen.

Ibn Ǧumaiʿ beweist dieses Verständnis, wenn er ausdrücklich jene rügt, die aus falschen Rücksichten, unangebrachtem Treuegefühl, Scheu und dergleichen nicht wagten, zu einem besseren Arzt überzuwechseln.[430]

Und Ṣāʿid zeigt sich in diesem Punkte nicht nur nüchterner sondern auch nobler als ar-Ruhāwī: Er ermahnt diejenigen Ärzte, die einen früheren ablösen, diesen nicht aus Eigenliebe zu desavouieren, sondern in der Beurteilung seiner Therapie allein der Wahrheit die Ehre zu geben,[431] eine Haltung, wie sie laut Deichgräber[432] schon bei einigen griechischen Empirikern zuhause war.

Noch weiter und bis an die Grenzen der Bedenklichkeit geht Ibn Rabban aṭ-Ṭabarī,[433] wenn er vom Arzt fordert, sich nicht über Fehler seiner Kollegen zu freuen, sondern diese vielmehr zu verdecken (*str* I). Es braucht kaum gesagt zu werden, dass die Befolgung dieses Gebotes je nach den Umständen nobel oder aber moralisch nicht mehr vertretbar sein konnte.

In der Praxis begegnen uns neben Beispielen von echter Freundschaft und Verehrung, Hilfsdiensten und dergleichen alle Abstufungen der Missgunst von harmloser Herabsetzung und Verspottung (letztere in Versen nicht immer ernst gemeint!) bis zur böswilligen Verleumdung, ja bis zu übelsten Intrigen. Die Beispiele, die wir vor allem aus Ibn abī Uṣaibiʿa für jeden dieser Befremdungs- und Entfremdungsgrade erbringen könnten, müssen aus Gründen räumlicher Ökonomie hier unterbleiben, zumal sich nichts prinzipiell Neues ergeben würde.

Doch scheint ein kurzes Wort über das Verhältnis zwischen den Angehörigen der verschiedenen Konfessionen am Platze. Dass hier weithin eine erstaunliche Toleranz herrschte, ist bekannt. Gelegentlich hat es den Anschein, als wenn man sich über die konfessionellen Schranken hinweg besser verstand als innerhalb derselben. So gehörten Mitglieder der christlichen Buḫtīšūʿiden zu dem gegen ihren Glaubensgenossen Ḥunain ibn Isḥāq geschmiedeten Komplott, von dem letzterer in einem von Ibn abī Uṣaibiʿa zitierten autobiographischen Bericht, allerdings augenscheinlich mit hypochondrischer Übertreibung berichtet; ja, Ḥunain zufolge rekrutierten sich die ihm nach dem Leben trachtenden Intriganten ausschließlich aus den Reihen der christlichen Ärzte.[434]

---

430 Ibn Ǧumaiʿ, *Ṣalāḥīya* fol. 229^{b}, ed. Fähndrich, arab. 35, engl. 25–26.

431 Ṣāʿid, *Tašwīq*, ed. Spies fol. 22^{a}, Taschkandi 101.

432 Vgl. Deichgräber, *Empirikerschule* 322–323.

433 Ṭabarī, *Firdaus* 4,23.

434 Ibn abī Uṣaibiʿa, *ʿUyūn* I, 191,-5 = B 265,10.

Daneben gab es aber doch auch, jedenfalls in den späteren Jahrhunderten, Diskriminierungen der nichtmuslimischen Ärzte von muslimischer Seite, worüber näheres im Kapitel „Die Islamisierung der Medizin" gesagt werden soll.

4 Arzt und Apotheker

Der nächste Helfer des Arztes war, wenn man von Schröpfer und Aderlasser absieht (vgl. oben s. 176 f.), der Apotheker. Es soll hier nicht die Herkunft dieses Berufes untersucht sein; doch kann ich mich der weit verbreiteten, wahrscheinlich auf Berendes basierenden Auffassung, dass die Araber die Begründer dieses Berufes waren, nicht anschließen.[435] Dagegen spricht schon das offensichtlich aus dem Aramäischen stammende Wort *ṣaidalānī* bzw. *ṣaidanānī*, neben dem wohl erst später das echt arabische *ʿaṭṭār* (w.: „Parfümhändler")[436] in Gebrauch kam. Man kann im Übrigen, auch wenn sich keine Belege dafür finden sollten, als sicher annehmen, dass an dem gut organisierten Krankenhaus in Gondeschapur genauso wie später an den islamischen Krankenhäusern eine Apotheke mit einem Drogisten existierte. Angeführt sei, dass Māsawaih, der Vater des von uns mehrfach genannten Yūḥannā, als Jüngling vonseiten des damaligen Vorstehers des eben erwähnten Krankenhauses dem Ǧibrāʾīl ibn Buḫtīšūʿ als ein hervorragender Drogenkenner empfohlen und übrigens unserer Quelle zufolge sogar ihm wie ein Sklave zum Geschenk gemacht wurde.[437] Vielleicht hat er eine derartige Funktion ausgeübt. Berendes' ohne Angabe von Quellen getroffene Feststellung kann jedenfalls, soweit ich sehe, noch nicht als gesichertes Forschungsergebnis betrachtet werden. Dagegen ist es zweifellos richtig, dass die Araber diesen Beruf entfaltet und ihm einen festen Platz im Heilwesen gesichert haben. Ist doch die Drogenkunde auch in ihren – der mittelalterlichen Araber – Augen derjenige Zweig der Medizin, den sie nicht nur von den Griechen ererbt, sondern selber noch entscheidend bereichert haben.[438] Nach Dubler,[439] bekanntlich einem der führenden Fachleute auf die-

---

435 „Seit dieser Zeit (d.h. wohl frühe Abbasiden) kennen wir das Institut der Apotheke und die Ausübung der Pharmazie als ein selbständiges Gewerbe" (Gondeschapur ist nicht erwähnt!), vgl. Berendes, *Apothekenwesen* 61.

436 Nach Albert Dietrich, Artikel „al-ʿAṭṭār" in EI² bedeutete auch *ṣaidalānī* ursprünglich Parfümhändler.

437 *Huwa aʿlamu ḫalqi llāhi bi-ntiqādi l-adwiyati wa-ḫtiyāri ǧaiyidihā wa-nafyi radīʾihā* – b.a. Uṣaibiʿa, *ʿUyūn* I, 174 = B 245,21.

438 Vgl. z.B. Bürgel, *Averroes contra Galenum* 277.

439 Dubler, Mat. med. 345.

sem Gebiet, haben sie den etwa 1000 übernommenen Drogen an die 500 neue hinzugefügt. Demgegenüber ist es wohl nur eine in dem weit verbreiteten Verfallsklischee (vgl. unten S. 449 ff.) befangene Äußerung, wenn Ibn Riḍwān nur von etwa 30 neuen Drogen spricht und diesen die Zahl von 300 den Griechen noch bekannten und von den Arabern vergessenen gegenüberstellt.[440] Andererseits erscheint es zu hoch gegriffen, wenn ein um 545/1150 verfasstes Handbuch der Handelswissenschaft die Zahl der im Handel befindlichen Drogen auf rund 3000 veranschlagt, sofern hier nicht etwa andere Kategorien als bei Dubler zugrunde gelegt sind (etwa Einschluss von Parfümen etc.).[441]

Vielleicht kann man als ein Zeichen der zunehmenden Verselbständigung des Apothekerberufes auch den Umstand anführen, dass ar-Ruhāwī dem Arzt noch ein Drogen-Praktikum zur Pflicht macht, während ar-Rāzī nur wenige Jahrzehnte später in seinem oben wiedergegebenen Prüfungstraktat ein größeres pharmazeutisches Wissen seitens des Arztes ausdrücklich für überflüssig erklärt. Sicher ist das aber nicht; denn auch ar-Ruhāwī kennt bereits den Apotheker (*ṣaidanānī*) als feste Einrichtung und fasst ihn im Übrigen als im Rang dem Arzt untergeordnet auf – eine logische Konsequenz der von ihm ja besonders nachdrücklich vertretenen These, dass die Heilkunst (d.h. der Arztberuf!) die edelste Kunst sei (vgl. dazu auch am Ende dieses Kapitels). Der Arzt muss den Apotheker vermahnen, keine abtreibenden Mittel oder gefährlichen Gifte an Unbefugte zu verkaufen.[442] Ar-Ruhāwī fordert zudem das Praktikum vor allem im Hinblick auf die *Gefahren*, denen ein in Drogen unerfahrener Arzt ausgesetzt ist. Denn nicht nur kann ihm durch falsche Lagerung, unsachgemäße Zubereitung, falsche Dosierung und dergleichen Schaden entstehen, viel stärker bedroht ihn die Gefahr gefälschter Drogen!

Auf das Thema der Drogenfälschung treffen wir in unseren Quellen auffällig häufig; und da die solcherorten angeführten Beispiele meistens nicht die gleichen sind, darf man nicht zweifeln, dass hier vor allem eigene Erfahrungen bezeugt, und nicht nur alte Quellen ausgeschrieben wurden. Es wäre gewiss lohnend, diesen Gegenstand über die bereits vorhandenen Teilstudien hinaus (vor allem von Wiedemann und Ben Yahia, vgl. das Folgende) einmal zusammenfassend zu behandeln. Eine solche Aufgabe liegt außerhalb der Zielsetzung unserer Untersuchungen; doch würde sicherlich ein arabistisch gebildeter Pharmaziehistoriker auf dem bisher wenig begangenen Forschungsfeld manchen Fund feiern können.

---

440 Meyerhof/Schacht, *Controversy* 24.

441 Vgl. *Kitāb al-Išāra ilā maḥāsin al-tiǧāra* („Aufweisung der Vorzüge des Handels"), ed. H. Ritter, in *Der Islam* 7 (1917), 1–92; vgl. auch den Artikel „Adwiya" von B. Lewin, in: EI².

442 Ruhāwī, *Adab* fol. 67^a,15–16.

Wir beschränken uns darauf, auf die uns bekannt gewordenen Quellen hinzuweisen. Ar-Ruhāwī eröffnet auch hier den Reigen, wenn man von ein paar Beispielen in der Einleitung zu al-Kindīs *Kīmiyā' al-ʿiṭr* („Chemie des Parfüms")[443] absieht. Und was für ar-Ruhāwīs Beispiele gilt – er bringt sie im 6. Kapitel des *Adab* „Über die Dinge, welche der Arzt bei einfachen und zusammengesetzten Drogen beachten muss" –, lässt sich auch auf alle in späteren Quellen enthüllten Fälschungen ausdehnen: Bei gleichbleibendem Grundmotiv, nämlich teure Drogen durch billige Ersatzstoffe vorzutäuschen, reicht die Skala der letzteren von harmlosen bis zu lebensgefährlichen Mitteln.[444]

Beispiele finden sich weiter in ar-Rāzīs oben wiedergegebener Schrift über die Scheinoperationen, in den Ḥisba-Büchern von an-Nabarāwī und Ibn al-Uḫūwa, Ibn ʿAbdūn und as-Saqaṭī (vgl. oben s. 195 f.), sowie in einigen Kapiteln von al-Ǧaubarīs berühmter, schon erwähnter (vgl. oben s. 294) „Entdeckung geheimer Zwecke und Schlitzung von Schleier und Decke."[445]

Ben Yahia hat in einem kurzen Aufsatz sich dem Problem der Drogenfälschung und vor allem der Frage, ob und wie ihr gewehrt wurde, gewidmet. Der Muḥtasib, zu dessen Aufgaben auch die Überwachung des Drogenhandwerkes gehörte, war mangels Fachkenntnissen natürlich nicht selber in der Lage, eine wirksame Kontrolle auszuüben; er wählte daher einen Vertrauensmann (*amīn*) aus den Reihen der Drogisten (das gilt natürlich nur für größere Städte).[446] Zur Verhütung von Betrug bediente man sich sowohl technischer als auch moralischer Mittel. Erstere bestanden in mechanischen und chemischen Proben, wofür Ben Yahia einige Beispiele anführt, reichten aber nicht aus (*ne constituent pas une garantie suffisante contre les fraudeurs*), so dass der Muḥtasib auch zu letzteren greifen musste. Laut an-Nabarāwī muss er die Drogisten oft besuchen, um ihnen Furcht einzuflößen, namentlich durch Androhung von Strafen. Auch nimmt er ihnen einen Eid ab (ibid., 214). As-Saqaṭī ermahnt das Publikum zur Vorsicht – ein indirektes Eingeständnis der weitgehenden Ohnmacht gegenüber den Drogenfälschern.

---

443 Kindī, *Kīmiyā'*, ed. Garbers 4–6.

444 Ṣāʿid warnt nur allgemein vor gefälschten Drogen und empfiehlt dem Arzt, sich seltene Drogen, die ein Patient auf sein Rezept hin gekauft hat, vorzeigen zu lassen (*Tašwīq*, ed. Spies fol. 18^b–19^a; Taschkandi 96).

445 Außer dem 10. Kapitel über die Drogisten enthalten weitere Beispiele das 5. Kapitel über die Juden, das 14. über die Scharlatane (*aṭibbā' aṭ-ṭarīq*) und das 27. über die „Handwerker" (*aṣḥāb aṣ-ṣanāʾiʿ*); alle Stücke sind übersetzt von Wiedemann in „Über die Enthüllung der Geheimnisse der Gewürz- und Parfümeriehändler." Diese Liste ließe sich bei weiteren Quellenstudien ohne Frage noch stark erweitern.

446 Ben Yahia, Falsification 213.

Nun war aber natürlich nicht jeder Apotheker ein Betrüger; und ähnlich wie unter den Ärzten ja schon in der Antike sich eine eigene Berufsethik entwickelte, und zwar, wie Edelstein gezeigt hat (vgl. oben s. 216) nicht zuletzt aus dem Wunsch heraus, die echten von den falschen Ärzten unterscheidbar zu machen, so wird es auch im Apothekerhandwerk gewesen sein.

Ein Zeugnis für diese moralische Schildwacht finden wir in dem schon erwähnten, 658/1260 in Kairo verfassten Drogenhandbuch *Minhāǧ ad-dukkān* („Leitfaden für den [Drogen-]Laden") des jüdischen Drogisten al-Kūhīn al-ʿAṭṭār.[447] Das erste Kapitel dieses bis an die Schwelle der Gegenwart im arabischen Orient weitverbreiteten Werkes[448] ist betitelt: „Über die Eigenschaften, die jeder, der sich für geeignet hält (*istaṣlaḥa nafsahū*), den Drogistenberuf auszuüben, aufweisen muss, nämlich Zuverlässigkeit, Umsicht und Ehrfurcht, erstlich vor Gott und danach vor den Menschen."[449] Der Inhalt dieses Kapitels gipfelt in der Ermahnung: „Was du willst, dass man dir tu, das füge auch den andern zu!" (*an tuḥibba li-ġairika mā tuḥibbuhū li-nafsika*; vgl. Tobit 4,15; Matthäus 7,12; Lukas 6,31). Diesem Satz komme, sagt al-Kūhīn, eine gewaltige Bedeutung in der religiösen Gesetzgebung zu; wenn man ihn bedenke, werde man finden, dass er den Menschen abhält von Verrat, Betrug etc.

Es entspringt aus der gleichen Wurzel, wenn al-Kūhīn in der Einleitung seines Werkes betont, dass die Apothekenkunst die edelste nächst der Medizin sei (der er den obersten Platz mithin nicht streitig macht), da sie ihr ja als Werkzeug (*āla*) diene (*iḏ kānat hāḏihi ṣ-ṣināʿatu ašrafa ṣ-ṣanāʾiʿi baʿda ṣināʿati ṭ-ṭibbi iḏ kānat ālatan li-ṣināʿati ṭ-ṭibbi* etc.).

5 Verantwortlichkeit und Straffälligkeit

Die Frage der Verantwortlichkeit des Arztes erscheint bei ar-Ruhāwī – und ähnlich auch bei anderen Autoren – in einem doppelten Licht. Auf der einen Seite legt er den größten Wert darauf, dass die Kurpfuscher zur Verantwortung gezogen werden, auf der anderen sucht er der Möglichkeit, dass er selber oder seinesgleichen allzu leicht als Schuldige belangt werden, wenn ihnen ein Patient stirbt, von vornherein einen Riegel vorzuschieben. Das geschieht im Einzelnen auf folgende Weise:

447 Vgl. Dietrich, *Medicinalia* Nr. 62, wo aber das hier in der Hs. Veliyüddin 2554 benutzte erste Kapitel nicht indiziert ist.

448 Vgl. Goitein, Medical Profession 194: „… has remained so popular during the centuries that, as from 1870, it was printed in Egypt several times, one edition appearing as late as 1940."

449 Kūhīn, *Minhāǧ* 4–5; vgl. Chipman, *Pharmacy* 47–76.

Ar-Ruhāwī überträgt zunächst das Galenische Klischee von dem zeitgenössischen Verfall einer „bei den Alten" blühenden Heilkunst auf seine eigene Zeit, wobei er hinsichtlich des quantitativen Anteils der Kurpfuscher an der Gesamtheit derer, die sich zu seiner Zeit Ärzte nannten, sicherlich guten Grund dazu hatte, nur dass damals im Gegensatz zu der wirklichen Verfallsperiode der islamischen Kultur noch eine Elite fähiger Ärzte den Scharlatanen gegenüberstand. Ar-Ruhāwī sieht nur eine Möglichkeit, diesem „Verfall" zu wehren: den Eingriff staatlicher Macht. Im 17. Kapitel („In welcher Weise die Könige den unter den Ärzten eingetretenen Missstand beheben können, wie die Menschen durch die Medizin zu ihrer Wohlfahrt geleitet werden und wie das im Altertum war", *Adab* fol. 99[a]) bürdet er daher vor allem den Herrschern, daneben aber auch allen einflussreichen und gebildeten Persönlichkeiten, die Verantwortung auf, dem Quacksalbertum zu wehren, ja, er plädiert geradezu für eine staatliche Überwachung der gesamten Ärzteschaft. Dabei beruft er sich auf die Antike, die das in strenger Form geübt habe: Nur der approbierte Arzt durfte – so glaubt ar-Ruhāwī – praktizieren und das äußere Zeichen der Approbation sei gewesen, dass er den „Thron der Weisheit" (*kursīy al-ḥikma*), so genannt wegen seiner schönen Gestalt, habe besteigen dürfen. Noch heutzutage, fügt der Autor hinzu, stellen in Syrien einige diesen Stuhl auf. Ich vermute, dass ar-Ruhāwī hierbei auf einer Stelle in Ḥunains „Merkwürdigkeiten der Philosophen" (*Nawādir al-falāsifa*) fußt, die auch Ibn abī Uṣaibiʿa[450] zitiert und die Rosenthal in sein „Fortleben der Antike im Islam" aufgenommen hat. Da lesen wir folgendes:

> Wenn ein fürstlicher Schüler eine Wissenschaft völlig erlernt oder einige Weisheit oder literarische Bildung erworben hatte, stieg er an dem Festtage, an dem die Einwohner des Reiches sich in einem solchen (vorher beschriebenen) Haus versammelten, nach Gebet und Segensspruch mit der Krone auf dem Haupt und in edelsteinbesetzten Gewändern über Stufen zu einem *Sitz* (*maǧlis*) hinauf, der aus Marmor gefertigt und mit Bildern und Skulpturen versehen war, und diskutierte vor Zeugen die *Weisheit* (*ḥikma*), die er erworben hatte, und rezitierte das Stück literarischer Bildung, das er sich zu eigen gemacht hatte. Seinen Lehrer begrüßte und ehrte man und gab ihm Geschenke, und der Jüngling selber wurde auch geehrt und wegen seines Scharfsinns und Verstandes als ein Weiser betrachtet. Man ehrte auch die Tempel, stattete sie mit Vorhängen aus, entzündete Wachskerzen und brachte wohlriechenden Weihrauch dar.

450 Ibn abī Uṣaibiʿa, *ʿUyūn* I, 61 = B 95–96.

> Die Menschen selber waren auf allerlei Art und Weise ausstaffiert. *Das ist bis heute so bei den Ṣābiern und Magiern üblich.*
>
> ROSENTHAL, *Fortleben* 105 (Hervorhebungen und arabische Einschübe J.C.B.)

Ar-Ruhāwī hat offenbar den Satz „Das ist bis heute so …“, der sich doch eher auf die Tempelverehrung zu beziehen scheint, auch auf die Besteigung des „Weisheits-Thrones“ bezogen. Die Sabier hatten ihr Zentrum bekanntlich in Harran, im nördlichen Mesopotamien. Heute zur Türkei gehörig, liegt Harran für unsere Begriffe nicht auf syrischem Gebiet, gehörte aber nach ar-Ruhāwīs Vorstellung, wie seine Heimatstadt Edessa selber, zum ehemaligen Einflussbereich der syrischen Christen. Ganz sicher ist diese Erklärung der Ruhāwī'schen Stelle übrigens nicht, aber solange bessere Deutungen fehlen, bleibt sie relativ plausibel.

Und noch in einem weiteren Punkt beruft sich ar-Ruhāwī auf die Griechen; nämlich hinsichtlich der Notwendigkeit, ein Krankheitsprotokoll zu führen: Der griechische Arzt pflegte bei jedem Krankenbesuch zuerst um Zettel und Feder zu bitten, und alsdann den Tag der Krankheit, die Symptome und Anzeichen, sowie Diäten und Drogen, die er verschrieb, und schließlich den Eintritt und Verlauf der Krise zu notieren; diese Blätter pflegte er bei den Angehörigen des Kranken zu hinterlegen und sie nach Abschluss der Krankheit an sich zu nehmen, um sie bei glücklichem Ausgang als Anhalt für spätere ähnliche Fälle, oder aber bei negativem Ausgang zu seiner Rechtfertigung zu benutzen. In letzterem Fall wurde, sofern man dem Arzt die Schuld zuschob, ein Gremium von Fachleuten befragt, das dann die Notizen auf ihre Stichhaltigkeit, die Übereinstimmung der Symptome mit der Diagnose und dergleichen, sowie auf die Richtigkeit der Rezeptierung hin überprüfte. Erwies sich der Arzt dabei als schuldig, so wurde er aus der Zunft ausgestoßen (*lam yuʿāwid li-ṣ-ṣināʿa*), da ja sein Fehler eigentlich seine Hinrichtung erfordert hätte (*iḏ kāna l-ġalaṭu auǧaba l-qatla, Adab* fol. 101[a],15).

Was ar-Ruhāwī im Praeteritum lediglich als beispielhafte Gepflogenheit der Griechen wiedergibt, erscheint in den Ḥisba-Büchern von an-Nabarāwī und Ibn al-Uḫūwa als aktuelles Gebot in ganz ähnlichem Wortlaut, aber ohne den Bezug zur Antike. Der Passus schließt hier mit der Feststellung, dass die Angehörigen eines Verstorbenen von dem Arzt das Blutgeld (*diya*) fordern, falls sich dessen Behandlung als fehlerhaft erweise.

Die Feststellung der ärztlichen Schuld auf diese Weise erscheint freilich anfechtbar. Wir denken dabei weniger an die Tatsache, dass das Gutachten im Grunde von dem Wohlwollen der Sachverständigen abhing – das ist schließlich ein bis heute bei solchen Gremien nicht ganz auszuschließender Faktor! – als vielmehr daran, dass bei dieser Prozedur offenbar einerseits vorausgesetzt ist, dass jede bekannte Krankheit einen einheitlich festgelegten Verlauf nehme, andererseits die Möglichkeiten menschlichen Versehens und Versagens außer Betracht bleiben. Dass dies im Ernstfall anders war, zeigt ar-Ruhāwī selber, indem er diese Möglichkeiten da ins Spiel bringt, wo es ihm um die Rechtfertigung des fähigen Arztes geht. Stirbt einem solchen ein Patient, so ist die Schuld nicht beim Arzt sondern bei seinen Klienten zu suchen, die durch falsche Befolgung seiner Vorschriften oder sonstiges fehlerhaftes Verhalten seine Kur verdorben haben (*Adab* fol. 72^{b},16).[451]

Ṣāʿid ist in diesem Punkt viel nüchterner. In seinem 9. Kapitel („Was die Behandlung des Arztes verdirbt, und was zu seiner Entschuldigung gereicht in den Fällen, wo dies erforderlich ist")[452] führt er als Faktoren, die den Heilerfolg vereiteln können, an erster Stelle Fehler des Arztes, danach solche des Patienten und seiner Betreuer, sowie schließlich äußere Umstände an. Er bringt dann ein paar naheliegende Beispiele für ärztliche Irrtümer und verweist hierbei auch auf seine im 7. Kapitel („Anekdoten über ‚zurückgebliebene' [*mutaḫallif*] Ärzte und allerlei Lesefehler und Irrtümer, die ihnen unterlaufen")[453] gemachten, durch zahlreiche und mitunter recht amüsante Beispiele illustrierten Ausführungen über die (arabische) Schrift als Fehlerquelle (Kopistenfehler, Fehldeutung unpunktierter Texte). Abschließend stellt er fest, dass Ärzte, die sich aus Absicht oder Unwissenheit (d.h. mangelnder Ausbildung) falscher Behandlung schuldig machen, verflucht und aus der Ärzteschaft ausgestoßen werden. Versehen dagegen sind entschuldbar, denn der Mensch ist gegen Irrtum nicht gefeit.[454] Ähnlich bemerkt Ṣāʿid schon an früherer Stelle im Zusammenhang mit dem hippokratischen Eid: Wer Gifte, tödliche Drogen, Abortiva und dergleichen verabfolge oder auch nur Auskunft darüber erteile, für den sei der Sultan zuständig.[455]

Leider kennen wir – abgesehen von der häufig willkürlichen Bestrafung von Hofärzten – kein Beispiel, wo ein Arzt wegen einer tödlich ausgegangenen Behandlung zur Rechenschaft gezogen wurde, und müssen daher die Beantwortung der Frage, wie dies im Einzelnen praktisch geschah – denn auch das wenige, was wir über die Funktion des Sitten- und Gewerbevogtes wissen, ist rein theoretischer Natur – den eventuellen Ergebnissen späterer Quellenstudien vorbehalten.

---

451 Das ist, wie gesagt, auch die Auffassung des Autors der hippokratischen Schrift „Von der Kunst" (cap. 7 = Littré VI, 10, deutsch bei Diller, *Schriften* 192–193).

452 Ṣāʿid, *Tašwīq*, ed. Spies fol. 39^{b}, Taschkandi 133.

453 Ṣāʿid, *Tašwīq*, ed. Spies fol. 28^{a}, Taschkandi 110.

454 Ṣāʿid, *Tašwīq*, ed. Spies fol. 40^{a-b}, Taschkandi 134.

455 Ṣāʿid, *Tašwīq*, ed. Spies fol. 24^{b}–25^{a}, Taschkandi 105.

Im Übrigen ist aber Ṣāʿid genau wie ar-Ruhāwī und andere (vgl. oben S. 241) im Anschluss an Hippokrates der Ansicht, dass sich gerade der gute Arzt auf die Behandlung hoffnungsloser Fälle nicht einzulassen habe. Man geht wohl nicht fehl in der Annahme, dass dabei neben der vorgebrachten Sorge um das Ansehen der Heilkunst auch die Rücksicht auf die möglichen Konsequenzen für die eigene Person eine Rolle spielte.

VIERTER TEIL

Koordinaten und Perspektiven

1 Das griechische Erbe

Die Rezeption des griechischen Bildungsgutes – das man in diesem Zusammenhang mit einer bequemen und eingebürgerten Metapher häufig als Erbe bezeichnet – im mittelalterlichen Islam stellt bekanntlich eines der wichtigsten und reizvollsten, aber auch vielschichtigsten und schwierigsten Probleme dar.[1]

Wie ist diese Rezeption zu deuten? Als ein letztes gewaltiges fast schon sieghaftes Aufscheinen des seit Alexander in den Orient vorgetragenen, mit dem asiatischen ringenden griechischen Elementes, oder als ein jähes Überspringen des griechischen Funken aus dem sich verdunkelnden Abendland in den eben zu neuem Leben erwachten Orient? Als ein Verdienst des Islam oder als ein geistiger Prozess, der, eine Art kulturhistorischen Wunders, von einer überwiegend nicht muslimischen Minorität gegen die ihrem Wesen nach wissenschaftsfeindliche Orthodoxie in Gang und zum Tragen gebracht wurde? Und was bedeutete die Rezeption für die islamische Kultur, namentlich für deren Blüte von etwa 750 bis 1250? War sie Motor und Treibstoff jener geistigen Bewegung, oder lieferte sie nur die Materie, die der durch andere Faktoren,

1 Vgl. z.B. Gutas: *Greek Thought, Arabic Culture*; H.H. Biesterfeldt, *Hellenistische Wissenschaften und arabisch-islamische Kultur*; L. Richter-Bernburg, *Islamischer Hellenismus*; C.H. Becker, *Das Erbe der Antike im Orient und Okzident* (im Folgenden als „*Erbe*" zitiert), Grunebaum, *Islam and Hellenism* („heritage"). Kraemer hat unter Verweis auf P.E. Schramm, *Sphaira, Globus, Reichsapfel* (Stuttgart 1958, 177), Bedenken gegen die Verwendung der Metapher vorgebracht (*Das Problem der islamischen Kulturgeschichte* [im Folgenden als „*Problem*" zitiert], 39 mit Anm. 23). Mein Lehrer Albert Dietrich hat danach mit ausdrücklichem Einschluss dieser Bedenken („Ich bin mir der Fragwürdigkeit der hier und im folgenden verwandten Metapher selbstverständlich bewußt, ...", Dietrich, *Islam und Abendland* 9 mit Anm. 3) das gleiche Bild wieder verwandt. Ich teile diese Bedenken nicht. Weil „die Ost- und Westgoten, die Franken und Langobarden, die Iren und Angelsachsen" das Übernommene „mißverstanden", es „entstellten, indem sie es für ihre Zwecke zurechtbogen" geht laut Schramm die Metapher „am Wesentlichen vorbei" (nach dem Zitat bei Kraemer). Aber wieso hört ein Erbe auf Erbe zu sein, wenn es von den Erben nicht im Sinne des Erblassers verwandt wird? Für die naturwissenschaftlichen Übernahmen im Islam gilt nun aber überdies, dass sie weder missverstanden noch entstellt sondern durchaus einige Jahrhunderte lang im Sinne des Erblassers weiterentwickelt wurden.

 | DOI: 10.1163/9789004326163_006

vielleicht doch den langsam ins Säkulare sich wendenden Schwung der neuen Religion, in Bewegung gesetzte Geist für seine Betätigung benötigte? Diese und ähnliche Fragen drängen sich auf und harren einer Beantwortung, sollen hier aber nicht weiter verfolgt werden. Da jedoch keine andere Berufsgruppe der mittelalterlich-arabischen Gesellschaft sich so intensiv und so unausweichlich mit einem gewichtigen Teil des griechischen Erbes befassen und auseinandersetzen musste, wie die Ärzte – auf den griechischen Hintergrund ihrer Wissenschaft und ihres ganzen Berufslebens sind wir in den früheren Kapiteln ja oft genug gestoßen – ist es unerlässlich, dass wir dem Phänomen der Rezeption nun auch in einem gesonderten Kapitel unsere Blicke zuwenden. Es versteht sich von selbst, dass wir dabei nicht die ganze Problematik zu entfalten haben. Dies wäre schon deswegen nicht sinnvoll, da Jörg Kraemer in seiner zurecht berühmt gewordenen Studie über *„Das Problem der islamischen Kulturgeschichte“* eine Summe des damaligen Standes der diesbezüglichen Forschungsarbeiten gezogen hat, und zur Zeit die Studien dank neuer Mitarbeiter und inzwischen entdeckter oder erschlossener Quellen so in Fluss sind, dass eine erneute Summenziehung verfrüht wäre. Was wir auf den folgenden Blättern bieten wollen, ist ein durch den Rahmen dieser Untersuchungen begrenzter Beitrag, wobei sich aber gerade diese Begrenzung als anregend zu neuer Beleuchtung der alten Fragen erweisen mag.

a *Die orientalistische Diskussion über die Rezeption der Antike im Islam*

Die „alten Fragen“ mit ihren unterschiedlichen Antworten führt uns Kraemer vor Augen. Um die Beziehung des Folgenden zu jenen Fragen aufzudecken, ist es daher erforderlich, die Grundlinien seiner vor allem durch ihre stoffliche Reichhaltigkeit bedeutsamen Studie zu referieren.

„Das Problem der islamischen Kulturgeschichte“ erscheint bei Kraemer als ein doppeltes. Die Frage nach dem Wesen der islamischen Kultur wird gestellt als Frage nach deren Eigenständigkeit bzw. Einbezogenheit in den hellenistischen Kulturraum, und die Antwort dieser Frage hängt wiederum entscheidend davon ab, wie man die arabische Rezeption des antiken Erbes beurteilt. Kraemer führt seine ganze Diskussion im Zeichen dieser Antithese. Als Vertreter der „kulturunitarischen“ Theorie wird C.H. Becker genannt, für den der Islam „nichts anderes als weiterlebender, auf die Dauer sich aber immer mehr asiatisierender Hellenismus“ ist (*Erbe* 17), als Exponent der „kulturpluralistischen“ Auffassung Ernst Troeltsch, für den die menschliche Kultur nur in „streng gegeneinander abgegrenzten Kultur-Individualitäten zu finden“ ist (Kraemer, *Problem* 15), darunter der vorderasiatische, „schließlich in der islamischen Kultur sich einigende“ Kulturraum. Kraemer, der Troeltsch zuneigt, weist zunächst auf die starken orientalischen Wurzeln, die gegenüber der freilich überwältigenden Flut hellenischen Gutes leicht übersehen werden, hin; Altorientalisches (hier vermisst man einen Hinweis auf Alt-Ägyptisches, auch das Mesopotamische [Akkad, Sumer] ist nur angedeutet)[2] lebte vor allem im iranischen Bereich fort, Indisches und Chinesisches kamen unter dem Islam hinzu (gut dokumentiert). Wie sehr der Orient eine Welt *sui generis* war, zeigt gerade auch das orientalische Christentum, dessen Andersartigkeit bei aller unleugbaren Verwandtschaft der allgemeinen Geisteshaltung in Islam und christlichem Mittelalter nicht zu verkennen sei.[3]

Ungeachtet dieser orientalischen Verwurzelung ist aber dennoch die Rezeption des griechischen Gutes, wie gesagt, rein anteil- und umfangmäßig überwältigend, was Kraemer mit brillanter Gelehrsamkeit verdeutlicht. Wie steht es nun aber um die von Kraemer mit Troeltsch vertretene Eigenständigkeit der islamischen Kultur. Kraemer führt hierfür zunächst ein negatives Element an. Wie schon Becker vor ihm (dem es ja im Grunde auch vielmehr um die Unterschiede zwischen Islam und Abendland als um deren Verwandtschaft zu tun ist, was bei Kraemer nur am Rande zur Sprache kommt) (*Problem* 14; Näheres siehe unten) weist er auf die eigentümlichen Aussparungen in der islamischen Rezeption des griechischen Erbes hin (*Erbe* 33–34, *Problem* 35–36).[4]

Da diese negative Auswahl nun aber offensichtlich nicht genügt, das Eigenständige der islamischen Kultur zu erweisen, sucht Kraemer nach einem weiteren Begriff oder Aspekt und findet ihn in al-Ġazālīs Geisteshaltung, „dessen Lebenswerk für die Geschichte … der islamischen Kultur zentrale Bedeutung hat." Als den Kern dieser Haltung schält Kraemer eine bestimmte *Kultur des*

---

2 Zu denken ist hier etwa an das Weiterleben assyrischer Zaubermedizin, altägyptischer Jenseitsvorstellungen u.ä. – freilich Gebiete, auf denen die Forschung wohl das Entscheidende erst noch zu leisten hat.

3 Kraemer weist hier mit Recht darauf hin, dass die Stichhaltigkeit der These von der gleichen Geisteshaltung, die von Becker und später wieder von Grunebaum (vgl. *Der Islam im Mittelalter* 11–46, 1. Kapitel „Der Islam in der mittelalterlichen Welt: Stimmung der Zeit") vertreten worden ist, „von theologischer und religionswissenschaftlicher Seite noch eingehend geprüft werden" muss. In der Tat geht es wohl zu weit, wenn Grunebaum (l. c. 36) feststellt, dass „Christentum und Islam es sich leicht (machten), zu vergessen, daß, wo sie priesen und verdammten, dies im Gehorsam gegen die gleichen Werte geschah …"

4 Ar-Rāzī und Averroes werden hier zu Unrecht als quasi einzige sich über diese Art Rezeption hinausschwingende Geister herausgehoben. Ar-Rāzī verrät allerdings insofern „echt" griechischen Geist, als er sich prinzipiell zur Autoritätskritik bekennt, was aber andere Gelehrte seiner Ära auch getan haben; bei Averroes wird die gleiche Haltung getrübt durch seine praktisch bedingungslose Aristoteles-Ergebenheit, vgl. Bürgel, *Averroes ‚contra Galenum'* 285–286 und 314–315.

Herzens heraus, zu der al-Ġazālī allerdings selber erst nach langen geistigen Kämpfen und nach seiner Hinwendung zur Mystik als alter Mann gelangt ist: das Herz als subtilster vollkommenster Rezeptor aller Erfahrung und allen Wissens (im Grunde bricht hier Aristoteles in eigentümlicher Verwandlung wieder durch!). Damit ist sicherlich etwas Richtiges getroffen, aber es reicht doch als typisches Kennzeichen nicht aus; das Herz spielt als Gegenpol der Vernunft auch im Christentum, namentlich in seinen pietistischen Strömungen, ja keine geringe Rolle.[5] Auch wird damit nicht die mehrfach berührte Aussparung bei der Rezeption erklärt. Das Unbefriedigende dieser Kraemer'schen Lösung liegt aber wahrscheinlich im Grunde darin, dass überhaupt versucht wird, eine Formel zu finden, die den Unterschied zwischen islamischer und abendländischer Kultur allgemeingültig zum Ausdruck bringen soll. Das ist deswegen nicht möglich, weil diese beiden Größen in sich viel zu komplex sind, als dass sie *en bloc* verglichen werden könnten. Was für die Erben der Antike gilt, gilt aber auch für das Erbe selber: es ist komplex, und wenn Einwände gegen das Bild vom „Erbe" vorzubringen sind, dann gegen seine Undifferenziertheit.

In späteren Beiträgen zum Problem der Rezeption ist denn auch vor allem versucht worden, seiner Klärung durch Differenzierung näher zu kommen. Grunebaum hat das „Erbe" in ein klassisches und ein nachklassisches gegliedert, letzteres die hellenistischen, orientalisierten, bzw. gnostizisierten Elemente umfassend.[6] Für die wesentliche Funktion des Hellenismus im Islam spielt diese Unterscheidung laut Grunebaum aber keine Rolle; er nennt diese eine dreifache, und führt an „rationalized forms of thought", „the art of systematization", „tested logical procedures and the ability to discuss generalities on the appropriate level of abstraction. It even supplied, in some cases prepared sets of concepts and, almost everywhere, satisfactory principles of classification" (*Tradition* 163).

Goitein hat sich angeschickt, das Problem durch eine Periodisierung der islamischen Geschichte seiner Lösung zuzuführen. Er bezeichnet die Blüte der islamischen Kultur, „the great period, which was characterized by the preponderance of Hellenism in the cultural field and by the middle class, as far as social organization is concerned" als „the intermediate civilization." In dieser

5 Dies muss gesagt werden, obwohl sich Kraemer ausdrücklich, jedoch ohne stichhaltige Begründung, gegen einen solchen Einwand verwahrt.

6 „Islam and Hellenism" in *Islam. Essays in the Nature and Growth of a Cultural Tradition* 159–167: „It is perhaps the most important element in the development of Islam and Muslim civilization that they have undergone the influence of these two ‚sets' of ancient thought and mood" (l. c. 161).

Periode, sagt Goitein im Hinblick auf das Niveau der Rezeption „the disciple was worthy of his master." Alles, was einen griechisch-gebildeten Menschen auszeichnet „his inquisitive mind, his gift of observation, his striving for a well-balanced total view of the world and his refined, urbane behavior" haben eine Reihe führender Geister jener Epoche verkörpert. Auf dem Gebiet der Vergleichenden Religionswissenschaft, so stellt Goitein im Hinblick auf den gewaltigen Unterschied zwischen der Darstellung des jüdischen Glaubens bei Tacitus und in aš-Šahrastānīs „Buch der Religionen und Sekten" fest, habe diese Epoche sogar ihre Lehrmeister übertroffen.[7]

Mit dem Ausklingen der „Intermediate Civilization", bedingt durch die Herrschaft ausländischer Söldner, durch den Niedergang der Mittelschicht (deren Bedeutung Goitein ja besonders heraushebt) und die Verdrängung eines freien merkantilen Wirtschaftssystems durch krassen Feudalismus, sowie schließlich durch den zunehmenden Einfluss der muslimischen Geistlichkeit auf die Organisation des Staates (*Institutions* 68), verblasste das hellenistische Element, und es blieb schließlich nur der Islam übrig. Denn dieser kann laut Goitein nicht mit Becker als „asiatisierter Hellenismus" definiert werden, sondern vielmehr als hellenisierter Islam, dies aber uneingeschränkt nur während der genannten Epoche (l. c. 69).

Ähnliches lesen wir auch in Grunebaums Kapitel „Islam and Hellenism": Während der Hellenismus im 4./10. Jahrhundert eine Kraft darstellte, die den Fortbestand der islamischen Lehre zu bedrohen schien („threatened to promote the disintegration of Islamic doctrine"), waren zwar um 1100 die formalen Handhaben, die der Islam vom Hellenismus übernommen hatte („the formal offerings of Hellenism") fest im islamischen Geiste, verwurzelt. „Nonetheless, much of the subsequent intellectual development in Islam can only be described as a process of more or less conscious elimination of Hellenism …" (*Tradition* 164–165) über diese bewusste Eliminierung des Griechischen werden wir aus dem Bereich der Medizin im folgenden Kapitel noch Näheres hören.

7 Vgl. Kapitel „The Intermediate Civilization" in Goitein, *Studies in Islamic History and Institutions* 54–70, bes. 66–70. Man könnte auch Galen nennen, dem Maimonides sogar ausdrücklich vorwirft, in seinen Behauptungen über Moses falsch informiert zu sein; allerdings handelt es sich dabei doch nicht um so grobe Behauptungen wie die des Tacitus, die Juden beteten in Jerusalem im Tempel einen Esel an! (Zu diesen Ausführungen des Maimonides vgl. unten). Dennoch wird einem bei Grunebaums Feststellung insofern nicht ganz wohl, als es doch auch in der „Intermediate Civilization" an Fehlinformationen über Juden und Christen nicht gefehlt hat, ja infolge der von der biblischen Tradition abweichenden Offenbarungen des Korans den Muslimen gar nichts anderes übrig blieb, als alle damit nicht übereinstimmenden Aussagen als Fälschungen zu denunzieren!

Grunebaums und Goiteins Äußerungen zum Rezeptionsproblem laufen also, wenn wir zu der von Kraemer formulierten Antithese zwischen Kulturunitarismus und -pluralismus zurückkehren, im Grunde darauf hinaus, dass in jener Epoche, die man in losem Anschluss an Goitein und parallel zu Minorskis „iranischem Intermezzo" nun versucht ist, als „hellenistisches Intermezzo" zu bezeichnen, das griechische Ferment so stark war, dass ungeachtet gewisser Aussparungen (die sich radikal ja nur auf die griechische Dichtung und Plastik, nicht so sehr dagegen auf das humanistische Bildungsideal beziehen) von einer der abendländischen Kultur eminent geistesverwandten Epoche gesprochen werden kann und muss, dass danach dagegen der Islam sich erst eigentlich konsolidierte und damit sich in einer Weise von unserer Kultur entfernte, die ihn zu einer eigenen Kultur-Individualität werden bzw. eine solche nach Überwindung des „Intermezzos" zurückfinden ließ. Dieser Auffassung schließen wir uns an.

Grunebaum hat darüber hinaus die Zwiegesichtigkeit des Erbes hervorgehoben. Allerdings fragt es sich, ob es berechtigt ist, das orientalische Element des griechischen Erbes einfach unter dem Begriff des „Nachklassischen" zusammenzufassen. Schon Becker hat ja darauf hingewiesen, dass mit den von Schaeder herausgehobenen Begriffen *Paideia* und *Soteria* zwar „der theoretische Gegensatz zwischen orientalischem und griechischem Geist ... richtig charakterisiert, ... in der Praxis (der griechischen Geisteskultur jedoch) so früh eine wechselseitige Beeinflussung eingetreten (sei), daß wir wirklich manchmal nicht wissen, ob der antike oder der orientalische Geist in der Mischung überwiegt", und er fragt ironisch, „ob nicht Platos einzigartige Wirkung gerade daraus sich erklärt, daß sein Ingenium griechisches Denken und orientalische Religiosität miteinander zu verbinden wußte" (Becker, *Erbe* 11). Und an anderer Stelle liest man: „Der antike Geist hat nicht nur befreit, er hat auch gebunden. Ohne Aristoteles keine Scholastik" (l. c. 34). Trotzdem argumentiert Becker mit Begriffen wie „rein griechisch", „echte Antike" etc. (l. c. 32, 34), nämlich dann, wenn er das meint, was er und ein gewichtiger Teil des gebildeten Abendlandes darunter verstehen; Vorstellungen wie „der autonome Geist der echten *Paideia*", der „Durchbruch der autonomen Persönlichkeit" (l. c. 34) u. ä. m. Damit zeigt sich aber, dass hier ein bestimmtes Ideal, das in der Antike zwar vorhanden, aber durchaus nicht ihr einziges Lebensideal war, zum „echten" erhoben wird, weil man es als das dem eigenen Wesen gemäße empfindet. Becker hat durchaus ein Gespür für diesen Tatbestand, wenn er davon spricht, dass das Entscheidende für diese Auswahl „die menschliche Kongenialität der geistigen Führerpersönlichkeiten des Abendlandes war" (l. c. 37), während auf der anderen Seite im Orient „das blutsmäßige Bedürfnis" (geschrieben 1931!) gefehlt habe, ein „ähnliches Schrifttum autonomen Menschentums" zu schaffen. Hiermit ist etwas angedeutet, was Becker in anderem Zusammenhang noch näher berührt. Den Umstand, dass die Italiener der Renaissance an den antiken Ruinen und die modernen Ägypter an den Pyramiden ihr nationales und persönliches Selbstbewusstsein entzündeten, deutet er wie folgt: „Hier wie dort sind aber die Reste der Vergangenheit nur die Instrumente und Symbole, deren sich der gewandelte Zeitgeist als Manifestation seiner neuen Selbstdarstellung bedient“ (l. c. 33–34).

Mir scheint, dass man diese Aussage, *mutatis mutandis* und mit bestimmter Beschränkung, auch auf die Rezeption des antiken Erbes übertragen kann. Denn natürlich gilt das nicht für den positiven, empirisch gesicherten Inhalt der Wissenschaft, dafür aber umso mehr für jenen in dem „Erbe“ so reich enthaltenen Stoff, der spekulative Theorien, Lebensart, Bildung und Weltanschauung betrifft. Hier wird Rezeption tatsächlich zu einer Art Selbstbestätigung.[8] Der Mensch braucht Leitbilder, er schafft sich solche nach seinem Geschmack und er liebt es, sie in die Vergangenheit, namentlich eine heroische, zu projizieren. Bis in die Gegenwart lässt sich ja dieses Phänomen, etwa in der Idealisierung des Urislams und des Urchristentums gemäß heute herrschenden Normen beobachten. Der einzelne mag hierin relativ frei sein. Die Systeme stehen unter dem Zwang ihrer Ideologien. Sie müssen sie zeitgemäß interpretieren, um sie am Leben zu erhalten. Diese Interpretation aber muss autoritär sein, und daher wird, wer von ihr abweicht, als Ketzer oder „Revisionist“ bezeichnet.

Es waltet hier also ein eigenartiges und schwer zu entwirrendes Wechselverhältnis, in dem einerseits die Vergangenheit – scheinbar oder wirklich – Normen schafft, auf der anderen Seite gegenwärtige Leitbilder in die Vergangenheit projiziert werden, wenn dies auch nicht notwendig durch verfälschende Idealisierung geschehen muss, sondern sich, wie im Falle der Rezeption des griechischen Erbes, lediglich in einer einseitigen Auslese dokumentieren kann.

Unter diesem Aspekt lässt sich nun auch die Rezeption des „ärztlichen Lebens“ der Antike im Vorderen Orient sehen. So sehr nämlich fraglos gerade

---

8 Man vgl. auch, was Leibbrand über die Deutung des „Gesamtgeistes“ des *Corpus Hippocraticum* sagt: „Der Idealist projiziert jeweils hinein, was er vom Hellenentum dieses platonischen Zeitalters hält. Der eine redet von der nun erwachenden wissenschaftlichen ‚Erfahrung‘, als sei sie etwa die von uns am Krankenbett gemeinte. Der andere rühmt zugleich die Aufgabe von Mythos und Spekulation, als habe Hippokrates alle Philosophie zugunsten einer Bacon'schen Erfahrung über Bord geworfen. Wieder ein anderer ist begeistert befangen vom Sinnlichkeitszug des hellenischen Menschen, der ‚finit‘ hinschaue, sozusagen tektonisch gerichtet sei. Für ihn ist der Hellene nach Bergson der Mann des unbestechlichen Wirklichkeitssinns, wie er schon in Homers Beschreibungen des Alltags auftrete. Diepgen sieht in den Hippokratikern den ‚Geist der Aufklärung‘ …“ (Leibbrand, *Heilkunde* 33).

auf diesem Sektor das „Erbe" normierend gewirkt hat, so fehlt es doch auch hier nicht an Auslese und Projektion, namentlich was das Galen-Bild anlangt. Dass dabei das in unseren arabischen Quellen Dargebotene häufig auf früheren Vorlagen beruht, die mindestens bis in die christlich-syrische, z.T. aber sicherlich sogar in die alexandrinisch-griechische Schicht zurückreichen mögen, ist mit an Sicherheit grenzender Wahrscheinlichkeit anzunehmen, kann aber hier nicht weiter untersucht werden.

b *Bemerkungen zur Rezeption der vorgalenischen Antike bei Ibn abī Uṣaibiʿa*

Bevor wir uns dem Galen-Bild in einigen arabischen Quellen zuwenden, mag es gut sein, durch einen kurzen Blick auf die übrigen größeren Biographien antiker Ärzte und Philosophen in Ibn abī Uṣaibiʿas „Nachrichten-Quellen" uns einen allgemeinen Eindruck von der spezifischen Art der Rezeption der Antike bei diesem wichtigen Autor und Arzt zu verschaffen.

Sein Werk enthält in den fünf Kapiteln über vorislamische Ärzte neben einigen kürzeren Biographien (Apollon,[9] Ġūrus [bisher nicht gedeutet], Mīnus [Menippos?],[10] Parmenides, Plato der Arzt, Asklepius II., Alexander von Aphrodisias u.a.) acht große Biographien, nämlich von Asklepius, Hippokrates, Pythagoras, Sokrates, Plato, Aristoteles, Galen und Johannes Philoponos. Diese großen Biographien weisen bei aller Diffusheit und Zufälligkeit in Form und Inhalt doch gewisse äußere Gemeinsamkeiten auf. So enthalten sie meist Angaben über die Abstammung, und Namenserklärungen, die neben der richtigen Bedeutung häufig noch eine phantastische Etymologie geben. So wird „Hippokrates" zunächst richtig mit „Pferde-Zähmer" (*ḍābiṭ al-ḫail*) erklärt, dann aber folgen – mit *wa-qīla* „man sagt auch" eingeleitet – als weitere Übersetzungen „der die Gesundheit Festhaltende" oder „der die Geister Festhaltende"; „Galen" wird zunächst mit „still oder ruhig" erklärt, dann – wieder als „man-sagt" Überlieferung – mit „tugendsam" (*fāḍil*); „Dioskurides" wird folgendermaßen etymologisiert: „*Diyasqūrī*" bedeutet auf griechisch „Bäume", „*dūs*" bedeutet „Gott" (θεός!) d.h. „Gott ist sein Inspirator bezüglich Bäumen und Pflanzen."[11] Zum festen Bestand gehört meist auch ein kurzer Passus über das Äußere und den Charakter des Biographierten. Und am Ende der biographischen Notizen bzw. innerhalb der gleich zu erwähnenden Weisheitssprüche folgt in mehreren Fällen die Inschrift des Siegelringes, meist irgendeine Platitude, bei Hippokra-

9 Dafür im Text irrtümlich Īlaq bzw. Īla; vgl. aber die „Lesarten" zu b.a. Uṣaibiʿa, *ʿUyūn* I, 15,21 und 21,21; richtig steht der Name bei Ibn Ǧulǧul, *Ṭabaqāt* 15.

10 Vgl. Rosenthal, *Fortleben* 53 und ders. (ed.), Isḥāq b. Ḥunain, *Taʾrīḫ* 75, note 2.

11 Ibn abī Uṣaibiʿa, *ʿUyūn* I, 35,14 = B 59,3.

tes und Galen aber wenigstens auf Medizinisches bezogen: „Ein Kranker, der Appetit hat, ist meiner Meinung ein hoffnungsvollerer Fall (*arǧā ʿindī*) als ein Gesunder, der auf nichts Appetit hat."[12] Und (Galen): „Wer seine Krankheit verheimlicht, vereitelt ihre Heilung."[13] An die auf die Vita bezüglichen Notizen schließen sich in den Biographien von Hippokrates, Pythagoras, Sokrates, Plato, Aristoteles und Galen umfangreiche Apophthegmen-Sammlungen an.[14] Den Abschluss bildet hier wie auch in allen späteren Biographien – sofern ein Anlass dafür besteht – das Schriftenverzeichnis.

Ibn abī Uṣaibiʿa hat für diese Biographien zahlreiche arabische bzw. aus dem Griechischen übersetzte Quellen benutzt,[15] so für die mythischen Anfänge der Medizin den Galen zugeschriebenen Kommentar zum „Eid" des Hippokrates (vgl. oben s. 68), für Asklepius' Biographie u. a. Platos „Gesetze" und „Politik",[16] für Galens Biographie mehrere von dessen Schriften (darüber vgl. unten), ferner die verlorene „Geschichte der Philosophen" des Johannes Philoponos. An arabischen Quellen benutzte er häufig Ḥunains „Merkwürdigkeiten der Philosophen" (*Nawādir al-falāsifa*), die kleine „Ärzte-Geschichte" (*Taʾrīḫ al-aṭibbāʾ*) von Isḥāq ibn Ḥunain und al-Mubaššir ibn Fātiks „Ausgewählte Weisheitssprüche" (*Muḫtār al-ḥikam*), ferner Abū Maʿšar al-Balḫīs „Buch der Tausende" (*Kitāb al-Ulūf*),[17] die „Anmerkungen" (*Taʿālīq*) des „Logikers" as-Siǧistānī,[18] Ibn Ǧulǧuls „Klassen der Ärzte und der Weisen" und Ibn Riḍwāns „Nützliches Buch über den medizinischen Unterricht."[19] Die Benutzung weiterer ungenannter Quellen ist wahrscheinlich.

Die Biographien tragen zwar kein durchaus orientalisches Gepräge, enthalten aber auch nichts, was sie von den später folgenden als typisch „griechisch" abheben würde oder orientalischem Empfinden ungemäß erschiene.

---

12 Ibn abī Uṣaibiʿa, *ʿUyūn* I, 28,11–12 = B 49,10–11.

13 Ibn abī Uṣaibiʿa, *ʿUyūn* I, 89,1–2 = B 131,19–20 – Zur Literaturgattung vgl. Löwenthal, *Honein Ibn Ishâk*, Einleitung. Die Sinnsprüche sind auch Quelle Ibn abī Uṣaibiʿas.

14 Ungefähre Zahlen (eine genaue Zählung ist kaum möglich, da sich manchmal nicht entscheiden lässt, wo ein Ausspruch endet und ein neuer beginnt): Hippokrates 50, Pythagoras 40, Sokrates 14 + 93, Plato 64, Aristoteles 85, Galen 33.

15 Die in Asklepios' Biographie erwähnten „syrischen" *Aḫbār al-ǧabābira* hat er zweifellos auch in arabischer Übersetzung benutzt (b. a. Uṣaibiʿa, *ʿUyūn* I, 15 = B 30).

16 Ibn abī Uṣaibiʿa, *ʿUyūn* I, 16,4 und 6 = B 31,1 und 3.

17 Ibn abī Uṣaibiʿa, *ʿUyūn* I 16,22 = B 31,19.

18 Ibn abī Uṣaibiʿa, *ʿUyūn* I 15,13 = B 29,13.

19 Ibn abī Uṣaibiʿa, *ʿUyūn* I, 24,-1 = B 44,12. An dieser Stelle wird zwar nur der Verfasser erwähnt, doch lässt der Inhalt des Zitates darauf schließen, dass die genannte von Ibn abī Uṣaibiʿa auch später benutzte und namentlich genannte Schrift zugrunde liegt (vgl. I, 105,-1 = B 154,10).

Eher muss man sich wundern, dass das islamische Empfinden nicht eine stärkere Reduzierung der „Gottähnlichkeit" der antiken Arzt-Philosophen erfordert hat. Wieviel dem Orientalischen uns homogen Erscheinendes diese Biographien tatsächlich enthalten, mögen die folgenden vornehmlich unter diesem Gesichtspunkt ausgewählten Inhaltsproben andeuten.[20]

Asklepius[21] wird hier als historische Persönlichkeit geschildert, der „Führer (bzw. ‚Herold') der Medizin" (*imām aṭ-ṭibb*),[22] der die Medizin im Tempel des Apollon zu „Rūm" fand – unser Autor setzt diesen wenig später dem von Asklepius selber gegründeten Heiligtum gleich! –, der kraft göttlicher Eingebung (*ilhām min Allāh*) bzw. göttlicher Kraft oder Stärkung (*taʾyīd ilāhī*)[23] so hoffnungslose Fälle heilte, dass die Menge glaubte, er wecke Tote auf,[24] und an dessen Grab man Heilung suchte.[25] Nach al-Mubaššir „war dieser Asklepius ein Schüler des Hermes und reiste mit ihm, und als sie Indien verließen, und nach Persien kamen, ließ er ihn in Babel zurück, damit er dort das Gesetz unter den Menschen aufrichte." Hermes wird dann mit dem alttestamentlichen Henoch und dem koranischen Idrīs identifiziert.[26] Nach anderen sei er Schüler Agathodaimons, „eines der griechischen und ägyptischen Propheten gewesen."[27]

Hippokrates war „ein Arzt vollkommen an Tugend, der sprichwörtliche Arzt-Philosoph,[28] der schließlich sogar göttliche Verehrung genoss (*balaġa l-amru*

20 Auf eine quellen- und inhaltskritische Bearbeitung musste an dieser Stelle weitgehend verzichtet werden. Das wird jeder begreifen, der sich die enormen Schwierigkeiten eines solchen Unterfangens vor Augen stellt. (Vorbild müsste etwa Rosenthals „Oath" sein). Das Ziel der folgenden Darlegungen wird durch besagten Verzicht nur insofern berührt, als im Einzelnen manchmal offen bleiben muss, wer für die „orientalische" Auswahl oder Tünche verantwortlich ist. Für Galens Biographie hat Ibn abī Uṣaibiʿa aber selber so zahlreiche Quellen, darunter auch Galenschriften, benutzt, dass von einer eigenen Wahl und mithin von einem „Galen-Bild Ibn abī Uṣaibiʿas" durchaus gesprochen werden kann.

21 Vgl. Strohmaier, Asklepios 151–158.

22 Ibn abī Uṣaibiʿa, *ʿUyūn* I, 15,13 = B 30,1.

23 Ibn abī Uṣaibiʿa, *ʿUyūn* I, 15,20 und 16,5 9 = B 30,8 und 31,2.

24 Ibn abī Uṣaibiʿa, *ʿUyūn* I, 17,18 = B 33,3.

25 Ibn abī Uṣaibiʿa, *ʿUyūn* I, 16,2 = B 30,-2.

26 Vgl. EI², s.v. „Idrīs."

27 Ibn abī Uṣaibiʿa, *ʿUyūn* I, 16 = B 31; vgl. EI², s.v. „Hirmis."

28 … *ṭabīban kāmila l-faḍāʾili tuḍrabu bihi l-amṯālu „ṭ-ṭabību l-failasūfu"* etc.; zu vergleichen ist Isḥāqs *Taʾrīḫ al-aṭibbāʾ* ed. Rosenthal 67,11: *kāmilu l-faḍāʾili ʿālimun bi-sāʾiri l-ašyāʾi llaḏī bihī yuḍrabu l-maṯalu aʿnī „ṭ-ṭabību l-failasūfu"* etc. In al-Yaʿqūbīs „Chronik" (I, 107,1–3; vgl. oben S. 156) heißt es: „Es wird gesagt, dass der erste Weise, der ein Buch verfasst und eine Wissenschaft kodifiziert hat, Hippokrates war. Nach seiner Philosophie (!) richten sich die Weisen in der Medizin und auf ihn geht ihr Wissen zurück."

bihī ilā an ʿubida), er verstärkte die Möglichkeiten der Kunst des Analogieschlusses und der Erfahrung gewaltig. Er lehrte die Fremden die Medizin, und machte sie seinen Kindern gleich, da er fürchtete, die Medizin könnte untergehen und aus der Welt verschwinden."[29] So fasst Ibn abī Uṣaibiʿa den Inhalt seiner Hippokrates-Biographie (am Ende des voraufgehenden Abschnittes über Asklepius II.) zusammen. Auch Hippokrates verfügte über „göttliche Kraft" (*taʾyīd ilāhī*).[30] Er war der erste, der die Medizin in Büchern kodifizierte.[31] Er soll auch der Erfinder des Krankenhauses gewesen sein.[32] Dass er den Hofdienst ablehnte, um sich den Armen widmen zu können, wurde früher schon ausgeführt (oben S. 349).

Ein Bewusstsein dafür, dass das Hippokrates-Bild idealisiert worden ist, findet sich in einer Schrift al-Fārābīs, allerdings nur im Hinblick auf sein wissenschaftliches Werk. Galen wird der Vorwurf gemacht, dieses mit fragwürdigen Methoden von Fehlern gereinigt, auf der anderen Seite aber Aristoteles als Naturwissenschaftler allzu streng beurteilt zu haben.[33]

Empedokles lebte zur Zeit des „Propheten" (i. e. Königs) David und war Schüler („übernahm die Weisheit") des (legendären arabischen) Weisen Luqmān.[34]

Pythagoras lernte die Weisheit von den Gefährten des Salomo in Ägypten (soll andererseits aber zur Zeit des Kyros und Kambyses gelebt haben), als sie aus Syrien dorthin kamen. Er verkündete die Existenz einer oberen Lichtwelt, deren man durch Befreiung von den irdischen Lüsten teilhaftig wird. Als Tempelhaupt und Oberpriester verzehrte er Speisen, die weder hungrig noch durstig machen; die Rezepte werden anschließend mitgeteilt. Sein Lebensideal war die Symmetrie. Er soll der erste gewesen sein, der Gütergemeinschaft (Kommunismus) gelehrt hat. Als Arzt heilte er Kranke und bewahrte Gesunde, namentlich aber heilte er seelische Leiden teils durch Prophetie, teils durch göttliche Musik, „mit welcher er (andererseits) die Schmerzen des Körpers zum

---

29 Ibn abī Uṣaibiʿa, *ʿUyūn* I, 23,-1 = B 42,-4.

30 Ibn abī Uṣaibiʿa, *ʿUyūn* I, 24 = B 43, Anfang der Biographie.

31 Ibn abī Uṣaibiʿa stellt allerdings fest, dass das im Widerspruch zu der Überlieferung steht, wonach der Arzt Plato die Schriften der Empiriker und Methodiker verbrannt haben soll (*ʿUyūn* I, 23 = B 41–42). Auch wird ja in der Hippokrates-Biographie berichtet, dass man schon vor ihm das, was man brauchte, schriftlich fixiert habe, obzwar in verschlüsselter Form. Über Hippokrates' eigene drei Formen der Abfassung vgl. oben S. 342.

32 Ibn abī Uṣaibiʿa, *ʿUyūn* I, 27,1 = B 47,15 – So auch in Ibn al-Maṭrāns „Garten der Ärzte", der das „Buch der Hospitäler" von Zāhid al-ʿUlamāʾ als Quelle nennt.

33 Vgl. Bürgel, *Averroes ‚contra Galenum'* 287.

34 Diese Verknüpfung ist noch harmlos im Vergleich zu einer anderen, die wir unten S. 434 mitteilen.

Leben erweckte“ (Text gestört?). Die Biographie schließt nach mancherlei Einzelheiten aus Pythagoras’ Leben, die hier übergangen werden können, mit der Erzählung von seinem Ende: Kylon,[35] ein reicher hartherziger und prahlerischer Mensch, ist von Pythagoras ermahnt worden, sich um das Heil seiner Seele zu kümmern. Darauf bezichtigt er Pythagoras des Unglaubens (*kufr*), überfällt mit seinen Anhängern Pythagoras’ Freundeskreis, lässt die Entkommenden verfolgen und schließlich den Tempel, in den sie sich flüchten, in Brand stecken.

Die Biographie des *Sokrates* wird beherrscht von seiner Hinrichtung und den letzten mit seinen Freunden verbrachten Stunden (Übernahmen aus Platos „Phaidon“). Von ihm erfahren wir im Übrigen, dass er absichtlich die dümmste Frau heiratete, um sich an die Dummheit der Massen zu gewöhnen, dass er Geld als Belohnung ablehnte und dass er die Philosophie für zu erhaben hielt, als dass sie in Büchern niedergelegt werden dürfte. Unter seinen Weisheitssprüchen finden sich einige, die vor der Bosheit der Weiber warnen, z. B. „Kein Schade ist schädlicher als die Torheit und kein Übel übler als die Weiber. Er erblickte ein Mädchen, das schreiben lernte. Da sagte er: ‚Vermehrt nicht das Übel um Übel‘.“[36] Und er sprach: Wer sich vor den Listen des Satans retten will, soll nie einer Frau gehorchen; denn die Frauen sind wie eine aufgerichtete Leiter, ohne deren Besteigung der Satan (uns) nicht überlisten kann. Und er sagte zu einem Schüler: „Wenn du die Frauen nicht entbehren kannst, dann begegne ihnen, als wenn du von einem Aas äßest, denn davon isst du nur im Notfall!“ etc.

Wenig zu sagen ist in unserem Zusammenhang über die Biographien von Plato und Aristoteles. Vermerkt sei, dass *Plato*, „der griechische heilkundige Philosoph“, nach Ägypten gereist sein und dort die Lehre der Pythagoreer kennengelernt haben soll, die er sich dann hinsichtlich der theoretischen Erkenntnisse (*al-ašyāʾ al-maʿqūla*) zu eigen machte, während er in den praktischen Fragen der Lebensführung (*umūr at-tadbīr*) Sokrates folgte. Nach Athen zurückgekehrt, gründete er zwei „Häuser der Weisheit“ (*baitai ḥikma*),[37] worin ihm später der Kalif al-Maʾmūn in Bagdad folgen sollte![38] Bezeichnend ist auch die

35 Vgl. Porphyrius, *Vita Pythagorae*, c. 54–55.

36 Dies in Übereinstimmung mit der in derartigen Sammlungen öfters begegnenden Auffassung, dass die Belehrung des Toren nicht nur nutzlos sei, sondern sogar seine Torheit vermehre; so schon unter den Gnomen des Asklepios: *taʿlīm al-ǧāhil izdiyād fī l-ǧahl* (b. a. Uṣaibiʿa, *ʿUyūn* I, 21 = B 38).

37 Ibn abī Uṣaibiʿa, *ʿUyūn* I, 50,19.

38 Zur Herkunft des Begriffs *bait al-ḥikma*, siehe Gutas, *Greek Thought* 54.

Beschreibung seines Äußeren, nämlich im Hinblick auf die Bedeutung, die die Antike wie der Islam der Physiognomik beimaß:

> Er war ein Mann von brauner Hautfarbe, ausgewogener Statur, schönem Gesicht, vollkommenen Zügen, von schönem Bart, mit wenig Wangenbart, er war schweigsam und sprach leise (*ḫāfiḍ*). Er hatte blauschwarze Pupillen in blitzender Weiße, und ein schwarzes Mal am unteren Kinn; sein Körper war kraftvoll, seine Rede angenehm. Er liebte die Einöden und Wüsten, und man konnte meist auf seinen Aufenthalt schließen anhand der Stimme seines Weinens, die man auf zwei Meilen Entfernung in den Einöden und Wüsten vernahm.
>
> AL-MUBAŠŠIR IBN FĀTIK ap. IBN ABĪ UṢAIBIʿA, *ʿUyūn* I, 51,1–5

Aristoteles, „der Philosoph der Rūm, ihr Gelehrter, ihr Genie und ihre Koryphäe, ihr Rhetor und ihr Arzt" – das „Siegel ihrer Weisen", wurde wie Pythagoras und Sokrates des Unglaubens (*kufr*) bezichtigt, weil er die Götzenverehrung ablehnte, entzog sich jedoch der Verfolgung durch Flucht nach Chalkidike. Seine Fürsorge für die Armen wird gerühmt; er unterstützte Waisen, verheiratete Witwen, kümmerte sich um Bildung und Erziehung bedürftiger Jugendlicher, und förderte seine Heimatstadt Stagira durch Bauten u.ä. Seine Hinwendung zur platonischen Lehre soll, wie gesagt worden ist (*qāla baʿḍ an-nās*), durch göttliche Eingebung (*bi-waḥy min Allāh*) erfolgt sein. Die Beschreibung seines Äußeren und seiner wichtigsten Lebensgewohnheiten lautet folgendermaßen:

> Aristoteles war weiß-häutig und hatte einen Ansatz zur Glatze (*aǧlaḥ qalīlan*), eine gute Figur, mächtige Knochen, kleine Augen, einen schütteren Bart, blauschwarze Augen, eine Adlernase und einen kleinen Mund und eine breite Brust.[39] Er ging rasch, wenn er allein, bedächtig, wenn er mit Gefährten war, er studierte ständig in den Büchern, ohne zu schwätzen, er verweilte bei jedem Wort, senkte lange schweigend das Haupt, wenn er gefragt wurde und antwortete wenig. Er wanderte tagsüber in einsamen Gegenden und in Richtung der Ströme, liebte es, Musik zu hören und sich mit Mathematikern und Dialektikern zu versammeln, war von Herzen gerecht, wenn er einen Gegner hatte, und gab es zu, wenn

39 Bis hierher ist die Beschreibung fast identisch mit der des Hermes (ebenfalls nach al-Mubaššir, vgl. b.a. Uṣaibiʿa, *ʿUyūn* I, 16,15 = B 31,12). Generell zum Aristoteles-Bild im islamischen Orient vgl. man die Ausführungen bei Dubler, Ps.-Aristotelica 50–51.

einer Recht hatte oder einen Fehler machte. Er verfolgte Ausgewogenheit in Kleidung, Essen, Trinken, Geschlechtsverkehr und Bewegungen, in den Händen hatte er (häufig) das „Instrument der Sterne und Stunden."

AL-MUBAŠŠIR ap. IBN ABĪ UṢAIBIʿA, *ʿUyūn* I, 57,11–17

Bemerkenswert ist in unserem Zusammenhang noch der Bericht über die Grabstätte des Aristoteles in Stagira, die zu einem öffentlichen Versammlungs- und Beratungsplatz gemacht wurde, „denn sie glaubten, dass, indem sie zu diesem Platz kamen, die Gebeine des Aristoteles ihren Verstand schärfen, ihre Gedanken berichtigen und ihren Sinn verfeinern würden ..."

c *Das Bild Galens bei Ibn abī Uṣaibiʿa*

Vorstehende Ausführungen dürften schon eine gewisse Bestätigung für unsere (nicht absolut neue) These erbracht haben, dass die Rezeption nicht nur – wie meist gesagt wird – unter pragmatischen Gesichtspunkten, sondern auch im Sinne einer Auswahl des als geistesverwandt Empfundenen erfolgte. Wenn hierfür schon die klassische Epoche genügend Anhalt bot – zu der freilich so „orientalische" Gestalten wie Empedokles und Pythagoras gehören – wieviel mehr musste dies bei Galen gelingen, der ja nicht nur ein Kind der stark orientalisierten Kaiserzeit war, sondern selbst aus dem griechischen Osten stammte und dadurch bekanntlich im Abendland heute von manchen Hütern des „echten" Humanismus gern etwas abschätzig beurteilt wird. Man denke nur an Ilbergs – allerdings großartiges – Porträt, das die Summe zieht: „Er ist denn doch kein rechter Hellene gewesen, dieser Graeculus aus Asien" (*Galens Praxis* 312). Es erstaunt also nicht, dass wir das meiste von dem, was Ilberg als typisch orientalisch am Bilde Galens hervorhebt, in unseren Quellen wiederfinden.[40]

Ibn abī Uṣaibiʿa, der selbst die – soweit bekannt nicht zur Ausführung gelangte – Absicht hatte, eine gesonderte Galen-Biographie zu verfassen,[41] verrät auch in seinen „Nachrichten-Quellen" eine intensive Beschäftigung mit der Vita dieses Gelehrten: Er stützt sich nicht nur auf ausgesprochen autobiographische Schriften wie den Pinax, die Schrift über die Anordnung der Lektüre seiner Werke, und die Prognostik *Ad Epigenem*, sondern kennt auch weniger leicht aufzufindende Selbstaussagen Galens, schöpft daneben aber natürlich

40 Zum Galenbild bei den arabischen Autoren siehe auch Swain, Greek Biography 395–433. Zum Leben Galens sei auf Nutton, *Ancient Medicine* 222–235, und Hankinson, The Man and his Work (in id., *Companion*), verwiesen. Weitere Literatur zu seiner Biographie ist bei Kollesch/Nickel, Bibliographia 1363–1364 verzeichnet.

41 Ibn abī Uṣaibiʿa, *ʿUyūn* I, 85,11 = B 127,6.

auch manches aus arabischen Autoren. Dabei geht er durchaus nicht unkritisch zu Werke, sondern verwendet z.B. beträchtliche Mühe – resultierend in seitenlangen historischen Erörterungen, die ein interessantes Zeugnis arabischer Kenntnis römischer Geschichte darstellen – auf den Nachweis, dass Galen entgegen einer im Orient damals anscheinend weit verbreiteten, z.B. von al-Baihaqī (Ẓahīr ad-Dīn) vertretenen These kein Zeitgenosse Jesu Christi und folglich auch kein Onkel des Apostels Paulus war.[42]

Diese Auffassung spiegelt sich auch in einer Legende, die den Eindruck macht, von Christen erfunden zu sein und ein bemerkenswertes Beispiel für die der Islamisierung vorausgehende Christianisierung der Antike darstellt.[43]

> Es wird gesagt, dass Jesus, Friede sei über ihm, im letzten (Lebensabschnitt) Galens (von Gott) gesandt wurde. Und als Galen von ihm hörte und vernahm, dass er Wunder tue, Tote auferwecke und Blinde und Aussätzige heile, sandte er den Sohn seiner Schwester (nach der oben erwähnten Auffassung wäre das Paulus, Anm. J.C.B.) zu ihm mit den Worten: „Ich kann ihm diese Dinge nicht anerkennen, ohne seinen Charakter erkundet zu haben. Geh, widme dich seinem Dienst und prüfe (ihn) und unterrichte mich über seine Eigenschaften und seinen Charakter." Da ging er und blieb eine Zeit lang bei ihm, um zu erforschen, was er ihm befohlen hatte. Dann schrieb er an Galen und teilte ihm mit: „Er ist ein wahrer Prophet!" Da schrieb Galen an Jesus: „Ich anerkenne und bezeuge die Wahrheit deiner Prophetenschaft. Doch hat mich das Alter geschwächt und mir die Kraft geraubt, dich aufzusuchen und vor dir zu erscheinen." Als das Jesus überbracht wurde, sprach er zu seinem (sc. Galens) Neffen: „Geh zu ihm, grüß ihn und sag ihm: Die reine Natur bedarf keines Arztes (vgl. Lukas 5,31), und die große Entfernung trennt den Freund nicht vom Freunde."
>
> ANONYMUS, Ms. Istanbul, Ayasofya 3555, fol. 186b

An Biographischem erfahren wir bei Ibn abī Uṣaibiʿa im Übrigen eine beträchtliche Zahl von Einzelheiten, die wir im Folgenden stichwortartig und bewusst

---

42 Diese Annahme findet sich tatsächlich in der *Tatimma*, und zwar in der Biographie des bekannten christlichen Philosophen Abu l-Faraǧ ibn aṭ-Ṭaiyib (gest. 434/1043) (vgl. Baihaqī, *Tatimma* 147, Nr. 23). „Dieser pflegte zu sagen: Ich bin ein Nachfahre des Paulus und Paulus war der Neffe Galens. Als Gott Jesus mit der Offenbarung zu den Menschen sandte" etc.; folgt ein Resümee der Legende, die wir oben *in extenso* wiedergeben.

43 Eine ähnliche Version dieser Geschichte findet sich übrigens auch bei Ibn abī Uṣaibiʿa; vgl. unten.

in unveränderter Reihenfolge wiedergeben, um dem uneingeweihten Leser einen Begriff von dem bunten Durcheinander zu geben, wie es für die gesamte arabische Biographik charakteristisch ist. Unser Autor beginnt mit einer allgemeinen Laudatio:

> Was man über Galen weiß, und was bei Groß und Klein in vielen Nationen berühmt ist, ist, dass er das Siegel der großen lehrenden Ärzte und der achte von ihnen ist, und dass keiner ihm in der Heilkunst nahe, geschweige denn gleichkommt. Als er nämlich in Erscheinung trat, bemerkte er, dass in der Medizin die Lehrmeinungen sophistischer Ärzte zunahmen und ihre (d.h. der Medizin) Zierde erlosch. Da nahm er sich der Sache an, machte die Lehren jener zunichte und bestätigte und stärkte das Werk des Hippokrates und seine Lehren, sowie die Lehren seiner Anhänger, und verhalf diesem nach Kräften zum Siege und verfasste viele Bücher darüber, in denen er das Verborgene dieser Kunst aufdeckte und ihre Wahrheiten offenbarte und der wahren Lehre in ihr zum Sieg verhalf. Kein Arzt ist nach ihm gekommen, der nicht im Range unter ihm stände und von ihm lernen müsste.
>
> IBN ABĪ UṢAIBIʿA, *ʿUyūn* I, 71

Nach Johannes Philoponos lebte er 87 Jahre, 17 davon als Lernender und 70 Jahre als Lehrender.[44] Ibn abī Uṣaibiʿa führt dagegen ein Zitat aus der Schrift „Über die Anordnung der Lektüre …“ an, wonach er erst mit 17 begann, Medizin zu studieren, nachdem sein Vater, durch einen Traum von seinem ursprünglichen Vorhaben, ihn nur Philosophie studieren zu lassen, abgebracht worden war.[45]

Vom Tod des Hippokrates bis zu Galens Erscheinen sind es nach Philoponos 665, vom Tode Galens bis zur Hiǧra nach Isḥāq ibn Ḥunain 525 Jahre. Galen wird irrtümlich mit Jesus in Verbindung gebracht. Nach Isḥāq ibn Ḥunain ist er 59 Jahre nach Christus geboren. Viele Stellen in seinem Werk, in denen er Mose und Christus erwähnt, beweisen, dass er nach Christus gelebt hat. Es folgen längere Auszüge aus verschiedenen Chroniken zur antiken Geschichte seit der Übersetzung der Septuaginta. Unter Antoninus, der Heliopolis (Baʿlabakk) eroberte, trat Galen in Erscheinung, wurde von jenem Kaiser in Dienst gestellt,

---

44 Ibn Riḍwān, *Taṭarruq* 31, Ziff. 213. Zu diesem Topos in Gelehrten-Biographien vgl. Rosenthal, *Technique and Approach* 66. Man vergleiche zu Galens Lebensdaten auch Véronique Boudon-Millot: *Galien. Tome I: Introduction générale; Sur l'ordre de ses propres livres; Sur ses propres livres; Que l'excellent médecin est aussi philosophe*, Paris 2007, LXXVII–LXXX.

45 Ibn abī Uṣaibiʿa, *ʿUyūn* I, 71 = B 110; Kühn XIX, 59.

wie ein kurzer Passus zu Beginn des ersten Kapitels der „Anatomie“ (Kühn II, 215), sowie ein weiterer längerer Passus im „Pinax“ (Kühn XIX, 17) beweisen, die Ibn abī Uṣaibiʿa anführt. Aus letzterem geht hervor, dass Galen sich dem Ansinnen des (sc. Marcus Aurelius) Antoninus, ihn auf seinem germanischen Feldzug zu begleiten, dadurch entzog, dass er aus Dank für erfahrene Heilung eine Wallfahrt zum Tempel des Asklepius antrat.[46] Während der Abwesenheit des Antoninus wird Galen zum Leibarzt des kleinen Prinzen Commodus bestellt und hat im übrigen Muße, zahlreiche Bücher zu verfassen, die ihm allerdings größtenteils später im Tempel der Irene verbrennen. Ein weiteres Zitat aus dem Pinax schließt sich an (Kühn XIX, 13). Ibn abī Uṣaibiʿa führt es zur Klärung chronologischer Fragen an, doch erfährt man daraus, dass Galen Rom bei Ausbruch der Pest fluchtartig verließ. Der Chronologie dient auch ein kurzes Zitat aus *De moribus* und ein weiteres aus Galens Kommentar zu Platos „Politik“ (beide im Urtext nicht erhalten), worin er sich über die philosophische Lebensart der Christen äußert – eine Haltung, die ʿUbaidallāh ibn Ǧibrāʾīl zufolge erst etwa 100 Jahre nach Christus um sich griff. Ibn abī Uṣaibiʿa zitiert in diesem Zusammenhang ein paar Zeilen von Ibn al-Maṭrān (wahrscheinlich aus seinem *Bustān al-aṭibbāʾ*), die weitere Aussagen Galens über Juden und Christen betreffen.[47] Es folgt nun ein langer Bericht über einen angeblichen Besuch, den Ǧibrāʾīl ibn Buḫtīšūʿ als Leibarzt Hārūn ar-Rašīds während eines byzantinischen Feldzugs dem Wohnhaus Galens abgestattet haben soll, sowie ein späteres Gespräch zwischen Ǧibrāʾīl, dem Berichterstatter Yūsuf ibn Ibrāhīm und Ibrāhīm, dem Sohn des Kalifen al-Mahdī, das für das Ansehen Galens unter den christlichen Buḫtīšūʿiden bezeichnend ist. Yūsuf hatte aus dem Umstand, dass Galens angebliches Haus klein war im Vergleich zu dem Palast des Ǧibrāʾīl, und dass Ǧibrāʾīl selber das mit seiner hohen Stellung bei Hofe erklärte, den Schluss gezogen, dass er sich über Galen stelle (*innaka qad aḫbarta ʿan ṣāḥibika annahū anqaṣu murūʾatan minka*). Das jedoch wies Ǧibrāʾīl entrüstet von sich: „Ich gerate in Zorn, wenn ich in irgendeiner (charakterlichen oder wissenschaftlichen) Hinsicht mit Galen gleichgestellt werde und bin dankbar, wenn man ihn in jeder Hinsicht über mich stellt.“[48]

Auszüge aus Galens Prüfungsschrift, die von seinen Heilerfolgen berichten, schließen sich an,[49] bemerkenswert sind hier vor allem die folgenden Sätze:[50]

46 Ibn abī Uṣaibiʿa, *ʿUyūn* I, 74 = B 114; vgl. unten.

47 Ibn abī Uṣaibiʿa, *ʿUyūn* I, 77 = B 117 – Näheres vgl. bei Walzer, *Galen on Jews and Christians*, London 1949.

48 Ibn abī Uṣaibiʿa, *ʿUyūn* I, 79 = B 120.

49 Vgl. Galen, *Miḥna*, ed. Iskandar 100–108 und 16, Anm. 1.

50 Die Berichte über Heilerfolge sind übersetzt von Meyerhof, Bruchstücke 75–82.

Seit meiner Jugend erlernte ich die apodeiktische Methode. Dann, nachdem ich begonnen hatte, Medizin zu studieren, wies ich die Lüste von mir und verachtete, was mit irdischer Ehre verbunden ist, und wies es von mir; so entschlug ich mich auch der Mühe, mich frühmorgens zu den Pforten der (vornehmen) Leute zu begeben, um mit ihnen auszureiten und sie (später) an den Pforten der Herrscherhäuser zu erwarten, um mit ihnen zu ihren Häusern zu gehen und ihnen aufzuwarten. Ich brachte meine Zeit nicht hin und quälte meine Seele nicht mit diesem Scharwenzeln gegenüber den Leuten, das man „Ergebenheit" nennt, sondern ich befasste mich zeitlebens mit den Arbeiten der Medizin und dem Nachdenken und Nachsinnen darüber. Ich verbrachte meine Nächte schlaflos, indem ich in den Schätzen stöberte, die uns die Alten überlassen haben. Und wer sagen kann, dass er es gemacht wie ich, wer ferner von Natur aus Intelligenz und raschen Verstand besitzt, der kann diese gewaltige Wissenschaft aufnehmen, und ihm muss man (sogleich) Vertrauen schenken, (noch) bevor man seine Urteile und sein Tun an den Kranken erprobt (hat), und urteilen, dass er besser ist als der, der nicht besitzt, was wir beschrieben, und nicht getan hat, was wir aufgezählt haben.

IBN ABĪ UṢAIBIʿA, *ʿUyūn* I, 80–81[51]

Aus dem Buch über „Schwer heilbare Krankheiten" wird die oben (s. 290 f.) wiedergegebene Geschichte über die Entlarvung eines Scharlatans angeführt.

Im Buch „Κατὰ γένη" berichtet er, dass er im Tempel in der Stadt Rom den greisen Vorsteher des Tempels, der die Verwundeten zu behandeln pflegte, vertreten habe, – dieser Tempel ist nämlich das Krankenhaus – und dass er alle Verwundeten, die er behandelt, vor den anderen geheilt habe (Kühn XIII, 599). „Darin", sagt Ibn abī Uṣaibiʿa, „zeigt sich sein Vorrang und sein Wissen. Auch übernahm er keinerlei überliefertes Wissen, ohne sich durch direkte Erfahrung davon zu überzeugen."[52]

Ein paar Sätze aus al-Mubaššir über wissenschaftliche Reisen schließen sich an. Hiernach bereiste Galen auch Ägypten, und lernte dort zahlreiche Drogen, darunter in Assiut das Opium kennen. Auf der Rückreise starb er in „Farma" (ibid.).

Vor seinem Tode ereignete sich einem Bericht al-Masʿūdīs in seinen „Wegen und Ländern" zufolge etwas, das an die oben wiedergegebene Legende erinnert: „Nachdem die christliche Religion in den Tagen Galens aufgekommen

51 Vgl. die ähnlichen Zitate bei Ilberg, *Galens Praxis* 311–312 und das ebenfalls verwandte Zitat bei ar-Ruhāwī, übersetzt hier oben s. 278.

52 Ibn abī Uṣaibiʿa, *ʿUyūn* I, 82 = B 123.

war, sagte man ihm, dass ein Mann gegen Ende der Herrschaft des Octavian in Jerusalem aufgetreten sei, der die Blinden und Aussätzigen heile und die Toten auferwecke. Da sprach er: ‚Vielleicht verfügt er über eine göttliche Kraft, mit der er dies tut', und erkundigte sich, ob es dort noch einen Rest seiner Gefährten gebe. Man sagte ihm: ‚Ja!' Da verließ er Rom mit dem Ziel Jerusalem und setzte nach Sizilien über, das damals S.ṭānīya hieß. Dort starb er; sein Grab ist in Sizilien. Die Krankheit an der er starb, soll Diarrhoe gewesen sein (ibid.)."[53]

Gegen Ende seines Lebens sollen auch seine Schüler ihr Vertrauen in ihn verloren haben, da sie sahen, wie ihr Meister sich vergeblich zu heilen suchte. Galen habe daraufhin Wasser zum Gefrieren gebracht, um ihnen zu beweisen, dass seine Fähigkeit nicht erlahmt, vielmehr die Krankheit unheilbar sei. Ibn abī Uṣaibiʿa hält diese Geschichte jedoch selber für erfunden. Es folgt ein Rezept, wie man Wasser in Eis verwandelt.[54]

Al-Mubaššir ibn Fātik: Galens Vater sorgt für dessen Erziehung. Von Jugend an ist er auf Bildung versessen.[55]

Auszug aus „Vom guten und schlechten Chymos": Galen lügt nicht in seinen Schriften, sondern sagt nur, was er mit eigenen Augen gesehen und selbst lange Zeit hindurch erprobt hat. Sein Vater rät ihm anlässlich einer Magenkrankheit, kein Obst mehr zu essen; er befolgt diesen Ratschluss, wird aber nach dem Tode des Vaters rückfällig. Erneute Krankheit führt ihn zu endgültigem Verzicht auf fast alle Obstsorten. Er gewinnt einige Freunde für diesen Lebensstil; alle bleiben gesund.[56]

Auszug aus *Fī ʿIlāǧ at-tašrīḥ*: Über Reisen nach Smyrna und Alexandria (Kühn II, 215).

Mit 28 reiste er das erste Mal nach Alexandrien und zurück nach Pergamon (so Galen „in einem seiner Bücher"), mit 37 verließ er Rom und kehrte in seine Heimat zurück (im „Pinax").

Auszug aus „Über die Vertreibung des Kummers" (*fī Nafy al-ġamm*).[57] Angaben über die bei einem Brand in Rom erlittenen Verluste in seiner Bibliothek. Ergänzungen dazu nach al-Mubaššir ibn Fātik.[58]

---

53 Ibn abī Uṣaibiʿa versäumt hier, seine Quelle zu nennen. Der ganze Passus findet sich jedoch bei Ibn Ǧulǧul (*Ṭabaqāt* 42), doch heißt es statt S.ṭānīya dort Ṣkʾnyh, was F. Sayyid wohl zutreffend als „Sicani" deutet.

54 Ibn abī Uṣaibiʿa, *ʿUyūn* I, 82–83 = B 124.

55 Ibn abī Uṣaibiʿa, *ʿUyūn* I, 83 = B 125.

56 Ibn abī Uṣaibiʿa, *ʿUyūn* I, 83–84 = B 125–126; Kühn VI, 755.

57 Περὶ ἀλυπίας – *De dolore evitando*. Unter dem Titel *fī Ṣarf al-iġtimām* („Über die Abwendung der Bekümmerung") bei Ḥunain erwähnt (*Mā turǧima* Nr. 120; cf. GAS III, 69; Ullmann, *Medizin* 65 Nr. 118). Zu ähnlichen Schriften Ibn Sīnās und al-Kindīs siehe oben S. 321 mit Anm. 266.

58 Ibn abī Uṣaibiʿa, *ʿUyūn* I, 84–85 = B 126–127.

Ibn abī Uṣaibiʿa bemerkt „Alles in allem gibt es über Galen sehr viele Nachrichten und Geschichten, nützlich für den, der darüber nachdenkt, auch Anekdoten und Merkwürdigkeiten, die sich in seinen Schriften und den von ihm überlieferten Aussprüchen finden, (schließlich) Erzählungen über Vorkommnisse bei der Krankenbehandlung, die auf seine Kraft und Fähigkeit in dieser Kunst hinweisen. Es war mir indessen nicht möglich, alles dies an dieser Stelle zu erwähnen. Ich hege aber die Absicht, ein gesondertes Buch zu machen, in dem alles eingeordnet werden soll, was ich in seinen Schriften und anderswo von diesen Dingen erwähnt finde."[59]

Auszug aus *Ad Epigenem*: „Die Leute pflegten mich im Hinblick auf die Güte meiner Äußerungen in der Heilkunst anfangs ‚den Wunderredner' (*al-mutakallim bi-l-ʿaǧāʾib*) zu nennen, als ihnen aber die Wunder vor Augen traten, die sie an meinen Heilungen erlebten, nannten sie mich ‚den Wundertäter'."[60] Es folgen weitere Auszüge aus der Prüfungsschrift über gelungene Prognosen und Heilungen, Galen meist in der Rolle des Retters in der Not, der hilft, wo andere Ärzte versagen[61] (vgl. oben s. 403, Anm. 50).

Auszug aus „Dass die Guten von ihren Feinden Nutzen ziehen": „Ich habe von keinem meiner Schüler Lohn genommen noch von einem der Kranken, die ich behandele. Vielmehr gebe ich den Kranken alles, was sie brauchen, nicht nur an Drogen, sondern auch an Säften (Weinen?) oder Ölen, oder anderem dergleichen. Aber ich stelle ihnen auch einen Betreuer zur Verfügung, wenn sie keinen Betreuer haben, und lasse ihnen gleichzeitig auch eine Diät bereiten." – „Ich habe oft Ärzte mit Freunden von mir in Verbindung gebracht, die im Heer tätig waren, zahlreiche andere Ärzte habe ich bei angesehenen Leuten eingeführt, ohne von einem von ihnen ein Bestechungsgeld oder Geschenk zu nehmen, vielmehr schenkte ich einigen von ihnen verschiedene Geräte und Arzneien, die sie brauchten. Bei einigen habe ich mich auch darauf nicht beschränkt, sondern ihnen sogar die Auslagen erstattet, die sie für die Reise brauchten."[62]

Es folgt die Beschreibung seines Äußeren und seines Charakters, die hier wie in den übrigen großen Biographien aus al-Mubaššir ibn Fātik übernommen ist. Sie lautet:

---

59 Ibn abī Uṣaibiʿa, *ʿUyūn* I, 85 = B 127.

60 Vgl. Galen, *Praecogn.* ed. Kühn XIV, 655–656, ed. Nutton 124; Ilberg, *Galens Praxis* 288–291. Die folgenden Auszüge über Heilerfolge auch wieder übersetzt bei Meyerhof, Bruchstücke.

61 Ibn abī Uṣaibiʿa, *ʿUyūn* I, 85–86 = B 127–128; Galen, *Miḥna*, ed. Iskandar 58–62; 120–122.

62 Ibn abī Uṣaibiʿa, *ʿUyūn* I, 86–87 = B 128–129.

> Galen war von brauner Hautfarbe, hatte schöne Gesichtszüge, breite Schultern, große Hände, lange Finger, schönes Haar, liebte Lieder und Musik und Bücherlesen; sein Gang war ausgewogen, er zeigte beim Lachen die Zähne, schwatzte viel und schwieg selten, und häufig griff er seine Kollegen an. Er reiste viel, verwendete gutes Parfüm, trug reine Kleider und liebte Ausritt und Spaziergang. Er hatte Zutritt bei Herrschern und Würdenträgern, band sich jedoch nicht im Dienste eines der Herrscher, vielmehr erwiesen sie ihm Ehre …
>
> IBN ABĪ UṢAIBIʿA, *ʿUyūn* I, 87,8 (vgl. oben S. 351)

Den Abschluss der Biographie bilden die Erklärung seines Namens (vgl. oben) nebst einigen phantastischen Bemerkungen über das Griechische (das Schluss-*Sigma* spiele die gleiche Rolle wie das *Nūn* der arabischen Nunation!), ein paar Verse zum Lobe Galens von Abu l-ʿAlāʾ al-Maʿarrī, gefolgt von ausgewählten Weisheitssprüchen Galens und einer sehr ausführlichen Darstellung seines Schrifttums.

Zur Abrundung des Galen-Bildes bei Ibn abī Uṣaibiʿa müssen wir einige weitere Einzelheiten hinzunehmen, die sich nicht in der Biographie finden. So erscheint Galen im 1. Kapitel über die Erkenntnismittel der Medizin als der Verfasser des Kommentars zum „Eid" des Hippokrates und damit als der Vertreter der theurgistischen Richtung, d. h. der Auffassung, dass die Medizin ihren Ursprung göttlicher Eingebung verdankt (vgl. oben S. 69 ff.). In der Biographie des Asklepius wird neben seiner Pilgerfahrt zum Tempel des Hippokrates, die ja auch in der Biographie Galens nicht fehlt (vgl. oben S. 403) folgender Satz aus dem Anfang von *De Methodo medendi* zitiert: „Zu den Dingen, die die Wahrheit der Medizin in den Augen der Menge erweisen, gehört die göttliche Medizin, die sie im Asklepius-Tempel erleben."[63] „Galen hat auch an vielen Stellen gesagt, dass die Medizin des Asklepius eine göttliche Medizin war, und er sagt: ‚Die göttliche Medizin verhält sich zu unserer Medizin wie unsere Medizin zur Medizin der Gassen' (d. h. der Scharlatane!)."[64] In der allegorischen Ausdeutung des Asklepius-Mythos, die ebenfalls dem Kommentar zum „Eide" entstammt, heißt es: „Wenn man sagt, dass er Sohn des Apoll war, so deswegen, weil der Arzt bis zu einem gewissen Grad über die prophetische Gabe verfügen muss, denn der vorzügliche Arzt darf der Kenntnis zukünftig geschehender Dinge nicht bar sein", Ḥunain sagt: „Er meint die medizinische Prognose."[65]

---

63 Ibn abī Uṣaibiʿa, *ʿUyūn* I, 15,22 = B 30,13.

64 Ibn abī Uṣaibiʿa, *ʿUyūn* I, 15,-4 = B 30,-6.

65 Ibn abī Uṣaibiʿa, *ʿUyūn* I, 18,15–16 = B 34 – Die rationalistische Einengung der angeblichen

Man wird Ibn abī Uṣaibiʿa nicht den Vorwurf machen, dass er ein tendenziös oder gar legendär verzerrtes Galen-Bild gezeichnet habe – im Gegenteil: seine Darstellung beruht überwiegend auf autobiographischen, im Übrigen auf einschlägigen arabischen Quellen. Wo dies nicht der Fall ist, äußert er selbst sein Bedenken oder deutet es mindestens durch Ausdrücke wie *qīla* – „man sagt" u. ä. an. Das Material ist, wenn auch ungeordnet und dadurch wie zufällig zusammengewürfelt wirkend, vielseitig und bedeutsam; es gibt Aufschluss über Galens Herkunft und Ausbildung, über Einzelheiten aus seinem Leben, über sein Äußeres, seinen Charakter, seine Erfolge, sein Werk und seine Bedeutung, enthält also eigentlich alles, was eine gute Biographie enthalten muss. Dennoch kann man sich dem Eindruck schwer verschließen, dass von den zwei Gesichtern Galens Ibn abī Uṣaibiʿa – ohne sich übrigens darüber Rechenschaft abzulegen – vor allem das orientalische gesehen und gespiegelt hat, wenn auch in der Feststellung, dass Galen ein Gegner blindgläubiger Nachahmung des Überlieferten war, – sie findet sich, wie wir sahen, sowohl als Selbstäußerung wie als Urteil Ibn abī Uṣaibiʿas –, ein unüberhörbarer Nachhall des „autonomen Geistes" aufklingt, und mithin das „echt" griechische Element denn doch nicht ganz verdrängt ist.

d *„Orientalisches" und „Griechisches" in der Galen-Rezeption bei anderen arabischen Autoren*

Ähnlich wie bei Ibn abī Uṣaibiʿa erscheint Galen übrigens schon bei ar-Ruhāwī, also rund dreieinhalb Jahrhunderte früher. Auch für ar-Ruhāwī ist Galen der Verfasser des Kommentars zum „Eid" und damit ein Vertreter der Meinung, dass die Medizin „eine göttliche Belehrung" sei (vgl. oben S. 49), er wird durch Wahrträume inspiriert, erkennt – was ar-Ruhāwī als Juden besonders interessieren musste – Mose als Prophet an, und offenbart sich, wie ar-Ruhāwī mit einer Reihe von Beispielen aus *De usu partium* belegt, in seinem Werk eindeutig als Monotheist.[66]

Zu den „orientalischen" Zügen Galens muss man es zweifelsohne auch rechnen, dass er selbst dazu neigte, sich zur quasi endgültigen medizinischen Autorität zu erklären etwa in den Worten: „So hab ich bis ins Alter Praxis geübt und nirgends bis heute in Therapie und Prognose übel bestanden wie viele andere Ärzte von höchstem Ruf. Wenn aber jemand gleichfalls durch Taten, nicht durch kunstvolle Reden berühmt werden will, der braucht nur mühelos

Galen-Worte dürfte charakteristisch für Ḥunain sein, entspricht jedenfalls der Maxime, die er für die Lektüre antiker Texte aufgestellt hat (vgl. unten S. 415).

66 Ruhāwī, *Adab aṭ-ṭabīb*, im ersten Kapitel, bes. fol. 9^{b}.

(!) in sich aufzunehmen, was von mir in eifriger Forschung während meines ganzen Lebens festgestellt worden ist" (Kühn VIII, 145; Ilberg, *Galens Praxis* 312).[67] Dass der Weg mühelos sei, wird sonst freilich auch von Galen nicht behauptet, man denke z. B. nur an seine „Abhandlung darüber, dass der vorzügliche Arzt Philosoph sein muss." Wenn am Ende dieser Schrift davon die Rede ist, dass man bei echter philosophischer Einstellung sogar Hippokrates übertreffen könne,[68] so war kritischen Nachfahren hier eine Möglichkeit geboten, dieses Diktum auch auf Galen selber anzuwenden.[69]

Indessen dürfen wir es als eine „orientalische" Entwicklung bezeichnen, dass Galen tatsächlich zu einer solchen Autorität erhoben wurde; denn wenn der „autonome Geist" ein Signum des Abendlandes und Kennzeichen seiner Rezeption der Antike ist, so ist eben umgekehrt Dogmatisierung und Verabsolutierung von Autoritäten ein charakteristischer Zug des vorderorientalischen und damit dann auch islamischen Geisteslebens (wobei wir unsererseits diese Feststellung aber nicht verabsolutieren wollen!).

Dass Galen der fast göttliche Genius der arabischen Medizin war, ist allgemein bekannt. Ähnlich wie einst Galen Fehler in Hippokrates' Werk hinweginterpretiert hatte, verfuhren nun arabische Autoren mit Galen. Widersprüche in Galens Werk beweisen nur seinen Universalismus in der Kunst, konstatiert Ibn Riḍwān in seinem „Nützlichen Buch über den medizinischen Unterricht." Wenn Galen z. B. im 4. Buch von *De simplicibus* feststellt, die Droge *serum lactis* sei „kalt" und „feucht", im 2. Buch von *De alimento* dagegen, sie sei „warm" und „scharf", so nur, um ihre von Fall zu Fall verschiedene Wirkung zu differenzieren (es folgen weitere Beispiele).[70]

Ein klassisches Beispiel für diese Art Galen-Interpretation bietet uns auch Ibn Ǧumaiʿ in seiner früher erwähnten medizinischen Schrift für Laien, „zu denen kein Arzt kommt." Die Skrupel, die Ibn Ǧumaiʿ bei Abfassung dieses Auftragswerks zu überwinden hatte, haben wir im Kapitel „Arzt und Laie" behandelt. Im Nachwort weist er, wie wir sagten, darauf hin, dass der besondere Zweck eines Buches auch ein gewisses Abweichen von einer an sich verbindlichen Regel gestatte, und wendet sich in einem Exkurs dann parallelen Fällen in Galens Werk zu:

67 „Indem er sich selbst, sein Leben, seine Forschung, seine ärztliche Praxis stets idealisiert, ist es vor allem auch er selbst gewesen, der sich zum Vorbild für spätere gemacht hat, die ihm, zu eigener Kritik nur selten fähig, das Beiwort ‚der Göttliche' gegeben haben" (Deichgräber, *Puls* 3).

68 Galen, *Philosoph*, ed. Bachmann 26.

69 Über eine entsprechende Haltung bei ar-Rāzī vgl. unten S. 414.

70 Vgl. Meyerhof/Schacht, *Controversy* 24.

> Über Galens Fähigkeit und seine Unübertroffenheit herrscht zwar Übereinstimmung und man bezeugt ihm, dass er der Vollender der Kunst des Hippokrates ist und dass, wenn Hippokrates einem Landmann gleicht, der eine Saat gesät, sich dann aber nicht darum gekümmert hat, Galen dagegen jenen darstellt, der sich um diese Saat gesorgt und sie bestellt hat bis sie keimte und sprosste und Frucht trug, eine Frucht, die sich (nun) müheloser Ernte darbietet. Dennoch hat er hier und da (einen Gegenstand) nicht so erschöpfend behandelt, wie es die Kunst erforderte und ist hier und da von der Regel (*qānūn*) ein wenig abgewichen
>
> IBN ǦUMAIʿ, *Risāla fi t-Tadbīr ḥaiṯu lā yaḥḍuru ṭabīb*, in id., *Rasāʾil* 219,1–7[71]

Ersteres (die unvollständige Darlegung) geschieht im „Kleinen Puls“:

> Denn nachdem er hier nur das niederlegen wollte, was die Lernenden verstehen und wovon sie nutzen ziehen können, wie oben gesagt wurde, gründete er sich hier auf die Ansicht derer, die lehren, dass die Systole (*inqibāḍ*) der Ader nicht fühlbar ist (lies: *lā yuḥass* bzw. *yuǧass* statt *lā yaḥsun*) und dass der Puls aus einem Schlag und einer Pause zusammengesetzt ist,[72] und empfahl den Lernenden, sich anfangs im Erkennen des Pulses nach dieser Lehre zu üben, wenn sie auch seiner (eigenen) Lehre widerspricht und (insbesondere) dem, was er im „Großen Buch über den Puls“ dargelegt und richtiggestellt hat. (Dies sollen sie tun), weil es leichter und nutzbringender für sie ist. Die Lehre, die er dort (sc. im „Großen Puls“) dargelegt hat, besagt dagegen, dass sich die Systole der Adern fühlen lässt (Konjektur wie eben) und dass der Puls zusammengesetzt ist aus einer Diastolenbewegung mit nachfolgender Ruhe und einer Systolenbewegung mit nachfolgender Ruhe. Deswegen hat er (im „Kleinen Puls“) die 10 Gattungen des Pulses nicht (vollständig) erwähnt, sondern nur, was mit jener (unrichtigen) Grundlehre vereinbar ist. Die Gattungen, die unter dieser Voraussetzung nicht richtig sind, wie die vom Rhythmus entnommene, oder die auf die Flüssigkeitsmenge in der Höhlung der Ader bezogene, die sich in „vollen“ Puls und „leeren“ Puls gliedert, und von den Klassen des Pulses z. B. die Klasse, die den Fäulnis-Fiebern zuge-

71 „Hippokrates als Sämann“ beruht auf Galen, *De meth. med.*, Kühn x, 458–459; freundl. Hinweis von Herrn Prof. Deichgräber.

72 Die „Vertreter der empirischen Skepsis“ lehrten, „nur der Schlag des Pulses sei wahrnehmbar und darüber hinaus könne Sicheres nicht behauptet werden.“ Galen selber zweifelte lange, ob Systole und Diastole wahrnehmbar seien, bis ihm in einer Art Erleuchtung diese Erkenntnis aufging, vgl. oben s. 71, Anm. 171 und Deichgräber, *Puls* 18–19.

> hört, – (alles) das hat er (hier) rigoros weggelassen. Sieh also, wie er hier den Gegenstand nicht vollständig behandelt hat, weil er zu kompliziert (*aġmaḍ*) war, um für die Anfänger, die ja in diesem Buche angesprochen sind, erträglich zu sein.[73]
>
> IBN ǦUMAIʿ, *Tadbīr* 219,8–220,5

Letzteres (Das Abweichen von der Regel) geschieht in *Ad Glauconem* bei der Behandlung der Tertiana-Fieber (*ḥummayāt al-ġibb*). Galen empfiehlt zunächst eine Reihe von Diäten.

> Später nimmt Galen jedoch (seine Worte teilweise) zurück und tut kund, dass diese Speisen nur für solche taugen, bei deren Behandlung man auf Annehmlichkeit und Bekömmlichkeit bedacht ist, und (lies: oder?) die nicht die Beharrlichkeit haben, die Vorschrift einzuhalten. Wer dagegen diese Beharrlichkeit besitzt, der darf lediglich Gerstenschleim genießen vom Anfang der Krankheit an bis zum Eintritt der Krise, wie dies Hippokrates empfohlen hat. Sieh (dir) also (an), wie er sich hier im Zusammenhang mit der Ernährung der von diesem Fieber Befallenen hinsichtlich eines Teiles von ihnen ein wenig von der Regel getrennt hat, nämlich in Anbetracht der Schwierigkeit, die es ihnen macht, sie zu erfüllen, weil sie nicht dafür disponiert sind (*lā yuwāfiqūna ʿalaihi*). Keiner von denen, die zum Kreise der Vernünftigen zählen und mit dem Auge der Billigkeit blicken, wird wähnen, dass Galen hierbei ein Fehler unterlaufen ist, oder dass ein Anlass zur Kritik vorliegt. Vielmehr ist dies in Wahrheit ein Beweis für seine Fähigkeit, sein umfassendes Vermögen in der Kunst und seine Könnerschaft im Abfassen (wissenschaftlicher Bücher). Ist dies klar, so kann auch mich keiner rügen, weil ich (den vorliegenden Gegenstand) nicht erschöpfend behandelt habe.
>
> IBN ǦUMAIʿ, *Tadbīr* 220,13–221,6

73 Ob sich die Dinge so verhalten, wie Ibn Ǧumaiʿ behauptet, vermag ich nicht zu sagen. Aus Deichgräbers eben zitierter Arbeit lässt sich darüber jedenfalls nichts entnehmen, da er hier die kleine Pulsschrift „An Theutras" gar nicht einbezieht. Galen spricht allerdings auch im Einleitungskapitel des Buches „Über die Unterscheidung der Pulsarten" (des zweiten der vier unter dem Titel „Megapulsus" zusammengefassten Pulsschriften, vgl. oben s. 149, Anm. 156) von den schier unüberwindlichen Schwierigkeiten, seine Pulslehre in Worte zu fassen (Deichgräber, *Puls* 25); und Ibn Ǧumaiʿ weist in seiner Reformschrift ausdrücklich darauf hin (*Ṣalāḥīya* fol. 213ª, ed. Fähndrich, arab. 15, engl. 12).

Zu den „orientalischen“ Zügen Galens darf man auch das Denken in Klischees und starren Antithesen zählen. Gewiss ist er dafür nicht allein verantwortlich, da sich vielmehr hierin zu seiner Zeit vorherrschende Denkschemata widerspiegeln, aber er ist eben auch für diesen Teil des „Erbes“ zu einem wichtigen Vermittler geworden. Ein typisches Beispiel findet sich in seiner Schrift „Über den Charakter.“[74] Da ist der Mensch entweder ein Engel oder ein Schwein, göttlich oder ein Tier, ein Weiser oder ein Narr.[75] Das gleiche Klischee begegnet uns hinsichtlich der Ärzteschaft: Galen als der edle, aller Weltliebe abholde, rastlos Wirkende und dabei immer erfolgreich Heilende steht einer Front von ruhmsüchtigen, prahlerischen, falschen, hinterhältigen und unfähigen Ärzten gegenüber.[76] Und klischeehaft ist auch sein Bild der Geschichte der Medizin: Vor dem strahlenden Hintergrund eines verklärten Altertums mit Hippokrates als makelloser Lichtgestalt im Mittelpunkt vollzieht sich der trübe Niedergang der Gegenwart (vgl. z.B. „Dass der beste Arzt auch Philosoph ist“).

Alle diese Klischees werden im Islam rezipiert. Die Aufteilung der Menschen in Gute und Böse, fraglos stark gefördert von einem sowohl in der Stoa wie im Islam verwurzelten Determinationsdenken, finden wir auf Schritt und Tritt, natürlich nicht nur in arztethischen Texten, aber eben auch hier. Die undifferenzierte Zeichnung des Scharlatans – im Unterschied zu der sehr differenzierten realistischen Erfassung des Phänomens bei ar-Rāzī – ist bei ar-Ruhāwī, der ja aus *Ad Epigenem* zitiert, und bei anderen arabischen Autoren deutlich von Galens Modell geprägt. Und das Dekadenz-Klischee begegnet uns in den Jahrhunderten, die uns als Hochblüte der arabischen Kultur erscheinen, außer bei ar-Ruhāwī bei so angesehenen medizinischen Autoren wie Ibn Riḍwān und Ibn Ǧumaiʿ (vgl. unten S. 450ff.).

Kritik an dem medizinischen Werk Galens ist im Islam außerordentlich selten. Dagegen flackerte die Kritik an seinen philosophischen Auslassungen immer wieder auf, namentlich bei ar-Rāzī, al-Fārābī, Averroes und Maimonides. Doch hatte sich das Galen im Grunde selber zuzuschreiben, da er mehrfach – und nicht immer in genügend fundierter Weise – Aristoteles angriff und

74 Περὶ ἠθῶν, arab. *fi l-Aḫlāq*; nur arabische Epitome erhalten, hrsg. von P. Kraus (s. Lit.-vz. II, Galen, *Aḫlāq*); ein Stück daraus in deutscher Übersetzung in Rosenthals *Fortleben* 120–133; den Charakter und die Herkunft dieser Moralphilosophie behandelt Walzer, New Light, in id. *Greek into Arabic* 142–163; einige Zitate aus *fi l-Aḫlāq* enthält ar-Ruhāwīs *Adab aṭ-ṭabīb*, z.B. fol. 40^b,15–41^a,5 = *Fortleben* 122,10–24; fol. 41^b,3–8 = *Fortl.* 123,2; fol. 42^b,1; vgl. *Fortl.* 126,3. Ar-Ruhāwī hat offensichtlich nicht die Epitome sondern den vollständigen Galen-Text vor sich gehabt; seine Zitate gehen über den Kraus'schen Text mehrfach hinaus.

75 Vgl. Rosenthal, *Fortleben* 132–133.

76 So z.B. in *Ad Epigenem*, vgl. Ilberg, *Galens Praxis* 285.

damit schon den Widerspruch des berühmtesten Aristoteles-Kenners seiner Zeit, des „Exegeten" Alexander von Aphrodisias, herausforderte.[77]

Bei Maimonides, der Galens medizinisches Werk ausdrücklich von seiner Kritik ausnimmt, verbindet sich diese mit einer eigenartigen Kritik an Galens Charakter – der einzige mir bekannte Versuch im arabischen Mittelalter, der üblichen Idealisierung auch des Charakters des großen Lehrers (so bei ar-Ruhāwī und – abgesehen von der „Geschwätzigkeit" – bei Ibn abī Uṣaibiʿa) den Boden zu entziehen.

Gegen Ende des 25. Abschnitts (*maqāla*) seiner Aphorismen, der den Widersprüchen in Galens medizinischem Werk gewidmet ist – im Unterschied zu Ibn Riḍwān und Ibn Ǧumaiʿ deutet er diese nicht als Zeichen von Universalismus! – spricht er von einer weitverbreiteten seelischen Krankheit, die darin bestehe, „dass jedermann sich für vollkommener hält, als er es ist." Dieser Zug zeige sich besonders bei Persönlichkeiten, die es in einer Wissenschaft zu maßgeblichem Ansehen gebracht hätten und dadurch dann zum Wahn der Alleswisserei verleitet würden. „Sie antworten (wenn man ihnen eine wissenschaftliche Frage vorlegt), was ihnen gerade einfällt, weil sie nicht (zugeben) wollen, dass es etwas gibt, was sie nicht wissen."[78] Bei manchen gehe das sogar so weit, dass sie alle übrigen Wissenschaften für weniger wichtig hielten, ja sie als nichtig zu widerlegen suchten etc. Eine typische Verkörperung dieser geistigen Haltung sei Galen gewesen, den seine unbestreitbare einzigartige Meisterschaft in der Medizin dazu verführt habe, sich auch in anderen Wissenschaften ein kompetentes Urteil anzumaßen. Dies sucht Maimonides dann, unter Berufung auf al-Fārābī, der zweimal zitiert wird, vor allem hinsichtlich der Logik zu beweisen. Galen habe in seiner Apodeiktik, einer eigens für die Vervollkommnung des Arztes verfassten Schrift, die Möglichkeits-Syllogismen für in der Heilkunst unbrauchbar erklärt; tatsächlich seien aber gerade sie und die aus Urteilen der Möglichkeit und des Stattfindens gemischten die einzigen in der Medizin brauchbaren Syllogismen etc.[79] Maimonides schließt diesen Teil seiner Ausführungen mit folgender bissiger Bemerkung:

---

77 Alexanders Polemik gegen Galen bildete z.T. das Vorbild für entsprechende Polemiken muslimischer Gelehrter. Wie wichtig Alexander für die islamische Geistesgeschichte ist, hat Albert Dietrich durch seine Studie *„Die arabische Version einer unbekannten Schrift des Alexander von Aphrodisias über die Differentia specifica"* (NAWG, Phil.-hist. Kl., Jg. 1964, Nr. 2) herausgestellt und mehrere weitere arabische Arbeiten über Alexander dadurch angeregt. Zur Galen-Kritik im islamischen Mittelalter vgl. Bürgel, *Averroes contra Galenum* 276–290.

78 Maimonides, *Fuṣūl* fol. 162ᵃ,5 (siehe Lit.-vz. I., Nr. 48).

79 Vgl. Bürgel, *Averroes contra Galenum* 287–288.

> Denke nach und erstaune über diese Worte Galens und über die Tatsache, dass er die Logik in allen seinen Schriften lobt und behauptet, das Elend (*āfa*) seiner Kollegen und die Ursache ihres mangelhaften Könnens sei ihre Unkenntnis der Logik, die Ursache seiner eigenen Fähigkeit dagegen seine Ausbildung in derselben, und dass er dauernd zum Ausdruck bringt, wie nötig der Arzt die Logik brauche, – als er aber dieses Buch verfasste, erwähnte er keine Klasse der Möglichkeits- und der gemischten Syllogismen, die für die Medizin die einzig nützlichen sind, sondern begnügte sich, den Studenten auf sie hinzuweisen mit dem Bemerken, dass er sie absolut entbehren könne!
>
> MAIMONIDES, *Fuṣūl* fol. 163ª,4

Die besagte Krankheit habe Galen aber auch noch zu Schlimmerem verleitet. Er habe sich für einen Propheten gehalten (*iddaʿā n-nubūwa*) und damit nicht genug, er habe sich mit Mose verglichen und diesen einen Toren genannt. Es folgen nun sehr interessante Auseinandersetzungen über die Frage der Erschaffenheit bzw. Anfangslosigkeit der Welt, deren Erörterung jedoch nicht hierher gehört. Maimonides, der hier ausdrücklich als Anhänger der mosaischen Religion spricht, richtet heftige Anwürfe gegen Galen, die in den Worten gipfeln: „Dieser ungebildete Schwätzer, unkundig des meisten, worüber er redet, ausgenommen die Heilkunst …!"[80]

Wenn man so, mit gewissen am Ende dieses Kapitels noch näher zu umreißenden Einschränkungen sagen kann, Maimonides habe Galen mit abendländischen Augen betrachtet – und Ähnliches gilt auch für Averroes, dessen Galen-Kritik ja noch bei Renaissance-Ärzten Interesse fand[81] – so ist dem hinzuzufügen, dass es während der „griechischen" Epoche der islamischen Kultur auch so etwas wie den Versuch gab, Galen in erster Linie als „Griechen" zu sehen. Hier ist vor allem ar-Rāzī zu nennen, der sich bei seiner in dem „Buch der Zweifel an Galen" vorgetragenen Kritik ausdrücklich auf Galen beruft, der selber die blinde Übernahme der Lehren eines Schulhauptes verurteilt habe.[82] Zu nennen ist weiter Ibn Hindū, der sich als Gegner der im Kommentar zum „Eid" vertretenen Inspirations-Theorie auf Galen beruft (vgl. oben s. 66) und dementsprechend die Verfasserschaft Galens an dem Kommentar, sofern er ihn

80 Maimonides, *Fuṣūl* fol. 166ᵇ,16 – Nur am Rande sei vermerkt, dass Maimonides selber von seinem kaum weniger berühmten Zeitgenossen ʿAbd al-Laṭīf al-Baġdādī ebenfalls als sehr eingebildeter Mensch geschildert wird, vgl. b.a. Uṣaibiʿa, *ʿUyūn* II, 205 = B 687.

81 Vgl. Bürgel, *Averroes ‚contra Galenum‘* 317.

82 Vgl. Bürgel, *Averroes ‚contra Galenum‘* 286.

gekannt hat, geleugnet haben müsste. Auch darf man wohl die durch F. Rosenthal bekannt gemachte Äußerung Ḥunains hier anführen, die durch ein Zitat in Ibn al-Maṭrāns „Garten der Ärzte" erhalten ist und besagt, bei der Lektüre Galens (wie auch anderer antiker Schriftsteller), solle der Leser die wissenschaftlich relevanten, nicht dagegen solche Dinge beachten, die die damalige Religion betreffen, „denn sie sagen das nur, um bei den Leuten gut dazustehen (*li-yaḥsunū bihī ʿinda n-nāsi*) und weil es seit alters geglaubte Dinge sind."[83]

Eine bemerkenswerte Parallele zu diesem Diktum Ḥunains steht in einem Traktat Ibn Buṭlāns innerhalb der von uns mehrfach erwähnten polemischen Korrespondenz mit Ibn Riḍwān. Ich zitiere nach der englischen Übersetzung:[84] „Wenn antike Ärzte unhaltbare Meinungen äußern, so ist zu vermuten, dass sie sich den in ihrer Zeit herrschenden Meinungen angepasst haben. Ein Beispiel hierfür ist Galens Bemerkung über die Wirkung des Bösen Blicks in seinem Buch über die Ansichten des Hippokrates und Plato" (*De Plac. Hipp. et Plat.* VII,7 = Kühn V, 643). Bei der Übersetzung von Artemidors Traumbuch entschied sich allerdings Ḥunain selber – oder einer seiner Übersetzer-Kollegen – statt für die Bagatellisierung des Dastehenden für eine kräftige monotheistische Tünche.[85]

Ganz im griechischen Geiste gesprochen war es, wenn ʿAbd al-Laṭīf al-Baġdādī (starb 629/1231), der die von Galen behauptete Zweiteiligkeit des menschlichen Unterkiefers als Irrtum erweisen konnte, in seinem Bericht über diese Entdeckung den (durch die abendländische Forschung!) berühmt gewordenen Satz schrieb: „Wenn auch Galen, in dem was er berührt und aussagt, den höchsten Grad an Spürsinn und Sorgsamkeit aufweist, so ist doch die sinnliche Wahrnehmung (*ḥiss*) zuverlässiger als er."[86] Das entspricht dem aristotelischen *Amicus Plato, magis amica veritas* – ein Wort, das auch von einigen arabischen Gelehrten zur Devise erhoben wurde und sich übrigens, wie wir sahen, auch auf Galen selber berufen könnte.[87]

---

83 Ibn al-Maṭrān, *Bustān* fol. 58^{b}–59^{a}; vgl. auch die Übersetzung bei Rosenthal, *Fortleben* 45–46.

84 Meyerhof/Schacht, *Controversy* 95.

85 Vgl. die detaillierte Darstellung dieses Faktums bei Strohmaier, Artemidor 127–162.

86 *Fa-inna Ǧālīnūsa wa-in kāna fī d-daraǧati l-ʿulyā mina t-taḥarrī wa-t-taḥaffuẓi fī-mā yubāširuhū wa-yaḥkīhi fa-inna l-ḥissa aṣdaqu minhu.* – *Kitāb al-Ifāda wa-l-iʿtibār fī l-umūr al-mušāhada wa-l-ḥawādiṯ al-muʿāyana bi-arḍ Miṣr* = *The Eastern Key*, edd. Videan, J.A.; Videan, I.E., London 1965, 274.

87 Auf das Beispiel ar-Rāzī wurde eben hingewiesen. Er führt dort auch das Aristoteles-Wort an. Das gleiche tut Ibn Riḍwān in einem seiner polemischen Trakte (Meyerhof/Schacht, *Controversy* 111).

Wenn wir oben sagten, dass auch Averroes und Maimonides, indem sie Galen kritisieren, ihn gewissermaßen griechisch betrachten, so ist doch einschränkend hinzuzufügen, dass bei Averroes die Galen-Kritik eher ein Neben-Produkt seines ihn beherrschenden Strebens nach einem makellosen Aristoteles ist,[88] während für Maimonides gewisse Entstellungen des Judentums in Galens Werk einen entscheidenden Stachel seiner Galen-Kritik gebildet haben dürften, Bei Ibn abī Uṣaibiʿa sehen wir bereits das Galen-Bild dem griechischen Griff entgleiten und die orientalische Tönung in den Vordergrund treten.

Das heißt freilich nicht, dass der „griechische *approach*" unbedingt der objektivere wäre. Galen ist weithin einfach eine geistige Größe, die man nach Bedarf in sein Weltbild einsetzt, ein Instrument, mit dem man arbeitet. Für ar-Ruhāwī, der in erster Linie Arzt und erst in zweiter Jude ist, muss Galens Autorität herhalten, den Monotheismus und sogar die Prophetenschaft Moses zu beweisen; für Maimonides, der in erster Linie jüdischer Philosoph und Theologe und erst in zweiter Linie Arzt ist, erscheint Galen in allen nicht medizinischen Dingen „als ein ungebildeter Schwätzer" vor allem deswegen, weil er Mose angegriffen hat; und so ließen sich die Beispiele fortsetzen. Alles das aber geschieht nicht oder nur sehr selten – etwa bei ar-Rāzī – aus „geistiger Autonomie", sondern in dem Fluidum einer Kultur, für die Autoritäten eine nicht wegzudenkende Wirklichkeit sind.

Wir sind uns voll bewusst, dass das, was wir soeben vorgetragen haben, noch weiterer Klärung und Vertiefung bedarf, wofür wiederum weiteres Quellenmaterial erforderlich ist; wir glauben aber doch, dass unsere Untersuchungen anhand eines exemplarischen Einzelfalles, der arabischen Rezeption des Galen-Bildes, neues Licht auf das Problem der islamischen Rezeption der Antike geworfen und vor allem dessen verschlungene Vielschichtigkeit sichtbar gemacht haben. Es dürfte damit auch erwiesen sein, dass es vorerst fruchtbarer ist, sich mit differenzierten Fragestellungen der Klärung eines Teilaspektes zu widmen, als die Lösung des Gesamtproblems unter Zuspitzung auf eine einfache Alternativ-Frage wie die nach Kultur-Unitarismus und -Pluralismus anzustreben.

e *Rezeption und Assimilation*

Anhangsweise und als Überleitung zum nächsten Kapitel sei noch Folgendes bemerkt: Alles, was wir bisher über die Rezeption gesagt haben, betraf im Wesentlichen deren erste Phase, d.h. die Übernahme und Auswahl des Erbes, sowie die dadurch ausgelöste lebendige und direkte Auseinanderset-

88 Vgl. Bürgel, *Averroes contra Galenum* 274–275 und 315.

zung mit diesem, ein Prozess, der bis in das 7./13. Jahrhundert fortdauert. Im Anschluss daran, und teilweise schon gleichzeitig, geschah aber etwas anderes; denn die Rezeption bestand nur zum kleineren Teil in Auseinandersetzung, zum größeren in Anverwandlung. Wir meinen damit die Formen, in denen das „Erbe" nutzbar gemacht, eingeschmolzen, amalgamiert wurde. Diese Entwicklung können wir uns auf medizinischem Bereich leicht verdeutlichen: Da ist zunächst eine Übergangsphase: An die Stelle der Übersetzungs-Literatur, des „originalen" Erbes also (wenn wir von solchen Tünchen absehen, wie sie Strohmaier für die Übersetzung des Artemidor nachgewiesen hat), treten – in der Regel recht originalnah – Kurzfassungen und Kommentare zu einzelnen Werken, sowie als größerer Eingriff Kompilationen, die mehrere Werke willkürlich ausschlachten und zusammenfassen; man denke an die klassische Kompilation der arabischen Medizin, ar-Rāzīs *Ḥāwī* (*Continens*), die allerdings noch Rezeption im besten Sinn ist, Zeugnis nicht nur der eminenten Gelehrsamkeit sondern auch der wissenschaftlichen Redlichkeit eines großen, ja vielleicht des größten Rezeptors und kongenialsten Verwalters griechischen Erbes im arabischen Raum. Jedes Zitat ist hier nach seiner Herkunft, mindestens mit dem Namen des Autors, bezeichnet. Und in den reichen Chor vorislamischer Stimmen mischt sich das Rāzī'sche „Ich sage:"!

Aber schon ar-Rāzī entwickelt mit seinem *Manṣūrī* auch eine Form der Rezeption weiter, die neben Epitome, Kommentar und Kompilation im islamischen Raum zu höchster Bedeutung gelangen sollte, die medizinische Enzyklopädie, deren Wurzeln in vorislamische Zeit, zu Oribasius und Paulus von Ägina zurückreichen. Auf ar-Rāzīs *Manṣūrī* folgten, mit ausdrücklichem Bemühen um bessere Systematisierung, in der zweiten Hälfte des 4./10. Jahrhunderts zwei weitere wichtige Enzyklopädien: Der berühmte *Liber Regius* (*al-Kitāb al-Malakī*)[89] von ʿAlī ibn al-ʿAbbās al-Maǧūsī, dem Haly Abbas der Lateiner (gest.

89 Auch *al-Kunnāš al-Malakī*, das „königliche Kompendium": „Königlich" bezieht sich auf den „König" ʿAḍud ad-Daula, in dessen Dienst der Verfasser als Leibarzt stand, und in dessen Auftrag er das Werk verfasste. Es heißt daher auch *al-Qānūn al-ʿAḍudī* „Der ʿAḍudische Canon" (Ibn Sīnā ist also nicht der Erfinder dieses Titels). Das Buch wurde von Constantinus Africanus unter dem Titel *Pantegni* als erstes arabisches Buch überhaupt ins Lateinische übersetzt, später erneut von Stephan von Antiochien, dessen 1127 vollendete Übersetzung 1492 in Venedig erschien, und, mit Anmerkungen von Michael de Capella versehen, 1523 nochmals in Lyon gedruckt wurde, Sarton, *Introd.* I, 677. Das Buch, bestehend aus einem theoretischen und einem praktischen Teil zu je zehn Kapiteln, genoss im Orient hohes Ansehen und wurde nur von Avicennas Canon überstrahlt. Al-Qifṭī zufolge war der *Canon* nur im theoretischen Teil, der *Liber Regius* dagegen im praktischen besser (*al-Malakīyu fī l-ʿamali ablaġu wa-l-Qānūnu fī l-ʿilmi aṯbatu*; Qifṭī, *Ḥukamāʾ* 232).

384/994), und das „Buch der hundert (Kapitel) über die Medizin“ des 401/1010 verstorbenen christlichen Arztes ʿĪsā ibn Yaḥyā al-Masīḥī.[90]

Al-Masīḥī führt aus, die Alten hätten sich um die theoretischen Grundlagen der Heilkunst bemüht (*iʿtanau kulla l-ʿināyati fī stinbāṭi uṣūlihā wa-l-baḥṯi ʿani l-ǧuzʾi n-naẓarīyi minhā*). Die „Späteren“ (gedacht ist wohl an Ahrun u. ä.) hätten sich dagegen auf leicht anwendbare Therapien beschränkt und die Theorie vernachlässigt, dies aber nicht etwa, weil sie vollkommen gewesen sei, sondern aufgrund mangelnder Kenntnis in der Logik und Naturphilosophie, oder aber aus Bequemlichkeit und ähnlichen Motiven. Allgemein rügt er das Durcheinander und die Verworrenheit (*iḍṭirāb, tašwīš*) in der Anordnung (*naẓm, tartīb*) der früheren Werke.[91] Al-Maǧūsī gibt einen Überblick über die wichtigsten medizinischen Autoren seit Hippokrates, nennt Vorzüge und Schwächen und bekundet wie al-Masīḥī die Absicht, die Fehler seiner Vorgänger zu vermeiden (übersetzt bei Ullmann, *Medizin* 141–144).[92]

Die genannten Werke stellen also Entwicklungsstufen der medizinischen Enzyklopädie, des systematischen Handbuchs der Medizin dar, wie es in klassischer Form Ibn Sīnās *Canon* verkörpert. Aber der Bezug auf die Antike, der in den früheren Werken deutlich war, fehlt im *Qānūn*. Was der *Canon* enthält, ist der antike Stoff, meisterhaft zum System gerundet, gewiss auch in einigen Einzelheiten bereichert,[93] aber im Wesentlichen doch übernommen – nur: aus der Übernahme ist hier die Anverwandlung geworden. Das fremde Gut ist vollends zum eigenen gemacht, natürlich nicht im Sinne eines Diebstahls, vielmehr durchaus legitim im Sinne von Goethes Maxime „Was du ererbt von deinen Vätern hast,/erwirb es, um es zu besitzen …“ aber doch mit einer deutlichen Abkehr vom Alten: Galen wird durch Ibn Sīnā, verdrängt, das Etikett „Erbe“ durch die Aufschrift „eigene Leistung“ ersetzt – bei Ibn Sīnā, der ja seine „orientalische Philosophie“ der griechischen (die er im Übrigen

---

90 Vgl. Dietrich, *Medicinalia* Nr. 23.

91 Masīḥī, *Miʾa*, ed. Sanagustin I, 25–26 = Hs. Ahmet III. 2053 fol. 1[b]/2[a]; vgl. Dietrich, *Medicinalia* Nr. 23.

92 Ähnlich geartet ist auch das Vorwort der „Medizinischen Sendschreiben“ des wenig bekannten Abū Sahl Bišr ibn Yaʿqūb as-Siǧzī, der sein Werk für den in Siǧistān frei zwischen Samaniden und Buyiden schaltenden Emir Ḫalaf ibn Aḥmad (vgl. Dietrich, *Medicinalia* Nr. 22) verfasste, einen Zeitgenossen ʿAḍud ad-Daulas, der mit ihm korrespondierte (vgl. Bürgel, *Hofkorrespondenz* 52, Anm. 1). Bišr ibn Yaʿqūb zählt wie al-Maǧūsī einzelne frühere Autoren (mit bestimmten Werken) auf, um sie zu bemängeln, schließt aber die griechischen Autoren dabei aus und beschränkt sich auf Namen wie Ahrun, Yūḥannā ibn Sarābiyūn, ar-Rāzī (*Manṣūrī!*) u. a.; Text bei Dietrich, *Medicinalia* 66–67.

93 Vgl. Sarton, *Introd.* I, 709–710.

genauso schätzt und benutzt wie die griechische Medizin!) entgegensetzt, gewiss kein unbewusster Vorgang.

Das heißt nun natürlich nicht, dass nach Ibn Sīnā keiner mehr Galen gelesen oder zitiert hätte. Gelehrte wie Ibn abī Uṣaibiʿa, Ibn al-Maṭrān, Ibn an-Nafīs beweisen noch für das 7./13. Jahrhundert das Gegenteil. Aber daneben geht die durch den *Canon* symbolisierte Tendenz weiter, und vermindert mit der Zeit mehr und mehr den lebendigen Kontakt mit der Antike. Was uns hier im Säkularen begegnet, hat Parallelen unter religiösem Vorzeichen. Davon soll das folgende Kapitel handeln.

2 Die Islamisierung der Medizin

Unter den charakteristischen Eigenschaften des Islam – welches Wort ja immer zugleich diese Religion und diese Kultur, und zwar in ihrer gesamten historischen und geographischen Ausdehnung bedeutet – haben führende Islamologen die einzigartige Fähigkeit der Assimilation genannt, d.h. aber: der Islam realisiert sich, soweit er verändernd und nicht statisch in Erscheinung tritt, als „Islamisierung“, er schafft Religion und vor allem Kultur nicht primär durch Neuschöpfung sondern durch Aneignung und Anverwandlung. Gewiss kann sich keine große Kultur entfalten ohne aus zeitlich oder räumlich nahen Kulturen manches mehr oder weniger ihr Homogene zu entleihen und ihren eignen Gesetzen gemäß fruchtbar zu machen. Dennoch zeigen die Fakten, dass die islamische Kultur über eine spezifische Fähigkeit der Aneignung verfügte und noch verfügt, und Aufgabe der folgenden Zeilen soll es sein, diese an dem Beispiel der Medizin (über das oben S. 34ff. Gesagte hinaus) weiter zu verdeutlichen.

Werfen wir jedoch zuvor noch einen kurzen Blick auf den Urislam, da sich hier die Wurzeln des besagten Phänomens finden lassen dürften. Dieses nämlich scheint sich schon darin zu manifestieren, dass Muḥammad bekanntlich ein gut Teil ihm zu Ohren gekommener jüdischer und christlicher Tradition einschließlich christlicher Sekten – auch Manichäisches fehlt nicht[94] – im Koran reproduziert. Für Muḥammad gab es keinen Zweifel, dass seine Auditio-

94 Vgl. z.B. Tor Andrae, *Mohammed, sein Leben und sein Glaube*; H.H. Schaeder, „Muhammed“ (in: „Arabische Führergestalten“ – *Arabische Welt*, Bd. 5, Heidelberg, Berlin, Magdeburg 1944, bes. 28–29; wieder abgedruckt in: *Der Mensch im Orient und Okzident*); Speyer, H., *Die biblischen Erzählungen im Qoran*, Breslau 1931, Nachdr. Darmstadt 1961; Philonenko, M., Une expression qumranienne dans le Coran, in *Atti del III. Congresso di studi arabi e islamici à Ravello*, Neapel 1967.

nen von Gott stammten. Da aber seine Offenbarungen allerlei Abweichungen von den Formen aufwiesen, in denen die gleichen Stoffe in den Schriften der Juden und Christen überliefert waren, und da diese sie nur aus der gleichen Quelle wie er geschöpft haben konnten, ergab sich nur eine mögliche Konsequenz: Juden und Christen hatten den ihnen geoffenbarten Text verändert, also gefälscht. Dass die beiden Testamente historische Berichte sind, die nur gelegentlich auch Offenbarungen wiedergeben, hat Muḥammad nicht begriffen; und besagte Konsequenz ist daher bis auf den heutigen Tag, von wenigen Freidenkern abgesehen, die Ansicht aller Muslime. Die naheliegende Erklärung, dass Muḥammad fehlerhafte Berichte gehört, oder richtige falsch verstanden oder behalten haben könnte, ist für den Gläubigen schlimmste Ketzerei, wie denn die im Koran selber verankerte göttliche Herkunft dieses Buches und jedes einzelnen seiner Wörter bis heute die Entstehung einer kritischen Theologie im Islam verhindert hat und im Grunde auch immer verhindern muss.[95]

Die Aneignung erfolgt, könnte man sagen, mit Einbeziehung der Urheberschaft. Man wird sagen, dass es auch im Christentum Ähnliches gebe. Das ist in gewisser Weise richtig. Aber der Unterschied ist mit der anderen Auffassung vom Charakter des Heiligen Buches doch deutlich greifbar. Die Inspirationstheorie wird heute im protestantischen Lager nur noch von wenigen Sektierern vertreten. Sie ist kein unabdingbarer Bestandteil der christlichen Religion; der Islam dagegen steht und fällt mit der Lehre vom Worte Allahs. Der Einwand dagegen, dass ja auch die biblischen Berichte keine historische Authentizität besitzen, und dass letzten Endes nicht bewiesen werden könne, ob nicht doch der Koran die Wahrheit ans Licht gebracht habe, wäre in unserm Zusammenhang müßig; denn es geht uns ja hier lediglich um das Phänomen dieser *ursprungsverleugnenden* Aneignung. Diese nun scheint uns ein permanentes Prinzip islamischer Kultur, und lässt sich jedenfalls bis in die Gegenwart hinein verfolgen.[96]

---

95 Hieran kann wohl auch die mu'tazilitische Auffassung von der „Erschaffenheit" des Korans nichts ändern; die heute herrschende orthodoxe Lehre ist jedoch die von der „Unerschaffenheit" des Korans, d.h., dass jedes seiner Worte urewig ist wie der Schöpfer selber. Auf die mancherlei Versuche der Exegeten, diesem Dilemma zu entgehen – wobei natürlich die Inspirationstheorie nie angetastet wurde! – kann hier nicht eingegangen werden, man vgl. Goldziher, *Die Richtungen der Islamischen Koranauslegung* und Baljon, *Modern Muslim Koran Interpretation (1880–1960)*.

96 So ist es kein Einzelfall, wenn man – um nur ein paar zufällig parate Beispiele zu nennen – in einem angesehenen kulturellen Blatt etwa einen Leitartikel mit dem Titel „Der Islam ist der erste (d.h. früheste) Garant der Menschenrechte" findet, worin natürlich weder vom Kodex Hammurabi, noch vom römischen Recht, noch von der unleugbaren Bedeutung

Ansätze zu diesem Verhalten, bei dem in unserer Zeit gewiss auch ein nationalistisches Element, also ein aus Europa importierter Faktor mitwirken mag, finden sich schon im Mittelalter. Wir können, um auf unser eigentliches Thema zurückzukommen, durchaus so etwas wie eine Islamisierung der griechischen Medizin beobachten. Der unislamische Ursprung der medizinischen Wissenschaft ist evident und war es natürlich auch für den gebildeten Araber der Blütezeit. Das medizinische Interesse des Propheten kann, wenn man den Koran als Maßstab nimmt, in dem der Kranke fast nur als Objekt ritueller Sonderbestimmungen eine Rolle spielt, nicht so groß gewesen sein, wie es die fromme Tradition, und zwar in zunehmendem Maße, darstellen wollte.[97] Andererseits ließ sich aus dem Koran aber auch kein Verbot der Medizin ableiten. Die in ihm gebotene Fürsorge für Arme und Waisen konnte vielmehr durchaus als Ansporn auch zur Krankenpflege verstanden werden; und im gleichen Sinne wurden ja sogar auch die genannten Sondervorschriften für Kranke herangezogen. Orthodoxe Vorbehalte gegen die Heilkunst richteten sich also, wenn nicht gegen ihren antideterministischen Charakter, so vor allem gegen ihre griechische Herkunft. Mithin musste diese vertuscht, geleugnet oder durch eine nachträglich geschaffene islamische Herkunft ersetzt werden. Träger dieses

früherer Heiliger Schriften in diesem Zusammenhang, sondern einzig von der machtvollen Wirkung des Korans die Rede ist, und die Tatsache, dass die islamische Religion jahrhundertelang Sklaverei und krassesten Feudalismus geduldet, wenn nicht gefördert hat, mit keinem Wort berührt wird: Ḫafāǧī, M. ʿA., Al-Islām auwal waṯīqa li-ḥuqūq al-insān, in *Barīd al-Šarq* (Orient Post), Köln 1968, Nr. 5; ganz ähnliche Argumente enthält auch der Aufsatz von Mūsā, M.Y., at-Tašrīʿ al-islāmī bain at-tašrīʿāt al-ḥadīṯa („Die islamische Gesetzgebung im Verhältnis zu den modernen Gesetzgebungen"), in *Barīd aš-Šarq* (farbig illustr. Ausg.) 1965, Nr. 2 (bezeichnet u.a. den Islam als den Vater der französischen Revolution!).

Schlimm ist es, wenn man sich bei solchen Fehlurteilen auch noch auf europäische Gelehrte von Namen und Rang berufen kann. So wurde in einem Schiraser Wochenblatt behauptet, der Islam habe als erster und einziger der Frau zu ihrem Recht verholfen und diese Behauptung mit Zitaten Gustave le Bons sozusagen bewiesen. (Er gehörte zu jenen Europäern, die die Polygamie für das dem Mann Natürliche halten, ohne auch nur einen Moment zu erwägen, ob nicht etwa nur die übliche soziale Situation der Frau als Hausfrau und Mutter sie darin hindert, polyandre Gelüste zu entfalten und zu befriedigen, nicht aber ein geringeres sexuelles Bedürfnis!). Die jahrhundertlange Erniedrigung der Frau wird darin nicht geleugnet, die Schuld aber dem Feudalismus aufgebürdet: Schiraser Wochenzeitung *Peik-i Ḫoǧaste*, aus Anlass des 20. Jahrestages der offiziellen Abschaffung des Frauenschleiers (*rafʿ-i ḥiǧāb*) durch Schah Reza Pahlevi.

97 Vgl. hierzu und auch zum Folgenden unsere Ausführungen im Kapitel „Die religiöse Rechtfertigung der Heilkunst" oben S. 34 ff.

Vorgangs waren nicht Feinde der Heilkunst, solche wirkten nur als Anstoß, sondern Freunde und Verteidiger derselben, darunter ebenso gläubige Muslime, denen die Islamisierung am Herzen lag, wie Nichtmuslime und Freidenker, die nur der Wissenschaft zuliebe der herrschenden Ideologie ihren Tribut zahlten, ähnlich wie das ja auch heutzutage noch in ideologisch gebundenen Staaten geschieht (womit wir natürlich keinerlei billiger Gleichsetzung das Wort reden!). Auf diese Weise vollzieht sich also die Islamisierung der antiken Medizin: aufseiten der Nichtmuslime und Freigeister als ein sich Arrangieren mit den unausweichlichen Gegebenheiten, aufseiten frommer Muslime als Aneignung im oben beschriebenen Sinne. Dabei ist freilich zu wiederholen, dass das, was von Ärzten, gleich welcher Konfession, geschah, sich in der Regel auf den Rahmen, ein paar verbindlich-unverbindliche Formeln im Prolog, beschränkte, während der eigentliche und entscheidende Impuls von Traditionariern ausging und das mitunter offen erklärte Ziel verfolgte, die „Medizin des Propheten" an die Stelle der griechischen zu setzen.

Die im Folgenden zu besprechenden Quellen zeigen deutlich, dass es eine „orthodoxe" Kritik an der „wissenschaftlichen" Medizin gegeben hat. Autoren von prophetenmedizinischen Werken mussten ja die Überlegenheit ihres Ansatzes begründen, was zwangsläufig zur Einnahme von Gegenpositionen gegen die zeitgenössische galenische Schulmedizin führte. Es hat solche Stimmen also zweifellos gegeben. Gutas' (*Greek Thought* 166–175) Kritik an der These von einer „orthodoxen Opposition" gegen die griechischen Wissenschaften muss in diesem Punkt differenziert gesehen werden. Zuzustimmen ist ihm hingegen darin, dass die seit Goldziher (*Orthodoxie*) oftmals geäußerte Ansicht, wonach eine organisierte islamische Opposition den rationalen Wissenschaften griechischer Prägung den Todesstoß versetzt habe und damit auch die islamische Hochkultur des Mittelalters vernichtet habe, in dieser Absolutheit nicht aufrecht zu erhalten ist.[98] Die humoralpathologische Medizin wurde niemals von der Prophetenmedizin ersetzt – auf dem indischen Subkontinent erfreut sie sich ja heute noch einiger Beliebtheit. Dass es kein systematisches Verdikt gegen die Wissenschaften der *awāʾil* gegeben hat, zeigt im Bereich der Medizin schon die Tatsache, dass Schriften Galens und Hippokrates' bis in die Moderne handschriftlich kopiert wurden und teils sogar Gegenstand von Frühdrucken waren.

---

98 Vgl. unten Kapitel IV.3.

a *Die Bedeutung der Prophetenmedizin*

Ziel der folgenden Zeilen ist nicht eine umfassende Erörterung der „Prophetenmedizin"; dies könnte nur in einer eigenen größeren Monographie bewältigt werden. Die Prophetenmedizin durfte jedoch andererseits in unseren Untersuchungen nicht fehlen, da es sich hierbei um eine Erscheinung handelt, die für die geistige Welt der arabischen Ärzte von entscheidender Bedeutung werden sollte. Diese Bedeutung zu erhellen, ist Anliegen des folgenden Abschnitts.[99]

Zunächst noch ein paar einführende Bemerkungen für den Nicht-Fachmann: „Prophetische Medizin" (*aṭ-ṭibb an-nabawī*) bzw. „Medizin des Propheten" (*ṭibb an-nabī*) sind vom arabischen Mittelalter geprägte Termini, geprägt, wie wir noch näher sehen werden, in bewusstem Gegensatz zu *ṭibb Buqrāṭ wa-Ǧālīnūs*, also der hippokratisch-galenischen Medizin. Man versteht darunter im Kern die wenigen angeblichen oder wirklichen Handlungen und Aussprüche des Propheten Muḥammad, die in engerem oder loserem Zusammenhang mit dem Heilwesen stehen, und z.B. in der kanonischen Traditionssammlung des al-Buḫārī (gest. 256/870) in den beiden Kapiteln „Buch der Kranken" und „Buch der Medizin" vereinigt sind.[100] Eine eigene prophetenmedizinische Literaturgattung entstand jedoch erst dadurch, dass man das medizinische Material der Hadith-Sammlungen – es gab ja neben al-Buḫārīs fünf weitere berühmte Sammlungen – herausnahm und, um anderweitiges Material vermehrt, in gesonderten Schriften herausgab, Ein Teil dieser Schriften trägt den Titel *ṭibb an-nabī* (bzw. *at-ṭibb an-nabawī*).[101] Doch kommen auch allerlei andere Titel vor, die den Charakter des Werkes nicht sogleich erkennen lassen. Das hinzugenommene Material ist teils solches von volksmedizinisch-folkloristischem Charakter, wie es z.B. in as-Suyūṭīs Prophetenmedizin über-

---

99 Ich habe das in gedrängter Form schon an anderer Stelle versucht, vgl. Bürgel, „Die wissenschaftliche Medizin im Kräftefeld der islamischen Kultur", in *Bustan* 8/1 (1967), 9a–19b. Zur Prophetenmedizin im Allgemeinen vgl. auch Bürgel, *Allmacht* 183; id., Doppelgesicht; Ullmann, *Medizin* 185–189; Pormann/Savage-Smith, *Islamic Medicine* 71–75; Perho, *Prophet's Medicine*, sowie Bummel, J., *Zeugung und pränatale Entwicklung des Menschen nach Schriften mittelalterlicher muslimischer Religionsgelehrter über die „Medizin des Propheten"*, Diss. Hamburg 1999.

100 Das erste umfasst 21, das zweite 58 *„bāb"* d.h. Kurzkapitel, die in der Regel jeweils eine Überlieferung beinhalten, wobei allerdings mancherlei Wiederholungen vorkommen, so dass die Gesamtzahl etliches weniger als 70 beträgt.

101 Zusammenstellung bei Elgood, *The Medicine of the Prophet*. Elgood gibt hier eine kurze Analyse von fünf Werken, beachtet jedoch nicht, dass sich prophetenmedizinische Schriften mitunter auch unter andern Titeln verbergen; dies gilt namentlich für die „Mischformen"; vgl. unten.

wiegt,[102] teils solches wissenschaftlicher Herkunft, wie es schon bei Ibn as-Sunnī (gest. 363/974) und Abū Nuʿaim (gest. 429/1038), den beiden frühesten Verfassern der erhaltenen prophetenmedizinischen Werke, auftaucht und in späteren, etwa den „Nützlichen Brocken" (*luqaṭ al-manāfiʿ*) des Ibn al-Ǧauzī (gest. 597/1200)[103] und der früher schon erwähnten „Heilung der Schmerzen" des as-Surramarrī (gest. 776/1374) mehr oder weniger systematisch herangezogen wird.

Schon die Tatsache, dass die Prophetenmedizin, deren Kern primitiv-archaischen oder theurgisch-enigmatischen Charakter trägt, in dieser Weise wissenschaftlich „aufbereitet" wird – und zwar, soweit ich bisher sehe, ausschließlich von Autoren, die keine eigentlichen Ärzte, vielmehr Traditionsgelehrte oder fromme Polyhistoren mit gewissen medizinischen Kenntnissen und Interessen sind – lässt vermuten, dass es sich hier um ein religiöses Konkurrenz-Unternehmen zur wissenschaftlich-säkularen Medizin handelt.[104]

Ausdrücklich bestätigt wird diese Vermutung durch as-Surramarrīs ausführliche Einleitung seiner „Heilung der Schmerzen: Medizin der Anhänger des Islam." Hier nämlich wird uns das ganze, übrigens auch schon im zweiten Teil des Titels signalisierte Programm der Prophetenmedizin enthüllt:[105]

As-Surramarrī unterscheidet zunächst eine göttliche Medizin (*ṭibb ilāhī*) und eine natürliche Medizin (*ṭibb ṭabīʿī*). Ganz allgemein ist er der (echt islamischen) Auffassung, dass jedes profane menschliche Wissen im Bereich der göttlichen (geoffenbarten) und prophetischen Wissenschaften mindestens eben-

102 As-Suyūṭī ist ein berühmter arabischer Polyhistor des 9./15. Jh. Seine Prophetenmedizin ist in der engl. Übersetzung von Elgood, *Tibb ul-Nabbi or Medicine of the Prophet*, zugänglich. Elgood kommt vom Persischen her. Mit dem Arabischen ist er weniger vertraut, wie die vielen falschen Wiedergaben bekannter arabischer Eigennamen zeigen. Von hier aus drängt sich dem Arabisten eine gewisse Skepsis auch gegenüber der Übersetzung auf.

103 Vgl. Dietrich, *Medicinalia* Nr. 46.

104 Diese These habe ich schon in dem oben genannten Aufsatz vertreten. Ewald Wagner hat in einer langen Zuschrift Zweifel an der Richtigkeit dieser These vorgebracht: „Ich hatte mehr den Eindruck, daß sie (sc. die Prophetenmedizin-Werke) als Hilfe für die Schulmedizin verfaßt wurden, um gegenüber den *tawakkul*-Anhängern zu beweisen, daß sich bereits der Prophet mit dieser Wissenschaft beschäftigt habe, und sie dadurch religiös hoffähig zu machen" (Brief vom 11.7.1967). Diese Funktion zu erfüllen, hätten jedoch die paar Hadithe genügt, die zur Rechtfertigung der Heilkunst auch von den Ärzten säkularer Gesinnung verwandt wurden. Dass es der Prophetenmedizin um mehr und anderes ging, werden die im Folgenden angeführten Quellen überzeugend erweisen.

105 Die schon von Albert Dietrich (*Medicinalia* Nr. 50) betonte Wichtigkeit von as-Surramarrīs Werk kann also hier nachdrücklich unterstrichen werden.

bürtig, in der Regel aber noch besser repräsentiert sei.[106] Im Anschluss hieran sucht er nachzuweisen, dass auch die Heilkunst sowohl im Koran wie im prophetischen Wissen Muḥammads, manifestiert in seinen Worten und Werken, enthalten sei, indem er alle jene Koranworte anführt und kommentiert, die wir oben im Abschnitt über die religiöse Rechtfertigung der Medizin schon wiedergegeben haben. Hinzu kommen die koranischen Speiseverbote:

„Zur göttlichen Medizin gehört es, dass Gott uns die guten Dinge (*ṭaiyibāt*) erlaubt und die hässlichen (*ḫabāʾiṯ*) verboten hat aus Erbarmen und Mitleid mit uns und aus Rücksicht auf unser Wohl (*maṣāliḥ*) und in Ansehung unseres Adels (*tašrīfan li-anfusinā*)"; denn der Muslim ist, wenig später wird es gesagt, „von adliger Natur" (*šarīf aṭ-ṭabʿ*). Unter den *ḫabāʾiṯ* werden der Wein und das Schweinefleisch besonders hervorgehoben.

Erinnert sei hier noch einmal, dass nach Meinung as-Surramarrīs die gesamte Medizin in unübertrefflich prägnanter Form in dem Koranwort „Esset und trinket und schweifet nicht aus!" kristallisiert ist. Die Geschichte von dem „ungläubigen" Arzt, der angesichts dieses Wortes seine ganze gewaltige medizinische Produktion als unbedeutend erkennt und zum Islam übertritt (vgl. oben S. 47), zeigt ja schon sehr deutlich, dass es letzten Endes darum geht, die galenische Medizin durch die göttlich-prophetische zu entmachten. Dass es sich hierbei übrigens um einen Topos der Prophetenmedizin – also nicht um extreme Ziele eines Zeloten – handelt, zeigt die Tatsache, dass wir der gleichen Geschichte in ähnlicher Form auch in einem anderen Werk verwandten Charakters begegnen:

> Hārūn hatte einen tüchtigen Arzt unter den Schriftbesitzern. Der fragte ʿAlī ibn al-Ḥusain ibn Wāqid: „Gibt es in eurem Buch nichts über Medizin, wo doch das Wissen (nur) zweierlei Wissen ist" etc.? Er sprach: „Gott hat die ganze Medizin in einem halben Koranvers vereinigt!" – „Nämlich?" – „Esset und trinket und schweifet nicht aus!" Der Arzt sagte: „Aber von euerm Propheten ist nichts über Medizin überliefert?" Er sprach: „Der Gesandte Gottes hat die Medizin in leichte Worte gefasst!" – „Nämlich?" –

106 „Welches Wissen auch immer bei den voraufgegangenen Nationen und den nachfolgenden ihnen anhangenden Teilreichen (*ṭawāʾif*) aufgetreten sein mag, in den religiösen Wissenschaften und den prophetischen Leistungen findet sich von seiner Art Entsprechendes oder Besseres, Wirkungsvolleres und Segensreicheres." So habe Mose die Zauberkünste, deren seine Zeitgenossen sich rühmten, übertroffen durch seine Verwandlungswunder, Jesus tat durch seine Heilwunder das gleiche im Bereich der Heilkunst und Muḥammad durch den Koran im Bereich der Rhetorik (natürlich nicht als Autor sondern als Übermittler!).

> „Der Magen ist der Krankheit Zelt, die Vorsicht der Heilung vorangestellt. Gib jedem Körper, woran du ihn gewöhnt hast!" Der Arzt sprach: „Euer Buch und Euer Prophet haben da für Galen keine Medizin mehr übrig gelassen!"[107]

Wenn diese Geschichte wirklich schon aus der Zeit der frühen Abbasiden stammt – was ja durchaus möglich ist – so ist man geneigt, sich etwa einen der großen Buḫtīšūʿiden als Sprecher vorzustellen, und die Antwort als Spott aufzufassen (der Übertritt, von dem nur as-Surramarrī redet, könnte spätere Erfindung sein). Wie dem aber auch sei, in jedem Falle wurde sie von den Autoren der Prophetenmedizin ernst genommen. As-Surramarrī stellt ausdrücklich fest: „Galens Medizin verhält sich zur göttlichen wie die des gemeinen Volkes zu der seinen!" (*nisbatu ṭibbi Ǧālīnūsa ila ṭ-ṭibbi l-ilāhīyi ka-nisbati ṭibbi l-ʿawāmmi li-ṭibbihī*[108] – *ʿawāmm* ist eine bezeichnende Umschreibung für die Quacksalberei!) Dies ist eine Feststellung, für die er sich übrigens auf jenes angebliche Galen-Zitat hätte berufen können, das wir im Abschnitt über die Rezeption des Galen-Bildes (oben s. 407) wiedergegeben haben, und dem wir weiter unten noch einmal in ganz anderer Verwendung begegnen werden.

As-Surramarrī ist der Ansicht, dass diese göttliche Medizin, wahrhaft befolgt, die natürliche und sogar auch die prophetische Medizin, die er also hier von der koranischen trennt, überflüssig machen würde.[109] „Dies ist die wahre Medizin, von der sich die Menschen jedoch bis auf wenige abgewandt haben, obwohl sie als einzige angewandt werden sollte." Eine Folge ihres Abfalls sei es, dass die meisten Menschen nun der natürlichen Medizin bedürften und nach ihr verlangten und sich erst, wenn die irdischen Mittel versagten, Gott zu Füßen würfen (ibid.). Das eigentliche Anliegen des Autors ist also die theurgische Medizin, die er nur deswegen mit der profanen zu mischen sich genötigt sieht, weil viele Menschen dieser letzteren den Vorzug geben; er hat sich jedoch bemüht, und zwar, wie er sagt, überwiegend mit Erfolg, die Lehren der Ärzte durch Zeugnisse aus der Prophetenmedizin zu belegen.[110] Der mit diesen

107 In einer für den türkischen Sultan Bayezid I. (reg. 1389–1402) auf Arabisch verfassten Prophetenmedizin; der Verfasser nennt sich ʿUmar ibn Ḫiḍr Ṣūfī (Ms. Nuruosmaniye 3546, Anfang; siehe Literaturverzeichnis I., Nr. 7 unter ʿAṭūfī Marzīfūnī).

108 Surramarrī, *Šifāʾ*, Ms. Fatih 3584, fol. 2.

109 *Wa-qad bariʾa bi-hāḏā d-dawāʾi l-ilāhīyi mina l-marḍā man lā yuḥṣī ʿadadahum illā llāhu. wa-lawi qtaṣara n-nāsu ʿalaihi la-kafāhum aǧmaʿīna mina ṭ-ṭibbi ṭ-ṭabīʿīyi wa-mina ṭ-ṭibbi n-nabawīyi*, Surramarrī, *Šifāʾ*, Ms. Fatih 3584, fol. 13ᵇ.

110 *Sa-yaʾtī l-kalāmu ʿalā ... tadbīri l-badani ... wa-mā yataʿallaqu bi-ḏālika wa-mā yatakallamu ʿalaihi l-aṭibbāʾu mā stašhadnā ʿalā muʿẓamihī bi-ṭ-ṭibbi n-nabawīyi iḏ huwa l-maqṣūdu*

Worten umschriebene und mithin ausdrücklich geplante Mischcharakter des Buches wird in dem ausgedehnten und unsystematischen Vorwort noch mehrfach wiederholt. So heißt es bei ihm:

> Ich habe von Muḥammad überlieferte Aussprüche … gesammelt und sie zur Grundlage gemacht und sie … erörtert und … erläutert und dazwischen wiedergegeben, was die Autoritäten (*ǧahābiḏa*) der Ärzte gesagt und worin die Spitzen der Weisen Übereinstimmung erlangt haben, damit sich die Seele gänzlich darauf verlasse …
>
> SURRAMARRĪ, *Šifāʾ*, Ms. Fatih 3584, fol. 12[b]

Und im Zusammenhang mit Ausführungen über die Disposition des Buches lesen wir:

> Ich bin bei der Abfassung dieses Werkes wie die Rechtsgelehrten (*fuqahāʾ*) verfahren, indem ich eine Frage aufgeworfen und anhand des (Koran- bzw. Hadith-) Textes Beweise (!) angeführt habe: So nenne ich (etwa) ein Heilmittel und gebe zunächst an, was die Ärzte darüber gesagt haben; dann gebe ich Beweise anhand von Aussprüchen und Handlungen des Propheten; ebenso nenne ich eine Krankheit und (dann zunächst), was über ihre Behandlung gesagt ist, danach was im Hadith darüber vorkommt …
>
> SURRAMARRĪ, *Šifāʾ*, Ms. Fatih 3584, fol. 13[a]

Später weist der Autor, der ja, wie gesagt, von Beruf Traditionsgelehrter ist, seine Berechtigung nach, ein Werk über Medizin zu schreiben. Er beruft sich darauf, dass er 49 Jahre lang anderen Ärzten zugesehen, ihren Gesprächen gelauscht und auch hier und da selbst etwas verschrieben habe. Dass diese Erfahrung genüge – er hat offenbar nicht ordnungsgemäß Medizin studiert, nennt jedenfalls keine Lehrer! – beweist ihm ein Hadith, wonach ʿĀʾiša, die Lieblingsfrau des Propheten, durch den Umgang mit den Ärzten ihres Mannes (!) selbst allerlei ärztliche Kenntnisse erworben hat. As-Surramarrī kann im Übrigen aber nicht fehlgehen: Fußt er doch auf der göttlichen und prophetischen Medizin, und hat das, was die Ärzte sagen (soweit er es übernimmt), damit in Übereinstimmung gebracht.[111] Die Überlieferung aber der Worte und

---

ʿindanā wa-innamā mazaǧnā (!) *l-kitāba bi-ṭibbihim li-maili akṯari n-nāsi ilaihi* … ibid. fol. 7[a].

111 *Wa-qadi ʿtamadtu fī-mā ḏakartuhū ʿalā mā yastanidu ila ṭ-ṭibbi l-ilāhīyi qaulan wa-fiʿlan wa-mā qālahu l-aṭibbāʾu ǧaʿaltuhū muwāfiqan li-l-manqūli n-nabawīyi wa-tabaʿan lahū*, fol. 14[a].

Werke des sündlosen Propheten, ist, wenn auch nicht frei von menschlichen Schwächen, natürlich viel zuverlässiger, als die schon vom Ursprung her aller Art von Nachlässigkeit und Irrtum ausgesetzte Tradierung der galenischen Medizin.[112] Und für Hadith-Fragen ist unser Autor ja Fachmann:

> Was auch immer an den Männern, (die die Wissenschaft) des Propheten-Hadithes (betreiben,) an Mängeln gefunden werden mag, wie sie nun einmal bei mündlicher Überlieferung nicht ausbleibt (oder: gemäß der Systematik der Traditionarier?) so sind sie doch von besserer Art als die Überlieferer der Medizin Galens und Hippokrates'. Und was das Propheten-Hadith auch beinhalten mag, – die Seele vertraut darauf und das Herz verlässt sich darauf.[113] Und mag die Medizin nun Inspiration von Gott oder Überlieferung von den Altvordern oder auf Erfahrung begründet sein,[114] – (in jedem Fall) sind die Hadith-Gelehrten, wenn schon kraft ihrer Kompetenz und Redlichkeit und Frömmigkeit und Gottesfurcht nicht zuständiger für diese Dinge als andere, so doch (jedenfalls) nicht weniger zuständig als andere.[115]
>
> SURRAMARRĪ, *Šifāʾ*, Ms. Fatih 3584, fol. 14[a–b]

Die Tendenz des Buches tritt in diesen Worten eindeutig zu Tage. Es ist geradezu frappant, mit welcher unmissverständlichen Klarheit der Autor sein Programm darlegt, das Programm der Prophetenmedizin, welches darin besteht, anstelle der galenischen die „göttlich-prophetische" Medizin, eben die „Medizin der Anhänger des Islam", zu setzen, und die medizinische Wissenschaft damit ebenso wie jede andere geistige Aktivität im Islam der allein zuständigen religiösen Autorität zu unterstellen. Es handelt sich also um eben jene Art von Autoritäts-Aneignung wie wir sie oben umrissen und als permanentes Prinzip der islamischen Kultur bezeichnet haben. Dabei wird hier bei as-Surramarrī

---

112 *As-sukūnu ilā kalāmi l-muʿaiyadi bi-l-ʿiṣmati l-muḫāṭabi bi-lisāni l-waḥyi aulā mina s-sukūni ilā mani l-ḫaṭaʾu ʿalaihi musallaṭun wa-huwa fī baḥri s-sahwi wa-l-ġalaṭi muḫabbaṭun*, fol. 12[b].

113 Hier denkt man an Kraemers These vom „Herzen" als dem Schlüsselwort islamischer Geistigkeit!

114 Vgl. die im Kapitel „Erkenntnismittel der Medizin" (I.6) behandelten Auseinandersetzungen über diesen Gegenstand.

115 *Wa-l-ḥadīṯu n-nabawīyu mahmā kāna fa-li-n-nafsi ilaihi sukūnun wa-li-l-qalbi ilaihi rukūnun. wa-iḏā kāna ṭ-ṭibbu immā ilhāmun mina llāhi taʿālā wa-immā naqlun ʿani s-salafi wa-immā bi-t-taǧāribi fa-ahlu l-ḥadīṯi in lam yakūnū aulā bi-hāḏihi l-umūri min ġairihim maʿa taḥarrīhim wa-taḥarruzihim wa-dīnihim wa-taqwāhum fa-laisū bi-adnā minhum.*

die griechische Herkunft der wissenschaftlichen Medizin an sich nicht verleugnet, aber diese selber wird als schwacher Reflex der theurgischen gewertet, ihre Gültigkeit am Hadith gemessen, kurz, sie wird ihrer Autorität entkleidet. Hier, in dieser Autoritätsverschiebung, liegt die prinzipielle Gefahr der Prophetenmedizin. Dass z.B. Schröpfen gesünder sei als Aderlass oder dass Schröpfen am Hinterkopf vergesslich mache, braucht man nun nicht mehr mit rationalen Argumenten zu begründen; es genügt, entsprechende Hadithe anzuführen.[116]

Das Ausmaß der Gefährdung der wissenschaftlichen durch die prophetische Medizin wird einem deutlich, wenn man sich vergegenwärtigt, dass die letztere in ihrem Kern die primitive medizinische Praxis der vorislamischen Beduinen bewahrte, wie dies ja – man ist froh als Abendländer, diese Stimme zitieren zu können – der große muslimische Historiker und Denker Ibn Ḫaldūn, dem in der zweiten Hälfte des 8./14. Jahrhunderts die Folgen dieser Gefährdung schon vor Augen traten, in unmissverständlicher Form ausgesprochen hat: Ausgehend von der Antithese zwischen Beduinen (Nomaden) und Städtern, die sein ganzes historisches Denken beherrscht, stellt er zunächst fest, dass Krankheit nur in den Städten auftrete, als Folge der zivilisatorischen Verfeinerung, dass es mithin auch nur in den Städten Ärzte gebe. Die Beduinen hätten weder Ärzte noch eine wissenschaftliche Medizin, sondern nur primitive Praktiken und rudimentäre Kenntnisse. Von dieser Art sei auch die sogenannte „Prophetenmedizin"; doch habe es bekanntlich nicht zu Muḥammads Sendung gehört, die Menschheit über die Heilkunst zu belehren.[117]

Durch die Prophetenmedizin wurden der Glaube an den Bösen Blick und die Anwendung von Heilzauber zu einem legalen (und schließlich weitaus überwiegenden) Bestandteil der volksmedizinischen Praxis im Islam,[118] durch sie

---

116 Für ersteres: „Schröpfen ist gesünder und nützlicher als Aderlass aufgrund des Prophetenwortes: ‚Die Heilung liegt in dreierlei: in einem Löffel Honig, einem Ritzen mit dem Schröpfkopf und einem Brennen mit Feuer'." Vgl. as-Ṣanaubarī (gest. 815/1492), *Kitāb ar-Raḥma fī ṭ-ṭibb wa-l-ḥikma*, Hs. Veliyüddin 2533, fol. 14[b]–15[a] (Lit.-vz. I., Nr. 73; über Verfasser und Werk vgl. Dietrich, *Medicinalia* Nr. 96). Für letzteres vgl. b. -Uḫūwa, *Maʿālim* 163: „Die nützlichen Wirkungen des Schröpfens sind zahlreich (es folgen einige Beispiele), doch bewirkt es Vergessen (ergänze: wenn man es am Hinterhaupt vornimmt), wie ja der Prophet gesagt hat: ‚Der hintere Teil des Hirns ist der Sitz des Gedächtnisses und Schröpfen schwächt es'." Daneben wird aber auch die Nützlichkeit gerade der Schröpfung am Kopfe mit Hadithen begründet, in denen der Prophet selber dieses Mittel mit Erfolg anwendet: Buḫārī, *Ṣaḥīḥ* VII, 108, *bāb* 14, 15.

117 Ibn Ḫaldūn, *Muqaddima*, Übs. Rosenthal III, 150–151; diese Stelle hat schon Browne zitiert, *Arabian Medicine* 13–14.

118 Browne führt als Beispiel hierfür das Buch eines ägyptischen Arztes, ʿAbd ar-Raḥmān

zahlreiche weitere törichte und abergläubische Vorstellungen sakrosankt und rationaler Kritik unzugänglich gemacht. Man kann es mit einem Lächeln übergehen, wenn as-Suyūṭī überliefert, dass das Ablecken des Tellers nach dem Essen die Potenz stärke (Elgood, *Suyūṭī* 53), dass wer nachts in den Spiegel blicke, Gesichtslähmung bekomme oder dass der Prophet dazu angehalten habe, alle Gefäße abends zu bedecken, da in einer Nacht des Jahres die Pestilenz herabkomme und in die unbedeckten Gefäße falle (ibid. 54). Bedenklicher ist es schon, wenn der Prophet das Fieber als einen Hauch der Hölle bezeichnet, den man mit Wasser löschen müsse.[119]

Von wirklich zentraler Bedeutung für die Rolle der Prophetenmedizin ist es jedoch, dass in einer Reihe von Hadithen ausdrücklich die Ansteckung (*ʿadwā*) negiert wird,[120] während die arabische wissenschaftliche Medizin die Realität der Ansteckung erkannte und bejahte; so schrieb etwa der christliche Arzt und Übersetzer Qusṭā ibn Lūqā (gest. ca. 311/922) eine kleine Abhandlung über diesen Gegenstand.[121] Wenn die Prophetenmedizin die Wissenschaft in diesem Punkte – und Entsprechendes gilt für manche weitere Divergenzen – nicht Lügen strafen wollte, blieb ihr mithin nur der Ausweg, mittels spitzfindiger Exegese oder auch der Berufung auf (notfalls dazu erfundene) Gegenbelege einen Kompromiss herbeizuführen.[122]

So finden wir bei as-Suyūṭī, der überhaupt die widersprechendsten Hadithe unbefangen hintereinanderstellt, im Anschluss an den Ausspruch „Es gibt keine Ansteckung" die Anweisung des Propheten angeführt, man solle Gefäße, in die ein tollwütiger Hund seine Schnauze gesteckt hat, siebenmal waschen, woran as-Suyūṭī die Bemerkung knüpft: „Dies ist eine sehr richtige (‚sound', wahrscheinlich: *ṣaḥīḥ*) Überlieferung; denn das Gift der Tollwut wird ja im Speichel *übertragen*" etc. (Elgood 147). Einer anderen Konsequenz der gleichen Hadith-Basis begegnen wir in ad-Damīrīs „Tierleben": Unter dem Stichwort

---

Efendi Ismāʿīl mit dem Titel *Ṭibb ar-rukka* (Kairo 1892–1893) an, worin der medizinische Aberglaube seiner Landsleute angeprangert und sein Fortbestehen in einem vorgeblich von der modernen Aufklärung berührten Lande wie Ägypten als Schande bezeichnet wird (Browne, *Arabian Medicine* 65–66). Für die Gegenwart ist maßgebend Kriss, R.; Kriss-Heinrich, H., *Volksglaube im Islam. II: Amulette, Zauberformeln und Beschwörungen*, Wiesbaden 1962.

119 Buḫārī, *Ṣaḥīḥ* VII, 111 *bāb* 28: *al-ḥummā min faiḥi ǧahannama fa-aṭfiʾūhā bi-l-māʾi.*

120 Buḫārī, *Ṣaḥīḥ* VII, 109 *bāb* 19; 119 *bāb* 53; 120 *bāb* 54.

121 *Risāla fi l-Iʿdāʾ*: erhalten in Ms. Ayasofya 3724 (fol. 101^a–105^b), ediert u.d.T.: *Abhandlung über die Ansteckung von Qusṭā ibn Lūqā. Herausgegeben, übersetzt und kommentiert von* Hartmut Fähndrich (AKM 48,2), Stuttgart 1987.

122 Vgl. Perho, *Prophet's Medicine* 146; Bürgel, *Allmacht* 186.

„Löwe" zitiert der Verfasser das Prophetenwort: „fliehe vor dem Aussätzigen, wie du vor dem Löwen fliehst!" Dieses aber beginnt bei al-Buḫārī ebenfalls mit den Worten: „Es gibt keine Ansteckung …" (*Ṣaḥīḥ* VII, 109, *bāb* 19). Offensichtlich im Hinblick auf diesen Zusammenhang führt ad-Damīrī anschließend aus, die Ansteckung (die er also ebenfalls nicht leugnet) beruhe folglich nicht auf der Natur, sondern auf Gottes Willen.[123]

Eine ähnliche Exegese gibt as-Suyūṭī auch im Zusammenhang mit einigen Hadithen, in denen die Kauterisation teils befürwortet, teils abgelehnt wird. Die Ablehnung erklärt sich laut as-Suyūṭī daraus, dass in diesen Fällen die Behandelten die Heilung von dem Brennen selbst erwarteten und glaubten, der Patient wäre gestorben, wenn man sie nicht ausgeführt hätte. Dagegen ist diese Therapie zulässig, wenn man in ihr gewissermaßen nur das Vehikel, nicht aber die Ursache der Heilung erblickt (Elgood, *Suyūṭī* 145). Entspricht das der oben S. 20ff. mit ihren Implikationen dargestellten *tawakkul*-Lehre, so ist doch hier nochmals zu betonen, dass mit solchen Formeln die Kausalität, das A und O der hippokratisch-galenischen Medizin, geleugnet wird. In entsprechender Weise führt dann as-Suyūṭī aus, dass Heilzauber mittels Koranrezitation oder magischer Schriftanwendung nur dann zulässig sei, wenn man die Heilung allein von Gott und nicht auch von den angewendeten Worten erwarte, das sei nämlich „Dualismus."[124] Wie weit aber der Glaube an die Magie des Mittels tatsächlich ging, zeigt der herrschende Hang zur *Materialisierung* des Wortes in Talismanen und besonders eine Reihe weitverbreiteter laut as-Suyūṭī schon von Aḥmad ibn Ḥanbal (gest. 241/855)[125] gebilligter Bräuche, wie etwa der, die Tinte niedergeschriebener Koranverse abzuwaschen und den Spülicht als Heiltrank zu verwenden.[126] Wie sehr diese Formen der Magie dem Prinzip widersprechen, das as-Suyūṭī in Übereinstimmung mit der *tawakkul*-Lehre für die Zulässigkeit des Heilzaubers prätendiert, ist ihm

---

123 Zitiert bei Somogyi, Damīrī 66.

124 Elgood, *Suyūṭī* 131; so nach Elgoods Übersetzung, vermutlich steht im Arabischen *širk*, vgl. oben S. 20.

125 Begründer der *Ḥanbalīya*, der strengsten der vier islamischen Rechtsschulen.

126 As-Suyūṭī zitiert hierzu folgende Worte von Aḥmad ibn Ḥanbal (nach Elgood 155): „If words from the Quran are written down upon something and then washed off and the washings drunk, all well and good. Again, if a man writes a text from the Quran and puts it inside a vessel and then makes a sick man drink from it or even if he only reads something from the Quran over the vessel and the sick man drinks from it, this too is well and good. Similarly if a person reads something from the Quran over water and then sprinkles this water over a sick man or in the case of a difficult labour, if a man writes something from the Quran and makes the woman drink it, all this is well and good."

offensichtlich selbst nicht bewusst. Aber auch die Einhaltung des Prinzips hätte an der Praxis ja nichts geändert.

Wie die Prophetenmedizin die religiöse Magie billigt, so degradiert sie die Medizin selber zu einer Art Magie, indem sie an die Stelle der Naturgesetzlichkeit den unberechenbaren Willen Gottes setzt. Gewiss konnte gerade in der Heilkunst dessen Wirkung nicht völlig geleugnet werden; und man hört denn auch bei Vertretern der rationalen Medizin die Parole: Der Arzt leitet die Therapie, Gott gibt die Heilung.[127] Dabei wird aber die Physis als entscheidender Faktor aller medizinischen Prozesse keinen Augenblick in Zweifel gezogen, und magisch-metaphysische Heilmittel als Ersatz für physische werden z.B. von Ibn Hindū und Ibn Buṭlān energisch abgelehnt (vgl. unten). Für die Prophetenmedizin dagegen besteht zwischen ihnen kein prinzipieller Unterschied: „Das Rezitieren von Beschwörungsformeln und das Tragen von Amuletten ist genauso eine Form, zur Sicherung der Gesundheit bei Gott Zuflucht zu suchen, wie die medizinische Therapie."[128]

b *Ärztliche Kritik an der Prophetenmedizin*

Unwillkürlich erhebt sich nun die Frage, ob die rationalistisch gesinnten Ärzte die von der Prophetenmedizin ihrer Wissenschaft drohende Gefahr erkannten und ob und in welcher Form sie an ihr Kritik übten.

Auf Grund des bisher mir bekannt gewordenen Materials kann ich darauf nur wenig antworten. Zunächst ist festzustellen, dass eine ähnlich direkte Kritik an der Prophetenmedizin, wie sie Ibn Ḫaldūn ausgesprochen hat, mir bei keinem Arzt begegnet ist. Die nichtmuslimischen Ärzte dürften sich als Minorität freilich auch gehütet haben, ein so militant islamisches Institut wie die Prophetenmedizin offen anzugreifen. Aber auch ihre muslimischen Kollegen mochten sich damit offenbar nicht kompromittieren. Auf der anderen Seite kann kaum bezweifelt werden, dass gewisse Vorbehalte bei den Rationalisten bestanden. As-Surramarrīs Feststellung, die Mehrheit gebe der galenischen Medizin den Vorzug, ist dafür Beweis genug. Bei den Ärzten selber lässt sich diese Reserve jedoch überwiegend nur *e silentio* erschließen. Der Rest ist indirekte Kritik.

Yūḥannā ibn Māsawaih, der libertinistische Spottvogel, der, wie wir sahen, die eigene Konfession nicht verschonte (vgl. oben S. 357, Anm. 348), ironi-

---

127 Vgl. z.B. oben S. 32; b.a. Uṣaibiʿa, *ʿUyūn* I, 126,5–6 = B 186,11: *ʿalainā l-iǧtihādu wa-llāhu yahabu s-salāmata* und ähnlich an vielen Stellen.

128 Übersetzt nach Elgood, Suyūṭī 155: „The recitation of charms and the wearing of amulets are a form of taking refuge with God for the purpose of securing health just as is done in the case of medicine."

sierte vielleicht das Prophetenwort: „Der Magen ist das Zelt der Krankheit; die gesunde Lebensweise (*ḥimya*/Prophylaxe) der Anfang der Heilung" – als er einem christlichen Priester, der über Leibweh klagte, und alle Heilmittel, die Yūḥannā nannte, schon vergeblich versucht hatte, ärgerlich zurief: „So werde Muslim; der Islam bringt den Magen in Ordnung!"[129] Vielleicht hieß das aber auch nur: Du müsstest einmal kräftig fasten!

Den Glauben an die Wunder-Wirkung des Korans kritisiert Ibn Hindū mit jener oben (s. 29) wiedergegebenen Geschichte, in der ein frommer Sufi eine giftige Schlange durch Koranverse zähmen will, und alsbald tödlich gebissen wird.

Ibn Buṭlān verspottet im „Gastmahl der Ärzte" den Scharlatan, weil er wegen eines mit allerhand Drogen vergeblich behandelten Leidens beabsichtigt, einen gesundbetenden Mönch aufzusuchen (*amḍī li-liqāʾihī wa-t-tabarruki bi-duʿāʾihī*). Der Gastgeber, dem der Scharlatan diesen Plan vorträgt, lacht ihn eine Weile aus und sagt dann:

> Dieses dein Verhalten gleicht genau jenem Mann, dessen Augen sich entzündeten, und den ein Freund traf und zu ihm sagte: „Wie ich sehe, zieht sich dein Augenleiden hin. Womit behandelst du es?" Er antwortete: „Mit dem Gebet der Mutter." Er sagte: „Wenn du ein wenig Sarkokoll (*anzarūt*) hinzufügtest, würde die Erhörung rascher erfolgen!" (*la-kāna asraʿa fi l-iǧāba*). Und das gleiche gilt für dich: Wenn du das Gebet der Mönche durch *zāmharā*-Paste ersetzen würdest, würde das eher den Magen stärken und den Appetit wecken!
>
> IBN BUṬLĀN, *Daʿwa*, ed. Zalzal 19–20, ed. Klein-Franke 12 (vgl. id. *Ärztebankett* 59)

Bemerkenswert ist, dass dem Scharlatan in diesem Zusammenhang die Worte in den Mund gelegt werden: „Ich habe gehört, dass Galen gesagt hat: ‚Die Tempelmedizin verhält sich zu unserer Medizin wie unsere zur Medizin der Gassen'!" Damit wird dieser angebliche Ausspruch Galens, den Ibn abī Uṣaibiʿa, wie wir sahen, ohne Anstand zu nehmen, als authentisch wiedergibt, indirekt kritisiert – ein weiteres Beispiel für „griechische" und „orientalische" Rezeption des Galen-Bildes!

Weiteren Aufschluss könnten die von Ärzten verfassten Kommentare zu medizinischen Propheten-Hadithen geben; doch musste eine entsprechende

129 Ibn abī Uṣaibiʿa, *ʿUyūn* I, 176,26.

Untersuchung auf einen späteren Zeitpunkt verschoben werden.[130] Etwaiger Kritik der Prophetenmedizin seitens der Ärzte wirkte in zunehmendem Maße die allgemeine Islamisierung der geistigen Atmosphäre entgegen, der sich nicht nur die Medizin sondern auch die Ärzte selber nicht entziehen konnten. Das führt uns zu einem weiteren Aspekt der Prophetenmedizin.

c *Die Islamisierung des „ärztlichen Lebens"*

Die Prophetenmedizin erfasste auch eine Reihe aus der Antike übernommener zum „ärztlichen Leben" gehöriger *topoi* und *loci communes*, die wir in früheren Kapiteln behandelt haben. Das Folgende ist daher auch nur mehr ein kurzer z. T. schon Gesagtes wiederholender Überblick, der überdies keinen Anspruch auf Vollständigkeit erhebt, die gemeinte Sache aber hinreichend verdeutlichen dürfte.

1 Die Islamisierung des Ursprungs der Medizin

Neben die Entmachtung und Entmündigung Galens durch Muḥammad, wie wir sie in as-Surramarrīs „Heilung der Schmerzen" und verwandten Werken vorfinden, tritt eine für unser Gefühl höchst bezeichnende sozusagen „genealogische" Aneignung der Antike:

> Wisse, dass Aristoteles der Schüler des Plato, Plato der Schüler des Hippokrates, Hippokrates der Schüler Luqmāns (sagenhafter arabischer Weiser) und Luqmān der Schüler des Propheten David war.[131]

2 Die Islamisierung der Rechtfertigung der Medizin

Alles hierüber zu Sagende wurde oben in dem entsprechenden Abschnitt des Kapitels über die Legitimität der Heilkunst bereits ausgeführt (I.3). Es ist nur nochmals hervorzuheben, dass an die Stelle der griechischen rationalen Rechtfertigungen die islamischen Schriftzeugnisse (Koran, Hadith) treten.

3 Der Adel der Medizin

Auch hierüber wurde in dem gleichnamigen Kapitel schon gehandelt. Galen leitet den Adel der Medizin aus der Tatsache ab, dass sie Gesundheit ver-

---

130 ʿAbd al-Laṭīf al-Baġdādī schrieb *aṭ-Ṭibb min al-Kitāb wa-s-sunna*, Hs. Cambridge 904; Amīn ad-Daula ibn at-Tilmīḏ schrieb – als Christ! – einen wohl verlorenen *Šarḥ aḥādīṯ nabawīya taštamilu ʿalā ṭ-ṭibb* (b. a. Uṣaibiʿa, *ʿUyūn* I, 276 = B 371, vgl. Kahl, O., *The dispensatory of Ibn at-Tilmīḏ* 14).

131 Notiz auf der Titelseite der Hs. Çorum, Genel 2916, arabisch zitiert bei Dietrich, *Medicinalia* 123; vgl. auch oben im Kapitel „Das griechische Erbe" S. 397.

bürgt und damit die Voraussetzung für alles menschliche Tun bildet. Ferner ist die Medizin adelig wegen ihres Gegenstandes. Die Islamisierung dieses Topos kreist um das (in seiner Echtheit anfangs im Mittelalter umstrittene) Hadith: „Das Wissen ist zweierlei Wissen, das Wissen von den Körperdingen und das Wissen von den Glaubensdingen." Je nach Auffassung der einzelnen Autoren werden die Körper- oder die Glaubensdinge vorangestellt. Im letzteren Fall rangiert die Medizin auf dem zweiten Platz nächst den Koran- und Gesetzeswissenschaften. Das ist z.B. bei as-Surramarrī der Fall (vgl. die Übersetzung unten S. 440).

4 Die Islamisierung des Symmetrie-Ideals

Es wird mit dem Koranvers 7:31/29 begründet: „Esset und trinket und schweifet nicht aus."[132]

5 Die Islamisierung des ärztlichen Bildungsideals

Diese können wir aus den Biographien Ibn abī Uṣaibiʿas ableiten. Etwa vom 6./12. Jahrhundert ab findet man, dass die Ärzte in zunehmendem Maße sich neben Medizin und eventuellen anderen Wissenschaften auch mit Hadith-Wissenschaft, religiösem Recht usw. befassen.

6 Ein islamisches Argument für die Auswahl des tüchtigsten Arztes

Bei as-Suyūṭī wird ein Hadith angeführt, worin der Prophet zwei als heilkundig bekannten Männern die Frage stellt: *Aiyukumā aṭabb?* – „Wer von euch beiden ist der bessere Arzt?" Nach as-Suyūṭīs Exegese besagt das, es sei ratsam, einen erfahrenen Arzt zu wählen.[133]

7 Ein islamisches Argument für die ökonomische Verwendung von Heilmitteln

Das schon zitierte Prophetenwort „Die Heilung ist in drei Dingen ..." etc. (vgl. oben S. 23) wird von aṣ-Ṣanaubarī folgendermaßen ausgelegt: „Er hat das Brennen nach der Anwendung von (sic) Honig und Schröpfkopf erwähnt, weil es erst angewandt wird, wenn die trinkbaren Drogen u.ä. nicht helfen, denn das letzte (Mittel) der Medizin ist das Brennen, und das Prophetenwort „Ich liebe

132 *Šifāʾ al-ālām*, Ms. Fatih 3584, fol. 7ª; und ʿUmar b. Ḫiḍr (ʿAṭūfī Marzīfūnī), *Rauḍ al-insān*, Ms. Nuruosmaniye 3546, Einleitung (Lit.-vz. I., Nr. 7).

133 Elgood, *Suyūṭī* 126; das gleiche Hadith auch in dem prophetenmedizinischen Abschnitt des literarisch-historischen Sammelwerkes *al-ʿIqd al-farīd* („Die einzigartige Halskette") von Ibn ʿAbd Rabbih, edd. Amīn, A.; az-Zain, A.; al-Ibyārī, I., Kairo 1948, VI, 271–272.

nicht gebrannt zu werden"[134] ist ein Hinweis darauf, dass die Therapie durch Brennen solange hinauszuzögern ist, bis man dazu gezwungen ist, weil sie den heftigen Schmerz beschleunigt."[135]

8 Ein islamisches Argument für die Honorierung des Arztes

Hierfür führt as-Suyūṭī eine auch bei al-Buḫārī belegte Überlieferung an, die folgendermaßen lautet:

> Einige Prophetengenossen kamen in die Nähe eines Beduinen-Stammes. Dieser gewährte ihnen jedoch kein Gastrecht. Während sie sich nun dort befanden, wurde der Stammesherr (von einer Schlange) gebissen. Daraufhin fragten jene: „Habt ihr eine Arznei oder einen *rāqī* (d.h. einen, der *ruqya* „Heilzauber") ausübt?" Sie erwiderten: „Ihr habt uns kein Gastrecht gewährt. Wir tun es nicht eher, als bis ihr uns einen Lohn bereitstellt." Da stellten sie ihnen ein paar Schafe bereit. Dann begann der *rāqī* die *fātiḥa* zu rezitieren, seinen Speichel zu sammeln und zu spützen. Jener genas und sie brachten die Schafe. Sie aber (sc. die Prophetengenossen) sprachen: „Wir nehmen es nicht an, ohne den Propheten zu fragen!" So fragten sie ihn. Er aber lachte und sprach: „Woher willst du wissen, dass es Heilzauber war? Nehmt sie und gebt mir einen Anteil!"
>
> BUḪĀRĪ, *Ṣaḥīḥ* VII, 113, *bāb* 33[136]

Nach as-Suyūṭī geht aus dieser Geschichte zweierlei hervor: einmal die Statthaftigkeit von Honoraren und zum anderen die der Behandlung durch *ruqya* (Elgood, *Suyūṭī* 130–131).

---

134 Vgl. Buḫārī, *Ṣaḥīḥ* VII, 109, *bāb* 17.

135 Ṣanaubarī, *Kitab ar-Raḥma*, Ms. Veliyüddin 2533, fol. 15^a. Das Gebot, solange wie möglich ohne schwere Medikamente oder gar chirurgische Eingriffe auszukommen, ist natürlich ein *locus communis* schon der griechischen Medizin, vgl. z.B. den oben wiedergegebenen Inhalt der galenischen Prüfungsschrift S. 184 und 187, das gleiche steht auch in der *Professio medici* des Scribonius Largus.

136 Der Satz „Woher willst du wissen …" (*mā adrāka annahū ruqya*) ist unklar. Ich sehe zwei Möglichkeiten der Auslegung: Die Frage kann entweder meinen: Wer kann sagen, ob der in meiner Abwesenheit durchgeführte Heilzauber wirklich von der Art der statthaften *ruqya* oder nicht etwa des verbotenen Zaubers (*siḥr*, vgl. Buḫārī, *Ṣaḥīḥ* VII, 118–119, *bāb* 48–52) war, wenn nicht ich. Ich habe also ein Recht auf Lohnbeteiligung. Vielleicht ist aber auch an jenes oben S. 23 zitierte Hadith zu denken, worin Muḥammad die Gottvertrauenden als Leute beschreibt, die sich u.a. auch der *ruqya* nicht bedienen. Da er selber natürlich zu den *mutawakkilūn* gehört, könnte er sich nicht an dem Lohn beteiligen, wenn dieser für einen Akt von *ruqya* erteilt würde, und müsste daher infrage stellen, dass es ein solcher gewesen sei!

Diese Liste ließe sich fortsetzen; prinzipiell neue Gesichtspunkte kämen jedoch kaum hinzu. Gemeinsam ist den Erscheinungsformen der Islamisierung des ärztlichen Lebens ihre Harmlosigkeit im Vergleich zu dem, was uns im rein medizinischen Bereich begegnet. Und natürlich gibt es auch sonst in der Prophetenmedizin harmlose und sogar auch nützliche Ratschläge. So wird etwa der Krankenbesuch empfohlen, selbst der von Nichtmuslimen. Allerdings fordert der Prophet den von ihm besuchten Juden auf, den Islam anzunehmen, und bleibt nicht ohne Echo.[137] Überhaupt darf nicht vergessen werden, dass der soziale Impetus des Islam – es wurde früher schon gesagt – sich förderlich auf das Heil- und Krankenhauswesen auswirkte, solange dieses während und infolge des griechischen Intermezzos ohnehin in Blüte stand. Die Islamisierung des ärztlichen Lebens brachte nun aber doch auch eine ausgesprochen negative Entwicklung mit sich: das Bestreben, die nichtmuslimischen Ärzte aus dem Heilwesen hinauszudrängen, indem man ihnen das Vertrauen der Öffentlichkeit zu entziehen suchte. Diese Tendenz ist im Folgenden näher zu beleuchten.

d *Die Stellung der jüdischen und christlichen Ärzte*

Es ist bekannt, dass die sogenannten *ahl al-kitāb* – „Leute des Buches", d.h. Besitzer einer Heiligen Schrift, nicht wie die übrigen „Ungläubigen" vor die Wahl „Tod oder Islam" sondern unter eine Art Schutzvertrag (*ḏimma*) gestellt wurden, weshalb sie ja häufig auch als (*ahl aḏ-*)*ḏimma* oder *ḏimmīyūn* bezeichnet wurden. *Ahl al-kitāb* sind vor allem die Anhänger der beiden großen Offenbarungsreligionen neben dem Islam, Juden und Christen; daneben werden im Koran die Ṣābi'er (*Ṣābi'ūn* d.h. Mandäer) genannt, ein Name, der später auch von den hauptsächlich in Harran lebenden Anhängern eines alten griechisch-orientalischen Astralkultes in Anspruch genommen wurde, den bekannten, für die islamische Kultur so bedeutsamen Harraniern bzw. „Ṣābi'ern", die sich auf diese Weise islamischer Verfolgung entzogen. Aus praktischen Gründen rechnete man zu den Schriftbesitzern später auch allerlei andere religiöse Gruppen, vor allem die Zoroastrier, die sich übrigens den Namen eigens verdienten, indem sie ihr bis dahin nur mündlich überliefertes Avesta schriftlich niederlegten.[138] Die Schriftbesitzer mussten sich bestimmten Restriktionen unterwerfen, waren theoretisch Menschen zweiter Klasse, hatten aber wirklich zu leiden nur dann, wenn ein besonders frommer oder fromm erscheinen wollender Herrscher das Heft in der Hand hielt.

---

137 Buḫārī, *Ṣaḥīḥ* VII, 100 *bāb* 3–4; VII, 101, *bāb* 7–8; VII, 102, *bāb* 9–10.

138 Vgl. die Artikel „Ahl al-kitāb" von G. Vajda und „Dhimma" von C. Cahen in der EI^2.

Den allgemeinen Verhältnissen entsprechen die besonderen im Bereich des ärztlichen Lebens: Einer weithin toleranten Praxis stehen die intoleranten Forderungen religiöser Fanatiker gegenüber, die allerdings mit der Zeit rein quantitativ offensichtlich zunahmen, und vermutlich auch mehr und mehr an Einfluss gewannen. Die Toleranz der Praxis des ärztlichen Lebens bezeugt uns Ibn abī Uṣaibiʿa, der uns nur ganz vereinzelt Nachrichten über diskriminierende Akte von Muslimen gegenüber Nichtmuslimen berichtet. Die im Folgenden anzuführenden Stimmen sind zunächst einmal nur theoretische Forderungen, genauso wie das meiste, was wir über Arztethik, Arztprüfungen etc. in den Quellen hören. Aber wie wir für diese letzteren ein Mehr oder Weniger an realen Entsprechungen annehmen müssen, so natürlich auch für die ersteren.

Die Polemik gegen die nichtmuslimischen Ärzte setzte natürlich schon früh ein. As-Surramarrī und as-Suyūṭī zitieren Äußerungen der Rechtslehrer und Schulhäupter Mālik ibn Anas (gest. 179/795), aš-Šāfiʿī (gest. 204/820) und Aḥmad ibn Ḥanbal (gest. 241/855). Doch drangen diese Polemiken wohl erst wesentlich später in medizinische Texte ein. Als Hauptmotiv darf man die Betroffenheit – die sich bei as-Surramarrī zur Wut steigert – darüber ansehen, dass die nichtmuslimischen Ärzte gegenüber den muslimischen bei weitem in der Überzahl waren. Bei der Lektüre von Ibn abī Uṣaibiʿa gewinnt man zwar den Eindruck, dass sich das Verhältnis bereits zu seiner Zeit zugunsten der Muslime verschoben hatte.[139] Ibn al-Uḫūwa (gest. 729/1329) zufolge wäre es jedoch noch zu seiner Zeit nicht anders gewesen als unter den frühen Abbasiden und as-Surramarrī erweckt ebenfalls diesen Eindruck, wobei man natürlich die Möglichkeit nicht ausschließen darf, dass bei ihnen alte Topoi fortgeführt werden, denen die Wirklichkeit längst nicht mehr entsprach. Ohne jede reale Entsprechung sind aber, wie gesagt, auch diese Stimmen nicht denkbar. Ibn al-Uḫūwa erhebt folgende Klage:

> Die Medizin gehört zu den Gemeinschaftspflichten (*furūḍ al-kifāya*);[140] dennoch gibt es keinen (!) Muslim, der sie wahrnimmt. In wie vielen Städten gibt es nur Ärzte von den *ahl aḏ-ḏimma*, und das, obwohl ihr Zeugnis in den medizinischen Urteilsfällen, die den Ärzten obliegen,

139 Meyerhof (Médecins juifs 116–117) konnte bei einer statistischen Auswertung der Biographien Ibn abī Uṣaybiʿa's schon für das 11. Jh. einen starken Rückgang christlicher Ärzte konstatieren, während die ohnehin vergleichsweise niedrige Zahl von *tarāǧim* jüdischer Ärzte auf einem ähnlichen Niveau verblieb (vgl. Pormann, Charlatan 213).

140 D.h. religiöse Pflichten, die nicht jeder einzelne erfüllen muss.

> nicht annehmbar ist (*lā yaǧūzu qabūlu šahādatihim fīmā yataʿallaqu bi-l-aṭibbāʾi min aḥkāmi ṭ-ṭibbi*). Wir sehen keinen (Muslim) sich mit ihr befassen, gleichzeitig jedoch feuern sie sich gegenseitig zum (Studium der) (religiösen) Rechtswissenschaft an, namentlich deren kontroverser Fragen (*ḫilāfīyāt*) und dialektischer Methoden (*ǧadalīyāt*). Das Land ist überladen mit Rechtsgelehrten, die sich mit Fetwas und der Beantwortung von Streitfragen befassen. Ich möchte nur wissen, wie die Religion gestatten kann, sich mit einer Gemeinschaftspflicht (wie dem Rechtsstudium) zu befassen, die so und so viele wahrnehmen, und gleichzeitig andere zu vernachlässigen, die keiner wahrnimmt. Kann das einen anderen Grund haben als den, dass man mittels der Medizin nicht auf (so) leichte Weise (wie durch das Studium der Jurisprudenz) dahingelangt, mit dem Kadi- oder dem Richteramt betraut zu werden, über die Altersgenossen hinauszuragen und seine Feinde zu beherrschen?! O ja, die Religionswissenschaft ist verfallen! Und wir müssen Gott um Hilfe anflehen, dass er uns aus dieser Verblendung herausführe, die den Allbarmherzigen erzürnt und den Satan lachen macht!
>
> IBN AL-UḪŪWA, *Maʿālim* 166

Die Vorherrschaft nichtmuslimischer Ärzte wird hier zwar als ein großes Unglück betrachtet, die Schuld daran jedoch den Muslimen selber aufgebürdet. Solche Einsicht ist nicht die Regel. Vielmehr begegnen wir häufig dem Vorwurf, dass die Christen und Juden darauf aus seien, ihren muslimischen Patienten zu schaden.[141] So liest man etwa schon in dem Ḥisba-Werk des um die Wende des 5./11. zum 6./12. Jh. in Sevilla wirkenden Ibn ʿAbdūn (vgl. oben s. 196):

> Von Juden und Christen dürfen wissenschaftliche Bücher nur an ihre Glaubensgenossen verkauft werden. Sie übersetzen nämlich wissenschaftliche Bücher und schreiben sie ihren Genossen und ihren Bischöfen zu, während sie von Muslimen verfasst sind.[142] Al-Ḥasan[143] ließ keinen jüdischen und keinen christlichen Arzt muslimische Patienten empfangen, da sie nicht glauben, Muslime aufrichtig beraten zu müssen; sie durf-

---

141 Vorwürfe übelster Art gegen jüdische Ärzte, die bis zum Auftragsmord an ihren Patienten reichen, erhebt al-Ǧaubarī in seinem *Muḫtār* (Kap. v, ed. Höglmeier 137–140; vgl. Pormann, Charlatan 220–221).

142 Eine eindeutige Verleumdung im Hinblick auf die Praxis der Bagdader Übersetzerschulen! Die Absicht, diese im Wesentlichen nichtmuslimische Leistung zu leugnen, liegt auf der Hand.

143 Nicht näher benannt; vielleicht ein andalusischer Dynast?

ten daher nur ihre Glaubensgenossen verarzten. Wer nämlich nicht dafür ist, einen Muslim aufrichtig zu beraten, wie kann man dem vertrauen, wenn es um Tod und Leben geht?! (*kaifa yūṯaqu ʿala l-muhaǧ*).

IBN ʿABDŪN, *Traité*, ed. Lévi-Provençal 248,3

Wie diese Verketzerungen fortwucherten, zeigen uns die hasserfüllten Ergüsse in as-Surramarrīs „Heilung der Schmerzen", der auch in diesem Punkt die Monopolisierung der Medizin für den Islam gründlich betreibt. Wir übersetzen im Folgenden einen längeren Passus im Zusammenhang. Der Leser wird dabei zwar mancher ihm schon bekannten Formel begegnen, erhält aber dafür einen typischen Eindruck von der Diktion und Gedankenführung eines ganz von orthodoxem Geiste geprägten Werkes:

Angesichts der Tatsache, dass die Schlüssel der Medizin von den Ungläubigen – Schriftbesitzern und Polytheisten – usurpiert (*wly* X) und von den Wankelmütigen (*nfq* III) dieser (islamischen) Religionsgemeinschaft[144] monopolisiert (*bdd* X) worden sind, und die meisten ihrer Studenten ungläubige, frevlerische und rebellische Menschen sind, während sie unter den Frommgesinnten dahinschwand (?), rufe ich mit der Stimme der Klage und Demut: O Gott, du bist der Zielpunkt der Klage und die Quelle der Hilfe!

Sagt doch der Imām aš-Šāfiʿī mit all seinem Ansehen und seiner Kenntnis der Wissenschaften der Welt und der Religion: „Zwei (Berufs-) Klassen kann die Menschheit nicht entbehren: Die Gelehrten (*ʿulamāʾ*)[145] für ihre Religion und die Ärzte für ihren Körper." Weiter sagt er: „Ich kenne keine Wissenschaft, die adeliger (*anbal*) wäre als die Medizin." Auch pflegte er zu beklagen, wie sehr die Muslime die Medizin (aus ihrer Gewalt) verloren hätten und zu sagen: „Sie haben ein Drittel der Wissenschaft verloren und es den Juden und Christen anvertraut." Auch pflegte er zu sagen: „Die Schriftbesitzer haben die Medizin an sich gerissen" (oder: „das Übergewicht in ihr erlangt" *ġalabū ʿalā*).

Ich sage: Und ebenso das Schreiben (*al-kitāba* – die Sekretärs- bzw. Kanzlertätigkeit?). O welch ein Unglück in religiöser und weltlicher Hinsicht, wie entsetzlich! „Wir sind Gottes und zu ihm kehren wir zurück!"[146] Al-Marwazī sagt: „Abū ʿAbdallāh – er meint Aḥmad ibn Ḥanbal – pflegte

144 So erscheinen dem Doktrinär offenbar die aufgeklärten und toleranten muslimischen Ärzte.

145 Hier schon in dem eingeengten Sinn von Religionsgelehrten.

146 So sprechen die im Unglück gefassten Gläubigen laut Koran 2:156/151.

mir zu gebieten, dass ich die Dinge, die ihm verschrieben wurden, nicht bei einem Christen kaufen solle, weil man nicht sicher sei, dass er etwas hineinmischt an Giften, Unreinem (*naǧāsāt*) usw." So auf der Hut war er also schon, etwas von ihnen zu kaufen, wieviel mehr dann erst gegenüber dem, was sie verschrieben an ihm unbekannten Dingen!

Ich selbst habe sogar vonseiten ihrer Asketen und Gottergebenen (*muslim*,!) Dinge erlebt, die zu registrieren die Zeit nicht reicht. Wie dann aber erst bei solchen, die sich nichts daraus machen, alle Muslime zu töten, da sie dies ja für erlaubt halten und dazu im Stande sind, wie ja der Dichter ʿImād al-Mālikī ihr Verhalten und ihre (medizinische) Behandlung der Muslime in dem bekannten Gedicht mit den Worten beschreibt: „Eine Medizin, die die Friedhöfe kultiviert und die Provinzen ruiniert!" Als ich bei meiner ersten Krankheit von ihnen behandelt wurde, habe ich Dinge gehört und gesehen, für deren Darlegung dieser Ort nicht ausreicht, deren Inhalt aber (nichts als) Unredlichkeit im Charakter (*nafs*) und in der Religion war! Mein Anliegen ist es daher, auf ihre üble Gesinnung hinzuweisen und auf ihren Betrug an den Muslimen und darauf, dass sie in unserer Zeit der Schah (= Dame) im Schachbrett der Medizin sind [? – Übersetzung unsicher] und dass das Blut und das Leben der Muslime in ihren Händen ist, die darüber nach Willkür verfügen, bessernd, verschlimmernd oder (jede Behandlung) unterlassend. Der beste unter ihnen ist noch der, der den Kranken aufsucht und nicht schweigend auf ihn losgeht (*yuḥarriku ʿalaihi sākitan*),[147] sondern etwas verschreibt, was weder nützt noch schadet, so dass sein Besuch weder für noch gegen ihn ausschlägt, es sei denn, dass er ihm Drachmen abnimmt. Das ist (dann in der Tat) eine große Gnade gegenüber jenen Kranken, denn wenn man vom Feinde nicht geschädigt wird, obwohl er die Macht dazu hätte, so ist das wirklich höchst erstaunlich, wie man ja gesagt hat: „Es ist schon eine Merkwürdigkeit, dass ich meine Heilung von dem begehre, der mich krank machen will (*muʿillī*)!"[148]

Ja, ich habe wahrhaftig Wunderdinge von ihrer Behandlung gesehen: Während der Pest waren vergiftete Messer in ihren Händen, mit denen sie sich über die Verwundeten (*ǧarḥā*) hermachten, da sie wohl glaubten, dass der im Getümmel Getötete (*qatīl al-maʿmaʿa*) (dem Mörder) keinen Schaden tut, und darum die Gelegenheit wahrnahmen. Und jeder der

147 Statt *sākitan* ist vielleicht *sāliban* zu lesen, von *slb* – „(einen Leichnam) plündern", bzw. „der Kleider berauben."

148 Stammt offensichtlich aus einem Liebesgedicht.

weiß, was ich über sie weiß, hat dergleichen Unerhörtes erlebt und hütet sich vor ihnen, da sie gefährlicher sind als ihr Hund, wenn er tollwütig ist.

Dem Kranken aber obliegt es, die Beschaffenheit der Ärzte, die er über sein Leben richten lassen will, ins Auge zu fassen und sie sorgsamer zu prüfen (*nqd* VIII) als Drachmen und Dinare. Der Imam Mālik hat in seinem *Muwaṭṭa'* ein Hadith nach Zaid ibn Aslam berichtet: „Ein Mann zog aus (in den Kampf) zur Zeit des Propheten. Er bekam eine Blutstauung ..."[149] Es wird auch überliefert: „Ruft in jeder Kunst ihre frommen (oder ‚tauglichen', *ṣāliḥ*) Vertreter um Hilfe an." Jene aber (die Christen und Juden) sind die Überreste der Mörder der Propheten und die Brut derer, die sie verleumdet haben (w.: als Lügner erklärt haben). Gott spricht: „Aber wart ihr nicht jedesmal wenn ein Gesandter euch etwas überbrachte, was nicht nach euerm Sinn war, hochmütig, die einen erklärtet ihr für lügnerisch, die andern tötet (Präsens!) ihr!" (Q 2:87/81).[150] Es genügt ja (als Beweis) die Tatsache, dass sie mehrmals den Gesandten des Herrn, Muḥammad (Eulogie), angefallen haben, bald mit Mordplänen (*iġtiyāl*) bald mit Zauberei und bald mit ähnlichem; (und das) obwohl er ihnen überlegen war und sie (letzten Endes) besiegte. Wie viel mehr (werden sie also) so (handeln) an denen, die bei den (besagten) Leuten des Verderbens und der Torheit und der Feindschaft[151] Hilfe suchen. Wenn einen solchen dann Unglück befällt, möge er niemand tadeln außer sich selbst! Sagt doch Hippokrates: „Ich möchte lieber, dass der Kranke der Natur überlassen bleibt, als dass unwissende Ärzte ihn betreuen ..."

SURRAMARRĪ, *Šifā'*, Hs. Fatih 3584, Prooem.

Der Text eifert noch einige Zeit in diesem Tonfall fort: Das Hadith „Gott schickt keine Krankheit, ohne ein Heilmittel dafür herabzusenden" wird allgemein gedeutet und auf die ungläubigen Ärzte angewendet: Ihre Verbrechen müssten endlich gesühnt werden, dann würden sie künftig auf der Hut sein. Sagt doch der Prophet: „Wer sich als Arzt betätigt, ohne als Arzt bekannt zu sein (w.: ohne dass man von ihm Medizin kennt) und einer Seele an ihrem Leibe Schaden zufügt, ist haftbar ..." etc.

149 Es folgt eine Variante der Überlieferung, in welcher der Prophet zwei Männern die Frage stellt: „Welcher von euch beiden ist der bessere Arzt?" und die Nutzanwendung: In jeder Kunst muss man sich an den Fähigsten wenden.

150 Dieser Vers ist speziell an die Juden gerichtet; an sie ist auch in den folgenden Sätzen vornehmlich gedacht.

151 D.h. eben den nichtmuslimischen Ärzten!

Es ist deutlich, was hier geschieht: Mit Scheinargumenten wie der Verallgemeinerung von in einzelnen Fällen vermutlich begründeten Beschuldigungen und der willkürlichen, sinnentfremdenden Verwendung von Schriftzeugnissen, überhaupt mit einer rhetorischen Taktik, die an moderne ideologisch geprägte Propaganda erinnert, versucht as-Surramarrī, die nichtmuslimischen, genauer: die christlichen und vor allem die jüdischen Ärzte, generell mit den Scharlatanen zu identifizieren, ja sie als skrupellose Verbrecher hinzustellen. Und wie bei jedem ideologischen Erguss ist es für den neutralen Hörer oder Leser schwer zu entscheiden, ob eine subjektiv ehrliche Überzeugung oder nur zweckgebundene Berechnung dahinter steht. Natürlich will as-Surramarrī den nichtmuslimischen Ärzten die Handlungsbasis entziehen, indem er sie als vertrauensunwürdig hinstellt. Aber sind sie für ihn nicht wirklich Toren, da sie von der allein wahren göttlichen Medizin keinen Gebrauch machen? Die undifferenzierte Verleumdung „jener" Ärzte als Verbrecher zwingt uns allerdings dazu, as-Surramarrī ein höheres Wahrheitsstreben, wie es mit einer religiösen oder ideologischen Grundeinstellung ja nicht unvereinbar ist, abzusprechen.

Demgegenüber ist es fast harmlos, wenn wir bei as-Suyūṭī (gest. 711/1505) den muslimischen Leser lediglich davor gewarnt finden, bestimmte Verschreibungen christlicher Ärzte, vor allem Purgativa, zu befolgen, da unerlaubte Stoffe in ihnen enthalten sein könnten.[152]

Werfen wir zum Schluss noch einen Blick in ein medizinisches Handbuch aus noch späterer Zeit, das „Vademecum der Einsichtsreichen und Sammlung des Seltsam-Wundergleichen" (*Taḏkirat ūli l-albāb wa-l-ǧāmiʿ li-l-ʿaǧab al-ʿuǧāb*) von Dāʾūd al-Anṭākī aḍ-Ḍarīr (gest. 1008/1599). Das Buch, das zu einem der weitest verbreiteten Handbücher bis in die Anfänge des 20. Jahrhunderts werden sollte, gibt sich als ein Unternehmen gegen den Verfall der Heilkunst. Gewiss muss man dem Verfasser zugestehen, dass er, was damals seit Jahrhunderten eine große Ausnahme war, Griechisch konnte, und dass er seinem „Vademecum" eine nach dem Urteil der Fachleute recht respektable Pharmakopöe inkorporiert hat (die auf Ibn al-Baiṭār basiert).[153] Daneben finden sich jedoch Einflüsse der Astrologie und der Prophetenmedizin bis hin zum magischen Wunderglauben. Blind für die wahren Ursachen des Verfalls, greift der Verfasser bei seiner Begründung auf die bekannte griechische Überlieferung zurück, dass die Heilkunde aus dem exklusiven Milieu der Asklepiaden an Unwissende

152 Elgood, *Suyūṭī* 126–127.

153 Vgl. Käs, *Mineralien* I, 190–193, bes. 191.

übergegangen sei, überträgt dieses Klischee auf seine Zeit und Umwelt und nennt als einziges Beispiel für die Unwissenden wiederum die Juden.[154]

e *Zusammenfassung*

Versuchen wir, die voraufgehenden Ausführungen zusammenzufassen, so lässt sich etwa Folgendes sagen: Die Prophetenmedizin ist die islamische Reaktion auf die wissenschaftliche griechische Medizin. Dabei handelt es sich aber nicht lediglich um einen metaphysischen Überbau, eine spirituelle Ergänzung zur physiologischen Heilkunst, vielmehr um eine am materiellen Detail haftende „islamozentrische" und „islamogene", trotz wissenschaftlicher Verbrämung antirationale, von magisch-theurgischen Elementen durchsetzte Heilpraktik. Soweit nicht wissenschaftlich gesinnte Ärzte bei ihr Anleihen machten, um ihren Werken – meistens nur im Vorwort – einen islamischen Firnis zu geben, besteht ihre Funktion und ihr Ziel also nicht darin, Schützenhilfe für die wissenschaftliche Medizin zu sein, sondern darin, diese zu verdrängen oder jedenfalls ihre Autorität zu schmälern. Der Einfluss der Prophetenmedizin auf die profane wissenschaftliche Medizin war ein zunehmend unheilvoller. Er trug unter anderem (vgl. IV.2) – in von künftiger Forschung noch näher zu bestimmendem Maße – dazu bei, dass das Heilwesen im Islam schließlich *in praxi* (in der ebenfalls mehr und mehr verfallenden Literatur behaupteten sich einzelne Standardwerke wie Ibn Sīnās *Qānūn*) weithin auf das primitive Niveau zurücksank, das die Prophetenmedizin selber in ihrem Kern verkörperte.

Unsere Ausführungen über die Bedeutung des Islam für die Medizin sollen jedoch nicht mit diesem negativen Aspekt schließen. So gewiss nämlich die Prophetenmedizin ein dem Islam immanentes Prinzip darstellt, so sicher repräsentieren den Islam auch alle jene muslimischen Ärzte, die ihr Glaube mindestens nicht hinderte, ihren kranken und gesunden Mitmenschen mit der galenischen Medizin zu dienen und ihre Kollegen lediglich nach ihrem Können und ihren menschlichen Qualitäten, nicht aber nach ihrer Konfession zu beurteilen. Was den Dienst an und mit der galenischen Medizin anlangte so genügt es, auf die zahlreichen muslimischen Ärzte hinzuweisen, die der Prophetenmedizin, abgesehen von einem schmalen Platz im Vorwort ihrer Werke, keinen Einlass in ihre Werke gewährt haben. Was die Beurteilung der nichtmuslimischen Ärzte betrifft, so sei nochmals betont, dass alle hier angeführten Verdikte über nichtmuslimische Ärzte aus der Feder von Traditionsgelehrten, strengen Vertretern der Orthodoxie, nicht aber von muslimischen Ärzten

154 Anṭākī, *Taḏkira* I, 6,11; vgl. Bürgel, *Kräftefeld* 16. Zu al-Anṭākī vergleiche man auch den Artikel in der EI², wo auf weitere Literatur verwiesen ist.

stammen. Für diese, für ihre große Mehrheit, kann vielmehr Ibn abī Uṣaibiʿa als leuchtendes Beispiel stehen.

Ähnlich also, wie sich die Rezeption der Antike (einschließlich des ärztlichen Lebens und Denkens) im Islam nicht einheitlich umschreiben lässt, können wir auch die Bedeutung der koranischen Religion für die Entwicklung des Heilwesens nur mit widersprüchlichen Worten zum Ausdruck bringen: Sie wirkte fördernd und lähmend in einem. Die lähmende Wirkung behielt schließlich bis an die Schwelle der Neuzeit die Oberhand, und sie ging aus von der islamischen Orthodoxie. Wiederholen wir aber auch rühmend, von wem die wissenschaftsfördernde Wirkung des Islam ausging: Von allen jenen Muslimen, die ihr Bildungshunger trieb, den griechischen Geist zu rezipieren. In ihrer Toleranz und in ihrem wissenschaftlichen Eifer spiegelt sich ebenso ein Stück bester islamischer Gesinnung wie ein Hauch echter griechischer παιδεία. Wir bedienen uns hier dankbar des von Schaeder[155] genial gewählten Begriffspaares und korrigieren ihn zugleich, wenn wir feststellen, dass es in dem halben Jahrtausend des „griechischen Intermezzos" offenbar zahllose muslimische Menschen gab, deren Geistigkeit so stark von einem παιδεία-Erlebnis geprägt war, dass ihr σωτηρία-Bedürfnis dadurch in vernunftgemäßen Schranken gehalten wurde. Gerade in diesem harmonischen Miteinander der beiden Kräfte ruht ja die Wurzel echten Menschentums. Gewiss ist es richtig, dass jene eine für das Abendland so charakteristische und schicksalhafte Komponente der παιδεία, die als autonome Geistigkeit oder autonomes Menschentum umschrieben zu werden pflegt, im islamischen Mittelalter nur ganz vereinzelt hervortrat.[156] Aber wohin eben die Überbewertung dieser Autonomie bei gleichzeitiger Missachtung des menschlichen Heilsbedürfnisses samt allen Tugenden, die es auferlegt, das Abendland getrieben hat, steht heute jedermann vor Augen.

Παιδεία und σωτηρία verkörpern ohne Frage menschliche Grundbedürfnisse, reichen aber zur Charakteristik des menschlichen Wesens nicht aus; wir möchten daher als dritte entscheidende Kraft die ἡδονή ins Spiel bringen. Die arabischen Ärzte in ihren Gesundheitslehren, die islamischen Philosophen in ihren Ethiken, predigen den rechten, maßvollen Gebrauch der Lust (*lad̲d̲a*) und stellen die wahre und unvergängliche Lust der geistigen Erkenntnis und der seelischen Güter den vergänglichen leiblichen Lüsten gegenüber.[157] Aber wie sah die Wirklichkeit aus? An den Höfen und in den Kreisen der Reichen, die ja

155 Schaeder, *Der Mensch in Orient und Okzident* 137.

156 Man vgl. dazu Bürgel, *Averroes ‚contra Galenum'* 314–315.

157 Ausführlich z. B. auch in ar-Ruhāwīs *Adab aṭ-ṭabīb*.

die entscheidenden Kulturträger jener Epochen waren, herrschte, begünstigt durch das islamische Harems-Wesen, nicht selten maßlose Genusssucht und Ausschweifung. Unvorstellbare Reichtümer wurden verprasst und vergeudet. Nicht nur ein übertriebenes Heilsverlangen, sondern auch – und vielleicht noch stärker – die ungezügelte Herrschaft der ἡδονή war es also, was das παιδεία-Streben paralysierte. Lässt sich doch selbst das Übel des Krieges nicht selten als Lust-Verstrickung erklären, sei es, dass durch Lotterleben bankrotte Herrscher zum Kriege getrieben wurden, sei es, dass durch Luxus effeminierte Gesellschaften andrängenden Feinden erlagen u. ä. m.

Den Schlüssel zum richtigen Gebrauch der menschlichen Triebkräfte glaubten die Griechen mit dem Worte συμμετρία gefunden zu haben. Die Araber übernahmen diesen Begriff in Heilkunst, Diätetik und Moralphilosophie; der Islam gab den koranischen Segen dazu und vermochte so jahrhundertelang fördernd auf jene geistigen Bereiche einzuwirken. Das rechte Gleichgewicht zwischen σωτηρία, παιδεία und ἡδονή wurde von zahllosen arabischen Ärzten des „griechischen Intermezzos" in Tat und Wort verkündet als lebendiger Ausdruck einer harmonischen Verschmelzung zwischen griechischem und arabisch-islamischem Wesen. Es wäre billig zu sagen, dass das Gleichgewicht allein durch den Eifer von Zeloten und den Ungeist von Tyrannen verspielt wurde. Kulturelle Umwandlungsprozesse lassen sich beschreiben und in mancherlei Weise erklären. Einer letzten umfassenden und gültigen Deutung scheinen sie sich zu entziehen.

3 Der Niedergang der arabischen wissenschaftlichen Medizin

Wenn wir das letzte Kapitel dieser Untersuchungen dem Niedergang der arabischen Heilkunst widmen, so deswegen, weil die Sorge um sie, die Furcht vor ihrem offenbar ständig drohenden Verfall, einen beträchtlichen Teil des ärztlichen Lebens und Denkens ausmacht, und weil sich mithin hier noch einmal die Möglichkeit bietet, den beiden Seinsweisen des Arztes, äußerer Wirklichkeit und innerer Spiegelung in ihrer eigenartigen dialektischen Verschränkung, nachzuspüren.

Der Niedergang der arabischen wissenschaftlichen Medizin – das ist eine Realität von gar nicht zu überschätzenden, ja tragischen Dimensionen.[158] Man

158 Man vgl. etwa, was A. Issa Bey über das Schicksal des Manṣūrī-Hospitals in Kairo – einem der Ruhmestitel des islamischen Mittelalters – berichtet (deutsch in: Bürgel, *Kräftefeld* 16b).

ist jedoch gewöhnt, diesen Niedergang in der Zeit nach 1258, nach der Zerstörung Bagdads und weiter Teile der islamischen Kulturwelt durch die Mongolen, anzusetzen. Und in der Tat lässt ja Ibn abī Uṣaibiʿa (gest. 668/1270) in seinem Biographien-Werk nichts von drohendem Verfall erkennen, er bezeugt vielmehr ein blühendes Heilwesen noch für die zweite Hälfte des 7./13. Jahrhunderts.

Bereits dieses Phänomen weckt erste Zweifel, ob 1258 tatsächlich als Beginn einer vollkommen neuen Epoche der arabischen Medizin zu sehen ist. In jüngster Zeit hat die Forschung auch die Frage aufgeworfen, ob es einen solchen abrupten Niedergang der Wissenschaften im Islam überhaupt gegeben hat. George Saliba (*Islamic Science* 233–255) hat insbesondere aus dem Bereich der Astronomie gewichtige Argumente dafür zusammengestellt, dass die Wissenschaften auch weit nach dem 13. Jahrhundert noch in Blüte standen. Im Feld der Philosophie konnte Robert Wisnovsky (*Nature and Scope* 161–190) Belege für eine ungebrochene Tradition von Kommentaren auch über die vermeintlichen „dark ages" hinweg sammeln. Dimitri Gutas (*Greek Thought* 170–175) zeigt auf, dass die griechischen Wissenschaften bis in die Moderne hinein Vorbildfunktion für die orientalischen Autoren hatten. Auch das medizinische Schrifttum erlischt keineswegs mit der Mitte des 13. Jahrhunderts.[159] Selbst die mit den altehrwürdigen humoralpathologischen Ansätzen brechende paracelsische Medizin wurde früh rezipiert und in Form arabischer Übersetzungen verbreitet.[160] Die Annahme, dass es keinen Hiatus zwischen der islamischen Hochkultur des Mittelalters und der arabischen Welt zu Beginn des Zeitalters des Kolonialismus' gegeben habe, wäre aber doch offensichtlich abwegig.

Eine kritische Würdigung der Leistungen der „nachklassischen Epoche" der arabischen Wissenschaften, wird auch durch die Tatsache erschwert, dass sich die ältere Forschung hauptsächlich auf solche Werke arabischer Autoren konzentriert hat, die in Mittelalter und Renaissance im Abendland rezipiert wurden. Bücher, die nach der Hochzeit der arabisch-lateinischen Übersetzungen entstanden, wurden hingegen in geringerem Maße wahrgenommen. Auch wenn man diese Verengung des Blickwinkels ausblendet, sind die Errungenschaften arabischer medizinischer Autoren der Spätzeit objektiv betrachtet eher bescheiden. Spätestens ab dem 14. Jahrhundert verliert das medizinische Schrifttum jeden Elan. Die Zahl neu verfasster Bücher geht messbar zurück und ihre Qualität sinkt eindeutig. Ein Phänomen dieses Niedergangs ist die

---

159 Ullmann, *Medizin* 176–184, 284–288.

160 Bachour, *Paracelsismus* 22–29.

Beschränkung auf eine vergleichsweise geringe Zahl kanonisch gewordener Handbücher, die dann Gegenstand nicht enden wollender Kommentiertätigkeit sind, was besonders anhand Ibn Sīnās *Qānūn* deutlich wird.[161] Im Bereich der Pharmakognosie erlangte das Werk von Ibn al-Baiṭār eine ähnliche Bedeutung.[162]

Die Frage nach den Ursachen dieses zweifelsfrei zu konstatierenden Verfalls ist nun hoch komplex und nur aus dem Zusammenspiel zahlreicher Faktoren zu erklären. Wir haben bereits im vorangehenden Abschnitt die Frage angeschnitten, inwiefern die rationalen Wissenschaften bei den Arabern an einer „Opposition der Orthodoxie" gescheitert sein könnten. Auch wenn wir manifeste Tendenzen zu einer Islamisierung der Medizin feststellen können, wäre ein solch monothematischer Erklärungsansatz gewiss zu überspitzt. Es stellt sich sogar die Frage, ob derartige Islamisierungstendenzen nicht eher die Wirkung eines bereits eingetretenen Verfalls als seine Ursache sind. Fast alle Teile der islamischen Welt waren vom 13. Jahrhundert an von verheerenden historischen Umwälzungen betroffen, die in Mongolensturm und Reconquista nur ihren Anfang hatten. Es folgten die Eroberungen Timurs und – mit nachhaltigeren Folgen – der Osmanen. Die davon nicht unmittelbar betroffenen Regionen, wie Ägypten, versanken dennoch in politischer Zersplitterung. Zum hierauf folgenden wirtschaftlichen Rückschritt gesellte sich noch die Pestpandemie der Mitte des 14. Jahrhunderts, die übrigens ihren literarischen Niederschlag in den seit dieser Zeit vermehrt verfassten Pestschriften fand, die vielfach einen hohen Grad an Islamisierung aufweisen.[163] Der Niedergang der islamischen Hochkultur des frühen und hohen Mittelalters, der sich dann auf das arabische medizinische Schrifttum auswirkte und auch dort dem Obskurantismus Tür und Tor öffnete, ist nur aus dem Zusammenwirken einer Reihe von Ursachen zu erklären. A. Demandt[164] konnte in seiner Analyse der Literatur zum Fall Roms nicht weniger als 227 Faktoren nachweisen, die zum Niedergang des Römerreichs beigetragen haben sollen. Auch wenn viele dieser Thesen zeit- und ideologiebezogen oder schlicht abwegig sind, bleibt dennoch eine nicht unbeträchtliche Zahl von möglichen Erklärungsansätzen von denen keiner allein für sich genommen ausreichend wäre. Obschon sich der Verfall der islamischen Kultur strukturell in manchen Punkten von seinem bekannteren Pendant unterscheidet, muss für ihn doch eine ähnliche Vielfalt sich gegenseitig potenzierender Ursachen angenommen werden.

161 Savage-Smith, *Catal. Oxford* 248–318.
162 Käs, *Mineralien* I, 3; I, 149–156.
163 Ullmann, *Medizin* 247–250.
164 Demandt, *Der Fall Roms* 719.

Wenngleich der tatsächliche Verfall der wissenschaftlichen arabischen Medizin ein schleichender Prozess war, der erst mit dem 13. Jahrhundert seinen Anfang nahm, treffen wir nun aber schon in den frühesten hier benutzten Quellen, also vom 3./9. Jh. ab, auf Warnungen, Kassandra-Rufe, pessimistische Verfallsanalysen, von denen wir nicht wissen, ob sie Wirklichkeit oder Klischee, oder – wenn sie, was ja am nächsten liegt, beides zugleich sind – wie gewichtig die Wirklichkeit ist, die sie reflektieren.

a *Das Verfalls-Klischee*

Da vom Verfall vor allem in den Einleitungen unserer Quellen geredet wird, diese aber – vielleicht mehr als die zugehörigen Werke selber – dazu neigen, bestimmten Vorlagen zu folgen, ist von vorn herein damit zu rechnen, dass ein literarischer Topos vorliegt. Auffällig ist dabei insbesondere, dass in der Untersuchung von Peter Freimark über *„Das Vorwort als literarische Form in der arabischen Literatur“*,[165] worin die „Topik des Vorworts“ ausführlich und mit zahlreichen Beispielen dargestellt wird, der Verfalls-Topos nicht genannt ist.[166] Das würde also darauf hindeuten, dass wir es hier mit einem für die arabische medizinische Literatur charakteristischen Phänomen zu tun haben, wenn auch natürlich der Topos in anderen Gattungen nicht völlig fehlt. So spricht etwa as-Samʿānī in der Einleitung seines oben schon erwähnten Werkes über das Diktatkolleg (*Adab al-imlāʾ wa-l-istimlāʾ*) von dem Verfall der Traditionsgelehrsamkeit: Früher hätten 1000 Tintenfässer für tausende von Schülern in einem Kolleg bereitgestanden; jetzt reiche die Tinte kaum aus, die Namen der (wenigen) Anwesenden aufzuschreiben.

Sucht man die Wurzeln dieses Topos aufzuspüren, so liegt es natürlich am nächsten, an das Vorbild Galens zu denken, der die Folie des Verfalls benötigte, um selbst als Reformator zu erscheinen. Man mag aber auch an allgemein kulturpessimistische Züge in der islamischen bzw. überhaupt mittelalterlichen Tradition denken: Im Islam gab es die Überzeugung von dem fortschreitenden Niedergang der Menschheit seit Muḥammad, und Goldziher hat gezeigt, wie erst die Überwindung dieses Vorurteils Neuansätze in der arabischen Poesie ermöglichte.[167]

Aber auch bei dem nicht-Muslim ar-Ruhāwī lesen wir im Schlusskapitel: „Der Verständige sieht, wie alle Zustände des Körpers sich verändern und vom

---

165 Phil. Diss. Münster 1967.

166 Freimark hat etwa 130 Texte untersucht, darunter allerdings nur vier medizinische, nämlich Ṭabarī, *Firdaus*, b. Ǧulǧul, *Ṭabaqāt*, b.a. Uṣaibiʿa, *ʿUyūn* und Rāzī, *Ḥāwī*.

167 Goldziher, I., Alte und neue Poesie im Urtheile der arabischen Kritiker, in *Abhandlungen zur arabischen Philologie I*, Leiden 1896, 122–174.

Positiven zum Negativen fortschreiten": Auf Jugend folgt Alter, auf Sommer Winter, auf Gesundheit Krankheit, auf sorgenarmes Ledigsein Familiensorgen ...[168] Gewiss, das ist noch kein Kulturpessimismus, aber bei der damals üblichen Schlussweise *a minori ad maius* dürfte eine so negative Grundhaltung im Kleinen auch die großen Dinge kaum ausgeschlossen haben (obwohl ar-Ruhāwī andererseits voller Hoffnung für die Heilkunst ist – aber ein solcher Widerstreit der Stimmungen ist ja sehr menschlich!).

Ar-Ruhāwī klagt jedenfalls auch über Verfall in der Heilkunst, über das zunehmende Eindringen von Kurpfuschern in die Gilde der Ärzte etc. Verfallssorgen äußert auch Abu l-Ḥasan aṭ-Ṭabarī zu Beginn seiner „Hippokratischen Therapien" (3./9. Jh.). Entsprechende Klagen erheben Ibn Hindū im „Schlüssel der Medizin" und al-Masīḥī im „Buch der Hundert" (4./10. Jh.).[169] Ṣāʿid (5./11. Jh.) spricht in dem prologartigen ersten Kapitel seines Protreptikos von einem Verfallszustand der Medizin, in welchem die Kranken, namentlich die Mittellosen, Leiden erdulden, die ihnen den Tod erträglicher erscheinen lassen als ihre Qualen, wogegen allerdings dann die „Wiederbelebung" des Herrschers wirksam wird, dem das Werk gewidmet ist.[170] Ibn Riḍwān und Ibn Buṭlān (5./11. Jh.) klagen über Missstände und Scharlatane ebenso wie Ibn Ǧumaiʿ (Ende des 6./12. Jh.). Ein gewisser ʿAbd al-Wāḥid al-Maġribī (7./13. Jh.) beginnt seine *Urǧūza* über Puls- und Urindiagnose im Hans-Sachs-Stil mit den Worten:[171]

> Verloren sind beider Spuren; und nicht
> find ich einen Arzt, der darin hat Gewicht.

Ein differenzierteres Bild zeichnet hingegen ʿAbd al-Laṭīf al-Baġdādī in seinem *K. an-Naṣīḥatain*. Einen generellen Verfall will er nicht annehmen, Kritik übt er aber an der einseitigen Beschränkung seiner Zeitgenossen auf eine geringe Zahl von Handbüchern, wie Ibn Sīnā's *Canon*. Solchermaßen gebildeten Medizinern seien sogar Frauen und Wanderärzte aufgrund ihrer praktischen Erfahrungen überlegen.[172]

Über den Verfall der Heilkunst klagen auch interessierte Beobachter außerhalb der Berufsgilde, so der Astronom und Historiker Ibn Ṣāʿid al-Andalusī

168 Ruhāwī, *Adab* fol. 109^a,12–13.

169 Masīḥī, *Miʾa*, ed. Sanagustin I, 26.

170 Ṣāʿid, *Tašwīq*, ed. Spies fol. 4^b–5^a; Taschkandi 69.

171 Hs. Nuruosmaniye 3602/2.

172 Joosse/Pormann, *Decline* 1–29.

(5./11. Jh.): Um das Heilwesen in Andalusien sei es schlecht bestellt. Man beschränke sich darauf, ein Kompendium (*kunnāš*) zu lesen, um rasch in fürstliche Dienste zu gelangen; die Originalschriften würden nicht mehr studiert.

Kritischen Äußerungen begegneten wir auch in den Ḥisba-Werken von an-Nabarāwī, Ibn al-Uḫūwa u. a. (vgl. oben S. 201, 202). Und Ibn Ḫaldūn, der große Historiker und tätige Minister, schreibt in seiner *Muqaddima* (in Rosenthals Übersetzung): „In contemporary Muslim cities the (craft of medicine) seems to have deteriorated, because the civilization (population) has decreased and shrunk."[173] In den Chor der Verfalls-Klagen mischten sich – und sicherlich nicht ohne Grund – natürlich auch Stimmen aus der Apothekerzunft. Worin bestand nun dieser Verfall und was hatte ihn verursacht?

b *Symptome und Ursachen des Verfalls der Heilkunst nach Ansicht arabischer Ärzte*

Was die Symptome betrifft, so haben wir darüber im Scharlatan-Kapitel schon das meiste dessen, was unsere Autoren vorbringen, gehört. Hier geht es nun darum, Urteile zu zitieren, die hauptsächlich auf die Ursachen gerichtet sind, wobei allerdings auch manches Symptom zur Sprache kommt, ebenso wie ja in den Scharlatan-Passagen schon manche Ursache berührt wurde, da eben Ursachen und Symptome hier häufig unlösbar miteinander verknüpft oder gar identisch sind.

Wie der allgemeine Topos – und die Wirklichkeit! – des Niedergangs der Heilkunst, so lässt sich natürlich auch die Benennung einzelner Symptome und Ursachen schon in den griechischen Quellen finden. So kehrt etwa der galenische, Symptom und Ursache zugleich betreffende Vorwurf, seinen Kollegen gehe es nur um Geld und Ruhm, nicht aber um die Heilkunst, in den arabischen Quellen ständig wieder. Yaʿqūb al-Isrāʾīlī (6./12. Jh.) beruft sich für seine Verfallsanalysen auf Hippokrates und Galen:

> Hippokrates sagt: Der Grund, dass die Menge nicht zwischen dem kundigen und dem unwissenden Arzt unterscheidet, ist, dass die Materie eine (und dieselbe) ist. Galen sagt: Die Dinge, die der Kundige anwendet, sind genau dieselben, wie die, die der Unwissende anwendet an Arznei und Nahrung; der Unterschied zwischen beiden liegt nur in der Quantität dessen, was er dem Kranken gibt an Arznei und Nahrung …
>
> YAʿQŪB AL-ISRĀʾĪLĪ, Hs. Beirut, St. Joseph 303, S. 156

173 Ibn Ḫaldūn, *Muqaddima*, Übs. Rosenthal III, 149.

Ar-Rāzī ging, wie wir sahen, über diese Ansätze, der Gesellschaft einen Teil der Schuld am Niedergang aufzubürden, erheblich hinaus, indem er „Die Gründe, die die Herzen der meisten Menschen von den besten Ärzten ab- und den niedrigen zuwenden" als Ergebnisse eigener Erfahrung und scharfer Beobachtung detailliert beschrieb.[174]

Auch eine weitere Verfallsursache, für deren Bedeutung man sich auf die Antike berief, betraf die Rolle der Gesellschaft, jedoch nicht des unwissenden Teils derselben, sondern ihrer Oberen, die mindestens Wissende hätten sein sollen. Dass es gerade auch unter ihnen törichte Erwartungen und viel Anfälligkeit für den Augendienst von Quacksalbern gab, kommt ja in unseren Quellen häufig genug zur Sprache. Doch das war privater Bereich. Die Herrschenden hatten nun aber die öffentliche Pflicht, für ein gesundes Heilwesen zu sorgen, die Begabten auszuwählen (vgl. oben s. 104), öffentliche Zulassungsprüfungen durchzuführen (vgl. s. 180), die Ärzteschaft staatlich zu überwachen und das Kurpfuschertum wirksam zu bekämpfen.[175] Und in der Antike, so glaubte man, war dies alles vorbildlich geübt worden. Wo es unterblieb waren Verfallsfaktoren am Werk. Daneben wurden nun aber auch Argumente ohne Berufung auf die Antike vorgebracht, wobei unsere Autoren natürlich auch hier oft genug bewusst oder unbewusst aus alten Quellen geschöpft haben mögen.

Ar-Ruhāwī (*Adab* fol. 90^{b},13) zählt vier Ursachen des Verfalls auf:

1. Vernachlässigung der gründlichen praktischen und theoretischen Ausbildung.
2. Mangelnde Berücksichtigung des finanziellen Anspruchs der Ärzte seitens der Gesellschaft, wodurch diese gezwungen werden, einen Nebenberuf zu betreiben, was wiederum notwendig dazu führt, dass das Niveau ihres Könnens – und damit auch die Aussicht auf Honorar! – sinkt, ein *circulus vitiosus* (*aš-šai' ad-dā'ir ʿalā ḏātihī bi-l-ʿaks*).
3. Das Eindringen untauglicher Elemente (ar-Ruhāwī denkt vermutlich vor allem an die Abkunft!) in die Ärzteschaft.
4. (Im Text nicht mehr nummeriert, aber als Hauptgrund bezeichnet:) Die weitverbreitete Meinung, dass alles Gute und alles Schlechte von Gott komme. Geht eine Operation schief, so sehen die Vertreter dieser Ansicht darin Gottes Willen. Damit ist jedem Scharlatan freie Hand gelassen!

174 Vgl. unsern Abschnitt „Der Scharlatan bei ar-Rāzī" s. 285 ff.

175 Ruhāwī, *Adab*, Kap. 17.

Als besonders bemerkenswert unter diesen vier Gründen wird man ohne Frage den letzten empfinden. Handelt es sich hierbei doch um einen unverhüllten Angriff auf die islamische Vorherbestimmungslehre, wie sie gerade zur Zeit ar-Ruhāwīs von dem orthodoxen Theologen al-Ašʿarī (gest. 324/935) verbindlich formuliert wurde. Die frühere Lehre vom *ǧabr* („Zwang"), derzufolge der Mensch nicht den geringsten Anteil an den Handlungen hat, die scheinbar von ihm ausgehen, wurde von al-Ašʿarī nur insofern – aber sophistisch genug – gemildert, als er lehrte, die menschlichen Handlungen würden zwar von Gott gewirkt, aber der Mensch eigne sie sich im Augenblick der Ausübung an (*kasb* – „Aneignung").[176] Eine ähnliche aber ironisch verklausulierte Kritik am christlich-islamischen Gottvertrauen, insofern es Passivität in Gesundheitsdingen fördert, haben wir bei dem christlichen Autor Ibn Buṭlān kennengelernt (oben s. 39). Der Muslim Ibn Hindū weist, wie wir ebenfalls schon sahen, die Auffassung zurück, dass der Gebrauch von Arzneien ein Einmischen in Gottes Vorsehung sei (oben s. 29). Sonst sind mir Äußerungen muslimischer Ärzte zu diesem brennenden Problem bisher nicht begegnet.

Abu l-Ḥasan aṭ-Ṭabarī klagt im Vorwort seiner „Hippokratischen Therapien"[177] über den Niedergang der Künste im Allgemeinen, und der Medizin im Besonderen. Die Alten hätten die Heilkunst aus Jenseitsstreben (!, *raġbatan fī l-āḫira*) ausgeübt, ihre medizinischen Schriftsteller sich genau an ihre Vorgänger gehalten (!). Jetzt begnüge man sich überall mit dem Mindestmöglichen, in der Heilkunst also mit elendem Aderlass (*al-faṣd ar-radī*). Statt der Schriften der Alten lese man solche späterer Dilettanten und Betrüger etc.

Ibn Hindū schildert die zeitgenössischen Ärzte als solche, die sich mit dem bloßen Namen zufriedengeben (dieser Vorwurf wird ähnlich schon im *Nomos* des Hippokrates erhoben, vgl. oben s. 278), zufrieden, wenn man sie wie Friseure (*muzaiyin*) behandelt und wie Schröpfer und Aderlasser entlohnt. Als Ursache gibt er mit Berufung auf seinen Lehrer Ibn al-Ḫammār das Eindringen niedriger Elemente (*anḏāl*) in die Heilkunst an: Während in der Antike nur Königssöhne und Priestersprösslinge (*aulād al-mulūk wa-ḫiyār al-mutaʾallihīn*) Studenten der Heilkunst gewesen seien, strömten heute Vagabunden in sie ein, Knechte des Bösen etc.[178] Hier offenbart sich ein aristokratisches Elite-Denken, das uns ja auch sonst, etwa bei Ǧibrāʾīl ibn Buḫtīšūʿ (vgl. oben s. 101) begegnete, und das in Charakter und Leistung eine Funktion der Abstammung zu sehen geneigt war.

---

176 Vgl. Wensinck/Kramers, *Handwörterbuch*, s.v. „Djabriya", „Ḳadar", „Ḳadarīya."

177 Ṭabarī, *Muʿālaǧāt Buqrāṭīya*, faks. 1, 2,5–9 = Hs. Köprülü 980; 1b,5–9.

178 Ibn Hindū, *Miftāḥ* fol. 14a–b; ed. Manṣūrī 46; Tibi, *Key* 18.

Ibn Riḍwāns negatives Urteil über die Drogenkenntnis seiner Zeitgenossen haben wir oben s. 380 angeführt. Er nennt als Ursache vor allem die Verdrängung der Originalschriften durch Kompendien, und zwar am Ende eines medizinhistorischen Abrisses, der sich ähnlich auch in dem zweiten Kapitel der Reformschrift Ibn Ǧumaiʿs findet, dem wir uns nunmehr zuwenden.

c *Ibn Ǧumaiʿs Kapitel über die Ursachen des Verfalls der Heilkunst*

Wir gehen auf dieses Kapitel[179] hier besonders ein, da es, wenn auch wenig Neues enthaltend, doch unter dem mir derzeit bekannten Material den umfassendsten Versuch eines arabischen Arztes darstellt, das Problem zu ergründen. Es muss dabei hier in Erinnerung gebracht werden, dass Ibn Ǧumaiʿ im ersten Kapitel dieser Schrift ausführlich von der Schwierigkeit der Heilkunst gehandelt hat, und dass er einen der Hauptgründe für Missstände im Heilwesen eben in dieser Schwierigkeit und den begrenzten menschlichen Erkenntnismöglichkeiten erblickt, – ein Punkt, den ja Schipperges in seinem Aufsatz über den Scharlatan anhand des ar-Rāzī'schen Materials ebenfalls hervorgehoben hat (vgl. oben s. 285 f.). Im zweiten Kapitel kommt dieses Moment zwar nochmals zur Sprache, im Vordergrund stehen hier jedoch die soziologischen Faktoren.

Der Autor beginnt mit einem medizinhistorischen Überblick, der, wie gesagt, in ähnlicher Form im zweiten Kapitel von Ibn Riḍwāns „Nützlichem Buch über den medizinischen Unterricht“ steht und im Übrigen von Meyerhof ins Englische übersetzt worden ist.[180] Diesem Überblick liegt die Konzeption eines Kreislaufes zugrunde, in dem Verfall und Erneuerung einander ablösen: Hippokrates rettet die seit Asklepios erbliche, durch Mangel an Erben vom Untergang bedrohte Kunst, indem er das geistige Vater-Sohn-Verhältnis zwischen Lehrer und Schüler stiftet. Galen behebt den im Lauf der Jahrhunderte seit Hippokrates eingetretenen Verfall, indem er nach Prüfung aller damals herrschenden Schulrichtungen mittels der apodeiktischen Methode (*bi-ṭarīq an-naẓar wa-l-burhān*) die als allein-wahr erkannte hippokratische Lehre von fremden Zutaten reinigt, voll restituiert und ihre Gegner widerlegt. Nach (!) ihm traten bei den Griechen die Christen in Erscheinung. Sie missachteten die Verstandeswissenschaften, ihre Herrscher vernachlässigten die Sorge um sie und die Studenten dieser Disziplinen. Die Medizin begann mithin erneut zu verfallen. Oribasius trat auf, nachdem sich der Verzicht der christlichen Herrscher auf den Unterricht schon verfestigt hatte, und beschloss, die Kunst durch Vereinfa-

179 Ibn Ǧumaiʿ, *Ṣalāḥīya*, ed. Fähndrich, arab. 23–38, engl. 17–27.

180 Meyerhof, M., Sultan Saladin's physician on the transmission of Greek medicine to the Arabs, in *BHM* 18 (1945), 169–178.

chung in Kompendien der Allgemeinheit (*al-ʿawāmm*) zugänglich zu machen, um sie so vor dem völligen Verfall zu bewahren. Paulus (Aegineta) folgte seinem Beispiel ebenso wie Spätere nach ihm bis in „unsere" Tage. Dadurch häufte sich das medizinische Schrifttum: Kompendien, Epitomen, Kompilationen (*kunnāš, muḫtaṣar, ǧawāmiʿ*) verdrängten die Quellen. Hippokrates und Galen gerieten in Vergessenheit. Nun machten aber die führenden Ärzte von Alexandrien jenen (oben s. 141 erwähnten) Vorstoß bei der christlichen Regierung, der auf die Einführung des alexandrinischen Kanons abzielte, wiederum als eines Mittels zur Rettung der medizinischen Unterrichtstradition. So wurde der Lehrbetrieb bis in die Tage des Umaiyaden-Kalifen ʿUmar ibn ʿAbd al-ʿAziz (99/717–101/720) fortgesetzt. Unter ihm nahm der damalige Vorsteher der Schule den Islam an und diese wanderte nach Antiochia, Harran und anderen Städten, bis sie schließlich unter dem Abbasiden al-Maʾmūn in Bagdad zu neuem Glanz erweckt wurde.

Es folgt die Übersicht über „die 20 Bücher" und das oben s. 159 wiedergegebene Urteil über den Kanon, darauf hinauslaufend, dass weder dessen Autoren noch Männer wie Oribasius und Paulus eine Beschränkung des Stoffes, sondern lediglich Ansporn zu weiterer Lektüre bezweckt hätten. Im Unterschied dazu – und hiermit wendet sich nun Ibn Ǧumaiʿ den Verfallsfaktoren in seiner eigenen Epoche zu – hätten sich spätere Autoren eingebildet und auch andere glauben machen wollen (*tawahhamū wa-auhamū*), sie könnten durch ihr Werk alle früheren ersetzen.[181] Dieser Anspruch zeige sich in Titeln wie „Das Vollkommene (Buch) über die Heilkunst", „Das (weiterer Mühen) Überhebende" (*al-Muġnī*) und „Das (schlechthin) Genügende" (*al-Kāfī*). Während sich der erste Titel auf den bekannten, hier mehrfach erwähnten *Liber Regius* (*Kāmil aṣ-ṣināʿa aṭ-ṭibbīya*) des ʿAlī ibn al-ʿAbbās al-Maǧūsī (4./10. Jh.) bezieht, eines der unbestrittenen Meisterwerke arabischer Medizin, sind die beiden anderen, der *Muġnī* des Saʿīd ibn Hibatallāh (gest. 495/1101)[182] und der *Kāfī* des Ibn al-ʿAinzarbī, des Lehrers des Ibn Ǧumaiʿ, laut Meyerhof[183] tatsächlich kurze Traktate ohne Bedeutung. Damit würden, klagt Ibn Ǧumaiʿ, die Leser zwar in

181 Laut Freimark (*Das Vorwort als literarische Form*, Einl.) ist es ein häufiger Topos in den Vorworten auch anderer Literaturgattungen, festzustellen, dass das betreffende Gebiet bisher nur unvollständig behandelt worden sei, und im vorliegenden Werk vollständig behandelt werden solle. Die Behauptung, dass es die übrige Literatur ersetze, ist damit aber nicht notwendig verbunden; bei Freimark ist Entsprechendes nicht erwähnt. In der medizinischen Literatur der Zeit Ibn Ǧumaiʿs ist sie aber, namentlich in minderwertigen Kompendien, häufig anzutreffen.

182 Vgl. b.a. Uṣaibiʿa, *ʿUyūn* I, 254–255 = B 342–343.

183 Meyerhof, Transmission 178.

ihrer angeborenen Bequemlichkeit angesprochen, gleichzeitig aber irregeleitet; die originalen Schriften wurden erneut verdrängt (*huǧirat*) und mit ihren Titeln die Kompendien benannt; der Unterschied geriet in Vergessenheit. Es kam soweit, dass Ärzte, die einen einfachen *Kunnaš* wie Rāzīs *Manṣūrī* oder Ḥunains *Quaestiones* gelesen hatten, sich für fertige Ärzte hielten.

Ibn Ǧumaiʿ wendet sich nun gegen den Einwand, die Befassung mit den polemischen Exkursen Galens sei Zeitverschwendung, weil die widerlegten Ansichten niemand mehr vertrete; vielmehr könne der Studierende damit seine Denkfähigkeit üben. Eine Schilderung des Scharlatans nach bekannten Mustern schließt sich an: „Da nun die Unfähigen nicht durch Leistung und Tugend Ruhm erlangen, greifen sie zu Betrug und Täuschung …" Der Scharlatan befriedigt bedenkenlos die Wünsche seiner Patienten, verschafft ihnen Aphrodisiaka und weitere pikante Drogen, gewinnt so auch das Vertrauen der Damenwelt, über welche er wiederum die Männer beeinflusst, kurz, „er macht sich zum Sklaven seiner Patienten", aber nicht ohne äußeren Erfolg, vielmehr stiftet sein Beispiel auch andere an, den bequemeren Weg einzuschlagen. Das kleine Fähnlein der Aufrechten unter den Ärzten wird dagegen befeindet.

Im Folgenden nennt Ibn Ǧumaiʿ weitere Verfalls-Ursachen, die er jedoch als „helfende" (συναίτια/*causae adiuvantes*?) von den vorher genannten abhebt, ohne dass ein wesentlicher Unterschied erkennbar würde. Er weist zunächst darauf hin, dass die Menge keine Vorstellung von der Schwierigkeit der Heilkunst besitze, sich mithin nach kurzen oberflächlichen Erfahrungen zur Mitsprache berechtigt halte, Puls fühle und uroskopiere. Dabei würde keiner auf den Gedanken kommen, ein Hemd zuzuschneiden, wenn er auch hundert Mal einem Schneider zugesehen habe! Und das, obwohl die Heilkunst so schwierig ist, dass sogar fähige Ärzte nicht gegen Irrtum gefeit sind (hiermit nimmt Ibn Ǧumaiʿ Gedanken des ersten Kapitels wieder auf). Einspruch von Laien verwirrt den unsicheren, und hemmt sogar den sicheren Arzt, da er fürchten muss, gehasst zu werden. Zu den „helfenden" Ursachen gehört auch die Auswahl des Arztes nach sachfremden Gesichtspunkten; so gilt der reiche oder bei Reichen angesehene Arzt für besser als der arme oder wenig angesehene, ohne dass man nach den Ursachen ihres Reichtums und Ansehens fragt, „denn bei der Allgemeinheit erlangen die Ärzte Ansehen aufgrund von Dingen, die ihnen das Gegenteil eintragen sollten!"

Ibn Ǧumaiʿ führt noch weiter aus, wie töricht es sei, Dienste zu würdigen, die einem Pförtner besser anstünden als einem Arzt. Falsch sei es auch, wenn man aus missverstandenem Treuegefühl nicht wage, von einem schlechten zu einem besseren Arzt überzuwechseln. Würde man sich doch in weniger wichtigen Angelegenheiten nicht so verhalten, z. B. bedenkenlos einen unbekannten

Veterinär einem früheren weniger guten vorziehen – offenbar schätze man sein Vieh höher ein als sein eigenes Leben!

Schließlich wendet sich Ibn Ǧumaiʿ einem Punkt zu, den wir in früheren Kapiteln noch nicht berührt haben: er missbilligt das Lob kleinmütiger Ärzte, die sich über die Verschreibung von Rosenwasser nicht hinauswagen, und wendet sich gegen die Bevorzugung dessen, was im Volksmund als „milde Methode" (*mulāṭafa*) bekannt sei. Gewiss sei die Natur manchmal in der Lage, die Krankheit aus eigener Kraft zu überwinden, und der Dienst des Arztes bestehe dann darin, sie in Ruhe zu lassen. Wenn sie jedoch nicht stark genug sei, bestehe sein Dienst darin, ihr jede erforderliche Hilfe zu leisten. Dann dürfe der Arzt nicht auf die Natur vertrauen, vielmehr müsse er vorauswissen, was zu tun sei, denn, mit Hippokrates, der Augenblick sei flüchtig.[184] Die Annahme, dass die „milde Methode", wenn sie nicht nütze, jedenfalls auch nicht schade, sei falsch; vielmehr nütze sie nur zur rechten Zeit und am rechten Ort angewandt, andernfalls schade sie und zwar unter Umständen erheblich: Wie mancher Schluck kalten Wassers habe bei schwerer Krankheit zum Tode geführt![185] Mit einem Vers al-Mutanabbīs – eines der Größten unter den arabischen Dichtern – beschließt Ibn Ǧumaiʿ sein Kapitel:[186]

> Großmut am Orte des Schwertes ist für die Hohen so schädlich
> wie wenn am Orte der Großmut sie nehmen das Schwert!

Hinzuzufügen ist, dass ein gewichtiger von ar-Ruhāwī z. B. stark betonter Verfallsgrund, die Versäumnis herrscherlicher Pflichten, wenn wir von den Andeutungen im historischen Abriss absehen, hier nicht *expressis verbis* genannt

---

184 *Al-waqt ḍaiyiq* – ὁ δὲ καιρὸς ὀξύς. Neben dieser Übersetzung (w.: „die Zeit ist knapp") finden sich auch andere Wiedergaben von Hipp., *Aph.* 1,1, vgl. Rosenthal, Aphorism 227.

185 Diese Polemik scheint sich nicht nur gegen Laienvorstellungen, sondern gegen die vorherrschende Auffassung der arabischen, wie schon der hippokratisch-galenischen Medizin zu richten. Dass der Arzt die Natur so lange wie möglich sich selber überlässt, war hippokratische Lehre; Galen wertet, wie wir sahen, die Qualität des Arztes in seiner Prüfungsschrift u. a. nach seiner Fähigkeit, Operationen durch Drogen und Drogen durch Diät zu ersetzen (vgl. oben s. 184). So käme hier bei Ibn Ǧumaiʿ gewissermaßen ein Moment der Methodiker-Schule zum Durchbruch, zu deren Prinzipien ja „die Absage an das Zuwarten, die Physis des Hippokrates werde schon den richtigen Weg zeigen", gehörte (Leibbrand, *Heilkunde* 96). Ein Widerspruch muss aber nicht bestehen, denn Anwendung von starken Medikamenten und Operationen im Notfall war ja durchaus im Sinne Galens. Ibn Ǧumaiʿ jedenfalls will natürlich nichts anderes sein als ein treuer Wächter der galenischen Traditionen.

186 Ibn Ǧumaiʿ, *Ṣalāḥīya*, ed. Fähndrich, arab. 37, engl. 27, cf. 38.

wird. Er kommt jedoch, ins Positive gewandt, im 3. Kapitel zur Sprache, wo unter den Wegen zur Wiederbelebung der Heilkunst ja auf die Pflichten der Staatsgewalt gegenüber dem Heilwesen hingewiesen wird (vgl. oben s. 104).

d *Schlusswort*

Das Kapitel Ibn Ǧumaiʿs enthält, wir sagten es schon, bei aller Reichhaltigkeit wenig Originelles. Ar-Ruhāwī, ar-Rāzī und Ibn Riḍwān haben Ähnliches gesagt; und Ibn Ǧumaiʿ hat vielleicht ihre Schriften benutzt, wenn er auch ihre Namen nicht nennt (erwähnt wird nur ar-Rāzīs *Manṣūrī* in abschätzigem Sinn!). Manches dürfte unmittelbar aus Galen geschöpft sein; Meyerhof denkt an *De sectis* und *De methodo medendi*; die Schriften über den Arzt-Philosophen und über Prognose an Epigenes darf man hinzufügen.

Mithin liegt das Verdienst dieser Darlegung vornehmlich in ihrer Reichhaltigkeit. Ibn Ǧumaiʿ beweist, dass er über die Ursachen des Verfalls intensiv nachgedacht oder mindestens nachgelesen hat, und er bietet daher auch keine billige Patentlösung, in der Art, wie sie später bei as-Surramarrī und Dāwūd al-Anṭākī geboten wird, die einfach die Christen und Juden für den Verfall verantwortlich machen. Schuld ist nicht dies oder jenes, auch keine einzelne Gruppe, nicht einmal allein die Scharlatane. Schuld liegt vielmehr bei allen, die Ärzte nicht ausgenommen – Irrtümer unterlaufen ja sogar den Besten! –, Schuld ist bei den Herrschern, den Reichen, der breiten, blinden Masse. Menschliche Schwächen, Trägheit, Ruhmsucht, Triebhaftigkeit und Kleinmut werden ebenso als verfallswirksam erkannt wie sachliche Faktoren, namentlich die Schwierigkeit der Heilkunst selbst.

Hier muss man nun freilich auch anmerken, dass Ibn Ǧumaiʿ nicht nur wenig Originelles, sondern vor allem auch wenig Spezifisches anführt. Denn die menschlichen Schwächen bestehen ja doch schließlich zu jeder Zeit. Oder waren die Griechen so viel besser gewesen als die Menschen im Islam?! Diese Annahme ergibt sich mit einer gewissen Notwendigkeit als Ausgangspunkt der Ibn Ǧumaiʿschen Argumentation für die Reform-Perioden der Antike (andere arabische Ärzte, wie etwa der oben genannte Abu l-Ḥasan aṭ-Ṭabarī, sahen die Antike ja schlechthin als Ideal!), dürfte aber muslimischen Zeitgenossen wenig behagt haben. Jedenfalls wird es u.a. von hieraus verständlich, dass sie ihrerseits sich bemüßigt sahen, den Spieß umzukehren und den Vorwurf des Schlechterseins gegen die Protagonisten des Griechischen zu erheben.

Wie steht es nun aber mit den spezifisch medizinischen Ursachen bei Ibn Ǧumaiʿ? Hier ist neben dem Hinweis auf die Schwierigkeit der Kunst zweifellos am wichtigsten die Behauptung, gewisse Kompendien einiger arabischer Autoren förderten den Verfall, indem sie das übrige Schrifttum zu ersetzen behaupteten. Dass dieses Bestreben vorhanden war, unterliegt, wie gesagt, keinem Zweifel. Erstaunlich ist nur, dass eine führende Enzyklopädie wie der *Liber Regius* al-Maǧūsīs einbezogen wird. Aber so kühn und ungewöhnlich diese Kritik in ihrer Direktheit ist – im Kern bleibt sie konventionell und verrät die Grenzen des Blickfeldes auch dieses einsichtsreichen Autors. Denn sie basiert ja auf der – freilich die überwältigende Mehrheit unserer arabischen Ärzte beherrschenden – Überzeugung, dass alles Heil in der Heilkunst bei den Griechen liege und man dieses Erbe nur gewissenhaft zu hüten habe, um aller Gefahr zu entrinnen. Das wäre – will mir scheinen – eher richtig gewesen, sofern mit der griechischen Medizin genügend von jener besagten Autonomie des Geistes vermittelt worden wäre, die das Abendland seit der Renaissance auf seine Fahnen schrieb; wenn sie, anders gesagt, das Moment der Vorläufigkeit, der Selbstüberholbarkeit deutlich genug und in Verbindung mit einem Auftrag zu rastloser rational geleiteter Forschung impliziert hätte. Aber war das der Fall bei der galenischen Medizin? – eine Frage an Gräzisten und Medizinhistoriker, der hier nicht näher nachgegangen werden kann. Bezeichnend erscheint es mir aber, wenn etwa Ibn Hindū feststellt, die Heilung durch Musik, wie sie die Alten gekannt hätten, könne nicht erneut erschlossen werden, denn das würde Generationen dauern[187] oder wenn Ibn Ǧumaiʿ feststellt, viele Erkenntnisse in der Medizin könne man nur durch Sektion erlangen, diese aber sei sehr schwierig, und nur unter der Anleitung erfahrener Professoren durchführbar.[188] Tatsächlich war an Sektion ernsthaft gar nicht zu denken, da der Islam sie nicht gestattete. Ibn Ǧumaiʿs Bemerkung über die Sektion ist sonach auch vermutlich nicht mehr als ein Topos. Von Forscherleidenschaft wohnt ihr jedenfalls nichts inne. Von der Kühnheit eines Yūḥannā ibn Māsawaih, der – sei es auch nur, um einen arroganten Buḫtīšūʿiden zu reizen – gewagt hatte, sich über Galen zu erheben (vgl. oben S. 101) und der als einziger oder einer von ganz wenigen im Islam Affen sezierte,[189] ist bei Ibn Ǧumaiʿ nichts zu spüren.

Autonomer Geist ist in dieser Epoche nur überaus selten wahrzunehmen. Man glaubt als Arzt an Galen, wie man als Mensch an Muḥammad oder Christus glaubt. Das heißt aber, dass der griechische Boden der arabischen Medizin nicht nur Stärke sondern auch ein Moment der Schwäche zutrug, das eben in jener Autoritätsgebundenheit lag, die, bei Galen im Ansatz vorhanden, von Männern wie al-Maǧūsī und Ibn Sīnā, die die Systematik verabsolutierten, endgültig besiegelt wurde. Die einzige Autorität, die der griechischen Antike in jener Kultur, von der hier die Rede ist, gewachsen war, sie aus den Angeln zu

187 Ibn Hindū, *Miftāḥ* fol. 28ᵃ; ed. Manṣūrī 84; Tibi, *Key* 37.

188 Ibn Ǧumaiʿ, *Ṣalāḥīya*, ed. Fähndrich, arab. 14, engl. 11.

189 Ibn abī Uṣaibiʿa, *ʿUyūn* I, 178 = B 250.

heben vermochte, war der Islam selber. Aber anstatt den Geist zu befreien, legte er ihm neue engere Fesseln an, und bot ihm auf dem Gebiet der Medizin die Relikte einer primitiven Kultur als Ersatz an. Dass zahllose kluge Männer dieses Angebot annahmen, zeigt, wozu der Glaube unsern Verstand bewegen kann, wenn er nur unser metaphysisches Bedürfnis befriedigt. Den rational gesinnten Ärzten jedoch blieb kein Halt außer den antiken Texten, und es ist wohl nicht zuletzt ihre von einer irrationalen Umwelt bedrohte *ratio*, die sich durch den so häufig und dringlich wiederholten Ruf „Zurück zu den Quellen!" zu retten hofft.

Festzuhalten ist jedoch, nochmals sei es betont, dass die beiden Prinzipien, Griechentum und Orient, Antike und Islam, sich, ungeachtet ihrer Unvereinbarkeit in entscheidenden Bereichen, ein halbes Jahrtausend in fruchtbarer Dynamik verbanden und jene Kultur erzeugten, die, so sehr sekundär, epigonal und synkretistisch sie gewesen sein mag, doch noch in den uns verbliebenen fragmentarischen Dokumenten ihres verblichenen Glanzes eine Faszination ausübt, die die Mühe des Forschenden reichlich belohnt.

English Summaries

Only a relatively small number of books belonging to the rich Arabic medical literature provide insights into the conditions of life and the professional ethics of physicians in the medieval Islamicate countries. The most important of these are protreptic, deontological, and isagogic treatises, such as al-Ruhāwī's (9th c.) *Adab al-ṭabīb*, Ibn Hindū's (10th c.) *Miftāḥ al-ṭibb*, Ṣāʿid ibn al-Ḥassān's (11th c.) *al-Tašwīq al-ṭibbī*, and Ibn Ǧumayʿ's (12th c.) *al-Maqāla al-Ṣalāḥiyya*. Collections of biographies of physicians, especially Ibn abī Uṣaybiʿa's (13th c.) voluminous *ʿUyūn al-aḫbār*, are also highly interesting for our context. Other relevant pieces of information are found in medical handbooks, treatises on the "prophetic medicine", and books by market inspectors etc.

Part I: Definitions

The Arabic authors often repeated and commented on classical definitions of the medical art, such as Galen's "Medicine is a profession that deals with human bodies and brings them good health." Original definitions of apophthegmatic character are rather rare. (I.1)

The medical art was commonly divided into a theoretical and a practical branch. There are several systems of subdivisions of these two parts. Ibn Sīnā divided theory into the knowledge of the "natural things", of the "necessary things", and that of causes, symptoms, and diseases. The practical branch consists of surgery and therapy with drugs and foodstuffs. A more elaborated system of subdivisions was introduced by Ibn Hindū, according to whom practice is primarily divided into the protection of health and its recovery. Another system is to be found in a text by the littérateur Ibn Ḥazm, who distinguished between the medicine of the soul and that of the body. (I.2)

The Islamic concept of "trusting in God's plan" (*tawakkul*) is, by principle, a challenge for physicians, since their efforts may be interpreted as attempts of interference in the divine plan. The Arabic authors defended the legitimacy of the medical art against such possible accusations with rational arguments as well as with quotations from Qurʾān and Ḥadīṯ. An especially interesting rational argumentation is found in Ibn Hindūs chapter "On the importance of the profession of medicine", where he related amusing anecdotes of religious people dying because of their misconceived trust in God. Argumentations in favor of the medical art based on the Islamic tradition were often part of books dedicated to the "prophetic medicine." (I.3)

 | DOI: 10.1163/9789004326163_007

The nobility of the medical profession is a classical topos of books encouraging students of medicine. Al-Ruhāwī and Ibn Hindū dedicated special chapters of their treatises to this subject. The latter drew especially on Galen's protreptic *K. al-Ḥaṯṯ ʿalā l-ṣināʿāt*, where he had maintained that "medicine is the highest of all professions," since health is the highest good and basis of good deeds etc. (I.4)

Galen's eclectic theories had replaced the earlier Greek schools of medicine already in Late Antiquity. Despite the extinction of their sects, the main theories of the dogmatics, empiricists, and methodics were still known to the Arab physicians, since Galen had given detailed accounts of their opinions in his polemical refutations. These were summarized in a remarkable chapter of Ibn Hindū's *Miftāḥ al-ṭibb*. Basic knowledge of these outdated theories was also claimed by authors writing on the examination of physicians. (I.5)

Arabic theories on the emergence of the medical art are highly interesting, since they combine rationalistic elements and concepts of divine afflatus. Ibn Hindū and Ibn abī Uṣaybiʿa collected in their chapters on the historical development of the profession of medicine a series of case stories and anecdotes concerned with the invention of certain therapies. Many of these were excerpted from the translations of Greek texts, especially the pseudo-Galenic commentary on Hippocrates' "Oath." Some cures were found accidentally, others follow instinctive actions of animals, while yet others are the result of dreams. The latter cases, which already occur in Greek sources, are closely connected with the concept of medical knowledge as a divine afflatus – which was by coincidence also the fundament of the prophetic medicine. Ibn Hindū firmly disapproved of such ideas. According to his rationalistic approach, medicine was not the result of inspirations, but of man's use of his mental faculties. (I.6)

The Arab physicians were undisputedly epigones of the system of humorism invented by the authors of the Hippocratic corpus and further developed by Galen. According to this canonical approach, the imbalance of humors, or dyscrasia, was thought to be the direct cause of all diseases. Health was associated with a balance of humors, or eucrasia. A concise outline of this theory was given by al-Ruhāwī in his *Adab al-ṭabīb*, where he stressed the importance of "symmetry" (*iʿtidāl*), i. e., eucrasia. (I.7)

Part II: Medical Education

Protreptic and deontological treatises sometimes provide information on abilities a student of medicine should have. This occupational aptitude does – according to some authors – not only include psychological qualities, but also certain physiognomical features, which is obviously a reflection of the ancient pseudoscience of physiognomy. Ibn Riḍwān, who was reportedly not really handsome, even wrote a refutation of such theories. The data provided by collectors of biographies, like Ibn abī Uṣaybiʿa, show that students of medicine were in fact often, but not exclusively, sons of physicians. There even existed "dynasties", like that of the descendants of the Christian doctor Buḫtīšūʿ. (II.1)

Reconstructions of a "usual" curriculum of a student of medicine have to be based on the scattered information provided by the biographers of physicians. Although there were certainly divergences in the course of time, it is clear that the key element was always the relation between student and teacher. We can also say that the basic medical education was normally divided into a theoretical branch – viz. the reading (*qirāʾa*) of canonical textbooks – and a practical apprenticeship (*ḫidma*). (II.2)

The place where teaching took place was often the private *maǧlis* ("salon") of a professor. Evidence for such gatherings dates back to the times of Ḥunayn and al-Rāzī (9th c.). The best attested *maǧlis* was that of Muhaḏḏab al-Dīn al-Daḫwār in Damascus (13th c.), since Ibn abī Uṣaybiʿa gave detailed accounts of the teaching there. Such studies were certainly in most cases subject to a charge. Some teachers reportedly denied access to their lectures to members of religious minorities. (II.3)

The famous hospitals of the capitals, such as the ʿAḍudī in Baghdad, the Manṣūrī in Cairo, and the Nūrī in Damascus, were obviously also to a certain degree places of medical instruction. They were in the possession of important libraries and some hospital doctors taught there, as has been proved. There is, notwithstanding that, no evidence that they were institutionalized places of education comparable to modern university clinics. (II.4)

The Arabic authors unanimously claim that the student of medicine should not only acquire theoretical knowledge from books. A practical apprenticeship (*ḫidma*) was recommended during which practical skills should be gained. Al-Ruhāwī even suggested that students should do voluntary work in pharmacies. Apprenticeships in hospitals were only mentioned by a few authors and were apparently not part of a regular curriculum. (II.5)

Following the holistic approach of Galen's claim "that the best physician has to be a philosopher", the authors of Arabic protreptic treatises urge the students to acquire knowledge of several propaedeutic disciplines, such as mathematics, logics, physics etc. Although there were certainly important philosophers and scientists among the Arab physicians, this was rather a literary topos and not a description of the actual standard medical education of this epoch. (II.6)

According to some authors, such as al-Ruhāwī, Ibn Hindū, and Ibn Ǧumayʿ, the basic textbooks for students were the sixteen canonical books by Galen.

These were already compiled and abbreviated by members of the Late Antique medical school of Alexandria. Ibn Hindū's accounts are of particular interest, since he – respectively his teacher Ibn al-Ḫammār – criticized the selection of these books as well as the "Alexandrian Summaries" obviously often used instead of Galen's originals. Other textbooks studied, e.g. in al-Daḫwār's school, were Hippocrates' "Aphorisms" and Ibn Sīnā's *Qānūn*. (II.7)

Although we have just seen that propaedeutic disciplines were actually not part of the standard medical education, it is a well-known fact that brilliant philosophers, such as Maimonides, Averroes, and Avicenna, were also physicians. We learn from the biographical dictionaries, that many doctors had other professional skills as well – even in the field of the religious sciences. The growing importance of the latter in the post-classical era can be deduced from the fact that biographers like Ibn abī Uṣaybiʿa began to replace epithets alluding to secular sciences (*falsafa*) by the religiously sanctioned title of *al-ḥakīm* ("the sage"). (II.8)

Medical specialists are often attested in the Arabic sources. The physician *par excellence* held in highest esteem was the *ṭabāʾiʿī*, i. e., the specialist in internal medicine, literally in "physics." Other specialists, like phlebotomists and surgeons, had obviously not obtained a classical medical education and belonged rather to the class of craftspeople. (II.9)

Examinations of physicians were not only discussed in deontological and protreptic texts, but also in treatises especially dedicated to this topic, e.g. by al-Rāzī and al-Sulamī. The latter catalogue of questions and answers even contains chapters on the examination of oculists and surgeons. Distinct examinations of phlebotomists, surgeons, and other specialists were also described in books by market inspectors. There is historical evidence that such examinations under the supervision of chief physicians or market inspectors did indeed take place occasionally. (II.10)

Part III: Exercise of Profession

Professional ethics are the main topic of Arabic deontological treatises, such as al-Ruhāwī's *Adab al-ṭabīb*. He stresses the exemplary function of doctors whose conduct of life has to be in accordance with what they expect from their patients. He and other authors also call for decent behavior and a pleasing physical appearance. The physician has to gain the patient's trust; otherwise he will not follow his instructions. Sometimes the doctor must even allow him things detrimental to the therapy in order to uphold his goodwill. The Hippocratic Oath was known to the Arabic writers and may to a certain degree have influenced their views on professional ethics of physicians, which they developed further. A central theme in this context is the doctor's compassion, which also has its limits, like in the case of fatally ill people, whose treatment does not make sense anymore. We learn from the biographical literature that famous physicians often treated poor patients for free, which was also a postulation of the authors of deontological books. (III.A.1)

Already the ancient medical writers had pointed out that a successful physician has to have a special instinct for the anamnesis of diseases and the prognosis of their courses. Astonishing predictions and spectacular cures were of greatest interest for the Arabic biographers of physicians. Such anecdotes – which must not necessarily be authentic – are regularly to be found in these sources, e.g. Ibn abī Uṣaybiʿa's *ʿUyūn al-aḫbār*. Some of these anecdotes belonging rather to the fictional literature can be traced back to Greek sources, such as the topos of the pulse of a lovesick young prince. Other well-known and amusing stories are concerned, e.g. with the revivification of seemingly dead persons or with shock treatments. (III.A.2)

Charlatans as antagonists of good physicians were also the subject of many anecdotes. Al-Ruhāwī and al-Rāzī had given detailed accounts on their greed for money and their dangerous cures. The most absurd of these were fake-operations also described in al-Ǧawbarī's manual on fraudsters. Although such quacks certainly existed, the exaggerated cliché of the charlatan may occasionally be understood as an attempt of the authors to denigrate fellow-physicians. (III.A.3)

According to a classical definition of medicine, the physician has not only to restore, but also to preserve health. This means in the system of humorism that the doctor has to maintain the equilibrium of the patient's humors by prophylactically prescribing him suitable diets and a healthy way of life. The Arabic-writing physicians did usually not shy away from the therapeutical use of wine and music actually contradictory to the Islamic law. An important aspect of a healthy lifestyle was the question of the right exercise of the coitus, which was the subject of a series of special treatises. (III.A.4)

Al-Ruhāwī and others provided information on how the doctor should behave at a person's sickbed, what he should ask the patient, and how he should examine him. This anamnesis took not only place in hospitals or the private rooms of sick persons, but occasionally also in offices (*dukkān*) belonging to the physicians. (III.A.5)

The concept of interdependences between the physical and psychical conditions of patients was already elaborated in the Greek sources. Galen, for example, dealt with this topic in his treatise on "The soul's dependence on the body." It is also a well-known fact that a positive mental attitude of the patient is of highest importance for his recovery. The Arabic writers developed these theories further; a special treatise was authored by Muẓaffar ibn Qāḍī Baʿlabakk. Accounts on manifest mental diseases and possible therapies – psychotropic drugs and shock treatments – are also to be found in the Arabic medical tradition. (III.A.6)

Arab physicians always stressed that laymen needed them for the protection of their health, since the medical art was incomprehensible without a profound education. Treatises addressed to laymen are very rare in the corpus of the Arabic medical literature. The physicians also often lamented that their cures were ineffective since the patients did not fully comply with their prescriptions out of ignorance. (III.B.1)

The best attested group of physicians is the class of personal doctors of caliphs and rulers. Anecdotes concerned with the service at court were often part of their biographies. Although many of these were certainly fictional, their entirety gives some indication of the actual relations between princes and physicians. Some doctors refused to serve at court, although the position as personal physician was very lucrative. This is not too astonishing, since there are reports of – sometimes deadly – acts of caprice of princes discontented with their doctors. It is a well-known fact that Muslim rulers often hired Christian or Jewish physicians, in whom they trusted more than in their coreligionists. Some influential personal doctors were entrusted with political offices as well; a few even served as viziers. Others were promoted to chief physicians (*raʾīs al-aṭibbāʾ*) of the capitals. (III.B.2)

The relations between doctors and their colleagues were obviously often far from being harmonical. The biographical literature contains several stories of intrigues and denigrations. To these may be added the often attested polemical refutations of treatises by contemporaries. We also hear about patients who consulted – in accordance with recommendations by some medical authors – more than one physician, which often ended up in quarrels. (III.B.3)

Physicians and druggists were members of two distinct professional groups throughout the Islamicate Middle Ages. Basic knowledge of the trade in medicinal drugs was expected from doctors as well, since falsifications of medicaments were not uncommon. Professional ethics of druggists were sometimes part of pharmaceutical treatises, like in the case of al-Kūhīn's *Minhāǧ al-dukkān*. (III.B.4)

Information on medical malpractice is only rarely to be found in the biographical sources, with the exception of cases of charlatanry. The deontological sources called on the physician to write diaries containing information on the course of the disease and their therapeutical measurements, which could serve as pieces of evidence against possible accusations of malpractice. (III.B.5)

Part IV: Coordinates and Perspectives

The Arabic medicine was undisputedly deeply rooted in the ancient Greek tradition which manifests itself in the abundance of translations of medical texts, especially by Galen and Hippocrates. This reception was not limited to technical writings, the principles of medical ethics of antiquity also survived. The Arabic authors even took interest in the historical development and the legendary origins of the Greek medicine. The deep respect for the achievements of the ancient physicians can be judged from the idealized picture of Galen drawn by Ibn abī Uṣaybiʿa, al-Ruhāwī, and Ibn Ǧumayʿ – voices criticizing Galen are only seldom heard. It must, notwithstanding that, not be forgotten that the actual living conditions of the Arab physicians and the circumstances of their exercise of profession were quite different from those of their ancient colleagues. (IV.1)

As we have seen already in connection with the concept of "trusting in God's plan" (*tawakkul*), there are possible fields of conflict between the rationalistic approach of the system of humorism and the Islamic faith. The central problem in this respect consists in discrepancies between the scientific medicine and the so-called "prophetic medicine." The classical collections of *ḥadīṯ* contain a series of statements ascribed to Muḥammad dealing with causes of diseases and their treatment. This rather primitive system, which had his followers mainly amongst the orthodox theologians, was widely ignored by the scientific authors. It flourished especially in times of cultural decline, but it never replaced the system of humorism. The predominance of Christian and Jewish physicians in Islamicate countries was criticized especially by representatives of the orthodoxy, but occasionally also by envious Muslim colleagues. (IV.2)

The cultural decline of the Arab Orient from the 13th century onwards had also manifest effects on the science of medicine. Almost no original texts were written after this date and the occidental reception of Arabic books came to an end. Centuries before this real decline, authors of deontological treatises, namely al-Ruhāwī and Ibn Ǧumayʿ, had deplored the alleged decadence of the medical art in their times. Their use of this literary topos can be understood as an attempt to encourage their contemporaries to emulate the idealized ancient Greek physicians. (IV.3)

Abkürzungsverzeichnis

Von selbst verständliche oder aus dem Literaturverzeichnis mühelos ersichtliche Abkürzungen – wie z.B. Browne = E.G. Browne, *Arabian Medicine* – sind nicht in den folgenden Schlüssel aufgenommen. Die römischen Zahlen verweisen auf die Abschnitte des Literaturverzeichnisses.

AAWG	*Abhandlungen der Akademie der Wissenschaften in Göttingen. Philologisch-historische Klasse. Dritte Folge*
AKM	*Abhandlungen für die Kunde des Morgenlandes*
ANRW	*Aufstieg und Niedergang der römischen Welt*
ATST	*Arabic Technical and Scientific Texts*
BEO	*Bulletin d'études orientales de l'Institut Français de Damas*
BHM	*Bulletin of the History of Medicine*
CMG	*Corpus Medicorum Graecorum*
Diepgen	Diepgen, P., *Geschichte der Medizin* (IV)
EI^1	*Enzyklopaedie des Islam* (IV)
EI^2	*The Encyclopaedia of Islam. New Edition* (IV)
EIr	*Encyclopaedia Iranica, London 1982-*
GAL	*Geschichte der arabischen Litteratur*, s. Brockelmann, GAL (IV)
GAS	*Geschichte des arabischen Schrifttums*, s. Sezgin (IV)
HdO	*Handbuch der Orientalistik*
HGM	*Handbuch der Geschichte der Medizin*, s. Neuburger/Pagel (IV)
IC	*Islamic Culture*
JA	*Journal Asiatique*
JAOS	*Journal of the American Oriental Society*
JNES	*Journal of Near Eastern Studies*
JRAS	*Journal of the Royal Asiatic Society*
JSS	*Journal of Semitic Studies*
Muséon	*Le Muséon. Revue des Études Orientales*
NAWG	*Nachrichten der Akademie der Wissenschaften in Göttingen*
PIHEM	*Publications de l'Institut des Hautes Etudes Marocaines*
QSGNM	*Quellen und Studien zur Geschichte der Naturwissenschaften und der Medizin*
RE	*Paulys Realencyclopädie der Classischen Altertumswissenschaft*
RIMA	*Revue de l'Institut des Manuscrits Arabes, Damaskus*
RSO	*Rivista degli Studi Orientali*
SBPAW	*Sitzungsberichte der Preußischen Akademie der Wissenschaften, Phil.-hist. Klasse*

SPMSE	*Sitzungsberichte der Physikalisch-medizinischen Societät Erlangen*
WZKM	*Wiener Zeitschrift für die Kunde des Morgenlandes*
ZDMG	*Zeitschrift der Deutschen Morgenländischen Gesellschaft*

Literaturverzeichnis

Ich füge diesem Verzeichnis eine vollständige Liste der von mir anlässlich meiner Orientreise 1966 in Beirut, Istanbul und Bursa eingesehenen medizinischen Handschriften bei, obwohl natürlich nur ein Teil derselben für unsere Arbeit ergiebig war und auch von diesen nicht alle ausgewertet werden konnten. Dennoch dürfte diese Liste mit den beigefügten Bemerkungen einen Einblick in Charakter und Umfang des arabischen medizinischen Schrifttums geben, wobei natürlich auch die hier angeführten Titel wiederum nur einen kleinen Ausschnitt der Gesamtheit dieses Schrifttums darstellen.

Das Literaturverzeichnis gliedert sich sonach in vier Teile:

I. Liste der in Beirut, Istanbul und Bursa eingesehenen Handschriften
II. Sonstige arabische Quellen
III. Griechische Quellen
IV. Sekundärliteratur

I Liste der in Beirut, Istanbul und Bursa eingesehenen Handschriften

Bibliotheken

Beirut: Bibliothek der Université St. Joseph.
Bursa: Haraççioğlu.
Istanbul: Ahmet III. (Topkapı Sarayı); Ayasofya; Esad Efendi; Fatih; Hamidiye; Köprülü; Lâleli; Nuruosmaniye; Revan; Şehit Ali; Veliyüddin.

Der Artikel *al-* ist zu Beginn der arabischen Namen, soweit sie als Stichwort stehen, in den Verzeichnissen I und II grundsätzlich zu vernachlässigen. *Ibn* und *Abū* blieben wie üblich bei der alphabetischen Einordnung unberücksichtigt.

1. al-Āyidīnī, Ḫiḍr ibn ʿAlī, gest. vor 820/1417 (*GAL* G II, 233; S II, 326), *Šifāʾ al-asqām wa-dawāʾ al-ālām* (Dietrich, *Medicinalia* Nr. 51; Ullmann, *Medizin* 180), Nuruosmaniye 3543.
2. al-Āyidīnī (Nr. 1), *Kitāb at-Taʿālīm fī ṭ-ṭibb*, Ahmet III. 1947.
Generalia, Pharmakopöe und Pathologie, kompiliert aus Hippokrates, Galen, Ibn Sīnā, as-Samarqandī u.a., sowie dem, was der Verfasser selbst durch Hypothese (*ḥads*) und Beweis (*burhān*) erkannt hat.
3. al-Akfānī, Muḥammad b. Ibrāhīm, gest. 749/1348 (*GAL* G II, 137; S II, 169), *Ġunyat al-labīb fīmā yustaʿmal ʿinda ġaibat aṭ-ṭabīb* (Dietrich, *Medicinalia* Nr. 101; Ull-

mann, *Medizin* 178–179), Ahmet III. 2048 (Munaǧǧid, Maṣādir 27).
Enthält magische Rezepte (*ḫawāṣṣ*) gegen Liebeskummer, Vergesslichkeit, Augenkrankheiten etc. (am Schluss des Werkes).

4. Anonym, *Ḥikmat al-amrāḍ al-ǧismānīya* (bisher nicht nachweisbar), Bursa, Haraççioğlu 1146.
Therapeutisches Kompendium *a capite ad calcem* in 40 Kapiteln.

5. Anonym, *Fī Bayān* (*kaifīyat*) *ḫilqat al-ǧasad wa-bayān adwiyat al-amrāḍ an-nafsānīya wa-l-amrāḍ al-ǧismānīya* (bisher nicht nachweisbar), Ayasofya 3715.
Bringt in der Einleitung Beispiele für die Übereinstimmung zwischen Koran, bzw. Hadith und der galenischen Medizin. Entwickelt eine rein religiöse Hygiene und Therapie der Seele.

6. Anonym, *Talḫīṣ al-bayān fī taḫlīṣ al-abdān* (bisher nicht nachweisbar), Ahmet III. 2065.
Medizinische Enzyklopädie. Der theoretische Teil ist nach Avicennas *Kanon*, der praktische Teil nach al-Maǧūsīs *Kāmil* gearbeitet.

7. ʿAṭūfī Marzīfūnī gest. 948/1541 (?) (*GAL* S II, 639; Munaǧǧid, Maṣādir 420), *Rauḍ al-insān fī tadbīr ṣiḥḥat al-abdān*, Nuruosmaniye 3546.
Mischform aus Prophetenmedizin und wissenschaftlicher Medizin verfasst für Bayezid I. (reg. 1389–1402).

8. al-Azraq, Ibrāhīm ibn ʿAbd ar-Raḥmān, gest. nach 890/1485 (*GAL* S II, 170; Ullmann, *Medizin* 188), *Kitāb Tashīl al-manāfiʿ fī ṭ-ṭibb wa-l-ḥikma*, Veliyüddin 2489 (Munaǧǧid, Maṣādir 164).
Kompilation aus aṣ-Ṣanaubarīs (vgl. unten Nr. 70) *Kitāb ar-Raḥma* und dem *Šifāʾ al-aǧsām* von al-Kamrānī (beide stark von Prophetenmedizin durchsetzt).

9. Badr ad-Dīn al-Muẓaffar ibn Qāḍī Baʿlabakk, lebte im 7./13. Jh. (*GAL* S I, 901; Munaǧǧid, Maṣādir 164), *Mufarriḥ* (*Mufriḥ*) *an-nafs*, Beirut, St. Joseph 392; Ayasofya 3637; Fatih 5411.
Über den Verfasser herrscht Unklarheit. Brockelmann und Munaǧǧid nennen Maǧd ad-Dīn ʿAbd al-Wahhāb ibn Aḥmad ibn Saḥnūn ad-Dimašqī al-Ḥanafī (gest. 694/1294). Die Handschriften Beirut und Fatih nennen dagegen Šaraf ad-Dīn Abū Naṣr Muḥammad ibn ʿUmar ibn abī l-Futūḥ al-Baġdādī al-Mārdīnī, genannt Ibn al-Marʾa. Ibn abī Uṣaibiʿa dagegen, der ein Exemplar des *Mufriḥ* von dem persönlich mit ihm befreundeten Verfasser erhielt, nennt Badr ad-Dīn ibn Qāḍī Baʿlabakk (zur Edition des Werkes s. u. II., b. Qāḍī Baʿlabakk, *Mufarriḥ*).

10. al-Balḫī, Abū Zaid Aḥmad b. Sahl, gest. 322/934 (*GAL* G I, 229; S I, 408), *Kitāb Maṣāliḥ al-abdān wa-l-anfus* (Munaǧǧid, Maṣādir 218, *GAS* III, 274), Ayasofya 3740.
Enthält im ersten, der Körperhygiene gewidmeten Teil einen bedeutenden Abschnitt über die Einwirkung der Musik auf das Wohl des Leibes. Der zweite Teil ist eine Seelenhygiene ohne jede islamische Zutat (s. u. II., Balḫī, *Maṣāliḥ*).

11. Bek-Zade, Muḥammad ibn Ibrāhīm, lebte um 1000/1600 (GAL G II, 444), *Rauḍat al-aṣiḥḥā' wa-dauḥat al-alibbā' fī ṭ-ṭibb*, Veliyüddin 2502 (Şeşen, *Fihris* 150). Medizinisches Werk von wissenschaftlichem Charakter, bei Brockelmann fälschlich unter Mystik eingeordnet. Eine bemerkenswert freie Haltung zur Autoritätsfrage verrät der Satz in der Einleitung, man müsse beim Schöpfen aus früheren Schriften nicht vor allem darauf achten, *wer* etwas, sondern *was* einer gesagt habe.
12. Ibn Buṭlān, al-Muḫtār ibn ʿAbdūn, gest. nach 460/1068 (GAL, G I, 483; S I, 885), *Taqwīm aṣ-ṣiḥḥa* (Ullmann, *Medizin* 157–158), Ahmet III. 2069.
    Das bekannte Tafelwerk zur Hygiene.
13. Ibn Buṭlān (wie eben, vgl. Munağğid, Maṣādir 37), *Daʿwat al-aṭibbā'* (Ullmann, *Medizin* 224), Beirut, St. Joseph 303; Ahmet III. 1976.
    Das oben ausführlich beschriebene Werk.
14. al-Fārisī, Badr ad-Dīn Muḥammad, gest. 677/1278 (GAL S I, 866; Dietrich, *Medicinalia* 64; Ullmann, *Medizin* 340), *Māddat al-ḥayāt fī ğamīʿ al-ašyā' al-masmūma* etc., Ahmet III 2092.
15. Galen, *Tadbīr al-aṣiḥḥā'* (Ullmann, *Medizin* 46; GAS III, 122; Ritter/Walzer, Arab. Übs. 812), Ayasofya 3583.
    Das Zitat von Ruhāwī, *Adab* fol. 21ᵇ,3 steht in der Hs. der Ayasofya auf fol. 27ᵇ,4–9. Ar-Ruhāwīs Übersetzung weicht ab, ist aber genauer.
16. Galen, *al-Quwā aṭ-ṭabīʿīya* (Ullmann, *Medizin* 40; GAS III, 88; Ritter/Walzer, Arab. Übs. 810), Ayasofya 3593.
    Das Zitat von Ruhāwī, *Adab* fol. 40ᵇ,14 steht hier auf fol. 53ᵇ,14–16. Ar-Ruhāwīs Übersetzung weicht ab, ist aber sehr ungenau.
17. Galen, *Fī l-Miḥna allatī bihā yaʿrifu l-insān afḍal al-aṭibbā'* (Ullmann, *Medizin* 52; GAS III, 125; Dietrich, *Medicinalia* 90), Bursa, Haraççioğlu 1120.
    Die bekannte griechisch verlorene Schrift über die Prüfung der Ärzte (zur Edition s. u. II., Galen, *Prüfung*).
18. Ibn al-Ğauzī, ʿAlī ibn Muḥammad, gest. 597/1200 (GAL G I, 500, S I, 914; Munağğid, Maṣādir 59): *Ṭibb (tadbīr) al-ašyāḫ*, Ayasofya 3723.
    Kurze Geriatrie.
19. Ibn al-Ğauzī (wie oben, Nr. 18), *Ṣaid al-ḫāṭir*, Ahmet III. 2132.
    Für einen Fürsten verfasstes Werk in bewusster Nachfolge der berühmten Einleitungswerke (genannt werden: Hippokrates [Κατ' ἰητρεῖον], Nikomachos von Gerasa: Arithmetik und Musik, Simplicius: Geometrie, Porphyrius: Logik, Qusṭā ibn Lūqā: Geometrie, Ṯābit ibn Qurra: Astronomie und Arithmetik). Obwohl Ibn al-Ğauzī die stark von Prophetenmedizin durchsetzten *Luqaṭ al-manāfiʿ* verfasst hat (Ullmann, *Medizin* 186, Dietrich, *Medicinalia* 111), ist der *Ṣaid al-ḫāṭir* ein seriöses, alle Teile der Medizin umfassendes Einleitungswerk in 8 Kapiteln. Bei Brockelmann irrtümlich unter „Homiletik und Paränese“ eingeordnet.

20. Ibn Ǧazla, Yaʿqūb ibn ʿĪsā, gest. 493/1100 (GAL G I, 485; S I, 887; Dietrich, *Medicinalia* 40; Ullmann, *Medizin* 160): *Taqwīm al-abdān fī tadbīr al-insān*, Ahmet III. 2097.
Das berühmte Tafelwerk; im Unterschied zu Ibn Buṭlāns *Taqwīm*, der den gesamten Bereich der Hygiene tabellarisch erfasst, geschieht das gleiche hier für Krankheit und Heilmittel.

21. al-Ġaznawī, Ḥabaš ibn Ibrāhīm (Dietrich, *Medicinalia* 67): *Kifāyat aṭ-ṭibb*: Ayasofya 3741.
Persisches, Sanǧar ibn Malikšāh gewidmetes Kompendium.

22. Ibn Ǧumaiʿ, al-Isrāʾīlī, gest. 594/1198: *Kitāb al-Iršād li-maṣāliḥ al-anfus wa-l-aǧsād*: Veliyüddin 2466 (GAL G I, 489; S I, 892; Dietrich, *Medicinalia* 44–45; Ullmann, *Medizin* 164).
Definiert in der Einleitung die Medizin als praktische (*fāʿila*) Wissenschaft, die ihre theoretischen Grundlagen von der Philosophie bezieht: Der Philosoph beweist sie, der Arzt „setzt" sie.

23. Ibn Ǧumaiʿ (Nr. 22), *Fi t-tadbīr ḥaiṯu lā yaḥḍur aṭ-ṭabīb*, Ahmet III. 2136 (75^{a}–111^{b}).
Über erste Hilfe (s. u. II., b. Ǧumaiʿ, *Rasāʾil*).

24. Ibn Ǧumaiʿ (Nr. 22), *Fī ṭabʿ al-Iskandarīya*, Ahmet III. 2136 (fol. 166^{a}–205^{b}).
Über das Klima der Stadt Alexandria aus medizinischer Sicht (s. u. II., b. Ǧumaiʿ, *Iskandarīya*; id. *Rasāʾil*).

25. Ibn Ǧumaiʿ (Nr. 22), *al-Maqāla (ar-Risāla) aṣ-Ṣalāḥīya fī iḥyāʾ aṣ-ṣināʿa aṭ-ṭibbīya*, Ahmet III. 2136 (fol. 206^{a}–239^{a}).
Über die Wiederbelebung der ärztlichen Kunst (s. u. II., b. Ǧumaiʿ, *Ṣalāḥīya*; id. *Rasāʾil*).

26. al-Ḥāriṯ ibn Kalada (Ullmann, *Medizin* 19), Ayasofya 3555, fol. 156^{b}.
Seine medizinischen Empfehlungen an Chosrau Anuschirwan (vgl. b. a. Uṣaibiʿa, *ʿUyūn* I, 110). Die gleichen Empfehlungen, aber von Tiyāḏūq vorgetragen, enthält al-Šīrāzīs *Šāmil* (unten Nr. 85).

27. Ibn Hindū, ʿAlī, gest. 410/1019 (GAL, G I, 240; S I, 425; Dietrich, *Medicinalia* 92), *Miftāḥ aṭ-ṭibb*: Köprülü 981; Bursa, Haraççioğlu 1120 (s. u. II., b. Hindū, *Miftāḥ*; Tibi, *Key*).

28. Ibn Hindū (Nr. 27), *al-Kalim ar-rūḥānīya fī l-ḥikam al-Yūnānīya*, Fatih 4041.
Enthält Sprüche griechischer Philosophen. Kein unmittelbarer Bezug zu unserem Thema (vgl. Ullmann, *Medizin* 152; zur Edition s. u. II., b. Hindū, *Kalim*).

29. Hippokrates, *Kitāb Ḥabal ʿalā ḥabal* (Ullmann, *Medizin* 31; GAS III, 42; Ritter/Walzer, Arab. Übs. 805, Nr. 10), Ayasofya 3632 (fol. 95^{b}–103^{b}; zur Edition s. u. II., Hippokrates, *Ḥabal*).

30. Hippokrates, *Fī tadbīr al-amrāḍ al-ḥādda* (Ritter/Walzer, Arab. Übs. 804, Nr. 4; GAS III, 33), Ayasofya 3632 (fol. 15^{a}–31^{b}); Ayasofya 4838 (fol. 1–28^{b}; zur Edition s. u. II., Hippokrates, *Tadbīr*).

31. Hippokrates, *K. al-Fuṣūl* (Ritter/Walzer, Arab. Übs. 804, Nr. 6; *GAS* III, 28): Ayasofya 3724 (fol. 1–17[b]). Die Aphorismen.

32. Hippokrates, *Kitāb al-Aǧinna* (Ritter/Walzer, Arab. Übs. 805, Nr. 9; *GAS* III, 38): Ayasofya 3632 (fol. 74[a]–94[b]). Ar-Ruhāwī (*Adab* fol. 8[b]), hat eine andere Übersetzung benutzt.

33. Hippokrates, *Kitāb al-Hawāʾ wa-l-māʾ wa-l-masākin* (Ritter/Walzer, Arab. Übs. 803, Nr. 1; *GAS* III, 36): Ayasofya 4838 (fol. 30[b]–54[a]); Ayasofya 3622 (fol. 44[a]–60[a]); Ayasofya 3572 (fol. 1[b]–31[a]). Die berühmte Schrift „Von der Umwelt."
Alle drei Istanbuler Hss. enthalten mit unbedeutenden Varianten die Ḥunain'sche Übersetzung, mit der die Fassung von ar-Ruhāwīs *Adab* (fol. 24[a], 47[a]) nichts zu tun hat; sie ist völlig selbständig, trotzdem nicht weniger genau.

34. Hippokrates (?), *Fī taʿlīm al-muʿālaǧāt wa-tarġīb an-nās bi-stiʿmāl aṭ-ṭibb*, Ayasofya 3555.
Sicheres vermag ich über diese Schrift nicht zu sagen. Der Titel wird von Ibn abī Uṣaibiʿa nicht erwähnt.

35. Ibn Hubal, Muhaḏḏab ad-Dīn, gest. 610/1213 (*GAL* G I, 490; S I, 895; Dietrich, *Medicinalia* 47; Ullmann, *Medizin* 162), *al-Muḫtārāt fī ṭ-ṭibb*, Veliyüddin 2545.
Das bekannte Kompendium (s.u. II., b. Hubal, *Muḫtārāt*) enthält eine längere Einleitung über arztethische und deontologische Fragen, die jedoch in den beiden Parallelhandschriften Veliyüddin 2544 und Veliyüddin 2546 (Brockelmann erwähnt nur 2544) nicht enthalten ist.

36. al-Ḫuǧandī, Faḫr ad-Dīn, schrieb Anfang des 8./14. Jh., *Muḫtaṣar fī (ṣināʿat) aṭ-ṭibb* (*GAL* S I, 219), Ahmet III. 2105.
Kleines Kompendium für Anfänger, von dem der Verfasser behauptet, es enthalte einmaliges Material, wie es in den meisten Drogenkunden nicht zu finden sei.

37. al-Ḫuǧandī (Nr. 36), *Tarwīḥ al-arwāḥ min ʿilal al-ašbāḥ*, Veliyüddin 2488 (*GAL* l. c.).
Umfangreiche Drogen- und Krankheitskunde.

38. Ḥunain ibn Isḥāq, gest. 260/873, *Kitāb Masāʾil Ḥunain*, Ahmet III. 2131 (Dietrich, *Medicinalia* 12–13).
Die berühmten *Quaestiones* des Johannitius. Der Text beginnt ohne Einleitung: „In wieviel Teile zerfällt die Medizin? – In zwei Teile." etc. Später auch Problemfragen, z.B. „Warum wirken tödliche Drogen oft nicht tödlich?" (fol. 62[a]) etc. (zur Edition s.u. II., Ḥunain, *Masāʾil*).

39. al-Ḫwārizmšāhī, Zain ad-Dīn Ismāʿīl ibn al-Ḥusain al-Ǧurǧānī, gest. 531/1136 (*GAL* S I, 889, Ullmann, *Medizin* 161; Munaǧǧid, Maṣādir 310), *Zubdat aṭ-ṭibb*, Ahmet III. 2101.
Große medizinische Enzyklopädie, weithin in Tafelform aber nicht so streng in der Anordnung wie Ibn Ǧazlas und Ibn Buṭlāns Tabellen.

40. al-Kutubī, Yūsuf b. Ismāʿīl, gest. 711/1311, *Mā lā yasaʿ aṭ-ṭabīb ǧahluhū* (*GAL* G II,

169; S II, 218; Munağğid, Maṣādir 137; Dietrich, *Medicinalia* 48; Ullmann, *Medizin* 285), Veliyüddin 2538.
Eine Pharmakopöe mit einer längeren Einleitung über die möglichen und nicht zulässigen Erkenntnismittel und Methoden bei der Gewinnung neuer Heilmittel, vor allem Polemik gegen die Ansicht, göttliche Eingebung, Traumgesichte und Nachahmung tierischer Heilverfahren seien ausreichend ohne gleichzeitige Anwendung des Syllogismus.

41. al-Isrāʾīlī, Marwān ibn Ǧanāḥ, 1. Hälfte 5./11. Jh.: *Kitāb al-Talḫīṣ* (GAS VII, 390): Ayasofya 3603.
Drogen in alphabetischer Anordnung. Das Werk war die Hauptquelle von Maimonides' *Šarḥ asmāʾ al-ʿuqqār*, sowie der einschlägigen Abschnitte von az-Zahrāwīs *Taṣrīf* und hat dadurch auf die meisten späteren Werke dieses Genres gewirkt. Zudem beinhaltet der Text zahlreiche Fragmente älterer Quellen.

42. al-Isrāʾīlī, Yaʿqūb ibn Isḥāq, wirkte um 600/1204 (Dietrich, *Medicinalia* 78–87; b.a. Uṣaibiʿa, *ʿUyūn* II, 118): Beirut, St. Joseph 303 (S. 128–158).
Eine Schrift zur Aufdeckung ärztlicher Fehler. Auf Wunsch eines Ungenannten, der in Damaskus ärztliche Fehler erlebt hat, vor denen er sich schützen möchte, in 6 Kapiteln: 1) Über Brot. 2) Über Gerstensaft. 3) Über Hühnchen. 4) Über Kombination zweier Heilmittel. 5) Über Kombination mehrerer Heilmittel. 6) Über die Verabreichung von Drogen und Nahrung an Kranke. Das Werk ist vermutlich identisch mit der von Ibn abī Uṣaibiʿa genannten *Maqāla fī qawānīn ṭibbīya wa-hiya sittat abwāb* („Abhandlung über medizinische Gesetze, 6 Kapitel").

43. al-Isrāʾīlī (Nr. 42), *Rasāʾil*, Nuruosmaniye 3589.
Behandelt in Dietrichs *Medicinalia* 78–87. Für uns besonders interessant ist die Schrift über das Klima von Damaskus (fol. 34^a–49^a).

44. Kūhīn al-ʿAṭṭār (schrieb 658/1260), *Minhāǧ ad-dukkān* (GAL G I, 492; S I, 891; Dietrich, *Medicinalia* 62; s.u. II., Kūhīn, *Minhāǧ*), Veliyüddin 2554.
Drogenwerk, enthält ein Kapitel mit allgemeinen ethischen Regeln für den Drogisten (s. Chipman, *Pharmacy* 55).

45. al-Maġribī, ʿAbd al-Wāḥid, gest. 1099/1688 (GAL S II, 1028), *ʿIqd al-ǧumān fīmā yalzam man waliya l-bīmāristān*, Şehit Ali 2112/14.
Kurzes Werk in drei Kapiteln von insgesamt 17 ½ Seiten; enthält nichts über das Amt eines Krankenhausvorstehers, wie es der Titel erwarten lassen würde.

46. al-Maġribī (Nr. 45), *Tuḥfat al-muḥibb fī ṣināʿat aṭ-ṭibb*, Nuruosmaniye 3470.
Ein offenbar bisher nicht bekannter Ibn Sīnā-Kommentar (zum Kanon). Der Verf. gibt in der Einleitung eine lange Liste von Werken, die er gelesen haben will und in vorliegendem Kommentar verwertet, beschreibt Reisen, die er zur Klärung dunkler Stellen unternommen hat und erwähnt eine Kontroverse zwischen ʿAbd al-Laṭīf al-Baġdādī und Ibn Ǧumaiʿ (vgl. oben Nr. 22–25), der in seinem Kanon-Kommentar *Tanqīḥ al-Qānūn* Ibn Sīnā widerlegt habe.

47. Ibn Mandawaih, Aḥmad ibn ʿAbd ar-Raḥmān (gest. 410/1019), *Nihāyat al-iḫtiṣār fī ṭ-ṭibb* (GAS III, 328; GAL S I, 423, Munağğid, Maṣādir 148; Ullmann, *Medizin* 146), Ayasofya 3724 (fol. 48^{b}–78^{a}).
Auftragswerk in 10 Abteilungen zu insgesamt 94 Kapiteln, umfasst, was dem Autor zufolge jeder von Medizin wissen muss (Anatomie, Physiologie, Diätetik, Pathologie).

48. Maimonides, gest. 600/1204, *al-Fuṣūl fī ṭ-ṭibb* (GAL G I, 489; Munağğid, Maṣādir 148; Ullmann, *Medizin* 167–168), Veliyüddin 2525; Nuruosmaniye 3590 (fol. 26^{b}–147).
Die Hs. Veliyüddin 2525 ist identisch mit Göttingen 99. Ms. Nuruosmaniye konnte von uns nicht mehr geprüft werden. Besonders interessant ist die letzte (25.) *Maqāla*, die Widersprüche in Galens Werk zusammenstellt und zu lösen versucht (zur Edition s.u. II., Maimonides, *Fuṣūl*).

49. Maimondes (Nr. 48), *at-Tadbīr al-muʿīn ʿalā kaṯrat al-ğimāʿ*, Nuruosmaniye 3590.
Wahrscheinlich identisch mit der *Risāla fī l-Ğimāʿ* (GAL l. c., Nr. 11; zu dieser und ihren Editionen siehe Savage-Smith, *Catal. Oxford* Nr. 105). Ein auf Wunsch eines Fürsten verfasstes Werk, der mit seinen Haremsdamen nicht mehr zurande kommt. Maimonides weist zwar auf die Schädlichkeit übertriebenen Sexualverkehrs hin, lässt es sich aber nicht nehmen, besonders wirksame Mittel zu verschreiben.

50. Ibn Māsawaih, Yaḥyā (gest. 234/857), *Kitāb al-Azmān wa-ḏikr mā yustaʿmal fī kull waqt wa-awān* (Titel nach Brockelmann: *K. al-Azmina;* GAL G I, 232; S I, 416; GAS III, 234), Esad Efendi 1933.
Gesundheitskalender für die 12 Monate des Sonnenjahres.

51. Ibn al-Masīḥī, Abū Hannā (bisher nicht nachweisbar), titellos: medizinische Fragen und Antworten: Ayasofya 3563 (fol. 1^{b}–60^{a}).
Ein Werk in der Nachfolge der Ḥunain'schen *Quaestiones*, aber unter Ausklammerung des theoretischen Teils der Medizin. (Es beginnt wie bei Ḥunain: In wie viele Teile zerfällt die Medizin? – In zwei. Welches sind diese? Antwort bei Ḥunain: Theorie und Praxis. Antwort bei Ibn al-Masīḥī: Hygiene und Therapie.)

52. al-Masīḥī, ʿĪsā ibn Yaḥyā (gest. 401/1010), *Kitāb al-Miʾa* (*al-Kutub al-miʾa*) *fī ṭ-ṭibb* (GAL G I, 238; S I, 423; Dietrich, *Medicinalia* 23), Nuruosmaniye 3557; Ahmet III. 2053.
Die berühmte Enzyklopädie des Lehrers des Ibn Sīnā. In der Einleitung Kritik an früheren Werken und programmatische Thesen für das eigene vorliegende Werk. (Zur Edition s.u. II., Masīḥī, *Miʾa*).

53. al-Masīḥī (Nr. 52), *Kitāb Iẓhār ḥikmat Allāh fī ḫalq al-insān*: Nuruosmaniye 3558 (Dietrich, *Medicinalia* 24; Ullmann, *Medizin* 151); Nuruosmaniye 3044.
Der Autor betont, dass er den Problemkreis – Weisheit Gottes im menschlichen Körper (sinnvolle Anordnung, harmonisches Zusammenspiel, Zweckge-

mäßheit der einzelnen Organe etc.) – weit über seine Vorgänger hinaus erfasst und erschöpfend behandelt habe.

54. Ibn al-Maṭrān, Asʿad b. Ilyās gest. 587/1191 (GAL S I, 892), *al-Maqāla an-Nāṣirīya fi t-tadābīr aṣ-ṣiḥḥīya* (Ullmann, *Medizin* 191; Munaǧǧid, Maṣādir 146), Ahmet III. 2142.
Kleine Hygiene. Beginnt mit Säuglingspflege und behandelt auch Pflege der Rekonvaleszenten, Greise, Schwangeren, Reisenden.

55. „Pythagoras" (Badīġūras), *Fī Abdāl al-adwiya al-mufrada wa-l-ašǧār wa-ṣ-ṣumūġ wa-ṭ-ṭīn, tarǧamat Abī Zaid Ḥunain ibn Isḥāq*, Ayasofya 3572 (Ullmann, *Medizin* 293; Ritter/Walzer, Arab. Übs. 825).
Über Ersatzdrogen (vgl. Levey, *Substitute Drugs*; Ullmann, Badīġūras).

56. Ibn Qaiyim al-Ǧauzīya (gest. 751/1350), *Kitāb ad-Dāʾ wa-d-dawāʾ* (Ullmann, *Medizin* 187), Ayasofya 3700.
Zunächst Prophetenmedizin, dann rein religiöse Paränese; befürwortet die Anwendung religiös-magischer Mittel, die wirksam seien, sofern der Ausübende einen religiös geeigneten Ort (*qabūl al-maḥall*) wähle und über die erforderliche geistliche Vollmacht (*qūwat al-himma*) verfüge.

57. al-Qumrī, al-Ḥasan ibn Nūḥ (lebte im 4./10. Jh.), *Risāla fi ṭ-ṭibb*, Ayasofya 3749 (GAL S I, 425).
Kompendium über Pathologie.

58. al-Qumrī (Nr. 57): *K. al-Ġinā wa-l-munā* (Ullmann, *Medizin* 147; GAS III, 319): Ayasofya 3570.
Kompendium über Pathologie.

59. al-Qumrī (Nr. 57): *Kitāb at-Tanwīr fī iṣṭilāḥāt aṭ-ṭibb* (Ullmann, *Medizin* 236; GAS III, 319): Ahmet III. 2091.
Wahrscheinlich identisch mit dem bei Brockelmann genannten *Muṣṭalaḥāt aṭ-ṭibb*. Anlass der Abfassung: Der Verfasser war als praktizierender Arzt ständig genötigt, mehrere Bücher nachzuschlagen; das weckte in ihm den Wunsch, alles Wichtige in einem Werk zu vereinigen.

60. Qusṭā ibn Lūqā (gest. 300/912; GAL S I, 366), *Risāla fi l-Iʿdāʾ*, Ayasofya 3724 (fol. 101^{a}–105^{b}).
Ein Werk über die Ansteckung; die Frage der Ansteckung wird auch in der Prophetenmedizin von as-Suyūṭī (vgl. unten Nr. 85) behandelt, wobei Hadithe für und wider ihre Möglichkeit angeführt werden. (Zur Edition von H. Fähndrich siehe II., Qusṭā, *Iʿdāʾ*).

61. al-Qūṣūnī, Madyan ibn ʿAbd ar-Raḥmān (gest. nach 1044/1634; GAL G II, 364; S II, 492; Ullmann, *Medizin* 287): *Qāmūs al-aṭibbāʾ* (*wa-nāmūs al-alibbāʾ*), Nuruosmaniye 2566.
Lexikon für den Arzt mit Auszügen aus medizinischen Texten, Sprachlexikon und Hadithliteratur, z.B. unter einer *fāʾida* (erbaulicher Exkurs) über das Gähnen:

Der Imām al-Buḫārī sagt in seinem *Taʾrīḫ*: Der Prophet (Eulogie) gähnte nie etc. (zu einer Faksimileedition dieses Werks s.u. II. Qūṣūnī, *Qāmūs*).

62. al-Qūṣūnī (al-Qauṣūnī?): *Dustūr al-bīmāristān*: Şehit Ali 2112/7.
Drogen *li-iṣlāḥ al-mizāǧ* (zur Regelung der Temperamente) enthaltend: ein Auftragswerk, das soweit ich sehe, mit Ibn abi l-Bayāns *ad-Dustūr al-bīmāristānī* (Dietrich, *Medicinalia* 109) nichts zu tun hat. Der Name al-Qūṣūnī ist bisher nicht nachweisbar, ein al-Qauṣūnī wird *GAL* I, 493 als Epitomator der *Taḏkira hādiya* von as-Suwaidī erwähnt.

63. ar-Rāzī, Muḥammad ibn Zakarīyāʾ (gest. wahrscheinlich 313/925), *K. al-Fāḫir* (*GAL*, G I, 235, Nr. 14; S I, 420; Munaǧǧid, Maṣādir 340; *GAS* III, 286, Nr. 13), Veliyüddin 2535.
Berühmtes Kompendium über Pathologie und Pharmaka nach antiken und neueren Autoren (ein eigner Beitrag ist nicht signalisiert).

64. ar-Rāzī (Nr. 63), *Taqdīm al-fawākih* (*GAL*, S I, 420, Nr. 17; Ullmann, *Medizin* 200), Ayasofya 3724 (fol. 152^{b}–156^{b}).
Über die Frage, ob man Früchte vor oder nach der Mahlzeit essen soll, streiten sich zwei Parteien, von denen die größere für die Voranstellung ist. Ar-Rāzī legt die Argumente beider Parteien dar, bescheinigt ihnen, gut argumentiert zu haben, aber dem Fehler verfallen zu sein, einen differenzierten Sachverhalt mit einem Pauschalurteil entscheiden zu wollen.

65. ar-Rāzī (Nr. 63), *al-Kitāb al-Muršid*, Ayasofya 3724 (fol. 18^{a}–48^{a}).
Einleitung in die Medizin in Form von Aphorismen. Negatives Urteil über Hippokrates' Aphorismen. (cf. *GAS* III, 284. Zu Edition und französischer Übersetzung s.u. II., Rāzī, *Muršid*, IV. Moubachir, *Guide*).

66. Ibn Riḍwān, ʿAlī (gest. 453/1061; *GAL* G I, 484; S I, 886), *Rasāʾil*, Şehit Ali 2053 (fol. 89^{b}–109^{a}).
Verschiedene Sendschreiben. 89b: Dass jedes Organ sich von dem ihm entsprechenden (*mušākil*) Saft nährt. 93b: Methode, die Fieber zu rubrizieren (*iḥṣāʾ*). 95b: Abhandlung über die natürlichen Kräfte. 96b: Behandlung eines von Elefantiasis befallenen Knaben. 99b: Antwort auf Fragen aus Syrien über den Puls. 101a: Antwort auf Fragen. 104b: ebenso.

67. Ibn Riḍwān (Nr. 66), *an-Nāfiʿ fī kaifīyat taʿlīm ṣināʿat aṭ-ṭibb*, Ahmet III 2136.
Wichtiges Werk über das medizinische Studium. (Zur Edition s.u. II., b. Riḍwān, *Nāfiʿ*).

68. aṣ-Ṣafadī, *al-Aḥkām an-nabawīya fī ṣ-ṣināʿa aṭ-ṭibbīya*, Fatih 3524.
Systematisch geordnete Prophetenmedizin in 10 Kapiteln. Munaǧǧid (Maṣādir Nr. 297) schreibt sie dem ʿAlī ibn ʿAbd al-Karīm al-Ḥamawī zu.

69. Ṣāʿid ibn al-Ḥasan, abu l-ʿAlāʾ (fl. um 460/1070; *GAL* S I, 887): *at-Tašwīq aṭ-ṭibbī*: Beirut, St. Joseph 303; Nuruosmaniye 3490 (Ullmann, *Medizin* 225).
Vgl. oben S. XXVIII. Brockelmann nennt als Todesjahr 464/1072; doch ist dies

nach Ibn abī Uṣaibiʿa das Jahr, in dem der *Tašwīq* verfasst wurde (Zur Edition in Form eines bearbeiteten Faksimiles der Gothaer Handschrift siehe Lit.-Vz. II. Ṣāʿid, *Tašwīq* [ed. Spies]; zur Übersetzung siehe IV. Taschkandi, *Tašwīq*).

70. as-Samarqandī, Naǧīb ad-Dīn (gest. 619/1222; Ullmann, *Medizin* 170; *GAL* G I, 491; S I, 895; Dietrich, *Medicinalia* 104), *Kitāb al-Asbāb wa-l-ʿalāmāt*, Ayasofya 3570 (fol. 1^{a}–51^{b}).
Ein medizinisches Kompendium, verfasst, um bei der Behandlung nicht in mehrere Bücher hineinschauen zu müssen. Der Verfasser hat hier (anders als in der von Dietrich beschriebenen Hs.) den Beinamen „der zweite Hippokrates", unter dem sonst der von Brockelmann (*GAL* G I, 886) genannte Abu l-Qāsim ʿAbd ar-Raḥmān ibn ʿAlī an-Nīsābūrī bekannt ist.

71. as-Samarqandī (Nr. 70), *Kitāb Uṣūl tarkīb al-adwiya fī ṭ-ṭibb*, Ayasofya 3555 (fol. 3^{a}–40^{b}).
Angesichts des Verfalls des Drogenwesens im Bagdader Krankenhaus (*dār al-marḍā*), wo man sich angeblich auf die Benutzung weniger auf ein paar Blättern Platz findender Rezepte beschränkte, empfindet es der Verf. als göttlichen Auftrag, eine Pharmakopöe zu schreiben. Der Titel fehlt bei Brockelmann; Munaǧǧid nennt ihn, aber nicht unsere Hs. Die Ayasofya-Handschrift wurde von M. Levey und N. al-Khaledy als Faksimile herausgegeben (s.u., II, Samarqandī, *Tarkīb*; vgl. Ullmann, *Medizin* 308).

72. as-Samarqandī (Nr. 70), *Kitāb fī ṭ-Ṭibb*, Ayasofya 3708.
Kompendium über Pathologie, Therapie und Drogen, vielleicht identisch mit Munaǧǧid, Maṣādir 383 oder 384. Für uns unergiebig.

73. aṣ-Ṣanaubarī, Muḥammad ibn ʿAlī (gest. 815/1412), *Kitāb ar-Raḥma*, Veliyüddin 2533 (Dietrich, *Medicinalia* 96).
Stark von Prophetenmedizin durchsetztes Kompendium.

74. Ibn Serapion (irrig zugeschrieben), *Kunnāš*, Ayasofya 3716.
In der Handschrift wurde Ibn Sarāfiyūn als Autor genannt. In der Tat aber handelt es sich um den *Kunnāš* von Yaʿqūb al-Kaskarī. Die Istanbuler Handschrift wurde vom „Institut für Geschichte der arabisch-islamischen Wissenschaften" als Faksimile herausgegeben (s.u. II, Kaskarī, *Kunnāš*).

75. as-Siǧzī, Bišr ibn Yaʿqūb (lebte 2. Hälfte des 4./10. Jh.; Dietrich, *Medicinalia* 22; *GAS* III, 325–326; Ullmann, *Medizin* 142), *ar-Rasāʾil aṭ-ṭibbīya*, Nuruosmaniye 3578.
Ein im Auftrag des Herrschers von Siǧistān, Ḫalaf ibn Aḥmad verfasstes Kompendium mit sehr langer, sehr islamischer Einleitung. Der Verfasser ist bemüht, in systematischer Hinsicht über frühere Werke hinauszukommen.

76. Ibn Sīnā (gest. 428/1037), *Maqāla taštamil ʿalā aḥkām al-adwiya al-qalbīya* (*GAL* G I, 457; S I, 827, Nr. 86; Munaǧǧid, Maṣādir 95), Nuruosmaniye 3590/1.
Eine bei Brockelmann und Munaǧǧid nicht genannte Hs. der berühmten Abhandlung über die Arzneien für das Herz.

77. Ibn Sīnā (Nr. 76), *Risāla lahū aiḍan fi l-ʿilla allatī li-ağlihā nahā al-aṭibbāʾ ʿan ġasl al-hindibāʾ* (GAL S I, 827, Nr. 83), Nuruosmaniye 3590/2.
Das gleiche Werk mit ähnlichem Titel nochmals Fatih 2900, fol. 207^{b}–209^{b} und Hamidiye 1448. Der Text der Fatih-Handschrift beginnt:
„Ibn Sīnā (weitere Namen und Attribute) wurde gebeten ein Wort über den Grund zu diktieren, weshalb der *hindibāʾ* ungewaschen gebraucht werden solle. Da nahm er ein Stück Papier und schrieb aus dem Stegreif: Es wird vom Propheten überliefert, dass er befahl den *hindibāʾ* (Endivie) ungewaschen zu verwenden und sagte: Wahrlich es träufelt auf ihn etwas vom Tau des Paradieses. Die ärztlichen Forscher befürworten ebenfalls, ihn ungewaschen auszupressen etc.“ Ob die Anführung des Hadithes ironisch oder ernst gemeint ist, oder aber eine spätere Interpolation darstellt, wüsste man gern, lässt sich aber vorläufig nicht entscheiden.
78. Ibn Sīnā, *Tadāruk al-ḫaṭaʾ al-wāqiʿ fi l-aʿmāl aṭ-ṭibbīya* (GAL S I, 827, Nr. 95; Munağğid, Maṣādir 108; 114), Nuruosmaniye 3471.
Auf Wunsch von Abu l-Ḥasan Aḥmad ibn Muḥammad as-Sahlī verfasst, der bei Durchsicht der medizinischen Literatur (d. h. der der „Bewahrung der Gesundheit“ gewidmeten Werke) festgestellt hat, dass die meisten sich auf Warnung beschränken, nicht aber sagen, was bei einem Verstoß zu tun ist. Bei Brockelmann und Munağğid mehrere Handschriften, unter denen die unsere fehlt.
79. Ibn Sīnā: *Manẓūmat Ibn Sīnā fi ṭ-ṭibb* (GAL S I, 823, Nr. 81; Munağğid, Maṣādir 119): Şehit Ali 2112 (fol. 66^{b}–69^{b}).
Zahlreiche Handschriften bei Brockelmann und Munağğid, worunter aber nicht die hiergenannte.
80. Ibn Sīnā: *Risāla fi s-Sikanğubīn* (GAL S I, 827, Nr. 95s; Munağğid, Maṣādir 111; Ullmann, *Medizin* 201): Nuruosmaniye 3590/3.
Über Oxymel/Sauerhonig, Handschrift bei Brockelmann und Munağğid nicht genannt.
81. Ibn Sīnā, *ad-Dustūr aṭ-ṭibbī* (GAL S I, 827, Nr. 95c; Munağğid, Maṣādir 117), Fatih 2900 (fol. 214^{a}); Hamidiye 1448 (fol. 492^{a}–493^{b}).
Kurzes Stück über die Notwendigkeit des Syllogismus. Die Handschrift Hamidiye enthält weitere interessante Ibn Sīnā-Texte: *Kunūz al-Muʿzimīn* (Über Talismane und Zaubermittel/*nīranğāt*). *Risālat al-Firdaus, Risāla fī Taʿrīf al-qaḍāʾ wa-l-qadar. Risāla fī masāʾil Ḥunain. Risālat aṭ-Ṭair. Risāla fī Ibṭāl al-aḥkām an-nuğūmīya* u. a.
82. aš-Šīrāzī, Maḥmūd ibn Ilyās (gest. 730/1330; Dietrich, *Medicinalia* 49; Ullmann, *Medizin* 178), *al-Ḥāwī fī ʿilm at-tadāwī*, Ahmet III. 2125.
Kompendium in fünf Abteilungen. Anlass der Abfassung: Liebe zur Medizin von Jugend auf und Bedürfnis, von anderen Verfassern unabhängig zu sein.

83. aš-Šīrāzī, Maḥmūd ibn Masʿūd (gest. 710/1311; *GAL* G II, 211; S II, 296), *at-Tuḥfa as-saʿīda* (sic) *fī ṭ-ṭibb*, Nuruosmaniye 3467.
Kompendium in fünf Abhandlungen (*maqāla*): 1) Grundlagen 2) Hygiene 3) ebenso 4) Therapie 5) Zusammengesetzte Drogen. Identisch mit *at-Tuḥfa as-Saʿdīya* vom gleichen Verf.? (vgl. Dietrich, *Medicinalia* 29; Ullmann, *Medizin* 178).

84. aš-Šīrāzī (Nr. 83), *Bayān al-ḥāǧa ila ṭ-ṭibb wa-adab al-aṭibbāʾ wa-waṣāyāhum*, Ahmet III. 2100.
Ein dem Titel nach für uns sehr wichtiges Werk, das jedoch entgegen der Vermutung von F.E. Karatay (*Topkapı Sarayi Müzesi Kütüphanesi arapça yazmalar kataloğu*, Bd. III, Istanbul 1966, 846, Nr. 7330) hier nicht vorliegt. Identisch ist nur der Anfang des Titels, *Bayān al-ḥāǧa*, des obigen mit dem Gesamttitel des vorliegenden Werks, bei dem es sich um eine Kladde (*taswīd*) handelt, und das die Absicht verfolgt, die Behandlung von Kranken darzulegen, in denen sich drei Symptome gleichzeitig finden, nämlich schwacher Magen, Körper- besonders Gelenkschmerzen und schwache Extremitäten. Am Schluss nennt sich der Verfasser; Anǧalūs (?) ibn Isḥāq aṭ-ṭabīb al-maʿrūf bi-l-Isḥāqī, bisher mir nicht nachweisbar.

85. aš-Šīrāzī, Abū Muslim ibn abi l-Ḫair, *aš-Šāmil fī ṭ-ṭibb* (Dietrich, *Medicinalia* 66), Ahmet III. 2108.
Das Werk ist die auf Wunsch angefertigte arabische Fassung verschiedener (im Einzelnen nicht genannter) persischer *Rasāʾil* des Verf. Die Disposition nennt zwei Teile, von denen der erste vollständig, vom 2. aber nur die erste Maqāla vorhanden ist. Der 1. Teil in 4 Abhandlungen ist der Hygiene, der 2. in 6 Abhandlungen der Pathologie und Drogenkunde gewidmet. Abweichend von dieser Disposition enthält der 1. Teil noch eine zweite 4. Maqāla, in der neben Drogen, Pasten, Pulvern u.ä. Aphrodisiaka und verwandte Mittel folgender Art behandelt werden: Potenz stärkende und schwächende, überwiegend männlichen Nachwuchs, bzw. ausschließlich weiblichen Nachwuchs erzeugende, die Scheide verengende und sie erhitzende, die Erektion ausdehnende, die Liebe vermehrende und sie beendende Drogen. Bei Dietrich, *Medicinalia* einige Abweichungen.

86. as-Sulamī, Muwaffaq ad-Dīn (gest. 604/1207; *GAL* S I, 894): *Imtiḥān al-alibbāʾ li-kāffat al-aṭibbāʾ*, Bursa, Haraççioğlu 1120 (fol. 19[a]–46[b]; Dietrich, *Medicinalia* 91).
Vgl. Prüfungsfragen für verschiedene Gebiete der Medizin (Zur Edition siehe II. Sulamī, *Imtiḥān*).

87. as-Surramarrī, Ǧamāl ad-Dīn (gest. 776/1374; *GAL* S II, 204; Dietrich, *Medicinalia* 50; Ullmann, *Medizin* 187), *Šifāʾ al-ālām fī ṭibb ahl al-islām*: Fatih 3584.
Kompilation aus wissenschaftlicher Medizin (ar-Rāzī, *Manṣūrī*; Ibn Ǧazla, *Minhāǧ*) und Prophetenmedizin, die von der These ausgeht, dass die Prophetenmedizin der galenischen ebenso überlegen sei wie diese der Vulgärmedizin; besonders aufschlussreiche und reichhaltige Quelle für die bewusste Vermischung von

beidem mit dem Ziel, der Prophetenmedizin wissenschaftliche Gültigkeit zu verschaffen.

88. as-Suwaidī, ʿIzz ad-Dīn (gest. 690/1290; GAL I, 493; S I, 900; Ullmann, *Medizin* 284), *Qalāʾid al-marǧān fī ṭibb al-abdān*, Revan 1698.
Eine – bei Brockelmann und Munaǧǧid nicht nachweisbare – Epitome aus des gleichen Verfassers *at-Taḏkira al-hādiya wa-ḏ-ḏaḫīra al-kāfiya fī ṭ-ṭibb*. Für unsere Zwecke unergiebig.

89. as-Suyūṭī, ʿAbd ar-Raḥmān (gest. 911/1505), *al-Manhaǧ as-sawī wa-l-manhal ar-rawī fī ṭ-ṭibb an-nabawī* (GAL, S II, 182), Laleli 3719/1.
Prophetenmedizin mit deutlicher Anlehnung an wissenschaftliche Werke. Brockelmann und Munaǧǧid (Maṣādir 394) nennen zahlreiche Hss., aber nicht die vorliegende (zur Übersetzung von as-Suyūṭīs Prophetenmedizin, siehe II. Suyūṭī, *Ṭibb*).

90. aṭ-Ṭabarī, Abu l-Ḥasan (lebte im 4./10. Jh.), *al-Muʿālaǧa al-Buqrāṭīya*, Köprülü 980 (GAL I, 237; S I, 422; Ullmann, *Medizin* 140; GAS III, 308).
Wichtiges Beispiel einer enzyklopädischen Darstellung der Medizin vor al-Maǧūsīs *Liber Regius* und Ibn Sīnās *Canon*. In der Einleitung stereotype Klage über den Verfall der Medizin und Idealisierung der Antike. Das 1. Kapitel (*maqāla*) enthält 50 Faszikel (*faṣl*) über „Dinge, die der nicht philosophisch gebildete Arzt wissen muss." Darunter finden sich so interessante Themen wie Beschwörung, Talismane, Böser Blick, Engel und Teufel (28), Gebet und Handauflegung (31), Einfluss der Gestirne auf die Krankheiten (34). Die von mir benutzte Hs. enthielt jedoch nur wenige dieser 50 Abschnitte (zum Faksimile einer Teheraner Handschrift, s. u. II. Ṭabarī, *Muʿālaǧāt*).

91. Ṯābit ibn Qurra (gest. 288/901), *aḏ-Ḏaḫīra fī ʿilm aṭ-ṭibb* (GAL G I, 217; S 1, 384; Munaǧǧid, Maṣādir 244), Bursa, Haraççioğlu 1117.
Enthält im ersten Kapitel hygienische Ratschläge, dann Therapie *a capite ad calcem*. 31. Kapitel: Aphrodisiaka. Das Werk stammt laut Brockelmann (GAL S I, 384) nicht von Ṯābit (zur Edition von Sobhy, siehe II. Ps.-Ṯābit, *Ḏaḫīra*).

92. at-Tiflīsī, Ḥusain (sic) ibn Ibrāhīm, *Kitāb-i bayān-i ṣināʿāt*, Ayasofya 3574.
Persisches Werk in 20 Kapiteln über verschiedene Berufe, meist dem Kunsthandwerk zugehörig; die Medizin ist nicht behandelt (Verf. dürfte Ḥubaiš b. Ibrāhīm at-Tiflīsī sein, cf. Ullmann, *Medizin* 169; Yaziçi, T., Ḥobayš b. Ebrāhīm b. Moḥammad Teflisi, in *EIr*, XII 415–416).

93. Ibn Tūmart, Abū ʿAbdallāh (gest. 391/1001; GAL G I, 238; S I, 424), *Kanz al-ʿulūm wa-l-durr al-manẓūm fī ḥaqāʾiq ʿilm aš-šarīʿa wa-daqāʾiq ʿilm aṭ-ṭabīʿa*, Saray Hamidiya 421.
Mystisch-magischer Traktat über Geistes- und Naturwissenschaften (vgl. Vajda, Synthèse 359–374).

II Sonstige arabische Quellen (Texte und Übersetzungen)

ʿAbd al-Laṭīf, *Ifāda* = ʿAbd al-Laṭīf al-Baġdādī, *The Eastern Key, Kitāb al-Ifādah wa'l-Iʿtibār of ʿAbd al-Laṭīf al-Baghdādī*, edd. Videan, J.A.; Videan, I.E.; Zand, K.H., London 1965.

———, *Ifāda* (de Sacy) = *Relation de l'Egypte, par Abd Allatif, Médecin arabe de Bagdad; suivie de divers extraits etc. traduit par* M.S. de Sacy, Paris 1810.

b. ʿAbd ar-Rāʾūf, *Ḥisba* = Arié, R. (ed.), Traduction annotée et commentée des traités de *ḥisba* d'Ibn ʿAbd ar-Raʾūf et de ʿUmar al-Garsīfī, in *Hespéris-Thamuda* 1 (1960), 5–38; 199–214; 349–386.

b. ʿAbdūn, *Traité* = Lévi-Provençal, E. (ed.), Le traité d'Ibn ʿAbdūn publié avec une introduction et un glossaire, in *JA* 224 (1934), 177–299.

Anṭākī, *Taḏkira* = Dāwūd b. ʿUmar al-Anṭakī, *Taḏkirat ūlī l-albāb wa-l-ǧāmiʿ li-l-ʿaǧab al-ʿuǧāb*, 3 Bde., Kairo 1294/1877, Nachdr. Frankfurt a.M. 1996.

Aristoteles, *Sirr* = (Pseudo-)Aristoteles, *Sirr al-asrār*, ed. Badawi, A., in *al-Uṣūl al-yūnānīya li-n-naẓarīyāt as-siyāsīya fī l-Islām* (Dirāsāt Islāmīya 15), Kairo 1954.

Baihaqī, *Tatimma* = ʿAlī b. Zaid al-Baihaqī, *Tatimmat Ṣiwān al-ḥikma* (= *Taʾrīḫ ḥukamāʾ al-Islām*), ed. Šafīʿ, M., Lahore 1935.

———, Tatimma (Übs. Meyerhof) = Meyerhof, M., ʿAlî al-Bayhaqî's *Tatimmat Ṣiwān al-ḥikma*. A biographical work on learned men of the Islam, in *Osiris* 8 (1948), 122–216.

Balḫī, *Maṣāliḥ* = Abū Zaid Aḥmad b. Sahl al-Balḫī, *Maṣāliḥ al-abdān wa-l-anfus*, ed. Miṣrī, M., Kairo (Maʿhad al-Maḫṭūṭāt al-ʿArabīya) 2005.

———, *Maṣāliḥ* (faks.) = Abū Zaid al-Balḫī, *Sustenance for body and soul. Maṣāliḥ al-abdān wa-l-anfus*, 2 Bde. (Publications of the Institute for the History of Arabic-Islamic Science, Series C 2; C 2a), Frankfurt a.M. 1984–1998.

Bīrūnī, *Ṣaidana* (Übs. Meyerhof) = Meyerhof, M., Das Vorwort zur Drogenkunde des Bērūnī, in *QSGNM* III,3 (Berlin 1933), 157–208.

Buḫārī, *Ṣaḥīḥ* = Abū ʿAbdallāh al-Buḫārī, *Ṣaḥīḥ al-Buḫārī*, ed. an-Nawawī, M.; Ibrāhīm, M.A.; Ḫafāǧī, M., 9 Bde. in 3, Kairo 1376 h. [1956–1957].

b. Buṭlān, *Daʿwa* (ed. Zalzal) = al-Muḫtār b. al-Ḥasan b. Buṭlān, *Daʿwat al-aṭibbāʾ*, ed. Zalzal, B. Alexandria 1901.

———, *Daʿwa* (ed. Klein-Franke) = *Ibn Buṭlān: The physician's dinner party. Edited from Arabic manuscripts and with an introduction by* Felix Klein-Franke, Wiesbaden 1985 – zur deutschen Übersetzung, s.u. (IV.) Klein-Franke, *Ärztebankett.*

Damīrī, *Ḥayāt* = Muḥammad Kamāl ad-Dīn, *Ḥayāt al-ḥayawān al-kubrā*, Kairo 1319/1901.

Fārābī, *Falsafa* = Abū Naṣr al-Fārābī, *Falsafat Aristūṭālīs. Al-Fārābī's philosophy of Aristotle. Arabic text ed. with an introduction and notes* by M. Mahdi, Beirut 1961.

———, *Fuṣūl* = *Aphorisms of the statesman* (*fuṣūl al-madanī*), ed. with English transl. and notes by D.M. Dunlop, Cambridge 1961.

———, *Milla* = *Kitāb al-Milla wa-nuṣūṣ uḫrā* (*Alfarabi's book of religion and related texts*), ed. Mahdī, M., Beirut 1968.

———, *Plato* = Rosenthal, F.; Walzer, R., Alfarabius de Platonis Philosophia, in Walzer, R. (ed.), *Plato Arabus*, vol. 2, London 1943.

Garsīfī, *Ḥisba* = Arié, R. (ed.), Traduction annotée et commenté des traités de *ḥisba* d'Ibn ʿAbd ar-Raʾūf et de ʿUmar al-Garsīfī, in *Hespéris-Thamuda* 1 (1960), 5–38; 199–214; 349–386.

Ǧāḥiẓ, *Ḥayawān* = Abū ʿUṯmān al-Ǧāḥiẓ, *Kitāb al-Ḥayawān*, 7 Bde. in 4, Kairo 1323–1324/1905–1906.

Galen, *Aḫlāq* = *Muḫtaṣar Kitāb al-Aḫlāq li-Ǧālīnūs* (Epitome von *De moribus*), ed. Kraus, P., in *Bulletin of the Faculty of Arts of the University of Egypt, Cairo* 1937, 1–51 (ersch. 1939).

———, *Experience* = *Galen on Medical Experience. First edition of the Arabic version with English translation and notes by* R. Walzer, [1]London 1964.

———, *Kräfte* = *Galens Traktat „Dass die Kräfte der Seele den Mischungen des Körpers folgen" in arabischer Übersetzung hrsg. von* H.H. Biesterfeldt (AKM, 40,4), Wiesbaden 1973.

———, *Officina* = *Galeni in Hippocratis de officina medici commentariorum versionem arabicam, quoad exstat, ex codice Scorialensi et excerpta, quae ʿAlī ibn Riḍwān ex eis sumpsit, ex cod. Cantabrigensi ed. et in linguam anglicam vertit* M. Lyons (CMG Suppl. Orientale I), Berlin 1963.

———, *Philosoph* = *Galens Abhandlung darüber, daß der vorzügliche Arzt Philosoph sein muß*. Arabisch und deutsch hrsg. v. P. Bachmann (NAWG, Phil.-hist. Kl., Jg. 1965, Nr. 1), Göttingen 1965.

———(Ps.-), *Piso* = Richter-Bernburg, L. (ed.), *Eine arabische Version der pseudogalenischen Schrift De Theriaca ad Pisonem*, Diss. Göttingen 1969.

———, *Prüfung/Miḥna* = Iskandar, A.Z. (ed.), *Galeni De optimo medico cognoscendo libelli versio Arabica* (CMG Suppl. Orientale IV), Berlin 1988.

———, *Timaios* = *Galeni Compendium Timaei Platonis aliorumque dialogorum synopsis quae extant fragmenta edd.* P. Kraus et R. Walzer (*Plato Arabus* I), London 1941.

Ǧaubarī, *Muḫtār* (ed. Höglmeier) = *Al-Ǧaubarī und sein* Kašf al-asrār – *ein Sittenbild des Gauners im arabisch-islamischen Mittelalter* (*7./13. Jahrhundert*), ed. Höglmeier, M., Berlin 2006 (zu Teilübs. s. u. IV., Wiedemann, Charlatane; id., Parfümerie).

Ġazālī, *Iḥyāʾ* = Muḥammad al-Ġazālī, *Iḥyāʾ ʿulūm ad-dīn*, 4 Bde., Kairo 1334 h. [1915–1916] (vgl. IV., Wehr, *Iḥyāʾ*).

———, *Munqiḏ* (ed. Jabre) = *Al-Ghazali. Erreur et délivrance. Edition arabe et traduction française avec introduction et notes par* Farid Jabre, Beirut 1959.

b. -Ǧazzār, *Ḫawāṣṣ* = *Die* Risāla fī l-Ḫawāṣṣ *des Ibn al-Ǧazzār. Die arabische Vorlage des Albertus Magnus zugeschriebenen Traktats* De mirabilibus mundi. *Herausgegeben, übersetzt und kommentiert von* F. Käs (AKM 79), Wiesbaden 2012.

b. Ǧulǧul, *Ṭabaqāt* = Abū Dāwūd b. Ǧulǧul, *Ṭabaqāt al-aṭibbā' wa-l-ḥukamā'*, ed. Sayyid, F. (Publications de l'Institut Français d'Archéologie Orientale Du Caire, Textes et Traductions d'Auteurs Orientaux 10), Kairo 1955.

b. Ǧumai', *Iskandarīya,* = Hibatallāh ibn Zain ibn Ǧumai', *Ṭab' al-Iskandarīya,* edd. M.S. 'Asīrī, S. 'A. al-Bišrī, Mekka 1417/1997.

———, *Rasā'il* = *Medical treatises. Rasā'il fī l-ṭibb by Hibatallāh ibn Zayn ibn Ḥasan Ibn Jumay'* (Publications of the Institute for the History of Arabic-Islamic Science, Series C 74), Frankfurt a.M. 2010.

———, *Ṣalāḥīya* (ed. Fähndrich) = *Treatise to Ṣalāḥ ad-Dīn on the revival of the art of medicine by Ibn Jumay'. Edited and translated by* H. Fähndrich (AKM 46,3), Wiesbaden 1983.

b. Ḫaldūn, *Muqaddima* = Ibn Ḫaldūn, 'Abd ar-Raḥmān, *The Muqaddimah. An introduction to history. Translation from the Arabic by* F. Rosenthal (Bollingen Series 43), 3 Bde., New York 1958.

Hippokrates, *Ḥabal* = *Kitāb Buqrāṭ fī ḥabal 'alā ḥabal* (*Hippocrates: On superfoetation*), ed. Mattock, J.N. (ATST 3), Cambridge 1968.

———, *Qaṭīṭrīyūn* = *Kitāb Buqrāṭ al-ma'rūf bi-Qaṭīṭrīyūn* (*Hippocrates: In the surgery*), ed. Lyons, M.C. (ATST 3), Cambridge 1968.

———, *Ṭabī'a* = *Kitāb Buqrāṭ fī Ṭabī'at al-insān* (*Hippocrates: On the nature of man*), edd. Mattock, J.N.; Lyons, M.C. (ATST 4), Cambridge 1968.

———, *Tadbīr* = *Kitāb Tadbīr al-amrāḍ al-ḥādda li-Buqrāṭ* (*Hippocrates: Regimen in acute diseases*), Lyons, M.C. (ATST 1), Cambridge 1966.

b. Hindū, *Miftāḥ* (ed. Manṣūrī) = Abu l-Faraǧ b. Hindū, *Miftāḥ aṭ-ṭibb wa-minhāǧ aṭ-ṭullāb*, ed. al-Manṣūrī, 'A., Beirut 1422/2002 (zur engl. Übersetzung siehe IV., Tibi, *Key*).

———, *Miftāḥ* (ed. Muḥaqqiq) = *Miftāḥ aṭ-ṭibb wa-minhāǧ aṭ-ṭullāb*, edd. Muḥaqqiq, M.; Dānišpažūh, M.T., Teheran 1368š/1989.

———, *Kalim* = *al-Kalim ar-rūḥānīya min al-ḥikam al-yūnānīya*, ed. al-Farḥān, M. Ǧ., Beirut 2001.

b. Hubal, *Muḫtārāt* = Muhaḏḏab ad-Dīn b. Hubal, *al-Muḫtārāt fi ṭ-ṭibb*, 4 Bde., Ḥaidarābād 1362 [1943–1944].

Ḥunain, *Masā'il* = Ḥunain b. Isḥaq, *al-Masā'il fi l-ṭibb li-l-muta'allimīn*, edd. Abū Rayyān, M. 'A. et al., Cairo 1978.

———, *Mā turǧima* (A) = *Risālat Ḥunain ibn Isḥāq ilā 'Alī ibn Yaḥyā fī ḏikr mā turǧim min kutub Ǧālīnūs bi-'ilmihī wa-ba'ḍ mā lam yutarǧam*, ed. Bergsträsser, G., *Ḥunain ibn Isḥāq über die syrischen und arabischen Galen-Übersetzungen* (AKM 17,2), Leipzig 1925.

———, *Mā turǧima* (B) = Bergsträsser, G., *Neue Materialien zu Ḥunain ibn Isḥāq's Galen-Bibliographie* (AKM 19,2), Leipzig 1932.

———, *Nawādir* = *Nawādir al-falāsifa*, Übs. Löwenthal, G., *Honein Ibn Ishâk. Sinnsprüche der Philosophen*, Berlin 1896.

Iḫwān aṣ-ṣafā', *Rasā'il* = *Rasā'il Iḫwān aṣ-ṣafā'*, 4 Bde., Bombay 1305 h. [1887–1888].

Isḥāq b. Ḥunain, *Ta'rīḫ* = Rosenthal, F. (ed.), Isḥâq ibn Ḥunayn's *Ta'rîḫ al-aṭibbâ'*, in *Oriens* 7 (1954), 55–80.

Kaskarī, *Kunnāš* = Ya'qūb al-Kashkarī, *Book on Medicine. Kunnāsh* (Publications of the Institute for the History of Arabic-Islamic Science, Series C 17), Frankfurt a.M. 1985.

Kinānī, *Aḥkām* = García Gomez, E., „Ordenanzas del zoco" del siglo IX: Traducción del más antiguo antecedente de los tratados andaluces de „*ḥisba*" por un autor andaluz, in *al-Andalus* 22 (1957), 253–316 (span. Übers. von Yaḥyā ibn 'Umar al-Kinānī, *Aḥkām as-sūq*).

Kindī, *Aqrābāḏīn* = *The Medical Formulary or Aqrābādhīn of al-Kindī translated with a study of its Materia Medica* by Martin Levey, Madison/Wisconsin 1966.

———, *Kīmiyā'* = Abū Yūsuf al-Kindī, *Kīmiyā' al-'iṭr wa-t-taṣ'īdāt. Ein Beitrag zur Geschichte der arabischen Parfümchemie und Drogenkunde übersetzt von* K. Garbers (AKM 30), Leipzig 1948.

Kūhīn, *Minhāǧ* = Abu l-Munā b.a. Naṣr al-'Aṭṭār al-Isrā'īlī, *Kitāb Minhāǧ al-dukkān wa-dustūr al-a'yān fī a'māl wa-tarkīb al-adwiya an-nāfi'a li-l-abdān*, ed. Zaġla, Ḥ., Būlāq 1287/1870.

Maǧūsī, *Malakī* = 'Alī b. al-'Abbās al-Maǧūsī, *Kāmil aṣ-ṣinā'a aṭ-ṭibbīya*, 2 Bde., Būlāq 1294/1877.

Maǧūsī, *Malakī* (lat.) = Haly fil. Abbas, *Liber medicinae, qui dicitur regalis dispositio a Stephano ex arab. lingua in lat. trans.*, Venetiis 1492 (*Liber regius*).

Maimonides, *Bayān* = Kroner, H., *Der medicinische Schwanengesang des Maimonides.* Fī Bayān al-a'rāḍ – „*Über die Erklärung der Zufälle*", Leiden 1928. (statt „Zufälle", lies „Symptome"!).

———, *Fuṣūl* = *Kitāb al-Fuṣūl fī ṭ-ṭibb. Medical aphorisms*, ed. Bos, G., 2 Bde., Provo/Utah 2004 (treatises 1–5), 2007 (treatises 6–9); s.o. Lit.-vz. I, Nr. 48.

———, *Regimen* = *Moses Maimonides' two treatises on the regimen of health* Fī tadbīr al-Ṣiḥḥa *and* Maqāla fī Bayān ba'ḍ al-a'rāḍ wa-l-jawāb 'anhā. *Translated from the Arabic and ed. in accordance with the Hebrew and Latin versions by* Ariel Bar-Sela, H.E. Hoff and E. Faris (Transactions of the American Philos. Soc. held at Philadelphia for promoting useful knowledge, N.S. Vol. 549 Part. 4), Philadelphia 1964.

———, *'Uqqār* = *Šarḥ asmā' al-'uqqār* (*L'explication des noms de drogues*), *Un glossaire de matière médicale composé par Maïmonide*, ed. Meyerhof, M. (Mémoires de l'Institut d'Égypte, Tome 41), Kairo 1940.

b. Malkā, *Mu'tabar* = Hibatallāh Ibn Malkā, *Kitāb al-Mu'tabar fī l-ḥikma*, 3 Bde., Ḥaidarābād 1357–1358 h. [1938–1940].

Maqrīzī, *Ḫiṭaṭ* = Taqīy ad-Dīn al-Maqrīzī, *al-Ḫiṭaṭ al-Maqrīzīya*, 4 Bde., Kairo 1324–1326 [1906–1908].

Masīḥī, *Mi'a* = Abū Sahl 'Īsā b. Yaḥyā al-Masīḥī, *Kitāb al-Mi'a fī ṭ-ṭibb. Le livre des cent questions en médecine*, ed. Sanagustin, F., 2 Bde., Damaskus 2000.

Masʿūdī, *Murūǧ* = *Maçoudi. Les prairies d'or. Texte et traduction par* C. Barbier de Meynard et A. Pavet de Courteille, 9 Bde. (Collection d'ouvrages orientaux publiée par la Société Asiatique, Série 1,II), Paris 1861–1877.

———, *Murūǧ* (ed. Pellat) = Abu l-Ḥasan al-Masʿūdī, *Murūǧ aḏ-ḏahab wa-maʿādin al-ǧawāhir*, ed. Pellat, Ch., 9 Bde. (Manšūrāt al-Ǧāmiʿa al-Lubnānīya. Qism ad-dirāsāt at-taʾrīḫīya 10), Beirut 1965–1979.

———, *Tanbīh* = *at-Tanbīh wa-l-išrāf*, ed. de Goeje, M.J. (Bibliotheca geographorum arabicorum 8), Leiden 1894.

b. -Maṭrān, *Bustān* = Muwaffaq ad-Dīn Asʿad b.a. l-Fatḥ Ilyās b. al-Maṭrān, *Bustān al-aṭibbāʾ wa-rauḍat al-alibbāʾ*, Ms. Bethesda/Maryland, National Library of Medecine A 8 (olim Army Medical Library, Cleveland/Ohio, Washington).

Nabarāwī, siehe Šaizarī

b. -Nadīm, *Fihrist* = Abu l-Faraǧ b. an-Nadīm, *Kitāb al-Fihrist*, ed. Flügel, G., 2 Bde., Leipzig 1871–1872.

b. Qāḍī Baʿlabakk, *Mufarriḥ* = Badr ad-Dīn al-Muẓaffar b. Maǧd ad-Dīn ʿAbd ar-Raḥmān b. Ibrāhīm, *Mufarriḥ an-nafs: mā yaǧlibu l-faraḥ wa-s-surūr min al-aṭʿima wa-l-adwiya wa-l-anǧām wa-l-ʿuṭūr*, edd. Ḥannūn, ʿA. ʿA.; Ṣabbāǧ, Y., Beirut 1428/2007 (s.o. Lit.vz. I, Nr. 9).

Qifṭī, *Ḥukamāʾ* = Ibn al-Qifṭī, *Taʾrīḫ al-Ḥukamāʾ*, auf Grund der Vorarbeiten Aug. Müller's hrsg. von J. Lippert, Leipzig 1903.

b. -Quff, *ʿUmda* (Kircher) = Kircher, H.G., *Die „einfachen Heilmittel" aus dem „Handbuch der Chirurgie" des Ibn al-Quff*, Diss. phil. Bonn 1967.

Qusṭā, *Iʿdāʾ* (ed. Fähndrich) = *Abhandlung über die Ansteckung von Qusṭā ibn Lūqā. Herausgegeben, übersetzt und kommentiert von* Hartmut Fähndrich (AKM 48,2), Stuttgart 1987.

———, *Faṣl* = Gabrieli, G. (ed.), La Risalah „Sulla differenza tra lo spirito e l'anima", in *Atti della R. Accademia dei Lincei: Rendiconti, classe di scienze morali, storiche e filologiche*, 19 (1910), 622–655 (Qusṭā b. Lūqā, *Fi l-Faṣl bain ar-rūḥ wa-n-nafs*).

Qūṣūnī, *Qāmūs* = Madyan ibn ʿAbd ar-Raḥmān al-Qūṣūnī, *Qāmūs al-aṭibbāʾ wa-nāmūs al-alibbāʾ*, Faksimileedition (Muṣauwarāt Maǧmaʿ al-luġa al-ʿarabīya bi-Dimašq), 2 Bde., Damaskus 1399/1979.

Rāzī, *Ḥāwī* = Abū Bakr Muḥammad b. Zakarīyāʾ ar-Rāzī, *Kitāb al-Ḥāwī fī ṭ-ṭibb*, 23 Bde., Ḥaidarābād 1955–1970.

———, *Miḥna* = Iskandar, A.Z., ar-Rāzī wa-Miḥnat aṭ-ṭabīb, in *Machriq* 54 (1960), 471–522, bes. 502–513 (*Risāla fī Miḥnat aṭ-ṭabīb wa-tabyīnihī*).

———, *Muršid* = Iskandar, A.Z., Abū Bakr ar-Rāzī. Kitāb al-Muršid au al-Fuṣūl, in *RIMA* 7 (1961), 3–125 (zur franz. Übers. s.u., IV. Moubachir, *Guide*).

———, *Ṭibb rūḥānī* = Arberry, A.J. (Übs.), *The spiritual Physick of Rhazes*, London 1950 (*aṭ-Ṭibb ar-rūḥānī*).

b. Riḍwān, *Nāfiʿ* (ed. Sāmarrāʾī) = ʿAlī b. Riḍwān al-Miṣrī, *al-Kitāb an-Nāfiʿ fī kaifīyat taʿlīm ṣināʿat aṭ-ṭibb*, ed. as-Sāmarrāʾī, K., Bagdad 1986.

———, *Taṭarruq* = *ʿAlī ibn Riḍwān. „Über den Weg zur Glückseligkeit durch den ärztlichen Beruf"*, ed. Dietrich, A., Göttingen 1982.

Ruhāwī, *Adab* = Isḥāq b. ʿAlī ar-Ruhāwī, *Adab aṭ-ṭabīb*, Ms. Edirne, Selimiye Kütüphanesi 1658 (Bei Zitaten aus ar-Ruhāwīs Werk werden ausschließlich die Foliozahlen der Handschrift Edirne angegeben. Die entsprechenden Stellen in den Ausgaben und der englischen Übersetzung [s. u. IV., Levey, *Ethics*] können anhand dieser leicht aufgefunden werden).

———, *Adab* (Faks.) = *The Conduct of the Physician. Adab al-ṭabīb by Isḥāq ibn ʿAlī al-Ruhāwī* (Publications of the Institute for the History of Arabic-Islamic Science, Series C 18), Frankfurt a.M. 1985.

———, *Adab* (ed. ʿAsīrī) = Isḥāq b. ʿAlī ar-Ruhāwī, *Adab aṭ-ṭabīb*, ed. ʿAsīrī, M.S.M., ar-Riyāḍ 1992.

———, *Adab* (ed. Sāmarrāʾī) = Isḥāq b. ʿAlī ar-Ruhāwī, *Adab aṭ-ṭabīb*, ed. as-Sāmarrāʾī, K., Bagdad 1992.

b. Rušd, *Kullīyāt* = Abu l-Walīd b. Rušd, *K. al-Kullīyāt fī ṭ-ṭibb*, Ms. Madrid, Bibl. Nacional 5013.

———, *Kullīyāt* (ed.) = Abu l-Walīd b. Rušd, *K. al-Kullīyāt fī ṭ-ṭibb*, edd. Fórneas Besteiro, J.M.; Alvarez de Morales, C., 2 Bde. Madrid/Granada 1987.

———, *Kullīyāt* (Bürgel), s. u. IV., Bürgel, *Averroes ‚contra Galenum'*.

Šaizarī, *Nihāya* = Behrnauer, W., Mémoire sur les institutions de police chez les Arabes, les Persans et les Turcs, in *JA*, série 5, tome 15 (1860), 461–508; tome 16 (1860), 114–190; 247–392; tome 17 (1861), 5–76 (franz. Übs. von ʿAbd ar-Raḥmān aš-Šaizarī an-Nabarāwī, *Nihāyat ar-rutba fī ṭalab al-ḥisba*).

———, *Nihāya* (ed. Buckley) = *The book of the Islamic market inspector. Nihāyat al-rutba fī ṭalab al-ḥisba* (*The utmost authority in the pursuit of Ḥisba*) *by ʿAbd al-Raḥmān b. Naṣr al-Shayzarī*, ed. Buckley, R.P. (JSS, Supplement 9), Oxford 1999.

Ṣāʿid, *Ṭabaqāt* = Ṣāʿid ibn Aḥmad al-Andalusī, *Kitāb Ṭabaqāt al-umam*, ed. Cheikho, L., Beirut 1912.

———, *Ṭabaqāt* (franz.) = *Ṣâʿid al-Andalusî: Livre des catégories des nations. Traduction avec notes et indices par* Régis Blachère (PIHEM 28), Paris 1935.

Ṣāʿid, *Tašwīq* (ed. Spies) = *Das Buch* at-Tašwīq aṭ-ṭibbī *des Ṣāʿid ibn al-Ḥasan. Ein arabisches* Adab-*Werk über die Bildung des Arztes. Herausgegeben und bearbeitet von* Otto Spies (Bonner orientalistische Studien; N.S., Bd. 16), Bonn 1968. (zur Übersetzung s. u. IV., Taschkandi, *Tašwīq*).

Samarqandī, *Tarkīb* = Levey, M.; al-Khaledy, N. (edd.), *The medical formulary of Al-Samarqandī and the relation of early Arabic simples to those found in the indegenous medicine of the Near East and India*, Philadelphia 1967 (Naǧīb ad-Dīn as-Samarqandī, *Kitāb Uṣūl tarkīb al-adwiya fī ṭ-ṭibb*).

Saqaṭī, *Ḥisba* = Colin, G.S.; Lévi-Provençal, E. (edd.), *Un manuel hispanique de Ḥisba* (PIHEM 21), Paris 1931 (Abū ʿAbdallāh as-Saqaṭī, *Kitāb fī Ādāb al-ḥisba*).

b. Sīnā, *Anima* = *Avicenna's De Anima (Arabic text) being the psychological part of Kitāb al-Shifā'*, ed. Rahman, F., London 1959.

b. Sīnā, *Poème* = Jahier, H.; Noureddine, A., *Poème de la médecine (Urǧūza fī ṭ-ṭibb). Texte arabe, traduction française et traduction latine du XIIIe siècle*, Paris 1956.

b. Sīnā, *Qānūn* = Abū ʿAlī b. Sīnā, *Kitāb al-Qānūn fī ṭ-ṭibb*, 3 Bde., ed. Rom 1593, Nachdr. Frankfurt a.M. 1996.

Sulamī, *Imtiḥān* = Leiser, G.; Al-Khaledy, N., *Questions and answers for physicians. A medieval Arabic study manual by ʿAbd al-ʿAzīz al-Sulamī*, Leiden 2004.

Suramarrī, Šifāʾ, s.o. I., Nr. 87.

Suyūṭī, *Ṭibb* = Elgood, C. (Übs.), Tibb ul-nabbi or medicine of the prophet, in *Osiris* 14 (1962), 33–192 (engl. Übersetzung von Ǧalāl ad-Dīn as-Suyūṭī, *Ṭibb an-nabīy*).

Ps.-Ṯābit, *Ḏaḫīra* = (Ps.-)Ṯābit b. Qurra, *K. aḏ-Ḏaḫīra fī ʿilm aṭ-ṭibb. The book of Al Dakhîra*, ed. Sobhy, G., Kairo 1928.

Ṭabarī, *Firdaus* = ʿAlī ibn Rabban aṭ-Ṭabarī, *Firdaus al-ḥikma fī ṭ-ṭibb*, ed. Siddiqi, M.Z., Berlin 1928.

Ṭabarī, *Muʿālaǧāt* (Faks.) = Abu l-Ḥasan Aḥmad b. Muḥammad aṭ-Ṭabarī, *al-Muʿālaǧāt al-Buqrāṭīya* (Publications of the Institute for the History of Arabic-Islamic Science, Series C 47), 2 Bde., Frankfurt a.M. 1990.

Tabrīzī, Miškāt = al-Ḫaṭīb at-Tabrīzī, *Miškāt al-maṣābīḥ*, Damaskus 1380–1381/1961–1962.

———, *Miškāt* (Robson) = *Miškāt al-maṣābīḥ*, Engl. transl. with explanatory notes by James Robson, Lahore 1975.

Tanūḫī, *Faraǧ* = Abū ʿAlī al-Muḥassin at-Tanūḫī, *al-Faraǧ baʿd aš-šidda*, Kairo 1375/1955.

ʿUbaidallāh, *Rauḍa* = *Ar-Raoudat at-tibbiyya (Le jardin médical) par Ubaid-Allah*, ed. Sbath, P., Kairo 1927 (ʿUbaidallāh ibn Ǧibrāʾīl ibn Buḫtīšūʿ, *ar-Rauḍa aṭ-ṭibbīya*).

b. -Uḫūwa, *Maʿālim* = Muḥammad b. Muḥammad Ibn al-Uḫūwa, *Maʿālim al-qurba fī aḥkām al-ḥisba*, ed. Levy, R. (Gibb Memorial Series N.S. 120), London 1938.

———, *Maʿālim* (ed. Šaʿbān) = *Maʿālim al-qurba fī aḥkām al-ḥisba*, ed. Šaʿbān, M.M., Kairo 1972.

b.a. Uṣaibiʿa, *ʿUyūn* = Ibn abī Uṣaibiʿa, *ʿUyūn al-anbāʾ fī ṭabaqāt al-aṭibbāʾ*, ed. Müller, A., Kairo/Königsberg 1884 (zur englischen Übersetzung s.u. IV. Kopf, *History*).

———, *ʿUyūn* (B) = Ibn abī Uṣaibiʿa, *ʿUyūn al-anbāʾ fī ṭabaqāt al-aṭibbāʾ*, ed. Riḍā, N., Beirut (Dār Maktabat al-Ḥaiyāt) 1965.

Uṭruš, *Iḥtisāb* = Serjeant, R.B. (ed.), A Zaidī manual of *ḥisba* of the 3rd century (H), in *RSO* 28 (1957), 1–34 (Ḥasan ibn ʿAlī al-Uṭruš, *Kitāb al-Iḥtisāb*).

Yaʿqūbī, *Taʾrīḫ* = *Taʾrīḫ Aḥmad ibn abī Yaʿqūb ibn Wāḍiḥ al-maʿrūf bi-l-Yaʿqūbī*, ed. Houtsma, M.Th., Leiden 1883.

Yāqūt, *Buldān* = *Jacut's geographisches Wörterbuch*, ed. Wüstenfeld, F., 6 Bde., Leipzig 1866–1870 (Šihāb ad-Dīn Yāqūt ar-Rūmī, *K. Muʿǧam al-buldān*).

———, *Iršād* = *Iršād al-arīb ilā maʿrifat al-adīb (Muʿǧam al-udabāʾ)*, ed. Margoliouth, D.S. (Gibb Memorial Series 6), 7 Bde., Leiden 1907–1926.

III Griechische Quellen

Aristoteles (ed. Bekker) = Aristoteles, *Opera Graece ex recensione* Imm. Bekkeri *ed. Ac. Reg. Borussica*, 4 Bde., Berlin 1831–1837; Bd. 5 = Bonitz, H., *Index Aristotelicus*, Berlin 1870.

Aristoteles (ed. Didotti) = *Aristotelis opera omnia, graece et latine cum indice nominum et rerum absolutissimo cum praefatione* A.F. Didotti, 5 Bde., Paris 1848–1869, Nachdr. Hildesheim 2007.

Diller, s. Hippokrates

Galen (ed. Boudon-Millot) = Boudon-Millot, V., *Galien. Tome I: Introduction générale; Sur l'ordre de ses propres livres; Sur ses propres livres; Que l'excellent médecin est aussi philosophe*, Paris 2007.

Galen (ed. Kühn) = *Claudii Galeni opera omnia, editionem curavit* D. Carolus Gottlob Kühn, 20 Bde., Leipzig 1821–1833.

Galen, *Kmt. Epid.* = *Galeni in Hippocratis Epidemiarum libr. 6 comm. 1–8*, edd. Wenkebach, E.; Pfaff, F. (CMG V, 10,2,2), Leipzig/Berlin 1940.

Galen, *Praecog.* (ed. Nutton) = *Galeni De praecognitione, edidit, in linguam Anglicam vertit, commentatus est* V. Nutton (CMG V 8,1), Berlin 1979.

Galen, *Protreptikos* = Γαληνοῦ Προτρεπτικὸς ἐπ' ἰατρικήν. *Galens Werbeschrift: Studiert Medizin! (Ein Fragment). Griechisch und deutsch herausgegeben und übersetzt von* Walther John, (Staatl. Gymnasium Göttingen. Festschrift zur 350-Jahrfeier, Beilage), Göttingen 1936.

Galen, *Scripta minora* = *Claudii Galeni Pergameni scripta minora* vol. 1, ed. Marquardt, J., Leipzig 1884; vol. 2, ed. Müller, I., Leipzig 1891; vol. 3, ed. Helmreich, G., Leipzig 1893.

Hippokrates (ed. Littré) = *Œuvres complètes d'Hippocrate, traduction nouvelle avec le texte grec en regard* etc. Par E. Littré, 10 Bde., Paris 1839–1861.

Hippokrates (ed. Kuehlewein) = *Hippocratis Opera quae feruntur omnia*, ed. Kuehlewein, H., 2 Bde., Leipzig 1894, 1902.

Hippokrates (ed. Heiberg) = *Hippocratis Opera. vol. I,1: Hippocratis Indices librorum, Iusiurandum, Lex, De arte, De medico, De decente habitu, Praeceptiones, De prisca medicina, De aere locis aquis, De alimento, De liquidorum usu, De flatibus*, ed. Heiberg, J.L. (CMG I 1), Leipzig/Berlin 1927.

Hippokrates (Diller) = H. Diller (Übs.), *Hippokrates. Schriften. Die Anfänge der abendländischen Medizin* (Rowohlts Klassiker der Literatur und der Wissenschaft, Griechische Literatur Bd. 4), Hamburg 1962.

Hippokrates (Schubert/Leschhorn) = Schubert, Ch.; Leschhorn, W., *Hippokrates. Ausgewählte Schriften*, Düsseldorf/Zürich 2006.
Kühn, s. Galen
Kuehlewein, s. Hippokrates
Littré, s. Hippokrates
Plato = *Platonis Opera*, ed. Burnet, I., Oxford 1900–1907, Nachdr. 1960.
Plato (dt.) = *Sämtliche Werke*. Nach der Übersetzung von F. Schleiermacher und H. Müller hrsg. von W.P. Otto, E. Grassi, G. Plamböck, (Rowohlts Klassiker der Literatur und der Wissenschaft, Griechische Philosophie 6), 6 Bde., Hamburg 1957–1959.
Vita Hippocratis = *Sorani Gynaeciorum libri IV, De signis fracturarum, De fasciis, Vita Hippocratis secundum Soranum*, ed. Ilberg, J. (CMG IV), Leipzig/Berlin 1927.

IV Sekundärliteratur

Abele, *Einfluss* = Abele, S., *Der politisch-gesellschaftliche Einfluss der nestorianischen Ärzte am Hofe der Abbasidenkalifen von al-Manṣūr bis al-Mutawakkil* (Nūr al-ḥikma, 3), Hamburg 2008.
Ali, Psychothérapie = Ali, Z., La psychothérapie dans la médecine arabe, in *Bulletin de la Société Française d'Histoire de la Médecine* 30 (1936), 268–272.
Álvarez Millán, Clinical Account = Álvarez Millán, C., The clinical account in Medieval Islamic medical literature: *Tajārib* and *Mujarrabāt* as source, in *Medical History* 54.2 (April 2010), 195–214.
Andrae, *Mohammed* = Andrae, T., *Mohammed, sein Leben und sein Glaube*, Göttingen 1932.
Arnold/Guillaume, *Legacy* = Arnold, T.; Guillaume, A., *The Legacy of Islam*, Oxford 1930.
ʿAwaḍ, *Ruhāwī* = ʿAwaḍ, M.A., *Min taʾrīḫ aṭ-ṭibb al-ʿarabī fi l-ʿuṣūr al-wusṭā: Abū Isḥāq b. ʿAlī ar-Ruhāwī wa-maḫṭūṭatuhū „Adab aṭ-ṭabīb"*, Kairo 1993.
Bachmann, *Ethik* = Bachmann, M., *Die Nachwirkungen des hippokratischen Eides. Ein Beitrag zur Geschichte der ärztlichen Ethik*, Diss. med., Mainz 1952.
Bachmann, P., s. o. (II.) Galen, *Philosoph*.
Bachour, *Paracelsismus* = Bachour, N., *Oswaldus Crollius und Daniel Sennert im frühneuzeitlichen Istanbul. Studien zur Rezeption des Paracelsismus im Werk des osmanischen Arztes Ṣāliḥ b. Naṣrullāh Ibn Sallūm al-Ḥalabī*, Freiburg 2012.
Badawī, *Arisṭū* = Badawī, ʿAbd ar-Raḥmān, *Arisṭū ʿinda l-ʿArab*, Kairo 1947.
———, *Manṭiq Arisṭū* = *Manṭiq Arisṭū*, 3 Bde., Kairo 1948–1952.
Baljon, *Interpretation* = Baljon, J.M.S., *Modern Muslim Koran Interpretation* (1880–1960), Leiden 1961.
Bauer, *Ehe* = Bauer, H., *Von der Ehe. Das 12. Buch von al-Ġazālīs Hauptwerk* (Islamische Ethik, Heft 2), Halle 1917.

Becker, *Erbe* = Becker, C.H., *Das Erbe der Antike im Orient und Okzident*, Leipzig 1931.

Behrnauer, Mémoire = Behrnauer, W., Mémoire sur les institutions de police chez les Arabes, les Persans et les Turcs, in *JA*, série 5, tome 15 (1860), 461–508; tome 16 (1860), 114–190; 247–392; tome 17 (1861), 5–76.

Biesterfeldt, Fortleben = Biesterfeldt, H.H., Secular Graeco-Arabica – Fifty years after Franz Rosenthal's *Fortleben der Antike im Islam*, in *Intellectual History of the Islamicate World* 3 (2015), 125–157.

———, Hellenistische Wissenschaften = Hellenistische Wissenschaften und arabisch-islamische Kultur, in Dummer, J.; Vielberg, M. (edd.), *Leitbild Wissenschaft?* (Altertumswissenschaftliches Kolloquium. Interdisziplinare Studien zur Antike und zu ihrem Nachleben, 8), Stuttgart 2003, 9–37.

———, *Kräfte*, s. o. (II.) Galen, *Kräfte*.

———, Palladius = Palladius on the Hippocratic *Aphorisms*, in Cristina D'Ancona (ed.), *The Libraries of the Neoplatonists. Proceedings of the Meeting of the European Science Foundation Network „Late Antiquity and Arabic Thought. Patterns in the Constitution of European Culture" held in Strasbourg, March 12–14, 2004*, Leiden 2007, 385–397.

———, Rosenthal = Franz Rosenthal's *Half an Autobiography*, in *Die Welt des Islams* 54 (2014), 34–105.

———, Terminologie = Zur medizinischen Terminologie des arabisch-islamischen Mittelalters, in Jacquart, D. (ed.), *La formation du vocabulaire scientifique et intellectuel dans le Monde arabe*, Turnhout 1994, 66–90.

Ben Yahia, Falsification = Ben Yahia, B., Falsification et contrôle des médicaments pendant la période islamique, in Bodenheimer, F.S. (ed.), *Actes du VIIe Congrès international d'histoire des sciences: Jérusalem, 4–12 août 1953*, Paris 1954, 210–215.

Berendes, *Apothekenwesen* = Berendes, J., *Das Apothekenwesen. Seine Entstehung und geschichtliche Entwicklung bis zum XX. Jh.*, Stuttgart 1907, Nachdr. Hildesheim 1966.

Bergsträsser, *Ḥunain* = Bergsträsser, G., *Ḥunain ibn Isḥāq und seine Schule*, Leiden 1913.

———, *Galenübersetzungen*, s. o. (II.), Ḥunain, *Mā turǧima* A.

———, *Galen-Bibliographie*, s. o. (II.), Ḥunain, *Mā turǧima* B.

Boer, *Philosophie* = Boer, T.J. de, *Geschichte der Philosophie im Islam*, Stuttgart 1901.

Bonnet, *Subfiguratio* = Bonnet, A.M., *De Claudii Galeni Subfiguratione empirica*, Bonn 1872.

Brewster, Physicians = Brewster, P.G., Physicians and surgeons as depicted in 16th and 17th century English literature, in *Osiris* 14 (1962), 13–32.

Brockelmann, *GAL G* = Brockelmann, C., *Geschichte der arabischen Litteratur. Zweite den Supplementbänden angepaßte Auflage*, 2 Bde., Leiden 1943–1944.

———, *GAL S* = *Geschichte der arabischen Litteratur. Supplement*, 3 Bde., Leiden 1937–1942.

Browne, *Medicine* = Browne, E.G., *Arabian Medicine, being the Fitzpatrick lectures delivered at the College of Physicians in Nov. 1919 and Nov. 1920*, Cambridge 1921.

Bürgel, Adab = Bürgel, J.C., *Adab* und *iʿtidāl* in ar-Ruhāwīs *Adab aṭ-ṭabīb*. Studie zur Bedeutungsgeschichte zweier Termini, in ZDMG 117 (1967), 90–102.

———, *Allmacht* = *Allmacht und Mächtigkeit. Religion und Welt im Islam*, München 1991.

———, Auferweckung = Die Auferweckung vom Scheintod. Ein Topos in der medizinischen Literatur des arabischen Mittelalters, in *Zeitschrift für Geschichte der arabisch-islamischen Wissenschaften* 4 (1987/88), 176–194.

———, *Averroes ‚contra Galenum‘* = *Averroes ‚contra Galenum‘: das Kapitel von der Atmung im* Colliget *des Averroes als ein Zeugnis mittelalterlich-islamischer Kritik an Galen* (NAWG, Philologisch-Historische Klasse, 1967,9), Göttingen 1968.

———, Bildung = „Die Bildung des Arztes." Eine arabische Schrift zum „ärztlichen Leben" aus dem 9. Jahrhundert, in *Sudhoffs Archiv* 50 (1966), 337–360.

———, Doppelgesicht = Muḥammad oder Galen. Das Doppelgesicht der Heilkunst in der islamischen Kultur, in Balmer, H.; Glarus, B. (edd.), *Die Blütezeit der arabischen Wissenschaft*, Zürich 1990, 41–68.

———, *Hofkorrespondenz* = *Die Hofkorrespondenz ʿAḍud ad-Daulas und ihr Verhältnis zu anderen historischen Quellen der frühen Buyiden*, Wiesbaden 1965.

———, Jāmī = Some Medical Passages in Jāmī's ‚Golden Chain‘ and his Alexander Novel, in Pourjavady, N.; Vesel, Ž. (edd.), *Sciences, techniques et instruments dans le monde iranien (x^e^–xixe siècle): Actes du colloque tenu à l'université de Téhéran, 7–9 juin 1998*, Teheran 2004, 267–279.

———, Kräftefeld = Die wissenschaftliche Medizin im Kräftefeld der islamischen Kultur, in *Bustan. Österreichische Zeitschrift für Kultur und Politik der islamischen Länder*, 8. Jg. Heft 1 (1967), 9–19.

———, *Maʾmūnī* = *Die ekphrastischen Epigramme des Abū Ṭālib al-Maʾmūnī. Literaturkundliche Studie über einen arabischen Conceptisten* (NAWG, Philologisch-Historische Klasse; 1965,4), Göttingen 1966.

———, Musicotherapy = Musicotherapy in the Islamic Middle Ages, in Said, H.M. (ed.), *History and Philosophy of Science. Proceedings of the International Congress of the History and Philosophy of Science*, Islamabad 1979, III, 33–38.

———, Psychosomatic Methods = Psychosomatic Methods of Cures in the Islamic Middle Ages, in *Humaniora Islamica* 1 (1973), 157–172.

———, Rez. Adab = Rezension zu Levey, M., *Medical Ethics of Medieval Islam with Special Reference to al-Ruhāwī's „Practical Ethics of the Physician"* (Philadelphia 1967), in *Göttingische Gelehrte Anzeigen*, 220 (1968), 215–227.

Capelle, *Hippokrates* = Capelle, W., *Hippokrates. Fünf auserlesene Schriften* (Bücher d. Wissens 255), Frankfurt a.M./Hamburg 1959.

Casartelli, Traité pehlevi = Casartelli, L.G., Un traité pehlevi sur la médecine. Introduction à la médecine mazdéenne, in *Muséon* 5 (1886), 296–316, 531–558.

Chipman, *Pharmacy* = Chipman, L., *The World of Pharmacy and Pharmacists in Mamlūk Cairo* (Sir Henry Wellcome Asian Series, 8), Leiden 2010.

Deichgräber, *Eid*, = Deichgräber, K., *Der hippokratische Eid*, Stuttgart 1955.

———, *Empirikerschule* = *Die griechische Empirikerschule*, Berlin ²1965 (¹1930).

———, *Professio* = *Professio medici: zum Vorwort des Scribonius Largus* (Abhandlungen der Akademie der Wissenschaften und der Literatur, Geistes- und Sozialwissenschaftliche Klasse, Jg. 1950, Nr. 9), Mainz 1950.

———, *Puls* = *Galen als Erforscher des menschlichen Pulses. Ein Beitrag zur Selbstdarstellung des Gelehrten* (De dignotione pulsuum I 1), (Sitzungsberichte der Deutschen Akademie der Wissenschaften zu Berlin, Klasse für Sprachen, Literatur und Kunst; Jg. 1956, Nr. 3), Berlin 1956.

———, Standesethik = Die ärztliche Standesethik des hippokratischen Eides, in *QSGNM* 3 (1933), 79–99.

Demandt, *Fall Roms* = Demandt, A., *Der Fall Roms. Die Auflösung des römischen Reiches im Urteil der Nachwelt*, München ²2014 (¹1984).

Diels, *Handschriften* = Diels, H., *Die Handschriften der antiken Ärzte. I. Teil; Hippokrates und Galen* (Abhandlungen der Königlich-Preußischen Akademie der Wissenschaften zu Berlin; Phil. 3), Berlin 1905.

Diepgen, *Geschichte* = Diepgen, P., *Geschichte der Medizin*, 2. Bde., Berlin 1949–1951.

———, *Beziehungen* = *Studien zur Geschichte der Beziehungen zwischen Theologie und Medizin*, Berlin 1922.

Dietrich, *Abendland* = Dietrich, A., *Islam und Abendland* (Vortragsreihe der Niedersächsischen Landesregierung zur Förderung der wissenschaftlichen Forschung in Niedersachsen, Heft 29), Göttingen 1964.

———, *Alex. Aphr.* = *Die arabische Version einer unbekannten Schrift des Alexander von Aphrodisias über die Differentia specifica* (NAWG I. Phil.-hist. Kl., Jg. 1964, Nr. 2), Göttingen 1964.

———, *Diosc. triumph.* = *Dioscurides triumphans. Ein anonymer arabischer Kommentar (Ende 12. Jahrh. n. Chr.) zur* Materia medica. *Arabischer Text nebst kommentierter deutscher Übersetzung* (AAWG 172), 2. Bde., Göttingen 1988.

———, *b. Ǧulǧul* = *Die Ergänzung Ibn Ǧulǧul's zur* Materia medica *des Dioskurides. Arabischer Text nebst kommentierter deutscher Übersetzung* (AAWG 202), Göttingen 1993.

———, Ippocrate = Ippocrate presso gli Arabi: relazione svolta nella seduta del 5 maggio 1987, in *Problemi attuali di scienza e di cultura, quaderno n. 263*, Rom 1987, 1–20.

———, Kommentare = ʿAlī ibn Riḍwān über den Wert medizinischer Kommentare (*tafāsīr*), in *Yād-Nāma in memoria di Alessandro Bausani* (Studi orientali 10), Rom 1991.

———, Lehrbücher = ʿAlī ibn Riḍwān über den Wert medizinischer Lehrbücher (*kanānīš*), in *Studi in onore di Francesco Gabrieli nel suo ottanesio compleanno*, Rom 1984.

———, *Medicinalia* = *Medicinalia Arabica. Studien über arabische medizinische Handschriften in türkischen und syrischen Bibliotheken* (AAWG 66), Göttingen 1966.
Diller, *Schriften*, s. o. (III.), Hippokrates (Diller).
Dozy, *Supplément* = Dozy, R., *Supplément aux dictionnaires arabes*, 2 Bde., Leiden/Paris [2]1927 ([1]1881).
———, *Vêtements* = *Dictionnaire détaillé des noms des vêtements chez les Arabes*, Amsterdam 1845.
Dubler, Ps.-Aristotelica = Dubler, C.E., Über arabische Pseudo-Aristotelica. Beitrag zur Kenntnis des angeblich hellenischen Wissens unter den Muslimen, in *Asiatische Studien* 14 (1961), 33–124.
———, Mat. med. = Die „Materia Medica" unter den Muslimen des Mittelalters, in *Sudhoffs Archiv* 43 (1959), 329–350.
Edelstein, *Aer.* = Edelstein, L., *Περὶ ἀέρων und die Sammlung der Hippokratischen Schriften*, (Problemata. Forschungen zur klassischen Philologie, 4) Berlin 1931.
———, *Ancient medicine* = *Ancient medicine. Selected papers of Ludwig Edelstein, ed. by* Owsei Temkin … *Translated from the German by* C. Lilian Temkin, Baltimore 1967.
———, *Asclepius* = Edelstein, L.; Edelstein, E.J., *Asclepius. A collection and interpretation of the testimonies*, 2 Bde., Baltimore 1945.
———, Ethics = The professional ethics of the Greek physician, in *BHM* 30 (1956), 391–419.
———, *Oath* = *The Hippocratic Oath*, Baltimore 1943.
———, Philosophy = The relation of ancient philosophy to medicine, in *BHM* 26 (1952), 299–316, Nachdr. in Edelstein, *Ancient Medicine*, 349–366.
———, Relation = Greek medicine in its relation to religion and magic, in *BHM* 5 (1937), 201–246.
EI[1] = Houtsma, M.Th.; Arnold, T.W. et al. (edd.), *Enzyklopaedie des Islām. Geographisches, ethnographisches und biographisches Wörterbuch der muhammedanischen Völker*, 5 Bde., Leipzig 1913–1934.
EI[2] = Gibb, H.A.R.; Lévi-Provençal, L. et al. (edd.), *The Encyclopaedia of Islam. New Edition prepared by leading orientalists*, 11 Bde., Suppl.-Bd., Leiden/London 1954–2002.
Elgood, *History* = Elgood, C., *A medical history of Persia and the eastern caliphate from the earliest times until the year 1932*, Cambridge 1951.
———, Prophet = The Medicine of the Prophet, in *Medical History* 6 (1962), 146–153.
———, Suyūṭī = Tibb ul-Nabbi or Medicine of the Prophet, s. o. (II.) Suyūṭī, *Ṭibb*.
Endress, *Symposium Graeco-Arabicum II* = Endress, G. (ed.), *Symposium Graeco-Arabicum II. Akten des Zweiten Symposium Graeco-Arabicum, Ruhr-Universität Bochum 3.–5. März 1987*, Amsterdam 1989.
Englert, *Thrasybulos* = Englert, L., *Untersuchungen zu Galens Schrift Thrasybulos*, Leipzig 1929.

Ethé, Psychologie = Ethé, H., Die menschlichen Körper- und Geisteskräfte nach der Vorstellung der Araber. Ein Beitrag zur Psychologie des Morgenlandes frei nach der Kosmographie des Kazwînî, in id., *Morgenländische Studien*, Leipzig 1870, 125–145.

Farmer, *Historical Facts* = Farmer, H.G., *Historical Facts for the Arabian musical influence*, London 1930.

———, *Sources* = *The Sources of Arabian Music. An Annotated Bibliography*, Leiden 1965.

Fichtner, *Corp. Gal.* = Fichtner, G. (†), *Corpus galenicum. Bibliographie der galenischen und pseudogalenischen Werke. Erweiterte und verbesserte Ausgabe 2012/12* (elektronisch: http://cmg.bbaw.de/online-publikationen/Galen-Bibliographie_2012_08_28.pdf [Stand 13. 09. 2013]).

———, *Corp. Hipp.* = *Corpus hippocraticum. Bibliographie der hippokratischen und pseudohippokratischen Werke. Erweiterte und verbesserte Ausgabe 2011/03* (elektronisch: http://cmg.bbaw.de/online-publications/hippokrates_2011_03.pdf [Stand 15. 08. 2011]).

Flashar, *Melancholie* = Flashar, H., *Melancholie und Melancholiker in den medizinischen Theorien der Antike*, Berlin 1966.

———/Jouanna, *Morale* = id.; Jouanna, J. (edd.), *Médecine et morale dans l'Antiquité*, Vandœuvres/Genf 1997.

Fleischer, *Untersuchungen* = Fleischer, U., *Untersuchungen zu den pseudohippokratischen Schriften* Παραγγελίαι, Περὶ ἰητροῦ *und* Περὶ εὐσχημοσύνης (Neue Deutsche Forschungen 240, Abt. Klass. Philol. 10), Berlin 1939.

Fonahn, *Terminology* = Fonahn, A., *Arabic and Latin anatomical terminology chiefly from the Middle Ages* (Skrifter. Videnskapsselskapet i Kristiania, Historisk-Filosofisk Klasse; 1921,7), Kristiania 1922.

Freimark, *Vorwort* = Freimark, P., *Das Vorwort als literarische Form in der arabischen Literatur*, Diss. Münster 1967.

Freind, *Physick* = Freind, J., *The History of Physick, from the time of Galen to the beginning of the sixteenth century*, 2 Bde., London 1725–1726.

Freytag, *Lexicon* = Freytag, G.W., *Lexicon arabico-latinum*, 4 Bde., Halle 1830–1837.

Gabrieli, Medici = Gabrieli, F., Medici e scienziati arabi, in *Isis* 6 (1924), 500–506.

Garbers, *Melancholia* = Garbers, K., *Isḥāq Ibn ʿImrān. Abhandlung über die Melancholie und Constantini Africani Libri duo de melancholia. Vergleichende kritische arab.-lat. Parallelausgabe*, Hamburg 1977.

Gätje, Seelenarzt = Gätje, H., Avicenna als Seelenarzt, in Iran Society/Calcutta (ed.), *Avicenna commemoration volume*, Calcutta 1956, 225–228.

Gardet, *Cité* = Gardet, L., *La cité musulmane. Vie sociale et politique*, Paris ^{2}1961 (^{1}1954).

Garofalo, Sunto = Garofalo, I., Il sunto di Ioannes „Grammatikos" delle opere del canone di Galeno, in Manetti, D., *Studi su Galeno. Scienza, filosofia, retorica e filologia*, Florenz 2000, 144–151.

Gauthier, *Antécédents* = Gauthier, L., *Antécédents gréco-arabes de la psychophysique*, Beirut 1939.

———, Racine Ḥkm = La racine arabe Ḥkm et ses dérivés, in *Homenaje á D. Francisco Codera en su jubílación del profesorado*, Zaragoza 1904, 435–454.

Gerlach, Meer = Gerlach, W., Meer und Schiffahrt in Bildern und Sprache Galens, in *Sudhoffs Archiv* 29 (1936), 328–333.

Glockner, *Hegel-Lexikon* = Glockner, H., *Hegel-Lexikon*, Stuttgart [2]1957 ([1]1935).

———, *Philosophie* = *Die europäische Philosophie von den Anfängen bis zur Gegenwart*, Leipzig 1960.

Goitein, Medical Profession = Goitein, S.D., The medical profession in the light of the Cairo Geniza documents, in *Hebrew Union College Annual* 3 (1963), 177–194.

———, *Institutions* = *Studies in Islamic History and Institutions*, Leiden 1966, Nachdr. Leiden 2010.

Goldziher, *Orthodoxie* = Goldziher, I., *Die Stellung der alten islamischen Orthodoxie zu den antiken Wissenschaften* (Abhandlungen der Königlich-Preußischen Akademie der Wissenschaften zu Berlin, Phil.-hist. Klasse, Jg. 1915, Nr. 8), Berlin 1916.

———, *Richtungen* = *Die Richtungen der islamischen Koranauslegung*, Leiden 1920.

———, Sûfismus = Materialien zur Entwicklungsgeschichte des Sûfismus, in *WZKM* 13 (1899), 35–56.

Grmek, *Geschichte* = Grmek, M.D., *Die Geschichte des medizinischen Denkens. Antike und Mittelalter*, München 1996.

Grignaschi, Rasā'il = Grignaschi, M., Les *„Rasā'il Arisṭāṭālisa ila-l-Iskandar"* de Sālim abu-l-ʿAlā' et l'activité culturelle à l'époque omayyade, in *BEO* 19 (1965–1966), 7–83.

Grunebaum, *Dichtkunst* = Grunebaum, G.E. von, *Kritik und Dichtkunst. Studien zur arabischen Literaturgeschichte*, Wiesbaden 1955.

———, *Tradition* = *Islam. Essays in the nature and growth of a cultural tradition*, London 1955.

———, *Mittelalter* = *Der Islam im Mittelalter*, Zürich/Stuttgart 1963.

Guidi/Walzer, *Al-Kindi* = Guidi, M.; Walzer, R., *Studi su Al-Kindi I. Uno scritto introduttivo allo studio di Aristotele* (Memorie della Reale Accademia nazionale dei Lincei, 1940, serie VI., vol. VI., fasc. V.), Rom 1940.

Gundert, Tabulae Vindobonenses = Gundert, B., Die Tabulae Vindobonenses als Zeugnis alexandrinischer Lehrtätigkeit um 600 n. Chr., in Fischer, K.-D.; Nickel, D.; Potter, P. (edd.), *Text and tradition: Studies in ancient medicine and its transmission: Presented to Jutta Kollesch*, Leiden 1998, 91–144.

Gutas, *Greek Thought* = Gutas, D., *Greek thought, Arabic culture: the Graeco-Arabic translation movement in Baghdad and early ʿAbbāsid society (2nd–4th/8th–10th centuries)*, London 1998.

Haneberg, *Schulwesen* = Haneberg, D., *Abhandlung über das Schul- und Lehrwesen der Muhammedaner im Mittelalter*, München 1850.

Hankinson, *Companion* = Hankinson, R.J. (ed.), *The Cambridge Companion to Galen*, Cambridge 2008.

Hegel, *Sämtliche Werke* = Hegel, G.W.P., *Sämtliche Werke, Jubiläums-Ausgabe*, 20 Bde., ed. Glockner, H., Stuttgart 1965.

Heischkel-Artelt, Medizingeschichtsschreibung = Heischkel-Artelt, E., Die Geschichte der Medizingeschichtsschreibung, in Artelt, W. (ed.), *Einführung in die Medizinhistorik*, Stuttgart 1949, 202–237.

Hirschberg, *Augenheilkunde* = *Die arabischen Lehrbücher der Augenheilkunde. Ein Capitel zur arabischen Litteraturgeschichte*. Unter Mitwirkung von J. Lippert und E. Mittwoch bearb. von J. Hirschberg (Aus dem Anhang zu den Abhandlungen der Königlich-Preußischen Akademie der Wissenschaften vom Jahre 1905), Berlin 1905.

Ilberg, *Galens Praxis* = Ilberg, J., *Aus Galens Praxis. Ein Kulturbild aus der römischen Kaiserzeit* (Neue Jahrbücher für das Klassische Altertum, Geschichte und Deutsche Literatur, Bd. 15), Leipzig 1905.

Iskandar, Curriculum = Iskandar, A.Z., An attempted reconstruction of the late Alexandrian curriculum, in *Medical History* 20 (1976), 235–258.

———, *ar-Rāzī wa-Miḥnat aṭ-ṭabīb*, s.o. (II.) Rāzī, *Miḥna*.

Issa Bey, *Bimaristans* = Issa Bey, A., *Histoire des Bimaristans (hôpitaux) à l'époque islamique*, Kairo 1928 (und in: *Comptes rendues du Congrès international de médecine et d'hygiène tropique*. Kairo 1929, Bd. II, 181–209).

Jaeger, *Paideia* = Jaeger, W., *Paideia. Die Formung des griechischen Menschen*, 3 Bde., Berlin [1]1934–1947 (Darin das Kapitel: „Die griechische Medizin als Paideia" II, 11–58).

Jones, *Oath* = Jones, W.H.S., *The Doctor's Oath*, Cambridge 1924.

Joosse/Pormann, Decline = Joosse, N.P.; Pormann, P.E., Decline and decadence in Iraq and Syria after the age of Avicenna? ʿAbd al-Laṭīf al-Baghdādī (1162–1231) between myth and history, in BHM 84,1 (2010), 1–29.

Kahl, *Ibn at-Tilmīḏ* = Kahl, O., *The dispensatory of Ibn at-Tilmīḏ*, Leiden 2007.

———, *Rhazes* = *The Sanskrit, Syriac and Persian sources in the Comprehensive Book of Rhazes*, Leiden 2015.

Käs, *Mineralien* = Käs, F., *Die Mineralien in der arabischen Pharmakognosie*, 2 Bde., Wiesbaden 2010.

Kaiyali, Ṯaqāfa = Kaiyali, A., Ṯaqāfat al-aṭibbāʾ ʿinda l-ʿArab, in *Revue de l'Académie Arabe de Damas* 34 (1959), 393–408; 559–575; 35 (1960), 213–223.

Khairallah, *Outline* = Khairallah, A.A., *Outline of Arabic contributions to medicine and the allied sciences*, Beirut 1946.

Kiefer, Uroscopy = Kiefer, J.H., Uroscopy: The clinical laboratory of the past, in *Transactions of the American Association of Genito-Urinary Surgeons* 50 (1956), 161–172.

Kircher, H.G., *Chirurgie*, s.o. (II.) b. -Quff, *ʿUmda*.

Klein-Franke, *Ärztebankett* = *Das Ärztebankett. Ibn Buṭlān. Aus arabischen Handschriften übersetzt und mit einer Einleitung sowie Anmerkungen versehen von* Felix Klein-Franke, Stuttgart 1984.

Kleingünther, Πρώτος εὑρέτης = Kleingünther, A., Πρώτος εὑρέτης. *Untersuchungen zur Geschichte einer Fragestellung* (Philologus. Supplementband, 26,1), Leipzig 1933.

Kopf, *History* = Kopf, L., *Ibn Abī Uṣaybi'ah. History of Physicians*, 4 Bde., Typoskript von 1971: Modern Manuscripts Collection, National Library of Medicine, Bethesda, MD; MS C 294, Online-Ausgabe von Pearse, R., Ipswich 2011: http://www.tertullian.org/fathers/index.htm#Ibn_Abi_Usaibia (Stand: 02.01.2013).

Kollesch/Nickel, Bibliographia = Kollesch, J.; Nickel, D., Bibliographia Galeniana. Die Beiträge des 20. Jahrhunderts zur Galenforschung, in *ANRW* II 37,2, Berlin/New York 1994, 1351–2070.

Kraemer, *Problem* = Kraemer, J., *Das Problem der islamischen Kulturgeschichte*, Tübingen 1959.

Kraus, P., *Timaios*, s.o. (II.) Galen, *Timaios*; Galen, *Aḫlāq*.

Kroner, *Seelenhygiene* = Kroner, H., *Die Seelenhygiene des Maimonides*, Stuttgart 1914.

———, *Schwanengesang*, s.o. (II.) Maimonides, *Bayān*.

Lane, *Lexicon* = Lane, E.W., *An Arabic-English Lexicon, Book I*, 8 Bde., London 1863–1893.

Leclerc, *Histoire* = Leclerc, L., *Histoire de la médecine arabe*, 2 Bde., Paris 1876.

Leibbrand, *Heilkunde* = Leibbrand, W., *Heilkunde. Eine Problemgeschichte der Medizin* (Orbis academicus 2, Naturwissenschaftliche Abteilung 4), Freiburg/München 1954.

Le Strange, *Baghdad* = Le Strange, G., *Baghdad during the Eastern Caliphate*, Cambridge 1905.

Levey, *Ethics* = Levey, M., *Medical ethics of medieval Islam with special reference to al-Ruhāwī's „Practical ethics of the physician"* (Transactions of the American Philosophical Society; N.S., Vol. 57, Part 3), Philadelphia 1967.

———, *Substitute Drugs* = *Substitute Drugs in Early Arabic Medicine. With special reference to the texts of Māsarjawaih, Al-Rāzī and Pythagoras*, Stuttgart 1971.

Levi Della Vida, Fragments = Levi Della Vida, G., Two fragments of Galen in Arabic translation, in: *JAOS* 70 (1950), 182–187.

Lippert, *Übersetzungslit.* = Lippert, J., *Studien auf dem Gebiete der griechisch-arabischen Übersetzungslitteratur*, Heft 1, Braunschweig 1894.

Löwenthal, *Honein Ibn Ishâk*, s.o. (II.) Ḥunain, *Nawādir*.

Macdonald, *Attitude* = Macdonald, D.B., *The religious attitude and life in Islam*, Chicago [1]1909.

Madelung, Alids = Madelung, W., Abū Isḥāq al-Ṣābī on the Alids of Ṭabaristān and Gīlān, in *JNES* 26,1 (1967), 17–57.

Mahdi, Alfarabi against Philoponus = Mahdi, M., Alfarabi against Philoponus, in *Journal of Near Eastern Studies* 26 (1967), 233–260.

Major, *Medicine* = Major, R.H., *A history of medicine*, 2 Bde., Oxford 1954.

Meißner, Bemerkungen = Meißner, B., Bemerkungen zu Ritter-Walzer: „Arabische Übersetzungen griechischer Ärzte in Stambuler Bibliotheken", in *SBPAW* 1935, 206–212.

Merkle, *Sittensprüche* = Merkle, K., *Die Sittensprüche der Philosophen „Kitâb âdâb al-falâsifa" von Ḥonein ibn Isḥâq in der Überarbeitung des Muḥammed Ibn ʿAlî al-Anṣârî* (Phil. Diss., München 1910), Leipzig 1921.

Meyerhof, Alexandrien = Meyerhof, M., Von Alexandrien nach Bagdad, in *SBPAW* 23 (1930), 309–324.

———, Bayhaqī = ʿAlī al-Bayhaqī's *Tatimmat Ṣiwān al-ḥikma*. A biographical work on learned men of the Islam, in *Osiris* 8 (1948), 122–217.

———, Bazar = *Der Bazar der Drogen und Wohlgerüche in Kairo*, 2 Bde., Berlin 1918.

———, Bruchstücke = Autobiographische Bruchstücke Galens aus arabischen Quellen, in *Sudhoffs Archiv* 22 (1929), 72–86.

———, Climate and health = Climate and health in old Cairo according to ʿAlī Ibn Riḍwān, in *Comptes Rendus du Congrès International de Médecine et d'Hygiène Tropique*, Kairo 1929, Tome 2, 211–235.

———, Definitions = An Arabic compendium of medico-philosophical definitions, in *Isis* 10 (1928), 340–349.

———, Ecole = La fin de l'école d'Alexandrie d'après quelques auteurs arabes, in *Archeion* 15 (1933), 1–15.

———, Ecrits Galéniques = Les versions syriaques et arabes des écrits Galéniques, in *Byzantion* 3 (1926), 33–51.

———, Jewish Physicians = Medieval Jewish physicians in the Near East, from Arabic sources, in *Isis* 28 (1938), 432–460.

———, Kairo = Über Klima und Gesundheit im alten Kairo, in *SPMSE* 54 (1923), 197–214.

———, Médecins juifs = Notes sur quelques médecins juifs égyptiens qui se sont illustrés à l'époque arabe, in *Isis* 12 (1929), 113–131.

———, New Light = New Light on Ḥunain ibn Isḥāq, in *Isis* 8 (1926), 685–724.

———, Paradise = ʿAlī aṭ-Ṭabari's „Paradise of Wisdom" one of the oldest Arabic compendiums of medicine, in *Isis* 16 (1931), 6–54.

———, Philoponos = Joannes Grammatikos (Philoponos) von Alexandrien und die arabische Medizin, in *Mitteilungen des Deutschen Instituts für ägyptische Altertumskunde in Kairo* 2 (1932), 1–21.

———, Rāzī = The philosophy of the physician ar-Rāzī, in *IC* 15 (1941), 45–58.

———, Schriften = Über echte und unechte Schriften Galens nach arabischen Quellen, in *SBPAW*, (1928), 533–548.

———, Surveillance = La surveillance des professions médicales et para-médicales chez les Arabes, in: *Bulletin de l'Institut d'Egypte* 26 (1943–1944), 119–134.

———, Ṭabarī = ʿAlī ibn Rabban aṭ-Ṭabarī, ein persischer Arzt des 9. Jh. n. Chr., in *ZDMG* 85 (1931), 38–68.

———, Tooth-worm = Arabic tooth-worm stories, in *BHM* 17 (1945), 203–204.

———, Traité perdu = La version arabe d'un traité perdu de Galien, in *Byzantion* 3 (1926), 413–442.

———, Transmission = Sultan Saladin's physician on the transmission of Greek medicine to the Arabs, in *BHM* 18 (1945), 169–178.

———/Schacht, *Controversy* = id.; Schacht, J., *The medico-philosophical controversy between Ibn Buṭlān of Baghdad and Ibn Riḍwān of Cairo. A contribution to the history of Greek learning among the Arabs* (Egyptian University. Faculty of Arts. Publication no. 13), Kairo 1937.

———/———, Maimonides = Maimonides against Galen on philosophy and cosmogony, in *Bulletin of the Faculty of Arts of the University of Egypt* 5 (1939), 53–88.

———/———, *Mediz. Namen* = *Galen über die medizinischen Namen* (Abhandlungen der Preußischen Akademie der Wissenschaften, Phil.-Hist. Klasse; Jg. 1931, Nr. 3), Berlin 1931.

Mez, *Renaissance* = Mez, A., *Die Renaissance des Islâms*, Heidelberg 1922.

Mieli, *Science* = Mieli, A., *La science arabe et son rôle dans l'évolution scientifique mondiale. Réimpr. anast., augm. d'une bibliographie avec index analytique par* A. Mazahéri, Leiden 1966.

Moubachir, *Guide* = Moubachir, E., *Guide du médicin nomade*, Paris 1980.

Müller, Geschichte = Müller, A., Über Ibn Abî Oçeibiʿa und seine Geschichte der Ärzte, in *Actes du VIième Congrès international des orientalistes, 2ième partie, section 1, Sémitique*, Leiden 1883, 257–280.

———, *Philosophen* = *Die griechischen Philosophen in der arabischen Überlieferung*, Halle 1873.

Müller, *Beweis* = Müller, I. von, *Über Galens Werk vom wissenschaftlichen Beweis*, München 1895.

Müri, Hippokrates = Müri, W., *Arzt und Patient bei Hippokrates. Studien zum Corpus Hippocraticum* (Jahresbericht des Städtischen Gymnasiums Bern. Wissenschaftliche Beilage; 1936), Bern 1936.

———, *Arzt* = *Der Arzt im Altertum. Griechische und lateinische Quellenstücke von Hippokrates bis Galen mit der Übertragung ins Deutsche*, München ^{5}1986 (^{1}1938).

Munaǧǧid, Maṣādir = Munaǧǧid, Ṣ., Maṣādir ǧadīda ʿan taʾrīḫ aṭ-ṭibb ʿind al-ʿArab, in *RIMA* 5 (1959), 229–348.

Neuburger/Pagel, *Handbuch* = *Handbuch der Geschichte der Medizin*, Begründet von Theodor Puschmann. Hrsg. von Max Neuburger und Julius Pagel, 3 Bde., Jena 1902–1905.

Nöldeke, *Burzôe* = Nöldeke, Th., *Burzôes Einleitung zu dem Buche Kalîla wa Dimna* (Schriften der Wissenschaftlichen Gesellschaft in Straßburg, 12), Straßburg 1912.

Nutton, *Ancient Medicine* = Nutton, V., *Ancient Medicine*, London ^{2}2013 (^{1}2004).

O'Leary, *Greek Science* = O'Leary, D., *How Greek science passed to the Arabs*, ^{3}London 1957 (^{1}1948).

Opitz, *Medizin* = Opitz, K., *Die Medizin im Koran*, Stuttgart 1906.

Overwien, De sectis = Overwien, O., Eine spätantik-alexandrinische Vorlesung über

Galens *De sectis* in Ibn Hindūs Schlüssel zur Medizin (*Miftāḥ al-ṭibb*), in *Oriens* 43 (2015), 293–337.
———, Eid = Die Bedeutung der orientalischen Tradition für die antike Überlieferung des hippokratischen Eides, in Garofalo, I.; Lami A.; Roselli, A. (edd.), *Sulla tradizione indiretta dei testi medici greci. Atti del II seminario internazionale di Siena, Certosa di Pontignano – 19–20 settembre 2008* (Biblioteca di „Galenos" 2), Pisa/Rom 2009, 79–103.
———, Funktion = Zur Funktion der Summaria Alexandrinorum und der Tabulae Vindobonenses, in Schmitzer, U. (ed.), *Enzyklopädie der Philologie: Themen und Methoden der Klassischen Philologie heute*, Göttingen 2013, 187–207.
———, Lehrwerke = Medizinische Lehrwerke aus dem spätantiken Alexandria, in Fischer, K.-D. (ed.), *30 Jahre Arbeitskreis Alte Medizin in Mainz. Beiträge der Tagung 2010. Choix de contributions présentées pour le trentième anniversaire du réseau du recherche Alte Medizin Mayence, 3–4 juillet 2010*, (Les Études Classiques 80 [2012]), 157–186.
Paret, *Bildungsgut* = Paret, R., *Der Islam und das griechische Bildungsgut* (Philosophie und Geschichte 70), Tübingen 1950.
Perho, *Prophet's Medicine* = Perho, I., *The Prophet's Medicine. A creation of the Muslim traditionalist scholars* (Studia Orientalia 74), Helsinki 1995.
Pines, Razi = Pines, S., Razi critique de Galien, in Bodenheimer, F.S. (ed.), *Actes du VIIe Congrès international d'histoire des sciences: Jérusalem, 4–12 août 1953*, Paris 1954, 480–487.
Platts, *Dictionary* = Platts, J.T., *A dictionary of Urdū, classical Hindī, and English*, Oxford ^{5}1930 (^{1}1884).
Plessner, *Bedeutung* = Plessner, M., *Die Bedeutung der Wissenschaftsgeschichte für das Verständnis der geistigen Welt des Islams* (Philosophie und Geschichte 82), Tübingen 1966.
———, *Bryson* = *Der* ΟΙΚΟΝΟΜΙΚΟΣ *des Neupythagoreers ‚Bryson' und sein Einfluß auf die islamische Wissenschaft* (Orient und Antike 5), Heidelberg 1928.
———, Diskussion = Diskussion über das Corpus Medicorum Graecorum, speziell das Supplementum Orientale, in Blaser, R.; Buess, H. (eds.), *Aktuelle Probleme aus der Geschichte der Medizin. Verhandlungen des XIX. Internationalen Kongresses für Geschichte der Medizin. Basel, 7.–11. September 1964*, Basel/New York 1966, 238–248.
———, *Geschichte* = *Die Geschichte der Wissenschaften im Islam als Aufgabe der modernen Islamwissenschaft* (Philosophie und Geschichte Heft 31), Tübingen 1931.
———, Ibn Ṣāʿid = Der Astronom und Historiker Ibn Ṣāʿid al-Andalusī und seine Geschichte der Wissenschaften, in *RSO* 31 (1956), 325–357.
Pormann, Charlatan = Pormann, P.E., The physician and the other: Images of the charlatan in medieval Islam, in *BHM* 79,2 (2005), 189–227.

———, *Epidemics* = (ed.), *Epidemics in context. Greek commentaries on Hippocrates in the Arabic tradition* (Scientia Graeco-Arabica 8), Berlin 2012.
———, Jean le grammairien = Jean le grammairien et le *De sectis* dans la littérature médicale d'Alexandrie, in Garofalo, I., Roselli, A. (edd.), *Galenismo e medicine tardoantica: fonte greche, latine e arabe*, Neapel 2003, 233–263.
———, *Rufus* = *Rufus of Ephesus. On Melancholy*, Tübingen 2008.
———, Sects for Beginners = The Alexandrian Summary (*Jawāmiʿ*) of Galen's On the sects for beginners: Commentary or abridgement?, in Adamson, P. et al. (edd.): *Philosophy, science and exegesis in Greek, Arabic and Latin commentaries*, London 2004, 11–33.
———/Savage-Smith, *Medicine* = id.; Savage-Smith, E., *Medieval Islamic Medicine*, Georgetown 2007.
Prantl, *Logik* = Prantl, C., *Geschichte der Logik im Abendlande*, 2 Bde., (Manuldruck der Originalausgabe 1855–1870), Leipzig 1927.
Puschmann, *Unterricht* = Puschmann, T., *Geschichte des medizinischen Unterrichts*, Leipzig 1889.
Ranke-Graves, *Mythologie* = Ranke-Graves, R., *Griechische Mythologie. Quellen und Deutung* (Rowohlts deutsche Enzyklopädie 113–116), Hamburg 1955.
RE = *Paulys Realencyclopädie der Classischen Altertumswissenschaft. Neue Bearbeitung von* G. Wissowa, Stuttgart 1893–2000.
Reich, *Galenhandschrift* = Reich, H., *Die pseudogalenischen Schriften „De usu pharmacorum" und „De clisteribus et colica" in der Dresdener lateinischen Galenhandschrift*, Diss. med. Leipzig 1921.
Renaud, Moulay Ismail = Renaud, H.P.J., Médecine et médecins marocains au siècle de Moulay Ismail, in *Annales de l'Institut d'Etudes Orientales* (*Faculté des Lettres de l'Université d'Alger*) 3 (1937), 89–109.
Rescher, *Jâqût* = Rescher, O., *Sachindex zu Wüstenfeld's Ausgabe von Jâqût's „Muʿǧam el-buldân"*, Stuttgart 1928.
Richter-Bernburg, Islamischer Hellenismus = Richter-Bernburg, L., Islamischer Hellenismus zwischen Nil und Indus. Perioden des Hellenisierungsprozesses in der arabisch-islamischen Kultur, in Endress, G. (ed.), *Symposium Graeco-Arabicum II*, 44–64.
———, *Piso*, s. o. (II.) Galen, *Piso*.
Ritter/Walzer, Arab. Übers. = Ritter, H.; Walzer, R., Arabische Übersetzungen griechischer Ärzte in Stambuler Bibliotheken (SBPAW 26), Berlin 1934.
Rodinson, Cuisine = Rodinson, M., Recherches sur les documents arabes relatifs à la cuisine, in *Revue des Études Islamiques* 17 (1949), 95–165.
Rosenthal, Aphorism = Rosenthal, F., „Life is short, the art is long." Arabic commentaries on the first Hippocratic aphorism, in *BHM* 40 (1966), 226–245.
———, Dentistry = Bibliographical notes on medieval Muslim dentistry, in *BHM* 34 (1960), 52–60.

———, *Fortleben* = *Das Fortleben der Antike im Islam*, Zürich/Stuttgart 1965.
———, Kindī/Ptolemy = Al-Kindī and Ptolemy, in Ciasca, R. (ed.), *Studi orientalistici in onore di Giorgio Levi Della Vida*, Rom 1956, II, 436–456.
———, Library = From Arabic books and manuscripts V: A one-volume library of philosophical and scientific texts in Istanbul, in *JAOS* 75 (1955), 14–23.
———, Oath = An ancient commentary on the Hippocratic Oath, in *BHM* 30 (1956), 52–87.
———, Plato = On the knowledge of Plato's philosophy in the Islamic world, in *IC* 14 (1940), 398–402.
———, Progress = Al-Asṭurlâbî and as-Samaw'al on Scientific Progress, in *Osiris* 9 (1950), 555–564.
———, *Technique* = *The technique and approach of Muslim scholarship* (Analecta Orientalia 24), Rom 1947.
Rückert, *Orientalische Dichtung* = *Orientalische Dichtung in der Übersetzung Friedrich Rückerts*, ed. Schimmel, A., Bremen 1963.
Saliba, *Islamic Science* = Saliba, G., *Islamic science and the making of the European Renaissance*, Cambridge/Mass. 2007.
Sanguinetti, *Extraits* = *Extraits de l'ouvrage arabe d'Ibn Aby Ossaïbi'ah sur l'histoire des médecins. Traduction française accompagnée de notes par* B.R. Sanguinetti, Paris 1854–1856 (Extrait du *Journal asiatique* 11 [1854], 11 [1856]).
Sarton, *Introduction* = Sarton, G., *Introduction to the History of Science. Vol. 1: From Homer to Omar Khayyam. Vol. 2: From Rabbi Ben Ezra to Roger Bacon*, Baltimore 1927–1931.
Savage-Smith, *Catal. Oxford.* = Savage-Smith, E., *A new catalogue of Arabic manuscripts in the Bodleian Library, University of Oxford. Volume I: Medicine*, Oxford 2011.
———, Lost Ophthalmology = Galen's lost ophthalmology and the Summaria Alexandrinorum, in Nutton, V. (ed.), *The Unknown Galen*, London 2002, 121–138.
Schaeder, *Mensch* = Schaeder, H.H., *Der Mensch in Orient und Okzident. Grundzüge einer eurasiatischen Geschichte*, München 1960.
Schipperges, Arabistik = Schipperges, H., Zur Arabistik in der Geschichte der Medizin, in *Sudhoffs Archiv* 43 (1959), 361–367.
———, Ärztl. Stand = Der ärztliche Stand im arabischen und lateinischen Mittelalter, in *Materia Medica Nordmark* 12 (1960), 109–118.
———, *Assimilation* = *Die Assimilation der arabischen Medizin durch das lateinische Mittelalter* (Sudhoffs Archiv, Beiheft 3), Wiesbaden 1964.
———, Einführung = Eine griechisch-arabische Einführung in die Medizin, in *Deutsche Medizinische Wochenschrift* 87 (1962), 1675–1680.
———, *Ideal und Wirklichkeit* = *Ideal und Wirklichkeit des Arztes*, Stuttgart 1967.
———, Kulturkreis = Der ärztliche Stand im arabischen Kulturkreis, in *Schweizer Hochschulzeitung* 31 (1958), 80–86.

———, *Lebend. Heilkunde* = *Lebendige Heilkunde. Von großen Ärzten und Philosophen aus drei Jahrtausenden*, Freiburg/Br. 1962.
———, Melancholia = Melancholia als ein mittelalterlicher Sammelbegriff für Wahnvorstellungen, in *Studium Generale*, Jg. 20, Heft 11 (1967), 723–736.
———, Mikrokosmos = Einflüsse arabischer Medizin auf die Mikrokosmosliteratur des 12. Jahrhunderts, in *Miscellanea mediaevalia I. Antike und Orient im Mittelalter*, Berlin 1962, 129–153.
———, Praxis/Theorie = Die arabische Medizin als Praxis und als Theorie, in *Sudhoffs Archiv* 43 (1959), 317–328.
———, Scharlatan = Der Scharlatan im arabischen und lateinischen Mittelalter, in *Geschichtsbeilage der Deutschen Apothekerzeitung* 12 (1960), 9–13.
———, Unterricht = Medizinischer Unterricht im Mittelalter, in *Deutsche Medizinische Wochenschrift* 85 (1960), 856–861.
Schipperges et al., *Krankheit, Heilkunst, Heilung* = Schipperges, H. et al. (edd.), *Krankheit, Heilkunst, Heilung*, Freiburg/München 1978.
Schmekel *Forschungen* = Schmekel, A., *Forschungen zur Philosophie des Hellenismus*, Berlin 1938.
Schöffler, *Gondischapur* = Schöffler, H.H., *Die Akademie von Gondischapur. Aristoteles auf dem Wege in den Orient*, Stuttgart ^{2}1980 (^{1}1979).
Schöner, *Viererschema* = Schöner, E., *Das Viererschema in der antiken Humoralpathologie* (Sudhoffs Archiv, Beiheft 4), Wiesbaden 1964.
Schubert/Huttner, *Frauenmedizin* = Schubert, Ch.; Huttner, U., *Frauenmedizin in der Antike*, Düsseldorf/Zürich 1999.
Schubert/Leschhorn, *Hippokrates*, s.o. (III.).
Schubring, *Bemerkungen* = Schubring, K., Bemerkungen zu der Galenausgabe von Karl Gottlob Kühn und zu ihrem Nachdruck, in *Cl. Galeni opera omnia*, ed. Kühn, K.G., Nachdr. Hildesheim 1965, Bd. XX, S. IX–LXII.
Şeşen, *Fihris* = Şeşen, R.; İhsanoğlu, E., *Fihris Maḫṭūṭāt aṭ-ṭibb al-islāmī bi-l-luġāt al-ʿarabīya wa-t-turkīya wa-l-fārisīya fī maktabāt Turkiyā*, Istanbul 1404/1984.
Sezgin, GAS = Sezgin, F., *Geschichte des arabischen Schrifttums*, Bde. I–IX Leiden 1967–1984, Bde. X–XV Frankfurt a.M. 2000–2010.
Sharif, *Muslim Philosophy* = Sharif, M.M., *A history of Muslim philosophy. With short accounts of other disciplines and the modern renaissance in Muslim lands*, 2 Bde., Wiesbaden 1963–1966.
Siebeck, *Avicenna* = Siebeck, H., Zur Psychologie der Scholastik. 4. Avicenna, in *Archiv für Geschichte der Philosophie* 2 (Berlin 1889), 22–30.
———, *Averroes* = Zur Psychologie der Scholastik. 8. Averroes, in *Archiv für Geschichte der Philosophie* 2 (Berlin 1889), 517–525.
Siggel, A., *Indische Bücher* = Siggel, A., *Die indischen Bücher aus dem Paradies der Weisheit über die Medizin des ʿAlī ibn Sahl Rabban aṭ-Ṭabarī*, Wiesbaden 1951.

Snouck Hurgronje, *Selected Works* = *Selected Works of Ch. Snouck Hurgronje, ed. in English and in French by G.-H. Bousquet and J. Schacht*, Leiden 1957.

———, *Verspreide geschriften* = Snouck Hurgronje, Ch., *Verspreide geschriften*, 6 Bde., Bonn 1923–1927.

Somogyi, Damīrī = Somogyi, J. de, Medicine in Ad-Damīrī's *Ḥayāt al-ḥayawān*, in *JSS* 2 (1957), 62–91.

Spies, Zahnheilkunde = Spies, O., Beiträge zur Geschichte der arabischen Zahnheilkunde, in *Sudhoffs Archiv* 46,2 (1962), 153–177.

Spuler, *Iran* = Spuler, B., *Iran in frühislamischer Zeit*, Wiesbaden 1952.

Starobinski, *Melancholie.* = Starobinski, J., *Geschichte der Melancholiebehandlung von den Anfängen bis 1900* (Documenta Geigy. Acta psychosomatica 4), Basel 1960.

Steingass, *Dictionary* = Steingass, F., *A comprehensive Persian-English dictionary*, London ^{2}1930 (^{1}1882).

Steinschneider, Rhases = Steinschneider, M., Wissenschaft und Charlatanerie unter den Arabern im neunten Jahrhundert. Nach der hebräischen Übersetzung eines Schriftchens von Rhases, in *Virchows Archiv* 36 (1866), 570–586; 37 (1867), 560–565.

Strohmaier, Artemidor = Strohmaier, G., Die griechischen Götter in einer christlich-arabischen Übersetzung. Zum Traumbuch des Artemidor in der Version des Ḥunain ibn Isḥāq, in Altheim, F.; Altheim-Stiehl, R. (edd.), *Die Araber in der alten Welt*, 5. Bd., 1. Teil, Berlin 1968, 127–162.

———, Asklepios = Asklepios und seine Sippe. Eine Gräko-Arabische Nachlese, in Arnzen, R.; Thielmann, J. (edd.), *Words, Texts and Concepts Cruising the Mediterranean Sea* (*Festschrift Gerhard Endress*), Leuven 2004, 151–158.

———, *Demokrit bis Dante* = *Von Demokrit bis Dante. Die Bewahrung antiken Erbes in der arabischen Kultur*, Hildesheim 1996.

———, Galen = Der syrische und arabische Galen, in *ANRW* 37,2, Berlin/New York 1994, 1987–2017.

———, Sonnenstäubchen = Demokrit über die Sonnenstäubchen. Ein neues Fragment in arabischer Überlieferung, in *Philologus* 112 (1968), 1–19.

Sudhoff, *Krankenhaus.* = Sudhoff, K., *Aus der Geschichte des Krankenhauswesens im frühen Mittelalter im Morgen- und Abendland* (Sonderabdruck aus: *Ergebnisse und Fortschritte des Krankenhauswesens* 2. Bd.), Jena 1913.

Swain, Greek Biography = Swain, S., Beyond the Limits of Greek Biography: Galen from Alexandria to the Arabs, in McGing, B.; Mossmann, J. (edd.), *The Limits of Ancient Biography*, Swansea 2006, 395–433.

Taschkandi, *Tašwīq* = Taschkandi, S.E., *Übersetzung und Bearbeitung des* Kitāb at-tašwīq aṭ-ṭibbī *des Ṣāʿid ibn al-Ḥasan: ein medizinisches Adabwerk aus dem 11. Jahrhundert* (Bonner orientalistische Studien; N.S., 17), Bonn 1968 (s.o. I., II. Ṣāʿid, *Tašwīq*).

Temkin, De Sectis = Temkin, O., Studies in late Alexandrian medicine I., Alexandrian commentaries on Galen's *De sectis ad introducendos*, in *BHM* 3 (1935), 405–430.

———, Hippokratismus = Geschichte des Hippokratismus im ausgehenden Altertum, in: *Kyklos* 4 (1932), 1–80.

———, *Janus* = *The Double Face of Janus and other essays in the history of medicine*, Baltimore 1977.

———, Rez. Meyerh. = Rezension zu Meyerhof „Von Alexandrien nach Bagdad", in *Gnomon* 9 (1933), 45–51.

Tibi, *Key* = Abū al-Faraj ʿAlī ibn al-Ḥusayn ibn Hindū. *The Key to Medicine and a Guide for Students. Miftāḥ al-ṭibb wa-minhāj al-ṭullāb.* Translated by Aida Tibi. Reviewed by Emilie Savage-Smith, Reading 2010 (s.o. II., b. Hindū, *Miftāḥ*).

Townend, Tooth-worm = Townend, B.R., The story of the tooth-worm, in *BHM* 15 (1944), 37–58.

Triebel-Schubert, Anthropologie = Triebel-Schubert, Ch., Anthropologie und Norm. Der Skythenabschnitt in der hippokratischen Schrift: Über die Umwelt, in *Medizinhistorisches Journal* 25 (1990), 90–103.

Tritton, *Education* = Tritton, A.S., *Material on Muslim education in the Middle Ages*, London 1957.

Ullmann, Badīġūras = Ullmann, M., Die Schrift des Badīġūras über die Ersatzdrogen, in *Der Islam* 50 (1973), 230–248.

———, *Medizin* = *Die Medizin im Islam* (HdO, Erste Abteilung, Ergänzungsband VI, Erster Abschnitt), Leiden 1970.

———, *Islamic medicine* = *Islamic medicine*, Edinburgh 1978.

———, *WGAÜ* = *Wörterbuch zu den griechisch-arabischen Übersetzungen des 9. Jahrhunderts*, Wiesbaden 2002.

Vajda, Synthèse = Vajda, G., Une synthèse peu connue de la révélation et de la philosophie: Le *Kanz al-ʿulūm* de Muḥammad b. ʿAlī Ibn Tūmart al-Andalusī, in *Mélanges Louis Massignon*, Damaskus 1957, III, 359–374.

Wagner, *Abū Nuwās* = Wagner, E., *Abū Nuwās. Eine Studie zur arabischen Literatur der frühen ʿAbbāsidenzeit* (Akk. d. Wiss. Veröffentlichungen der orient. Komm., Bd. 17), Wiesbaden 1965.

Walzer, Diatribe = Walzer, R., A diatribe of Galen, in *The Harvard Theological Review* 47 (1954), 243–254.

———, *Greek into Arabic* = *Greek into Arabic. Essays on Islamic philosophy*, Oxford [1]1962.

———, *Jews and Christians* = *Galen on Jews and Christians*, Oxford 1949.

———, *al-Kindī* = *Uno scritto morale inedito di al-Kindī* (Memorie della Reale Accademia nazionale dei Lincei, serie VI., vol. VIII., fasc. I.), Rom 1938.

———, Love = Aristotle, Galen, and Palladius on love, in *JRAS* 1939, 407–422.

———, New Light = New light on Galen's moral philosophy, in *The Classical Quarterly* 43 (1949), 82–96.

———, Transmission = Arabic transmission of Greek thought to medieval Europe, in *Bulletin of the John Rylands University Library of Manchester* 29 (1945–1946), 160–183.

Weber, *Kulturgeschichte* = Weber, A., *Kulturgeschichte als Kultursoziologie*, [2]München 1951 ([1]Leiden 1935).

Wehr, *Iḥyāʾ* = Wehr, H., *Al-Ġazzālī's Buch vom Gottvertrauen. Das 35. Buch des* Iḥyāʾ ʿulūm ad-dīn, Halle 1940.

Weisweiler, *Arabesken* = Weisweiler, M., *Arabesken der Liebe. Früharabische Geschichten von Liebe und Frauen*, Leiden 1954.

Weisser, Corpus Hippocraticum = Weisser, U., Das Corpus Hippocraticum in der arabischen Medizin, in Baader, G.; Winau, R. (edd.), *Die hippokratischen Epidemien*, Stuttgart 1989, 377–408.

———, *Vererbung* = *Zeugung, Vererbung und pränatale Entwicklung in der Medizin des arabisch-islamischen Mittelalters*, Erlangen 1983.

Wenkebach, Ideal Galens = Wenkebach, E., Der hippokratische Arzt als das Ideal Galens, in *QSGNM* 3 (1933), 155–170.

Wensinck/Kramers, *Handwörterbuch* = Wensinck, A.-J.; Kramers, J.H., *Handwörterbuch des Islam*, Leiden 1941.

Wellmann, *Archigenes* = Wellmann, M., *Die pneumatische Schule bis auf Archigenes*, Berlin 1895.

Wiedemann, Apotheker = Wiedemann, E., Über Apotheker und Drogisten zur Zeit der Abbasiden, in *Leopoldina* 56 (1920), 66–68.

———, Charlatane = Über Charlatane bei den Muslimen nach al Ǧaubarî (Beiträge zur Geschichte der Naturwissenschaften 26), in *SPMSE* 43 (1911), 206–232.

———, Parfümerie = Über die Enthüllung der Geheimnisse der Gewürz- und Parfümerie-Händler (Beiträge zur Geschichte der Naturwissenschaften 23), in *SPMSE* 42 (1910), 311–322.

Wisnovsky, *Nature and Scope* = Wisnovsky, R., The nature and scope of Arabic philosophical commentary in post-classical (ca. 1100–1900 AD) Islamic intellectual history: Some preliminary observations, in *Bulletin of the Institute of Classical Studies (University of London)* 47 (2004), 149–191.

Zeller, *Philosophie* = Zeller, E., *Die Philosophie der Griechen in ihrer geschichtlichen Entwicklung*, 3 Bde., Leipzig [4]1921, Nachdr. Hildesheim 1963 ([1]1856).

Wüstenfeld, *Aerzte* = Wüstenfeld, F., *Geschichte der Arabischen Aerzte und Naturforscher*, Göttingen 1840.

Zambaur, *Manuel* = Zambaur, E. de, *Manuel de Généalogie et de Chronologie pour l'histoire de l'Islam*, Hannover 1927.

Personen- und Ortsnamen

(Abkürzungen *a.* = *abū; b.* = *ibn; bt.* = *bint;* der Artikel *al-* wird bei der alphabetischen Einordnung nicht berücksichtigt; Personennamen wurden bevorzugt unter der *šuhra* eingeordnet)

Abbasiden XIII, XX–XXII, 2, 3, 120, 164, 213, 249, 265, 270, 311, 338, 352, 360, 366, 379, 426, 438, 455
al-ʿAbbāsīya 377
ʿAbdallāh b. ʿAbbās 75, 307
ʿAbdallāh b. ʿAlī, a. l-Manṣūr 361
ʿAbdallāh b. Sadīd ad-Dīn 365
ʿAbd al-Laṭīf, s. al-Baġdādī
ʿAbd al-Malik b. Abǧar 244, 300
ʿAbd al-Muʾmin 275
ʿAbd ar-Raḥmān III. 311, 358, 363, 365, 368
ʿAbd ar-Raḥmān Efendi Ismāʿīl 429, 430
ʿAbd al-Wadūd b. ʿAbd al-Malik 246
ʿAbd al-Wahhāb b. Aḥmad b. Saḥnūn 336, **471**
Abū Baṭīḥa 209
Abū Dāwūd 37, 40
Abū Ḥanīfa 115
Abu l-Ḥasan b. Sinān XXV
Abū Ḥulaiqa, s. Rašīd ad-Dīn
Abū Huraira 38, 307
Abū ʿIṣma 223
Abū Maʿšar al-Balḫī 395
Abū Nuʿaim 424
Abū Nuwās XXXV, 174, 261
Abū Quraiš 176, 205, 206, 264, 265, 320, 355, 357, 374
Abū Šākir b. a. Sulaimān Dāwūd, Muwaffaq ad-Dīn 166, 368
Adam 75
al-ʿĀḍid 361
ʿAḍud ad-Daula XVIII, XXI, 120, 173, 207, 208, 298, 349, 352, 359, 364, 417, 418
al-Afšīn 213, 214
al-Aʿǧamī, Abū ʿUmar 356
Agathodaimon 396
Agnellus Iatrosophista 147
Aḥmad b. Mūsā, a. l-Ḥasan 68
Aḥmad b. Ṭūlūn 100, 369, 374
Ahrun 418
ʿĀʾiša (bt. a. Bakr) 427
Aiyubiden 106, 113, 169, 258, 275, 306, 335, 358, 361–363, 365, 366, 368, 376
al-Akfānī, Muḥammad b. Ibrāhīm 346, **470**, **471**
Akron von Agrigent 55
Aleppo 199, 365
Alexander d. G. 67, 76, 99, 102, 228, 309, 348, 387
Alexander von Aphrodisias 111, 394, 413
Alexander von Athen 146
Alexander von Tralleis 331
Alexandria XXI, 109–111, 127, 140–148, 168, 250, 299, 300, 355, 363, 405, 455, 467, 473
ʿAlī b. Ḫalīfa, Rašīd ad-Dīn 116, 134, 353
ʿAlī b. al-Ḥusain b. Wāqid 425
ʿAlī b. ʿĪsā 249, 361
ʿAlī b. a. Ṭālib 36, 196
ʿAlī b. a. Ṭālib al-Qairawānī 78
al-Āmidī, Saif ad-Dīn 166
al-Amīn 223, 359, 372
Amīn ad-Daula, aṣ-Ṣāḥib 363
Amīn ad-Daula, s. Ibn at-Tilmīḏ
al-Āmir 361
al-ʿĀmirī, a. l-Ḥasan 43, 44, 304
Ammonius 143, 147
ʿAmr b. Šuʿaib 201
Andromachos 67, 79, 80
Angeleuas 145–147
Anǧalūs (?) b. Isḥāq 481
Anqīlāūs 145–147
al-Anṭākī, Dāʾūd 443, 444, 458
Antiochia 142, 300, 417, 455
Antiochos II. Theos 259
Antoninus 402, 403
Apollo (Gott) 81, 252, 394, 396, 407
Apollon (?, Asklepiade) 81
Apollonios von Kition 55
Apollonios von Perge 136
Apollonios (Landvermesser) 80
Archelaos 146
Archimedes 136
Aretaios 80

Aristoteles XVIII, XXI, XXXV, 19, 27, 28, 31, 66, 84, 86, 89, 92–94, 99, 102, 104, 129, 130, 134, 135, 139, 143, 164, 170, 182, 188, 189, 228, 302, 309, 318, 337, 340, 348, 389, 390, 392, 394, 395, 397, 398, **399**, **400**, 412, 413, 415, 416, 434
Armangaud de Blaise 8
al-Aršīdyākī, ʿAlī b. Hibatallāh al-Burdī al-Aṯardī 193
Artaxerxes I. 52, 350
Artaxerxes II. 350
Artemidor 415, 417
Asʿad ad-Dīn b. a. l-Ḥasan 166, 179
Asad b. Ǧānī 223
al-Ašʿarī 453
Asklepiaden 81, 85, 100, 342, 443
Asklepiades 55, 56
Asklepios XVII, 218, 251, 252, 266, 330, **394–397**, 403, 407, 454
Asklepios von Tralleis 143
Athanasius II. 143
Attalos 64
ʿAṭūfī Marzīfūnī 426, 435, **471**
ʿAun al-ʿIbādī al-Ǧauharī 274
Avenzoar, s. Ibn Zuhr
Averroes, s. Ibn Rušd
Avicenna, s. Ibn Sīnā
al-Āyidīnī, Ḫiḍr b. ʿAlī **470**
al-ʿAzīz 168
al-Azraq, Ibrāhīm b. ʿAbd ar-Raḥmān 37, **471**

Bābak 213
Badawi, A. 228
Badīġūras **477**
Bagdad XII, XXI, XXIX, 3, 106, 111, 112, 120, 142, 156, 164, 171, 193, 204, 205, 208–210, 213, 223, 246, 249, 261, 264, 268, 298, 311, 326, 329, 349, 352, 354–357, 361, 364, 369, 372, 398, 439, 447, 455, 479
al-Baġdādī, ʿAbd al-Laṭīf 140, 169, 245, 414, 415, 434, 450, 476
al-Bāhilī, a. l-Ḥakam 220, 227, 311
Baḫtiyār 364
Baibars 361
al-Baihaqī, Ẓahīr ad-Dīn **XIX**, XIX, 6, 30, 113, 117, 118, 353, 359, 375, 401
al-Baiyāsī, Yaḥyā 169
al-Balḫī, Abū Zaid Aḥmad b. Sahl 302, 324, **471**
Balīṭiyān 168, 355, 357
Basra 81
Bayezid I. 426, 471
Becker, C. H. 388, 389, 391–393
Beirut XI, 470
Bek-Zade, Muḥammad b. Ibrāhīm 472
Berendes, J. 379
Browne, E.G. 6, 122, 259, 262, 273, 328, 332–334
al-Buḫārī XXXIII, 23, 24, 37, 40, 239, 307, 423, 429–431, 436, 437, 478
Buḫtīšūʿ b. Ǧūrǧīs 39, 120, 164, 205, 355, 366, 372
Buḫtīšūʿ b. Ǧibrāʾīl 205, 275, 334, 367, 369
al-Būrī, Muwaffaq ad-Dīn 224
Bursa XI, 470
Burzôe 164

Celsus 88
Chosrau Anuschirwan 11, 164, 300, 473
Christus XXI, 81, 266, 280, 357, 401–403, 425, 459
Chrysipp 17, 38, 217
Cicero 17, 217
Commodus 403
Constantinus Africanus 331, 417

ad-Daḫwār **111–115**, 118, 119, 140, 258, 362
Damaithos 51
Damaskius 143
Damaskus XIX, 11, 106, 113, 114, 118, 168, 169, 174, 224, 270, 299, 311, 335, 362, 365, 366, 475
ad-Damīrī 82, 83, 430, 431
Dāniyāl 375
Dāʾūd b. Dailam 364
Dāʾūd b. Sarābiyūn 205, 374
David, Kg. 397, 434
Deichgräber, K. XIV, 1, 57, 237, 378
Demokrit XXXIII, 89
Diepgen, P. XII, 1
Dietrich, A. XI, XII, XIV, XXVIII, XXXIV, 7, 19, 44, 137, 193, 194
Diokles 55
Dioskurides 78, 80, 83, 394

Edelstein, L. 1, 216–218, 227, 229, 237–239, 338, 382
Elgood, C. 327, 430–436

Elia 39
Elias von Alexandria 138
Empedokles XVIII, XXXIII, **397**, 400
Epidauros 77
Erasistratos 55, 259, 260, 264
Eudemos 255
Euklid 136
Eustathius 203
Eutychius, s. Saʿīd b. al-Biṭrīq

al-Faḍl b. ar-Rabīʿ 177, 356, 372
Faḍl b. Yaḥyā b. Ḫālid 325
al-Fāʾiz 361
Fannūn 364
al-Fārābī XXXIV, XXXV, 76, 142, 146, 170, 318, 322, 340, 397, 412, 413
al-Fārisī, Badr ad-Dīn Muḥammad **472**
Fatimiden 194, 208, 338, 361, 362, 365
Faṭiyūn at-Tarǧumān 205, 332, 372
Fauchard, P. 291
Freind, J. 285, 292

Ǧaʿfar b. Yaḥyā 269, 333, 334, 355
al-Ǧāḥiẓ 18, 27, 100, 223
Galen XI, XVII, XX–XXII, XXV, XXXIV, XXXV, 1, 6, 8, 9–11, 19, 35, 41, 47–55, 57, 63, 64, 66–74, 77–80, 82, 86, 87, 89, 90, 92, 93, 98–101, 105, 106, 109–112, 114, 125, 127–132, 134, 135, 139–141, 143–158, 160–164, 167, 170, 175, 177, 180, 181, 183–185, 188, 189, 199, 200, 204, 218, 220, 222, 226, 227, 229–234, 236, 241, 242, 251, 252, 255, 256, 260, 261, 263, 266, 269, 272, 278, 279, 281, 284, 288–294, 296, 317–321, 323, 326, 328, 330, 335, 337, 340, 341, 346, 349–351, 377, 379, 383, 391, 394–397, 400–419, 422, 425, 426, 428, 429, 431–434, 436, 444, 445, 449, 451, 454–459, 461–465, 467, 470–472, 476, 481, vgl. u. Galenbild
Ǧāmī 328, 333
al-Ġarnāṭī, Aḥmad b. Ḥassān 364
al-Ǧaubarī 291, 294, 381, 439
al-Ǧauharī 115
al-Ǧauharī, s. ʿAun al-ʿIbādī
al-Ġazālī 17, 19, **20–24**, 29, 87, 281, 306, 307, 389, 390
al-Ġaznawī, Ḥabaš b. Ibrāhīm 473
Gessios 145–147
Ǧibrāʾīl b. Buḫtīšūʿ 49, 91, 101, 110, 112, 120, 176, 206, 266, 267, 269, 274, 302, 333, 334, 355, 356, 359, 366, 372, 379, 403, 453
Ǧibrāʾīl b. ʿUbaidallāh 120, 207, 208, 311, 376
al-Ǧīlī, Rafīʿ ad-Dīn 116, 166, 169
Glaukias 56
Goethe, J.W. 4, 418
Goitein, S.D. 3, 7, 166, 171, 310, 390–392
Goldziher, I. 3, 30, 422, 449
Gondeschapur 3, 40, 101, 110, 119, 164, 204, 250, 316, 354–356, 360, 379
Gorgias 321
Grunebaum, G.E. von 389–392
al-Ǧurǧānī, Zain ad-Dīn Ismāʿīl b. al-Ḥasan al-Ḥusainī 359, **474**
Ǧūrǧīs b. Ǧibrāʾīl 204, 265, 354, 357, 360
Ġūrus 394
al-Ġuzūlī 336
al-Ǧuzūlī, ʿĪsā ibn ʿAbd al-ʿAzīz 368

al-Hādī 264, 355, 374
al-Ḥāfiẓ 361
al-Ḥāfiẓī, Zain ad-Dīn 365
al-Ḥaǧǧāǧ b. Yūsuf 173, 300
Ḫaizurān 264, 265, 355
al-Ḥākim (Fatimide) 361
Ḥakīm az-Zamān ʿAbd al-Munʿim 168
Ḫalaf b. Aḥmad 418, **479**
al-Ḥamawī, ʿAlī b. ʿAbd al-Karīm 478
Ḥarbīya 361
Ḥāriṯ b. Kalada XXI, 11, 40, 263, 264, 300, 308, **473**
Harran 34, 142, 256, 267, 300, 384, 437, 455
al-Ḥarrānī, Aḥmad b. Yūnus b. Aḥmad 243, 256, 360, 365
Hārūn ar-Rašīd 49, 119, 120, 164, 168, 176, 205, 206, 208, 265, 269, 270, 274, 296, 320, 332, 334, 355, 357, 359, 360, 366, 369, 372, 403, 425
al-Ḥasan b. ʿAlī b. a. Ṭālib 307
Ḥasan b. Sahl 121, 372
Ḥasan b. Zīrak 374
Hegel, G.W.F. 4
Heliopolis 402
Henoch (Idrīs) 396
Herakleides 79
Heraklios 146
Herat 353
Hermes 68, 76, 81, 396, 399
Herodikos 302

Herodot 82, 294
Heron 136
al-Ḥimṣī, Kamāl ad-Dīn 245, 311, 353
Hippokrates XVII, XIX, XXV, XXXIII, 6, 7, 11, 17, 19, 28, 32, 35, 48, 49, 52, 55, 68, 69, 71, 72, 77, 85, 86, 91, 92, 95, 100, 104, 107, 110, 127, 133, 135, 136, 140, 141, 146, 150, **154–156**, 164, 170–172, 184, 185, 188, 202, 217, 218, 222, 226, 230–233, 235, 237, 238, 240, 247, 252, 255, 259, 260, 276, 277, 289, 305, 308, 313, 314, 318, 326, 340–342, 349–351, 386, 393–397, 402, 407, 409–412, 415, 418, 422, 428, 434, 442, 451, 453–455, 457, 470, 472–474, 478, 479
Ḥīra 101, 274
Horapollon 142
Houllier, J. 291
Ḥubaiš 68, 74
Ḥubaiš, s. at-Tiflīsī
al-Ḫuǧandī, Faḫr ad-Dīn 474
Hulagu 120, 365
Ḥunain XXI, 48, 68, 69, 71, 74, 82, **101**, 103, 107, 109, 110, 128, 140, 147–152, 154, 156, 159, 160, 170, 179, 194, 202, 203, 207, 236, 252, 260, 326, 357, 361, 371, 378, 383, 384, 395, 405, 407, 408, 415, 456, 474, 476, 477, 480
Ḥusām ad-Daula 208
Ḫusraušāh b. Manāḏir 376
al-Ḫuwai'ī, Šams ad-Dīn 166
al-Ḫwārizmšāhī, Zain ad-Dīn Ismā'īl b. al-Ḥusain, s. al-Ǧurǧānī

Ibn 'Abbās 75, 307
Ibn 'Abd al-Mu'min, a. 'Alī 245
Ibn 'Abd Rabbih 435
Ibn 'Abd ar-Ra'ūf 197
Ibn 'Abdūn, Muḥammad b. 'Alī **196**, 197, 381, 439, 440
Ibn al-Abǧar, s. 'Abd al-Malik b. Abǧar
Ibn abi l-Bayān 478
Ibn abi l-Ḥāǧib, Muhaḏḏab ad-Dīn 169
Ibn abi l-Ḥakam, a. l-Maǧd 114, 121, 168
Ibn abi l-Ḥawāfir, Ǧamāl ad-Dīn 361
Ibn abī Ṣādiq 194, 353
Ibn abī Sulaimān, a. Sa'īd/a. Šākir 166, 368
Ibn abī Uṣaibi'a XVII, XVIII, **XIX–XXV**, XXXIII, 11, 18, 19, 30, 40, 47–49, 54, 65, 67, **68–87**, 91, 95, 96, 99–101, 103, **105**, 106–108, 110–113, **114**, 115–122, 127–129, 134, 139, 140, 142, 146, 149–151, 155, 158, 159, 161, 163–171, 173, 174, 176–179, 184, 187, 190, 194, 198, 200, 203, 205–209, 211, 213–215, 220, 222–224, 226, 227, 230, 236–238, 240–245, 248–253, 256–258, 261, 263–266, 268–271, 273, 275–280, 285, 286, 289, 291, 296, 298–302, 305, 306, 308–313, 320, 321, 325, 326, 329–335, 338, 340–342, 344, 345, 348–379, 383, **394–408**, 413, 414, 416, 419, 432–435, 438, 445, 447, 449, 455, 459, 471, 473–475, 479
Ibn al-'Ainzarbī 455
Ibn Aṯāl 372
Ibn al-Azraq 37, **471**
Ibn Bahla, Ṣāliḥ 269, 270
Ibn al-Baiṭār 83, 166, 443, 448
Ibn al-Baraḫšī, a. Ṭāhir 81
Ibn Baṭha (Ibrāhīm b. Muḥammad) 209
Ibn al-Buḏūḫ 311
Ibn Buṭlān XXIX, XXX, 6, 39, 89, 99, 103, 108, 127, 138, 146, 179, **190–193**, 215, 280, 281, 295, 301, 305, 318, 341, 415, 432, 433, 450, 453, **472**
Ibn ad-Dāya, Yūsuf XX
Ibn Fāris 115
Ibn Ǧanāḥ, Marwān 475
Ibn al-Garsīfī 197, 483
Ibn al-Ǧauzī, 'Alī b. Muḥammad 15, 75, 90, 424, **472**
Ibn Ǧazla, Ya'qūb b. 'Īsā 47, 473, 474, 481
Ibn al-Ǧazzār 84, 245, 312, 337
Ibn Ǧubair 173
Ibn Ǧulǧul, Sulaimān b. Ḥassān **XVII, XVIII**, XXI, 40, 41, 44, 76, 101, 149, 153, 154, 162, 165, 171, 243–245, 266, 331, 358, 394, 395, 405, 449
Ibn Ǧumai' **XXXI, XXXII**, 10, 95, 104, **116**, 118, 119, 123–127, 132, 141, 142, 149, 150–153, 155, 156, 159, 177, 279, 280, 289, 299, 324, 340, 344, 345, 378, **409–413**, 450, **454–459**, **473**, 475
Ibn Ḥaǧar al-'Asqalānī 245
Ibn al-Ḥaǧǧāǧ, Abū 'Abdallāh 256
Ibn Ḫaldūn XXXV, 25, 75, 301, 429, 432, 451
Ibn Ḫallikān XVI
Ibn Ḥamdūn b. 'Abd aṣ-Ṣamad b. 'Alī, Abu l-'Īr-ṭurid 112

Ibn al-Ḫammār, a. l-Ḫair 30, 153, 156–158, 179, 222, 375, 453, 464
Ibn Ḥanbal, Aḥmad 366, 431, 438, 440
Ibn Ḫaṭīb ar-Raiy 113
Ibn Ḥazm 12, 13
Ibn Ḥiǧǧa al-Ḥamawī 334
Ibn Hindū, Abu l-Faraǧ ʿAlī b. al-Ḥasan XVI, **XXVII**, **XXVIII**, 7, 9, 10–17, 19, **24–34**, 47, **50–52**, 54–56, 58, 60, 61, 63, 64, **65–68**, 70–73, 76, 80, 82, 86, 87, 104, 109, 111, 124, 126, 129–132, **134–139**, 149–153, 156–158, 165, 176, 179, 222, 233, 241, 251, 289, 312, 350, 358, 405, 414, 432, 433, 450, 453, 459, **473**
Ibn Hubal 12, 14–16, 95, 96, 98, 99, 102, 103, **116**, 167, 221, 242, 243, 251–253, **474**
Ibn Kakūya, ʿAlāʾ ad-Daula 328
Ibn al-Kuraidī, ʿUmar b. Muḥammad 83
Ibn al-Labūdī, Naǧm ad-Dīn 363
Ibn Malkā, Auḥad az-Zamān 84, 117, 242, 329
Ibn Mandawaih, Aḥmad b. ʿAbd ar-Raḥmān 18, 343, **476**
Ibn al-Marʾa 336, 471
Ibn al-Māristānīya 364
Ibn Māsawaih 88, 101, 110, 112, 117, 120, 179, 185, 206, 207, 227, 264, 265, 284, 326, 357, 367, 369, 370, 432, 433, 459, **476**
Ibn al-Masīḥī, Abu l-Ḫair b. ʿĪsā 177
Ibn al-Masīḥī, Abū Hannā 476
Ibn al-Maṭrān, Asʿad ibn Ilyās **XXXII**, **XXXIII**, 10, 68, 70, 73, 74, 80, 87, 149, 161, 162, 166, 224, 305, 330, 331, 340, 359, 364, 368, 370, 371, 397, 415, 419, **477**
Ibn al-Minfāḫ, Naǧm ad-Dīn 363
Ibn al-Mudauwar, a. l-Bayān 115, 194
Ibn Mulūka 311
Ibn al-Munaǧǧim, Abu l-ʿAbbās 256
Ibn al-Muqaffaʿ 190
Ibn an-Nadīm 55, 78, 136, 142, 145, 149–152, 190, 203, 230, 236, 241, 345
Ibn an-Nafīs 52, 231–234, 419
Ibn an-Naqqāš, Muhaḏḏab ad-Dīn 116, 168, 169, 364
Ibn Naubaḫt 68
Ibn Qāḍī Baʿlabakk, al-Muẓaffar **XXXII**, 305, 324, **335–339**, 360, 362, 366, **471**
Ibn Qaiyim al-Ǧauzīya 263, 327, **477**
Ibn al-Qifṭī, Ǧamāl ad-Dīn ʿAlī ibn Yūsuf **XXIV**, **XXV**, 101, 111–113, 136, 140, 141, 145, 149, 151, 152, 190, 203, 209, 210, 230, 236, 241, 256, 257, 279, 322, 323, 330, 333, 352, 362, 417
Ibn al-Quḍāʿī, Abu l-Barakāt 177
Ibn al-Quff 105, 172
Ibn Riḍwān **XXXI**, 6, 15, 25, 48, 53, 54, 78, 99, 101, 103, 108, 118, 124, 127, 132, **138**, **139**, 141, 146, 149–152, 155, 159, 160, 222, 237, 240, 279, 285, 299, 312, 350, 361, 380, 395, 402, 409, 412, 413, 415, 450, 454, 478
Ibn Rūmīya, a. l-ʿAbbās 353
Ibn Rušd XI, XXXIV, XXXV, 36, 78, 129–132, 135, 168, 189, 227, 305, 335, 365, 389, 412–414, 416
Ibn as-Sāʿātī, Faḫr ad-Dīn 363
Ibn Ṣāʿid al-Andalusī **XVIII**, 366, 450
Ibn Sanāʾ al-Mulk 321
Ibn Sarābiyūn, Yūḥannā 418, 479, s. a. Dāʾūd b. Sarābiyūn
Ibn Šibl al-Baġdādī 166
Ibn Sīnā XXXII, XXXV, 8, 9, 11–16, 19, 52, 54, 87, 106, 140, 165, 169, 170, 194, 209, 220, 227, 249, 253, 261, 262, 264, 291, 302, 308, 320, 321, 328, 332, 336, 337, 339, 340, 344, 361, 363, 417–419, 444, 448, 450, 459, 470, 471, 475, 476, **479**, **480**, 482
Ibn Šukr, Ṣafīy ad-Dīn 275
Ibn as-Sunnī 424
Ibn aṣ-Ṣūrī, Rašīd ad-Dīn 116, 362
Ibn Tāǧ, Sulaimān a. Bakr 365
Ibn aṭ-Ṭaifūrī, Zakarīyāʾ 213, 367
Ibn aṭ-Ṭaiyib 120, 401
Ibn aṭ-Taiyib, s. as-Saraḫsī
Ibn at-Tilmīḏ, Amīn ad-Daula 118, 181, 210–212, 245, 246, 361, 434
Ibn Ṭufail 363
Ibn Tūmart, a. ʿAbdallāh 482
Ibn al-Uḫūwa 38, 173, 174, 178, 195, **197–204**, 235, 294, 381, 384, 429, 438, 439, 451
Ibn ʿUkāša 177
Ibn Zuhr 199, 275, 298
Ibn Zuhr, a. Muḥammad ʿAbdallāh b. al-Ḥafīd 368
Ibrāhīm b. Baks 120
Ibrāhīm b. Bunān 364

Ibrāhīm b. Hilāl aṣ-Ṣābi' XVI, 105
Ibrāhīm b. al-Mahdī XX, 223
Ibrāhīm b. Ṣāliḥ 269
Ibrāhīm b. Sinān b. Ṯābit 165
Idrīs (Henoch) 396
Iḫwān aṣ-ṣafā' 102, 103, 322, 323
Ilberg, J. 272, 400, 409
'Imād al-Mālikī 441
'Imrān b. Ṣadaqa al-Isrā'īlī 353
Irak XII, 25, 76, 355
'Īsā b. Yaḥyā 68
'Īsā b. Yaḥyā, s. al-Masīḥī
Isḥāq b. Ḥunain XVII, 71, 145, 394, 395, 402
Isḥāq b. Ibrāhīm b. Muḥammad b. Ismā'īl, Baiḍ al-Baġl 112
Isḥāq b. 'Imrān **331**, 375, 376
Isidor von Sevilla XVIII
al-Isrā'īlī, Ya'qūb b. Isḥāq 11, 12, 189, 299, 451, **475**
'Īsā b. Ḥakam 309
'Īsā b. Māssa 264
'Īsā b. Šahlā 205, 354
Issa Bey, A. 5, 121, 215, 316
Istanbul XI, 470
'Izz ad-Daula 257

Jesus, s. Christus
Johannes Gramatikos (Yaḥyā an-Naḥwī) 79, 142, 144–148, 161
Johannes Philoponos XVII, XX, XXI, 79, 143, 394, 395, 402
Jubal, Sohn des Lamech 76
Justinian 143

Kairo XIX, 11, 15, 170, 208, 225, 248, 287, 295, 299, 310, 377, 382, 446
Kambyses 397
al-Kamrānī 471
Karak 224, 362
Karien 51
al-Kaskarī, Ya'qūb 277, 479
al-Kāzarūnī 52
Kianos 55, 56
al-Kinānī, Yaḥyā b. 'Umar 197, 486
al-Kindī 135, 165, 170, 321, 339, 381
al-Kiššī, Zain ad-Dīn 113
Kleombrotos 259
Konstantin Kopronymos 168
Kos 252
Kraemer, J. 388–390, 392
Ktesibios 168
Kūfa 101, 274
al-Kūhīn al-'Aṭṭār 310, 382, **475**
al-Kutubī, Yūsuf b. Ismā'īl 38, 87, **474**, **475**
Kylon 398
Kyros 397

Leclerc, L. 5, 72, 147, 178
Leibbrand, W. 1, 54, 130, 217, 240, 341
Levey, M. XII, XXVII, 259, 479
Libanius 218
Luqmān 397, 434

al-Ma'arrī, a. l-'Alā' 407
al-Ma'arrī, a. l-Farağ Ğābir (?) 73
Machaon 51
al-Maġribī, 'Abd al-Wāḥid 39, 450, **475**
al-Maġribī, a. l-Farağ Ğābir (?) 73
al-Maġrībī, a. l-Qāsim 176
al-Mağūsī 72, 122, 200, 316, 417, 418, 455, 459, 471
al-Mahdī 176, 264, 355, 403
Maimonides 6, 118, 189, 227, 243, 306, 308, 321, 391, 412–414, 416, 475, 476
al-Malik al-'Ādil 106, 113, 244, 258, 275, 352, 353, 362, 363
al-Malik al-Afḍal 306
al-Malik al-Amğad 363
Mālik b. Anas 438, 442
al-Malik al-Ašraf 113, 115
al-Malik al-'Azīz 361
al-Malik al-Ḥāfiẓ 365
al-Malik al-Kāmil 106, 177, 362, 376
al-Malik al-Manṣūr 363
al-Malik al-Mas'ūd 363
al-Malik al-Mu'aẓẓam 362
al-Malik an-Naṣīr 362, 365
al-Malik aṣ-Ṣāliḥ 362, 363
Malikšāh 271, 473
al-Ma'mūn 39, 91, 121, 142, 176, 213, 372–374, 398, 455
Ma'mūn b. Ma'mūn, a. l-'Abbās 179
al-Ma'mūnī, a. Ṭālib 9, 267, 288, 368
Manāḏir b. Ğastān 208
Manka 296, 356
al-Manṣūr (Kalif) 204, 205, 248, 354, 355
al-Manṣūr b. Isḥāq 334, 359
al-Manṣūr b. Qalā'ūn 173, 247

al-Manṭiqī al-Siǧistānī XVIII, XIX, 76, 395
Maiyāfāriqīn XXIX, 18, 121, 191, 208
Marc Aurel 261, 403
Mardin 116, 118
al-Mārdīnī, Faḫr ad-Dīn 116, 118, 167
Marinos 145, 147
Marwāniden XXIX, 120, 121, 191, 208
al-Marwazī 440
Māsarǧawaih 184
Māsawaih 101, 356, 379
Masīḥ ad-Dimašqī, s. ʿĪsā b. Ḥakam
al-Masīḥī, ʿĪsā b. Yaḥyā 12, 15, 16, **418**, 450, **476**
al-Masʿūdī XX, 27, 325, 404
Medina 38, 74, 361
Mekka 38, 46, 361, 366
Melampus 51, 329
Menemachus/Menodotus 56
Menippos 394
Meyerhof, M. XIX, XXXI, XXXIII, 5, 6, 15, 110, 111, 140, 142, 145–147, 154, 156, 295, 454, 455, 458
Mez, A. 18, 120, 258
Michael de Capella 417
Miḫāʾīl 372
Miskawaih 28, 89, 165, 352, 375
Mnaseas 56
Mose 39, 75, 391, 402, 408, 415, 416, 425
Mossul 116, 208
Moulay Ismaïl 272
al-Muʾaiyad billāh 365
Muʿāwiya 372
al-Mubarrad 118
Mubaššir b. Fātik XVII, 71, 76, 351, 395, 396, 399, 400, 404–406
Muhaḏḏab ad-Dīn al-Fāris 106
Muhaḏḏab ad-Dīn Yūsuf 363
al-Muhallabī, a. Muḥammad 256
Muḥammad (Prophet) XXVIII, XXXIII–XXXV, 7, 20–24, 32, 35–42, 46, 75, 78, 201, 239, 253, 265, 300, 303, 306, 307, 327, **419–446**, 449, s. a. Hadith, Prophetenmedizin
Muḥammad b. ʿAbd al-Ḥamīd 356
Muḥammad b. Šuǧāʿ 161, 162
Muḥammad b. Tamlīḫ 366
Muḥammad b. ʿUmar 257
Muʿizz ad-Daula 256, 257, 311, 375
Müller, A. XX, XXI, XXIII
Mumahhid ad-Daula 208
al-Muqtadir 209, 249
Mūsā b. Maimūn al-Qurṭubī, s. Maimonides
al-Mustaḍīʾ 210, 361
al-Mustanṣir billāh (Abbaside) 360, 366
al-Mustanṣir billāh al-Ḥakam II. 243, 365
al-Mustaršid 117
al-Muʿtaḍid 267, 361, 364, 367, 368
al-Mutanabbī 457
al-Muʿtaṣim 213, 214, 309, 363, 364, 367
al-Mutawakkil 110, 206, 207, 357, 361, 367–370
al-Muṭāwiʿ, Šams ad-Dīn a. l-Faḍl b. a. l-Faraǧ 121
al-Muʿtazz 275, 367
al-Muẓaffar, s. Ibn Qāḍī Baʿlabakk

Nafīs ad-Dīn, al-Qāḍī 166, 168, 362
Nafīs ad-Dīn az-Zubair 177
Nāṣir ad-Daula 18, 121, 191
an-Nāṣir li-Dīn Allāh (Abbaside) 177, 375
an-Nāṣir li-Dīn Allāh (Fatimide) 362
Nero 71, 79
Nikomachos von Gerasa 472
an-Nīsābūrī, a. l-Qāsim ʿAbd ar-Raḥmān b. ʿAlī 479
an-Nīsābūrī, Šihāb ad-Dīn 113
Niẓām al-Mulk 246
Niẓāmī XXXV, 298
Niẓāmī-i ʿArūḍī 262, 271, 273, 328, 332–335
Nūr ad-Dīn Zengi 121, 244, 358, 364

Octavian 405
Olympiodorus 143
Opitz, K. 18, 19
Oribasius 78, 141, 203, 417, 454, 455
Orosius XVIII

Palladios 144, 146, 147
Parmenides 394
Paulus (Apostel) 401
Paulus von Aegina 141, 203, 417, 455
Perdikkas 259, 350
Pergamon 77, 80, 405
Philagrios 345
Philinos von Kos 55, 72
Philotimos 55
Pippin III. 168

Plato XVII, XVIII, XXV, 19, 63, 71, 73, 86, 89, 102, 138, 154, 164, 170, 190, 220, 228, 317, 318, 339, 340, 392–395, 397–399, 403, 415, 434
Plessner, M. XVIII, XXIV, 5
Plutarch 72, 302
Podaleirios 51
Porphyrius 138, 398, 472
Praxagoras 55
Proitiden 51, 328
Proklos 143, 147
Pylades 261
Pythagoras 89, 394, 395, 397–400, s. a. Badīġūras

al-Qādisīya 101, 274
al-Qāhir 168
al-Qairawān 245, 331, 375
al-Qaṭīʿī 244, 270
al-Qifṭī, s. Ibn al-Qifṭī
al-Qumrī, al-Ḥasan b. Nūḥ 477
Qusṭā b. Lūqā 430, 472, **477**
al-Qūṣūnī, Madyan b. ʿAbd ar-Raḥmān 477, 478
al-Quṭb al-Miṣrī 113

ar-Rāḍī 168, 249
ar-Raḥbī, Raḍīy ad-Dīn 110, 117, 276, 301, 311, 352
Raiy 207, 264, 334
ar-Raqqa 299
Rašīd ad-Dīn a. Ḥulaiqa 106, 166, 262, 296, 358, 376, 377
ar-Rāzī, a. Bakr Muḥammad b. Zakarīyāʾ XXI, XXXIII, XXXV, 18, 38, 53, 54, 65, 80, 81, 88, 106, 107, 113, 121, 138–140, 165, 170, 171, 176, 177, 179, 180, **183–190**, 194, 212, 214, 220, 222, 229, 233–235, 242, 243, 265, 266, 280, 281, **284–292**, 294–296, 298, 300, 301, 312, 318, 330, 332, 334, 338, 342, 345, 346, 358, 359, 371, 380, 381, 389, 409, 412, 414–418, 449, 452, 454, 456, 458, **478**, 481
ar-Rāzī, Faḫr ad-Dīn 37
Rescher, O. XVI, XXXV
Rosenthal, F. XVII–XIX, XXXV, 6, 12, 13, 43, 44, 68–70, 103, 278, 383, 384, 415, 451
Rückert, F. 40
Rufus von Ephesus XXXIII, **330–332**, 345
ar-Ruhāwī, Isḥāq b. ʿAlī XII, **XXV–XXVIII**, 9, 13, 16, 25, 32, 33, 35–37, 40, 45, **48–50**, 51–53, 58, 65, 69, 73, **85**, **86**, 87, 89–96, 100, 101, 103, 104, 106, 109, 111, 122, 123, 128, 130, 132, **138**, **139**, 141, 148, 149, 151–157, 163, 167, 171–179, **180–183**, 186, 188, 195, 197, 199, 214, 219–226, 228, 230, 232–236, 239–241, 243, 244, 247, 248, 253, 255, 256, 259, 260, 264, 265, 278–280, **281–285**, 290–292, 294–297, 299, 304, 308–310, 312–316, 318, 323, 327, 328, 335, 340–344, 347, 350, 353, 354, 356, 359, 366, 367, 371, 372, 376–378, 380–386, 404, 408, 412, 413, 416, 445, 449, 450, 452, 453, 457, 458, 472, 474, **488**
Rūmī 262

Saʿd ad-Dīn b. ʿAbd al-ʿAzīz 166, 366
Saʿd b. a. Waqqāṣ 40
aṣ-Ṣafadī 478
aš-Šāfiʿī 36, 438, 440
aṣ-Ṣāḥib b. ʿAbbād 207
aš-Šahrastānī 391
Ṣāʿid al-Andalusī, s. Ibn Ṣāʿid
Ṣāʿid b. Bišr b. ʿAbdūs 176
Saʿīd b. al-Biṭrīq 168, 355
Saʿīd b. Ġālib 361
Ṣāʿid b. al-Ḥasan **XXVII–XXIX**, 24, 25, 27, 35–37, 39, 41, 44, 53, 56, 67, 72, 82, 83, 95, 104, 105, 109, 110, 122, 123, 126–129, **132–134**, 163, 167, 171, 179, 180, 187, **188–190**, 203, 215, 219, 226, 228, 229, 236, 238, 241, 243, 246, 247, 253, 265, 276, 277, 280, 295, 300–302, 304, 305, 312–316, 342, 343, 358, 378, 381, 385, 386, 450, **478**
Saʿīd b. Hibatallāh 117, 455
Ṣāʿid b. Hibatallāh b. Tūmā, a. l-Faraǧ 362
Saʿīd b. Theophil/Tūfīl 100, 369, 374
Saʿīd b. Yaʿqūb ad-Dimašqī 361
Saif ad-Daula 349
aš-Šaizarī, ʿAbd ar-Raḥmān b. Naṣr 173, 195, **197–204**, 235, 294, 488
Saladin XIX, XXI, XXXII, 142, 168, 194, 224, 276, 305, 306, 352, 361, 362, 364, 368, 370, 371, 454
Salmawaih b. Bunān 309, 363, 364, 367
Salomo 75, 397
as-Samʿānī 112, 449

Samarqand 214, 262
as-Samarqandī, Naǧīb ad-Dīn 470, **479**, 488
Šams ad-Daula 363
Ṣamṣām ad-Daula 322
aṣ-Ṣanaubarī, Muḥammad b. ʿAlī 241, 429, 435, 436, 471, **479**
Sanǧar b. Malikšāh 473
as-Saqaṭī, Muḥammad a. ʿAbdallāh 196, 381, 488
aš-Šarābī, Aḥmad b. Hārūn 369
aš-Šarābī, Naǧm ad-Daula a. l-Yumn Naǧāḥ 362
as-Saraḫsī, Aḥmad b. aṭ-Ṭaiyib 170, 198, 365
aš-Šaṭranǧī, a. Bakr az-Zahrī 107
Sayyid, F. XVIII, 41, 245, 405
Schacht, J. XXXI, XXXIV, 6, 127
Schipperges, H. 1, 7, 25, 286, 289, 290
Scribonius Largus 218, 250, 436
Seleukos I. Nikator 259
Serapion 55
Serapion (Stoiker) 218
Serapis 69, 77
Sergios (?) 205
Sergios von Rēš ʿAinā 147
Seth 75
Sevilla XVIII, 196, 245, 298, 353, 439
Sextus Empiricus 55
Sezgin, F. XI, 2, 7, 161
Siǧistān 418, 479
as-Siǧistānī, s. al-Manṭiqī as-Siǧistānī
as-Siǧzī, Bišr b. Yaʿqūb 37, 418, 479
Šihāb ad-Dīn b. Fatḥ ad-Dīn 361
Simplicius 143, 472
Sinān b. Ṯābit 176, 209, 249, 267, 268, 361
aš-Šīrāzī, Maḥmūd b. Ilyās 480
aš-Šīrāzī, Maḥmūd b. Masʿūd 481
aš-Šīrāzī, a. Muslim b. a. l-Ḫair 11, 300, 473, **481**
Smyrna 405
Sokrates XVIII, 394, 395, **398**, **399**
Soranos 56, 259, 327
Steinschneider, M. 286, 287, 289
Stephan von Antiochien 417
Stephanos 144–147
Stephanos Byzantios 51
Stratonike 259
Subuktegin 257
as-Suhrawardī, Šihāb ad-Dīn 166, 339
Sukkara 358
as-Sulamī, Muwaffaq ad-Dīn 75, 116, 179, **193**, **194**, 244, 264, **481**
as-Sulamī, Saʿd ad-Dīn b. Muwaffaq ad-Dīn 116
as-Surramarrī, Ǧamāl ad-Dīn **XXXIV**, 7, 15, 36, 42, **45–47**, 139, 174, 306, **424–429**, 432, 434, 435, 438, **440–443**, 458, **481**
as-Suwaidī, ʿIzz ad-Dīn 478, 482
as-Suyūṭī, Ǧalāl al-Dīn XXXIII, 7, 32, 36, 41, 75, 306, 307, 327, 423, 430–432, 435, 436, 443, 477, **482**

aṭ-Ṭabarī, a. l-Ḥasan 165, 189, 343, 450, 453, 458, **482**
aṭ-Ṭabarī, ʿAlī b. Rabban XXXII, 24, 25, 65, 192, 237, 239, 324, 327, 344, 378, 449
Ṯābit b. Ibrāhīm 176, 256, 268, 352, 359
Ṯābit b. Qurra 47, 48, 165, 171, 209, 249, 267, 361, 368, 472, **482**
Ṯābit b. Sinān 209, 249
at-Tabrīzī XXXIII, 41, 201
Tacitus 391
Ṭaifūr 265
aṭ-Ṭaifūrī, ʿAbdallāh 205, 213, 264, 265, 374
aṭ-Ṭaifūrī, Isrāʾīl b. Zakarīyāʾ 367
aṭ-Ṭaifūrī, Zakarīyāʾ 213
at-Tamīmī 325, 338
aṯ-Ṯaqafī, a. ʿAbdallāh al-Malik 365
at-Tauḥīdī, Abū Ḥayyān XVIII, 322
Tawaddud 208
Theagenes 64
Themison 56
Themistios 321
Theodosios 146, 147
Theon von Alexandria 136
Thessalos 56, 64, 71
at-Tiflīsī 482
at-Tirmiḏī 37, 41
Tiyāḏūq 173, 300, 308, 473
Ṭīzanābād 274
Troeltsch, E. 388, 389
Ṭulūniden XX, 100, 369, 374
aṭ-Ṭurṭūšī 271
Ṭūs 359

ʿUbaidallāh b. Ǧibrāʾīl XVII, 146, 266–268, 375, 403
ʿUbaidallāh (Gouverneur) 355
Uḥud 38

Ullmann, M. XIV, 7, 151, 161, 418
Umaiyaden 2, 141, 243, 300, 311, 338, 363, 365, 455
'Umar b. 'Abd al-'Azīz 141, 300, 455
'Umar b. Ḫiḍr Ṣūfī 426
'Umar b. Sahlān as-Sāwī XIX
Usāma b. Munqiḏ XXII
Usrūšana 214
al-Uṭruš, Ḥasan b. 'Alī 195

al-Wāsiṭī, Maimūn b. Naǧīb 353
al-Wāṯiq 367, 369, 370
Weber, A. XIII, 2
Wenkebach, F. 1, 128, 233, 252

al-Yabrūdī 107, 270, 271
Yaḥyā b. 'Adī XVIII, 76
Yaḥyā an-Naḥwī, s. Johannes Gramatikos
Yaḥyā b. Ḫālid 205, 325, 355
Yaḥyā b. Isḥāq 358, 363
al-Yamāmī, a. Sa'īd 179
Ya'qūb b. Isḥāq, s. al-Isrā'īlī
Ya'qūb b. Killis 338
Ya'qūb b. Saqlāb, Muwaffaq ad-Dīn 224
Ya'qūb b. Yūsuf al-Manṣūr 298, 305, 364
al-Ya'qūbī 156, 396
Yāqūt XVI, XXXV, 25, 105, 118, 133, 249, 274
Yūfāl b. Lāmah b. Matūsalah 76
Yūḥannā, s. Yaḥyā
Yūḥannā b. Buḫtīšū' 367
Yūsuf b. Ibrāhīm (al-Ḥāsib) XX, 112, 213, 223, 264, 269, 274, 302, 309, 373, 403
Yūsuf Laqwa 213
Yūsuf an-Naṣrānī 167

Zacharias Scholastikos 142
al-Ẓāfir 361
Zāhid al-'ulamā' 18, 120, 121, 127, 397
Zaid b. Aslam 442
Zarathustra 34, 76, 248, 437
az-Zauzanī, Muḥammad b. 'Alī al-Ḫaṭībī XXIV, 279
Ziyādatallāh b. al-Aġlab 331, 375
Zubaida 334
az-Zuhrī, Abū Bakr 245

Buchtitel

(die Abkürzungen *K.* [*Kitāb*], *Maq.* [*Maqāla*] und *Ris.* [*Risāla*] sowie die Präposition *fī* werden bei der alphabetischen Einordnung nicht berucksichtigt)

Fī Abdāl al-adwiya (Badīġūras) 477
K. Abīḏīmiyā li-Buqrāṭ wa-tafsīruhu l-maraḍ al-wāfid (b. an-Nafīs) 231, 234
Ad eos qui de typis scripserunt (Galen) 160
Ad Glauconem de medendi methodo (Galen) 125, 147, 150, 154, 158, 411
K. al-Aʿḍāʾ al-ālima (Galen), s. *De locis affectis*
K. fī Ādāb al-ḥisba (as-Saqaṭī) 196, 381, 488
Adab al-imlāʾ wa-l-istimlāʾ (as-Samʿānī) 112, 449
Adab aṭ-ṭabīb (ar-Ruhāwī) XII, **XXV–XXVIII**, 9, 13, 16, 25, 32, 33, 35–37, 40, 45, **48–50**, 51–53, 58, 65, 69, 73, **85**, **86**, 87, 89–96, 100, 101, 103, 104, 106, 109, 111, 122, 123, 128, 130, 132, **138**, **139**, 141, 148, 149, 151–157, 163, 167, 171–179, **180–183**, 186, 188, 195, 197, 199, 214, 219–226, 228, 230, 232–236, 239–241, 243, 244, 247, 248, 253, 255, 256, 259, 260, 264, 265, 278–280, **281–285**, 290–292, 294–297, 299, 304, 308–310, 312–316, 318, 323, 327, 328, 335, 340–344, 347, 350, 353, 354, 356, 359, 366, 367, 371, 372, 376–378, 380–385, 404, 408, 412, 413, 416, 445, 449, 450, 452, 453, 457, 458, 472, 474, **488**
K. Ādāb ṭibb al-mulūk (b. al-Maṭrān) 359
al-Adwiya al-mufrada (Galen) 53, 151, 154, 159
al-Adwiya al-murakkaba (Galen) 151, 154
al-Adwiya al-qalbīya (b. Sīnā) 336, 337, 479
K. al-Aǧinna (Hippokrates), s. *De genitura*
K. al-Aġšāš wa-ṣināʿat al-ḥisba al-kabīr (as-Saraḫsī) 171
Aḫbār al-ǧabābira 395
Aḫbār al-ḫulafāʾ wa-l-Barāmika (Muḥammad b. ʿAbd al-Ḥamīd?) 365
Aḫbār an-nisāʾ (b. Qaiyim al-Ǧauzīya) 263
Aḥkām as-sūq (al-Kinānī) 197, 486
K. al-Aḫlāq (Galen), s. *De moribus*
K. al-Aḫlāṭ (Hippokrates), s. *De humoribus*
Aiyām al-buḥrān (Galen), s. *De diebus decretoriis*
Alf laila wa-laila 49, 208
K. al-Amrāḍ al-ḥādda (Hippokrates), s. *De diaeta in morbis acutis*
K. al-Amrāḍ al-wāfida (Hippokrates), s. *Epidemiae*
Fī anna l-aḫyār min an-nās qad yantafiʿūna bi-aʿdāʾihim (Galen) 406
Fī anna ṭ-ṭabīb al-fāḍil failasuf, s. *Quod optimus medicus sit quoque philosophus*
Aphorismi (Hippokrates), s. *K. al-Fuṣūl*
Ars parva/Ars medica (Galen) 9, 10, 125, 150, 158
K. al-Asbāb wa-l-ʿalāmāt (as-Samarqandī) 479
K. al-ʿAšr maqālāt fī l-ʿain (Ḥunain) 203
Auǧāʿ an-nisāʾ (Hippokrates), s. *De morbis mulierum*
K. al-Azmān wa-ḏikr mā yustaʿmal fī kull waqt wa-awān (b. Māsawaih) 476

Maq. fī l-Bahaq wa-n-namaš wa-l-kalaf (as-Saraḫsī) 170
Bayān al-ḥāǧa ila ṭ-ṭibb wa-adab al-aṭibbāʾ wa-waṣāyāhum (Maḥmūd b. Masʿūd aš-Šīrāzī) 481
Fī Bayān (kaifīyat) ḫilqat al-ǧasad wa-bayān adwiyat al-amrāḍ an-nafsānīya wa-l-amrāḍ al-ǧismānīya (anon.) 322, 471
Kitāb-i bayān-i ṣināʿāt (at-Tiflīsī) 482
K. al-Bīmāristānāt (Zāhid al-ʿulamāʾ) 121
K. al-Buḥrān (Galen), s. *De crisibus*
K. al-Burhān, s. *De demonstratione*
Bustān al-aṭibbāʾ (b. al-Maṭrān) **XXXII**, **XXXIII**, 10, 68, 70, 73, 74, 80, 87, 149, 161, 162, 166, 224, 330, 331, 340, 364, 368, 370, 371, 397, 415, 419

Čahār Maqāle (Niẓāmī-i ʿArūḍī) 262, 271, 273, 328, 332–335
Chosrau und Schirin (Niẓāmī) 298
Colliget (b. Rušd), s. *K. al-Kullīyāt*
Compendium Timaei Platonis (Galen) 317, 318
Continens (ar-Rāzī), s. *Ḥāwī*

K. ad-Dā' wa-d-dawā' (Ibn Qaiyim al-Ğauzīya) 327, 477
Fī Daf' maḍārr al-abdān (b. Riḍwān) 15, 25, 299
ad-Ḏaḫīra fī 'ilm aṭ-ṭibb (Ps.-Ṯābit b. Qurra) 482
Ris. fī Ḏamm at-takassub bi-ṣinā'at aṭ-ṭibb ('Abd al-Wadūd b. 'Abd al-Malik) 246
Da'wat al-aṭibbā' (b. Buṭlān) xxix, xxx, 6, 39, 89, 99, 103, 108, 127, 138, 146, 179, **190–193**, 215, 280, 281, 295, 301, 305, 318, 341, 415, 432, 433, 450, 453, **472**
Da'wat al-qusūs (b. Buṭlān) 179
De aere, aquis, locis (Hippokrates) 127, 128, 133, 155, 163, 199, 474
De alimento (Hippokrates) 155, 409
De alimentorum facultatibus (Galen) 160, 409
De anatomia vivorum (Galen) 185
De anatomicis administrationibus (Galen) 156, 405
De arte (Hippokrates) 17, 26, 33, 59, 241, 385
De articulis (Hippokrates) 242
De bonis malisque sucis (Galen) 160, 405
De bono habitu (Galen) 159
De compositione medicamentorum secundum genera (Galen) 79, 204, 404
De causis respirationis (Galen) 160
De crisibus (Galen) 151, 154, 161, 162, 185
De curandi ratione per venae sectionem (Galen) 77
De demonstratione (Galen) 130, 132, 151, 152
De diebus decretoriis (Galen) 145, 151, 154, 161, 162, 184, 185
De diaeta in morbis acutis (Hippokrates) 155, 473
De differentiis febrium (Galen) 150, 154, 161, 162
De dolore evitando (Galen) 405
De elementis secundum Hippocratem (Galen) 150, 154, 161
De experientia medica (Galen) 66, 484
De facultatibus naturalibus (Galen) 150, 152, 154, 159, 161, 162, 185, 472
De fato (Cicero) 17
De fracturis (Hippokrates) 155
De genitura (Hippokrates) 155, 474
De habitu decenti (Hippokrates) 218, 230
De humoribus (Hippokrates) 155
De inaequali intemperie (Galen) 159
De instrumento odoratus (Galen) 160
De locis affectis (Galen) 150, 154, 161, 162
De medico (Hippokrates) 230
De methodo medendi (Galen) 63, 64, 77, 78, 151, 152, 154, 407, 410, 458
De morbis mulierum (Hippokrates) 155
De morborum temporibus (Galen) 160
De moribus (Περὶ ἠθῶν, Galen) 89, 90, 218, 319, 323, 403, 412
De motibus liquidis (Galen) 160
De motu thoracis et pulmonis (Galen) 160
De natura hominis (Hippokrates) 92, 155, 188
De officiis (Cicero) 217
De officina medici (Hippokrates), s. Κατ' ἰητρεῖον
De optima corporis nostri constitutione (Galen) 159
De optimo medico cognoscendo (Galen) 177, 180, 184, 220, 403, 472
De ordine librorum suorum (Galen) 148, 154, 158, 400, 402
De partibus artis medicativae (Galen) 181, 184
De parvae pilae exercitio (Galen) 160
De placitis Hippocratis et Platonis (Galen) 154, 170, 415
De praegnotione ad Epigenem (Galen) 255, 260, 261, 278, 400, 412, 458
De pulsibus ad tirones, s. *Introductio in pulsus ad Theutram*
De remediis (Scribonius Largus) 218, 259, 436
De respirationis usu (Galen) 160
De sanitate tuenda (Galen) 149, 151, 152, 160–162, 472
De sectis (Galen) 8, 10, 12, 52–55, 57, 78, 125, 145, 147, 150, 154, 156, 158, 180, 183, 458
De semine (Galen) 160
De sepultura prohibenda (Galen) 266, 269
De simplicium medicamentorum temperamentis et facultatibus (Galen) 152, 409
De subfiguratione empirica (Galen) 80, 81
De superfetatione (Hippokrates) 155, 473
De temperamentis (Galen) 150, 154, 159, 161
De theriaca ad Pisonem (Ps.-Galen) 79, 337
De usu partium (Galen) 35, 49, 66, 69, 151, 152, 160, 185, 408
De usu pulsuum (Galen) 160

De vetere medicina (Hippokrates) 185, 340
De victu attenuante (Galen) 160
De voce (Galen) 160
Definitiones medicae (Galen) 8
Dustūr al-bīmāristān (al-Qūṣūnī) 478
ad-Dustūr al-bīmāristānī (b. a. l-Bayān) 478
ad-Dustūr aṭ-ṭibbī (b. Sīnā) 87, 480

Epidemiae (Hippokrates) 144, 155, 184, 188, 230–232

K. al-Fāḫir (ar-Rāzī) 478
K. fī l-Faṣd (Galen) 77
Maq. fī l-Faṣd (b. at-Tilmīḏ) 181
Fīmā yağibu ʿalā l-mutaʿallimīn li-ṣināʿat aṭ-ṭibb taqdīm ʿilmihī (Zāhid al-ʿulamāʾ) 127
Fī l-Firaq (Galen), s. *De sectis*
Ris. al-Firdaus (b. Sīnā) 480
Firdaus al-ḥikma (aṭ-Ṭabarī) XXXII, 24, 25, 65, 192, 237, 239, 324, 327, 344, 378, 449
K. al-Fuṣūl (Hippokrates) 7, 28, 73, 140, 155, 233, 247, 457, 474, 478
Fuṣūl al-madanī (al-Fārābī) XXXV, 322
al-Fuṣūl fī ṭ-ṭibb (Maimonides) 413, 414, **476**

K. fī l-Ğadal (Aristoteles) 28
Ğawāmiʿ al-Iskandarānīyīn, s. *Summaria Alexandrinorum*
Ğawāmiʿ mā qālahū Ğālīnūs fī Kitābihī fī Tašrīf ṣināʿat aṭ-ṭibb (Ṯābit b. Qurra) 48
Ğāwīḏān Ḫiraḏ (Miskawaih) 28, 89
K. al-Ġiḏāʾ (Hippokrates), s. *De alimento*
Ris. fī l-Ğimāʿ (Maimonides) 308, **476**
K. al-Ġinā wa-l-munā (al-Qumrī) 430, 477
K. Ġišš aṣ-ṣināʿāt wa-l-ḥisba aṣ-ṣaġīr (as-Saraḫsī) 171
Ġunyat al-labīb fīmā yustaʿmal ʿinda ġaibat aṭ-ṭabīb (al-Akfānī) 346, 470, 471

K. Ḥabal ʿalā ḥabal (Hippokrates), s. *De superfetatione*
Fī l-Ḥağāma wa-l-mibḍaʿ wa-l-ʿalaq min kutub Buqrāṭ (Galen) 77
K. Ḥall šukūk ar-Rāzī ʿalā Ğālīnūs (Ibn Riḍwān) 222
K. al-Ḥaṯṯ ʿalā ṣ-ṣināʿāt (*Protrepticus*, Galen) 49, 50, 52
K. al-Hawāʾ wa-l-māʾ wa-l-masākin (Hippokrates), s. *De aere, aquis, locis*
K. al-Ḫawāṣṣ (ar-Rāzī) 81
Ris. fī l-Ḫawāṣṣ (b. al-Ğazzār) 84, 337
al-Ḥāwī (ar-Rāzī) XXXIII, 65, 330, 417, 449
al-Ḥāwī fī ʿilm at-tadāwī (Maḥmūd b. Ilyās aš-Šīrāzī) 480
Ḥayāt al-ḥayawān al-kubrā (ad-Damīrī) 82, 83, 430, 431
K. al-Ḥayawān (Ğāḥiẓ) 27
K. al-Ḥayawān (b. Sīnā) 337
Ḥikāyāt al-aṭibbāʾ fī ʿilāğāt al-adwāʾ (b. a. Uṣaibiʿa) XIX
Ḥikmat al-amrāḍ al-ğismānīya (anon.) 471
Ḥīlat al-burʾ (Galen), s. *De methodo medendi*
fī l-Ḥimya al-mufriṭa (ar-Rāzī) 235, 301, 359
al-Hindibāʾ (b. Sīnā) 480
K. al-Ḥummayāt (Galen), *De differentiis febrium*
K. al-Ḥuqan (Galen) 82
Ḥusn al-ʿuqbā (Aḥmad b. Yūsuf) XX

Ris. fī Ibṭāl al-aḥkām an-nuğūmīya (b. Sīnā) 480
Ris. fī l-Iʿdāʾ (Qusṭā) 477
K. al-Ifāda wa-l-iʿtibār (ʿAbd al-Laṭīf al-Baġdādī) 415
Iḫbār al-ʿulamāʾ bi-aḫbār al-ḥukamāʾ (b. al-Qifṭī), s. *Taʾrīḫ al-ḥukamāʾ*
K. al-Iḥtisāb (al-Uṭruš) 195
Iḫtiṣār as-sitta ʿašar li-Ğālīnūs, talḫīṣ Yaḥyā an-Naḥwī (Johannes Grammaticus) 144, 161
Iḥyāʾ ʿulūm ad-dīn (al-Ġazālī) **20–24**, 306, 307
Fī ʿIlāğ at-tašrīḥ (Galen), s. *De anatomicis administrationibus*
K. al-ʿIlal wa-l-aʿrāḍ (Galen) 149, 150, 154, 161, 162
al-Iʿlām bi-manāqib al-Islām (al-ʿĀmirī) 36, 43
Imtiḥān al-alibbāʾ li-kāffat al-aṭibbāʾ (as-Sulamī) 75, 116, 179, **193**, **194**, 244, 264, **481**
Maq. fī Imtiḥān al-aṭibbāʾ (Ḥunain) 179
Maq. fī Imtiḥān al-aṭibbāʾ (b. al-Ḫammār) 179, 375
Maq. fī Imtiḥān al-aṭibbāʾ wa-kaifīyat at-tamyīz baina ṭabaqātihim (a. Saʿīd al-Yamāmī) 179
In Hippocratis epidemiarum librum sextum commentarii (Galen) 218, 230, 232–234

In Hippocratis iusiurandum commentarius (Galen) XVII, XX, 35, 49, 68–73, 77, 87, 236, 251, 395, 407, 408, 414
In Platonis rem publicam (Galen) 403
Introductio in pulsus ad Theutram (Galen) 125, 150, 154, 158, 160, 410, 411
Introductio sive medicus (Galen) 55, 73, 82, 294
al-ʿIqd al-farīd (Ibn ʿAbd Rabbih) 435
ʿIqd al-ǧumān fīmā yalzam man waliya l-bīmāristān (al-Maġribī) 475
K. al-Iršād li-maṣāliḥ al-anfus wa-l-aǧsād (b. Ǧumaiʿ) 324, 473
Iṣābāt al-munaǧǧimīn (b. a. Uṣaibiʿa) XX
K. al-Išāra ilā maḥāsin al-tiǧāra 380
K. Iẓhār ḥikmat Allāh fī ḫalq al-insān (al-Masīḥī) 476

al-Kāfī (b. al-ʿAinzarbī) 455
Kaifa kāna istiḫrāǧ ǧamīʿ aṣ-ṣināʿāt (Galen) 74
Kaifa yanbaġī an yumtaḥana aṭ-ṭabīb (ar-Ruhāwī) 180
Kalīla wa-Dimna 164, 190
al-Kalim ar-rūḥānīya fī l-ḥikam al-Yūnānīya (b. Hindū) 473
Kanz al-ʿulūm wa-l-durr al-manẓūm fī ḥaqāʾiq ʿilm aš-šarīʿa wa-daqāʾiq ʿilm aṭ-ṭabīʿa (b. Tūmart) 482
Kašf al-asrār wa-hatk al-astār (al-Ǧaubarī) 291, 294, 381, 439
K. al-Kasr wa-l-ǧabr (Hippokrates), s. *De fracturis*
Κατ' ἰητρεῖον (Hippokrates) 155, 310, 472
Kifāyat aṭ-ṭibb (al-Ġaznawī) 473
Kīmiyāʾ al-ʿiṭr (al-Kindī) 381
K. al-Kullīyāt (b. Rušd) XI, 36, 78, 189, 305, 335
Kunnāš (al-Kaskarī) 277, 479
Kunnāš (Māsarǧawaih) 184
Kunnāš (Oribasius) 78
Kunnāš (Paulus) 203
al-Kunnāš al-malakī (al-Maǧūsī), s. *al-Malakī*
Kunūz al-Muʿzimīn (b. Sīnā) 480

Lex (Hippokrates) 237, 277, 278, 285, 435
Liber parvus de pulsu, s. *Introductio in pulsus ad Theutram*
Luqaṭ al-manāfiʿ (b. al-Ǧauzī) 15, 424, 472

Mā lā yasaʿ aṭ-ṭabīb ǧahluhū (al-Kutubī) 38, 87, **474**, **475**
Mā turǧima (Ḥunain) 68, 74, 82, **109**, **148**, 149, 152, 156, 159, 260, 406
Maʿālim al-qurba fī aḥkām al-ḥisba (Ibn al-Uḫūwa) 38, 173, 174, 178, 195, **197–204**, 235, 294, 381, 384, 429, 438, 439, 451
K. al-Mabdaʾ wa-l-maʿād (b. Sīnā) 332
Māddat al-ḥayāt fī ǧamīʿ al-ašyāʾ al-masmūma (al-Fārisī) 472
al-Madḫal ilā ṣināʿat aṭ-ṭibb, naqaḍa fīhi ʿalā Ḥunain ibn Isḥāq (as-Saraḫsī) 170
K. fi l-Madḫal ila ṭ-ṭibb (Hippokrates) 241
al-Madḫal li-l-mubtadiʾīn bi-ʿilm al-ǧadal (ar-Ruhāwī) 132
K. al-Maʿǧūnāt (Galen/Yaḥyā an-Naḥwī) 79
al-Malakī (al-Maǧūsī) 72, 122, 200, 316, 417, 418, 455, 459, 471
K. al-Mālīḫūlīyā (Isḥāq b. ʿImrān) **331**, 375, 376
K. al-Mālīḫūlīyā (Rufus) XXXIII, **330–332**, 345
Manāfiʿ al-aʿḍāʾ (Galen), s. *De usu partium*
Manāfiʿ as-sikanǧubīn (ar-Rāzī) 194, 480
al-Manhaǧ as-sawī wa-l-manhal ar-rawī fi ṭ-ṭibb an-nabawī (as-Suyūṭī) XXXIII, 7, 32, 36, 41, 75, 306, 307, 327, 423, 430–432, 435, 436, 443, 477, **482**
al-Manṣūrī (ar-Rāzī) 183, 220, 286, 290, 292, 417, 418, 456, 458, 481
Manẓūmat Ibn Sīnā fi ṭ-ṭibb, s. *al-Urǧūza fi ṭ-ṭibb*
Marātib al-ʿulūm (b. Ḥazm) 13
K. Maʿrifat miḥnat al-kaḥḥālīn (b. Māsawaih) 179
Masāʾil Ḥunain 140, 179, 194, 456, 474, 476, 480
K. Maṣāliḥ al-abdān wa-l-anfus (al-Balḫī) 302, 324, **471**
Maṭāliʿ al-budūr (al-Ġuzūlī) 336
Mathnavi (Rūmī) 262
K. al-Miʾa (al-Masīḥī) 12, 15, 16, **418**, 450, **476**
Miftāḥ aṭ-ṭibb (b. Hindū) XVI, **XXVII**, **XXVIII**, 7, 9, 10–17, 19, **24–34**, 47, **50–52**, 54–56, 58, 60, 61, 63, 64, **65–68**, 70–73, 76, 80, 82, 86, 87, 104, 109, 111, 124, 126, 129–132, **134–139**, 149–153, 156–158, 165, 176, 179, 222, 233, 241, 251, 289, 312, 350, 358, 405, 414, 432, 433, 450, 453, 459, **473**

Fi l-Miḥna allatī bihā yaʿrifu l-insān afḍal al-aṭibbāʾ (Galen), s. *De optimo medico cognoscendo*
K. fī Miḥnat aṭ-ṭabīb (b. Māsawaih) 179
K. fī Miḥnat aṭ-ṭabīb wa-taʿyīnīhi (ar-Rāzī) 53, 177, 179, 183–188, 212, 220, 380
K. al-Milal wa-n-niḥal (aš-Šahrastānī) 391
K. al-Milla (al-Fārābī) XXXV, 322
Minhāǧ al-bayān (b. Ǧazla) 481
Minhāǧ ad-dukkān (Kūhīn) 310, 382, 475
Miškāt al-maṣābīḥ (at-Tabrīzī) XXXIII, 41, 201
K. al-Mizāǧ, s. *De temperamentis*
al-Muʿālaǧa al-Buqrāṭīya (a. l-Ḥasan aṭ-Ṭabarī) 165, 189, 343, 450, 453, 458, **482**
Mufarriḥ an-nafs (b. Qāḍī Baʿlabakk) **XXXII**, 305, 324, **335–339**, 360, 362, 366, **471**
Muʿǧam al-buldān (Yāqūt) XXXV, 25, 249, 274
Muʿǧam al-udabāʾ (Yāqūt) XVI, 105, 118, 133
Muǧmal (b. Fāris) 115
al-Muġnī (Saʿīd b. Hibatallāh) 455
al-Muḥīṭ bi-ṣināʿat aṭ-ṭibb (Muḥammad b. Šuǧāʿ) 161, 162
al-Muḫtārāt fī ṭ-ṭibb (b. Hubal) 12, 14–16, 95, 96, 98, 99, 102, 103, **116**, 167, 221, 242, 243, 251–253, **474**
Muḫtaṣar fī (ṣināʿat) aṭ-ṭibb (al-Ḫuǧandī) 474
Muḫtaṣar Ṣiwān al-ḥikma (ʿUmar b. Sahlān as-Sāwī) XIX
Muḫtār al-ḥikam (Mubaššir b. Fātik) XVII, 71, 76, 351, 395, 396, 399, 400, 404–406
Ris. fī l-Mukāfaʾa (Aḥmad b. Yūsuf) XX
al-Munqiḏ min aḍ-ḍalāl (al-Ġazālī) 87, 281
Muntaḫab Ṣiwān al-ḥikma (anon.) XIX
al-Muntaḫabāt al-multaqaṭāt min Taʾrīḫ al-ḥukamāʾ (az-Zauzanī) XXIV, 279
al-Kitāb al-Muršid (ar-Rāzī) 478
Murūǧ aḏ-ḏahab (al-Masʿūdī) XX, 325, 404
Muṣṭalaḥāt aṭ-ṭibb (al-Qumrī) 477
al-Muʿtabar fī l-ḥikma (b. Malkā) 84, 486

K. an-Nabāt (a. Ḥanīfa) 115
Fī n-Nabḍ ilā Ṭūṯrun wa-ilā sāʾir al-mutaʿallimīn, s. *Introductio in pulsus ad Theutram*
K. an-Nabḍ al-kabīr (Galen) 150, 161, 162, 410
al-K. an-Nāfiʿ fī taʿlīm ṣināʿat aṭ-ṭibb (b. Riḍwān) **XXXI**, 6, 53, 127, 138, 141, 149–151, 395, 409, 454, **478**
K. an-Naṣīḥatain (ʿAbd al-Laṭīf) 140, 450
al-Maq. an-Nāṣirīya fī t-tadābīr aṣ-ṣiḥḥīya (b. al-Maṭrān) 305, 477
Nawādir al-alibbāʾ fī imtiḥān al-aṭibbāʾ (Asʿad ad-Dīn b.a. l-Ḥasan) 179
Nawādir al-falāsifa (Ḥunain) 103, 383, 384, 395
Nawādir taqdimat al-maʿrifa (Galen), s. *De praegnotione ad Epigenem*
an-Nawādir aṭ-ṭibbīya (b. Māsawaih) 88
Nihāyat al-iḫtiṣār fī ṭ-ṭibb (b. Mandawaih) 343, 476
Nihāyat ar-rutba fī ṭalab al-ḥisba (aš-Šaizarī) 173, 195, **197–204**, 235, 294, 488
Maq. fī Nisbat an-nabḍ wa-muwāzanatihī ilā l-ḥarakāt l-mūsīqārīya (ʿAlī b. Ḫalīfa) 134
Nomos (Hippokrates), s. *Lex*

Parva Naturalia (Aristoteles) 318
Pinax (Galen) 82, 148, 400, 403, 405
Praeceptiones (Hippokrates) 217, 218, 230, 237, 238, 243, 277, 314
Problemata physica (Aristoteles) 188
Prognosticon (Hippokrates) 107, 133, 140, 155, 254
Protrepticus (Galen), s. *Kitāb al-ḥaṯṯ ʿalā ṣ-ṣināʿāt*

Qalāʾid al-marǧān fī ṭibb al-abdān (as-Suwaidī) 482
Qāmūs al-aṭibbāʾ (al-Qūṣūnī) 477, 487
K. al-Qānūn (b. Sīnā) 19, 36, 37, 39, 52, 113, 118, 140, 194, 261, 262, 264, 337, 417–419, 444, 448, 450, 475, 482
Maq. fī Qawānīn ṭibbīya wa-hiya sittat abwāb (Yaʿqūb b. Isḥāq al-Isrāʾīlī) 475
Quod animi mores corporis temperamenta sequuntur (Galen) 1, 89, 90, 98, 100, 242, 318, 319
Quod optimus medicus sit quoque philosophus (Galen) 127, 131, 134, 184, 278, 350, 409, 458
(*Ris. ila ṭ-Ṭaifūrī*) *fī Qurṣ al-ward* (Ḥunain) 326
al-Quwā aṭ-ṭabīʿīya (Galen), s. *De facultatibus naturalibus*

ar-Radd ʿalā Ǧālīnūs fī l-maḥall al-auwal (as-Saraḫsī) 170
K. ar-Raḥma (aṣ-Ṣanaubarī) 241, 429, 435, 436, 471, **479**
Rasāʾil (Yaʿqūb b. Isḥāq al-Isrāʾīlī) 299, 475
Rasāʾil Iḫwān aṣ-ṣafāʾ 102, 103, 322, 323
ar-Rasāʾil aṭ-ṭibbīya (as-Siǧzī) 37, 418, 479
Rauḍ al-insān fī tadbīr ṣiḥḥat al-abdān (ʿAṭūfī Marzīfūnī) 435, 471
Rauḍat al-aṣiḥḥāʾ wa-dauḥat al-alibbāʾ fī ṭ-ṭibb (Bek-Zade) 472

Ṣaḥīḥ al-Buḫārī XXXIII, 23, 24, 37, 40, 239, 307, 423, 429–431, 436, 437, 478
Ṣaid al-ḫāṭir (b. al-Ǧauzī) 15, 90, 472
ar-Ris. aṣ-Ṣalāḥīya fī iḥyāʾ aṣ-ṣināʿa aṭ-ṭibbīya (b. Ǧumaiʿ) XXXI, XXXII, 10, 104, 118, 123, 125–127, 141, 142, 149, 151, 156, 159, 177, 289, 340, 344, 378, 411, 454, 457, 459, **473**, **454–458**
aš-Šāmil fī ṭ-ṭibb (a. Muslim b. a. l-Ḫair aš-Šīrāzī) 11, 300, 473, **481**
Maq. fī Šaraf aṭ-ṭibb (b. Riḍwān) 48, 160
Šarḥ aḥādīṯ nabawīya taštamilu ʿalā ṭ-ṭibb (b. at-Tilmīḏ) 434
Šarḥ asmāʾ al-ʿuqqār (Maimonides) 6, 189, 475
Šarḥ muškil Daʿwat al-aṭibbāʾ (al-Aršīdyākī) 193
Secretum secretorum (Ps.-Aristoteles) 99, 228, 309, 348
Siddhānta 136
K. aš-Šifāʾ (b. Sīnā) XXXV, 253, 321
Šifāʾ al-aǧsām (al-Kamrānī) 471
Šifāʾ al-ālām fī ṭibb ahl al-islām (as-Surramarrī) **XXXIV**, 7, 15, 36, 42, **45–47**, 139, 174, 306, **424–429**, 432, 434, 435, 438, **440–443**, 458, **481**
Šifāʾ al-asqām wa-dawāʾ al-ālām (al-Āyidīnī) 470
Ṣiḥāḥ (al-Ǧauharī) 115
Maq. fī s-Sikanǧubīn (Ḥunain?) 194
Ris. fī s-Sikanǧubīn (b. Sīnā) 194, 480
Silsilat aḏ-ḏahab (Ǧāmī) 328, 333
Sirāǧ al-mulūk (aṭ-Ṭurṭūšī) 271
Ṣiwān al-ḥikma (al-Manṭiqī as-Siǧistānī) **XVIII**, **XIX**, 76, 395
Summaria Alexandrinorum 140–163
Symposium (Plato) 190
K. at-Taʿālīm fī ṭ-ṭibb (al-Āyidīnī) 470
Fī ṭabʿ al-Iskandarīya (b. Ǧumaiʿ) 299, 473
Ṭabaqāt al-aṭibbāʾ wa-l-ḥukamāʾ (b. Ǧulǧul) **XVII**, **XVIII**, XXI, 40, 41, 44, 76, 101, 149, 153, 154, 162, 165, 171, 243–245, 266, 331, 358, 394, 395, 405, 449
Ṭabaqāt al-umam (b. Ṣāʿid al-Andalusī) **XVIII**, 366, 450
K. Ṭabīʿat al-insān (Hippokrates), s. *De natura hominis*
Tadāruk al-ḫaṭaʾ al-wāqiʿ fī l-aʿmāl aṭ-ṭibbīya (b. Sīnā) 480
Fī tadbīr al-amrāḍ al-ḥādda (Hippokrates), s. *De diaeta in morbis acutis*
Tadbīr al-aṣiḥḥāʾ (Galen), s. *De sanitate tuenda*
Fī t-tadbīr ḥaiṯu lā yaḥḍur aṭ-ṭabīb (b. Ǧumaiʿ) 344, 345, **409–411**, 473
at-Tadbīr al-muʿīn ʿalā kaṯrat al-ǧimāʿ (Maimonides) 308, **476**
at-Taḏkira al-hādiya wa-ḏ-ḏaḫīra al-kāfiya fī ṭ-ṭibb (as-Suwaidī) 478, 482
Taḏkirat ūli l-albāb wa-l-ǧāmiʿ li-l-ʿaǧab al-ʿuǧāb (al-Anṭākī) 443, 444, 458
at-Taǧārib wa-l-fawāʾid (b. a. Uṣaibiʿa) XIX
Taǧārib al-umam (Miskawaih) 375
Tahḏīb at-tahḏīb (Ibn Ḥaǧar al-ʿAsqalānī) 245
Fī taḥrīm dafn al-aḥyāʾ (ʿUbaidallāh b. Ǧibrāʾīl) 266
Ris. aṭ-Ṭair (b. Sīnā) 480
at-Taisīr (b. Zuhr) 78
K. at-Talḫīṣ (b. Ǧanāḥ) 475
Talḫīṣ al-bayān fī taḫlīṣ al-abdān (anon.) 471
Fī taʿlīm al-muʿālaǧāt wa-tarġīb an-nās bi-stiʿmāl aṭ-ṭibb (Hippokrates?) 474
Ṯamarāt al-aurāq (b. Ḥiǧǧa al-Ḥamawī) 334
Tanqīḥ al-Qānūn (b. Ǧumaiʿ) 475
K. at-Tanwīr fī iṣṭilāḥāt aṭ-ṭibb (al-Qumrī) 477
Taqdīm al-fawākih (ar-Rāzī) 478
Taqdimat al-maʿrifa (Hippokrates), s. *Prognosticon*
Taqwīm al-abdān fī tadbīr al-insān (b. Ǧazla) 473
Taqwīm aṣ-ṣiḥḥa (b. Buṭlān) 472
K. at-Tarāyīq (Galen/Yaḥyā an-Naḥwī) 79
Ris. fī Taʿrīf al-qaḍāʾ wa-l-qadar (b. Sīnā) 480
Taʾrīḫ (al-Yaʿqūbī) 156, 396

Ta'rīḫ al-aṭibbā' (Isḥāq b. Ḥunain) **XVII**, **71**, 145, 394, 395, 402
Ta'rīḫ al-ḥukamā' (b. al-Qifṭī) **XXIV**, **XXV**, 101, 111–113, 136, 140, 141, 145, 149, 151, 152, 190, 203, 209, 210, 230, 236, 241, 256, 257, 279, 322, 323, 330, 333, 352, 362, 417
Tarwīḥ al-arwāḥ min ʿilal al-ašbāḥ (al-Ḫuǧandī) 474
K. Tashīl al-manāfiʿ fi ṭ-ṭibb wa-l-ḥikma (al-Azraq) 471
Tašrīf aṭ-ṭibb (Galen) 47
K. at-Tašrīḥ (Galen) 148, 150, 160, 161, 185, 403, 405
at-Tašwīq aṭ-ṭibbī (Ṣāʿid b. al-Ḥasan) **XXVIII–XXIX**, 24, 25, 27, 35–37, 39, 41, 44, 53, 56, 67, 72, 82, 83, 95, 104, 105, 109, 110, 122, 123, 126–129, **132–134**, 163, 167, 171, 179, 180, 187, **188–190**, 203, 215, 219, 226, 228, 229, 236, 238, 241, 243, 246, 247, 253, 265, 276, 277, 280, 295, 300–302, 304, 305, 312–316, 342, 343, 358, 378, 381, 385, 450, **478**
Fi t-Taṭarruq bi-ṭ-ṭibb ila s-saʿāda (b. Riḍwān) 155, 285, 350, 402
Testamentum (Hippokrates) **95**, **96**, 98, 155, 237, 277, 313
K. fi ṭ-Ṭibb (as-Samarqandī) 479
Ris. fi ṭ-Ṭibb (al-Qumrī) 477
Ṭibb (tadbīr) al-ašyāḫ (b. al-Ǧauzī) 472
Ṭibb al-fuqarā' (b. al-Ǧazzār) 245
aṭ-Ṭibb min al-Kitāb wa-s-sunna (ʿAbd al-Laṭīf al-Baġdādī) 434
aṭ-Ṭibb al-mulūkī (al-Ǧurǧānī) 359
K. aṭ-Ṭibb al-mulūkī (ar-Rāzī) 229, 358
Ṭibb an-nabīy (as-Suyūṭī) **XXXIII**, 7, 32, 36, 41, 75, 306, 307, 327, 423, 430–432, 435, 436, 443, 477, **482**
Ṭibb ar-rukka (ʿAbd ar-Raḥmān Efendi Ismāʿīl) 430
Timaios (Plato), s. *Compendium Timaei Platonis*
at-Tuḥfa as-Saʿdīya/as-saʿīda (Maḥmūd b. Masʿūd aš-Šīrāzī) 481
Tuḥfat al-muḥibb fī ṣināʿat aṭ-ṭibb (al-Maġribī) 39, 475

K. al-Ulūf (Abū Maʿšar) 395
al-Urǧūza fi ṭ-ṭibb (b. Sīnā) XXXII, 8, 11, 12, 302, 305, 308, 317, 320, 321, 480
K. al-Ustuquṣṣāt ʿalā ra'y Buqrāṭ, s. *De elementis secundum Hippocratem*
K. Uṣūl tarkīb al-adwiya fi ṭ-ṭibb (as-Samarqandī) 479, 488
ʿUyūn al-anbā' fī ṭabaqāt al-aṭibbā' (b. a. Uṣaibiʿa) XVII, XVIII, **XIX–XXV**, XXXIII, 11, 18, 19, 30, 40, 47–49, 54, 65, 67, **68–87**, 91, 95, 96, 99–101, 103, **105**, 106–108, 110–113, **114**, 115–122, 127–129, 134, 139, 140, 142, 146, 149–151, 155, 158, 159, 161, 163–171, 173, 174, 176–179, 184, 187, 190, 194, 198, 200, 203, 205–209, 211, 213–215, 220, 222–224, 226, 227, 230, 236–238, 240–245, 248–253, 256–258, 261, 263–266, 268–271, 273, 275–280, 285, 286, 289, 291, 296, 298–302, 305, 306, 308–313, 320, 321, 325, 326, 329–335, 338, 340–342, 344, 345, 348–379, 383, **394–408**, 413, 414, 416, 419, 432–435, 438, 445, 447, 449, 455, 459, 471, 473–475, 479

Vita Hippocratis (Pseudo-Soranus) 259

Wafayāt al-aʿyān (b. Ḫallikān) XVI
al-Waṣīya, s. *Testamentum* (Hippokrates)

Zād al-musāfir (b. al-Ǧazzār) 245
Zubdat aṭ-ṭibb (al-Ǧurǧānī) 474

Sachindex

Abführmittel 46, 208, 210, 271, 275, 294, 443
Abtreibung 236, 240, 380, 385
adab (Bildung, feine Sitten) XXV–XXXI
adab (Belletristik) 167, 168
Adel der Medizin (*šaraf aṭ-ṭibb*) XXVI–XXVIII, XXXI, 37, **47–52**, 105, 255, 435, 440
Aderlass XXX, 22, 41, 51, 57, 62, 77, 86, 107, 136, 172–177, 181, 182, 191, 195, 196, 198–201, 209, 210, 236, 257, 258, 268, 269, 311, 343, 346, 379, 429, 453
Aderlasser XXX, 107, 171–177, 191, **198–200**
Adlerstein 82
Alant (*rāsan*) 72
Alexandria, Schule von 110, 111, 127, **140–163**, 455, s. a. Kanon
Amazonen XXXIII
Ambra 191
Amenorrhoe 72
Analogieschluss (*qiyās*) 55, 56, 58, 66, 85, 87, 130–132, 175, 186, 397
Anamnese XXVI, 287, **310–317**, 314
Anatomie XXX, 59, 97, 130, 148, 150, 152, 156–162, 170, 182, 184, 185, 198, 203, 204, 403, 415, 459, 476, 477, s. a. Sektion
Anfänge der Heilkunst, s. Erkenntnismittel
Ansporn zum Studium XXVII, XXVIII, 159, 455
Ansteckung 67, 240, 430, 431, 477
Antikenrezeption, s. griechisches Erbe
Aphrodisiaka, s. Potenzsteigerung
Apotheker XXX, 106, 123, 136, 187, 191, 195, 196, 295, 310, **379–382**, 451
  Prüfung 212–214
Approbation, s. Prüfung, Diplom
aqsām aṭ-ṭibb, s. Einteilung der Medizin
Arithmetik 43, 44, **126–139**, 319, 472
Armut XXXV, 23, 25, 101, 283, 338, s. a. Patienten
Arroganz von Hofärzten 368–371
Arzt, Ärzte
  äußere Erscheinung XXV, **95–100**, 185, **221–225**, 281, 282, 313, 369
  Epitheta 164–167
  fähige und unfähige XXVIII, XXIX, 27, 49, 52, 99, 104, 106, 184, 196, 235, 272, 278, 284, 314, 348
  im Krankenzimmer XXVIII, **310–317**, 347
  Konkurrenz XXX, 280, 376–379
  Lebensführung **216–250**
  metaphorische Vergleiche 340–342
  nichtmuslimische Ärzte 3, 36, 117, 167, 196, 223, **248–250**, 280, 366, 378, **437–444**, 458
  und Herrscher 348–376
  und Laie XXIX, **340–348**
  Zweitberufe 167–171
  s. a. *adab*, Berufsethik, Eignung, Ausbildung
Ärztebiographien XVII–XXV
Arztsöhne 100–107, 182, 452, 453
Arztwahl 177, 183, 186, 220, 376, 378, 435, 456, 472
Asklepieien 341, 403, 407
Assyrer 76, 291
Astrologie XIX, 103, 127, 257, 443, 480, 482
Astronomie 30, 43, 44, 76, 87, 119, **126–139**, 167–169, 184, 319, 368, 447, 450, 472
Äthiopier 191
Athleten 100
Atome 135
Augenarzt XXX, 121, 168, 171–177, 179, 181, 182, 191, 194–196, 201, **203**, 236, 294, 356, 362, 373
Augenkrankheiten 60, 78, 124, 172, 173, 203, 292, 296, 433, 471, s. a. Blindheit
Ausbildung, ärztliche **95–215**, 344
Ausbildung im Hospital **119–123**, 123, 126
Aussatz, s. Lepra
Ausschweifung 47, 89, 219, 425, 435
Autodidakten 102, 107, 108

bait al-ḥikma 398
baraka („Segen“) 110, 253
Barmherzigkeit mit Patienten **237–250**
Beduinen 2, 25, 80, 224, 270, 429, 436
Berufsethik XXV–XXXI, 52, 90, 95–107, **216–250**, 474, 475
Beschneidung 201, 307
Bewegung (und Ruhe) 15, 16, 25, 58, 60, 318

Beweis, s. *burhān*
Bildung, s. *adab*
Bildungsbestrebungen **163–171**, 435
bīmāristān, s. Hospital
biographische Literatur XV–XXV
Blasensteine 78, 177, 293
Blindheit 32, 116, 185, 241, 285, 401, 405
burhān (Beweis) 154, 454, 470

Chaldäer 27, 76
Chirurgie XXX, 12–14, 60, 105, 124, 172–175, 177, 181, 184, 194, 203, 204, 287, 294, 311, 328, 436
confatale 17, 38
contraria contrariis 94, 188

Daḫwārīya 111, 113, 115, 258
Darmwürmer 84, 292, 294
dastkārīya 284, 291
Definition der Medizin (*ḥadd aṭ-ṭibb*) XXVII, **8–11**, 124, 297, 473
Demiurg (δημιουργός) 35, 69
Deontologie 229–235, s. a. Berufsethik
Depression XIX, 273, 332, 335, s. a. Melancholie, Wahnsinn
Determinismus 17, 20
Diagnose XXVI, 71, 187, 190, 263–265, 273, 283, 287, 288, 295, 312–315, 355, 384, 450, s. a. Puls, Uroskopie, Anamnese
Diarrhoe 19, 30, 57, 60, 405
Diätetik XXIX, 12, 14, 124, 233, 247, 274, **297–303**, 315, 322, 338, 347, 359, 476, 478
Dinge, natürliche 11, **14–16**, 58, 60, 91, 309
Dinge, nicht natürliche 15, 46, 302
Dinge, notwendige 12, **14–16**
Diplome 209, 215
Dogmatiker 52–64, 71, 130, 186
Drogen, s. Heilmittel
Drogist, s. Apotheker
Dynamis/δύναμις, s. Kraft
Dyskrasie 10, 94, 96, 328, 478

Eid, hippokratischer 171, 202, **235–237**, 278, 350, 385
  Kommentar Galens XVII, XX, 35, 49, **68–73**, 77, 87, 236, 251, 395, 407, 408, 414
Eignung zum Arztberuf XXVI, **95–107**, 137, 163
Einrenken (*ǧabr*) 13, 14, 124, 155, **171–177**, 194, 203
Einteilung der Medizin (*taqsīm aṭ-ṭibb*) XXVII, **11–16**, 476
Elefantiasis 478
Elemente (*arkān/ustuquṣṣāt*) XXXIII, 14, 15, 92, 135, 154, 157, 158, 162, 319
Elementarqualitäten 67, 89–94
Embryo 32, 91, 155, 190, 265
Empiriker 52–64, 71, 158, 186
Endivie (*hindibāʾ*) 480
ἐννεαφάρμακον 79
Entdeckung der Medizin/von Heilmethoden, s. Erkenntnismittel
Epilepsie 292, 352
Erfolgsarzt XXXV, **251–258**
Erkenntnismittel der Medizin XXVII, 35, 56, 57, **65–88**, 434, 475
  Beobachtung an Tieren 67, 81
  Eingebung/Instinkt 71, 82–85
  Erfahrung 56, 57, 73
  Erprobung 67
  Offenbarung/göttliche Eingebung 65, 71, 75, 86, 87, 399, 407, 414
  Träume 66, 67, 72, 77, 86, 98, 128, 200, 251, 402, 408
  Übertragung 57, 58
  Zufall 57, 66, 79–81
Ersatzdrogen 174, 184, 477
erste Hilfe 344, 345, 409–411, 473
Erysipel (*ḥumra*) 57
Essen und Trinken 15, 16, 21, 29, 47, 58, 60, s. a. Diätetik
Essig 62
Ethik (*ʿilm al-aḫlāq*) 137, s. a. Berufsethik
εὐδαιμονία 253
Eukrasie 14, 16, 89, 90, 93, 377, s. a. *iʿtidāl*
εὐπείθεια 230, 233, 234, 273

Fasten XXXIV, 45, 46, 433
Fatalismus 17, 20, 29, s. a. *tawakkul*
Fenchel 82
Fieber 27, 32, 57, 78, 92, 93, 95, 150, 154, 158, 160–162, 173, 175, 186, 194, 241, 255, 257, 275, 296, 301, 410, 411, 430, 478
firaq al-ṭibb, s. Schulen
Fischadler (*ṣafrāǧūn*) 78
Fistel 292–294

Fleisch 39, 67, 189, 256, 257, 271, 274, 275, 276, 298, 300, 307, 328, 338, 425
fränkische Ärzte 224
Frauen, s. Patientinnen
Frauen, heilkundige 289, 290, 295, 296

Galenbild XXI, 53, 105, 162, 227, 288, **400–416**, 459
Galenische Figur 129
Geburtskomplikationen 82, 431
Gecko 292
„Gefälligkeiten" 230–235, 282, 315, 330, 456
Geisteskrankheit, s. Depression, Melancholie, Wahnsinn
Gelbsucht 22, 81
Generalia 60, 78, 85, 130, 140, 170, 345, 470
Geniza 7, 117, 118, 139, 166, 172, 310, 376
Geometrie 126–139, 168, 169, 184, 319, 368, 472
Geriatrie 14, 472
Gerstenschleim 155, 315, 335, 411
Geschlechtsverkehr, s. Sexualität, Potenzsteigerung
Geschwüre 13, 57, 62–64, 81, 291–293
Gesellschaft, arbeitsteilige 104
Gesundheit, Erhaltung 8, 13, 14, 178
Gift 62, 74, 79–81, 83, 86, 189, 236, 313, 326, 371, 380, 385, 430, 441
Gondeschapur, Schule von 3, 40, 101, 110, 119, 164, 204, 250, 316, 354–356, 360, 379
Gottvertrauen, s. *tawakkul*
Greise 10, 62, 91–93, 198, 347, 404, 477, s. a. Geriatrie
griechische Dichter 71
griechisches Erbe 34, 43, 52–64, 89, 111, 126, 360, **387–419**, 445, 451, 454, 460
Grünspan 63, 64
Gymnastik 14, 160, 318

ḥadd aṭ-ṭibb, s. Definition der Medizin
Hadith XXXIII, 23, 24, 35, **36–41**, 42, 43, 167–169, 201, 304, 307, 327, **419–446**, 423, 424, 427–431, 433–436, 442, 471, 477, 480
ḥads (Spürsinn) XXXV, 88, 98, 186, **251–258**, 263, 407, 470
Hahnenfuß 293
ḥakīm 139, **165–167**, 202, 212, 222, 224, 258, s. a. Ärzte (Epitheta)
Hämorrhoiden 204, 293, 296
Handbücher XXXII, 8, 141, 153, 157, 343, 451, 454, 455, 458
Werke 48, 163, 183, 297, 443, 471, 473, 474, 476, 478–482
ḥānūt, s. Laden
Harem 100, 206, 258, 306, 357, 358, 360, 368, 377, 446, 476, s. a. Konkubine
Hauswurz 81
ḫawāṣṣ (virtutes) 81, 84, 337, 346, 471
Hebamme 203, 295
Heerlager 114, 213, 313, 370, 403, 406
Heilmittel XXVI, 37–39, 42, 44, 58, 62–64, 67, 79, 80, 86, 121, 123, 124, 133, 152, 157, 159, 163, 174, 181, 183, 184, 187, 189, 194, 203, 214, 229, 235, 243, 244–246, 249, 251, 262, 276, 283, 293, 295, 296, 309–311, 322, 325, 335–338, 343, 348, 379–382, 384, 385, 404, 406, 433, 435, 454, 456, 457
Werke 130, 290, 322, 336, 337, **379–382**, 454, 473–475, 477–479, 481
anstößige Namen 229, 358
Heilzauber, religiöser **23**, **24**, 272, 285, 326, **429–432**, 436, 477
Herpes (*namla*) 57
Herrscher 322, **348–376**
Leibärzte 39, 49, 100, 168, 173, 177, 203, 243–245, 249, 258, 265, 297, 298, 300, 335, 349, 358, 360–365, 371, 403, 417, s. a. Hofärzte
Verantwortung für Medizin 104, 383, 126, 285, 287, 296, 383, 457
Herz 93, 130, 157, 158, 269, 305, 318, 326, 335
Heilmittel 336, 337, 390, 479
Heuschrecken 81
ḫidma (praktische Lehrzeit) **107**, 109, 119, **123–126**, 138, 183
ḥikma 111, 165, 398
ḥimya („Vorsicht") 11, 41, 45, 235, **299–303**, 426, 433, s. a. Prophylaxe
ḥisba (Marktaufsicht) XXXIV, 62, 171–175, 178, 180, 195–204, 215, 235, 236, 294, 381, 384, 439, 451
Hofarzt, Hofdienst XXII, 164, 168, 204–208, 227, 228, 244, 265, 297, **348–376**, 451, s. a. Herrscher (Leibärzte)
Ehrungen und Privilegien XXII, **366–368**
Strafen und Willkürakte 371–376
Holzwurm 66
Homer 71, 393

Homosexualität XXIX
Honig 23, 42, 66, 79, 429, 435, 480
Honorar/Verzicht auf Honorar 217, 238, 243–248, 282, 289, 293, 333, 366, 373, 436, 452
Hospital XIX, 106, 111, **119–123**, 124, 126, 168, 173, 298, 310, 316, 349, 364, 397, 446
  Abteilungen 173
  ʿAḍudī XXI, 106, 120, 173, 176, 298, 349, 364, 417, 463, 479
  Fāriqī 121
  Manṣūrī 173, 248, 446
  Nāṣirī XIX
  Nūrī XIX, 113, 121, 173, 335
  praktische Lehrzeit, s. Ausbildung, *ḫidma*
  Vorsteher, s. *sāʿūr*
Humorallehre **89–94**, 133, 220, s. a. Eukrasie, Dyskrasie, *iʿtidāl*
Hygiene 12, 14, 305, 471–473, 476, 477, s. a. Diätetik

ἰατρὸς ἰσόθεος 35
Ibis 67, 82, 86
ʿilm, s. Wissen, Wissenschaft
indische Medizin 65, 67, 269, 296, 356
Internist XXX, 172–175, 181, 183, 191
Intuition, s. *ḥads*
Islamisierung der Medizin XXXIII, 7, **419–446**, 460
ištiġāl (Unterricht) 107, 110, 116, 121, s. a. Ausbildung
iʿtidāl (Symmetrie) 11, 16, 27, **89–94**, 96, 98, 219, 220, 226, 297, 333, 397, 435

Jagd 112, 223, 281, 299, 339, 370
Jahreszeiten 10, 16, 35, 58, 59, 92, 133, 135, 182, 232, 263, 298, 302, 476

Kamel 83, 224, 246, 294, 374
Kanon, Alexandrinischer 109, 110, 125, 127, 131, 132, 137, **140–163**, 183, 185, 240, 455
Katheter 172, 175, 181
Katzen 83, 374
Kauterisation 13, 14, 23, 24, 41, 181, 429, 431, 435
Kinder 14, 62, 103, 197, 201, 313, 376, 377, 397, s. a. Säuglinge
Kolik 19, 67, 82, 175, 369
Kollegen des Arztes 348, **376–379**
Kompendien, s. Handbücher
Könige, s. Herrscher
Konkubinen 206, 258, 306, 332, 357, 377, 476
Koran **41–47**, s. a. Verzeichnis der Koranstellen
Kosmetik 10, 295
Klima 15, 16, 25, 33, 59, 62, 75, 133, 135, 163, 298, 299, 473–475
Klistier 67, 82, 86, 175, 181
Klöster 110, 309, 326, 363, 433
Kraft (*qūwa*, δύναμις) 16, 32, 45, 91, 98, 135, 157–162, 175, 318, 478
Kranke
  Befolgen von ärztlichen Anordnungen XXVI, XXIX, 226, 231, 374, 375, 385
  Besucher XXV, 232, 347, 348, 437
  Betreuer/Pfleger XXV, 315
Krankenhaus, s. Hospital
Krankenzimmer, s. Arzt, Anamnese
Krankheiten, akute 133, 135, 155, 186, 473
Krankheiten, chronische/unheilbare 88, **241–243**, 302, 341, 351, 371, 405
Krankheit, im Koran 42
Krätze 46, 326
Krisis 133, 135, 186, 194, 255, 340
Kunst, ärztliche (*ṣināʿa*, τέχνη) **8–10**
Kunstfehler 107, 182, 196, 200, 282, 316, 322, 377, 378, 384, 385, 475, s. a. Verantwortlichkeit

Laden (*dukkān/ḥānūt*) 109, 123, 196, 281, **310–312**, 343
Lähmung 19, 31, 32, 115, 116, 206, 241, 296, 332, 334, 360
Laien XXIX, 25, 40, 178, 220, 227, 272, 289, 296, 302, **340–348**, 409, 456, 457
Länder, s. Klima, Wohnort
Landwirtschaft 32, 33
Lattich 77, 189
Läuse 46, 294
Lebensalter 10, 15, 16, 58, 59, 62, 91, 92, 302
Lebensführung des Arztes **216–250**
Legitimität der Medizin (*ṣiḥḥat aṭ-ṭibb*) XXVII, **17–47**, 49, 65, 354, 434
Lehrer 99, **108–110**, 211, 212, 383, 454, s. a. Ausbildung
Lehrstätten **110**, **119–123**, 126, s. a. *maǧlis*, Daḫwārīya, σχολή
Lehrstoff 137, **126–163**
Lehrzeit, praktische, s. *ḫidma*

Lepra 67, 240, 431
Liebeskrankheit **259–266**, 471, s. a. Puls
Lockerung (*istirsāl*) 60, 62, 64
Logik 12, 54, 122, **126–139**, 414
Lorbeer 66, 67, 79
Luft 15, 16, 25, 58, 92, 93, 135, 155, 232, 298, 330, 339

Magen XXX, 19, 21, 41, 63, 64, 81, **89**, 159, 172, 173, 199, 300, 302, 354, 360, 405, **425**, 433, 481
Magie 252, 273, 285, 341, 389, 415, 432, 436, 442, 480, 482 s. a. Heilzauber
maǧlis (Unterrichtszirkel) **111–118**, 227, 281, 312, 383
  maǧlis ʿāmm 116, 117
mamrūr 173, 335
Marktaufsicht, s. *ḥisba*
Maß, mittleres 94
Maße und Gewichte 133
Maulbeersirup 62
Melancholie 72, 95, 136, 173, 175, 232, 328, **329–332**, **335**, 338
Metaphysik 1, 38, 134–136, 138, 139, 432, 444, 460
Methodiker 52–64, 71, 158, 457
Migräne (*ṣudāʿ*) 78, 296, 355
Milch 39, 256, 257, 272
Minze 83
Mischungen, s. Eukrasie, Dyskrasie
Mispel 57
Mitleid 95, 237, 238, 240, 425
Mongolensturm 447, 448
Moschus 191, 199
muḥtasib, s. *ḥisba*
Musik 30, 31, 76, **126–139**, 168, 302, **303–306**, 319, 337, 339, 397, 399, 407, 459, 472
mutaṭabbib 138, 139, 209, 361
Myrobalane 44

Nabatäer 76, 303
Narde 84
Natur 26, 30, 32, 91, 99, 150, 152, 155, 159, **172**, 175, 183, 188, 191, 258, 309, 333, 340, 374, 424
Nichtmuslime, s. Ärzte (nichtmuslimische), Patient (Konfession), Toleranz
Niedergang, s. Verfall
Niẓāmīya 246

Nomenklatur, medizinische 14, 16, 123, 335, 475, 477, 478
Oberhaupt der Ärzte (*raʾīs al-aṭibbāʾ*) 79, 177, 198, 206, 210, 333, 335, **360–362**, 366
Oleander 83
Opium 80, 189, 335, 404
Optik 134
Orgel 168
Orthopädie, s. Einrenken
Oxymel 22, 194, 210, 275, 480

παιδεία 445, 446
Particularia 78, 85, 125, 130, 170, 345
Pathologie 470, 476–479, 481
Patient **340–348**, s. a. Kranke
  Konfession **248–250**, 439
  Status, sozialer 228, 238, 243–248, 283, 338, 358
Patientinnen 196, 198, 236, 332, 333, 358, 376
Peripatos 154
Pest 223, 240, 350, 403, 430, 441, 448
Pferde 83, 246, 260, 261, 271, 289, 370, 394
Pharmakopöe 38, 163, 337, 343, 443, 470, 475, 479
Philanthropie 216–218, 240, 250, s. a. Barmherzigkeit
Philosophie XXXV, 28, 73, 89, 103, **126–139**, 473
Phrenitis (*sarsām*) 96, 335
Physik 135, s. a. Natur
Physiognomik **95–100**, 394, 399, 406, 407
Pilgerfahrt 46, 80, 366, 407
Pleuritis 187
Pneumata 15, 16, 92, 160, 331
Pneumonie 187
Polo 261
Potenzsteigerung 285, 306–310, 456, 481, 482
Praxis, s. Laden
Problemata 188
Prognose (*taqdimat al-maʿrifa*) XXVI, 183, 241, 251–258, 287, 314, 315, 352, 407
propädeutische Fächer XXVIII, **126–139**, 472
Prophetenmedizin **XXXIII**, 7, 15, 33, 41, 45, 75, 87, 285, 306, 307, 327, 341, 422, **423–437**, 443, 444, 471, 477–479, 481, 482
  ärztliche Kritik **432–434**
  Harmonisierung mit Schulmedizin 45, 471, 482
  Literatur XXXIII, 471, 477–479, 481, 482

Prophylaxe 11, 14, 94, **297–303**, s. a. *ḥimya*, Hygiene, Diätetik
Prüfung des Arztes (*miḥna*) XXIX, **177–215**, 383
bei Ibn Buṭlān XXX, 190–193
bei Galen XX, 177, 180, 184, 220, 403, 472
bei ar-Rāzī 53, **183–188**
bei ar-Ruhāwī XXVI, 53, 180–183
bei as-Sulamī **193–194**, 481
Ḥisba-Bücher **195–204**
Einzelprüfung **204–208**, 355
Gruppenprüfung **209–214**
Psychologie 16, **317–339**, 471, 472
Psychopharmaka 317, 324, **335–339**, 358
Psychosomatik 58, 206, 230, **317–324**, 471
Psychotherapie XIX, **XXXII**, 6, 273, **317–339**, 397, 459
Puls der Liebeskranken 194, 255, **259–264**
Pulsdiagnose 71, 134, 185, 190, 194, 208, 286, 340, 456, 478

qaḍāʾ (Schiedsspruch Gottes) 26, 29, 480, s. a. *tawakkul*
qirāʾa („Lektüre") 107–115, 211
qīrūṭī, s. Wachssalbe
qiyās, s. Analogieschluss
Quitte 57

raʾīs 165, 166, 361
raʾīs al-aṭibbāʾ, s. Oberhaupt der Ärzte
Raute 84
Rechtfertigung der Medizin **17–47**
aus dem Hadith XXVIII, **36–41**
aus dem Koran XXVIII, XXXIII, **41–47**
rationale **24–34**, 42, 87
religiöse 34–47, 87, 434
Rekonvaleszenz 14, 477
Rosenöl 62
Rosenwasser 210, 457
Rubin 337, 338
ruqya, s. Heilzauber

Sabier 3, 34, 36, 75, 248, 249, 383, 384, 437
Safran 79, 82
Säfte 12, 15, 89–94, 135, 155, 157, 158, 220, 245, 301, 334
ṣaidalānī/ṣaidanānī, s. Apotheker
šaraf aṭ-ṭibb, s, Adel der Medizin
šarīʿa 34, 37, 322, 333, 482
Säuglinge 14, 477
sāʿūr (Krankenhausvorsteher) XXI, 298, 360, 475
Scammonium 56
Scharlatan XXVI, XXX, 40, 52, 54, 82, 88, 100, 177, 185, 186, 190, 191, 203, 204, 210, 216, 223, 224, 234, 246, 265, **276–297**, 308, 310, 312, 328, 346, 359, 372, 377, 378, 381, 383, 404, 407, 412, 433, 443, 450, 451, 452, 454, 456, 458
Scheinoperationen 279, 284, **290–294**, 328
Scheintote, Auferweckung 176, 243, **266–272**
Schlaf 15, 16, 58, 60
Schlaganfall 268, 270, 271
Schlangen 29, 66, 67, 79–82, 84, 325, 326, 328, 331, 433, 436
Schlangenbeschwörer 29
Schlangenfleisch, s. Theriak
Schluckauf 334
Schocktherapie 206, 273, 328–330, **332–335**
σχολή 109–111
Schröpfen 22, 23, 77, 136, 173–176, 181, 195–197, **200–201**, 209, 277, 311, 367, 379, 429, 435, 453
Schulen, medizinische (*firaq al-ṭibb*) XXVII, **52–64**, 70, 180, s. a. Lehrstätten, Methodiker, Empiriker, Dogmatiker
Schwalbe 81–83
Schwangerschaft 190, 198, 264–266, 355, 477
Schweigepflicht 95, 227, 236, 240
Schwein 130, 192, 309, 337, 412, 425
„Schwierigkeit" der Medizin 88, 344, 454
Seelenmedizin 12, 45, 50, 90, 96, 220, **317–324**, 335–340
Seidelbast 81
Sektion 59, 170, 459
Sellerie 84
Sexualität 285, **306–310**, 333, 337, 359, 476, 481
ṣiḥḥat aṭ-ṭibb, s. Legitimität der Medizin
Skepsis, pyrrhoneische 59
Sklaven XXXIII, 79–81, 94, 182, 198, 208, 246, 248, 259, 260, 283, 306, 369, 379, 421, 456

Skythen 27, 191, 195
Smaragd 338
Sophisten 71, 72, 402
σωτηρία 445
Specht (δρύοψ) 83
Spezialisierung 171–177
Spinne 66
Sprechzimmer, s. Laden
Spürsinn, s. *ḥads*
staatliche Verantwortung, s. Herrscher
Stadtbewohner 25
Starstich 172, 292
Stiere 84, 257
Stoa 17, 20, 154, 218, 421
Storch 84
Strafen, s. Hofärzte, Verantwortlichkeit
„Straßenärzte" 196, 294, s. a. Scharlatan
Studium 107–215, s. a. Ausbildung, *ištiġāl*
Sufismus 17, 20, 24, 29, 30, 339
Suggestionskraft, suggestive Therapie XX, 251–258, **273–276**, 284, **324–332**
Syllogismus 11, 54, 58, 59, 61, 87, 88, 130, 132, 138, 184, 186, 475, 480
Symmetrie, s. *iʿtidāl*
Symptom 8–10, 12, 13, 15, 60–62, 122, 124, 135, 149, 150, 154, 161, 162, 174, 187, 189, 194, 201, 241, 288, 289, 314, 316, 331, 340, 384, 481
συγχωρία 231, 234

ṭabāʾiʿī, s. Internist
ṭabaqa (Klasse, Schicht) XVI
taḫlīṭ („Vermischung") 300, 301, 359
taqsīm aṭ-ṭibb, s. Einteilung der Medizin
tauḥīd 20, 24
tawakkul (Gottvertrauen) 17, 19, **20–24**, 29, 39, 219, 243, 412, 424, 431, 436, 452
Terminologie, medizinische XXVIII, 282, 284, 343–345
Testament des Hippokrates **95**, **96**, 277, 278, 313, 314
Theorie und Praxis 11–14
Theriak 14, 62, 67, 79–81, 86, 189, 255, 306, 325, 338
„Thron der Weisheit" (*kursīy al-ḥikma*) 383
Thymian 84
ṭibb an-nabīy, s. Prophetenmedizin
Toleranz 3, 34, 227, 378
Tollwut 62, 430, 442
Traum, s. Erkenntnismittel

Übersetzer XXII, 2, 69, 101
udabāʾ (Literaten) XVI, 112
Unterricht, s. Ausbildung, *maǧlis*, Hospital
Urin, Uroskopie 185, 190, 194, 206, 207, 245, 258, **264–266**, 283, 286, 287, 312, 340, 456
Ursache 9, 12, 13
Ursprung der Medizin, s. Erkenntnismittel

Verantwortlichkeit XXIX, 255, 315, 371, 377, 382–386, 442
Verdauung 15, 16, 27, 58, 63, 72, 192, 302, 305, s. a. Magen
Verfall der Heilkunst **446–460**
  bei Ibn Ǧumaiʿ XXXI, **454–458**
  Ursachen XXXI, **451–458**
  Verfallsklischee XXVIII, XXXI, 379, 380, 383, 412, 443, **449–451**
Verfestigung (*istimsāk*) 60, 64
Vergesslichkeit 200, 318, 471
Verschreibungen in Manuskripten XXIX, 203, 385
Verzicht auf Behandlung
  durch Arzt 88, 226, 241–243, 247, 283, 316, 347, 385
  durch Patient 21, 24, 316
Veterinär 10, 195, 196, 457
Vipernfleisch, s. Theriak
Vogelorakel (*ṭīra*) 23
Völker 27, 70, 191, 425
Voraussage, s. Prognose
Vorherbestimmung (*qadar*) 26, s. a. *tawakkul*, Fatalismus

Wachssalbe (κηρωτή) 64
Wahnsinn XIX, XXXV, 331, 173, 232, 273, 328–332, 376, s. a. Melancholie, Depression
Wassersucht 80, 81
Wein als Heilmittel 18, 27, 42, 44, **303–306**
Weingenuss 191, 221, 228, 274, **303–306**, 325
Weinverbot **303–306**
Wiederbelebung der Heilkunst XXVI, XXXI, XXXII, 450, 458, 473, s. a. Verfallsklischee

Wiesel 84
Wissenschaften, s. propädeutische Fächer
Wissenschaften, bildliche Darstellungen 102, 103
Wohnort 16, 58, 232, 247, 298, 299, 341
Wundsäfte 63
Zahnmedizin 172, 197, 222
Zahnschmerzen 39
Zahnwürmer 290–294
Ziegen 51, 83, 213
Zoroastrier 20, 34, 76, 248, 437, 383, 384

Koranstellen

(Kairener/Flügel'sche Zählung)

1:1–7 327, 436
2:10/9bis 42
2:59/59 XXXVI
2:87/81 442
2:106/100 302
2:156/151 440
2:164/159 44
2:184/180 42, 45
2:185/181 42
2:195/191 45
2:196/192 42, 46
2:219/215 44
2:219/216 303
3:191/188 43
4:3/4 306
4:29/33 45
4:43/46 42, 46, 303
4:102/103 42
5:6/8 42
5:6/9 46
5:52/47 42
5:90–91/92–93 303
7:31/29 47, 425, 435
8:49/51 42
9:13/13 42
9:91/92 42
9:125/126 42
10:57/58 42
16:40/42 19
16:67/69 303, 305
16:69/71 42
17:82/84 42
19:94/94 43
22:5/5 32
22:53/52 42
24:35/35 78
24:50/49 42
24:61/60 42
25:32/34 304
26:80/80 42
30:8/7 43
33:12/12 42
33:21/21 306
33:32/32 42
33:50/49 306
33:60/60 42
41:44/44 42
47:20/22 42
47:29/31 42
48:17/17 42
62:5/5 163
72:28/28 43
73:4/4 304
73:20/20 42